9 MANUAIS DE ESPECIALIZAÇÃO

EMERGÊNCIAS PEDIÁTRICAS

ALBERT EINSTEIN
SOCIEDADE BENEFICENTE ISRAELITA BRASILEIRA

9 MANUAIS DE ESPECIALIZAÇÃO

EMERGÊNCIAS PEDIÁTRICAS

ABORDAGEM BASEADA EM EVIDÊNCIAS

2ª edição revisada, atualizada e ampliada

COORDENADORES
Carlos Augusto Cardim de Oliveira
Eduardo Juan Troster
Graziela de Almeida Sukys

EDITORAS DA SÉRIE
Renata Dejtiar Waksman
Olga Guilhermina Dias Farah

manole
editora

Produção editorial: Sônia Midori Fujiyoshi
Projeto gráfico: Departamento Editorial da Editora Manole
Diagramação: R. G. Passo
Ilustrações: Luargraf e R. G. Passo
Imagens do miolo: gentilmente cedidas pelos autores
Capa: Ricardo Yoshiaki Nitta Rodrigues

CIP-BRASIL. CATALOGAÇÃO NA PUBLICAÇÃO
SINDICATO NACIONAL DOS EDITORES DE LIVROS, RJ

E45

Emergências pediátricas: abordagem baseada em evidências / coordenação Carlos Augusto Cardim de Oliveira, Eduardo Juan Troster, Graziela de Almeida Sukys ; editoras da série: Renata Dejtiar Waksman e Olga Guilhermina Dias Farah. - 2. ed., rev., atual. e ampl. - Barueri [SP] : Manole, 2025. (Manuais de especialização ; 9)

ISBN 9786555766394

1. Emergências pediátricas. I. Oliveira, Carlos Augusto Cardim de. II. Troster, Eduardo Juan. III. Sukys, Graziela de Almeida. IV. Waksman, Renata Dejtiar. V. Farah, Olga Guilhermina Dias. VI. Série.

24-94936 CDD: 618.920025
CDU: 616-083.98-053.2

Meri Gleice Rodrigues de Souza - Bibliotecária - CRB-7/6439

1ª edição – 2014; 2ª edição – 2025

Editora Manole Ltda.
Alameda Rio Negro, 967 – cj 717
Barueri – SP – Brasil
CEP: 06454-000
Fone: (11) 4196-6000
www.manole.com.br | https://atendimento.manole.com.br/

Impresso no Brasil
Printed in Brazil

Editoras da série

Renata Dejtiar Waksman
Doutora em Pediatria pela Faculdade de Medicina da Universidade de São Paulo (FMUSP). Médica do Departamento Materno-infantil do Hospital Israelita Albert Einstein (HIAE).

Olga Guilhermina Dias Farah
Doutora em Enfermagem pela Universidade de São Paulo (USP). Diretora do Ensino Superior e Técnico e da Pós-Graduação *lato sensu* do Instituto Israelita de Ensino e Pesquisa Albert Einstein (IIEPAE).

Sobre a série "Manuais de especialização"

O Instituto Israelita de Ensino e Pesquisa Albert Einstein (IIEPAE) oferece cursos de especialização *lato sensu* para diversas áreas da medicina, biomedicina, enfermagem, fisioterapia, psicologia, entre outras, ampliando o diferencial competitivo do Hospital no quadro das instituições de saúde de vanguarda no Brasil e no exterior.

A série *Manuais de Especialização Einstein*, destinada a graduandos e pós-graduandos, traz a experiência acumulada de profissionais e especialistas das diferentes áreas, interfaces e disciplinas que compõem os cursos de especialização e de instituições renomadas no país.

Coordenadores

Carlos Augusto Cardim de Oliveira
Médico formado pela Faculdade de Medicina da Universidade de São Paulo (FMUSP). Pediatra e Neonatologista pela Sociedade Brasileira de Pediatria (SBP) e pela Associação Médica Brasileira (AMB). Mestre e Doutor em Medicina pela USP. Pós-graduado em Avaliação de Tecnologias em Saúde (ATS) pela Universidade Federal do Rio Grande do Sul (UFRGS). Professor das disciplinas de Conhecimento Médico I, V e VI – Metodologia da Pesquisa, Epidemiologia, Medicina Baseada em Evidências da Faculdade Israelita de Ciências da Saúde Albert Einstein (FICSAE). Professor de MBE dos cursos de MBA e pós-graduação *lato* e *stricto sensu* do Hospital Israelita Albert Einstein (HIAE).

Eduardo Juan Troster
Professor de Humanidades do Curso de Medicina da Faculdade Israelita de Ciências da Saúde Albert Einstein (FICSAE). Médico Assistente do Instituto do Tratamento de Câncer Infantil. Docente permanente do Programa de Pós-Graduação em Ciências da Saúde da FICSAE.

Graziela de Almeida Sukys
Mestre em Pediatria pela Faculdade de Medicina da Universidade de São Paulo (FMUSP). Emergencista pediátrica por proficiência pela Sociedade Brasileira de Pediatria (SBP), pela Abramede e pela Associação Médica Brasileira (AMB). Coordenadora da Pós-Graduação em Emergências Pediátricas do Hospital Israelita Albert Einstein (HIAE). Presidente do Departamento de Emergências da Sociedade de Pediatria de São Paulo (SPSP).

Autores

Alaide de Amorim Pedrosa
Advogada especializada na área da Saúde. Membro do Tribunal de Ética e Disciplina da Ordem dos Advogados do Brasil (OAB). Ex-diretora da Comissão de Direito da Saúde da OAB. Docente do Programa de Pós-Graduação do Curso de Emergências Pediátricas do Hospital Israelita Albert Einstein (HIAE).

Alfredo Elias Gilio
Professor Doutor do Departamento de Pediatria da Faculdade de Medicina da Universidade de São Paulo (FMUSP). Médico Assistente do Hospital Universitário da Universidade de São Paulo. Médico Coordenador da Clínica de Imunizações do Hospital Israelita Albert Einstein (HIAE).

Alyne Korukian Freiberg
Médica pela Faculdade de Medicina da Universidade de São Paulo (FMUSP). Pediatra pelo Hospital Israelita Albert Einstein (HIAE). Pós-graduação em Emergências e Urgências Pediátricas pelo Instituto Israelita de Ensino e Pesquisa Albert Einstein. Residência em Pneumologia Pediátrica pelo Hospital das Clínicas da Faculdade de Medicina da Universidade de São Paulo (HCFMUSP). Título de Especialista em Pediatria pela Sociedade Brasileira de Pediatria (SBP). Membro da Academia Americana de Pediatria.

Amâncio Ramalho Junior
Ortopedista Pediátrico do Hospital Israelita Albert Einstein (HIAE).

Antonio Alexandre Sales Neto
Médico Pediatra. Residência Médica em Pediatria e Pós-Graduação em Emergências Pediátricas pelo Hospital Israelita Albert Einstein (HIAE). Complemen-

tação Especializada em Pediatria do Desenvolvimento e Comportamento pelo Hospital das Clínicas da Faculdade de Medicina da Universidade de São Paulo (HCFMUSP).

Beni Morgenstern
Médico Assistente da Unidade de Alergia e Imunologia do Instituto da Criança e do Adolescente do Hospital das Clínicas da Faculdade de Medicina da Universidade de São Paulo (ICr-HCFMUSP). Especialista em Pediatria pela Sociedade Brasileira de Pediatria (SBP). Especialista em Alergia e Imunologia pela Associação Brasileira de Alergia e Imunologia (ASBAI).

Bianca Massaroppe Mioto
Médica Pediatra e Nefrologista Pediátrica pela Sociedade Brasileira de Pediatria (SBP) e pela Sociedade Brasileira de Nefrologia (SBN). Médica do Corpo Clínico do Hospital Israelita Albert Einstein (HIAE).

Camila Sanches Lanetzki Espósito
Médica Assistente da Unidade de Nefrologia do Instituto da Criança e do Adolescente do Hospital das Clínicas da Faculdade de Medicina da Universidade de São Paulo (ICr-HCFMUSP). Médica plantonista da Unidade de Pronto Atendimento do Hospital Israelita Albert Einstein (HIAE). Especialista em Pediatria pela Sociedade Brasileira de Pediatria (SBP). Especialista em Nefrologia Pediátrica pela Sociedade Brasileira de Nefrologia (SBN).

Carlos Augusto Cardim de Oliveira
Médico formado pela Faculdade de Medicina da Universidade de São Paulo (FMUSP). Pediatra e Neonatologista pela Sociedade Brasileira de Pediatria (SBP) e pela Associação Médica Brasileira (AMB). Mestre e Doutor em Medicina pela USP. Pós-graduado em Avaliação de Tecnologias em Saúde (ATS) pela Universidade Federal do Rio Grande do Sul (UFRGS). Professor das disciplinas de Conhecimento Médico I, V e VI – Metodologia da Pesquisa, Epidemiologia, Medicina Baseada em Evidências da Faculdade Israelita de Ciências da Saúde Albert Einstein (FICSAE). Professor de MBE dos cursos de MBA e pós-graduação *lato* e *stricto sensu* do Hospital Israelita Albert Einstein (HIAE).

Carlos Augusto Takeuchi
Neurologista infantil do Hospital Infantil Sabará.

Carolina Ramos
Doutora pelo Hospital das Clínicas da Faculdade de Medicina da Universidade de São Paulo (HCFMUSP). Endocrinologista pediátrica do Hospital Israelita Albert Einstein (HIAE).

Carolina Vieira de Campos
Cardiologista pediátrica pela Faculdade de Medicina da Universidade de São Paulo (FMUSP). Doutorado pela FMUSP. Título de especialista em Cardiologia Pediátrica, Terapia Intensiva Pediátrica e Cuidados Paliativos Pediátricos. ECMO especialista e instrutora ELSO. Coordenadora do *Fellowship* em Cardiointensivismo Pediátrico do Incor do HCFMUSP.

Clarice Semião Coimbra
Médica pela Universidade Federal de Minas Gerais. Pediatra pelo Hospital Israelita Albert Einstein (HIAE). Neurologista infantil pela Universidade de São Paulo (USP).

Cristiane Freitas Pizarro
Mestre em Ciências (Pediatria) pela Faculdade de Medicina da Universidade de São Paulo (FMUSP). Médica Assistente do Centro de Terapia Intensiva Pediátrica (CTI-P) do Hospital Israelita Albert Einstein (HIAE).

Daniela Gorga do Amaral Pereira
Médica pela Faculdade de Medicina do ABC. Pediatra e Gastroenterologista Pediátrica pela Universidade Federal de São Paulo (Unifesp). Título de Especialista em Pediatria (TEP) pela Sociedade Brasileira de Pediatria (SBP). Docente do módulo de Gastroenterologia da Pós-Graduação de Emergências Pediátricas no Hospital Israelita Albert Einstein (HIAE). Gastroenterologista pediátrica no HIAE.

Daniela Nasu Monteiro Medeiros
Médica Pediatra e Intensivista Pediátrica pela Faculdade de Medicina da Universidade de Sao Paulo (FMUSP). Médica do Corpo Clínico do Hospital Israelita Albert Einstein (HIAE). Doutora em Ciências da Saúde pela Faculdade de Ciências em Saúde do Hospital Israelita Albert Einstein.

Domenique Orkov
Médica. Título de Especialista em Pediatria (TEP) e Neonatologia (TEN) pela Sociedade Brasileira de Pediatria (SBP) e pela Associação Médica Brasileira (AMB). *Data Protection Officer* (DPO) na área da Saúde. Diretora Médica da

Medical Defense. Docente do Programa de Pós-Graduação do Curso de Emergências Pediátricas do Hospital Israelita Albert Einstein (HIAE).

Eduardo Juan Troster
Professor de Humanidades do Curso de Medicina da Faculdade Israelita de Ciências da Saúde Albert Einstein (FICSAE). Médico Assistente do Instituto do Tratamento de Câncer Infantil. Docente permanente do Programa de Pós-Graduação em Ciências da Saúde da FICSAE.

Élcio Roldan Hirai
Otorrinolaringologista pela Escola Paulista de Medicina da Universidade Federal de São Paulo (EPM-Unifesp) e pelo Hospital Israelita Albert Einstein (HIAE).

Elda Maria Stafuzza Gonçalves Pires
Graduada em Medicina pela Universidade de São Paulo (USP). Residência médica em Pediatria e especialização em Alergia e Imunologia pela USP. Mestrado em Educação na Área da Saúde (*Master in Health Professional Education*) pela Maastricht University, Holanda. Coordenadora Acadêmica da Graduação em Medicina da Faculdade Israelita de Ciências da Saúde Albert Einstein (FICSAE).

Fabiola Lucia Padovan
Residência Médica em Pediatria Básica no Hospital Infantil Cândido Fontoura. Nefrologia Pediátrica pelo Instituto da Criança e do Adolescente da Faculdade de Medicina da Universidade de São Paulo (ICr-HCFMUSP). Transplante Renal Pediátrico pelo ICr-HCFMUSP. Membro da Sociedade Americana de Transplante Renal (AST). Título de Especialista em Pediatria. Certificado de Atuação na área de Nefrologia Pediátrica pela Sociedade Brasileira de Nefrologia (SBN) e pela Sociedade Brasileira de Pediatria (SBP).

Fernando Malerbi
Médico Oftalmologista. Especialista em Retina e Vítreo pela Escola Paulista de Medicina da Universidade Federal de São Paulo (EPM-Unifesp). Doutorando do Centro de Diabetes da Disciplina de Endocrinologia da EPM-Unifesp.

Francesco Camara Blumetti
Ortopedista Pediátrico do Hospital Israelita Albert Einstein (HIAE). Mestrado e Doutorado pela Escola Paulista de Medicina da Universidade Federal de São Paulo (EPM-Unifesp). *Clinical Fellowship* em Doenças Neuromusculares pelo Children's Hospital at Westmead, Sydney, Austrália. *Clinical Fellowship* em Ortopedia Pediátrica pelo Children's Hospital of Eastern Ontario, Ottawa, Canadá.

Gabriela Carolina Nazareth Pinto La Banca
Otorrinolaringologista pela Faculdade de Medicina do ABC. *Fellowship* em cirurgia endoscópica nasal e base de crânio pela Faculdade de Medicina da Universidade de São Paulo (USP).

Grace Patricia Close Deckers
Arquiteta formada pela Faculdade de Arquitetura e Urbanismo da Universidade de São Paulo (FAU/USP). Mediadora de Conflitos formada pela Palas Athena. Atua como mediadora de conflitos no Centro Judiciário de Solução de Conflitos do Fórum de Santana de São Paulo/SP. Facilitadora de Comunicação Não Violenta.

Graziela de Almeida Sukys
Mestre em Pediatria pela Faculdade de Medicina da Universidade de São Paulo (FMUSP). Emergencista pediátrica por proficiência pela Sociedade Brasileira de Pediatria (SBP), pela Abramede e pela Associação Médica Brasileira (AMB). Coordenadora da Pós-Graduação em Emergências Pediátricas do Hospital Israelita Albert Einstein (HIAE). Presidente do Departamento de Emergências da Sociedade de Pediatria de São Paulo (SPSP).

Hany Simon Junior
Médico Assistente Pronto-Socorro do Instituto da Criança e do Adolescente do Hospital das Clínicas da Faculdade de Medicina da Universidade de São Paulo (ICr-HCFMUSP). Vice-Presidente da Sociedad Latinoamericana de Emergencias Pediátricas (SLEPE). Diretor de Cursos e Eventos da Sociedade de Pediatria de São Paulo (SPSP). Membro dos Departamento Científico de Emergência da Sociedade Brasileira de Pediatria (SBP) e da Sociedade de Pediatria de São Paulo (SPSP). Título de Emergência Pediátrica por proficiência pela SBP, pela Abramede e pela AMB (Associação Médica Brasileira).

Iara Fernandes Menezes
Graduação em Medicina pela Universidade Federal do Pará (UFPA). Residência Médica em Nefrologia Pediátrica pela Universidade de São Paulo (USP). Médica do Corpo Clínico do Hospital Israelita Albert Einstein (HIAE).

Isabela Guersoni Menna Barreto
Medicina pela Universidade Federal de Pelotas. *Fellow* de Cardiointensivismo Pediátrico em UTI de pós-operatório em cirurgia cardíaca congênita/pediátrica e UTI clínica cardiológica pediátrica do Instituto do Coração do Hospital das Clínicas da Faculdade de Medicina da Universidade de São Paulo (Incor-HCFMUSP). Residência em Cardiologia Pediátrica e Cardiopatias Congênitas em Adultos pe-

lo Instituto Dante Pazzanese de Cardiologia. Residência em Pediatria pela Santa Casa de Santos.

Isabela Torga Mazzei
Médica pela Universidade Estácio de Sá. Pediatra pela Universidade Federal do Rio de Janeiro (UFRJ). Gastroenterologista Pediátrica pela Universidade Federal de São Paulo (Unifesp). Pós-Graduada em Nutrologia Pediátrica pela Universidade Redentor. Professora da Pós-Graduação de Emergências Pediátricas no Hospital Israelita Albert Einstein (HIAE). Gastroenterologista pediátrica no HIAE.

Jane Oba
Mestrado, Doutorado e Pós-Doutorado em Pediatria e Gastroenterologia Pediátrica pela Faculdade de Medicina da Universidade de São Paulo (FMUSP). *Clinical and Research Fellow* em Gastroenterologia pela Universidade de Osaka, Japão. Médica Gastroenterologista Pediátrica do Hospital Israelita Albert Einstein (HIAE).

João Marcos Feliciano
Especialista em Fisioterapia Pediátrica e Neonatal do Hospital Israelita Albert Einstein (HIAE). Mestre e Doutorando em Ciências da Saúde do HIAE.

Joelma Gonçalves Martin
Professora Assistente Doutora da Disciplina de Medicina Intensiva e Emergências Pediátricas do Departamento de Pediatria da Faculdade de Medicina de Botucatu da Universidade Estadual Paulista Júlio de Mesquita Filho (FMB-Unesp). Chefe do Pronto-Socorro do Hospital das Clínicas da FMB. Secretária do Departamento de Emergências da Sociedade de Pediatria de São Paulo (SPSP). Diretora Científica da Regional Sopati-Botucatu. Membro do ILAS.

José Mauro da Silveira Junior
Médico. Título de Especialista em Cirurgia Geral registrado no Conselho Regional de Medicina do Estado de São Paulo (Cremesp). Título de Especialista em Coloproctologia registrado no Cremesp. Pós-Graduação em Bioética pela Universidade de São Paulo (USP). MBA Executivo em Saúde com Ênfase na Gestão de Clínicas e Hospitais pela Fundação Getulio Vargas (FGV). Ex-membro da Comissão de Direito da Saúde e Responsabilidade Médico-Hospitalar da Ordem dos Advogados do Brasil (OAB) 116º SS/SP. Ex-membro da Comissão de Bioética do Hospital Santa Catarina, SP. Docente do Programa de Pós-Graduação do Curso de Emergências Pediátricas do Hospital Israelita Albert Einstein (HIAE).

José Roberto Fioretto
Professor Titular em Medicina Intensiva Pediátrica e Emergências Pediátricas do Departamento de Pediatria da Faculdade de Medicina de Botucatu da Universidade Estadual Paulista Júlio de Mesquita Filho (FMB-Unesp). Responsável pela Disciplina de Medicina Intensiva e Emergências Pediátricas do Departamento de Pediatria da FMB-Unesp. Chefe da UTI Pediátrica do Hospital das Clínicas da FMB. Presidente do Departamento Científico (DC) de Medicina Intensiva Pediátrica da Sociedade Brasileira de Pediatria (SBP). Membro do Comitê de Ventilação Mecânica da Associação de Medicina Intensiva Brasileira (AMIB).

José Ronaldo de Souza Filho
Otorrinolaringologista pela Faculdade de Medicina do ABC. *Fellowship* em cirurgia endoscópica nasal e base de crânio pela Faculdade de Medicina da Universidade de São Paulo (FMUSP). Médico Assistente da Equipe de Otorrinolaringologia da Faculdade de Medicina do ABC.

Kristine Fahl Cahali
Mestre em Ciências pelo Departamento de Pediatria da Faculdade de Medicina da Universidade de São Paulo (FMUSP). Médica da UPA do Hospital Israelita Albert Einstein (HIAE).

Luci Black Tabacow Hidal
Mestrado em Medicina (Otorrinolaringologia) pela Universidade Federal de São Paulo (Unifesp).

Luciana Becker Mau
Médica pela Universidade Estadual de Campinas (Unicamp). Infectopediatra com especialização em Infecção em Imunodeprimidos pelo Hospital das Clínicas da Faculdade de Medicina da Universidade de São Paulo (HCFMUSP).

Luciana Dos Santos Henriques Sakita
Mestre em Pediatria pela Faculdade de Medicina da Universidade de São Paulo (FMUSP). Título de Pediatria pela Sociedade Brasileira de Pediatria (SBP). Título de Nefrologia Pediátrica pela Sociedade Brasileira de Nefrologia (SBN).

Manoel Ernesto Peçanha Gonçalves
Médico Assistente do Serviço de Cirurgia Pediátrica do Instituto da Criança e do Adolescente do Hospital das Clínicas da Faculdade de Medicina da Universidade de São Paulo (ICr-HCFMUSP). Médico Responsável do Serviço de En-

doscopia do ICr-HCFMUSP. Médico Endoscopista do Hospital Israelita Albert Einstein (HIAE).

Marcelo Gervilla Gregório
Médico especialista em Pneumologia e Endoscopia Respiratória. Doutor em Ciências da Saúde pela Faculdade de Medicina da Universidade de São Paulo (FMUSP).

Márcio Caldeira Alves Moreira
Especialização em Infectologia Pediátrica pelo Instituto da Criança e do Adolescente do Hospital das Clínicas da Faculdade de Medicina da Universidade de São Paulo (ICr-HCFMUSP).

Mariana Pegoraro
Intensivista Pediátrica pela Universidade de São Paulo (USP). Mestrado pelo Hospital Israelita Albert Einstein (HIAE).

Marianna Ferreira
Pediatra pela Santa Casa de Misericórdia de São Paulo. Endocrinologista Pediátrica pelo Instituto da Criança e do Adolescente do Hospital das Clínicas da Faculdade de Medicina da Universidade de São Paulo (ICr-HCFMUSP). Título de Pediatria e de Endocrinologia Pediátrica pela Sociedade Brasileira de Pediatria (SBP) e pela Sociedade Brasileira de Endocrinologia e Metabologia (SBEM).

Mariela Ribeiro Moura Mondini
Intensivista Pediátrica. Médica da Enfermaria e da Unidade de Terapia Intensiva do Hospital das Clínicas da Faculdade de Medicina de Botucatu da Universidade Estadual Paulista Júlio de Mesquita Filho (FMB-Unesp).

Mário Ferreira Carpi
Diretor Científico da Pediatria da Sopati. Coordenador da Linha de Cuidados Pediátricos da Rede Dasa – Regional Brasília. Professor e Coordenador de Cursos de Pós-Graduação em Pediatria, Emergências Pediátricas e UTI Pediátrica da Faculdade IBCMED.

Mário Roberto Hirschheimer
Médico Pediatra com Certificado nas Áreas de Atuação de Endocrinologia e Terapia Intensiva. Membro da Diretoria Executiva e dos Departamento Científico (DC) de Bioética, Endocrinologia e Pediatria Legal da Sociedade de Pediatria de São Paulo (SPSP). Membro do DC de Bioética da Sociedade Brasileira de Pediatria (SBP). Membro da Câmara Técnica de Pediatria e Coordenador da Câ-

mara Temática de Vacinação e Imunização do Conselho Regional de Medicina do Estado de São Paulo (Cremesp). Delegado Regional do Cremesp – Delegacia Metropolitana Regional Sul.

Milena De Paulis
Doutora e Mestre pela Faculdade de Medicina da Universidade de São Paulo (FMUSP). Especialista em Emergências Pediátricas pela Sociedade Brasileira de Pediatria (SBP) e pela Abramede. Coordenadora dos residentes de primeiro ano de Pediatria e de Medicina de Emergência do HCFMUSP no estágio de Pronto-Socorro Infantil do Hospital Universitário da Universidade de São Paulo. Médica da Unidade de Primeiro Atendimento do Hospital Israelita Albert Einstein (HIAE). Membro do Departamento de Emergência da Sociedade de Pediatria de São Paulo (SPSP).

Milena Siciliano Nascimento
Fisioterapeuta do Centro de Terapia Intensiva Pediátrica do Hospital Israelita Albert Einstein (HIAE).

Paula Cristina Ranzini
Médica Pediatra Emergencista. Plantonista da Unidade de Primeiro Atendimento do Hospital Israelita Albert Einstein (HIAE). Membro do Departamento Científico (DC) de Emergências da Sociedade de Pediatria de São Paulo (SPSP).

Rayra Maia Alvarez
Pediatra pelo Hospital Israelita Albert Einstein (HIAE). Pós-Graduação em Urgências e Emergências Pediátricas pelo HIAE. Preceptora da Graduação da Faculdade de Medicina da Universidade de São Paulo (FMUSP). Certificação pela American Heart Association em Suporte Avançado de Vida em Pediatria (PALS).

Renata D. Waksman
Médica Pediatra. Doutora em Pediatria pela Faculdade de Medicina da Universidade de São Paulo (FMUSP). Membro do Departamento Materno-Infantil do Hospital Israelita Albert Einstein (HIAE). Editora da Série Manuais de Especialização Einstein/Manole. Presidente da Sociedade de Pediatria de São Paulo (SPSP) – Gestão 2022-2025.

Renata Martins R. Gaiarim
Médica Pediatra pela Faculdade de medicina do ABC. Médica Intensivista Pediátrica pela Escola Paulista de Medicina da Universidade Federal de São Paulo

(EPM-Unifesp). Médica Intensivista Pediátrica no Hospital Israelita Albert Einstein (HIAE). Médica Intensivista Pediátrica na UTI Cardiológica do Hospital Sepaco.

Rodrigo de Mendonça Vaz
Medicina pela Universidade Estadual de Campinas (Unicamp). Residência Médica em Otorrinolaringologia pela Unicamp. Especialista em Otorrinolaringologia pela Associação Brasileira de Otorrinolaringologia e Cirurgia Cérvico-Facial (ABORL-CCF). Especialista em Cirurgia de Cabeça e Pescoço pela Sociedade Brasileira de Cirurgia de Cabeça e Pescoço.

Rogerio Malveira Barreto
Médico Residente em Medicina de Família e Comunidade pela Universidade Estadual do Rio de Janeiro (UERJ) e Mestrando em Saúde Pública na Fiocruz pesquisando Letramento em Saúde. Membro fundador da Rede Brasileira de Letramento em Saúde e fundador da Pulsares, empresa de impacto social em comunicação em saúde. Facilitador aprendiz de Comunicação Não Violenta (CNV).

Silvana Forsait
Oncologista Pediátrica. Médica Assistente no Instituto de Tratamento do Câncer Infantil do Hospital das Clínicas da Faculdade de Medicina da Universidade de São Paulo (ITACI-HCFMUSP) e no Hospital GRENDACC. Ministra aulas de Onco-Hematologia Pediátrica no Curso de Pós-Graduação em Emergências Pediátricas e no Curso de Pós-Graduação de Consultório Baseado em Evidências do Hospital Israelita Albert Einstein (HIAE).

Silvia Regina Cardoso
Médica Assistente do Setor de Endoscopia do Instituto da Criança do Hospital das Clínicas da Faculdade de Medicina da Universidade de São Paulo (ICr-HCFMUSP). Médica do Setor de Endoscopia e Gastroenterologia Pediátrica do Hospital das Clínicas da Faculdade de Ciências Médicas da Universidade Estadual de Campinas (FCM-Unicamp).

Stela Carpini-Dantas
Graduação em Medicina, Especialista em Pediatria e em Endocrinologia Pediátrica, ambos pela Universidade Estadual de Campinas (Unicamp) e certificados pela Sociedade Brasileira de Pediatria (SBP) e pela Sociedade Brasileira de Endocrinologia e Metabologia (SBEM). Doutoranda pela Unicamp. Pediatra contratada na Emergência do Hospital Israelita Albert Einstein (HIAE). Preceptora do Departamento de Endocrinologia Pediátrica da Universidade Federal de São Paulo (Unifesp).

Sulim Abramovici

Presidente da Sociedade de Pediatria de São Paulo (SPSP) – gestão 2019-2022. Vice-Presidente da Sociedade de Pediatria de São Paulo (SPSP) – gestão 2022-2025. Médico Pediatra do Hospital Israelita Albert Einstein (HIAE). Membro do Departamento Científico de Emergências da SPSP.

Susana dos Reis Braga

Mestrado e Doutorado pela Faculdade de Ciências Médicas da Santa Casa de São Paulo. Pós-Graduação em Medicina do Exercício e do Esporte pelo CEFIT--Unip. Ortopedista Pediátrica do Hospital Israelita Albert Einstein (HIAE). Médica do Grupo de Ortopedia e Traumatologia Pediátrica da Santa Casa de São Paulo.

Vivian Henriques do Amaral

Pediatra. Especialista em Terapia Intensiva Pediátrica pela Sociedade Brasileira de Pediatria (SBP). Médica Plantonista da UTI Pediátrica do Hospital Municipal Vila Santa Catarina do Hospital Israelita Albert Einstein (HIAE) e da Unidade de Apoio Cirúrgico do Hospital das Clínicas da Faculdade de Medicina da Universidade de São Paulo (HCFMUSP).

Agradecimentos

Aos autores, que dedicaram seu tempo e *expertise*, registramos aqui nossos mais sinceros agradecimentos. Sua contribuição valiosa refletiu o compromisso com a excelência no cuidado pediátrico.

Em nome de todos os envolvidos, queremos reconhecer e agradecer a todos os alunos da graduação da Faculdade de Medicina e residentes de pediatria do Hospital Israelita Albert Einstein, nomeados abaixo, que contribuíram de forma significativa para a elaboração deste livro. Seu comprometimento e entusiasmo foram fundamentais. Acreditamos que a colaboração de cada um de vocês, seja por meio de pesquisas cuidadosas ou troca de experiências e discussões, enriqueceu a construção deste material, garantindo que este livro venha a ser uma ferramenta útil e acessível para profissionais em formação e já atuantes.

Carlos Augusto Cardim de Oliveira
Eduardo Juan Troster
Graziela de Almeida Sukys

RELAÇÃO DE RESIDENTES/GRADUANDOS

André Giuliboni Nemr Coelho
Capítulo 40 – Arboviroses emergentes
Capítulo 49 – Meningites e encefalites

Bianca Hallage
Capítulo 9 – Insuficiência cardíaca

Clara Quitete Rabahi
Capítulo 42 – *Influenza*

Emily Arai
Capítulo 8 – Miocardite, endocardite e pericardite

Kelly Regina Pereira da Silva
Capítulo 32 – Infecções do trato urinário

Larissa Cabral da Nóbrega
Capítulo 55 – Choque séptico

Laura Rosignoli Durazzo
Capítulo 2 – Bioética no pronto atendimento infantil

Luana Perrone Camilo
Capítulo 18 – Insuficiência hepática aguda

Mariana Marques Sinigaglia
Capítulo 40 – Arboviroses emergentes
Capítulo 49 – Meningites e encefalites

Maryleen Brigitte Munoz Guszman
Capítulo 2 – Bioética no pronto atendimento infantil

Natalia Yamazaki Centrone
Capítulo 7 – Dor torácica

Paola Alejandra Quisbert Medina
Capítulo 8 – Miocardite, endocardite e pericardite
Capítulo 9 – Insuficiência cardíaca
Capítulo 47 – Estado de mal epiléptico

Polyana Favero
Capítulo 47 – Estado de mal epiléptico

Stella Costa Todt
Capítulo 38 – Doença de Kawasaki

Sumário

Carta do Presidente

A emergência pediátrica é uma área médica particularmente complexa, seja pela amplitude de doenças e condições graves ou agudas que podem ser apresentadas pelos pacientes, seja pelo fato de os atendimentos abrangerem desde recém-nascidos até adolescentes. Isso requer do profissional conhecimentos sobre uma vasta gama de temas e na perspectiva das particularidades dos pacientes pediátricos, cujas manifestações fisiológicas e fisiopatológicas são muito diferentes das do adulto, assim como os cuidados a serem oferecidos desde o diagnóstico até a abordagem terapêutica em uma situação de urgência/emergência e o encaminhamento adequado.

Reconhecendo a importância dessa especialidade não apenas no atendimento de seus pacientes, em 2005 o Einstein criou a Especialização em Emergências Pediátricas. Com um corpo docente de primeira linha e alicerçado nos conhecimentos e nas experiências da Instituição e desses especialistas, o curso prepara profissionais para atuar no atendimento emergencial de casos graves e agudos segundo os melhores protocolos e as práticas baseadas em evidências científicas. Para o Einstein, disseminar conhecimento é uma das formas de cumprir seu propósito de entregar vidas saudáveis para um número cada vez maior de seres humanos e fazê-lo de modo que promova a equidade em saúde. Profissionais que emergem de nossas dezenas de cursos dos mais diversos níveis levam a excelência Einstein onde quer que atuem neste imenso Brasil.

Em 2014, lançamos a 1ª edição desta publicação, a qual transformou em um manual as disciplinas do nosso curso de Especialização em Emergências Pediátricas, intensificando a disseminação de conhecimentos na área. Agora chegamos à 2ª edição, com conteúdos revistos e atualizados, além da inclusão de novos temas.

Os coordenadores e os autores desta obra proporcionam aos leitores um mergulho no complexo universo das emergências pediátricas cardiológicas, digestórias, respiratórias, oncológicas e hematológicas, nefrológicas, neurológicas e imunológicas, além das associadas a doenças infecciosas, acidentes e violências, bem como as relacionadas com especialidades não pediátricas. PCR, oxigenoterapia na insuficiência respiratório aguda, choque séptico e ultrassonografia *point-of-care* também são temas em foco. Adicionalmente, o livro aborda outras questões relevantes, como bioética, aspectos legais e comunicação não violenta. Por fim, vale destacar o cuidado com a organização do Manual, a linguagem objetiva, as imagens e os recursos que facilitam o entendimento e a prática divisão em 14 seções e mais de 50 capítulos.

A geração e a disseminação de conhecimento são importantes caminhos que o Einstein trilha para contribuir com avanços e positivas transformações no mundo da saúde. Este Manual é parte dessa jornada. Desejamos que ele seja um aliado de sua própria jornada, contribuindo para seu aprimoramento profissional e para agregar diferenciais no atendimento de crianças e adolescentes que demandarão seus cuidados em uma emergência.

Boa leitura!

Sidney Klajner
Presidente da Sociedade Beneficente Israelita Brasileira Albert Einstein.

Palavra do Vice-Presidente

Mais que um Manual de Especialização, esta 2ª edição se traduz em um guia essencial no reconhecimento das habilidades para o atendimento das crianças em situações de emergência. Apresenta, em seus mais de 50 capítulos distribuídos em 14 seções específicas, as mais diversas doenças e situações de enfrentamento, com abordagens diagnósticas, metodologias, aspectos legais e éticos. A obra fornece um panorama completo de situações críticas que demandam cuidados especializados e rápidos.

Ao longo de suas mais de seis décadas de história, o Hospital Israelita Albert Einstein tem uma atuação significativa em Pediatria, reconhecido como um dos principais centros de referência em saúde infantil no Brasil e no mundo. Desde sua fundação, prioriza a excelência no atendimento e a pesquisa na área, oferecendo um amplo espectro de serviços especializados.

A abordagem integrada, que combina cuidados clínicos de ponta com um ambiente acolhedor e humanizado, tem sido fundamental para o sucesso no tratamento de uma variedade de condições pediátricas complexas. Assim, o Einstein desempenha papel crucial na educação e na capacitação de profissionais de saúde pediátrica, contribuindo para o avanço contínuo da medicina infantil em nosso país.

Em terrenos muitas vezes desconhecidos, o profissional de saúde integrado à cadeia multidisciplinar de cuidados tem a bravura de desvendar novos caminhos. A cada diagnóstico, tratamento e intervenção bem-sucedidos, traça uma jornada segura para nossas crianças, ao mesmo tempo em que percorre uma rota ascendente em sua carreira.

Emergências nas mais diversas áreas, doenças infecciosas, acidentes, violências, entre outras situações especiais estão entre os temas abordados nesta publicação. Em destaque, a importância e a notoriedade da Pediatria baseada em evidências científicas.

Particularmente, entendo este Manual como um GPS, um indicador da melhor direção na tomada de decisões pelo bem-estar de nossos pequenos pacientes. É fruto da colaboração de uma equipe altamente qualificada, tendo como autores especialistas que acumulam vasta experiência, compartilhando suas melhores percepções, práticas e técnicas.

Referências em suas áreas, são mestres em explorar as inúmeras vertentes das emergências pediátricas, verdadeiras lanternas a espalhar esperança de saúde e qualidade de vida por meio de seus ensinamentos. Codificadores de sinais que vão além dos sintomas, nossos autores contribuem com a atualização de profissionais mais humanos e mais preparados para as adversidades.

Aqui, ciência e resiliência se fundem. Cada paciente é único, com fisiologias e respostas variáveis, o que no universo infantil é ainda mais enigmático. O tempo revela-se desafiador, tanto quanto a destreza, a precisão e o conhecimento, em um cenário em que cada minuto pode significar uma vida inteira.

A excelência do Einstein permeia as linhas deste Manual, ajustando-se às diretrizes e aos protocolos por meio de práticas que amadurecem a cada edição, tal qual nossas crianças. Ao nortear a necessidade de atualização permanente, seguimos ampliando expertises e ancorando a confiança entre os profissionais da saúde.

Em nome do Einstein, desejamos contribuir na trajetória profissional edificante que todos almejamos, com técnica, ética e – acima de tudo – sensibilidade para o crescimento a cada desafio diário no exercício dessa, que é uma das mais admiráveis áreas de cuidados em saúde.

Sergio Podgaec
Vice-Presidente da Sociedade Beneficente Israelita Brasileira Albert Einstein.

Apresentação

A emergência pediátrica é uma especialidade médica dedicada ao atendimento de crianças e adolescentes em situações críticas, que requer uma abordagem multidisciplinar, profissionais de saúde trabalhando em conjunto para garantir o melhor atendimento. Exige habilidades clínicas avançadas e uma compreensão profunda das particularidades do desenvolvimento infantil, além de sensibilidade especial com as crianças e suas famílias.

Abordaremos, nesta obra, as principais condições que levam crianças e adolescentes a buscarem atendimento na unidade de emergência. Cada capítulo foi estruturado para oferecer uma visão clara e objetiva sobre reconhecimento diagnóstico e tratamento de crianças e adolescentes com doenças agudas. O livro segue diretrizes atuais e algoritmos de decisão que auxiliam na prática clínica, dessa forma, acreditamos que será uma ferramenta valiosa tanto para médicos experientes como para os que estão iniciando sua trajetória.

Convidamos você a explorar as próximas páginas, escritas por diversos especialistas, que se uniram para oferecer sua visão sobre as melhores práticas para o atendimento de nossas crianças. Desejamos entregar conhecimento e inspiração, em busca de um atendimento de excelência na emergência pediátrica.

Carlos Augusto Cardim de Oliveira
Eduardo Juan Troster
Graziela de Almeida Sukys

Seção I

Pediatria baseada em evidências

1
Uma abordagem baseada em evidências científicas

Carlos Augusto Cardim de Oliveira

Objetivo do capítulo

- Entender o significado, reconhecer a importância e saber aplicar o conceito de evidências na construção do conhecimento em saúde.
- Compreender por que a qualidade na atenção à saúde e a PBE estão ligadas.
- Saber formular questões clínicas com base em um cenário clínico.
- Compreender os princípios da leitura crítica na busca da seleção de estudos com bom nível de evidência.

"A qualidade da atenção à saúde melhora com a aplicação de medidas que incorporem os resultados das melhores evidências disponíveis sobre causa, história natural, diagnóstico, tratamento e prevenção da doença." (Institute of Medicine)[1]

POR QUE A PRÁTICA BASEADA EM EVIDÊNCIAS?

As dúvidas que os pacientes levantam sobre saúde e as que os médicos podem ter na tomada de decisão referem-se, habitualmente, a aspectos como:

- O que é normal ou não.
- O que pode ter causado ou facilitado a ocorrência.
- Se os testes diagnósticos devem ou não ser empregados naquele momento; o quanto eles podem expressar a verdade sobre a presença ou a ausência de alguma anormalidade.
- Com que frequência uma doença ou condição clínica ocorre.
- Quais os riscos no curto, médio e longo prazo para aquele paciente em especial.

- Qual a melhor abordagem terapêutica no momento para aquele paciente.
- O que poderia ter sido feito para evitar que o paciente chegasse ao estado em que se encontra.
- O que poderia ter sido feito para evitar o agravamento do quadro, ou ainda para que possíveis sequelas, disfunções ou limitações decorrentes do agravo pudessem ser evitadas ou minimizadas.

Além disso, é necessário saber como oferecer o melhor cuidado da forma mais efetiva e viável.

A prática baseada em evidências (PBE) tem como meta oferecer a quem necessita o melhor do que se sabe sobre atenção à saúde de modo integrado aos valores do paciente e à experiência do profissional de saúde.[2] Pode ser considerada a arte de fazer escolhas sobre frequência, causa, fatores de risco, prognóstico, tratamento e prevenção.

As respostas a questões como as mencionadas anteriormente dependem do conhecimento, habilidades e atitudes do profissional da saúde, assim como dos recursos disponíveis e das preocupações, expectativas e valores dos pacientes.[3]

Evidência é um conceito fundamental em muitas áreas de estudo e trabalho. Advogados e juízes, por exemplo, buscam evidências, provas que permitam o mínimo de engano no julgamento de pessoas envolvidas numa causa. Controladores de voo trabalham nos aeroportos com radares e instrumentos capazes de disponibilizar as informações mais corretas e precisas possível sobre a localização das aeronaves a fim de trazê-las ao solo, sequenciar e autorizar decolagens e alterar rotas, sempre com segurança.

CONSTRUÇÃO DO CONHECIMENTO

As provas, evidências em saúde, são construídas com base em pesquisas científicas que procuram a verdade sobre etiologia, diagnóstico, tratamento e prognóstico para uma condição clínica.

A impossibilidade de buscar a verdade avaliando a totalidade da população implica escolher uma amostra representativa e, com base nos resultados obtidos para ela, estendê-los a outros indivíduos e populações (inferência amostral). A definição sobre a amostragem deve estar apoiada na estimativa do número adequado de sujeitos de pesquisa escolhidos com base em critérios de inclusão e exclusão que permitam ao estudo ser factível quanto a seu desenvolvimento, custo e duração, assim como para minimizar, sobre os resultados, os efeitos do acaso (erros aleatórios).

Tendo sido corretas as conclusões do estudo para a amostra estudada com a minimização de erros sistemáticos (vieses), considera-se que ele tem validade interna. A partir de então será possível avaliar o quanto os resultados poderão ser aplicados a não participantes do estudo, ou seja, o quanto eles poderão ser generalizáveis (validade externa).

A generalização raramente é uma simples questão de sim ou não; ela envolve um julgamento qualitativo complexo que depende não apenas dos critérios da amostragem, mas também do delineamento do estudo empregado e das características da população à qual se pretende aplicar o que foi obtido com a pesquisa clínica. A possível existência de conflitos de interesses entre investigadores e financiadores da pesquisa também precisa ser identificada, pois pode ter influenciado os resultados obtidos.[4,5]

O processo da PBE pode ser expresso, de modo objetivo, conforme a Figura 1.

Na tomada de decisão, é necessário considerar se esta oferecerá mais benefícios do que danos e em que circunstâncias:

- Para determinado desfecho, ou vários deles, desejáveis ou não.
- Se apenas em alguma(s) fase(s) da evolução da doença ou condição clínica.
- De modo amplo e homogêneo para os pacientes, ou apenas para subgrupos deles.
- Durante quanto tempo.

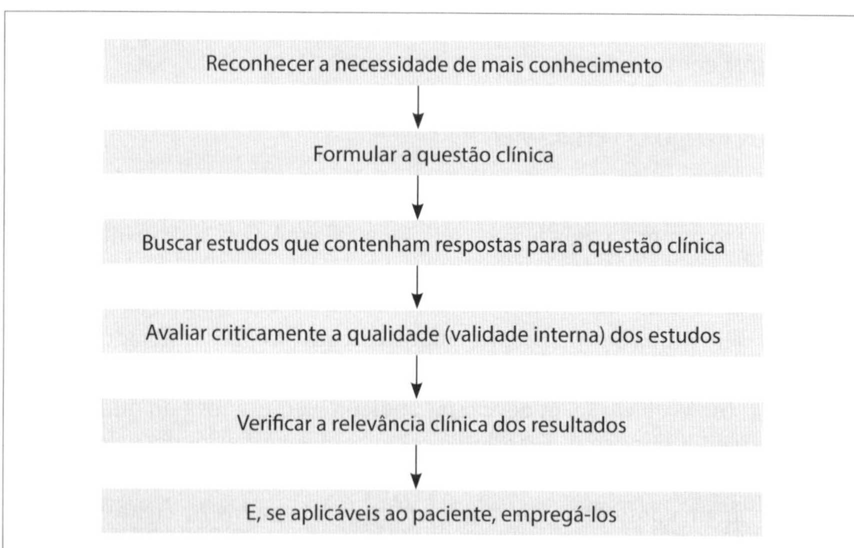

Figura 1 O processo da prática baseada em evidências.

Fonte: adaptada de Glasziou et al., 2007.[3]

A PBE persegue a meta da qualidade na atenção à saúde, conceituada pela Organização Mundial da Saúde (OMS) como: "o grau em que os serviços de saúde para indivíduos e populações aumentam a probabilidade de resultados de saúde desejados. Baseia-se no conhecimento profissional baseado em evidências e é fundamental para alcançar a cobertura universal de saúde. [...] Os cuidados de saúde com qualidade podem ser definidos de várias maneiras, mas há um crescente reconhecimento de que devam ser: **efetivos** – prestação de serviços baseados em evidências para aqueles que precisam deles; **seguros** – evitar danos às pessoas a quem se destinam os cuidados; e **centrados nas pessoas** – prestação de cuidados que respondam às preferências, necessidades e valores individuais".[6]

QUESTÕES CLÍNICAS

Se o primeiro passo na PBE é a identificação da incerteza ou da necessidade de conhecimento, o segundo é a tradução dessa dúvida em uma pergunta passível de ser respondida. Uma pergunta bem estruturada permite organizar tanto a necessidade do conhecimento (dúvida clínica) em seus elementos essenciais como a estratégia de busca nas bases de dados informatizadas e o reconhecimento correto de serem os objetivos da publicação aqueles que respondem a dúvida. A estratégia de construção da pergunta estruturada é orientada pelo acrônimo PICO:

- P – população/problema: a quem se destina o procedimento; doença, queixa, comorbidade, idade, etnia, gênero, alimentação, medicação em uso.
- I/E – intervenção/exposição: qual o tratamento; orientação; teste diagnóstico; fator de risco ou de proteção ao qual o paciente estará exposto (variável preditora ou independente).

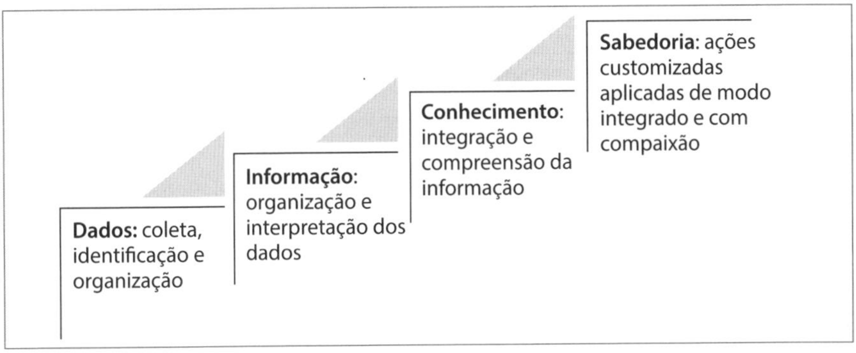

Figura 2 Arquitetura para a construção de diretrizes baseadas em evidências e sua implantação em ações voltadas à saúde.

Fonte: adaptada de Nelson, 2017.[7]

- C – comparação/controle: com qual outro procedimento (estudo de intervenção) ou exposição (estudo observacional) se pretende comparar a intervenção ou exposição; pode ser específica e limitada a uma única escolha para facilitar a busca na base de dados; é um componente opcional na estratégia PICO para a busca.
- O – *outcome*, variável de desfecho: alívio ou eliminação dos sintomas específicos; melhora ou manutenção da função.[3,5]

Tabela 1 Estratégia PICO (exemplos)

	P	I/E	C	O
Prevenção	Lactentes	Aleitamento materno	Não aleitamento materno	Morte súbita do lactente
Tratamento	1ª convulsão febril	Uso profilático de anticonvulsivantes	Não uso profilático de anticonvulsivantes	Recorrência de crises
Prognóstico	1º episódio de otite média aguda	–	–	Recidivas
Prevenção	Crianças de 6 meses a 5 anos	Vacinação contra covid-19	Não vacinação contra covid-19	Internação hospitalar; gravidade da doença
Risco basal	Crianças de 6-24 meses	–	–	Anemia ferropriva: prevalência ou incidência
Diagnóstico	Crianças com dor abdominal aguda	Localização da dor, sinais de irritação peritoneal	–	Acurácia diagnóstica para apendicite aguda

C – comparação/controle; I/E: intervenção/exposição; O: *outcome*; P: população/problema.
Fonte: elaborada pelo autor.

DELINEAMENTOS MAIS ADEQUADOS PARA AS DIFERENTES QUESTÕES CLÍNICAS[5,8]

Melhores níveis de evidência para os estudos podem ser conseguidos pela escolha adequada do delineamento da pesquisa para o tipo de questão clínica.

Tabela 2 Delineamentos para questões clínicas (exemplos)

Questão	Melhor delineamento	Comentários
Intervenção/tratamento	ECR	Revisões sistemáticas de ECR podem ser ainda melhores se de boa qualidade
Acurácia de teste diagnóstico	Transversal ou coorte	Comparação mascarada e independente com padrão-ouro
Prognóstico	Coorte prospectiva ou retrospectiva; ECR	–
Dano/etiologia	ECR, coorte, caso-controle	Escolher o delineamento em função da frequência e da natureza do desfecho
Risco basal	Coorte ou transversal	Determinação de incidência ou prevalência

ECR: ensaio controlado randomizado.
Fonte: adaptada de Nelson.[7]

LEITURA CRÍTICA DE UM ENSAIO CLÍNICO CONTROLADO E RANDOMIZADO

Para cada um dos delineamentos há um roteiro para a leitura crítica na busca de vieses e confirmação ou não sobre a validade interna do estudo.[3]

A Tabela 3 apresenta um exemplo de roteiro para ensaio controlado randomizado (ECR).

Tabela 3 Roteiro para ensaio controlado randomizado (exemplo)

Para cada uma das linhas, considere se a resposta seria SIM, NÃO ou NÃO ESTÁ CLARO.	
A questão de pesquisa é clara? Leia os objetivos e identifique o PICO	
Os desfechos foram claramente descritos e são mensuráveis?	
A alocação (formação dos grupos de pesquisa: intervenção e controle) foi aleatória (randomizada) e mascarada?	
Os grupos eram semelhantes no início do ensaio? (Análise da tabela de risco basal.)	
Os grupos foram submetidos às mesmas cointervenções? Os procedimentos empregados nos dois grupos foram semelhantes exceto pela intervenção?	
Houve seguimento adequado (baixo percentual de perdas)?	
Os sujeitos e os avaliadores foram mantidos mascarados durante o estudo para a aferição dos desfechos?	

(continua)

Tabela 3 Roteiro para ensaio controlado randomizado (exemplo) (*continuação*)

Para cada uma das linhas, considere se a resposta seria SIM, NÃO ou NÃO ESTÁ CLARO.	
O estudo teve validade interna? Os itens anteriores tiveram respostas SIM? Foram adotadas medidas para a minimização de vieses como os de seleção, aferição e seguimento? Houve declaração de conflitos de interesse?	
Quais medidas de efeito (risco relativo, *odds ratio*, risco atribuível, outras aplicáveis) foram usadas para cada um dos desfechos? Quais foram os resultados principais?	
O acaso foi considerado? (Interpretação do valor de P e do IC95%.)	
Os resultados têm plausibilidade biológica?	
Houve relevância clínica?	
Os benefícios compensam os possíveis efeitos adversos (danos) e os custos (quando forem descritos)?	

Fonte: adaptada de Glasziou et al., 2017.[3]

Roteiros para leitura crítica de outros delineamentos podem ser encontrados no *site Critical Appraisal Skills Programme:* https://casp-uk.net/.

"A variabilidade é a lei da vida. Da mesma forma que duas faces não são as mesmas, dois indivíduos não reagem da mesma forma ou se comportam da mesma maneira sob condições anormais, que costumamos chamar de doenças. Essa é uma das grandes dificuldades da formação do médico e uma das quais ele (ou ela) pode nunca compreender... Probabilidade é o guia da vida." (William Osler, médico – 1849-1919)

BIBLIOGRAFIA

1. Lohr KN, Schroeder SA. A strategy for quality assurance in Medicare. N Engl J Med. 1990;322:707-12.
2. Shortell SM, Rundall TG, Hsu J. Improving patient care by linking evidence-based medicine and evidence-based management. JAMA. 2007 8;298(6):673-6.
3. Glasziou P, Del Mar C, Salisbury J. Evidence-based practice workbook. 2.ed. Blackwell/BMJ; 2007.
4. Hulley SB, Cummings SR, Browner WS, Grady DG. Delineando a pesquisa clínica. 4.ed. Porto Alegre: Artmed; 2015.
5. Fletcher GS. Epidemiologia clínica: elementos essenciais. 6.ed. Porto Alegre: Artmed; 2021.
6. World Health Organization (WHO). Quality of care. Disponível em: https://www.who.int/health-topics/quality-of-care#tab=tab_1. Acesso em: 23 fev. 2024.
7. Nelson R. Health informatics: an interprofessional approach. Elsevier; 2017.
8. Moyer VA (editor in chief). Evidence-based pediatrics and child health. 2.ed. BMJ Books; 2004.

Seção II

Aspectos legais e éticos

2
Bioética no pronto atendimento infantil

Eduardo Juan Troster

Objetivo do capítulo

Apresentar as situações que, no pronto atendimento infantil, estão mais sujeitas a potenciais problemas ou conflitos éticos, discutir e entender os aspectos envolvidos na tomada de decisões em benefício das crianças e dos adolescentes.

CONCEITOS EM BIOÉTICA

Ética não se refere a opiniões e teorias, mas sim a elucidar uma solução razoável para um problema que envolve uma pessoa real, após consistente argumentação. Cuidar de pessoas implica, inevitavelmente, atravessar situações diante de desacordos sobre o que é "melhor" para o paciente.

A prática clínica está guiada pelo princípio da beneficência, que orienta os recursos para o benefício do paciente, o que está sujeito a juízos de valor. O princípio da autonomia refere-se à autodeterminação para tomar decisões, baseadas em valores e crenças de cada um. A falta de capacidade da criança cria a necessidade de os pais ou responsáveis exercerem a autonomia. O princípio da não maleficência implica não aplicar intervenções que sabidamente sejam ineficientes. Embora as intervenções carreguem potenciais riscos, estes devem ser menores que os benefícios para justificar a ação. Finalmente o princípio da justiça distributiva preconiza promover o maior benefício ao maior número de pessoas e com o menor mal possível. Equidade significa distribuir os bens de acordo com a necessidade.[1]

A Lei n. 8.069/90 (Estatuto da Criança e do Adolescente) estabelece o direito da criança a expressar sua opinião e a ter sua autonomia respeitada. Essa lei estabelece o direito à saúde como um todo, o acesso à saúde pública (Sistema Único de

Saúde) e determina o papel da família na tomada de decisões no contexto médico. Seu art. 15 estabelece: "A criança e o adolescente têm direito à liberdade, ao respeito e à dignidade como pessoas humanas em processo de desenvolvimento e como sujeitos de direitos civis, humanos e sociais garantidos na Constituição e nas leis".

Com o melhor dos intuitos, a legislação considera as crianças incapazes, necessitando de figuras aptas a decidir por elas, assumindo que essas pessoas têm as melhores intenções. Ao mesmo tempo, é responsabilidade parental responder pelas crianças.[2]

O método deliberativo auxilia na tomada de melhores decisões, sensatas, sábias, razoáveis e prudentes. Uma decisão deliberada não tem a obrigação de ser "certa", mas deve ser prudente e realizável. Podemos nos equivocar, mas não podemos deixar de ser prudentes. A prioridade na tomada de decisões será sempre o maior benefício da pessoa, estando acima da autonomia dela.[3]

A habilidade de tomar decisões éticas efetivas e consistentes na prática clínica implica a vigilância permanente de nossas atitudes no trabalho diário. São necessárias disciplina e prática, baseadas na reflexão crítica e sistematizada sobre os conflitos morais, valorizando virtudes que otimizem a relação médico-paciente. É preciso até mesmo ter a capacidade de antecipar situações que potencialmente desencadeiem problemas éticos.

Para chegar a uma decisão prudente é necessário passar pelas três principais etapas da deliberação:

1. Deliberar sobre os fatos clínicos.
2. Deliberar sobre os valores e contextos dos pacientes e de seus representantes.
3. Deliberar sobre os deveres (o que deve ser feito no contexto de um conflito de valores?).

Nunca poderemos saber se as decisões tomadas são as melhores; a pergunta sempre será: haveria outra maneira de resolver o caso? O objetivo da deliberação é identificar os melhores caminhos a serem tomados.[3]

Uma vez tomada uma decisão, é possível avaliá-la em três etapas:

1. Temporalidade, superando as possíveis pressões externas e confirmando que a decisão não seria diferente em outro momento.
2. Publicidade: se o caso for apresentado publicamente, a decisão seria defendida sem constrangimentos ou fragilidades.
3. Legalidade: a decisão deve estar em consonância com as leis e normas.

Aprender a tomar decisões é uma prática diária, uma atividade mental enriquecedora. A criança deve ser tratada como um sujeito moral, um protagonista do processo, para permitir a construção do assentimento. Dessa forma, evitam-se a sobreposição de papéis ou a infantilização do paciente.[3]

PARTICULARIDADES DA PEDIATRIA

Tomada de decisões na pediatria: permissão, consentimento e assentimento

O conceito de autonomia da criança é relativo, considerando que depende de sua idade e do desenvolvimento cognitivo e psicossocial. Cada caso deverá ser individualizado e avaliado de forma única, assim como o grau de envolvimento da criança no processo.[4]

Os pais têm autoridade legal e moral para tomar decisões médicas em nome de seus filhos. É assumido que os pais se preocupam com os filhos, buscando seu maior bem-estar, e que são mais competentes para equilibrar os interesses da família que poderiam afetar as decisões; são eles que vão lidar com as consequências das decisões tomadas em nome dos filhos. Porém, os pais ou responsáveis precisam demonstrar quatro condições:

1. Ser competentes para fazer juízos fundamentados.
2. Ter informação e conhecimento adequados.
3. Ser estáveis emocionalmente.
4. Estar comprometidos com os interesses do paciente.

Profissionais da saúde têm o dever de identificar se as decisões dos responsáveis estão de acordo com a beneficência do paciente ou o colocam em potencial risco de dano, podendo recorrer a orientações de comissões de ética ou decisões judiciais, em casos extremos.[5]

O consentimento informado está baseado no princípio da autonomia e no direito da pessoa a tomar uma decisão. É necessário ter competência legal e habilidade psicológica para dar o consentimento. As crianças não podem dar consentimento, mas sim assentimento, considerando sua capacidade em desenvolvimento.

A ética na pediatria reconhece que as crianças e especialmente os adolescentes têm capacidade de participar e se envolver nas decisões até certo ponto, respeitando sua autonomia emergente, na medida de sua capacidade e vontade. Isso se traduz em empoderamento e reconhecimento das preferências da criança, que assim pode exercer um papel ativo no processo. Uma das metas é a aceitação pela criança de um tratamento, por exemplo, embora ela não tenha a última decisão.

Componentes críticos do assentimento são o entendimento e a capacidade. A capacidade é um processo ativo que amadurece com o tempo; assim, cada criança terá capacidade única nas diferentes áreas da vida segundo a experiência própria, o contexto e não apenas a idade.[5]

Questiona-se se a criança pratica verdadeiramente a tomada de decisão voluntária, ou se sua autonomia de expressão está limitada às expectativas e influências, produto da vulnerabilidade e dependência geral em relação aos adultos e do papel passivo que ocupa nos processos de tomada de decisões. Por outro lado, muitos pais acreditam que têm total decisão sobre essas questões, independentemente da consciência e capacidade dos filhos.

Não existe definição exata de capacidade para decidir. São responsabilidades dos profissionais da saúde trazer essa discussão e facilitar recursos e ferramentas para o entendimento dos papéis e responsabilidades das partes, garantindo a defesa e os direitos da criança. É necessário percorrer alguns passos para obter o assentimento da criança:

- Ajudá-la a ter consciência sobre a condição.
- Explicar a ela as expectativas sobre o diagnóstico e o tratamento.
- Avaliar seu entendimento.
- Avaliar fatores que influem nas respostas.
- Solicitar o desejo do paciente de aceitar o cuidado.[5]

A maioria das crianças não espera tomar a decisão sozinha, mas deseja estar envolvida no processo. Assim se permite a clarificação de seus valores e preferências, reconhecendo suas habilidades e responsabilidades e tornando seu assentimento significativo. A criança aprende a tomar decisões acertadas se apoiando nas pessoas em quem confia.

Uma estratégia consiste em oferecer um papel que permita à criança tomar uma decisão apropriada, porém com a capacidade de escolha, desafiando sua habilidade. Por exemplo, escolher o braço para fazer a coleta de exames séricos, o horário da medicação etc. Esse processo permite que ela aprenda com as decisões tomadas e melhore, dando-lhe a sensação de controle e apropriação dos próprios processos.[5]

O assentimento outorga às crianças uma voz nas decisões, demonstrando respeito por sua autonomia emergente. Os pais devem sentir que sua autoridade está sendo honrada, porém precisam considerar as opiniões dos filhos. As crianças precisam receber opções que lhes permitam serem parte do assentimento, com sentido de controle e empoderamento. A comunicação efetiva é um requisito nesse processo, e nosso papel como profissionais não é ditar uma conduta necessariamente, mas sim oferecer o espaço para que essa comunicação seja possível, compartilhando a responsabilidade com os pais.[5]

Confidencialidade com adolescentes

A busca dos adolescentes pela identidade e independência pode levá-los a condutas de risco que afetam potencialmente a saúde física, reprodutiva e mental. O profissional da saúde precisa prover um ambiente confiável e seguro, no qual os adolescentes possam procurar cuidados e recomendações para o cuidado e prevenção de sua saúde.

Embora o respeito pela confidencialidade seja imprescindível, os profissionais da saúde precisam determinar se os adolescentes têm capacidade para entender a situação (com riscos e benefícios) e de tomar decisões em relação às opções médicas oferecidas. Devem ser levadas em consideração a vulnerabilidade e a inexperiência dos pacientes. O sigilo deverá ser quebrado caso a decisão coloque o adolescente em grave risco de saúde. Assim, quebrar o sigilo não trará mais dano do que mantê-lo.

É importante motivar os adolescentes a incluir os pais na tomada de decisão e ao mesmo tempo respeitar o sigilo e a independência emergente, inclusive quando o paciente não o solicite explicitamente. Encontrar o equilíbrio para responder às expectativas do adolescente e de seus pais pode ser desafiador, principalmente se os pais se sentem frustrados e abandonados. Por vezes os médicos vão precisar ser criativos, combinando os parâmetros dos consensos éticos e legais para diminuir essas dificuldades.[5]

Situações mais prevalentes de conflitos éticos no pronto atendimento

Alocação de recursos: falta de leitos para internação

Os profissionais da saúde têm o dever ético-jurídico de prestar socorro, preservando assim o princípio da solidariedade, dentro das circunstâncias do caso e sem risco pessoal. A falta de vagas hospitalares não justifica a omissão de socorro à pessoa em grave e iminente perigo de vida. Deve-se procurar auxílio das autoridades administrativas para criar condições que ofereçam capacidade resolutiva.[1]

Na prática clínica tomamos decisões todos os dias baseadas no princípio da justiça, por exemplo, atender quem chegou primeiro, mesmo tendo condições semelhantes. Porém, existem ocasionalmente conflitos entre justiça e beneficência, sendo esta última a priorizada.

A justiça distributiva vela pela alocação de benefícios e pesos justos entre os indivíduos ou grupos da sociedade. Vários princípios da justiça distributiva determinam o que representa uma justa distribuição de benefícios (serviços, bens) e cargas (crianças, pessoas idosas, pessoas com deficiência). Não é necessário tratar todos igualmente. O princípio formal da justiça distributiva convida a:

- Tratar as pessoas semelhantes de maneira semelhante (em aspectos relevantes).

- Tratar pessoas desiguais de forma desigual e segundo a proporção das diferenças entre elas.[6]

Reanimação de pacientes cronicamente doentes com prognóstico reservado quando não houve adequada discussão sobre paliação prévia

Embora o pronto-socorro não seja o lugar ideal para iniciar a discussão sobre cuidados paliativos, não é infrequente que médicos dessa área sejam os primeiros a abrir a discussão e os cuidados. É por isso que cada vez mais eles precisam estar preparados para lidar com as questões éticas envolvidas nas decisões e cuidados oferecidos aos pacientes. Estes procuram atendimento na maioria das vezes por sintomas sérios que não melhoram, como dor, dispneia, náusea e vômitos, ou inclusive por estresse familiar. O pronto atendimento, com frequência, é a única opção onde podem receber medicação endovenosa.[7]

É necessário identificar pacientes que precisam de cuidados paliativos, discutir prognósticos, estabelecer metas de cuidado e manejo de sintomas no pronto atendimento e realizar planos para o futuro cuidado. O objetivo é aliviar os sintomas do paciente e o estresse da família, honrando as metas de cuidado do paciente e iniciando a transição para os cuidados paliativos. Esses pacientes costumam fazer visitas recorrentes ao pronto atendimento ou passar por internações pelos mesmos sintomas; têm dificuldade para controlar sintomas físicos e emocionais, apresentam declínio da funcionalidade e tendência a precisar cada vez mais de cuidados de maior complexidade.

O início precoce de cuidados paliativos no pronto-socorro melhora a qualidade de vida; melhora a gestão de recursos hospitalares, reduzindo os custos em tratamentos alternativos; aumenta a satisfação dos pacientes e suas famílias, melhora os resultados, diminui o tempo de estância hospitalar e as internações na UTI.

O primeiro passo é realizar uma avaliação rápida e direcionada às metas dos cuidados paliativos necessários, evitando tratamentos indesejados, inapropriados e que causem sofrimento desnecessário.[7]

Tabela 1 Metas de cuidado discutidas na sala de emergência

Metas de cuidado discutidas na sala de emergência
1. Comunicar o prognóstico claramente e explicar o que não é possível realizar e o que pode ser feito: "Esperar o melhor, preparar-se para o pior".
2. Envolver o paciente de modo a fazê-lo entender as expectativas e desejos sobre o cuidado com perguntas abertas: • O que você espera? • Tem medo de alguma coisa? • O que significa qualidade de vida para você? • O que é importante para você agora? • O que significa para você morte boa ou morte ruim? Existe algum tratamento que você prefira evitar?

(continua)

Tabela 1 Metas de cuidado discutidas na sala de emergência (*continuação*)

3. Escolha sabiamente as palavras: • Evitar afirmações negativas que façam o paciente se sentir abandonado: "Prefere que paremos com o cuidado agressivo?". • Enfatizar o melhor interesse do paciente: "Vamos discutir como podemos te ajudar a atingir suas metas"; "Estamos aqui para garantir que você receba o tratamento que é melhor para você segundo suas metas pessoais".
4. Realizar o plano de tratamento alinhado aos desejos do paciente: • Resumir as metas: "Segundo o que entendi, suas metas são...". • Iniciar o plano de ação: "Para alcançar essa meta, podemos...". • Motivar o paciente para defender os desejos próprios: "Se você sentir que o tratamento já não vale a pena ou causa muito sofrimento, podemos mudá-lo a qualquer momento".

Fonte: Mierendorf, 2014.[7]

Existe a oportunidade de falar sobre o acordo de "não ressuscitação" se o paciente chegar a ter uma parada cardíaca ou ficar sem pulso, permitindo assim a morte natural. Se a família expressar que deseja realizar "todas as medidas", nem sempre isso significa ressuscitação total. É necessário distinguir se significa medidas que potencialmente prolongam a vida ou medidas voltadas a maximizar o alívio do sofrimento.[7]

Tabela 2 Perguntas a realizar em caso de possibilidade de morte iminente

- O paciente está consciente?
- Seria necessária ventilação mecânica ou o tratamento medicamentoso inicial seria suficiente para estabilizá-lo?
- Se for necessária a ventilação mecânica, esta prolongará a vida do paciente com conforto ou vai submetê-lo a UTI e procedimentos invasivos que podem piorar sua qualidade de vida?
- Considerar tempo e qualidade de vida caso a intervenção funcione.
- Considerar as preferências do paciente ou responsáveis, checando se há alguma declaração prévia.

Fonte: Mierendorf, 2014.[7]

É importante lembrar que, na abordagem desse tipo de paciente, se não foi iniciada previamente a discussão sobre cuidados paliativos, metas e expectativas, no contexto de situações de morte iminente, pode-se realizar todas as medidas necessárias, inclusive invasivas. Durante o tempo de estabilização devem ser explorados o entendimento e expectativas da família sobre a situação crítica para assim iniciar a discussão sobre cuidados paliativos ou inclusive o uso de medidas que promovam o encarniçamento terapêutico.

O fato de ter iniciado qualquer medida invasiva não impede a suspensão desta depois de ser cuidadosamente discutida. Esse processo é dinâmico, sendo necessário por vezes reformular as perguntas para cada um dos cenários pelos quais o paciente vai transicionando. É imprescindível encontrar o equilíbrio entre o cuidado paliativo, evitar prolongar a morte e o sofrimento e conseguir trazer entendimento, conforto e tranquilidade para a família, que, mesmo enfrentando uma situação crítica e de muito estresse, terá certeza de que o paciente está sendo cuidado da melhor forma possível e com todos os recursos à disposição.[1]

Crianças vítimas de maus-tratos

Os profissionais da saúde precisam estar cientes de que a violência contra a criança é um aspecto que atinge todas as classes sociais em todos os lugares do mundo. A família muitas vezes pode, em vez de ser o local mais seguro para uma criança, se tornar um ambiente de risco para violência física, psicológica ou até mesmo sexual.

As manifestações de maus-tratos nem sempre são evidentes, podendo se manifestar em contusões, fraturas, queimaduras, rupturas de órgãos, lesões permanentes e até mesmo morte. Deve-se suspeitar de violência:

- Quando a história referida pelo responsável não é compatível com a gravidade da lesão.
- Quando o tempo decorrido entre o acidente e a procura do serviço médico é longo.
- Quando existem conflitos entre histórias de diferentes pessoas envolvidas.

A simples suspeita de violência é suficiente para a internação da criança, pois isso a retirará do ambiente de perigo. De acordo com o Estatuto da Criança e do Adolescente (art. 13): "Os casos de suspeita ou confirmação de castigo físico, de tratamento cruel ou degradante e de maus-tratos contra criança ou adolescente serão obrigatoriamente comunicados ao Conselho Tutelar da respectiva localidade, sem prejuízo de outras providências legais".

A notificação não conflita com o art. 102 do Código de Ética Médica, sobre quebra de sigilo. As instituições de saúde em geral têm criado comitês de proteção à criança e ao adolescente para que os profissionais possam levantar suspeitas e conseguir consultoria ou ajuda. Quando não existir comitê no serviço de saúde, o Conselho Tutelar do local é o órgão responsável por investigar o caso e tomar as providências legais cabíveis. Pode ser comunicado por telefone, ou pela forma mais rápida para a tomada de providência, dependendo da gravidade da situação. A criança não é entregue aos pais ou responsáveis até a autorização judicial para a pessoa que for retirá-la, portanto ficará internada na instituição até essa definição.[8]

Conflitos familiares: espera, triagem e vazão

O retardo do atendimento a pessoas em perigo grave e iminente, quando doloso, pode ser considerado omissão de socorro. Casos como os relacionados a seguir são exemplos que já foram condenados judicialmente como omissão de socorro.[9]

- Recusa de atendimento em estado grave.
- Retardo do atendimento do paciente grave por estar em horário de almoço.
- Não encaminhamento de pacientes nas condições adequadas oportunamente.
- Recusa de assistência a um paciente encaminhado, sabendo do perigo iminente de morte.

Uma situação frequente são as "altas a pedido". É necessário ter muito cuidado com essas situações, porque algumas poderiam ser consideradas omissão ao dever de prestar assistência a pessoa em perigo de vida. Pelo contrário, outras poderiam resultar em retenção indevida ou atentado à liberdade de locomoção. Retirar-se de um estabelecimento de saúde contra a orientação técnica dos profissionais de saúde é um direito de toda pessoa, que tem direito ao exercício da sua autonomia, sempre que sua vida não corra perigo iminente.

É imprescindível esclarecer os benefícios e riscos como consequência da estadia ou da saída do paciente. As declarações, recibos ou documentos de "alta a pedido" têm valor ético e jurídico muito limitado; não suprimem a omissão de socorro se o usuário estiver em iminente perigo de vida. A assinatura do paciente não exonera a responsabilidade do profissional de saúde, se for comprovada ação imprudente ao deixá-lo partir. As "altas a pedido" podem ser aceitas e não resultam em sanção ao estabelecimento sempre que esteja documentada no prontuário a avaliação descrevendo o estado clínico do usuário (fora de perigo iminente) e os motivos da decisão. Não é suficiente registrar a assinatura nos documentos padronizados de "alta a pedido", pois esse documento não traz informação sobre o estado clínico do paciente. Se existir algum conflito, pode ser solicitado o auxílio da Vara da Infância e da Juventude.[9]

Recusa de tratamentos e exames pelos pais ou tutores

Os diagnósticos e os tratamentos são feitos considerando o melhor interesse da criança. Nas situações nas quais os pais recusam as recomendações, a principal responsabilidade do médico é entender a razão da recusa e tentar esclarecer qualquer erro de percepção ou entendimento, procurando alternativas aceitáveis para os pais e, ao mesmo tempo, garantindo os interesses da criança. Se não chegarem a um acordo, deve ser decidido o acionamento de entidades governamentais/ judiciais. Se a recusa dos pais não significar um risco ou dano considerável para a criança, os médicos podem tolerar a decisão, no entanto oferecendo ampliar a discussão (p. ex., caso haja recusa na vacinação de rotina).[5]

Tabela 3 Perguntas em caso de recusa com potencial risco grave para o paciente ou sob dúvida sobre o acionamento de outras entidades

- Recusando a intervenção, os pais estão colocando a criança em risco de dano severo?
- O dano é iminente, requer ação imediata para ser prevenido?
- A intervenção recusada é necessária para prevenir o dano severo?
- A intervenção recusada é comprovadamente eficaz e poderia prevenir o dano?
- A intervenção recusada tem maiores benefícios significativos que prejuízos em comparação com a opção escolhida pelos pais?
- Existe alguma outra opção que previna o dano severo, sendo menos intrusiva para os pais e mais aceitável?
- A intervenção do Estado pode ser generalizada a todas as situações similares?
- A maioria das pessoas familiarizada com essa situação concordaria que a intervenção do Estado é razoável?
- Os médicos devem criar um ambiente de respeito e preocupação com a criança, informando os pais da intenção de notificar os serviços de proteção à criança ou de obter uma ordem judicial.[5]

Fonte: Diekema et al., 2011.[5]

Recusa de tratamento por adolescentes

Os adolescentes, contando com maior experiência de vida, geralmente têm maior capacidade para dar seu assentimento. Um grande desafio é honrar as decisões de recusa ou desacordos entre eles e a equipe de saúde. É importante determinar a capacidade de entendimento e as implicações das decisões dos adolescentes. A exceção são as circunstâncias de risco iminente de vida (transfusões sanguíneas, por exemplo).

A pergunta que o pediatra faz pode ser: Como posso salvar o adolescente dele mesmo quando tem alguma doença ou condição que envolve negação e controle extremo (p. ex., anorexia)? Nesses casos a capacidade está diminuída pelas características psicológicas da doença, e é preciso encontrar o equilíbrio para manter a confiança e proteger a pessoa do dano. Finalmente, o sucesso no longo prazo em doenças crônicas dependerá da aceitação voluntária e da garantia do acesso à saúde para permitir o engajamento dos adolescentes no futuro.[5]

Crenças familiares

Os médicos precisam considerar que as crenças religiosas ou tradições culturais ocupam um lugar importante na vida das pessoas. Às vezes os problemas surgem da má interpretação da doutrina religiosa ou da assunção errada do profissional da saúde, que confunde religião com normas socioculturais. As decisões finais devem ser baseadas em fatos e não em suposições.

Em casos específicos poderá ser benéfico envolver as lideranças religiosas e da comunidade, esclarecendo possíveis interpretações equivocadas. Quando os pais ou tutores da criança se recusam a realizar alguma intervenção que se presume potencial salvadora da vida do paciente, precisam ser lembrados de que as crianças têm direitos, e por vezes estes precisam ser colocados acima dos direitos dos pais, principalmente se o tratamento prevenir a morte ou dano significativo.

O princípio da busca pelo melhor interesse da criança é apenas um guia; cada caso deve ser discutido individualmente, protegendo a criança de danos. Os profissionais da saúde devem estimular o diálogo acima do confronto e, se for necessário, consultar outros colegas e segundas opiniões, reservando as entidades judiciais para a opção final.[5]

BIBLIOGRAFIA

1. Ferreira AVS, Schvartsman BGS, Oliveira CAC, Schvartsman C, Troster EJ, Almeida JFL et al. (coords.). Emergências pediátricas: abordagem baseada em casos clínicos e evidências científicas. v.9. Barueri: Manole; 2014. p.100-200.
2. Brasil. Lei n. 8.069, de 13 de julho de 1990. Dispõe sobre o Estatuto da Criança e do Adolescente e dá outras providências. Disponível em:, www.camara.leg.br/legin/fed/lei/1990/lei-8069-13-julho-1990-372211-publicacaooriginal-1-pl.html. Acesso em: 28 mar. 2024.
3. Silva J, Jouan CE, Medeiros Junior P. Bioética em pediatria. São Paulo: Memnon; 2021. p.96-105.
4. Madeira IR. A bioética pediátrica e a autonomia da criança. Resid Pediatr. 2011;1(0 Supl 1):10-4.
5. Diekema DS, et al. Clinical ethics in pediatrics: a case-based textbook. Cambridge: Cambridge University; 2011.
6. Seay G, Nuccetelli S. Engaging bioethics: an introduction with case studies. New York: Routledge; 2017.
7. Mierendorf S. Palliative care in the emergency department. Perm J. 2014;18(2).
8. Carvalho PR, Torreão LA. Ethical and legal aspects at the emergency department. J Pediatr (Rio J). 1999;75(Suppl 2):S307-14.
9. De Carvalho Fortes P. Ética e saúde: questões éticas, deontológicas e legais. Tomada de decisões. Autonomia e direitos do paciente. Estudo de casos. Brasil: EPU; 1998.

3
Breves notas sobre a responsabilidade civil e penal do médico

José Mauro da Silveira Junior
Alaide de Amorim Pedrosa
Domenique Orkov

Objetivo do capítulo

O correto exercício da medicina no âmbito da emergência pediátrica é hoje um grande e arrebatador desafio. Para que essa prática seja exercida de forma adequada do ponto de vista ético-legal, este capítulo aponta quatro pilares sobre os quais os profissionais envolvidos no atendimento à criança devem pautar suas condutas:

- Conhecimento técnico abrangente e atualizado.
- Adequação ética.
- Adequação legal.
- Humanização.

Saber fazer a adequada abordagem do atendimento e saber conduzi-la balanceando esses quatro pilares será o diferencial entre um atendimento bem-sucedido e possíveis implicações éticas e legais futuras para os profissionais e instituições envolvidas.

Nesse sentido, a atuação do médico no atendimento de crianças, quer seja em uma consulta eletiva ou de emergência, está intimamente atrelada aos temas da responsabilidade civil e penal do profissional da saúde. A origem do termo "responsabilidade" deriva do verbo latino *respondere*, que significa ter o indivíduo se tornado garantidor de algo, isto é, a pessoa assume a responsabilidade por algo que decorreu de sua ação, por sua disponibilidade ou a de algo a que se obrigou.

O termo "responsabilidade", independentemente de ser analisado na esfera administrativa, civil ou penal, pode ser entendido, de acordo com De Plácido e Silva,[1] como "a obrigação de responder por alguma coisa. Quer significar, assim, a obrigação de satisfazer ou executar o ato jurídico, que se tenha convencionado, ou a obrigação de satisfazer a prestação ou de cumprir o fato atribuído ou imputado à pessoa por determinação legal. [...] Na linguagem jurídica, há espécies de responsabilidades, que se apresentam devidamente determinadas: responsabilidade civil, responsabilidade penal, responsabilidade contratual, responsabilidade administrativa ou funcional etc. Todas elas, porém, não fogem ao sentido geral de obrigação, encargo, dever, compromisso, sanção, imposição" (p.1.231).

O conhecimento de conceitos básicos sobre esse tema pode prevenir aborrecimentos relacionados a questionamentos éticos e legais decorrentes dos atendimentos realizados e até mesmo prevenir processos judiciais.

Afinal, ser médico é muito mais que saber tudo sobre determinada doença. É, antes de tudo, ser um repositório de virtudes éticas e morais, tendo conhecimento inclusive de seus deveres, direitos, sejam éticos ou legais, e das implicações jurídicas de seus atos.

Dessa maneira, o objetivo deste capítulo é apresentar para os estudantes de Medicina, residentes, profissionais de pediatria e demais profissionais da saúde os conceitos básicos de responsabilidade civil e penal, correlacionando-os com a atividade profissional do médico.*

RESPONSABILIDADE CIVIL

A primeira citação sobre o chamado "erro médico" – termo que deve ser evitado, pois muitas vezes se refere a circunstâncias naturais decorrentes do atendimento médico, as quais são confundidas com falhas técnicas – advém do Código de Hamurábi (1790-1770 a.C.), que estabelecia, entre outras penalidades, a amputação da mão do médico imperito (Kfouri Neto,[2] p.RB-2.1).

Passados mais de 3.810 anos, hoje, o ato médico ensejador de dano é mais bem caracterizado como um ato ilícito, nos termos do art. 186 do Código Civil: "Aquele que, por ação ou omissão voluntária, negligência ou imprudência, violar direito e causar dano a outrem, ainda que exclusivamente moral, comete ato ilícito".

Por conseguinte, uma vez cometido o ato ilícito, nasce o dever de indenizar. Essa é a fundamentação da responsabilidade civil, que decorre do princípio *neminen laedere* (não lesar ninguém). Atenta a esse princípio vem a normativa do art.

---

* Importante, também, é a responsabilidade ético-administrativa do médico relacionada a sua atuação profissional perante a regulação e fiscalização de seu órgão de classe (Conselho Federal de Medicina – CFM), com os Conselhos Regionais de Medicina (CRM). A responsabilidade ético-administrativa decorrente da atividade profissional do médico diz respeito às infrações que esse profissional pode cometer no exercício de sua profissão, conforme regulação estabelecida pelo Código de Ética Médica (Resolução CFM n. 2.217/2018), em conjunto com outras normas editadas por seu órgão de classe. Do julgamento das infrações éticas cometidas pelos médicos, enquanto no exercício de sua profissão perante os CRM, poderão advir as seguintes penas (Lei n. 3.268/57): (i) advertência confidencial em aviso reservado; (ii) censura confidencial em aviso reservado; (iii) censura pública em publicação oficial; (iv) suspensão do exercício profissional por até 30 dias; e (v) cassação do exercício profissional, *ad referendum* do CFM. Embora o tema da responsabilidade ético-administrativa do médico seja de elevada importância, não será objeto de apreciação neste capítulo.

927 do Código Civil:† "Art. 927. Aquele que, por ato ilícito (arts. 186 e 187), causar dano a outrem, fica obrigado a repará-lo. Parágrafo único. Haverá obrigação de reparar o dano, independentemente de culpa, nos casos especificados em lei, ou quando a atividade normalmente desenvolvida pelo autor do dano implicar, por sua natureza, risco para os direitos de outrem".

Os requisitos para configuração da responsabilidade civil e o nascimento do consequente dever de indenizar são, segundo Nelson e Rosa Nery:[3] "a) o ato; b) o dano; c) o nexo de causalidade entre o ato e o dano; d) o dolo ou a culpa do agente causador do dano" (p.RL-2.29), que serão pormenorizados a seguir.

A responsabilização civil do médico decorrente do atendimento da criança e do adolescente em situação de emergência apresenta diversas especificidades. Além de ser responsável por seus atos comissivos praticados durante o atendimento de criança ou adolescente, poderá a omissão no mesmo atendimento gerar responsabilização civil passível de indenização – por exemplo, a falha em notificar autoridades competentes quando vislumbrar sinais e sintomas que suspeite serem ocasionados por agressão ao menor.

Relação jurídica do atendimento médico

Do ponto de vista do direito, a criança em situação de emergência, ao ser atendida pelo médico, estará recebendo uma prestação de serviço. Portanto, estabelecer-se-á uma relação jurídica decorrente da disposição de vontade do responsável legal do menor em ter o atendimento prestado por determinado médico ou por médicos de determinada instituição de saúde. A prestação de serviços médicos, todavia, não será descaracterizada pelo fato de o menor, em situação de urgência, ser levado ao pronto-socorro sem estar na presença de um responsável legal.

Dessa maneira, para o direito a relação médico-paciente, como regra, tem a natureza jurídica de uma relação contratual.‡

Muito embora, como regra, prevaleça a responsabilidade contratual do médico, este poderá se defrontar com situações de exceção caracterizadoras de uma relação extracontratual. A título de exemplo, imagine-se situação na qual, estando

† Não fosse suficiente esse artigo, o tema da responsabilidade civil tem todo um tratamento especial dado pelo Código Civil, contando com um título próprio dentro do *codex* - o "Título IX - Da Responsabilidade Civil".

‡ Nesse sentido, Kfouri Neto:[2] "A jurisprudência tem sufragado o entendimento de que, quando o médico atende a um cliente, estabelece-se entre ambos um verdadeiro contrato. A responsabilidade médica é de natureza contratual. Contudo, o fato de considerar como contratual a responsabilidade médica não tem, ao contrário do que poderia parecer, o resultado de presumir a culpa. O médico não se compromete a curar, mas a proceder de acordo com as regras e os métodos da profissão" (p.RB-4.5).

o médico em uma apresentação de teatro, na qualidade de mero espectador, algum membro da plateia sofre uma síncope, fazendo-se necessário seu atendimento médico. Procedendo o médico ao atendimento, em atenção a sua obrigação geral e extracontratual de prestar socorro médico, ter-se-á caracterizada relação extracontratual.

Responsabilidade civil subjetiva e objetiva

Com efeito, a responsabilidade civil pode ser conceituada como "a obrigação que pode incumbir uma pessoa de reparar o dano causado a outra, por fato próprio, ou por fato de pessoas ou coisas que dela dependam", na definição de René Savatier em seu *Traité de la responsabilité civile en droit français*, v.1, n.1 – apud Pereira[4] (p.10).

Essa definição de Savatier deve ser fonte de atenção do médico que realiza atendimento em unidades de emergência, pois a averiguação da responsabilidade poderá recair diretamente sobre o atendimento realizado por ele, ou seja, por *fato próprio*.

Poderá, também, a verificação da responsabilidade ser avaliada diante da função que o profissional médico exerce, por exemplo, no caso do médico preceptor, situação que gera responsabilidade sobre a orientação e fiscalização dos atos dos médicos residentes, ou seja, responsabilidade por *fato de outras pessoas*.

Não suficiente, a responsabilização do médico poderá se dar em razão de sua falha em verificar a existência ou adequado funcionamento de equipamentos dos quais sua atuação médica dependa. Tal fato poderá caracterizar a responsabilização do médico por *coisas das quais ele depende*.

Para a correta apuração da responsabilidade civil do médico e da consequente existência o dever de reparar – como nos casos expostos –, é imprescindível o conhecimento das teorias da (i) responsabilidade civil subjetiva e (ii) objetiva.

Conforme ensina o jurista Silvio Rodrigues,[5] "se diz ser subjetiva a responsabilidade quando se inspira na ideia de culpa, e objetiva quando esteada na teoria do risco" (p.11).

Fundamentada na apuração da culpa de quem ocasionou dano a outrem em sentido lato, a responsabilidade subjetiva é, como regra, aplicada ao atendimento médico realizado. Ou seja, o médico não só responderá pelo dolo (intenção de cometer o ilícito), mas também por seus atos culposos (sem intenção de cometer o ilícito). Nesse sentido assevera Miguel Kfouri Neto:[2] "O Código Civil brasileiro, em seus arts. 186 e 951, não se afastou da teoria subjetiva, a exemplo do Código revogado, em seus arts. 159 e 1.545. A responsabilidade do profissional da medicina, entre nós, continua a repousar no estatuto da culpa, incumbindo à vítima provar o dolo ou culpa *stricto sensu* do agente, para obter a reparação do dano" (p.RB-4.1).

Por seu turno, para a apuração da responsabilidade objetiva a questão da culpa não é colocada como fator a ser observado. É o que ensina Carlos Roberto Gonçalves:[6] "Nos casos de responsabilidade objetiva, não se exige prova de culpa do agente para que seja obrigado a reparar o dano. Em alguns, ela é presumida pela lei. Em outros, é de todo prescindível. Quando a culpa é presumida, inverte-se o ônus da prova. O autor só precisa provar a ação ou omissão e o dano resultante da conduta do réu, porque sua culpa já é presumida. [...] Na responsabilidade objetiva prescinde-se totalmente da prova da culpa. Ela é reconhecida, como mencionado, independentemente de culpa. Basta, assim, que haja relação de causalidade entre a ação e o dano" (p.19).

A responsabilidade objetiva tem relevância principalmente quando da apuração da responsabilidade das pessoas jurídicas prestadoras de serviços médicos, como hospitais, clínicas, laboratórios e planos de saúde – especialmente no que diz respeito ao cuidado com o paciente. Isso porque nesses casos não há necessidade de provar a culpa dessas instituições para que sejam civilmente responsabilizadas por seus ilícitos.[§]

Da culpa

Para que o médico seja considerado civilmente responsável por dano culposo, deverá ficar comprovado que foi praticada conduta médica comissiva (ação direta) ou omissiva causadora de dano imprevisto, mas de consequências previsíveis. Deverá, ainda existir uma relação de causalidade entre ato e dano, juridicamente denominada nexo de causalidade. Este é o elemento de ligação entre a ação ou omissão viciada e o dano suportado pelo paciente.[¶] As espécies de culpa são apresentadas a seguir.

Primeiro, a negligência. A negligência se caracteriza pela falta de cuidado ou de precaução com a execução de atos que o proceder profissional exige. Ou seja, é a falta de diligência e atenção para com deveres técnicos e éticos durante o atendimento de pacientes em situação de emergência ou não. Como regra, nas palavras de Elito Junior,[7] a "diligência exigível é a mediana do homem normal" (p.27).

---

§ Dessa maneira, para a instituição médica não ser punida, deverá demonstrar a culpa exclusiva do paciente (vítima), a culpa de terceiro ou a ausência do nexo causal entre o ato praticado e o dano suportado pelo paciente.

¶ Em relação à diferença entre dolo e culpa, ensinam Nelson e Rosa Nery:[3] "A volição deliberada, por ação ou omissão, destinada à violação de direito e à causação de dano a outrem, constitui o ato ilícito doloso. Distingue-se do ato ilícito culposo, que se dá em decorrência de imprudência, negligência ou imperícia do agente, que, nesses casos de culpa, tem intenção do ato, mas não do resultado" (p.RL-2.29).

Segundo, a imprudência. Agirá com imprudência o médico que adotar posturas injustificadas, afoitas, precipitadas, sem aplicar as devidas cautelas que o caso clínico posto aos seus cuidados exige. Julio Elito[7] apresenta a imprudência de forma didática nos seguintes termos: "A imprudência resulta da imprevisão do agente em relação às consequências de seu ato ou ação. Há culpa comissiva. Age com imprudência o profissional que tem atitudes não justificadas, açodadas, precipitadas, sem ter cautela. É resultado da irreflexão, pois o médico imprudente, tendo perfeito conhecimento do risco e também ignorando a ciência médica, toma a decisão de agir assim mesmo. Exemplo de imprudência seria o caso da alta precoce, ou a realização de uma operação cesariana sem a equipe cirúrgica mínima necessária" (p.27-8).

Terceiro, a imperícia. A imperícia consiste na ausência de conhecimento técnico específico da profissão ou no despreparo prático do médico para executar determinado ato que se disponha a realizar. Por consequência, é importante a atualização técnica constante do médico, a capacitação em práticas novas introduzidas na medicina e o discernimento de não executar ato médico de que não tenha conhecimento técnico.

Do nexo causal

O nexo causal, como já visto, é a ligação que se estabelece entre a conduta do agente e o evento danoso resultante. Somente poderá haver a responsabilização do agente, no caso o médico, se o resultado danoso para o paciente tiver decorrido diretamente de ação ou omissão culposa imputável ao médico.

Como exemplo, imagine-se a situação de atendimento à criança alérgica a certo medicamento, inclusive com anotação em prontuário. Todavia, apesar desse cenário, o médico prescreve esse medicamento sem adotar a cautela de verificar tal condição em prontuário. Como decorrência, ao ser ministrado o medicamento, o menor apresenta grave anafilaxia, vindo a óbito. Nessa situação, é evidente o nexo causal entre a indevida prescrição médica e o dano suportado pelo paciente.

Do dano

O dano ocorre quando há uma ofensa, violação ou abalo no direito de uma pessoa que cause deterioração, prejuízo ou perda de um bem, de uma coisa ou prejuízo para o patrimônio da vítima. O dano pode ser material, moral, físico etc. O *primeiro*, respectivamente, refere-se aos prejuízos de ordem financeira ocasionados para a vítima ou seus responsáveis legais. Já o *segundo* diz respeito ao abalo, sofrimento, transtorno e consequências de ordem psíquica na vítima ou seus responsáveis legais diante do resultado não desejado e não esperado de um tratamento médico, mas que derivou de culpa do médico no ato realizado. Por fim, o *terceiro,* segundo a Circular Susep n. 437/2012, diz respeito a "toda ofensa causada à normalidade funcional do corpo humano, dos pontos de vista anatômico e/ou fisiológico, incluídas as doenças, a invalidez, temporária ou permanente e a morte".

Da obrigação de meio e da obrigação de resultado

Como decorrência direta do fato de que a teoria subjetiva é regra para apuração da responsabilidade civil dos médicos, tem-se que a obrigação estabelecida na relação médico-paciente é, normalmente, uma *obrigação de meio*. Isso porque o profissional médico não pode assegurar o resultado de sua intervenção, não assumindo, porquanto, a integridade do risco. Pode, sim, aplicar todo o seu conhecimento e zelo na consulta médica ou atendimento de emergência realizado a fim de que fique evidenciado que o melhor atendimento foi realizado, nas circunstâncias possíveis de serem executadas diante do quadro clínico do paciente e das condições do local de atendimento.[**]

A obrigação de resultado dos profissionais da área da saúde é exceção. Em algumas situações, como nas transfusões de sangue, nos casos de infecção hospitalar e nas cirurgias plásticas, eminentemente estéticas, nossos tribunais têm considerado a obrigação de resultado, isto é, do atendimento médico não pode sobrevir dano ao paciente.[††]

Da responsabilidade civil conforme o Código de Defesa do Consumidor

O Código de Defesa do Consumidor (CDC) se funda em princípios que podem afetar a análise legal de uma prestação de serviço médico. Entre eles, destaca-se o princípio da informação, disposto no art. 6º, III, do CDC: "Art. 6º São direitos básicos do consumidor: [...] III – a informação adequada e clara sobre os diferentes produtos e serviços, com especificação correta de quantidade, características, composição, qualidade, tributos incidentes e preço, bem como sobre os riscos que apresentem". Esse dispositivo estabelece o dever de o prestador de serviços informar adequadamente sob a fruição e riscos dos serviços prestados, sendo especialmente relevante na relação médico-paciente, intimamente ligado ao termo de consentimento livre e esclarecido.

Sobre esse tópico, comenta José Geraldo Brito Filomeno:[8] "Trata-se, repita-se, do dever de informar bem o público consumidor sobre todas as características

---

** Nesse sentido, preleciona Miguel Kfouri Neto:[2] "Ao assistir o cliente, o médico assume obrigação de meio, não de resultado. O devedor tem apenas que agir, é a sua própria atividade o objeto do contrato. O médico deve apenas esforçar-se para obter a cura, mesmo que não a consiga" (p.RB-4.5).

†† Nesses casos, do atendimento médico não poderá haver dano, como contaminação em uma transfusão de sague ou sequelas de uma contaminação caracterizada como infecção hospitalar causada pelo atendimento médico.

importantes de produtos e serviços, para que aquele possa adquirir produtos, ou contratar serviços, sabendo o que exatamente possa esperar deles" (p.146).

Portanto, o dever de informação dos prestadores de serviços da área de saúde, como hospitais, clínicas, laboratórios e médicos, deverá ser exercido de forma clara e precisa para os pacientes e responsáveis pelos menores que se submeterão a atendimentos médicos de urgência ou de forma eletiva.

Dado esse sistema mais protetivo, a apuração da responsabilidade civil conforme o sistema do CDC fundamenta-se na teoria da responsabilidade objetiva, nos termos do art. 14 desse diploma: "Art. 14. O fornecedor de serviços responde, independentemente da existência de culpa, pela reparação dos danos causados aos consumidores por defeitos relativos à prestação dos serviços, bem como por informações insuficientes ou inadequadas sobre sua fruição e riscos.[‡‡]

No entanto, apesar de o CDC ser aplicável para a prestação de serviços médicos e ser a responsabilidade objetiva a sua regra, em relação à apuração da responsabilidade *pessoal do médico* em razão de dano causado por atendimento prestado ao paciente, em situação de emergência ou não, essa regra é *inaplicável*. É o que dispõe o § 4º do art. 14 do CDC, que determina que "[a] responsabilidade pessoal dos profissionais liberais será apurada mediante a verificação de *culpa*".

Assim, mesmo que se apliquem as orientações do CDC em um atendimento médico defeituoso, gerador de dano ao paciente, para a verificação de responsabilidade do médico deverá ser demonstrado que este agiu de forma culposa.[§§]

Apenas para que se tenha dimensão da importância do assunto aqui posto, somente em 2022[¶¶] foram ajuizados, apenas nas varas de primeira instância do Tribunal de Justiça de São Paulo, mais de 8 mil casos envolvendo assuntos relativos à interligação entre direito e saúde. Desses, 40,9% envolvem especificamente tratamentos médico-hospitalares, constando entre eles processos que apuram a responsabilidade civil do médico por ato danoso. O tema da judicialização da

---

‡‡ Sobre esse ponto do Código de Defesa do Consumidor comenta Zelmo Denari:[8] "A exemplo do que foi estabelecido no artigo anterior, o *caput* do dispositivo dispõe que a responsabilidade do fornecedor de serviços independe da extensão da culpa, acolhendo, também nesta sede, os postulados da responsabilidade objetiva" (p.203). No entanto, poderá o fornecedor de serviços não ser responsabilizado se provar que, mesmo tendo prestado o serviço, o defeito não existe ou o dano ocorreu por culpa exclusiva da vítima ou de terceiros. É o que estabelecem os incisos I e II do § 3º do art. 14 do CDC.

§§ Nesse ponto também são importantes os ensinamentos de Zelmo Denari:[8] "[...] os médicos e advogados – para citarmos alguns dos mais conhecidos profissionais – são contratados ou constituídos com base na confiança que inspiram aos respectivos clientes. Assim sendo, somente serão responsabilizados por danos quando ficar demonstrada a ocorrência da culpa subjetiva, em quaisquer das suas modalidades: negligência, imprudência ou imperícia" (p.205).

¶¶ Número atualizado até 3 de abril de 2022. Fonte: https://www.tjsp.jus.br/Estatistica/Estatistica/Saude. Acesso em: 4 abr. 2022.

saúde está cada vez mais presente nos tribunais pátrios, revelando a essencialidade do conhecimento do assunto tanto por parte do profissional do direito quanto do profissional da saúde.

Dessa forma, o conhecimento do profissional médico em relação ao básico de como se dá a apuração da responsabilidade civil por seus atos é essencial. Afinal, o médico responderá diretamente com seu patrimônio pessoal quando responsabilizado civilmente por determinado dano. Não suficiente, o conhecimento das bases da responsabilidade civil ainda é relevante para ajudar na prática segura do ato médico e, assim, para colaborar na assistência adequada ao paciente, independentemente de ele estar em situação eletiva ou de urgência.

RESPONSABILIDADE PENAL MÉDICA

Para além da responsabilidade civil, o médico responde também na esfera criminal por seus atos e omissões. Miguel Kfouri Neto[2] apresenta relevante comparação entre a culpa civil e a culpa penal no estudo da responsabilidade decorrente do atendimento de um médico danoso: "A culpa civil e a culpa penal têm alguns pontos coincidentes. Ambas pressupõem um resultado danoso para o bem jurídico considerado – a saúde do paciente –, a ação ou omissão desviada dos deveres de cuidado e a relação de causalidade. Casabona, reconhecendo tais similitudes, aponta as distinções entre elas: a) a culpa penal se caracteriza por sua tipicidade, a conduta proibida deve encontrar-se descrita na lei penal – o que não ocorre com o mesmo rigor na culpa civil; b) as consequências de uma e outra são distintas: a culpa penal pressupõe a cominação de uma pena, enquanto a culpa civil gera o direito à reparação ou recomposição do dano; c) no terreno da responsabilidade, a penal é estritamente pessoal, ao passo que a civil poderá estender-se a outras pessoas" (p.RB-5.7).

Em relação ao direito penal, o doutrinador e penalista brasileiro Cezar Roberto Bitencourt[9] define-o: "O Direito Penal apresenta-se, por um lado, como um conjunto de normas jurídicas que tem por objeto a determinação de infrações de natureza penal e suas sanções correspondentes – penas e medidas de segurança. Por outro lado, apresenta-se como um conjunto de valorações e princípios que orientam a própria aplicação e interpretação das normas penais [...] 'o conjunto de normas que ligam ao crime, como fato, a pena como consequência, e disciplinam também as relações jurídicas daí derivadas, para estabelecer a aplicabilidade de medidas de segurança e a tutela do direito de liberdade em face do poder de punir do Estado'" (p.19).

Para que um ato executado pelo médico seja considerado crime é necessário que esteja previsto no Código Penal ou em legislação penal extravagante. Além disso, pode haver situações de atos médicos considerados apenas contravenções penais (e não crimes), estando previstos na Lei das Contravenções Penais.

Sistemática do Código Penal

O principal diploma penal em vigência no país é o Código Penal, Decreto-lei n. 2.848, de 7 de dezembro de 1940. Esse *codex* é dividido em duas grandes Partes: (i) Geral e (ii) Especial.

A Parte Geral vai do art. 1º até o art. 120 e apresenta as regras basilares do direito penal, como a conceituação de crime, as condições de sua caracterização, as espécies de pena (penas restritivas de liberdade, restritivas de direitos e de multa), a aplicabilidade da pena, entre outros temas relevantes para o adequado emprego da doutrina penal. A Parte Especial, por sua vez, vai do art. 121 até o art. 359-U, apresentando os crimes em espécie, suas especificidades e quais penas a eles são cominadas.

Dada essa sistemática, a responsabilização penal do médico ocorrerá caso sua ação ou omissão seja prevista como crime ou contravenção penal ou gere resultado tipicamente previsto como tal. Para os casos de culpa, foco da análise aqui realizada, é necessária a comprovação de que ocorreu no agir do médico uma situação caracterizada por imprudência, negligência ou imperícia. Para tanto, referida ação ou omissão deverá estar estabelecida em uma lei penal, ou seja, deverá estar explicitamente tipificada.

Logo, em consonância com o exposto no capítulo sobre responsabilidade civil, a fim de que o médico seja responsabilizado penalmente por seu ato típico estará normalmente presente: (i) falha técnica ocorrida durante o atendimento médico – enquadrável dentre as espécies de culpa já mencionadas – e (ii) nexo de causalidade entre conduta ou resultado tipicamente previsto em lei penal.[***]

Tipicidade

A tipicidade para o direito penal é a subsunção de um ato a norma, ou seja, quando o ato concreto se enquadra na norma legal penal em abstrato, configurando-se como crime ou contravenção. Para Cezar Roberto Bitencourt,[9] tipicidade é a "conformidade do [ato] praticado pelo agente com a moldura abstratamente descrita na lei penal" (p.169).

*** É o que assevera o art. 13 do Código Penal: "Art. 13. O resultado, de que depende a existência do crime, somente é imputável a quem lhe deu causa. Considera-se causa a ação ou omissão sem a qual o resultado não teria ocorrido".

Conceito de crime

O conceito de crime é um tema amplamente debatido e com várias teorias e divergências doutrinárias no estudo do direito penal. Para o objetivo de nosso estudo são relevantes os ensinamentos de Guilherme de Souza Nucci,[10] que entende crime como sendo "uma conduta típica, antijurídica e culpável, vale dizer, uma ação ou omissão ajustada a um modelo legal de conduta proibida (tipicidade), contrária ao direito (antijuridicidade) e sujeita a um juízo de reprovação social incidente sobre o fato e seu autor, desde que existam imputabilidade, consciência potencial de ilicitude e exigibilidade e possibilidade de agir conforme o direito" (p.108).

Ainda quanto ao conceito de crime, é importante diferenciá-lo da contravenção penal, que se caracteriza por condutas menos gravosas quando comparadas às condutas criminosas e que, por essa razão, sofrem sanções menos severas. Outrossim, Cezar Roberto Bitencourt[9] assevera que, "assim, o critério distintivo entre crime e contravenção é dado pela natureza da pena privativa de liberdade cominada" (p.136).

Portanto, se em decorrência de ato médico falho o paciente suportar algum dano, o médico poderá ser punido sob a óptica do direito penal – sem prejuízo de também sofrer processo na esfera cível. Caso processado penalmente, deverá demonstrar, dentre outras defesas possíveis, a inexistência de ato falho em sua atuação como médico.

Crime doloso e crime culposo

De acordo com o inciso I do art. 18 do Código Penal, considera-se crime doloso o crime cujo resultado o agente quis ou assumiu o risco de produzir. Para o objeto desta análise, que considera o padrão de médico médio, entende-se que essa situação não se verificará, pois não terá o médico a intenção de provocar ilícito ou assumirá os riscos de cometê-lo, mas sim empregará todo o seu conhecimento visando prestar a melhor assistência possível ao paciente.

O crime culposo, a seu turno, segundo o inciso II do art. 18 do Código Penal, ocorre quando o agente deu causa ao resultado por imprudência, negligência ou imperícia – espécies de culpa já apresentadas quando da abordagem da responsabilidade civil do médico.[†††]

††† De forma didática, Genival Veloso França[11] assim caracteriza o crime culposo: "O crime é culposo quando o agente deixa de empregar a cautela, a atenção ou a diligência ordinária, ou especial, a que estava obrigado, e em face das circunstâncias não percebe o resultado que podia prever ou, prevendo-o, supõe levianamente que não se realizaria ou que poderia evitá-lo" (p.295).

Portanto, no direito penal a implicação da responsabilização criminal do médico deverá estar (i) estritamente relacionada a uma conduta adotada pelo médico, (ii) descrita como típica em uma lei penal, e desde que (iii) exista nexo de causalidade entre o agente o ato típico. Ficando provada a culpa penal do médico após finalizado o processo penal, a ele poderá ser imputada pena que afetará diretamente seus direitos, inclusive o de liberdade, a depender da gravidade do crime.

Importante ressaltar que a imputação da pena a um agente, como o médico questionado por ato falho, somente poderá ser derivada de ato que o próprio médico praticou, não podendo este na esfera penal ser punido por ato praticado por terceiro sob sua supervisão.

Crimes comuns e crimes próprios

Outra classificação importante quanto ao crime é a que diferencia os crimes comuns dos crimes próprios.

Os crimes que podem ser praticados por qualquer pessoa (dentre elas o médico durante o exercício de sua profissão) são denominados crimes comuns, dos quais se destacam, por exemplo, o homicídio (art. 121 do Código Penal) e a lesão corporal (art. 129 do Código Penal).

Os crimes que só podem ser praticados por determinados agentes em razão do fato de possuírem certas qualificações próprias são definidos como crimes próprios – por exemplo, crime que só pode ser praticado por médico exatamente pelo fato de ser médico. Dentre os crimes próprios, entendem-se como especialmente relevantes para os médicos a violação de segredo profissional (art. 154 do Código Penal), a omissão de notificação de doença (art. 269 do Código Penal) e falsidade de atestado médico (art. 302 do Código Penal).

Assim, apesar de gravosas as consequências da aplicação do direito penal quando da apuração da responsabilidade do médico, este deve ter ciência de que condenações existem e de que o conhecimento de conceitos básicos do direito penal em muito poderá contribuir para evitar processos penais.

CONCLUSÃO

Na visão holística do atendimento médico, o pediatra deve ter sedimentado em sua formação o conhecimento de que a criança e o adolescente, enquanto pacientes em situação de atendimento de emergência ou não, tem direito a atenção personalizada, voltada a suas necessidades biopsíquicas especiais, com o intuito de preservar seu bem-estar e sua integridade física e mental.

Assim, a correta abordagem técnica feita pela equipe médica ao menor como paciente, associada à pertinente e responsável comunicação com os pais ou os responsáveis legais do menor, com relação ao atendimento realizado, certamente terá grande impacto na prevenção de demandas judiciais na esfera ético-administrativa, cível e criminal.

BIBLIOGRAFIA

1. Silva De P e. Vocabulário jurídico. Slaibi Filho N, Gomes PPV (atualizadores). 32.ed. Rio de Janeiro: Forense; 2016.
2. Kfouri Neto M. Responsabilidade civil do médico. 4.ed. em e-book baseada na 11.ed. impressa. São Paulo: Thomson Reuters Brasil; 2021.
3. Nery Junior N, Nery RMA. Código Civil comentado. 3.ed. em e-book baseada na 13.ed. impressa. São Paulo: Thomson Reuters Brasil; 2019.
4. Pereira CMS. Responsabilidade civil. Tepedino G (atualizador). 12.ed. Rio de Janeiro: Forense; 2018.
5. Rodrigues S. Direito civil: responsabilidade civil. v.4. 19.ed. São Paulo: Saraiva; 2002.
6. Gonçalves CR. Direito civil brasileiro. v.4: responsabilidade civil. 16.ed. São Paulo: Saraiva Educação; 2021.
7. Elito Junior J. A responsabilidade médica no exercício da ginecologia e obstetrícia. In: Boyaciyan K (org.). Ética em ginecologia e obstetrícia. 4.ed. São Paulo: Conselho Regional de Medicina do Estado de São Paulo; 2011.
8. Grinover AP, Filomeno JBF, Denari Z, et al. Código Brasileiro de Defesa do Consumidor: comentado pelos autores do anteprojeto. 9.ed. Rio de Janeiro: Forense; 2007.
9. Bitencourt CR. Tratado de direito penal: parte geral – arts. 1 a 120. v.1. 27.ed. São Paulo: Saraiva Educação; 2021.
10. Nucci GS. Manual de direito penal. 18.ed. Rio de Janeiro: Forense; 2022.
11. França GV. Direito médico. 17.ed. Rio de Janeiro: Forense; 2021.

4
Comunicação não violenta

Grace Patricia Close Deckers
Rogério Malveira Barreto

"A linguagem é muito poderosa. A linguagem não descreve apenas a realidade. A linguagem cria a realidade que descreve" – Desmond Tutu

Objetivo do capítulo

A comunicação não violenta (CNV) pode ajudar a criar interações humanizadas e efetivas entre os profissionais de saúde e seus pacientes, bem como a rede socioafetiva* destes, propiciando um cuidado centrado na pessoa.

É importante destacar que a comunicação entre profissionais de saúde tem grande impacto no cuidado em saúde ofertado.

O capítulo será apresentado em um formato diferente dos demais, com o intuito de cuidar da didática.

* A rede socioafetiva do paciente pode ser composta de familiares, cuidadores, amigos. São as pessoas que interagem com os profissionais de saúde para acompanhar a evolução do paciente e para contribuir com os cuidados e decisões relativos à sua saúde.

O QUE SÃO "INTERAÇÕES HUMANIZADAS" E CUIDADO CENTRADO NA PESSOA?

Interações humanizadas são as que consideram o ser humano como um todo, em suas dimensões física, emocional, espiritual e psicossocial. O cuidado centrado na pessoa pressupõe interações humanizadas entre profissional e paciente.

Entre os modelos assistenciais em saúde, temos vivenciado o predomínio do saber biológico e a redução do ser humano à dimensão física, com um cuidado centrado no problema ou na doença.

Algumas das características desse paradigma de cuidado são:

- O excesso de mecanização assistencial, que fragmenta a totalidade do paciente em sistemas que não conversam entre si.
- A dependência excessiva do arsenal tecnológico para diagnóstico no lugar da anamnese e/ou do exame físico.
- O excessivo controle da equipe de cuidados sobre decisões terapêuticas e até mesmo de natureza ética, sem a participação dos pacientes.[1]

Isso tem acarretado a crise de desumanização que vivemos e o surgimento do movimento de humanização, que resgata a subjetividade das pessoas que produzem e recebem o cuidado em saúde.

É complexo estabelecer o que é humanismo, pois depende do contexto. Há momentos em que o aspecto tecnocientífico pode prevalecer, como em uma emergência. Contudo, na maioria das vezes, há momentos cruciais na interação em saúde para compreender as necessidades, explorar condutas, alinhar expectativas etc., em que as humanidades do profissional de saúde e do paciente e/ou de sua rede socioafetiva se encontram. Nesse encontro, a conexão humana acontece quando o que se comunica, implícita ou explicitamente, é: "Eu vejo você, eu considero o que é importante para você, você não está sozinho nesta jornada".

Acreditamos que o canal para essa qualidade de conexão humana é a empatia.

EMPATIA, AUTOEMPATIA E COMPAIXÃO

Não há um consenso sobre os conceitos de empatia e compaixão. Alguns pesquisadores definem empatia como "compaixão em ação". Outros entendem o contrário: compaixão é "empatia em ação". Também não existe unanimidade em relação a que tipo de ação esses construtos se referem. É comum ver esses termos sendo usados de forma intercambiável.

Na medicina, a empatia às vezes é definida como habilidade de comunicação, ou como uma experiência emocional na qual o médico identifica e vivencia transitoriamente o estado emocional de seu paciente com base em pistas visuais e verbais. Para ser percebido como empático, o médico deve transmitir essa compreensão ao paciente. Considera-se que a sintonia emocional do médico serve ao propósito cognitivo de compreender as emoções dos pacientes. Em um senso mais comum, a empatia, da forma como é percebida pelos pacientes, geralmente significa outra coisa: uma atitude "humanizada" do médico caracterizada pela atenção, cuidado, expressão de preocupação com o bem-estar do paciente e habilidade de ouvir atentamente e responder cordialmente.[2]

Quando a empatia ocorre no nível intrapessoal, por exemplo, quando há um cuidado empático do médico consigo mesmo, ela é denominada autoempatia.

BENEFÍCIOS DA EMPATIA E DA AUTOEMPATIA

A comunicação empática da equipe de saúde tem sido apontada como um dos principais fatores de satisfação e fidelidade dos pacientes.

Na literatura médica atual, a empatia é apresentada como a base de uma medicina humanizada que proporciona muitos benefícios aos pacientes e seus profissionais de saúde.[3] A Tabela 1 relaciona alguns desses benefícios.

Tabela 1 Benefícios da empatia

Fisiológicos
• Acalma a resposta ao estresse
• Reduz a pressão arterial
• Aumenta a função imunológica
• Acelera a cicatrização de feridas
• Reduz a percepção de dor
• Reduz a dor nas costas, a dor de cabeça e a dor da síndrome do intestino irritável
• Melhora os sintomas do resfriado comum
• Reduz as complicações graves do diabetes
• Promove a cura de traumas
• Melhora a qualidade de vida em cuidados paliativos
Psicológicos
• Pode aliviar o sofrimento e a ansiedade
• Pode ajudar a tratar e prevenir o transtorno de estresse pós-traumático
• Pode aliviar a depressão do médico, quando ele é compassivo
Autocuidado do paciente
• Promove a adesão ao tratamento
• Faz os pacientes se sentirem capacitados para compreender e gerenciar sua doença
• Qualidade do atendimento
• Motiva profissionais a ajudarem os pacientes a compreenderem sua doença
• Melhora o alinhamento terapêutico
• Faz os pacientes ficarem mais abertos a revelar mais informações, resultando em diagnósticos mais precisos
• Faz os pacientes ficarem mais propensos a acreditar que o profissional sabe o que está fazendo
• Diminui as chances de haver erro médico grave

(continua)

Tabela 1 Benefícios da empatia (*continuação*)

Faturamento
• Faz os pacientes escolherem e recomendarem o profissional de saúde com base na satisfação com o relacionamento
• Faz os pacientes terem a percepção de que os profissionais compassivos são mais competentes
• Faz os pacientes ficarem dispostos a pagar mais por um atendimento compassivo
Custos
• Diminui encaminhamentos e exames
• Melhora a adesão dos pacientes às recomendações clínicas
• Reduz as ausências dos funcionários, as faltas por doença, *turnover* e licenças médicas
• Diminui os custos com litígios por erro médico

Fonte: Trzeciak e Mazzarelli, 2019.[3]

De acordo com Ries,[4] "A autoempatia é uma área muito negligenciada e é necessária para garantir que os profissionais de saúde tenham os recursos necessários para permanecerem empáticos com as outras pessoas. [...] quando emocionalmente sobrecarregados, oprimidos, explorados ou esgotados (*burnout*), a capacidade de empatia diminui como resultado do grau de trabalho emocional despendido".

Um estudo constatou que os profissionais de saúde que têm autoempatia durante os momentos de imperfeição diminuem seu isolamento e aumentam o bem-estar, a felicidade, a conexão e a qualidade de vida.[5]

EMPATIA NA PRÁTICA E CRENÇAS PARA SUA APLICAÇÃO

Há várias construções teórico-práticas que evocam a humanização da medicina. Dentre elas, podemos citar a medicina narrativa, a entrevista motivacional, o método clínico centrado na pessoa, bem como modelos e *checklists* de comunicação - Kalamazoo, Calgary-Cambridge, Protocolo Spikes etc.

Segundo estudo de Patel et al., cinco comportamentos do profissional de saúde foram listados como potencializadores da percepção da empatia e compaixão pelo paciente: "1. sentar (*versus* ficar em pé) durante a entrevista; 2. detectar as expressões faciais dos pacientes e pistas não verbais de emoção; 3. reconhecer e responder às oportunidades de empatia; 4. comunicação não verbal de cuidado (por exemplo, ficar de frente para o paciente, contato visual); e 5. declarações verbais de reconhecimento, validação e apoio".[6]

Essas construções e ações não se restringem à adoção de determinadas frases ou estilos de comunicação. Elas se tornam humanas e efetivas quando consideram os aspectos relacionais e acolhem, genuinamente, as emoções* e os valores das subjetividades.

Podem existir algumas crenças quando falamos de empatia. Uma delas é a de que somente pessoas agraciadas com determinados dons conseguem estabelecer uma conexão empática de forma genuína. Contudo, assim como a comunicação, a empatia pode ser treinada e desenvolvida. Outra crença é a de que oferecer empatia aumenta o tempo de consulta e diminui sua efetividade. Porém, além de trazer melhores resultados em saúde, como já pontuado, a empatia não requer maior tempo de interação. Reconhecer os sentimentos do paciente já é um importante passo e não leva mais que poucos segundos. Na prática, o fato de o paciente ter a oportunidade de nomear seus sentimentos pode ajudar a regular suas emoções, fazendo com que ele tenha mais acesso à parte lógica do cérebro.[7] Isso pode melhorar a clareza com que ele se expressa e também sua capacidade de compreender o que lhe é comunicado. Em outras palavras, o tempo da consulta pode até ser mais produtivo e reduzido quando o profissional ajuda o paciente a identificar e nomear os sentimentos.

Veremos a seguir como a CNV pode nos ajudar a despertar e/ou desenvolver nossa natureza compassiva, bem como nossas habilidades de comunicação empática.

MARSHALL ROSENBERG E O INÍCIO DA COMUNICAÇÃO NÃO VIOLENTA

Marshall B. Rosenberg (1934-2015) foi um psicólogo de abordagem humanista que concebeu a CNV na década de 1960, a partir de vários saberes e inspirações.

Desde antes de cursar psicologia, Marshall tinha interesse em compreender o que facilita ou dificulta aos seres humanos a manifestação de sua capacidade compassiva. Para ele, a compaixão é uma qualidade humana inata. Em suas pesquisas, identificou que a comunicação tem um papel crucial nisso. Assim, desenvolveu uma abordagem específica de falar e ouvir que favorece a conexão com nós mesmos e com os outros, propiciando o florescimento de nossa compaixão natural.

O QUE É COMUNICAÇÃO NÃO VIOLENTA?

> "A Comunicação Não Violenta se baseia em habilidades de linguagem e comunicação que fortalecem a capacidade de continuarmos humanos, mesmo em condições adversas." – M. Rosenberg[8]

---

* Neste capítulo, emoções e sentimentos serão considerados conceitos genéricos e intercambiáveis.

A expressão "não violenta" vem da palavra "ahimsa", cuja tradução simplificada do sânscrito significa "não cometer violência contra outros seres". Por extensão, a comunicação não violenta pode ser entendida como a intenção de que nossas palavras e ações evitem causar dor, em nós mesmos e nos outros, em suas várias nuances – desconforto, mágoa, sofrimento etc. Esse cuidado integra a intenção principal da CNV, que é a de criar uma qualidade de conexão em que as pessoas apreciem contribuir para o bem-estar mútuo a partir de motivações intrínsecas.

A CNV pode ser vista como uma filosofia que nos ajuda a ver nossa humanidade compartilhada e a descobrir a profundidade de nossa natureza compassiva. Ao mesmo tempo, ela oferece ferramentas concretas que nos habilitam a honrar nossos valores e necessidades. Com isso, podemos dizer que a CNV nutre a possibilidade de criarmos um mundo que funcione para todos.

Vamos agora nos basear no caso clínico a seguir para explorar a CNV.

CASO CLÍNICO

Aninha, 7 anos, chega à emergência pediátrica acompanhada de seu pai, Gil, e é atendida pela Dra. Clara. Aninha se queixa de cansaço e apresenta tosse, coriza e febre. Gil diz que o quadro começou há três dias, mas que não trouxe Aninha antes porque achava que era uma gripe que ia passar. A Dra. Clara faz o diagnóstico de bronquiolite e prescreve inalação. Feita a inalação, a Dra. Clara reavalia o estado de Aninha e a libera para ir para casa. Recomenda que Gil volte a trazer Aninha ao hospital caso o quadro dela piore. Dois dias depois, à noite, Gil retorna ao serviço de emergência com Aninha. A Dra. Clara fica surpresa com a gravidade do quadro respiratório de Aninha e pergunta a Gil por que não trouxe a filha antes. Gil responde que tinha trabalhado o dia inteiro e que só conseguiu ver a piora quando chegou em casa. A Dra. Clara prescreve inalação, e Aninha não está aceitando a colocação do nebulizador. A Dra. Clara está praticando as habilidades de CNV que aprendeu em um curso.

A COMUNICAÇÃO ALIENANTE DA VIDA

> "Sempre que rotulamos alguém de maneira estática, limitamos a sua humanidade plena e, então, tendemos a interagir com ele a partir dessa ideia reduzida de quem ele é." – I. Lasater[9]

Em suas pesquisas para identificar o que nos afasta de nosso estado compassivo natural, Marshall concluiu que algumas formas de linguagem e comunicação, intra e interpessoal, interferem em nossa habilidade de contribuir para o bem-estar nosso e dos outros e para a resolução efetiva de conflitos. A essas formas ele denominou "comunicação alienante da vida". Alguns tipos de comunicação alienante que poderiam ser aplicadas ao caso são:

Julgamento moralizador: culpa, insulto, depreciação, rotulação ("Nossa, que menina manhosa!"), crítica, comparação ("Tem uma menina de 5 anos que não reclama desse jeito" e "Você tem que prestar mais atenção na saúde dela"), diagnósticos ("Você não é do tipo que colabora"), interpretação. Aqui também entram as expressões "deveria" ("Você deveria colaborar mais" ou "Você deveria ter vindo antes"), "tem que", etc., que supõem haver um jeito "certo" e uma crítica ao que for diferente.

Exigência/ameaça: "Se você não parar de chorar, eu vou ficar triste".

Negação de responsabilidade: "Vou ter que segurar a sua cabeça com força porque você não está colaborando".

COMUNICAÇÃO NÃO VIOLENTA QUANDO NOS EXPRESSAMOS

> "A prática de comunicação não tem a ver com o que dizemos. Ela tem a ver com nossa motivação interna e com o jeito de expressá-la." – O. J. Sofer[10]

Para nos comunicarmos de uma forma que aumente a chance de o interlocutor nos ouvir sem querer recuar, se defender ou contra-atacar, a CNV propõe um processo composto por quatro componentes. Nesse processo, expressamos o fato observado relativo à situação vivenciada, nossos sentimentos e necessidades e, por último, nosso pedido.

A seguir veremos a definição dos quatro componentes e como eles poderiam ser expressos em uma proposta de abertura de diálogo feita pela Dra. Clara ao Gil e à Aninha, na situação descrita no caso clínico. Os quadros de diálogo mostram primeiramente uma comunicação alienante da vida e depois a abordagem proposta pela CNV. Não temos a intenção de taxar ou exaurir as possibilidades desses elementos com os exemplos a seguir.

1. Observação

O fato observado na situação, livre de avaliações, interpretações, rótulos, generalizações, julgamentos etc. A observação espelha uma realidade compartilhada e procura ser pontual, como se pudéssemos filmar a situação.

	Observação com avaliação	Observação sem avaliação (abordagem CNV)
Diálogo da Dra. Clara com Aninha	"Você não está colaborando."	"Você está se movimentando e isso, para mim, dificulta fazer a medicação."
Diálogo da Dra. Clara com Gil	"Você deveria ter trazido sua filha antes."	"Você trouxe a Aninha dois dias depois da última consulta."

2. Sentimentos

Os sentimentos que surgem na situação observada. Eles vêm geralmente acompanhados de sensações corporais – um "nó na garganta", "estômago embrulhado". Algumas expressões que parecem transmitir a ideia de sentimentos na verdade são pensamentos. É o caso de "Sinto que você..." ou dos pseudossentimentos.

	Pensamento(S)	Sentimento(s) (abordagem CNV)
Diálogo da Dra. Clara com Aninha	"Sinto (Penso) que você não quer colaborar."	"Sinto-me frustrada / impotente."
Diálogo da Dra. Clara com Gil	"Sinto-me desconsiderada." ("Desconsiderada" é um pseudossentimento que pode equivaler a "Penso que você não considera o que eu falo".)	"Estou preocupada / receosa."

3. Necessidades

As necessidades – também chamadas de valores – sustentam e enriquecem nossas vidas. As necessidades são universalmente compartilhadas pelos seres humanos.

Para a CNV, tudo o que fazemos é para atender às nossas necessidades. A CNV nos convida a investigar que necessidades estão precisando ser cuidadas a cada momento. Essa prática nos ajuda a entrar em contato com nossa humanidade compartilhada e a desenvolver uma consciência compassiva. Assim, por exemplo, mesmo sem nunca termos passado por qualquer privação de alimentos, podemos compreender por que uma pessoa sem recursos financeiros pega comida de algum estabelecimento sem pagar (necessidade de nutrição), independentemente do juízo que possamos ter sobre a estratégia adotada.

Podemos ter diferentes graus de valorização em relação às necessidades que estão vivas em cada momento. Por exemplo, quando o isolamento social é uma medida sanitária recomendada, uma pessoa em um dado momento adere a ela para atender a sua necessidade de segurança física e, em outro momento, pode optar por ter contato presencial para cuidar da necessidade de companhia.

Quando nossas necessidades são atendidas, temos sentimentos agradáveis como os de satisfação e alívio, e quando não estão atendidas vivenciamos sentimentos desconfortáveis como os de preocupação e medo. Por isso, o que os outros fazem pode ser o estímulo, mas não é a causa de nossos sentimentos. Por exemplo, o médico pode ficar chateado ao ser chamado para cobrir um plantão, porque está cansado (necessidade de descanso). Ou pode ficar feliz, porque o plantão lhe trará uma renda extra para fazer uma viagem (necessidade de relaxamento). Isso fundamenta a proposta da CNV de nos responsabilizarmos por nossos sentimentos. Assim, em vez de o médico dizer a quem fez o chamado pedindo para cobrir o plantão: "O seu chamado me deixou chateado...", ele poderia se autorresponsabilizar dizendo: "Fiquei chateado porque eu estava precisando descansar".

Quando entramos em contato com nossas necessidades, podemos identificar qual necessidade está mais viva no momento e fazer uma escolha consciente da estratégia que utilizaremos para atendê-la. As estratégias são as ações que podem ou não atender às nossas necessidades. No exemplo dado, o médico poderia obter recursos para fazer a viagem recorrendo a outras estratégias, caso decidisse priorizar atender à necessidade de descanso. E, mesmo que decidisse cobrir o plantão a contragosto, ainda assim estaria priorizando atender, consciente ou inconscientemente, a uma ou mais necessidades: apreciação, contribuição etc.

Uma das causas frequentes de conflito é o fato de nos apegarmos a uma estratégia que não atende às necessidades de todos os envolvidos em uma situação. Nosso condicionamento normalmente nos leva a jogar o "jogo do quem tem razão". O jogo funciona assim: "Eu tenho razão, o outro (a estratégia) está errado e tem que mudar". Focamos o "erro" do outro em vez de nos concentrarmos no que necessitamos e não estamos obtendo. Por isso, ao nos expressarmos, é importante observar a diferença entre estratégia e necessidade. A estratégia é a resposta a perguntas do tipo (com) quem, quando, onde, como, o quê. Exemplo de estratégia: "Quero discutir o caso (o quê) com a equipe (com quem), na hora do almoço (quando)".

Já a necessidade responde à pergunta por quê. Exemplo: "Porque estou precisando de clareza e apoio". Supondo que, no exemplo dado, um membro da equipe não pudesse participar porque iria ter uma aula (necessidade de aprendizagem), a estratégia poderia ser mudada para cuidar das necessidades de todos. Quando enxergamos nossa humanidade compartilhada no nível das necessidades, não há certo ou errado.

	Estratégia	Necessidade(s) (abordagem CNV)
Diálogo da Dra. Clara com Aninha	"Você tem que ficar quieta."	"Preciso de ajuda porque desejo cuidar da sua saúde." (Necessidades: apoio /contribuir com o bem-estar e a saúde / harmonia.)
Diálogo da Dra. Clara com Gil	"Você tem que estar mais atento com a Aninha."	"Gostaria de contar com apoio para cuidar da saúde da Aninha." (Necessidades: apoio / parceria / confiança / contribuir com a saúde e o bem-estar / efetividade.)

4. Pedido

Ações ou estratégias que ajudam a atender às necessidades. A CNV propõe que os pedidos de ação (em que se pede que alguém faça algo) sejam concretos, específicos, factíveis e em linguagem de ação positiva. Existem também os pedidos de composição (em que os envolvidos compõem uma solução) e os pedidos de conexão (em que se investiga como nossa fala chegou à pessoa – seja para entendermos o que está vivo nela, seja para checarmos seu entendimento do conteúdo).

O pedido passa a ser uma exigência se não estivermos abertos a receber uma negativa como resposta. Também deixa de ser percebido como um pedido se o interlocutor o atender motivado por culpa, vergonha, obrigação, medo de punição ou pela promessa de uma recompensa. Uma negativa do receptor do pedido significa que ele está querendo cuidar de necessidades dele. Ao investigarmos que necessidades o estão motivando a dizer não, podemos tentar encontrar estratégias que atendam às necessidades de todos.

	Pedido / exigência	Pedido (abordagem CNV)
Diálogo da Dra. Clara com Aninha	"Você poderia se acalmar?" (Pedido abstrato.) ou "Dá para você não cobrir o rosto com as mãos?" (Pedido de ação negativa. Aninha pode descobrir o rosto, mas continuar se movimentando.)	"Você poderia ficar com o seu rosto bem quietinho, só agora, para eu poder colocar o inalador?" (Pedido de ação: concreto, específico, factível e de ação positiva.)

(continua)

(continuação)

	Pedido / exigência	Pedido (abordagem CNV)
Diálogo da Dra. Clara com Gil	"Você tem que fazer o que nós falamos. Caso contrário, não adianta continuar trazendo sua filha ao nosso serviço." (Exigência que pode levar Gil a aquiescer por receio das consequências e não por motivação intrínseca.)	"Vamos conversar sobre os sinais de alerta para vir à emergência com a Aninha?" (Pedido de composição.) ou "Como chega em você o que eu estou falando?" (Pedido de conexão.)

Reunindo os quatro componentes, o convite ao diálogo da Dra. Clara para Aninha, por exemplo, ficaria assim: "Você está se movimentando e isso, para mim, dificulta a colocação do inalador. Fico frustrada porque preciso de ajuda e quero cuidar da sua saúde. Você poderia ficar com o seu rosto bem quietinho, para eu poder colocar o inalador?".

Os quatro componentes não configuram um "roteiro" engessado que nos leva por um caminho linear e de mão única. A ideia é criar um espaço de expressão e de escuta. Esses componentes trazem à luz as seguintes diferenciações conceituais:

- Observação *versus* avaliação.
- Sentimento *versus* pensamento.
- Necessidade *versus* estratégia.
- Pedido *versus* exigência.

A essência da CNV está na conscientização desses conceitos e não nas palavras expressadas.

Embora o processo dos quatro componentes possa parecer simples, pode ser desafiador integrá-lo ao nosso modo de pensar e agir, por causa do enraizamento do paradigma dualista (bom/mau, certo/errado) e do "jogo do quem tem razão" em nosso condicionamento cultural. Também é desafiador porque requer uma constante conexão com a energia de vida – nossos sentimentos e necessidades – que está presente em nós e nos outros. Não estamos acostumados a entrar em contato com essa energia para ir checando se nossas ações e o impacto delas nos outros estão alinhados com nossa intenção. Essa checagem nos possibilita substituir o automatismo de nossas reações pela escolha consciente de nossas ações.

Vimos como os quatro componentes da CNV podem nos ajudar a expressar o que está vivo em nós de forma autêntica e com uma chance de evitarmos reações de recuo, defesa ou contra-ataque. Agora vamos ver como eles nos auxiliam a receber de maneira empática o que os outros expressam, mesmo quando o fazem de uma forma que julgamos ser violenta, dado que "toda violência é uma expressão trágica de necessidades não atendidas" (M. Rosenberg).

A COMUNICAÇÃO NÃO VIOLENTA QUANDO ESCUTAMOS

> "Com frequência, as pessoas transcendem os efeitos paralisantes da dor psicológica quando têm suficiente contato com alguém que pode ouvi-las com empatia." - M. Rosenberg[8]

Quando oferecemos empatia, nas palavras de Arnina Kashtan, autora e facilitadora de CNV, nossa intenção é: "Deixar nosso coração aberto para a outra pessoa e ir encontrá-la onde ela está. Não significa concordar com o que ela está pensando ou fazendo, ou que consentir com o que ela está pedindo. A empatia cria um espaço onde o outro pode ser integralmente quem é. Nesse espaço, a outra pessoa não está sozinha porque estamos, juntos, acolhendo a experiência dela".

Quando uma pessoa está nos dizendo algo, podemos tentar adivinhar o que está vivo nela, fazendo perguntas que expressem nossa compreensão da essência - sentimentos e necessidades - do que ela está transmitindo. Voltando ao nosso estudo de caso, imaginemos que Gil está preocupado se a Dra. Clara irá passar ou não um antibiótico para Aninha e acontece o seguinte diálogo:

Gil: A senhora não vai receitar um antibiótico para a Aninha? (Necessidade de cuidado com a saúde da filha.)

Dra. Clara: Vejo que você está preocupado em ter o melhor tratamento para Aninha e que não vamos deixar passar nada. É isso?

Gil: É, é isso. E a gente fica preocupado de ser pneumonia ou algo grave. (Necessidades de clareza e de cuidar da saúde da filha.)

Dra. Clara: Vê-la assim faz você pensar que ela pode estar com outra doença grave?

Gil: Não penso só em outra doença. O antibiótico não poderia fazer ela melhorar?

Dra. Clara: Dar antibiótico não ajudaria, porque o quadro da Aninha não é causado por uma bactéria. Eu daria um antibiótico se achasse que faria efeito. Pelo exame que fiz, acho muito provável que ela esteja com bronquiolite. Vamos mantê-la aqui em observação para ver como ela evolui. Imagino que seja muito frustrante ver a Aninha doente desse jeito. Podemos falar depois sobre medidas úteis que ajudam a reduzir os sintomas e o desconforto dela enquanto esperamos ela melhorar, o que você acha?[†]

---

† A título de comparação temos a seguir, um exemplo de resposta menos empática: "A Aninha tem um vírus, e antibióticos não curam vírus. Nós não podemos dar antibióticos a menos que

Gil: Pode ser. Eu deveria ter vindo antes, não sei como deixei ela ficar tão mal. (Necessidade de cuidar da filha de forma efetiva.)

Dra. Clara: Você se sente culpado por isso?

Gil: Sim, a gente trabalha muito para dar o melhor para a Aninha. Fico me sentindo culpado de não ter percebido antes. (Necessidade de clareza sobre como cuidar da saúde e necessidade de cuidar do sustento e bem-estar da Aninha.)

Dra. Clara: Estou vendo como você pode ficar dividido entre cuidar do seu trabalho para proporcionar coisas boas para a Aninha e conseguir acompanhar de perto o estado de saúde dela. É isso mesmo?

Gil: É. Sou autônomo. Preciso trabalhar até para poder comprar remédio para ela.

Dra. Clara: Sim, quando vai trabalhar, você está também procurando ter recursos para cuidar da saúde dela. Sobre a saúde da Aninha, são muitos os detalhes para estar atento. Parece que você ficou inseguro sobre quais seriam os sinais que indicam que ela precisaria de atendimento na emergência. Faz sentido?

Gil: É, acho que eu não entendi bem. (Necessidade de clareza.)

Dra. Clara: Vamos repassar quais são os sintomas e sinais que indicam uma emergência, tudo bem?

Por serem adivinhações – ou "palpites empáticos", no jargão da CNV –, elas nem sempre correspondem ao que a pessoa realmente está sentindo e necessitando. O importante é ter um desejo genuíno de compreender e acolher a experiência do outro. Os palpites empáticos terminam com um ponto de interrogação (afirmações podem ser interpretadas como diagnósticos), pois estamos checando nosso entendimento e abrindo um espaço para a pessoa se sentir incluída e continuar se expressando.

No diálogo, em um primeiro momento, a Dra. Clara ofereceu sua presença empática com foco exclusivo no que Gil estava vivenciando. Estar presente significa não desviar o assunto para dar explicações, contar uma experiência pessoal relacionada ao tema, aconselhar etc. Assim, por exemplo, quando Gil disse "a gente trabalha muito para dar o melhor para a Aninha", algumas respostas que bloqueariam a presença empática seriam:

- Questionar/entrevistar: "Onde você trabalha? Você gosta do seu trabalho? ...".
- Analisar: "O trabalho pode ser uma fonte importante de realização pessoal".
- Aconselhar: "Você deveria procurar um trabalho com horário flexível".
- Corrigir: "Trabalhar é menos importante que cuidar da saúde dos filhos".

---

saibamos que é uma infecção bacteriana. Dar antibiótico sem necessidade contribui para aumentar a resistência bacteriana e outros problemas físicos".

- Consolar: "Fique tranquilo, tudo vai dar certo".
- Educar: "Talvez seja uma boa oportunidade para avaliar melhor quem vai cuidar da Aninha quando você estiver trabalhando".

Os quatro componentes estiveram presentes, implícita ou explicitamente, na comunicação da Dra. Clara com Gil. Ela apurou o que preocupava Gil (a sua dúvida em relação ao antibiótico e sua insegurança sobre quando e como agir), investigou seus sentimentos e necessidades e subentendeu seu pedido de receber informações sobre o uso de antibióticos e os sinais e sintomas de alerta.

Existem alguns indícios que nos ajudam a perceber quando nossa escuta empática foi efetiva: a pessoa que recebe a escuta empática vivencia uma sensação de alívio – podemos perceber esse fenômeno ao observar no outro e em nós mesmos um relaxamento no nosso corpo; a pessoa para de falar. Caso não tenhamos certeza de que ficamos tempo suficiente no processo, podemos perguntar: "Tem alguma coisa que você gostaria de dizer?".[8]

Somente quando sentiu que Gil estava mais tranquilo a Dra. Clara passou o foco para outros assuntos: a explicação da doença da Aninha, o prognóstico, o tratamento e os sinais e sintomas de alarme. Marshall dizia: "Deixe o resultado ou a solução para depois; é através da conexão que as soluções se materializam – empatia antes de instrução".

A COMUNICAÇÃO NÃO VIOLENTA E O LETRAMENTO EM SAÚDE

Fazer um resumo das informações que o paciente trouxe e do que foi entendido demonstra interesse, além de confirmar que o que foi entendido era realmente o que a pessoa pretendia manifestar.[11]

Marshall dizia que um dos fatores que podem causar desentendimentos e consequências indesejáveis é a assunção de que mensagem dada é igual a mensagem recebida.

Por isso, é muito importante que nas interações do profissional de saúde com pacientes e cuidadores seja usada uma linguagem clara e acessível. Além disso, é essencial que seja feita a checagem do entendimento sobre as orientações dadas. Essa checagem é explorada pela técnica do *teach-back*, que faz parte do escopo do letramento em saúde (LS). Resumidamente, o *teach-back* consiste em pedir que o paciente fale com suas palavras o que entendeu do que foi conversado. O LS pode ser entendido como as habilidades de uma pessoa acessar, compreender, avaliar e aplicar as informações em saúde para tomar decisões que melhorem ou mantenham a qualidade de vida.[12]

A COMUNICAÇÃO NÃO VIOLENTA E O USO PROTETIVO DA FORÇA

Voltando ao nosso caso, suponhamos que a Dra. Clara quisesse aplicar uma medicação injetável na Aninha e que a menina estivesse chorando e se posicionando atrás do pai. Uma forma empática de interagir com ela seria fazer perguntas como: "Você está com medo que a injeção possa doer? Você quer saber se vai doer?". Se ela disser que sim, uma resposta honesta pode construir um vínculo de confiança. Supondo que seja um procedimento doloroso, a Dra. Clara poderia explicar o motivo da medicação e depois checar o entendimento da Aninha sobre a explicação que foi dada. Em seguida, poderia dizer: "Eu quero cuidar da sua saúde e fazer isso de uma forma tranquila para você. Tem um jeito de aplicar a injeção que dói menos. Você quer saber como é?". A Dra. Clara pode dizer o que ajudaria (deixar o braço quietinho, por exemplo), a duração – "Quando você contar até três, eu já terei terminado. Vamos contar até três para você ver quanto vai durar?" –, e assim por diante. É importante acolher o sentimento da criança (medo) e atender às possíveis necessidades dela – empatia, validação, clareza, honestidade, conforto físico, confiança, autonomia.

Mas o que fazer quando, após inúmeras tentativas, a criança continua se movimentando e inviabilizando o procedimento? Nessa hora, podemos pedir que um adulto segure a criança firmemente, recorrendo ao que a CNV chama de uso protetivo da força. A intenção que motiva essa ação é a de oferecer os cuidados necessários para proteger a saúde da criança. Podemos explicar à criança qual foi a nossa intenção para que fique claro que não a estamos punindo por seu comportamento. Uma forma possível de a Dra. Clara validar a experiência da Aninha e, ao mesmo tempo, expressar seu pesar seria: "Sei que fiz algo contra a sua vontade e imagino que isso tenha sido muito ruim para você. Foi?". Depois de oferecer empatia nos moldes já demonstrados, finalizar: "Estou triste por não ter encontrado um jeito que fosse bom para você".

Pode ser que em determinadas situações não estejamos em condições de oferecer empatia. Marshall dizia que "Quando nos sentimos na defensiva ou incapazes de oferecer empatia, precisamos (a) parar, respirar, dar empatia a nós mesmos, (b) gritar de forma não violenta, ou (c) dar um tempo". "Gritar de forma não violenta" seria expressar, de forma enfática, o que está vivo em nós, tendo na mente e no coração a consciência dos quatro componentes. Exemplo: "Trabalhei a noite toda e preciso muito dormir! Você poderia abaixar o volume da TV?".

A seguir veremos como "dar empatia a nós mesmos".

AUTOEMPATIA E O OLHAR PARA O PROFISSIONAL

Para todo esse processo de que falamos até aqui, é muito importante que as necessidades e sentimentos da Dra. Clara sejam considerados. Ela deseja oferecer os cuidados com o máximo de conforto físico, efetividade, fluidez, harmonia e consideração por todas as necessidades dos pacientes. Além disso, quer atender aos outros pacientes com o cuidado que cada caso requer. Tudo isso contribui para criar um vínculo de confiança e conexão com seus pacientes. No atendimento a Aninha, alguns desses valores ficaram desatendidos (conexão, confiança, autonomia), e isso pode representar um desgaste emocional para a dra. Clara. Saber que escolhas podem implicar que algumas necessidades serão atendidas e outras não pode ajudar a Dra. Clara a optar conscientemente, com mais conforto e clareza, por estratégias que atendam às necessidades que ela julga serem prioritárias no momento.

A CNV nos convida a lamentar os impactos indesejados de nossas escolhas com o conceito de "luto". Em vez de nos julgarmos ou julgarmos o que há de "errado" com algo ou alguém, passamos simplesmente a "enlutar" as necessidades que deixaram de ser atendidas. Também podemos enlutar quando não é possível atender a uma necessidade com nossa estratégia favorita.

Ao nos conectarmos com as necessidades subjacentes a nossos sentimentos, ações, gatilhos e julgamentos, abrimos espaço para realizarmos a autoempatia.

A Dra. Clara, por exemplo, poderia ter o seguinte diálogo interno (sentimentos e necessidades estão destacados em negrito): "Nossa, por que será que eu também estou me sentindo **culpada**? Não lembro se eu chequei o entendimento que Gil teve do que falei. Naquele dia, o pronto-socorro estava tão cheio que um enfermeiro veio passar para mim um outro caso enquanto conversava com o Gil. Fico triste por não ter checado o entendimento como queria e **em luto** por não ter oferecido mais **clareza** sobre o caso da Aninha. Ao mesmo tempo, eram muitas situações importantes acontecendo simultaneamente, e é difícil para mim lidar com todas essas situações. É importante para mim ser **efetiva** no trabalho, **cuidando das pessoas** da melhor forma que consigo. Quero **contribuir** para que elas realmente fiquem bem. Acho que esse **entendimento** me ajuda a lidar com **empatia** e **acolhimento** comigo mesma. Que bom que, no meio de tudo, posso **celebrar** isso! Mas sempre fico **insegura** porque não sei se vou ter recursos internos para oferecer empatia 'direito'. Acho que preciso de mais prática para ter mais **confiança**".

Essa conversa interna pode ocorrer no momento em que se percebe um desconforto emocional, ou depois. Também pode acontecer quando temos sentimentos agradáveis e queremos celebrar as necessidades que estão satisfeitas.

Na autoempatia, investigamos que sentimentos e necessidades estão vivos em determinado momento. Elaborar nosso processo e nomear o que está vivo nos traz um entendimento sobre o que é importante para nós e por que estamos sentindo o que estamos sentindo. Entramos em contato com a beleza de nossas necessidades, com nossa humanidade – e isso nos traz alívio e relaxamento.

A autoempatia nos ajuda a procurar alternativas à reação habitual e a acolher nossas limitações. Nossas limitações nos sinalizam que algumas necessidades estão vivas e requerem nosso cuidado. No caso da Dra. Clara, seu limite de tempo e de energia para conversar com Aninha era uma forma de dizer: "Você tem outros pacientes para ver, você quer honrar o tempo e a saúde deles, você já tentou o que sabia, guarde seu tempo e energia para os atendimentos seguintes". Resumidamente, era uma voz que dizia: "Seu autocuidado (menos atraso, menos correria, menos reclamações, menos estresse) e o cuidado com os outros pacientes (mais presença, melhor qualidade de atendimento) também são importantes". Ao acolhermos nossas limitações, podemos reconhecer quais objetivos não estão funcionando para nós e quando é hora de adotarmos uma nova abordagem.

Quantas vezes sensações tão básicas como as de frio ou fome são ignoradas e nem sequer percebemos que nosso mau humor e dor de cabeça têm uma razão de ser? Quando identificamos nossas necessidades, podemos tentar atendê-las, ou, pelo menos, legitimá-las e enlutar as que optamos por deixar desatendidas.

Ter uma rede de amigos ou pares empáticos a quem possamos recorrer para pedir uma escuta empática é muito útil nesse processo. Um amigo empático nos oferece palpites empáticos que podem nos ajudar a ter clareza sobre os sentimentos e necessidades que estão ou estavam vivos em determinada situação.

CONCLUSÃO

- A CNV propõe um caminho para responder a duas perguntas: "Como podemos expressar o que está vivo em nós?" e "Como podemos cuidar do que está vivo em nós?". A resposta a essas perguntas extrapola o escopo de qualquer técnica ou linguagem. A resposta está na nossa intenção de nos conectarmos compassivamente com os outros e com nós mesmos.
- A CNV tem inúmeras aplicações em diversos campos: resolução de conflitos intra e interequipes, prevenção de *burnout,* aumento de produtividade em reuniões etc.[13]
- Para a prática de CNV, recomendamos ter acesso a listas de necessidades humanas universais, de sentimentos e de pseudossentimentos. Há listas em vários livros que tratam de CNV, bem como em *sites* e neste *link*: http://bit.ly/CNVemergencia.
- Para integrar a CNV à prática, é essencial ampliar e aprofundar os conhecimentos do conteúdo aqui abordado com leituras, cursos, *workshops,* grupos de estudo e de prática etc. A melhora da comunicação é um processo contínuo de auto-observação que se faz na prática.

- Ter uma rede de apoio é fundamental para a prática da comunicação empática.
- Fazer essas ações na prática pode ser desafiador pela rotina dos serviços de saúde. Podemos começar escolhendo um ponto a melhorar na comunicação e ir integrando-o à rotina. Outra ação que ajuda é dedicar alguns minutos depois de uma interação com pacientes ou familiares para revisar o que aconteceu. O que funcionou? O que não funcionou? O que pode melhorar?
- Nutrir o cuidado pessoal é fundamental para a prática da empatia no cuidado em saúde. Podemos ter crenças sobre medidas de autocuidado como: "não importa" ou "não preciso". Questionar essas crenças é um passo importante para permitir que nos cuidemos. Quando nos desconectamos de nós ou não nos cuidamos, também nos desconectamos das outras pessoas.
- Quanto mais o serviço e sistema de saúde em que trabalhamos considerarem o cuidado aos profissionais de saúde, mais fácil será replicar o processo empático com pacientes e com nós mesmos.

BIBLIOGRAFIA

1. Rios I, Schraiber LB. Humanização e humanidades em medicina: a formação médica na cultura contemporânea. São Paulo: Editora Unesp; 2012.
2. Decety J. Empathy in medicine: what it is, and how much we really need it. Am J Med. 2020;133:561-6.
3. Trzeciak S, Mazzarelli A. Compassionomics: the revolutionary scientific evidence that caring makes a difference. Pensacola, FL: Studer Group; 2019.
4. Riess H. The science of empathy. J Patient Exp. 2017 Jun:74-7.
5. Benzo RP, Kirsch JL, Nelson C. Compassion, mindfulness and hapiness of health care workers. Explore. 2017;13(3):201-6.
6. Patel S, Pelletier-Bui A, Smith S, Roberts MB, Kilgannon H, Trzeciak S, et al. Curricula for empathy and compassion training in medical education: a systematic review. PLoS One. 2019;14(8):e0221412.
7. Lieberman MD. Social: why our brains are wired to connect. New York: Crown; 2013.
8. Rosenberg MB. Comunicação não violenta: técnicas para aprimorar relacionamentos pessoais e profissionais. 4.ed. São Paulo: Ágora; 2006.
9. Lasater I, Stiles J. Comunicação não violenta no trabalho: um guia prático para se comunicar com eficácia e empatia. São José dos Campos: Colibri; 2020.
10. Sofer OJ. Say what you meanmindful approach to nonviolent communication. Boulder, Colorado: Shambhala Pub.; 2018
11. Silverman JD, Kurtz SM, Draper J. The Calgary Cambrige approach to communication skills teaching 2: the Set-Go method of descriptive feedback. Educ Gen Pr. 1997;8:16-23.
12. Barreto RM. O sexto sinal vital da saúde: health literacy / letramento em saúde. Florianópolis: Publicação Independente; 2019. Disponível em: http://bit.ly/LivroLetramento. Acesso em: 31 mar. 2022.
13. Rosenberg MB, Molho P. Nonviolent (empathic) communication for health care providers. Haemophilia. 1998;4(4):335-40.

Seção III

Acidentes e violências

5
O atendimento às vítimas de violência doméstica

Renata D. Waksman
Mário Roberto Hirschheimer

Objetivo do capítulo

Atendimento no setor de emergência pediátrica da suspeita de violência doméstica, por meio do conhecimento de suas formas principais, sinais físicos e de alerta, encaminhamentos e notificações, para aquisição dos conhecimentos necessários para suspeitar, diagnosticar e encaminhar os casos suspeitos.

DEFINIÇÃO, INCIDÊNCIA E EPIDEMIOLOGIA

A violência doméstica ou intrafamiliar caracteriza-se como toda ação ou omissão por parte de cuidador adulto responsável, permanente ou temporário, que possa resultar em agravo ou prejuízo ao desenvolvimento físico, psicológico, moral, intelectual ou social, com o risco de deixar marcas definitivas no desenvolvimento do menor supostamente agredido.[1] Deve ser considerada crime de maus-tratos (art. 136 do Código Penal).[2]

Os casos graves, em sua maioria, são resultado de agressões repetitivas, com relatos de atendimentos anteriores em serviços de emergência, portanto evitáveis se reconhecidos e tratados em tempo hábil.

As causas externas de morbidade e mortalidade podem ser auto ou heteroinfligidas, com caráter de intencionalidade (violências) ou não (acidentes).[3]

De acordo com a Organização Mundial da Saúde (OMS), em seu estudo *Inspire*, 6 a cada 10 crianças e adolescentes no mundo com idades entre 2 e 14 anos são submetidos regularmente a punições físicas que deixam sequelas, que afetam 1 em cada 5 crianças.[4]

APRESENTAÇÕES DA VIOLÊNCIA DOMÉSTICA[1,3,5-7]

Tabela 1 Formas de apresentação da violência doméstica

- Violência física:
  - Síndrome da criança espancada
  - Síndrome do bebê sacudido
- Violência sexual
- Violência psicológica
- Negligência ou omissão do cuidar
- Formas específicas:
  - Síndrome de Munchausen por procuração.

Fonte: elaborada pelos autores.

Violência física[3,5-7]

Caracteriza-se pelo uso da força física, de forma intencional, com o objetivo de demonstrar poder e domínio do mais forte sobre o mais fraco, deixando ou não marcas evidentes.

Síndrome do bebê sacudido (traumatismo encefálico por abuso)[3,5-7]

É causa de lesão encefálica em crianças abaixo de 2 anos de idade e acontece quando essa criança é sacudida de forma violenta, fazendo sua cabeça se movimentar bruscamente, deslocando sua massa encefálica em velocidades diferentes, assim como de encontro com a calota craniana, com ruptura de neurônios e de vasos sanguíneos e sangramentos de intensidades variadas. O ato de sacudir não precisa ser prolongado e pode ocorrer repetidas vezes ou apenas uma vez.

Entre as consequências encontram-se: hemorragias oculares e outras lesões oftalmológicas que podem levar à cegueira; lesões encefálicas em variados níveis, levando a quadros convulsivos, regressão do desenvolvimento neuropsicomotor, paralisias, encefalopatias crônicas não evolutivas, compatíveis com paralisia cerebral, e até a morte.

Negligência ou omissão do cuidar[1,3,5-7]

Caracteriza-se pela omissão em prover os cuidados básicos essenciais ao desenvolvimento global, apresentando vários níveis de gravidade, sendo o abandono seu grau máximo. Inadequadamente é tida como um dano de menor impacto, mas, quando comparada às outras formas de violência, é a que apresenta maior taxa de mortalidade.

A negligência pode se manifestar como forma sociocultural, pela ausência de condições financeiras para manter uma vida digna (miséria), ou pela falta de conhecimentos quanto às necessidades da criança, acometendo toda a família. Já a forma intencional não se justifica por ignorância, desconhecimento ou falta de condições sociais para suprir as necessidades da criança.

Violência psicológica[1,3,5-7]

Consiste, em sua forma isolada, na submissão repetitiva, extensiva e deliberada a agressões verbais, humilhação, desqualificação, responsabilização excessiva, culpabilização, indiferença ou rejeição como instrumentos para provocar sofrimento ou para manter poder e domínio sobre a vítima.

Sempre que o impacto emocional da violência praticada ultrapassar a capacidade de elaboração da vítima haverá sérios prejuízos a seu desenvolvimento psíquico, afetivo, relacional e social característico do estresse tóxico, relacionado com a incapacidade da criança de lidar com episódios negativos, conforme a maturidade, estágio de desenvolvimento e apoio oferecido à vítima em seu enfrentamento.

Alienação parental[8]

A alienação parental é crime previsto na Lei n. 8.069/90 e é caracterizada pela interferência na formação psicológica da criança ou do adolescente promovida ou induzida por um dos genitores, avós ou por quem o tenha sob sua autoridade, guarda ou vigilância, com a finalidade de que repudie o outro genitor ou de causar prejuízo ao estabelecimento ou à manutenção de vínculos com este.

Requer atenção ao elaborar atestados ou declarações que possam ser usados como documento nos casos de litígio relativos à tutela e guarda do menor, tornando o médico cúmplice do delito.

Violência sexual[1,3,5-7]

Define-se como o uso da criança ou do adolescente para qualquer tipo de gratificação sexual de pessoa com maturidade física, psíquica e sexual mais adiantada, podendo se manifestar por meio de carícias, manipulação de genitália, mama ou ânus, *voyerismo*, exposição à pornografia, exibicionismo, até o ato sexual completo com penetração anal ou vaginal, muitas vezes tendo, na sequência, exploração sexual.

As vítimas podem ser de qualquer idade, mas as meninas são atingidas em 75% dos casos. Os agressores masculinos são os mais comuns, mas as mulheres aparecem com frequência cada vez maior.

Mais de 90% dos agressores são pessoas do relacionamento direto da vítima, com as quais mantêm uma relação de parentesco, de confiança ou dependência.

De maneira geral, podemos classificar em duas situações:

- Abuso sexual agudo (episódio recente, habitualmente único, como estupro).
- Abuso sexual crônico (episódios repetitivos).

O primeiro apresenta, na maioria das vezes, uma demanda de atendimento médico de urgência, enquanto o segundo, mais frequente, costuma ocorrer por longos períodos, de maneira progressiva.

No caso de estupro recente, a avaliação e o início do tratamento devem ser feitos nas primeiras 72 horas, para possibilitar a prevenção e o tratamento das doenças sexualmente transmissíveis e da gravidez nas adolescentes.

Na infância e na adolescência, toda situação de violência sexual deve ser comunicada às autoridades competentes (boletim de ocorrência e notificação ao Conselho Tutelar). Qualquer ato sexual em menores de 14 anos é considerado crime de estupro pelo Código Penal brasileiro,[9] independentemente da manifestação de sua vontade (art. 217-A).

A denúncia de qualquer tipo de violência é obrigatória na infância e na adolescência, e o processo criminal deverá se dar independentemente da manifestação da vontade da vítima em promovê-lo.

Aborto legal[10]

Caso seja constatada gestação em decorrência de violência sexual, a legislação brasileira permite a realização de aborto legal, com normas estabelecidas pelo Ministério da Saúde.

Síndrome de Munchausen por procuração (SMPP)[1,3,5-7,11]

O nome da síndrome é uma referência ao Barão von Münchhausen (1720-1797), que contava histórias fantásticas de suas façanhas militares para impressionar os ouvintes.

Foi descrita por Richard Asher em 1951, ao observar pacientes que procuravam hospitais apresentando histórias fantasiosas, com sinais e sintomas não habituais, resistentes às terapias comuns e que tinham como objetivo estar em contato com o sistema de saúde (forma "*by self*").

A SMPP descrita em 1977 por Roy Meadow caracteriza-se como doença(s) produzida(s) em crianças geralmente por suas mães ou cuidadoras para se beneficiarem da atenção dispensada por equipes médicas.

Essa forma, chamada de "por procuração", "por transferência", "*by proxy*" ou causada por terceiros, refere-se a um cuidador adulto que, numa violência planejada e dirigida, procura atendimento médico para a vítima, criando histórias (mentira) e provocando sinais falsificados (simulação) ou induzidos (provocação), às vezes causando danos reais à vítima, submetendo-a a procedimentos invasivos, investigações, intervenções e tratamentos desnecessárias.

O comportamento é compulsivo, voluntário, consciente, premeditado e intencional.

É uma grave perturbação psíquica, de tratamento difícil e prognóstico reservado, descrito nos tratados de psiquiatria como "transtorno factício" e classificado no Código Internacional de Doenças – 10 como F68.1 – Produção deliberada ou simulação de sintomas ou de incapacidades físicas ou psicológicas.[12]

Vale ressaltar que o CID-11 está disponível desde 1º de janeiro de 2022 e encontra-se, por enquanto somente em inglês, no portal da OMS.[13]

A SMPP compõe um misto de violência física (pela simulação ou produção dos sintomas e imposição das avaliações e tratamentos médicos invasivos) e de negligência (pela desconsideração das necessidades reais da criança), associada a violência psíquica grave (pelo sofrimento e angústias que provoca). As formas de expressão encontram-se na Tabela 2. Sua continuidade depende da participação de médicos menos atentos que colaboram pela solicitação de exames e tratamentos desnecessários.

Tabela 2 Formas de expressão da síndrome de Munchausen por procuração

Forma de expressão	Características
Mentira	Quando o agressor relata o que não ocorreu, por exemplo, convulsão, vômitos, febre, que a criança não aceita determinado leite ou que apresenta alergias, o que pode privar a criança de alimentos ou medicamentos dos quais necessita sem motivo real
Simulação	Não ocorre agressão direta à criança, mas, por exemplo, aquecer o termômetro para simular febre, acrescentar sangue (geralmente do próprio agressor) à urina ou fezes para simular hemorragia, fraudar anotações de enfermagem ou resultados de exames. É estimado que em aproximadamente 25% das ocorrências da síndrome há essa forma de apresentação
Provocação	Ocorre em cerca de 50% dos episódios, com agressão direta à criança, por exemplo, dar catárticos para provocar diarreia, atritar a pele para provocar erupções ou aquecer a criança para elevar sua temperatura. Essa forma de agressão pode produzir uma doença com risco de morte, por exemplo, induzir vômitos e diarreia provocando desidratação, intoxicar o paciente com anticoagulante provocando uma síndrome hemorrágica, dar sedativo provocando coma, asfixiar a criança quase até a morte

Fonte: elaborada pelos autores.

Em mais de 40% dos casos, outros filhos também sofrem essa forma de abuso.

O diagnóstico geralmente é difícil, necessitando de uma equipe multiprofissional experiente e atenta. O intervalo de tempo que transcorre para a realização do diagnóstico pode variar de 3 a 6 meses. Os sinais e sintomas podem persistir mesmo com a criança internada, já que o responsável permanece ao lado dela. Chama a atenção o fato de desaparecerem ou melhorarem quando ele se afasta da criança.

Cybercondria[14]

Uma situação mais recente, denominada síndrome de Munchausen pela internet, identificada em 2000, na qual indivíduos clinicamente saudáveis "fabricam" doenças, em si mesmos ou em seus filhos, reconhecidas em ambientes virtuais. Pode se constituir em problema de difícil identificação nos atendimentos por telemedicina.

Esse fenômeno pode ter efeitos devastadores dentro de grupos de discussão *online*, destruindo a confiança quando a farsa é exposta para comunidades não médicas que expressam simpatia e tristeza genuínas pelas supostas vítimas.

A internet revolucionou o mundo da saúde, fornecendo uma fonte abundante de informações médicas e permitindo que o autodiagnóstico e o suporte *online* ocorram, independentemente de horário ou local. Seus aspectos podem ser positivos para a saúde das pessoas, mas o uso crescente da tecnologia da *web* pode ter um impacto negativo nos pacientes, cuidadores e profissionais - deletério para a saúde, principalmente quando se obtêm informações sobre doenças que podem ser "fabricadas" em si mesmo ou nos filhos - a Munchausen pela internet.

Essas informações podem aumentar a ansiedade naqueles com pouca ou nenhuma formação médica, principalmente quando a busca é empregada como procedimento diagnóstico, para o que pensa que sente ou para ser produzido em seu(s) filho(s). Daí o termo "*cybercondria*" (*cyber* = abreviatura de *cybernetic* e *chondria* = desordem obsessiva) para se referir à escalada infundada de preocupações sobre sintomatologias comuns, com base na revisão de resultados de "consultas" na *web*.

AVALIAÇÃO INICIAL[1,3,5-7,15]

Anamnese

Quando a história do trauma é duvidosa ou conflitante entre o paciente menor de idade e os responsáveis, deve ser avaliada a possibilidade de maus-tratos. Os dados da anamnese que sugerem vitimização física intencional e os sinais e sintomas gerais às várias formas de maus-tratos encontram-se descritos na Tabela 3.

Tabela 3 Dados de anamnese sugestivos de maus-tratos

- Demora inexplicável na procura de recursos médicos na presença evidente de trauma
- Omissão total ou parcial da história do trauma
- Incompatibilidade entre dados da história e os achados clínicos
- Diferenças nos relatos sobre o mecanismo do trauma, quando paciente e responsáveis são questionados em separado
- Dificuldades em crianças que teriam capacidade de relatar o que lhes aconteceu, demonstrando medo de represálias, fato bastante frequente quando os agressores são os pais ou estão presentes na avaliação
- Família desestruturada ou em situação de conflito constante
- Responsáveis alcoólatras ou usuários de outras substâncias psicoativas
- Violência contra outras pessoas da família (outra criança, mulher ou idosos)

Fonte: elaborada pelos autores.

As principais queixas clínicas da suspeita de síndrome de Munchausen por procuração, que podem auxiliar desde a anamnese, estão na Tabela 4.

Tabela 4 Dados de anamnese sugestivos de síndrome de Munchausen por procuração

- O responsável pela criança procura o sistema de saúde com múltiplas queixas, já avaliadas em vários outros serviços, e na história há referências a falta de resposta aos diversos tratamentos instituídos e a insatisfação relacionada aos atendimentos anteriores
- Queixas constantes pelos responsáveis (agressor) de sinais e sintomas de doenças, de várias localizações, não compatíveis com patologias habituais ou sem resposta aos tratamentos indicados
- Descrições de situações repetitivas de sinais gerais e inespecíficos, como febre, irritabilidade, cefaleia, recusa alimentar
- Solicitação – desde a anamnese – de exames laboratoriais, novas consultas, especialistas, procedimentos invasivos, sem demonstração de preocupação com o sofrimento que irão causar na criança
- Relato sem culpa da vida limitada que a criança leva, com a desculpa de protegê-la do agravamento ou do surgimento de nova "doença"
- Busca de atendimento médico frequente
- Demonstração de orgulho ou satisfação em contar, em detalhes e com o uso de termos médicos, os sintomas e o sofrimento da criança ou do adolescente, sem sinais de emoção, como dor, pena ou revolta
- Uso da linguagem médica ou que se assemelha a ela, para questionar a equipe médica, mesmo que tenha baixa escolaridade, demonstrando um saber além do esperado para sua cultura e sua profissão
- Em agressores com mais cultura, busca de informações da medicina de maneira obsessiva, para tentar manter o domínio da equipe e o direcionamento da violência a ser imposta à vítima
- Críticas à equipe, tentativas de evidenciar a incapacidade e impotência dos profissionais que não acreditam nos sintomas apresentados
- Uso de meios e manobras de sedução (elogios, presentes) para alguns escolhidos da equipe médica, procurando um reconhecimento constante de sua atuação como cuidador muito dedicado e abnegado, em busca do diagnóstico e tratamento da criança

(continua)

Tabela 4 Dados de anamnese sugestivos de síndrome de Munchausen por procuração (*continuação*)

▪ Da parte da criança: "colagem" no discurso do agressor, muitas vezes repetindo com as mesmas palavras a queixa de ter sintomas dos quais, frequentemente, não sabe nem o significado; pode confirmar ou reproduzir as queixas, como sinais e sintomas, por ter sido convencida e ter forte ligação ou dependência absoluta com o agressor, comportamento apático, conformado diante das investigações e limitações impostas, assumindo o papel de "doente difícil", incurável e com risco de vida

Fonte: elaborada pelos autores.

Algumas características da mãe podem levantar a suspeita de SMPP, por exemplo: inteligente, articulada, simpática, comunicativa, parecendo ser muito dedicada e atenciosa com a criança. Não se afasta dela, pode usar vocabulário médico de forma exagerada e exibicionista e faz perguntas a todos sobre as causas, planos de investigação e de tratamento, sem estar preocupada com seu filho; de forma aberta ou dissimulada, sugere condutas, manifestando entusiasmo com novos exames diagnósticos e esquemas terapêuticos. Quando confrontada abertamente com a hipótese, torna-se agressiva e arrogante.

Exame físico e manifestações clínicas[1,3,5-7,15]

Muitas vezes o exame físico não apresenta qualquer alteração que evidencie violência, por isso são importantes:

- As informações coletadas e a observação do comportamento da criança e do acompanhante.
- Pedir para descrever com detalhes as circunstâncias em que ocorreram as lesões.
- Saber sobre o ambiente onde a criança estava antes/durante e depois do "trauma" alegado.
- Conversar separadamente com cada responsável.
- Se a criança for verbal, conversar com calma com ela, sem pressionar – ela pode dar sua versão.
- Se não tem história de trauma, perguntar como se feriu (ao acompanhante e à criança, longe dele).
- Saber se existem alterações de comportamento (de todos que aí estão).

Manifestações podem ocorrer em qualquer área do corpo. Daí a necessidade de exame clínico detalhado, com a criança totalmente despida. Uma variedade de sinais poderá ser detectada – por ordem de frequência, pele, ossos, cabeça, tórax e abdome (Tabela 5).

Tabela 5 Sinais e sintomas gerais de trauma intencional/violência física[1,5]

- Distribuição das lesões em qualquer região do corpo, mesmo as mais protegidas, como pescoço, dorso, peito, nádegas, parte interna de braços e pernas, couro cabeludo, orelhas
- Lesões em estágios diferentes de cicatrização ou cura
- Lesões que não são compatíveis com a idade ou com o desenvolvimento neuropsicomotor da criança
- Lesões que não se justificam pelo acidente ou pelo mecanismo do trauma relatado
- Lesões em várias partes do corpo, simétricas ou bilaterais
- Lesões que envolvem partes usualmente cobertas ou protegidas do corpo, como laterais, grandes extensões de dorso, pescoço, região interna de coxa, genitália

Fonte: elaborada pelos autores.

Lesões de pele

A localização dos traumatismos considerados não intencionais (acidentais) obedece à atividade preferencialmente frontal do ser humano, e a distribuição das lesões sugere o diagnóstico, pois acontecem em áreas mais expostas e proeminentes, como fronte, queixo, cotovelos, joelhos e região anterior da tíbia (Tabela 6).

Tabela 6 Lesões de pele mais frequentes

- Contusões ou equimoses, que são manchas avermelhadas na pele que aparecem após um trauma mecânico de intensidade leve a moderada
- Hematomas, que são coleções sanguíneas, resultado de ruptura de veias e artérias abaixo da pele, em traumas mais intensos
- Escoriações ou arranhões
- Lacerações ou cortes
- Perfurações
- Lesões múltiplas, simétricas ou em fases diferentes de evolução, como o encontro de hematomas de cores diferentes, significando traumas em tempos diversos, devem levar a pensar em traumas repetitivos e demandam melhor avaliação, com grande chance de serem resultado de atos violentos de repetição
- Lesões em região de ambos os olhos, ou periorbitárias bilaterais, devem ser investigadas como intencionais, resultantes de dois traumas sucessivos, pois os acidentes comuns, com maior probabilidade, afetariam apenas um dos lados da face ou incluiriam o nariz
- Lesões, marcas ou cicatrizes com formas de objetos indicando o instrumento agressor (corda ou fio de luz, cinto, fivela, dedos, sinais do polegar e das mãos, chinelos, frigideiras, escovas)
- Lesões circulares em colar, pulseira ou tornozeleira provocadas por amarradura com corda ou fios, que resultam em queimaduras pelo atrito, lacerações ou áreas de necrose tecidual
- Alopecia por arrancamento de cabelo provocada por puxões de alta intensidade ou sacudidas da criança segurada pelos cabelos, com áreas de rarefação dos pelos e micro-hemorragias quando a agressão foi recente

(*continua*)

Tabela 6 Lesões de pele mais frequentes (*continuação*)

- Mordidas deixam marcas da arcada dentária. Quando o tamanho e o número de dentes as diferenciam das mordidas de outras crianças ou de adulto podem apresentar um hematoma central, bilobulado, consequente a um ato de sucção violenta, para manter a dor por mais tempo, podendo estar associadas à violência sexual
- Queimaduras podem ser provocadas de várias maneiras e por diversos instrumentos, como por imersão ou derrame de líquido quente ou contato com objetos quentes (pratos ou talheres, lâmpada, ferro de passar, aquecedor, acendedor de cigarros de automóvel, cigarro etc.)

Fonte: elaborada pelos autores.

Lesões ósseas ou esqueléticas

A presença de lesão em esqueleto de crianças abaixo de 3 anos exige uma história detalhada e um exame físico minucioso para afastar a omissão do cuidar (negligência) ou a violência física.

Em crianças menores de 2 anos com suspeita de trauma por maus-tratos, a investigação radiológica completa de esqueleto deve ser obrigatória para busca de fraturas antigas e associadas. Acima dessa faixa etária estão indicadas as radiografias seletivas, de acordo com a informação fornecida pela criança, pelo adolescente ou pela família, de traumas anteriores (Tabela 7).

Tabela 7 Sinais de fraturas intencionais

- Não compatíveis com o desenvolvimento psicomotor
- Múltiplas, bilaterais ou em diferentes estágios de consolidação ou cura
- De arcos costais em menores de 2 anos, especialmente posteriores, ou em maiores, sem relato de trauma não intencional de alto impacto, como atropelamentos
- De crânio: abaixo de 2 anos, ou múltiplas, complexas, bilaterais, que cruzam a linha média ou em "bola de pingue-pongue"
- Espiraladas em ossos longos (por torção forçada do membro)
- Metafisárias ou em alça de balde, por puxões com arrancamento da cartilagem
- De apófises espinhosas
- Do extremo distal da clavícula e da escápula
- Metacarpais e metatarsais (por pisoteamento), especialmente se acompanhadas de outras lesões
- De vértebras, sem história de trauma acidental de alto impacto
- De mandíbula sem outras lesões que a justifiquem

Fonte: Pfeiffer e Waksman, 2017.[7]

É importante conhecer as fases de formação do calo ósseo, no sentido de datar a fratura conforme sua evolução em semanas: presença de edema e dor até 10 dias, formação periostal de 1 a 2 semanas, formação de calo mole em 2 a 3 semanas e de calo duro em 3 a 6 semanas.

Fraturas em arcos posteriores de costelas podem estar presentes em até 50% dos casos de síndrome do bebê sacudido.

Lesões no segmento cefálico

O traumatismo craniano é a principal causa de morbimortalidade em crianças vítimas de violência, sobretudo quando menores de 2 anos.

A frequência de traumas acidentais superficiais na cabeça em crianças até o segundo a terceiro ano de vida é relativamente alta, e há que pensar em negligência. No entanto, traumas ditos como quedas de lactentes que ainda não rolam ou não têm domínio de seus movimentos não podem ser aceitos como acidentais. Quedas da própria altura de crianças com menos de 120 cm de altura podem levar a lacerações e hematomas, até mesmo fraturas de ossos do crânio, mas muito raramente são de alto impacto para causar dano neurológico.

Os traumatismos cranianos intencionais podem levar a hemorragias de diferentes intensidades e localizações, desencadeando sintomatologia de hipertensão endocraniana e até mesmo dano cerebral (Tabela 8).

Tabela 8 Sintomas e sinais relacionados ao traumatismo de crânio

- Irritabilidade constante
- Vômitos em jato
- Alteração do nível de consciência até o coma
- Convulsões
- Paresias ou paralisias
- Postura em opistótono
- Alteração da respiração, podendo levar à morte

Fonte: elaborada pelos autores.

O encontro de hemorragia intracraniana obriga à realização do exame de fundo de olho, que, se mostrar hemorragias retinianas uni ou bilaterais sem outras lesões justificadas por mecanismo de trauma generalizado que inclua de face, como nos atropelamentos, favorece a suspeita de síndrome do bebê sacudido.

Lesões torácicas e abdominais

São de gravidade maior em crianças menores de 6 anos, que já ficam em pé e tentam fugir da agressão. Decorrem por agressão direta ou por desaceleração brusca após a criança ser empurrada e incluem: contusões e lacerações pulmonares e cardíacas, hemorragias do timo ou subpleurais, hemotórax ou pneumotórax secundários às fraturas de costelas.

O trauma abdominal é mais frequente em crianças maiores. O diagnóstico é difícil, pois com frequência as crianças não apresentam sinais externos e a sintomatologia é variada, desde clínica de obstrução intestinal, provocada por hematomas de parede intestinal, até quadros exuberantes de hemorragia de vísceras maciças.

A suspeita de trauma abdominal intencional deve ser feita sempre que uma criança apresentar dor abdominal intensa, especialmente se piorar com a palpação (maior nas lacerações de vísceras maciças ou se houver anemia ou ainda vômitos biliares (nas obstruções intestinais causadas por hematomas de parede de intestino), sem outra causa estabelecida. Sinais de peritonite sem origem aparente devem ser amplamente investigados, pela possibilidade de ser consequência, não rara, de infecções sexualmente transmissíveis (IST), especialmente gonocócica. Caracteristicamente, essas lesões resultam de traumas fechados – socos e pontapés violentos – ou do choque contra objetos fixos ou de abuso sexual crônico.

As lesões mais frequentes são ruptura de fígado, baço e estômago, perfuração intestinal, quadros oclusivos, hematoma de parede duodenal, lesão vascular mesentérica, lesão pancreática e traumatismo renal.

Sinais de alerta no atendimento na emergência[5]

Tabela 9 Sinais de alerta relacionados à suspeita de negligência

- Física: descaso para com doenças, demora inexplicável na procura de recursos médicos, tratamentos inadequados, não seguimento de recomendações e acompanhamento irregular de portador de patologia crônica, higiene inadequada, falta ou irregularidade no acompanhamento das normas de prevenção, como calendário vacinal, lesões de pele sem tratamento eficaz ou dermatites de repetição, ausência de proteção contra acidentes e violência praticada por outros, falta de proteção contra intempéries climáticas, uso de vestimentas muito inferiores ou contrastantes com o padrão apresentado pelos pais ou oferecido aos irmãos
- Psicológica: desatenção às necessidades de atenção e proteção, permissão, estímulo ou omissão diante do uso do álcool ou outras drogas, diante do uso excessivo de mídias virtuais e jogos eletrônicos, criança ou adolescente deixado sob guarda ou cuidados de terceiros, sem acompanhamento dos responsáveis ou supervisão, recusa ou expulsão de moradia (lar)
- Educacional: falta de acompanhamento da escolaridade, permissão ou estímulo ao absenteísmo escolar ou omissão perante ele, indiferença quanto às dificuldades de aprendizagem, de comportamento ou de relacionamento com seus pares

Fonte: elaborada pelos autores.

Tabela 10 Sinais de alerta para suspeita de violência psicológica no atendimento de urgência

- Comportamentos extremos: inibição, passividade, hiperatividade, apatia, agressividade, agitação, isolamento, irritabilidade ou choro frequente
- Sinais de ansiedade, de depressão ou medo constantes, baixa autoestima
- Relato de distúrbios do sono, da alimentação, inapetência significativa e esfincterianos
- Dificuldades na fala, gagueira
- Tiques ou manias
- Instabilidade psicomotora e agressividade contra os outros e contra ela própria
- Autodestrutividade, uso de drogas, dependência química, comportamento delinquente, fugas, rebeldia
- Tentativas de suicídio e suicídio

Fonte: elaborada pelos autores.

Tabela 11 Sinais e sintomas que levam à suspeita de abuso sexual

- Sinais gerais de sofrimento psíquico, como regressão no desenvolvimento, tristeza constante, dificuldades de sono e de aprendizagem
- Sinais indiretos: alterações de comportamento, como agressividade generalizada ou dirigida, apatia, desinteresse por si mesmo, uso de roupas inadequadas por exporem demais o corpo, ou o contrário, impossibilidade ou ansiedade extrema em mostrar qualquer parte do corpo
- Diretos: sangramento vaginal em crianças pré-púberes (afastadas infecções, corpo estranho ou puberdade precoce), dilatação anal (sem problema orgânico, como obstipação severa) e/ou vaginal, rompimento de hímen, infecção sexualmente transmissível (IST), aborto, gravidez

Fonte: Waksman, 2018;[5] e Pfeiffer e Waksman, 2017.[7]

Tabela 12 Sinais de alerta e queixas mais comuns na suspeita de síndrome de Munchausen

- Não concordância entre os achados de exame físico e as queixas do responsável cuidador
- Falta de coerência entre os sinais e sintomas relatados e a investigação laboratorial, negativa ou inconclusiva para a doença indicada
- Questionamentos constantes dos diagnósticos e tratamentos propostos
- Queixas neurológicas (são comuns e incluem relatos de crises convulsivas, apneia, depressão, delírios e alucinações, trazidos apenas pelo responsável, que não se verificam no discurso da criança ou nos resultados de seu desempenho em outro meio que não o doméstico. Outras queixas ocorrem, como hiper ou hipossonia, agressividade, irritabilidade, hiperatividade e déficit de atenção)
- Queixas gastrointestinais (vômitos induzidos mecanicamente ou com o auxílio de drogas, diarreias pela administração de laxativos, dores abdominais intratáveis, obstipação severa, buscando a prescrição de medicamentos que aumentem o peristaltismo – para provocar as cólicas abdominais ou lavagens intestinais)

(continua)

Tabela 12 Sinais de alerta e queixas mais comuns na suspeita de síndrome de Munchausen (*continuação*)

- Queixas cutâneas e alérgicas (*rashes* cutâneos, que podem ser induzidos pela aplicação de substâncias cáusticas, tinturas na pele, por meio de atrito e escoriações, doença atópica não responsiva aos tratamentos habituais ou com frequência superior ao aceitável, sintomas alérgicos exuberantes, repetitivos, com dificuldades em detectar o agente causal pela ausência de esforços do responsável para minimizar o quadro)
- Febre pode ser por aquecimento do termômetro, aquecimento da própria criança ou por injeção de substâncias pirógenas. Estima-se que quase 10% das queixas de febre investigadas como sendo sem sinais de localização ou de etiologia indeterminada sejam por essa síndrome
- Sangramentos simulados ou provocados (hematúria é a mais frequente, melena, hematêmese e sangramentos orificiais, com sangue de outra pessoa, por administração de medicamentos anticoagulantes ou substâncias coloridas que aparentam ser sangue)
- Distúrbios nutricionais (desnutrição, má nutrição, obesidade, erros alimentares mantidos apesar de orientação terapêutica detalhada, culpabilização da criança pelas escolhas alimentares)
- Infecções urinárias de repetição, sem razões orgânicas aparentes
- Intoxicações alimentares ou medicamentosas inexplicáveis com pouca demonstração de preocupação em encontrar o agente causal
- Evento aparente de risco de morte até síndrome da morte súbita
- Acréscimo de sintomas ou aumento da frequência de eventos relacionados a uma doença preexistente

Fonte: Waksman, 2018;[5] e Pfeiffer, 2014.[15]

Tabela 13 Atitudes úteis no atendimento de suspeita de Munchausen (*by self* ou SMPP)

- Deixe-o saber o que você suspeita, mas sem acusações diretas
- Apoie a suspeita com fatos
- Faça comentários empáticos e mantenha uma expressão facial neutra
- Evite sondar para descobrir sentimentos e motivações subjacentes do paciente, de modo a minimizar a ruptura das defesas emocionais, que são essenciais para sua função
- Assegurar ao paciente e ao agressor (no caso de SMPP) que somente quem precisa saber será informado da suspeita de doença factícia
- Certifique-se de que a equipe demonstre aceitação contínua do paciente como uma pessoa digna de sua ajuda
- Incentive a ajuda psiquiátrica, mas se resistir não force a questão

SMPP: síndrome de Munchausen por procuração.
Fonte: Savino e Fordtran, 2006.[16]

DIAGNÓSTICOS DIFERENCIAIS[1,3-7]

- Hematomas: mesmo em regiões não sugestivas de traumas acidentais, podem ser manifestação de leucoses, distúrbios de coagulação, meningite, sepse ou doenças vasculares.

- Alterações ósseas: trauma de parto, osteomielite, osteogênese *imperfecta*, escorbuto, intoxicação por vitamina A, Lues congênita, hiperostose cortical infantil (doença de Caffey).
- Fraturas de costelas: podem ser resultado de manobras de reanimação cardiopulmonar (RCP).
- Alterações neurológicas: podem ser devidas a trauma de parto, meningites, sepse, envenenamento por monóxido de carbono e erros inatos do metabolismo.
- Hemorragias retinianas: trauma de parto (em até 14% das crianças) resolve-se rapidamente e não é responsável por perda de visão por tempo prolongado – seu aparecimento depois da sexta semana de vida é sugestivo de abuso.
- Manobras de RCP: não são suficientes para causar hemorragia retiniana; se a criança for submetida a RCP e apresentar esse quadro, deve-se pensar em trauma anterior.
- Hemorragia intracraniana: rotura de vasos da subaracnóidea por malformações ou aneurisma – muito rara em menores de 3 anos. Hemorragia na bainha do nervo óptico por malformação vascular (sem hemorragia retiniana).

Testes diagnósticos[3,5,6]

Devem ser direcionados pelo quadro clínico os exames de laboratório e de imagem.

Exames de laboratório:

- Hematológicos: hemograma completo (hemoglobina, hematócrito, leucócitos e seu diferencial, plaquetas), coagulograma.
- Bioquímicos: CPK, amilase, hepatograma, renograma, eletrólitos, triagem para intoxicação exógena.
- Urinários: urina tipo I, triagem para intoxicação exógena.

Exames de imagem:

- Radiografia simples:
  - Menores de 2 anos: radiografia do crânio (F/P), coluna, tórax, ossos longos, quadril, extremidades (membros superiores, cintura escapular, membros inferiores), pelve.
  - Crianças maiores de 3 anos: conforme anamnese, exame físico, áreas suspeitas doloridas ou com limitação de movimentos.
- Se houver suspeita de agravo:
  - Ultrassom: transfontanelar, abdome.
  - Tomografia: crânio, tórax, abdome.

- Ressonância magnética de crânio (detecta hematomas subdurais pequenos, lesões axonais difusas, contusões corticais e hematomas inter-hemisféricos posteriores).

ROTEIRO DE ATENDIMENTO[1,3,5-7]

Todas as formas de violência doméstica devem ser reconhecidas como enfermidades, pois são assim identificadas no Código Internacional de Doenças (CID-10),[12] como mostra a Tabela 14 (anexo).

Abrangência do atendimento

Há sempre quatro componentes na situação de maus-tratos a avaliar: estado geral da vítima, tipo de agressão, características do agressor e da família (protetora, impotente ou conivente com a violência).

É importante verificar qual a forma de abordagem que melhor se adapta a cada situação para elaborar um plano de trabalho da equipe que participará das intervenções.

O atendimento de situações com suspeita de violências deve ser realizado por equipe multiprofissional capacitada, integrada, institucionalizada, ciente de suas atribuições e capaz de interagir com outras instituições.

O papel do médico diante de um caso de suspeita de violência doméstica envolve diversas atribuições, entre elas:

- Identificar ou levantar suspeita sobre os casos trazidos a seu conhecimento por meio da anamnese e do exame físico.
- Prestar o atendimento emergencial necessário, independentemente da situação da investigação policial.
- Dar continuidade ao atendimento em nível ambulatorial, interagindo com os demais membros da equipe multiprofissional.

Providências policiais e judiciais e encaminhamentos[3,5,7]

Quando a suposta vítima de violência apresentar lesões leves e não for detectado risco de revitimização com seu retorno para a família, deve-se notificar o Conselho Tutelar (CT) da região de moradia do paciente, mediante relatório institucional elaborado pelos membros da equipe multiprofissional.

Considera-se risco de revitimização o fato de o agressor não ser controlável ou a família não parecer competente e capaz de proteger a suposta vítima.

Essa notificação pode ser encaminhada imediatamente como meio de desencadear as medidas de proteção necessárias a cada caso de suspeita de violência. O médico é sempre responsável pelo diagnóstico, definição dos tratamentos necessários, acompanhamento e desencadeamento das medidas de proteção legal.

Na presença de lesões graves ou quando o retorno da criança ou adolescente para sua moradia puder resultar em revitimização, ela deve ser internada, permanecendo sob a proteção da instituição hospitalar, e deve-se notificar o Conselho Tutelar e o Ministério Público (MP) e/ou a Vara da Infância e Juventude (VIJ) da região de moradia do paciente, mediante ofício contendo relatório médico e, de preferência, da equipe multiprofissional.

Quando se suspeita de SMPP, deve-se buscar a sequência das queixas e dos atendimentos anteriores, inclusive em outros serviços. É indicada a internação e o posterior afastamento do suspeito de ser o(a) agressor(a), para observação da existência ou não dos sintomas e investigação laboratorial de possíveis intoxicações, medicalização ou envenenamentos. Devem ser observados o comportamento do suposto agressor, a indiferença quanto ao bem-estar da criança e à evolução do quadro da doença, bem como a preocupação desviada para a confirmação do diagnóstico, assim como a existência de situações semelhantes às de outras crianças sob sua responsabilidade.

Nos casos de suspeita de violência sexual

Após o atendimento médico, os responsáveis legais pela criança ou adolescente deverão ser orientados a lavrar um boletim de ocorrência policial (BO) em uma delegacia, de preferência especializada no atendimento a crianças e adolescentes ou, na sua falta, da mulher, que deverá encaminhar o paciente para exames e coleta de provas forenses pelos peritos do Instituto Médico-Legal (IML). Se, por qualquer motivo, não houver a possibilidade de realização dos exames periciais diretamente pelo IML, os peritos poderão fazer o laudo de forma indireta, com base no prontuário médico. Por isso seu preenchimento adequado é imprescindível.

Nos casos de suspeita ou diagnóstico de violência sexual é necessária, para fins judiciais, a coleta de material para provas forenses idealmente pelo médico perito do IML. Quando não há risco para o paciente, ele deve fazer a avaliação e coleta desse material antes de qualquer outro procedimento.

Questões policiais e judiciais devem ser abordadas após o atendimento das necessidades emergenciais médicas da vítima. A recusa infundada do atendimento médico caracteriza, ética e legalmente, imperícia e omissão de socorro, com todas as suas consequências. Nesse caso, de acordo com o art. 13, § 2º, do Código Penal, o médico pode ser responsabilizado civil e criminalmente pelos danos físicos e mentais ou eventual morte do paciente.[2]

Nos casos em que as provas forenses tiverem de ser colhidas na emergência, deve-se arquivá-las em condições adequadas à disposição do Poder Judiciário, e seu local de guarda deve estar precisamente anotado no prontuário do paciente. Não existe impedimento legal ou ético para o atendimento imediato de vítimas de violência, priorizando-se a emergência ou urgência médica.

É importante lembrar que o prontuário pertence ao paciente, portanto está sujeito a sigilo profissional, que só pode ser revelado com autorização expressa do paciente ou seus responsáveis legais, justa causa ou dever legal (art. 73 do Código de Ética Médica – CEM[17]).

Na suspeita de ato criminoso de maior potencial ofensivo, como a violência em geral grave e a sexual, a vítima e seus responsáveis devem ser orientados a tomar as providências policiais e judiciais cabíveis, iniciando com a notificação criminal por meio de BO.

Quando o agressor possuir poder familiar sobre a vítima, o BO deve ser providenciado pela equipe de saúde e/ou pelo Conselho Tutelar (arts. 13 e 245 do Estatuto da Criança e do Adolescente[18]).

A denúncia de qualquer tipo de violência contra crianças e adolescentes é obrigatória. Somente acima de 18 anos a vítima pode decidir sobre registrar o BO ou não, não lhe podendo ser negado o encaminhamento para abortamento, se assim ela o desejar.

Ao juiz da Vara da Infância e Juventude cabe decidir o encaminhamento a ser dado ao caso. A alta hospitalar dependerá de critérios clínicos e da decisão judicial.

É importante ressaltar a importância da proteção e preservação física de quem notifica. Por isso, a notificação deve ser realizada preferencialmente pela instituição onde a suposta vítima está sendo atendida, que tem o dever legal de garantir essa denúncia (art. 245 do ECA), pois convém evitar envolvimentos pessoais. Os enfrentamentos diretos com a família e o agressor devem ser evitados, e, em caso de agressividade por parte destes, a polícia deve ser chamada, bem como o Conselho Tutelar.

O ideal de uma notificação é que ela seja codificada, o que evita que o agressor venha intimidar ou ameaçar o profissional responsável pela notificação, mas permite que um juiz solicite maiores esclarecimentos sobre o caso denunciado, garantindo a proteção da vítima, caso necessário. Somente em casos excepcionais, de risco e sem o apoio da instituição, o médico deverá lançar mão de denúncia anônima, por telefone (Disque Denúncia – telefone 181 ou Secretaria de Direitos Humanos do Governo Federal – telefone 100).

A Ficha de Notificação/Investigação Individual de Violência Doméstica, Sexual e Outras Violências (Portaria GM/MS n. 104/2011) incluindo os casos suspeitos ou confirmados de violência como doença de notificação compulsória a ser encaminhada também à Vigilância Epidemiológica.[19]

A notificação de suspeita ou confirmação de maus-tratos emitida para o Conselho Tutelar, Ministério Público ou Vara da Infância e da Juventude é um dever do médico (art. 28 do CEM[17]) e tem a finalidade de promover avaliação ampla da situação de violência, seu nível de gravidade e a definição das medidas de proteção legal necessárias a cada caso. Deve desencadear um processo que visa interromper as atitudes e comportamentos violentos dentro da família ou por parte de qualquer agressor. Não tem poder de denúncia policial, mas tem a finalidade de chamar o Poder Público a sua responsabilidade. Assim, em caso de crime, tem-se também a obrigação de garantir o BO, seja pelos responsáveis, seja pelo Conselho Tutelar ou pela própria instituição de saúde.

Cabe ao médico:

- Coletar as provas forenses se estas tiverem de ser realizadas durante o atendimento emergencial e se não houver tempo hábil para tal coleta em serviço especializado (IML) por risco à saúde da vítima.
- Prescrever a profilaxia para doenças sexualmente transmissíveis e, se for o caso, a contracepção de emergência.
- Propor o encaminhamento para serviços que oferecem abortamento legal, nos casos que resultem em gestação.
- Encaminhar para atendimento psicológico e social.

Por ocasião da alta hospitalar, a vítima e sua família devem ser encaminhadas para acompanhamento ambulatorial por equipe multiprofissional.

CONCLUSÃO

É muito importante o acompanhamento das crianças e adolescentes vítimas de violência para assegurar que não haja piora do quadro de vulnerabilidade enquanto as medidas de proteção não são efetivadas. Ficam algumas questões intrigantes para os pediatras (e para outras especialidades médicas):

- Qual é nosso compromisso profissional de nos capacitar para suspeitar e diagnosticar a doença violência?
- Como podemos divulgar e multiplicar os conhecimentos e a prática adquirida?
- Como não pudemos perceber o que estava acontecendo com a criança?
- Como ninguém foi capaz de perceber ou suspeitar anteriormente?
- Será que é – da nossa parte – omissão, imperícia, receio de represálias e/ou ameaças?
- Ainda consideramos a notificação uma invasão de privacidade familiar?

- Apesar dos avanços na identificação do fenômeno e na legislação protetora, por que ainda temos tanta violência contra crianças e adolescentes?

BIBLIOGRAFIA

1. Campos JA, Paes CEN, Blank D, Costa DM, Pfeiffer L, Waksman RD. Manual de segurança da criança e do adolescente. Sociedade Brasileira de Pediatria/Nestlé Nutrição; 2004.
2. Brasil. Decreto-lei n. 2.848, de 7 de dezembro de 1940. Código Penal. Disponível em: https://presrepublica.jusbrasil.com.br/legislacao/91614/codigo-penal-decreto-lei-2848-40. Acesso em: 23 fev. 2024.
3. Hirschheimer MR, Waksman RD. Trauma intencional: maus-tratos. In: Hirschheimer MR, Carvalho WB, Matsumoto T (eds.). Terapia intensiva pediátrica e neonatal. 4.ed. Rio de Janeiro: Atheneu; 2018. p.1621-45.
4. Organização Mundial da Saúde (OMS). Inspire: sete estratégias para pôr fim à violência contra crianças. 2016. Disponível em: https://apps.who.int/iris/bitstream/handle/10665/207717/9789241565356-por.pdf. Acesso em: 23 fev. 2024.
5. Waksman RD, Hirschheimer MR, Pfeiffer L (eds.). Manual de atendimento às crianças e adolescentes vítimas de violência. CFM, SPSP, SBP; 2018. Disponível em: https://www.spsp.org.br/downloads/Manual_Atendimento_Crian%C3%A7as_Adolescentes_V%C3%ADtimas_Viol%C3%AAncia_2018.pdf. Acesso em: 23 fev. 2024.
6. Pfeiffer L. Classificação dos níveis de gravidade da violência contra crianças e adolescentes [tese]. Curitiba: UFPR; 2011. Disponível em: https://acervodigital.ufpr.br/handle/1884/34918. Acesso em: 23 fev. 2024.
7. Pfeiffer L, Waksman RD. Diagnóstico das apresentações da violência na infância e adolescência. In: Burns DAR, Campos Júnior D, Silva LR, Borges WG (orgs.). Tratado de pediatria. 4.ed. Barueri: Manole; 2017. Seção 3; p.92-9.
8. Brasil. Presidência da República. Lei n. 12.318, de 26 de agosto de 2010. Dispõe sobre a alienação parental e altera o art. 236 da Lei n. 8.069, de 13 de julho de 1990. Disponível em: http://www.planalto.gov.br/ccivil_03/_Ato2007-2010/2010/Lei/L12318.htm. Acesso em: 23 fev. 2024.
9. Brasil. Lei n. 12.015, de 7 de agosto de 2009. Altera o Título VI da Parte Especial do Decreto-Lei n. 2.848, de 7 de dezembro de 1940 – Código Penal, e o art. 1º da Lei n. 8.072, de 25 de julho de 1990, que dispõe sobre os crimes hediondos, nos termos do inciso XLIII do art. 5º da Constituição Federal e revoga a Lei n. 2.252, de 1º de julho de 1954, que trata de corrupção de menores. Disponível em: https://presrepublica.jusbrasil.com.br/legislacao/818585/lei-12015-09. Acesso em: 23 fev. 2024.
10. Brasil. Ministério da Saúde. Secretaria de Atenção à Saúde. Departamento de Ações Programáticas Estratégicas. Atenção humanizada ao abortamento: Norma Técnica, Série A. Normas e Manuais Técnicos. Série Direitos Sexuais e Direitos Reprodutivos – Caderno n. 4, 2.ed. atual. e ampl. Brasília: Ministério da Saúde; 2011. Disponível em: http://bvsms.saude.gov.br/bvs/publicacoes/atencao_humanizada_abortamento_norma_tecnica_2ed.pdf. Acesso em: 24 fev. 2024.
11. Pulman A, Taylor J. Munchausen by internet: current research and future directions. J Med Internet Res. 2012;14(4):e115.
12. CID-10. Classificação Estatística Internacional de Problemas Relacionados à Saúde. 10ª Revisão. Disponível em: https://www.saude.df.gov.br/wp-conteudo/uploads/2020/12/4.-CID-10--versao-final.pdf. Acesso em: 10 dez.2021.
13. CID-11. World Health Organization. International Statistical Classification of Diseases and Related Health Problems (ICD). Disponível em: https://www.who.int/classifications/classification-of-diseases. Acesso em: 23 fev. 2024.

14. White R, Horvitz E. Microsoft Research. 2008. [2011-11-15]. Webcite. Cyberchondria: studies of the escalation of medical concerns in web search. Disponível em: http://research.microsoft.com/apps/pubs/default.aspx?id=76529. Acesso em: 23 fev. 2024.
15. Pfeiffer L. Síndrome de Münchausen por procuração. Pronap (Sociedade Brasileira de Pediatria). 2014;24:42-61.
16. Savino AC, Fordtran JS. Factitious disease: clinical lessons from case studies at Baylor University Medical Center. Proc (Bayl Univ Med Cent). 2006;19(3):195-208.
17. Código de Ética Médica (2009/2010). Disponível em: https://portal.cfm.org.br/etica-medica/codigo-2010/. Acesso em: 23 fev. 2024.
18. Brasil. Lei n. 8.069 de 13 de julho de 1990. Estatuto da Criança e do Adolescente (ECA). Disponível em: https://www.planalto.gov.br/ccivil_03/leis/L8069.htm. Acesso em: 23 fev. 2024.
19. Brasil. Ministério da Saúde. Sistema de Informação de Agravos de Notificação (Sinan). Secretaria de Vigilância em Saúde. Departamento de Vigilância Epidemiológica. Brasília, 2020. Disponível em: http://portalsinan.saude.gov.br/notificacoes. Acesso em: 23 fev. 2024.

ANEXO

Tabela 14 Código Internacional de Doenças (CID-10*) relativos a maus-tratos, abuso ou violência doméstica

Diagnóstico principal		
T74	Síndromes de maus-tratos	
	.0	Abandono
	.1	Sevícias físicas e síndrome da criança espancada
	.2	Abuso sexual
	.3	Abuso psicológico
	.8	Outras síndromes especificadas de maus-tratos
	.9	Síndrome não especificada de maus-tratos
F68	.1	Produção deliberada ou simulação de sintomas ou incapacidades, físicas ou psicológicas
Z61	Problemas relacionados com eventos negativos de vida na infância	
	.0	Perda de relação afetiva na infância
	.1	Remoção do lar na infância
	.2	Padrão alterado de relações familiares na infância
	.3	Eventos que originam a perda de autoestima na infância
	.4	Problemas relacionados com abuso sexual alegado de uma criança por uma pessoa de dentro de seu grupo
	.5	Problemas relacionados com abuso sexual alegado de uma criança por pessoa de fora de seu grupo
	.6	Problemas relacionados com abuso físico alegado da criança
	.7	Experiência pessoal amedrontadora na infância

(continua)

Tabela 14 Código Internacional de Doenças (CID-10*) relativos a maus-tratos, abuso ou violência doméstica (*continuação*)

	.8	Outros eventos da vida pessoal negativos na infância
	.9	Evento pessoal negativo não especificado na infância
Z71	.1	Pessoa com medo de uma queixa para a qual não foi feito diagnóstico, Afecção não provada; "O problema era estar normal"; "Sadio problemático"
Diagnósticos associados		
A vítima de maus-tratos ou abuso pode apresentar múltiplos diagnósticos de traumas físicos, lesões de pele, lesões e sequelas neurológicas, além de sequelas psíquicas (cada um com codificação própria) Se conhecida, associar com a forma da agressão		
	Y05	Agressão sexual por meio de força física (inclui tentativa de estupro e de sodomia)
	Y06	Negligência e abandono pelos pais
	Y07	Outras síndromes de maus-tratos (inclui: abuso sexual, crueldade mental, sevícias físicas e tortura)
Completar a codificação conforme o suposto agressor:		
	.0	pelo esposo ou companheiro
	.1	pelos pais
	.2	por conhecido ou amigo
	.3	por autoridades oficiais
	.8	por outra pessoa especificada
	.9	por pessoa não especificada
	X90	Agressão por meio de produtos químicos e substâncias nocivas não especificados
	X91	Agressão por meio de enforcamento, estrangulamento e sufocação
	X92	Agressão por meio de afogamento e submersão
	X93	Agressão por meio de disparo de arma de fogo de mão
	X94	Agressão por meio de disparo de espingarda, carabina ou arma de fogo de maior calibre
	X95	Agressão por meio de disparo de outra arma de fogo ou de arma não especificada
	X96	Agressão por meio de material explosivo
	X97	Agressão por meio de fumaça, fogo e chamas
	X98	Agressão por meio de vapor de água, gases ou objetos quentes
	X99	Agressão por meio de objeto cortante ou penetrante
	Y00	Agressão por meio de um objeto contundente

(*continua*)

Tabela 14 Código Internacional de Doenças (CID-10*) relativos a maus-tratos, abuso ou violência doméstica (*continuação*)

Y01	Agressão por meio de projeção de um lugar elevado
Y02	Agressão por meio de projeção ou colocação da vítima diante de um objeto em movimento
Y03	Agressão por meio de impacto de um veículo a motor
Y04	Agressão por meio de força corporal
Y08	Agressão por outros meios especificados
Y09	Agressão por meios não especificados
(Inclui: tentativa de assassinato SOE ou tentativa de homicídio SOE e homicídio não premeditado	
Complementar a codificação conforme o local da ocorrência	
.0	residência
.1	habitação coletiva
.2	escolas, outras instituições e áreas de administração pública
.3	área para a prática de esportes e atletismo
.4	rua e estrada
.5	áreas de comércio e de serviços
.6	áreas industriais e em construção
.7	fazenda
.8	outros locais especificados
.9	local não especificado

* CID-11, apresentado para adoção dos Estados Membros em maio de 2019, durante a Assembleia Mundial da Saúde, deveria entrar em vigor desde 1º de janeiro de 2022, mas ainda não foi adotada em nosso meio (Disponível em: https://pebmed.com.br/oms-lanca-a-cid-11-veja-o-que-muda-na-nova-classificacao-internacional-de-doencas/).
Fonte: CID-11.[13]

6
Principais acidentes

Sulim Abramovici

Objetivo do capítulo

- Avaliar a importância epidemiológica dos acidentes na infância e na adolescência.
- Entender a relação entre os acidentes e o desenvolvimento nas diferentes faixas etárias.
- Descrever os principais acidentes.
- Considerar as diferentes possibilidades de lesões em cada tipo de acidente.
- Definir os diferentes momentos do atendimento.

INTRODUÇÃO

No imaginário popular, os acidentes são eventos involuntários, imprevistos e repentinos, que simplesmente acontecem. O entendimento correto é considerar que o acidente, como qualquer doença prevenível, não ocorre ao acaso e, na grande maioria das vezes, é previsível. O estudo dos acidentes segue um modelo epidemiológico: ocorre um desequilíbrio entre o indivíduo e seu ambiente, com transferência de energia, que leva às lesões. O hospedeiro pode ser considerado a vítima, o agente patogênico é a energia transferida e os vetores são os objetos (Figura 1).

Na primeira infância a proteção é passiva, isto é, o adulto cuidador precisa saber dos riscos que estão à volta da criança e adolescente, bem como da capacidade física e mental de cada idade para que possa oferecer um ambiente saudável e protegido, antes que ocorra o acidente.

Segundo dados do Relatório Mundial de Prevenção de Acidentes elaborado pela OMS e pela Unicef, as principais causas de morte, em menores de 18 anos, por injúrias não intencionais são, pela ordem, acidentes de trânsito, afogamentos, queimaduras, quedas e intoxicações.

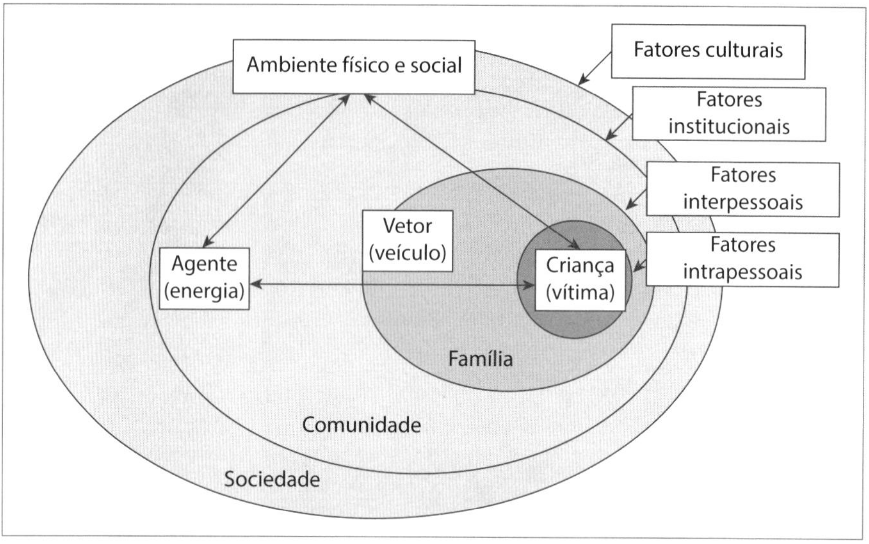

Figura 1 Modelo epidemiológico de Uri Brofenbrenner integrado ao contexto das injúrias físicas.

Fonte: elaborada pelo autor.

Na faixa etária de até 1 ano, as principais causas de morte incluem causas perinatais, congênitas, respiratórias e infecciosas. A partir de 1 ano de idade as causas são acidentes envolvendo veículos automotores, afogamentos, queimaduras, intoxicações e quedas. No grupo entre 1 e 4 anos, os acidentes envolvendo veículos automotores lideram as causas de morte, seguidos de afogamentos, obstruções das vias aéreas e quedas. Dos 5 aos 14 anos, as mortes consequentes a acidentes envolvendo veículos automotores continuam na liderança, seguidas de afogamentos, quedas e obstruções das vias aéreas.

Em um mundo organizado por adultos e para adultos, que não têm "olhos de criança", pais e cuidadores devem ser capazes de examinar o ambiente em que a criança vive, detectar e eliminar a maioria dos fatores de risco, fornecendo "camadas de proteção".

O DESENVOLVIMENTO DA CRIANÇA E DO ADOLESCENTE E OS RISCOS DE ACIDENTES

Existem aspectos relativos à idade que tornam a criança e o adolescente suscetíveis a diferentes situações de risco, conforme será visto a seguir.

Recém-nascido

É naturalmente dependente do adulto, completamente indefeso, não tem controle motor, não levanta a cabeça. Passa a maior parte do tempo no berço ou no carrinho. As principais situações de risco são quedas (colo, cama, trocador), queimaduras (água do banho, mamadeira, cigarro), afogamentos (banho), intoxicações (medicamentos), sufocações e engasgos (leite, talco, brinquedos).

Primeiro ano de vida

Caracteriza-se pelo desenvolvimento rápido: aos 4 meses já se vira, senta com apoio, leva tudo à boca, rola, agita-se no banho; a partir dos 7 meses está em movimentação contínua, senta sem apoio, tenta ficar em pé; aos 9 meses engatinha, seu mundo se amplia, sua enorme curiosidade faz dele um pequeno explorador. Principais riscos de acidentes: além dos citados anteriormente, introdução ou ingestão de pequenos objetos nos orifícios naturais (ouvido, nariz), engasgos com objetos, choques elétricos (dedo na tomada ou fio descascado).

Crianças de 1 a 3 anos

Têm grande energia motora, andam, correm, necessitam de espaço, não desviam de obstáculos, não conseguem parar com facilidade, sobem e descem escadas, chutam bola, pedalam triciclos, aperfeiçoam o equilíbrio, dominam melhor os grandes movimentos e realizam movimentos delicados. Nessa idade os acidentes são mais frequentes e graves: afogamentos (piscinas, tanques, baldes), atropelamentos, picadas venenosas, mordeduras, traumas (quedas ou colisões), queimaduras (térmicas, elétricas, químicas), além dos acidentes já citados nas outras faixas etárias.

Crianças de 3 a 7 anos

O mundo delas se amplia. Brincam no parque e na calçada, frequentam a escola; sua curiosidade é infinita: perguntam como e por que a respeito de tudo que as rodeia, inclusive as normas de segurança que devem seguir, e querem fazer sempre o que desejam, mas com pequena capacidade de previsão de riscos. Estão sujeitas a acidentes de trânsito, ferimentos, traumas (aqui se inclui o uso de bicicletas e patins), além dos citados para as outras faixas etárias.

Crianças de 7 a 12 anos

Podem ter aprendido noções de segurança, mas ainda não têm o pensamento concreto e organizado. Seu comportamento reflete o desafio às regras estabelecidas para sua proteção; suas habilidades estão aquém do julgamento crítico, e, sem a supervisão do adulto, em situações complexas como no trânsito, tornam-se vítimas de atropelamentos, quedas, ferimentos e lacerações, agressões e impactos contra objetos e pessoas.

Adolescentes de 12 a 18 anos

Nesta etapa, descobrem a própria personalidade, têm maior força física e seus movimentos estão bem coordenados. Porém, atuam algumas vezes sem pensar nas consequências, experimentam e exploram seu ambiente com mais liberdade, sofrem influência de amigos e do ambiente. Aqui se reflete imprudência ou desorientação. Principais riscos: traumas, contusões (esporte, trânsito), queimaduras, afogamentos, vícios (fumo, álcool, drogas).

ACIDENTES DE TRÂNSITO

O número absoluto de mortos no trânsito aumenta constantemente no mundo, ultrapassando 1 milhão por ano.

É importante o pediatra saber que os traumatismos relacionados aos meios de transporte constituem a primeira causa de morte a partir dos 5 anos de idade.

De acordo com dados brasileiros, dentre as principais causas de mortalidade na infância e adolescência, a única que contribui com mais de 5% do número total de mortes em todas as faixas de idade a partir do primeiro ano de vida é o trauma no trânsito.

A Organização Mundial da Saúde (OMS), que lidera a promoção de estratégias integradas para a prevenção de mortes no trânsito, recomenda adotar legislação abrangente, com a meta de disseminar a aplicação firme de dispositivos legais de controle efetivo dos 5 fatores-chave de risco do trauma no trânsito:

1. O excesso de velocidade.
2. O ato de dirigir sob o efeito de álcool.
3. O não uso de cinto de segurança
4. O não uso de capacete de motociclista.
5. O não uso de assento de segurança infantil.

As estratégias de proteção passiva – aquelas que protegem automaticamente, prescindindo de qualquer ação, conhecimento ou colaboração das pessoas envolvidas – são muito mais efetivas na redução de traumatismos, pois independem dos fatores individuais. Tais medidas podem ser implementadas por

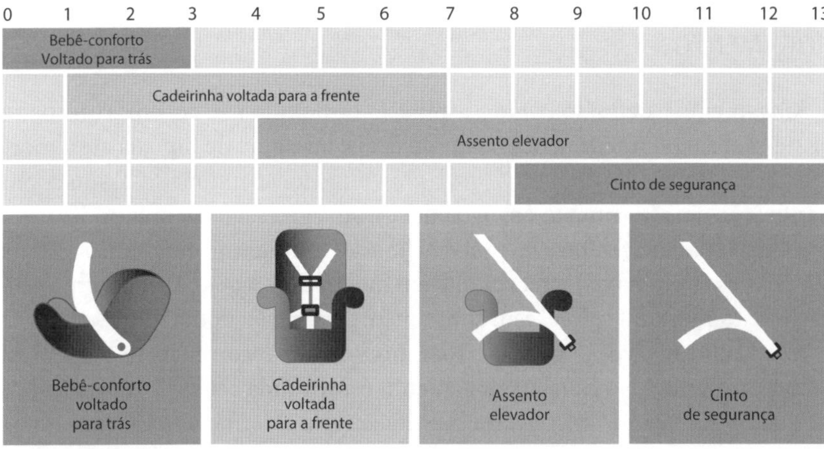

Bebê-conforto voltado para trás	Cadeirinha voltada para a frente	Assento elevador	Cinto de segurança
Do nascimento até que a criança tenha ultrapassado o limite máximo de peso ou altura permitido pelo fabricante do assento. Usar pelo menos até 2 anos, de preferência até 3 anos; não há limite superior de idade. O assento deve ser instalado de costas para o painel do veículo, preferencialmente no meio do banco de trás, preso pelo cinto de segurança ou, se disponíveis, por sistemas de ancoragem para assento infantil Isofix, i-Size ou LATCH, em conformidade com ECE R14, ECE R44 (norma europeia) ou FMVSS 225 (EUA).	Criança com peso ou estatura acima do limite máximo permitido para o assento tipo bebê-conforto deve usar a cadeirinha dotada de cintos de segurança próprios, pelo maior tempo possível, até atingir o limite máximo de peso ou altura permitido pelo fabricante. Vários modelos acomodam crianças pesando até 22 kg, isto é, ao longo de toda a idade escolar. O menor limite máximo de peso nas cadeirinhas de segurança disponíveis é 18 kg, que as crianças podem atingir entre 3 e 7 anos.	Criança com peso ou estatura acima do limite máximo permitido para a cadeirinha de segurança deve usar um assento de elevação (*booster*), até que o cinto de segurança do veículo adapte-se com perfeição (a porção subabdominal passando pela pelve, a porção do ombro passando pelo meio do ombro e do tórax e os pés encostando no assoalho), tipicamente quando atingir a estatura de 1,45 m (o que pode ocorrer entre 9 e 13 anos). Se o carro somente tiver cintos subabdominais no banco traseiro, não deve ser usado um assento de elevação.	O cinto de segurança só pode ser usado se as costas tocarem no encosto do assento, com os joelhos dobrados confortavelmente e os pés encostando firmemente no chão; o cinto de segurança passando pelo meio do ombro e do tórax e pela pelve. A estatura mínima para usar o cinto de segurança do carro, independentemente da idade da criança, é 1,35 m, segundo o padrão europeu, e 1,45 m, segundo o padrão norte-americano. Todas as crianças devem viajar no banco traseiro até os 13 anos de idade.

Figura 2 Recomendações sobre o uso dos dispositivos de segurança para crianças ocupantes de veículos automotores (Sociedade Brasileira de Pediatria).

meio de leis que normatizem as condições de segurança dos produtos ou que obriguem as pessoas a modificar certos tipos de comportamento.

Porém, o fator preponderante de proteção é a alta eficácia dos chamados dispositivos de retenção para crianças (bebê-conforto, cadeirinha ou assento elevador/*booster*) na redução dos traumatismos, desde que utilizados de forma adequada.

AFOGAMENTO

Afogamento é definido como a aspiração de líquido não corporal que ocorre por submersão ou imersão, ocasionando desde leve grau de hipóxia até a morte.

O termo "quase afogamento" (*near-drowning*) foi abandonado, assim como a classificação em afogamento em água doce e em água salgada, pois os distúrbios eletrolíticos são indiferentes na prática clínica. Outro termo em desuso é "afogamento seco ou molhado", uma vez que em menos de 1% dos casos ocorre apenas fechamento reflexo da glote, sem subsequente aspiração líquida.

A cada ano, mais de 500 mil pessoas morrem em decorrência de afogamento em todo o mundo. No Brasil o afogamento é a segunda causa de morte na faixa etária entre 5 e 14 anos e a terceira causa de morte externa para todas as idades. A idade em seus extremos, o sexo masculino, o uso de bebidas alcoólicas, a condição socioeconômica, a escolaridade e a falta de supervisão são os principais fatores de risco para o afogamento.

A distribuição dos acidentes por submersão é bimodal: o primeiro pico de incidência ocorre nos menores de 4 anos e o segundo entre adolescentes de 15 a 19 anos. Mesmo em regiões onde o litoral é extenso, a maioria dos afogamentos pediátricos ocorre em água doce. Os adolescentes, ávidos por ambientes amplos e perigosos, podem ser vítimas de acidentes por submersão em mar aberto, grandes lagos, rios e durante a prática de esportes aquáticos.

A causa intencional de submersão sempre deve ser considerada. Cerca de 8% das crianças internadas em centro terciário pediátrico podem ser vítimas de maus-tratos. O pediatra deve estar atento a dados inconsistentes da história ou incompatíveis com a capacidade de desenvolvimento da criança.

A alteração fisiopatológica mais importante no afogamento é a hipóxia. Quando não há alternativa para manter as vias aéreas fora da água, a apneia é a primeira e automática resposta, apesar de ainda não haver hipóxia e a consciência estar preservada. A água na boca é ativamente eliminada ou engolida. A primeira aspiração involuntária da água provoca com frequência tosse ou, raramente, laringoespasmo, levando a hipóxia. No caso de laringoespasmo, a hipóxia gerada provocará relaxamento da laringe em alguns segundos ou minutos, e, então, mais água será aspirada para os pulmões, tornando ineficaz a obtenção do O_2, instituindo-se torpor ou perda de consciência, em seguida apneia e, finalmente, assistolia.

O distúrbio respiratório não é influenciado pela composição da água e, sim, por sua quantidade. A aspiração de água doce ou salgada produz destruição de surfactante, alveolite e edema pulmonar não cardiogênico, resultando em aumento do *shunt* pulmonar e da hipóxia.

Humanos raramente aspiram quantidade de água suficiente para provocar distúrbio eletrolítico significativo, portanto as vítimas não necessitam de correção inicial de eletrólitos.

A fibrilação ventricular, quando ocorre, está relacionada à hipóxia e à acidose, e não à hemólise ou hipercalemia. A hipóxia produz uma sequência de eventos cardíacos, com taquicardia, bradicardia, uma fase de contrações cardíacas ineficazes, sem pulso, seguida então de perda completa do ritmo cardíaco e da atividade elétrica (assistolia). Os resultados da hipóxia são diminuição do débito cardíaco, hipotensão arterial, hipertensão pulmonar e aumento da resistência dos vasos pulmonares. Também é comum a intensa vasoconstrição periférica por causa da hipóxia, liberação de epinefrina e hipotermia.

Uma vítima pode ser resgatada durante qualquer momento do processo de afogamento e não necessitar de intervenção ou pode requerer medidas de ressuscitação cardiopulmonar (RCP). É fundamental enfatizar que o coração e o cérebro são os órgãos com maior risco de dano permanente após períodos relativamente curtos de hipóxia. O desenvolvimento de encefalopatia por hipóxia, com ou sem edema cerebral, é a causa mais comum de morbimortalidade em afogados hospitalizados.

A vítima de submersão deve receber suporte básico no local do acidente, ser socorrida o mais rapidamente possível e em segurança. As manobras de ressuscitação devem ser iniciadas imediatamente, com o objetivo de reduzir a hipóxia e minimizar seus efeitos deletérios. A reversão rápida da hipoxemia é um dos maiores determinantes de recuperação ou de lesão neurológica. A lesão neurológica permanente ocorre após 5 minutos de asfixia.

A retirada da vítima da água é prioritária. Porém, se a criança estiver em apneia, deve-se realizar respiração de resgate imediatamente, ainda em água rasa. Se a vítima estiver em água profunda, iniciar a ventilação de resgate apenas se houver treinamento para isso, idealmente com um suporte flutuador. A rotina de estabilização da cervical não é necessária, uma vez que menos de 0,5% dos afogamentos apresentam lesão cervical (exceção: a história de mergulho, sinais de trauma ou sinais de intoxicação alcoólica, sinais neurológicos focais). Constatada a ausência de pulsos, priorizar a retirada da criança da água para que a massagem cardíaca externa seja iniciada.

As vias aéreas devem ser limpas, evitando-se as manobras de retirada de água dos pulmões, como as compressões abdominais e manobras de Heimlich. Estas são indicadas apenas na suspeita de obstrução por corpo estranho. No afogamento essas manobras, além de serem ineficazes e retardarem o tratamento, podem provocar aspiração do conteúdo gástrico.

Evitar as perdas de calor secundárias e manter manobras de RCP durante todo o transporte até o hospital. O oxigênio deve ser administrado na maior concentração possível, de acordo com os recursos disponíveis no local ou no trajeto. No hospital, além das medidas de ressuscitação, é preciso avaliar a possibilidade de trauma, aquecer a vítima e estar atento ao equilíbrio ácido-básico, eletrolítico e ao estado hemodinâmico.

Algumas peculiaridades da criança vítima de submersão devem ser consideradas: lesões traumáticas associadas, como contusões e lacerações, com sangramentos que podem levar à hipovolemia ou piorá-la.

Todas as crianças que sofreram submersão precisam de avaliação no setor de emergência. A indicação de internação deve ser determinada pela gravidade do episódio e pela avaliação clínica. Se a história é consistente e o exame, normal, é mandatória a observação por 6 horas no setor de emergência. Pacientes que apresentam sintomas respiratórios, saturação de oxigênio alterada e alteração do nível de consciência devem ser hospitalizados em unidade de terapia intensiva (UTI).

INGESTÃO DE CORPO ESTRANHO

Calcula-se que 75% das ingestões de corpo estranho em crianças ocorram em menores de 5 anos. Diferentemente dos adultos, 98% dos casos são acidentais e ocorrem com objetos encontrados no domicílio, como moedas, brinquedos, joias, ímãs e baterias.

Os achados clínicos da ingestão de corpo estranho são bem variados. Dependem da idade da criança, da natureza do objeto, da região anatômica envolvida e do tempo transcorrido desde a ingestão.

Cerca de 40% das ingestões de corpo estranho não são testemunhadas, e em 50% dos casos não aparecem sintomas. Objetos que ultrapassam o esôfago geralmente não causam sintomas, mas pode ocorrer perfuração, erosão ou obstrução na evolução. Objetos com mais 2,5 cm ou pontiagudos impactam com mais facilidade.

Deve-se ter muita atenção com dois tipos de objetos: ímãs e baterias. A ingestão de dois ímãs aumenta o risco de perfuração ou fístula. As baterias (principalmente as de lítio), quando em contato íntimo com a paredes de vísceras, promovem a alcalinização súbita do local (pH de até 13), com risco de perfuração.

Pacientes com objetos impactados no esôfago podem ser assintomáticos ou apresentar os sintomas: saliva com sangue, tosse, salivação, disfagia, odinofagia, febre, recusa alimentar, desconforto em garganta, engasgo, irritabilidade, dor cervical ou torácica, pneumonias aspirativas, desconforto respiratório, taquipneia ou dispneia, estridor, sibilância, vômitos.

Os locais mais comuns de obstrução são: área cricofaríngea, terço médio do esôfago, esfíncter esofágico inferior, piloro e válvula ileocecal.

Os sintomas relacionados à obstrução, erosão ou perfuração em estômago ou intestino são: dor abdominal, náuseas, vômitos, febre, hematoquezia ou melena. Nas radiografias pode-se observar pneumoperitônio e distribuição inadequada de gases ou distensão de alças com nível líquido.

Importante lembrar também que o tempo médio de trânsito de um corpo estranho é de 3,6 dias e o tempo de ingestão de um objeto pontiagudo até a perfuração é de 10,4 dias. Portanto, se o objeto permanecer no indivíduo por mais de 3 dias pode-se considerar a remoção.

Para a identificação do corpo estranho digerido, solicita-se radiografia AP/P do pescoço, tórax e abdome em todos os pacientes com suspeita de ingestão de corpo estranho. A maioria dos corpos estranhos é radiopaca e o diagnóstico não é difícil.

A endoscopia digestiva como método diagnóstico fica reservada para os pacientes sintomáticos em que o corpo estranho não foi identificado.

Em raras situações pode-se considerar a realização de exames contrastados, tomografia, ultrassonografia ou ressonância magnética para identificação do corpo estranho.

Importante determinar o tempo para realização de endoscopia.

Endoscopia de emergência:

- Obstrução esofágica.
- Baterias no esôfago.
- Objetos pontiagudos ou afiados no esôfago.

Endoscopia de urgência:

- Corpo estranho não pontiagudo ou afiado no esôfago.
- Alimento impactado em esôfago sem obstrução total.
- Objetos pontiagudos e afiados no estômago ou duodeno.
- Objetos de 6 cm no duodeno proximal ou antes.
- Ímãs com alcance endoscópico.

Endoscopia não urgente:

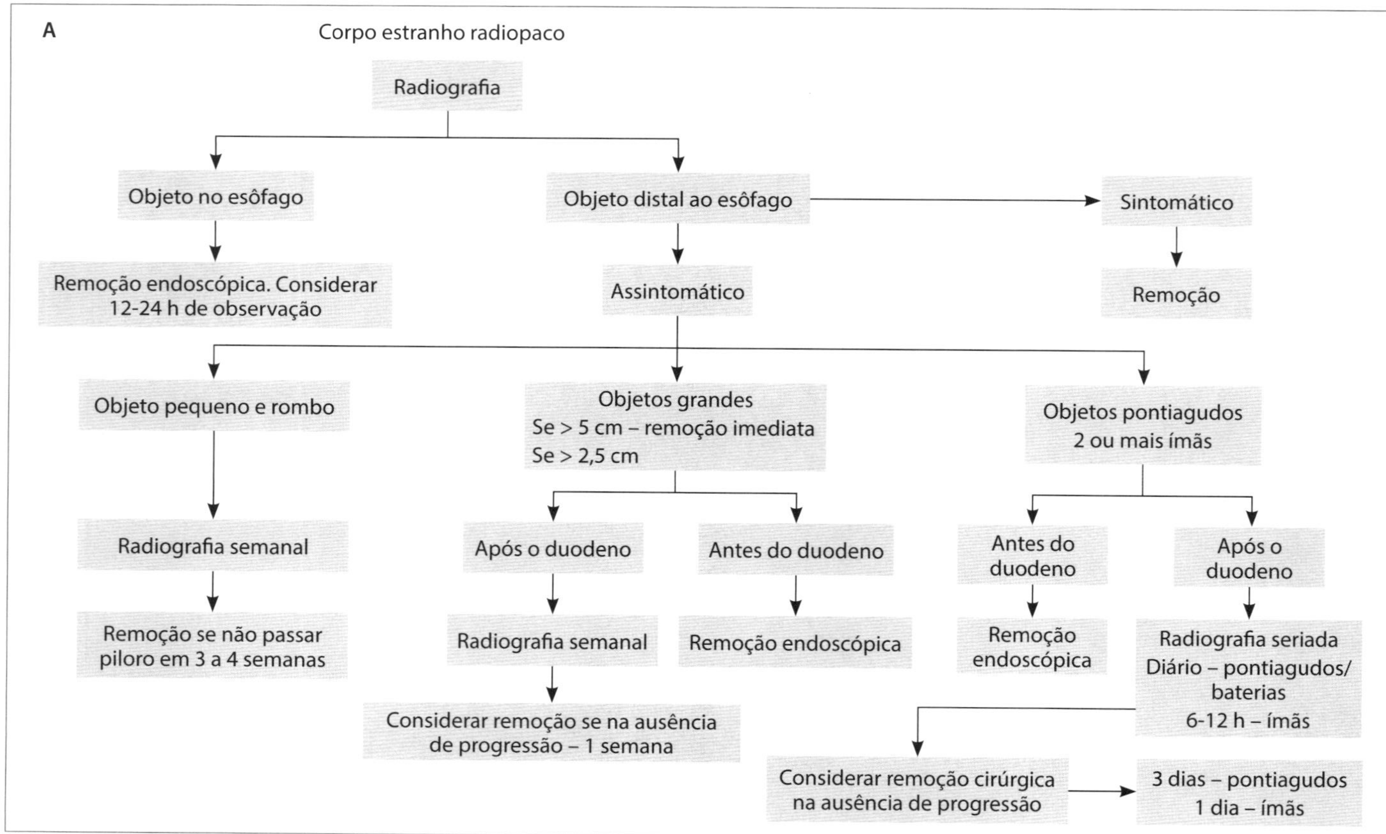

Figura 3 Manejo da ingestão de corpo estranho. A: corpo estranho radiopaco. (*continua*)

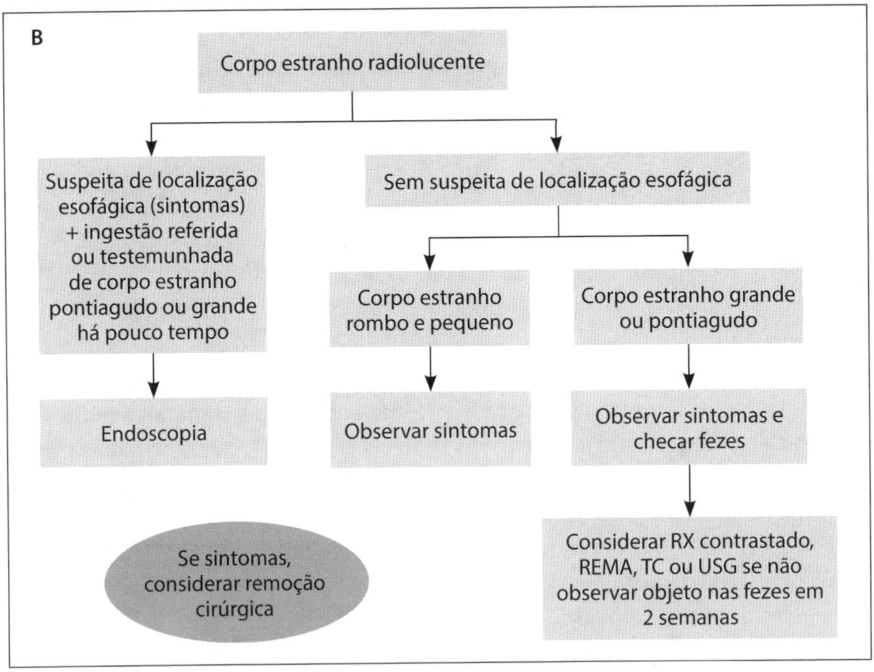

Figura 3 (*continuação*) B: corpo estranho radiolucente.
RX: radiografia, TC: tomografia, USG: ultrassonografia.
Fonte: elaborada pelo autor.

- Moedas no esôfago podem ser observadas por 12 a 24 horas no paciente assintomático.
- Objetos no estômago com mais de 2,5 cm.
- Baterias que estão no estômago em paciente assintomático podem ser observadas por 48 horas. Aquelas que permanecerem no estômago por mais de 48 horas deverão ser retiradas.

INTOXICAÇÕES EXÓGENAS AGUDAS

Na faixa etária pediátrica, em particular abaixo dos 6 anos, as intoxicações não intencionais são frequentes devido à curiosidade da criança em explorar o ambiente. Nas crianças maiores e adolescentes, predominam as intoxicações intencionais e as drogas de abuso.

As principais substâncias envolvidas são: medicamentos, domissanitários e produtos químicos industriais. Nos adolescentes, os medicamentos continuam como principal causa de intoxicação, seguidos pelas drogas de abuso e venenos por animais peçonhentos (principalmente escorpiões).

O reconhecimento precoce dos sinais e sintomas das síndromes tóxicas (toxíndromes) e a instituição da terapêutica adequada são essenciais para o prognóstico favorável no atendimento da criança vítima de intoxicação.

O termo "intoxicação exógena" refere-se às consequências clínicas ou bioquímicas por causa da exposição aguda a substâncias encontradas no ambiente (água, ar, alimentos, plantas, animais peçonhentos etc.) ou isoladas (pesticidas, medicamentos, produtos de uso industrial ou domiciliar, entre outros).

A história de intoxicação nem sempre é clara. Na grande maioria das vezes, é comum os pais negarem a possibilidade da ingestão acidental de alguma substância.

A anamnese é importante para direcionar os acontecimentos e reconhecer os sinais e sintomas das toxíndromes. Questionar sobre todos os medicamentos ou substâncias potencialmente tóxicas disponíveis em casa, local de armazenamento, hábitos diários e condição de saúde da criança e de seus cuidadores fornece informações que corroboram a suspeita da intoxicação.

Em geral a criança, previamente hígida, inicia, de forma súbita e inexplicada, sinais e sintomas progressivos que podem acometer os vários sistemas: neurológico, respiratório, cardiovascular, gastrointestinal e metabólico.

Quando o tóxico for conhecido, é importante estimar a quantidade ingerida, o tempo decorrido do contato com a substância, a sintomatologia inicial, quais medidas foram tomadas até a chegada ao serviço de emergência e se foram feitas manobras de reanimação.

Sinais e sintomas semelhantes causados por doses tóxicas de substâncias químicas diferentes caracterizam as toxíndromes, e seu reconhecimento precoce otimiza o atendimento inicial.

A seguir serão descritas as toxíndromes mais comuns com seus mecanismos de ação, quadro clínico e substâncias causais.

Toxíndrome anticolinérgica

É resultante da inibição das fibras parassimpáticas pós-ganglionares que liberam a acetilcolina, e das fibras autônomas pré-ganglionares, das placas mioneurais do músculo esquelético e de certas sinapses do sistema nervoso central (SNC). Predominam os efeitos parassimpatolíticos, manifestados pelo quadro clínico: rubor facial, mucosas secas, hipertermia, taquicardia, midríase, retenção urinária, agitação psicomotora, alucinações e delírios.

Principais agentes: atropina, anti-histamínicos, antiparkinsonianos, antidepressivos tricíclicos, antiespasmódicos, midriáticos, planta da família *Solanaceae* (popularmente conhecida como saia branca).

Toxíndrome anticolinesterásica

Ocorre inibição da enzima acetilcolinesterase, levando a um acúmulo da acetilcolina nos receptores colinérgicos muscarínicos (sistema autônomo periférico e central) e nicotínicos (músculos esqueléticos), desencadeando uma série de sintomas parassimpaticomiméticos: sudorese, lacrimejamento, salivação, aumento das secreções brônquicas, diarreia, miose, bradicardia, fibrilações e fasciculações musculares.

Principais agentes: inseticidas organofosforados (inibidores irreversíveis da acetilcolinesterase), inseticidas carbamatos (inibidores reversíveis da acetilcolinesterase), fisostigmina (parassimpaticomimético), algumas espécies de cogumelos, veneno de cobra.

Toxíndrome simpatomimética

Resulta da estimulação de nervos simpáticos (alfa e beta-adrenérgicos) mediada pelas catecolaminas noradrenalina e adrenalina. Observa-se:

- Ação excitatória periférica (vasos sanguíneos da pele, mucosas e glândulas salivares) e ação inibitória periférica (músculo liso da parede intestinal, árvore brônquica e vasos da musculatura esquelética).
- Ação cardíaca excitatória.
- Ações metabólicas (aumento da glicogenólise).
- Ações endócrinas (modulação da secreção de insulina, renina e hormônios hipofisários).
- Excitação do SNC.

O quadro clínico resulta em: midríase, hiper-reflexia, distúrbios psíquicos, hipertensão, taquicardia, piloereção, hipertermia, sudorese e convulsão.

Principais agentes: cocaína, anfetamínicos, descongestionantes nasais (efedrina/pseudoefedrina), cafeína, teofilina.

Toxíndrome narcótica

Resulta da ação dos opioides (morfina e correlatos) em receptores do SNC (medula, pupilas, centro respiratório do tronco cerebral), dos sistemas cardiovascular, gastrointestinal, geniturinário e pele.

Quadro clínico: depressão respiratória, depressão neurológica, miose, bradicardia, hipotermia, hipotensão, hiporreflexia.

Principais agentes: opiáceos, elixir paregórico e difenoxilato.

Toxíndrome depressiva

Resulta da interferência na função adrenérgica do SNC, principalmente nos neurônios noradrenérgicos centrais. Como manifestação clínica, tem-se: depressão neurológica (sonolência, torpor, coma), depressão respiratória, cianose, hiporreflexia, hipotensão, miose, hipotermia e bradicardia.

Principais agentes: barbitúricos, benzodiazepínicos, etanol.

Toxíndrome extrapiramidal

Resulta do aumento da ação da acetilcolina nas sinapses muscarínicas e do antagonismo da dopamina no SNC. Observam-se distúrbios do equilíbrio, distúrbios do movimento, hipertonia, distonia orofacial, mioclonias, trismo, opistótono, parkinsonismo.

Principais agentes: fenotiazínicos, butirofenonas, fenciclidina (PCP ou pó de anjo), lítio e metoclopramida.

QUEIMADURAS

A incidência de queimaduras vinha diminuindo nas últimas décadas, em virtude das medidas de prevenção; porém, com o aparecimento da pandemia de covid-19, voltou a apresentar um crescimento, devido ao isolamento domiciliar. Crianças de até 5 anos têm maior risco, e os incêndios são a principal causa de morte relacionada a queimadura em crianças.

As causas são: insolação (primeiro e segundo graus, sendo raras as de terceiro grau, exceto em lactentes), escaldamento, acidentes com fogo, substâncias químicas, queimaduras por contato e elétricas.

Os escaldamentos são a principal causa nos primeiros 3 anos de vida. Ocorrem acidental ou intencionalmente.

Queimaduras por cigarro, contato com ferro de passar roupa quente, queimaduras com líquido escaldante e imersão (limites bem definidos na extremidade) e lesões envolvendo períneo sugerem lesões intencionais e devem ser notificadas.

As vítimas de queimaduras devem ser tratadas seguindo protocolos de trauma, garantindo sempre a permeabilidade de vias aéreas, ventilação, circulação, ressuscitação hídrica e analgesia. Também é importante restaurar o volume intravascular, prevenindo hipotensão arterial, hipoperfusão tecidual e choque; assim a oxigenação para os tecidos lesados será mantida e a recuperação da ferida será mais rápida. Em situações específicas, recomendar hospitalização das crianças. Não há indicação de antibióticos sistêmicos em queimados não infectados, além de levarem ao aparecimento de bactérias resistentes.

Avanços no tratamento, ressuscitação hídrica fisiológica, excisão cirúrgica precoce na lesão de terceiro grau com curativos efetivos, controle da infecção, tratamento da lesão inalatória e suporte nutricional contribuíram para uma redução na letalidade, principalmente na faixa etária pediátrica.

Classificação

- **Queimaduras de primeiro grau:** limitam-se ao epitélio. Notam-se eritema, calor e dor. Não há bolhas. Não causam agressão fisiológica.
- **Queimaduras de segundo grau:** destruição da epiderme e parte da derme. Anexos cutâneos são poupados. É a partir deles que a reepitelização ocorre. Há formação de bolhas. São subclassificadas em espessura parcial superficial ou profunda. As superficiais, protegidas das infecções, cicatrizam em até 21 dias.
- **Queimaduras de terceiro grau:** toda a derme é destruída, incluindo folículos pilosos e terminações nervosas. São indolores. A resolução ocorre por crescimento do epitélio a partir das margens da ferida ou por enxerto de pele.
- **Queimaduras de quarto grau:** estendem-se à gordura subcutânea, fáscia muscular, músculo ou osso. Associadas com queimaduras elétricas.

Quando se avalia a extensão da lesão, somente as lesões de segundo e terceiro graus devem ser consideradas.

Os gráficos de Lund e Browder são usados para calcular a porcentagem da área da superfície para avaliar a queimadura antes do início da ressuscitação com fluidos.

Segundo a Academia Americana de Queimaduras, as indicações de hospitalização de hospitalização das crianças são:

- Queimaduras de segundo grau acometendo mais de 10% da superfície corpórea total.
- Queimaduras de segundo e terceiro graus que envolvem face, mãos, pés, genitália, períneo ou grandes articulações.
- Queimaduras de terceiro grau acometendo mais de 5% da superfície corpórea.
- Queimaduras elétricas (incluídos acidentes por raios).
- Queimaduras químicas.
- Doenças crônicas de base ou lactentes jovens.
- Lesão respiratória por inalação.

Tabela 1 Diagrama da queimadura de Lund e Browder

Área	Nascimento até 1 ano	1-4 anos	5-9 anos	10-14 anos	15 anos	Adulto	2º grau	3º grau
Cabeça	19	17	13	11	9	7		
Pescoço	2	2	2	2	2	2		
Tórax anterior	13	13	13	13	13	13		
Tórax posterior	13	13	13	13	13	13		
Nádega direita	2,5	2,5	2,5	2,5	2,5	2,5		
Nádega esquerda	2,5	2,5	2,5	2,5	2,5	2,5		
Genitália	1	1	1	1	1	1		
Braço direito	4	4	4	4	4	4		
Braço esquerdo	4	4	4	4	4	4		
Antebraço direito	3	3	3	3	3	3		
Antebraço esquerdo	3	3	3	3	3	3		
Mão direita	2,5	2,5	2,5	2,5	2,5	2,5		
Mão esquerda	2,5	2,5	2,5	2,5	2,5	2,5		
Coxa direita	5,5	6,5	8	8,5	9	9,5		
Coxa esquerda	5,5	6,5	8	8,5	9	9,5		
Perna direita	5	5	5,5	6	6,5	7		
Perna esquerda	5	5	5,5	6	6,5	7		
Pé direito	3,5	3,5	3,5	3,5	3,5	3,5		
Pé esquerdo	3,5	3,5	3,5	3,5	3,5	3,5		
Total								

Fonte: adaptada de Lund e Browder, 1994.[26]

- Queimadura associada a trauma concomitante.
- Queimaduras em tórax ou circunferenciais em extremidades.
- Criança com doença prévia que pode complicar o tratamento da queimadura.
- Vitimização infantil ou falta de condições de tratamento domiciliar.

A queimadura e seus efeitos determinam a síndrome da resposta inflamatória sistêmica.

A lesão térmica provoca uma intensa resposta metabólica, maior que qualquer outro trauma. Ocorre grande perda de fluidos corpóreos e pode haver sobrecarga nos sistemas cardíaco, pulmonar e renal.

Vários mediadores químicos são liberados e ocorre alteração da permeabilidade vascular, com passagem de fluido intravascular para o interstício e edema na área queimada.

Após uma grande queimadura, o edema também se forma em tecidos não queimados, em razão da intensa hipoproteinemia.

Se a perda de volume intravascular é excessiva, associada à evaporação pela ferida, ocorre hipotensão, podendo evoluir para choque. O paciente apresenta enchimento capilar lento, a pele não lesada é pálida e fria e podem ocorrer taquicardia, taquipneia, oligúria, letargia e hipotermia. Se as perdas não são corrigidas, sobrevêm hipotensão sistêmica, hipoperfusão tecidual e morte.

Muito importante na abordagem dos acidentes de queimadura são as evidências de lesão inalatória. Valorizar incêndio em espaços fechados, narinas, sobrancelhas ou cílios chamuscados, queimaduras faciais e do pescoço, secreções carbonáceas, além de rouquidão, tosse e chiado.

O monóxido de carbono (CO) é o gás responsável por mais de 80% das lesões inalatórias. Ele não é tóxico para os pulmões, porém a afinidade da hemoglobina pelo CO é 250 vezes maior que ao oxigênio (O_2). Tanto a pressão parcial de oxigênio arterial (PaO_2) quanto a saturação de O_2 medidas pelo oxímetro de pulso permanecem normais, pois a fração de O_2 dissolvido no plasma não se altera.

Importante também é considerar a inalação de cianeto (HCN). O HCN é um composto altamente volátil que ocorre em incêndios com material como madeira, papel, plástico, acrílico e polímeros sintéticos. É carreado na corrente sanguínea pelas hemácias para o interior da célula, ligando-se à enzima citocromo oxidase, bloqueando o ciclo respiratório e a formação de adenosina trifosfato (ATP); ocorre acidose láctica grave e pode ocorrer morte em poucos minutos após a exposição.

Na impossibilidade de dosagem de HCN, a concentração de lactato no plasma pode ser indicativa. A diminuição da diferença arteriovenosa de O_2 abaixo de 10 mmHg também pode ser observada, explicando a ausência de cianose.

O tratamento deve ser feito sem diagnóstico laboratorial, após feita suspeita clínica. Os sinais são respiratórios e neurológicos: hiperventilação, cefaleia, náuseas, vômitos e taquicardia. Em sequência, convulsões, bradicardia e hipotensão, podendo evoluir para parada cardiorrespiratória e choque.

O tratamento da intoxicação por monóxido de carbono consiste na administração imediata de oxigênio a 100%, enquanto o da intoxicação por cianeto consiste em oxigenoterapia e hidroxicobalamina injetável como antídoto. Se possível, uma amostra deve ser colhida imediatamente na cena do acidente, podendo o tratamento ser feito empiricamente mesmo sem a dosagem ou resultado do exame.

É feito com ventilação com fração inspirada de oxigênio (FiO_2) 100% com máscara não reinalante 8 a 15 L/minuto (a meia-vida de HCN é de 1 hora) e intubação orotraqueal para casos moderados ou graves.

A droga de escolha para o tratamento com suspeita de intoxicação por HCN é a hidroxicobalamina, de ação rápida, que se liga ao HCN e é eliminada pela urina. A administração deve ser imediata, na dose de 5 g em adultos (crianças: 70 mg/kg) por infusão intravenosa durante 15 minutos; em casos graves, uma segunda dose poderá ser infundida durante 15 minutos a 2 horas.

O edema dos tecidos supraglóticos pode obstruir as vias aéreas, e os sintomas clínicos podem levar 12 horas para aparecer. A reposição hídrica e a hipoproteinemia agravam ainda mais o edema de mucosa.

A broncoscopia precoce não é fundamental, mas poderá auxiliar no diagnóstico, que pode não ser avaliado em radiografias por vários dias.

Sepse é a principal causa de morte nas crianças queimadas. As portas de entrada mais importantes são a ferida, o trato respiratório, o trato urinário, cateteres intravenosos e, possivelmente, o trato gastrointestinal.

Devem sempre ser garantidos permeabilidade de vias aéreas, ventilação, circulação, ressuscitação hídrica, débito urinário satisfatório e analgesia

Restaurar o volume intravascular é o procedimento inicial mais importante, prevenindo hipotensão arterial, hipoperfusão tecidual e choque, sem causar edema pulmonar ou periférico excessivo. Assim, a função cardíaca, renal e pulmonar será otimizada, a oxigenação para os tecidos lesados será mantida e a recuperação da ferida, mais rápida.

Existem várias fórmulas que podem ser utilizadas. Importante é que cada serviço tenha um protocolo e o adote com segurança.

Segundo a American Burn Association, em seu *Advanced Burn Life Support Course*, as fórmulas de Parkland (4 mL/kg/SCQ em 24 horas) e Brooke modificada (2 mL/kg/SCQ em 24 horas) são as mais indicadas. Utiliza-se um cálculo médio 3 mL/kg/SCQ em 24 horas, sendo a primeira metade em 8 horas, contadas a partir do evento, e a segunda metade em 16 horas.

QUEDAS

Correspondem a mais da metade das entradas em prontos-socorros (PS), e mais da metade atinge crianças menores de 4 anos.

A gravidade depende da altura e da superfície do impacto: em quedas de altura maior de 1,5 m, o risco de lesões graves é quatro vezes maior.

Os principais acidentes envolvem andador, trocador, carrinho, cama, beliche, janela, escada, equipamentos de parquinhos, árvores e esportes.

CONCLUSÃO

Em um mundo organizado por adultos e para adultos, que não têm "olhos de criança", pais e cuidadores devem ser capazes de examinar o ambiente em que a criança vive, detectar e eliminar a maioria dos fatores de risco, fornecendo "camadas de proteção".

Alguns pais ainda acreditam que acidentes são uma questão do destino, dependente da sorte – ou da falta dela. Esse pensamento é perigoso, pois conceituar o acidente como evento inesperado, imprevisível e que acontece por acaso é incorreto, contraproducente e dificulta uma abordagem tecnicamente adequada.

A tendência atual é considerar que o acidente, como qualquer doença prevenível, não ocorre ao acaso, e na grande maioria das vezes é previsível.

Esses fatos envolvem riscos variados, cuja prevenção deve ser conhecida por seus responsáveis. Portanto, pense e pratique segurança. A prevenção das lesões não é difícil, não custa muito nem toma muito tempo, mas requer atenção, bom senso e algum esforço.

É muito importante conhecer as principais características do desenvolvimento da criança, para saber protegê-la e educá-la. O resultado desse investimento tem um valor incalculável.

BIBLIOGRAFIA

1. American Academy of Pediatrics (AAP). TIPP Revision Subcommittee. Bass JL (ed.). The Injury Prevention Program: a guide to safety counseling in office practice. Elk Grove Village: American Academy of Pediatrics; 1994. Disponível em: www.aap.org/family/tippmain.htm. Acesso em: 20 nov. 2008.
2. American Burn Association. Advanced burn life support course provider. 2018. Update.
3. American Heart Association (AHA); International Liaison Committee on Resuscitation (Ilcor). Guidelines 2000 for cardiopulmonary resuscitation and emergency cardiovascular care. Circulation. 2000;102(8 Suppl 1):I-1-I-384.
4. American Society for Gastrointestinal Endoscopy (ASGE). Management of ingested foreign bodies and food impactions – ASGE guidelines. Gastrointestinal Endoscopy. 2011;73(6).
5. Arana A, Hauser B, Hachimi-Idrissi S, Vandenplas Y. Management of ingested foreign bodies in childhood and review of the literature. Eur J Pediatr. 2001;160:468-72.
6. Barrueto F, Gattu R, Mazer-Amirshahi M. Updates in the general approach to the pediatric poisoned patient. Pediatr Clin N Am. 2013;60:1203-20.
7. Blank D. Controle de injúrias sob a ótica da pediatria contextual. J Pediatr. 2005;81(5 Suppl):S123-36.
8. Blank D. Injury control in South America: the art and science of disentanglement. Inj Prev. 2004;10:321-4.
9. Calello DP, Henretig F. Pediatric toxicology. specialized approach to the poisoned child. Emerg Med Clin N Am. 2014;32:29-52.
10. Cummins RO, Szpilman D. Submersion. In: Cummins RO, Field JM, Hazinski MF (eds.). ACLS – The reference textbook. v.II: ACLS for experienced providers. Dallas: American Heart Association; 2003. p.97-107.

11. Desai S, Su MK. Cyanide poisoning. UpToDate. Last updated: Jan 13, 2023. Disponível em: https://www.uptodate.com/contents/cyanide-poisoning. Acesso em: 26 fev. 2024.
12. Fishman DS, Jensen C, Hoppin AG. Caustic esophagy injury in children. UpToDate 2015 Jun. Disponível em: https://medilib.ir/uptodate/show/5862. Acesso em: 26 fev. 2024.
13. Gardner HG; American Academy of Pediatrics Committee on Injury, Violence, and Poison Prevention. Office-based counseling for unintentional injury prevention. Pediatrics. 2007;119(1):202-6.
14. Greenhalg DJ. Management of burns. N Eng J Med. 2019;380;(24):2349-59.
15. Guilabert P, Usúa G, Martín N, Abarca L, Barret JP Colomina MJ. Fluid resuscitation management in patients with burn. Br J Anaesthesia. 2016;117(3):284-96.
16. Hagan JF, Shaw JS, Duncan PM (eds.). Bright futures: guidelines for health supervision of infants, children, and adolescents. 3.ed. Elk Grove Village, IL: American Academy of Pediatrics; 2008. p.177-91. Disponível em: http://brightfutures.aap.org/pdfs/Guidelines_PDF/10 Promoting_Safety_and_Injury_Prevention.pdf. Acesso em: 24 fev. 2024.
17. Herndon DN. Total burn care. 3.ed. Philadelphia, Saunders; 2007. p.485-94.
18. International Society for Burn Injuries (ISBI). Practice guidelines for burn care – 2016.
19. ISBI Practice Guidelines Committee (2016). ISBI practice guidelines for burn care. Science Direct. 2016; p.953-1021.
20. Jeschke MG, Chinkes DL, Finnerty CC, Kulp G, Suman OE, Norbury WB, et al. pathophisiologic response to severe burn injury. Ann Surg. 2008;248(3):387-401.
21. Johnson MK, Jacobsen D, Meredith TJ, Eyer P, Heath AJ, Ligtenstein DA, et al. Evaluation of antidotes for poisoning by organophosphorus pesticides. Emerg Med. 2000;12:22.
22. Kramer RE, Lerner DG, Lin T, Manfredi M, Shah M, Stephen TC, et al. Management of ingested foreign bodies in children: a clinical report of the NASPGHAN Endoscopy Committee. JPGN. 2015;60(4).
23. Lee JO, Norbury WB, Herndon DN. Special considerations of age: the pediatric burned patient. In: Total burn care. 4.ed. Philadelphia: Elsevier; 2012. p.406-14.
24. Lee LK, Farrell C. Trauma management: approach to the unstable children. UpToDate. Last update: Oct 16, 2023. Disponível em: https://www.uptodate.com/contents/trauma-management-approach-to-the-unstable-child?search=manejo%20inicial%20do%20trauma%20em%20crian%C3%A7as%20&source=search_result&selectedTitle=2~150&usage_type=default&display_rank=2. Acesso em: 24 fev. 2024.
25. Litovitz TL, Klein-Schwartz W, White S, Coubaugh DJ, Youniss J, Omslaer JC, et al. 2000 annual report of the American Association of Poison Control Centers Toxic Exposure Surveillance System. Am J Emerg Med. 2001;19:337-95.
26. Lund CC, Browder NC. The estimation of areas of burns. Surg Gynecol Obstet. 1944;79:352.
27. Manaker S, Perry H. Carbon monoxyd poisoning. UpToDate. Last updated: Nov 17, 2023. Disponível em: https://www.uptodate.com/contents/carbon-monoxide-poisoning. Acesso em: 26 fev. 2024.
28. Mathias E, Murthy MS. Pediatric thermal burns and treatment: a review of progress and future prospect. Medicines. 2017;4:91.
29. New Brunswick Trauma Program. Consensus Statement: clinical practice guideline for burn injuries. 2019.
30. Peden M, Oyegbite K, Ozanne-Smith J, Hyder AA, Branche C, Rahman AKMF, et al. (eds.). World report on child injury prevention. Geneva: WHO and Unicef; 2008.
31. Sociedade Brasileira de Pediatria (SBP). Prevenção de queimaduras em tempos de covid-19. Nota de alerta. 2019. p.1-11.
32. Szpilman D. Afogamento na infância: epidemiologia, tratamento e prevenção Rev Paul Pediatria. 2005;23(3):142-53.

33. Szpilman D. Near-drowning and drowning classification: a proposal to stratify mortality based on the analysis of 1,831 cases. Chest. 1997;112(3):60-5.
34. Sztajnkrycer MD. Deadly pediatric poisons:nine common agents that kill at low doses. Emerg Med Clin N Am. 2004;22:1019-50.
35. Uywmura MC. Foreign body ingestion in children. American Family Physician. 2005;72(2).
36. Velez LI, Shepherd JG, Goto CS. Approach to the child with occult toxic exposure [Internet]. UpToDate 2015 Jun. Disponível em: http://www.uptodate.com/contents/approach-to-the--child-with-occult-toxic-exposure?source=search_result&search=poisoning&selectedTitle=2%7E150. Acesso em: 26 fev. 2024.
37. Waksman RD, Gikas RMC (coords.). Segurança na infância e adolescência. São Paulo: Atheneu; 2003 (Atualizações Pediátricas: SPSP).

Seção IV

Emergências cardiológicas

7
Dor torácica

Carolina Vieira de Campos
Isabela Guersoni Menna Barreto

Objetivo do capítulo

- Avaliar o paciente pediátrico com queixa de dor torácica no pronto atendimento.
- Conhecer os principais diagnósticos diferenciais e sinais de alarme para dor torácica cardíaca.
- Indicar corretamente exames complementares, quando necessários.
- Fazer a abordagem terapêutica inicial das principais causas de dor torácica de origem cardíaca na infância.

DEFINIÇÃO E INCIDÊNCIA

Dor torácica é uma queixa pouco frequente entre crianças e adolescentes, sendo responsável por cerca de 0,3 a 0,6% das visitas à emergência pediátrica.[1,2] É um sintoma com diversas etiologias em que 94% dos casos apresentam causas não cardiológicas distintas, por exemplo, osteomuscular, psicogênica, pulmonar e gastrointestinal.[3,4] Apesar da gravidade infrequente, é imprescindível organizar uma história clínica detalhada e realizar um exame físico completo visando estabelecer conduta rápida em casos mais graves.

ETIOLOGIA E FISIOPATOLOGIA

Osteomuscular

Causas osteomusculares são as mais prevalentes para dor torácica na pediatria, com incidência que varia de 15 a 31%.[5,6] Entre essas, destacam-se trauma direto ao tórax e distensão muscular, condições que podem ser confirmadas com uma história detalhada. Outros diagnósticos possíveis incluem costocondrite, síndrome de Tietze, síndrome da costela escorregadia, síndrome da captura precordial, xifodinia e anormalidades da parede torácica. Vale ressaltar que etiologias dessa categoria podem ser facilmente descartadas ou consideradas após exame minucioso da parede torácica.

Psicogênico

De 10 a 30% das ocorrências de dor torácica na emergência pediátrica têm natureza psicogênica, sendo mais comum entre adolescentes do que entre crianças.[7] Muitas vezes os pacientes apresentam hiperventilação associada a ataques de ansiedade ou pânico que podem levar a dor no peito. Normalmente existe algum fator estressor na escola ou na família associado ao episódio. Trata-se de diagnóstico de exclusão, devendo ser considerado somente após o afastamento de diagnósticos orgânicos.

Pulmonar

Problemas pulmonares são a terceira etiologia mais incidente, representado entre 2 e 11% dos casos de dor torácica.[8] Asma (induzida por exercício ou não) é a causa mais frequente de dor torácica de origem pulmonar e normalmente apresenta outros sintomas concomitantes que podem ser identificados na avaliação inicial do paciente. Deve-se considerar também diagnósticos como pneumonia, embolia pulmonar, pneumotórax (pós-trauma ou espontâneo), derrame pleural e pleurites.[2]

Gastrointestinal

Condições gastrointestinais são a quarta maior causa de dor torácica, apresentando uma incidência de 8%. Entre elas, o problema mais comum e que merece maior atenção é o refluxo gastroesofágico. Ingestão de corpo estranho ou substâncias cáusticas, úlcera péptica, gastrite e esofagite também são diagnósticos diferenciais.[9]

Miscelânea

Dor torácica por problemas nos seios representam de 1 a 5% dos casos. Para meninas após a menarca, esse grupo de diagnósticos diferenciais inclui mastite, doença fibrocística da mama ou gravidez. Já para os homens pode-se considerar o crescimento das mamas. Além disso, infecção por herpes-zóster também pode manifestar-se por meio de dor torácica.[10]

Cardíacas

Patologias cardíacas são responsáveis por menos de 6% das ocorrências de dor torácica na emergência pediátrica.[3,4] Apesar da menor frequência, trata-se de grupo de doenças com potencial risco de vida, por isso seu diagnóstico é fundamental. A obtenção de história clínica completa do paciente é essencial, uma vez que, na maioria dos casos em que uma doença cardíaca é a causadora da queixa, já existe um diagnóstico prévio. Além disso, existem diversas condições clínicas que aumentam o risco e podem explicar a ocorrência de infarto e angina em jovens, por exemplo, doença de Kawasaki, anemia crônica, diabetes *mellitus* de longa data e uso de drogas.[3,11-17]

Didaticamente, pode-se classificar as causas cardíacas de arritmias em doenças estruturais, alterações de ritmo cardíaco ou alterações inflamatórias cardíacas. Exemplos de causas cardíacas estruturais incluem cardiomiopatia hipertrófica, anomalias coronarianas congênitas ou estenose aórtica. Nessas condições, pode haver desbalanço entre a oferta e o consumo de oxigênio miocárdico, resultando em dor torácica secundária a isquemia transitória ou permanente.

Entre as alterações de ritmo cardíaco, a mais comum é a taquicardia supraventricular, sendo responsável por 33 a 67% dos casos de dor torácica por causas cardíacas. Contudo, outros distúrbios de ritmo podem ser observados, como *flutter* atrial, fibrilação atrial, contração ventricular prematura, taquicardia ventricular e bradicardia. Vale ressaltar que indivíduos com doenças cardíacas congênitas apresentam maior chance de desenvolver arritmia.[18,19]

Pericardite é o mais comum tipo de alteração inflamatória que pode gerar dor torácica na pediatria. Sua dor caracteriza-se por apresentar irradiação para o ombro esquerdo e melhora com a posição ortostática ou anteriorização do tórax na posição sentada. Outros achados clínicos incluem abafamento de bulhas, turgência jugular e, na vigência de tamponamento cardíaco, pulso paradoxal e sinais de baixo débito cardíaco. Já a dor torácica relacionada à miocardite habitualmente tem antecedente de infecção viral recente, e pode ser secundária a isquemia ou arritmia.

Além dessas causas, a dissecção da aorta pode ser uma causa para dor torácica. Rara na população jovem, essa hipótese diagnóstica deve ser considerada em especial em pacientes com doenças de tecido conjuntivo e fator de risco para aneurisma de aorta, como síndrome de Marfan, síndrome de Turner, síndrome Ehlers-Danlos tipo IV e homocistinúria.

Por fim, existem diversas outras condições de menor incidência que devem ser consideradas, como vasculites, doença arterial coronariana associada a hipercolesterolemia familiar, prolapso de valva mitral, doença arterial coronariana congênita e complicações pós-transplante cardíaco.[20]

AVALIAÇÃO INICIAL DO PACIENTE

A anamnese é um elemento essencial para a avaliação inicial do paciente graças a sua capacidade de direcionar o profissional e auxiliar na consideração de diagnósticos diferenciais. Na anamnese, algumas perguntas são básicas, como:

- Quando a dor começou? É aguda ou crônica?
- Qual a intensidade da dor?
- Como é a dor? Em queimação, aperto, pontada...
- Com qual frequência a dor ocorre?
- Existe algum outro sintoma associado?
- O que precede a dor?
- Que posições aliviam ou agravam a dor?

Depois disso é necessário estabelecer se a criança apresenta alguma condição prévia, se houve algum acidente recentemente, se há história familiar de doença cardíaca ou morte súbita e se o paciente faz uso de drogas. Nesse momento da avaliação, o profissional deve se atentar para os sinais de alarme para dor cardíaca, como:

- Dor torácica durante exercício ou atividade física.
- Dor torácica associada a palpitações, falta de ar ou desmaios.
- História familiar de morte súbita ou cardiomiopatia.
- História de doença cardíaca congênita.
- História de síndrome de Kawasaki.
- História de doenças de tecido conjuntivo.
- Dor torácica associada a anormalidades no eletrocardiograma.

Caso o paciente apresente algum desses sinais é preciso considerar a etiologia cardíaca um possível diagnóstico. Após a anamnese, o profissional deve iniciar o exame físico com sinais vitais, incluindo aferição de pressão arterial nos 4 membros e medidas antropométricas. Depois disso, é imprescindível uma avaliação cardiovascular completa, que deve incluir:

- Ausculta das valvas tricúspide, mitral, aórtica e pulmonar.
- Verificação do ritmo cardíaco.
- Busca por sons acessórios, cliques e sopros.
- Inspeção e palpação da parede torácica no foco aórtico, pulmonar e nas áreas ventriculares.

Ademais, considerando a incidência de etiologias não cardíacas de dor torácica, deve-se realizar um exame físico completo, incluindo inspeção e palpação da parede torácica e articulações, exame pulmonar e abdominal, com atenção a sinais de doenças crônicas como palidez, hematomas ou lesões de pele, além de fenótipos característicos de síndromes genéticas.

TESTES DIAGNÓSTICOS

Os testes diagnósticos na dor torácica pediátrica têm um amplo espectro de complexidade – desde um simples eletrocardiograma (ECG) à ressonância magnética (RM) ou Holter. Como já descrito em outros momentos do capítulo, a causa cardíaca é a menos prevalente – porém, a mais preocupante.

Logo, é de suma importância entender as indicações de cada exame a fim de racionalizar recursos e tempo no atendimento do paciente, além de evitar encaminhamentos desnecessários, o que gera mais ansiedade e estresse para uma família já sensibilizada.

Geralmente é possível descartar causa cardíaca e confirmar diagnóstico dentro das outras principais causas com história clínica detalhada, exame físico e testes simples, como radiografia de tórax e ECG.

Eletrocardiograma de 12 derivações

Exame de baixo custo e fácil acesso no pronto atendimento. Deve ser realizado em todo paciente com queixa de dor torácica, e as alterações podem variar bastante em cada patologia. Sugere-se a análise do traçado acompanhada da tabela de Davignon, uma vez que cada faixa etária tem diferentes valores para eixo, intervalos PR, QT corrigido etc.

Alteração segmentar de ST pode indicar infarto agudo do miocárdio, associado a doença de Kawasaki e hipercolesterolemia familiar. Alterações difusas de ST, associadas a outros achados como achatamento de T e/ou infra de PR, sugerem pericardite/miopericardite. Também se pode encontrar alterações compatíveis com arritmias familiares, como síndrome do QT longo e Wolf-Parkinson-White (Figura 1).

Radiografia de tórax

Auxilia na confirmação de causas pulmonares ou musculoesqueléticas em caso de trauma ou suspeita de fratura. Para avaliação do ponto de vista cardíaco, pode ajudar em caso de aumento de área cardíaca, tipicamente encontrada em casos de cardiomiopatia dilatada (Figura 2), hipertrófica ou derrame pericárdico – atentar para fatores de confusão como a técnica utilizada e o posicionamento do paciente.

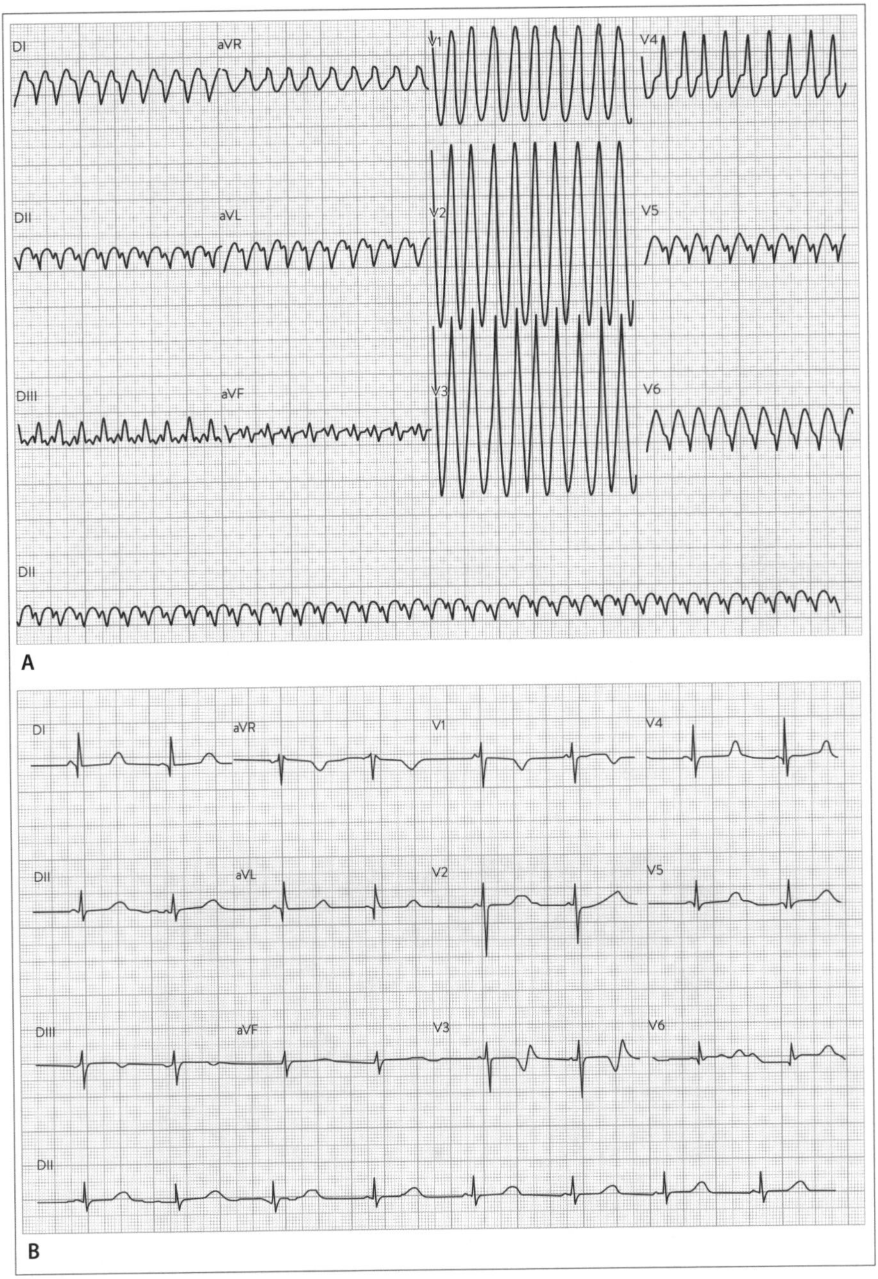

Figura 1 Eletrocardiogramas de 12 derivações evidenciando (A) taquicardia ventricular em paciente com antecedente de síndrome de Wolf-Parkinson-White. (B) Síndrome do QT longo.

Fonte: acervo das autoras.

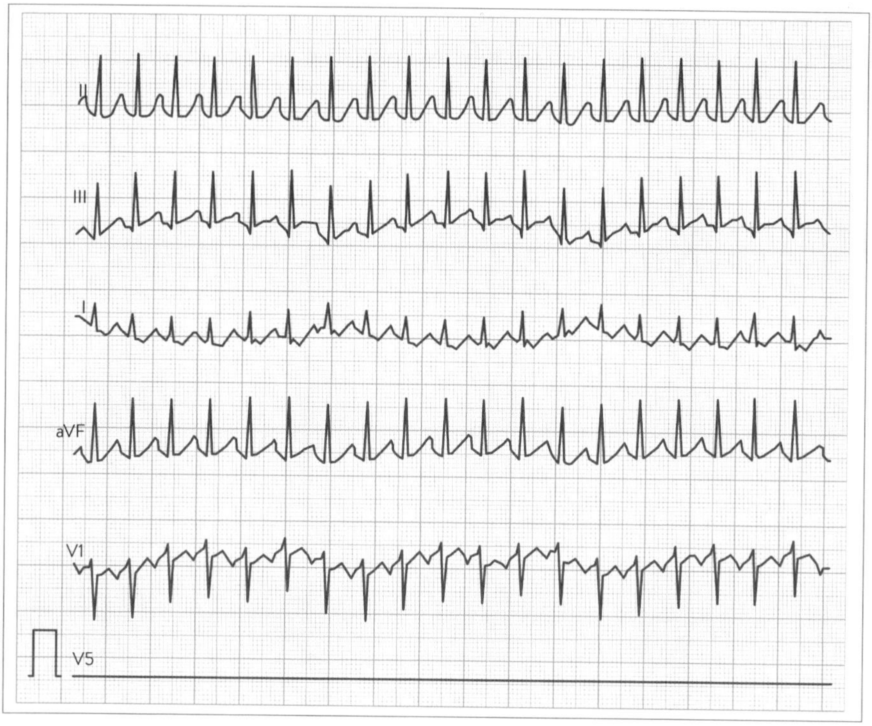

Figura 2 Eletrocardiograma evidenciando taquicardia supraventricular – note a ausência de onda p e o complexo QRS estreito e de frequência regular.

Fonte: acervo das autoras.

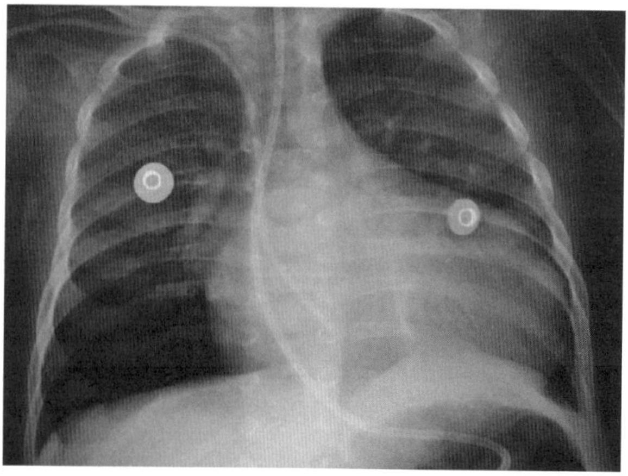

Figura 3 Radiografia de tórax em posição anteroposterior evidenciando cardiomegalia significativa. Nota-se também a presença de sonda gástrica e cateter venoso central. (Ver o Encarte de imagens no final do livro.)

Fonte: acervo das autoras.

Ecocardiograma

Primeira escolha quando a suspeita for alguma doença estrutural cardíaca ou derrame pericárdico. Não deve ser solicitado para todas as crianças com dor torácica, uma vez que apresenta baixa sensibilidade e baixo valor preditivo positivo. Uma vez solicitado, deve ser realizado por profissional capacitado para diagnósticos dos mais simples aos mais complexos por ter um resultado operador-dependente. Em crianças que já fazem acompanhamento por cardiopatia, é um exame obrigatório em vigência de dor torácica.

Laboratório

O exame laboratorial mais solicitado nesses casos costuma ser a troponina, porém não é indicado para todos os pacientes que chegam com dor torácica ao pronto atendimento, em especial para pacientes sem diagnóstico prévio de cardiopatia ou sem suspeita de dor torácica cardíaca pela anamnese e exame físico. Estudos recentes mostram que pacientes com suspeita de causa cardíaca (história clínica, alterações de ECG) teriam benefício, tendo bons valores preditivos positivo e negativo. No entanto, pensando na população com doença cardiovascular já diagnosticada, é um exame obrigatório em caso de queixas de dor torácica, devido ao alto risco de isquemia miocárdica nessa população. Hemograma completo com PCR, função renal, enzimas hepáticas e gasometria são exames que devem ser solicitados individualmente, seja para avaliar diagnósticos diferenciais ou para avaliar disfunções orgânicas secundárias a doença cardíaca.

Teste ergométrico (TE)

Exame de pouco auxílio no diagnóstico da dor torácica na faixa etária pediátrica. Crianças com queixas de possível causa cardíaca que necessitam de investigação adicional geralmente terão seu diagnóstico confirmado de outra forma. Não deve ser um exame indicado na internação em um contexto de urgência/emergência nessa população.

Ressonância magnética

É um dos exames de escolha para diagnóstico de miocardite e deve ser solicitado quando há suspeita do quadro. A presença de contraste tardio com gadolínio é o achado principal e confirma a doença ou extensão da lesão. Não deve ser solicitado de rotina para todos os pacientes internados em investigação de dor torácica, em razão do alto custo e frequente necessidade de sedação para realização.

SINAIS DE ALARME PARA DOR TORÁCICA CARDÍACA

Os principais sinais de alarme para dor torácica cardíaca se encontram listados na Figura 4.

SINAIS DE ALARME

História da doença atual

- Dor torácica exclusivamente durante o esforço:
  - Ocorre no pico do esforço
  - Não ocorre em exercicios de baixo gasto energético
  - Não tem a mesma dor em repouso
  - Não pode ser reproduzida com palpação do tórax
- Síncope durante esforço fisico
- Dor torácica posicional (principalmente quando se deita)
- Doença viral recente

História patológica pregressa

- Doença autoimune/imunológica
- Malignidades
- Trombofilia
- Outros quadros de hipercoagulabilidade

História familiar

- Cardiomiopatia (dilatada, hipertrófica, restritiva)
- Morte súbita < 50 anos
- Canalopatias/síndrome de QT longo
- Uso de marca-passo ou desfibrilador
- Anomalias coronárias
- Hipertensão pulmonar

Alterações no ECG

- QT corrigido > 470 ms
- Pré-excitação (associada a Wolf--Parkinson-White)
- Eixo anormal
- Alterações patológicas de ST
- Bloqueio de ramo (esquerdo ou direito)

Exame fisico

- Hiperfonese de B2
- Sopro patológico
- Hepatoesplenomegalia

Figura 4 Principais sinais de alarme para dor torácica cardíaca.
Fonte: elaborada pelas autoras.

TRATAMENTO/RECOMENDAÇÕES

Muitas doenças cardiovasculares que levam a dor torácica têm tratamentos diferentes para a fase aguda/descompensada e para a fase crônica. Para facilitar o estudo e o objetivo do livro, serão abordados quadros agudos.

Em caso de dor torácica de origem não cardíaca, a causa base deverá ser tratada. Em caso de origem musculoesquelética, por exemplo, anti-inflamatório não esteroidal (AINE) e repouso fazem parte do tratamento. Em quadros de origem pulmonar, como asma, o uso de broncodilatadores e corticoides, com avaliação de pneumologista conforme a gravidade do paciente.

Já para as causas cardíacas, pode-se dividir o atendimento no ambiente do pronto-socorro entre sala de emergência e consultório.

O paciente com dor torácica de causa cardíaca com algum tipo de arritmia ou sinais de choque deverá ser encaminhado para a sala de emergência e, a depender da alteração encontrada, ser realizado manejo de acordo com as diretrizes do PALS (*Pediatric Advanced Life Support*).

Choque cardiogênico por miocardite

O manejo consiste em melhorar o débito cardíaco, por meio da otimização da pré-carga ventricular, contratilidade e pós-carga. O raciocínio para uso de drogas vasoativas consiste em aumentar o inotropismo e reduzir a pós-carga por meio da vasodilatação – deve ser iniciada com parcimônia em caso de pressão arterial limítrofe/baixa.

Etapas para o manejo do choque cardiogênico na sala de emergência incluem:

1. Monitorização contínua + acesso venoso calibroso.
2. Oferta de oxigênio suplementar, seja por cateter nasal ou ventilação não invasiva (CPAP/BiPAP). O uso de pressão positiva intratorácica tem efeito benéfico, pela otimização da interação cardiopulmonar e consequente redução da pós-carga do ventrículo esquerdo.
3. Drogas vasoativas: dobutamina 5 a 20 mcg/kg/min ou adrenalina em dose beta-agonista 0,03 a 0,1 mcg/kg/min. Milrinona e levosimendana são drogas de uso infrequente no pronto-socorro por não terem ação imediata, além de possuírem efeito vasodilatador mais potente que as outras drogas citadas.
4. Ressuscitação volêmica deve ser realizada com cautela pela possibilidade de piora do quadro: 5 a 10 mL/kg de cristaloide com infusão em 20 a 30 minutos e reavaliação constante de sinais de congestão sistêmica ou pulmonar.
5. Furosemida (se hipervolemia e edema agudo pulmonar): 0,5 a 1 mg/kg por via endovenosa (EV) (*bolus*).

Doença de Kawasaki

Doença inflamatória com possibilidade de evolução para aneurismas de coronária/aneurisma gigante de coronária.

1. Imunoglobulina EV dose única 2 g/kg com infusão de 8 a 12 horas – obrigatório em todos os pacientes.
2. Ácido acetilsalicílico (AAS) 30 a 50 mg/kg/dia a cada 6 horas (máximo 4 g/dia) até a resolução da febre. Depois, reduzir a dose para 5 mg/kg/dia dose única.
3. Corticoide deve ser administrado em caso de alto risco para resistência a imunoglobulina e aneurisma de coronárias: menores de 6 meses, hiponatremia, plaquetopenia < 30.000/mm^3, neutrofilia > 80%, AST/TGO > 100 UI/L.
4. Metilprednisolona EV 2 mg/kg/dia por 5 dias, com transição para prednisolona via oral (VO) 1 mg/kg/dia por 5 dias e, por último, prednisolona VO 0,5 mg/kg/dia por mais 5 dias.

Pericardite

Quadro inflamatório, na maioria das vezes idiopático ou viral, cujo tratamento consiste em anti-inflamatórios (desde AINE até corticoides):

1. AINE, sendo o ibuprofeno a medicação de escolha.
   Colchicina associada a AINE: 0,5 mg VO 1 vez ao dia (para pacientes < 70 kg).
2. Corticoide está indicado para casos graves e refratários ou com contraindicação ao uso de AINE: prednisona 0,2 a 0,5 mg/kg/dia.
3. Antibióticos com cobertura para estafilococos em caso de suspeita de pericardite bacteriana.

Arritmias com instabilidade hemodinâmica

Cardioversão elétrica 0,5 a 1 J/kg – não deve ser atrasada para uso de fármacos em casos de instabilidade hemodinâmica. Nos casos de estabilidade hemodinâmica, diferentes medicações poderão ser utilizadas, como adenosina ou amiodarona. Deve-se solicitar avaliação do cardiologista pediátrico para auxiliar no diagnóstico e no manejo.

Fibrilação atrial/*flutter* atrial (comuns na síndrome de Wolff-Parkinson-White)

Amiodarona 5 mg/kg EV com infusão lenta, de pelo menos 1 hora, podendo ser repetida até completar 15 mg/kg/dia.

Atenção: caso não saiba há quanto tempo o paciente está em fibrilação atrial, não se deve realizar a cardioversão em caso de estabilidade hemodinâmica, por causa da possibilidade de embolização de trombos intracavitários. Nesse cenário, é obrigatória a avaliação do cardiologista pediátrico.

Taquicardia ventricular (taquiarritmias de QRS largo), incluindo *torsades de pointes*

1. Síndrome do QT longo, QT longo adquirido (por medicações ou distúrbios eletrolíticos) e cardiomiopatias, principalmente tipo hipertrófica, podem desenvolver taquicardia ventricular (taquiarritmias de QRS largo), incluindo *torsades de pointes*: cardioversão elétrica sincronizada 0,5 a 1 J/kg; em caso de estabilidade clínica e não reversão, discutir com o cardiologista a possibilidade do uso de amiodarona 5 mg/kg, EV.
2. Sulfato de magnésio 50 mg/kg EV em 30 minutos especificamente para *torsades de pointes*: esse ritmo sempre deve ser revertido, uma vez que pode desencadear fibrilação ventricular

Na taquicardia ventricular sem pulso, deve-se iniciar imediatamente a ressuscitação cardiopulmonar e realizar a desfibrilação 2 J/kg.

FÁRMACOS UTILIZADOS NO MANEJO DE ARRITMIAS NA EMERGÊNCIA – TABELA 1

Tabela 1 Fármacos utilizados no manejo de arritmias na emergência

	Dose	Indicação	Observações
Adenosina	0,1-0,2 mg/kg	Taquiarritmia supraventricular com dependência do nó atrioventricular	Realizar em *flush* com lavagem rápida e elevação do membro
Amiodarona	5 mg/kg infusão em 1 hora	Taquiarritmias supraventriculares ou ventriculares (consultar cardiologista)	Pode prolongar intervalo QTc
Sulfato de magnésio	50 mg/kg em 30 minutos	*Torsades de pointes*	Monitorizar pressão arterial e ritmo respiratório

Fonte: elaborada pelas autoras.

CONCLUSÃO

Dor torácica é uma queixa relativamente frequente no pronto atendimento e pode em raros casos ser a tradução clínica de doença subjacente que ameace a vida do paciente. As principais causas de dor torácica de origem cardíaca na faixa etária pediátrica incluem:

- Cardiopatias estruturais, em especial de hipofluxo coronariano.
- Cardiopatias inflamatórias, como miocardites e pericardites.
- Arritmias, sejam supraventriculares ou ventriculares.

Cabe ao emergencista diferenciar os casos que podem ser liberados após atendimento inicial daqueles que merecem investigação mais minuciosa, por meio de história clínica e exame físico minuciosos, valorizando sinais de alarme para dor torácica.

O diagnóstico de dor torácica de origem cardíaca deve desencadear internação hospitalar para investigação aprofundada em conjunto com o especialista.

BIBLIOGRAFIA

1. Cava JR, Sayger PL. Chest pain in children and adolescents. Pediatr Clin North Am. 2004;51(6):1553-68.
2. Gesuete V, Fregolent D, Contorno S, Tamaro G, Barbi E, Cozzi G. Follow-up study of patients admitted to the pediatric emergency department for chest pain. Eur J Pediatr. 2019.
3. Fyfe DA. Chest pain in pediatric patients presenting to a cardiac clinic. Clin Pediatr. 1984;23:321-4.
4. Selbst SM. Chest pain in children. Pediatrics. 1985;75:1068-70.
5. Pantell RH, Goodman BW Jr. Adolescent chest pain: a prospective study. Pediatrics.1983;71:881-7.
6. Selbst SM, Ruddy RM, Clark BJ, Henretig FM, Santulli T Jr. Pediatric chest pain: a prospective study. Pediatrics. 1988;82:319-23.
7. Fikar CR, Fikar R. Aortic dissection in childhood and adolescence: an analysis of occurrences over a 10-year interval in New York State. Clin Cardiol. 2009;32(6):E23-26.
8. Driscoll D, Glicklich LB, Gallen WJ. Chest pain in children: a prospective study. Pediatrics. 1976;57:648.
9. Evangelista J, Parsons M, Renneburg AK. Chest pain in children: diagnosis through history and physical examination. J Pediatr Health Care. 2000;14:3.
10. Pantell RH, Goodman BW Jr. Adolescent chest pain: a prospective study. Pediatrics. 1983;71:881-7.
11. Massin MM, Bourguignon A, Coremans C, Comté L, Lepage P, Gérard P. Chest pain in pediatric patents presenting to an emergency department or to a cardiac clinic. Clin Pediatr. 2004;43(3):231-8.
12. Rowe BH, Dulberg CS, Peterson RQ, Vlad P, Li MM. Characteristics of children presenting with chest pain to a pediatric emergency department. CMAJ. 1990;143(5):388-94.

13. Driscoll DJ, Glicklich LB, Gallen WJ. Chest pain in children: a prospective study. Pediatrics. 1976;57:648-51.
14. 14. Cava JR, Sayger PL. Chest pain in children and adolescents. Pediatr Clin North Am 2004;51:1553-68.
15. Madhok AB, Boxer R, Green S. An adolescent with chest pain-sequela of Kawasaki disease. Pediatr Emerg Care. 2004;20:765-8.
16. Declue TJ, Malone JI, Root AW. Coronary artery disease in diabetic adolescents. Clin Pediatr 1988;27:587-90.
17. Woodward GA, Selbst SM. Chest pain secondary to cocaine use. Pediatr Emerg Care 1987;3:153-4.
18. Fyfe DA, Moodie DS. Chest pain in pediatric patients presenting to a cardiac clinic. Clin Pediatr (Phila). 1984;23:321-4.
19. Kaden GG, Shenker IR, Gootman N. Chest pain in adolescents. J Adolesc Health. 1991;12:251-5.
20. Yeh TK, Yeh J. Chest pain in pediatrics. Pediatr Ann. 2015;44(12):e274-8.
21. Friedman KG, Kane DA, Rathod RA, Renaud A, Farias M, Greggerl R, et al. Management of pediatric chest pain using a standardized assessment and management plan. Pediatrics. 2011;128(2):239-45.
22. Sumski CA, Goot BH. Evaluating chest pain and heart murmurs in pediatric and adolescent patients. Pediatr Clin North Am. 2020;67(5):783-99.
23. Dionne A, Kheir JN, Sleeper LA, Esch JJ, Breitbart RE. Value of troponin testing for detection of heart disease in previously healthy children. J Am Heart Assoc. 2020;9(4):e012897.
24. Başar EZ, Borakay D, and Akalın F. Myopericarditis in children and adolescent: is the elevated troponin and chest pain as alarming as we thought? Cardiol Young. 2022;32(3):420-4.
25. Chen L, Duan H, Li G, Li X. The etiology of chest pain in children admitted to cardiology clinics and the use echocardiography to screen for cardiac chest pain in children. Front Pediatr. 2022;10:882022.
26. Park M. Cardiologia pediátrica. 6.ed. Rio de Janeiro: Guanabara Koogan; 2015.
27. 2015 ESC guidelines for the diagnosis and management of pericardial diseases: The Task Force for the Diagnosis and Management of Pericardial Diseases of the European Society of Cardiology (ESC). Endorsed by The European Association for Cardio-Thoracic Surgery (EACTS).

8

Miocardite, endocardite e pericardite

Mariana Pegoraro

Objetivo do capítulo

- Descrever as manifestações clínicas da miocardite, sua epidemiologia e princípios de diagnóstico e tratamento.
- Descrever as manifestações clínicas da endocardite bacteriana, seus critérios diagnósticos, seu tratamento e suas medidas preventivas.
- Descrever as manifestações clínicas, princípios diagnósticos e tratamento da pericardite em pediatria.

MIOCARDITE

Definição e incidência

A miocardite é uma doença inflamatória do miocárdio[1,2] considerada desafiadora para os profissionais de saúde, tanto pela dificuldade diagnóstica como pelos desafios de tratamento e prognóstico.

Em termos epidemiológicos, existe uma subnotificação. Em um estudo realizado em duas grandes regiões do EUA, com dados coletados de 1996 a 1999, a incidência anual foi de cerca de 1,1 a cada 100 mil crianças (IC 95%, [1,03-1,23]).[3] Já em um estudo mais recente, com dados de 2007 a 2016, extraídos do National (Nationwide) Inpatient Sample (NIS), a incidência chegou a 0,9 de 100 mil crianças por ano.[4] Nesse mesmo estudo, observaram-se dois picos de idade, em crianças de 0 a 4 anos e em adolescentes. Foi verificado um predomínio em pacientes do sexo masculino, raça branca e baixa renda familiar.[4]

Fisiopatologia

A miocardite aguda geralmente é resultado de infecções, sendo a maioria de etiologia viral.[5] Entre as infecções virais, as mais comuns são as causadas por adenovírus e enterovírus (principalmente coxsackie A e B), bem como por vírus respiratórios (covid-19, influenza), parvovírus B19 e herpes-vírus humano do tipo 6.[6,7] Além de causas infecciosas, existem as não infecciosas, como a autoimune e por hipersensibilidade a medicações e toxinas.[8] Existem diversas outras etiologias, como se pode analisar na Tabela 1.

Tabela 1 Etiologias da miocardite aguda

Infecciosas		
Virais	Adenovírus, arbovírus, enterovírus, vírus da hepatite, ecovírus, herpes-vírus, vírus da Chikungunya, vírus HIV, influenza, parvovírus B19, poliovírus, vírus sincicial respiratório, vírus da rubéola, vírus da varicela, coronavírus	
Não virais	▪ Etiologias bacterianas: *Chlamydia, Clostridium, Gonococcus, Legionella, M. tuberculosis, Mycoplasma, N. meningitidis, H. influenzae, Salmonella,* entre outros ▪ Etiologias fúngicas: *Aspergillus, Actinomices, Candida, Cryptococcus,* entre outros Etiologias parasitárias: *Leishmania, Toxoplasma gondii, Trypanosoma cruzi, Entamoeba histolytica,* entre outros	
Não infecciosas		
Autoimune (geralmente associada a pericardite, inflamação sistemática)	Lúpus eritematoso sistêmico, miocardite de células gigantes, doença de Kawasaki, artrite reumatoide, sarcoidose	
Hipersensibilidade	Medicações	Antimicrobianos (betalactâmicos, quinolonas, tetraciclinas, macrolídeos, sulfas), medicamentos com ação no sistema nervoso central (p. ex., carbamazepina, benzodiazepínicos), antineoplásicos, entre outros
	Toxinas	Drogas de abuso, veneno de insetos
	Vacinas	
	Aloantígenos (pós-transplante)	

Fonte: Canter et al., 2014.[9]

Do ponto de vista fisiopatológico, é caracterizada por uma inflamação no miocárdio. Do ponto de vista histológico, há presença de infiltrado inflamatório, com necrose de cardiomiócitos. Os dois mecanismos patogênicos que foram descritos em literatura englobam a ação direta do vírus (etiologia mais comum em crianças), além da resposta imune induzida pelo microrganismo.[1]

A fase aguda da doença pode levar a choque cardiogênico e a sinais de insuficiência cardíaca pelo prejuízo à contratilidade e ao débito cardíaco. Na maioria das crianças, o quadro apresenta resolução nessa fase, porém, em cerca de 1/5 dos casos, pode haver evolução para miocardiopatia dilatada.[1]

Manifestações clínicas

O quadro clínico de miocardite tem sinais e sintomas variados, muitas vezes inespecífico. Por isso, é de extrema importância uma boa anamnese e um exame físico detalhado.[9]

A etiologia mais comum de miocardite é infecciosa, principalmente viral. Por isso, muitas vezes o quadro de miocardite é precedido em até 2 semanas por um quadro viral agudo, com sintomas de infecção de vias aéreas ou de trato gastrointestinal. Podem ser observados sintomas respiratórios, diarreia, febre, mialgia, mal-estar, anorexia, dor abdominal, náuseas e vômitos. Posteriormente, iniciam-se sinais de acometimento cardíaco, com disfunção sistólica, arritmias ou choque cardiogênico.[10]

Quando se instaura o quadro de insuficiência aguda, na faixa etária pediátrica, o paciente ou a família podem trazer queixas como: fadiga excessiva, dispneia, síncope, intolerância aos esforços, dor torácica, tosse, palpitação. No exame físico, muitas vezes é possível identificar sopro cardíaco, ritmo de galope, pulsos finos, prolongamento do tempo de enchimento capilar, edema, taquicardia, taquipneia, hepatomegalia e até cianose.[10]

Procedimentos diagnósticos e diagnósticos diferenciais

O teste padrão-ouro conhecido para diagnosticar a miocardite é a biópsia endomiocárdica, entretanto não é extensamente realizada por causa da invasibilidade e das dificuldades técnicas.

A abordagem inicial consiste na solicitação de eletrocardiograma de 12 derivações, marcadores cardíacos (troponina), BNP ou nT-BNP, radiografia de tórax e ecocardiografia, podendo ser vistas alterações apresentadas na Tabela 2.[9,10]

Tabela 2 Exames complementares para diagnosticar a miocardite e as alterações esperadas

Exames complementares	Alterações esperadas
Eletrocardiograma de 12 derivações	▪ Alterações em segmento ST ▪ Inversão de onda T ▪ Taquicardia sinusal ▪ Atrasos de condução AV ▪ Alterações de amplitude do QRS

(continua)

Tabela 2 Exames complementares para diagnosticar a miocardite e as alterações esperadas (*continuação*)

Exames complementares	Alterações esperadas
Biomarcadores cardíacos	▪ Níveis elevados de troponina I e troponina T ▪ Níveis elevados de creatina quinase (CK)
Marcadores inflamatórios	Aumentos de leucograma, PCR, procalcitonina
Peptídeos natriuréticos	Aumento da concentração de BNP, NT-pró-BNP
Radiografia de tórax	▪ Cardiomegalia ▪ Congestão pulmonar ▪ Efusões pleurais
Ecocardiograma	▪ Dilatação de câmaras ▪ Edema da parede miocárdica ▪ Efusão pericárdica ▪ Trombos intracardíacos ▪ Regurgitação valvar

Fonte: Canter et al., 2014;[9] Law et al., 2021.[10]

Além dos exames mencionados, em diversos casos se solicita ressonância magnética do coração para identificar lesão miocárdica e aspectos inflamatórios, com a intenção de diferenciar miocardite aguda de cardiomiopatia não inflamatória. É um dos exames de imagem com maior poder elucidativo no diagnóstico. Na literatura, estudos envolvendo ressonância magnética em miocardites apresentaram uma acurácia diagnóstica de 78% comparativamente com o padrão-ouro (histologia).[11]

Princípios terapêuticos

Devido ao potencial de evolução rápida para instabilidade hemodinâmica, o objetivo inicial da terapêutica, além de monitorizar o paciente e transferi-lo para um centro onde cuidados de emergência possam ser oferecidos, é tratar as arritmias e o baixo débito cardíaco.

A detecção das arritmias deve ser precoce, e seu tratamento estabelecido conforme diretrizes específicas para taquiarritmia e bradiarritmias. Por vezes, a instalação de marcapasso pode ser necessária.[11]

O baixo débito cardíaco também deve ser tratado prontamente. Dentro das medicações vasoativas, os inibidores de fosfodiesterase (milrinona) são a primeira linha de tratamento. Outras opções vasoativas incluem a epinefrina em baixas doses e a dobutamina. Após a fase aguda, para aqueles pacientes que persistem com algum grau de disfunção ventricular ou insuficiência cardíaca (IC), pode-se iniciar terapia específica para IC.

Com relação ao uso de imunoterapia com corticosteroides ou imunoglobulina intravenosa (IVIG) em miocardites virais, não existem dados robustos na literatura para embasar uma conduta por meio de evidências, apesar de seu uso ser corriqueiro em pediatria. Quanto aos antivirais, apesar de não terem sido largamente estudados no contexto da miocardite, em razão de seu benefício em infecções não cardíacas, é aceitável seu uso caso haja documentação de infecção viral ativa.[10]

Em termos de terapias existentes, é preciso frisar ainda, nos casos refratários à terapia medicamentosa, a possibilidade de utilizar mecanismos de suporte circulatório (ECMO).[10,12]

ENDOCARDITE

Definição e incidência

A endocardite infecciosa (EI) é um processo infeccioso do endocárdio, que pode levar ao comprometimento valvar e a uma série de consequências hemodinâmicas ao paciente pediátrico.[13]

Apesar de ainda considerada rara em crianças, a incidência de endocardite infecciosa vem subindo nos últimos anos, particularmente relacionada à maior sobrevida dos pacientes com cardiopatias congênitas, consideradas o maior fator de risco para a doença nessa população. Apesar da menor incidência, pode também acometer pacientes com estruturas cardíacas normais, mas com outros fatores de risco, tais como imunossupressão e presença de cateteres venosos centrais.

A incidência estimada é de cerca de 0,5 caso para cada 100 mil habitantes. A presença de cardiopatia congênita pode elevar o risco em até 100 vezes em comparação a crianças hígidas.[14]

Fisiopatologia e fatores de risco

A base fisiopatológica dessa doença envolve um dano endotelial, que predispõe à formação de trombos, por meio do depósito de plaquetas e de fibrina. Essa alteração, em vigência de bacteremia, pode se tornar alvo da aderência de bactérias, gerando vegetações.[13]

A presença das vegetações pode levar ao comprometimento das estruturas cardíacas e, futuramente, desenvolvimento de insuficiência cardíaca e embolia séptica.

A endocardite do lado direito do coração, especialmente acometendo as valvas tricúspide e/ou pulmonar, é mais comum em pacientes portadores de cardiopatias congênitas e cateteres venosos centrais. Apesar de mais rara, a endocardite do lado esquerdo do coração, acometendo as valvas mitral e/ou aórtica, tem maior potencial para evoluir com falência cardíaca.

A Tabela 3 resume os principais fatores de risco para o desenvolvimento de endocardite infecciosa.[14]

Tabela 3 Fatores de risco para endocardite infecciosa

Fatores de risco
Cardiopatias congênitas não corrigidas
Cardiopatias congênitas corrigidas ou procedimentos paliativos
Presença de cateter venoso central
Nutrição parenteral
Próteses valvares
Imunodeficiências primárias ou adquiridas
Tratamento quimioterapêutico

Fonte: Eleyan et al., 2021.[14]

Etiologia

A endocardite pode ser ocasionada por uma bacteremia espontânea, originada de focos, como infecções urinárias, pulmonares ou gengivais, ou até por inoculação direta mediante procedimentos invasivos.[13]

Os principais agentes etiológicos envolvidos são o *Streptococcus viridans* e o *Staphylococcus aureus*, estes somando mais de 60% dos casos. Outros patógenos que podem ser citados são *Klebsiella, Pseudomonas* e *Enterococcus* sp., Gram-negativos do grupo Hacek e fungos.[13,14]

Manifestações clínicas e critérios diagnósticos

As manifestações clínicas da endocardite podem ser inespecíficas, sendo a febre um sinal muito frequente.[15] Já a identificação de manifestações cardíacas, tais como sopro, insuficiência cardíaca ou arritmias, pode auxiliar no diagnóstico por causa da maior especificidade.

Além dessas manifestações, é comum encontrar fenômenos embólicos ou imunológicos[13] relacionados a essa doença, como:

- Nódulos de Osler: pequenas áreas elevadas, dolorosas e violáceas localizadas nas regiões palmoplantares.
- Manchas de Janeway: placas eritematosas também localizadas nas regiões palmoplantares, porém indolores.
- Manchas de Roth: lesões retinianas esbranquiçadas envoltas por hemorragia.

O diagnóstico da EI requer a utilização dos critérios de Duke modificados em 2015, como mostra a Tabela 4.[15]

Tabela 4 Critérios de Duke para endocardite infecciosa (EI)

Critérios maiores	Critérios menores
Hemocultura positiva para endocardite infecciosa: ▪ Microrganismo típico presente em 2 hemoculturas ▪ Microrganismo condizente com EI em hemoculturas persistentemente positivas	Febre: > 38°C
Evidência de envolvimento endocárdico por meio de ecocardiograma (imagem consistente com EI) ou evidência de lesão valvar em tomografia ou cintilografia	Condição clínica predisponente – doença cardíaca ou uso de drogas injetáveis
	Fenômenos vasculares: embolias arteriais, infartos sépticos, aneurisma micótico, hemorragia intracraniana ou conjuntival e lesões de Janeway
	Fenômenos imunológicos: nódulos de Osler, manchas de Roth e fator reumatoide
	Critério microbiológico que não é consistente com critério maior ou sorologia para microrganismo sabidamente causador de EI

Fonte: 2015 ESC guidelines for the management of infective endocarditis.[15]

Para o diagnóstico de endocardite, as possibilidades são:

- Diagnóstico definitivo: dependente de confirmação histopatológica ou critérios expostos anteriormente – 2 maiores; 1 maior associado a 3 menores; ou 5 menores.
- Diagnóstico possível: presença de 1 critério maior associado a um critério menor ou 3 critérios menores.
- Diagnóstico rejeitado: na presença de diagnóstico alterativo, com melhora pelo uso de antimicrobianos por curta duração ou sem o preenchimento dos critérios anteriores.

Exames complementares

Além das hemoculturas, como já especificado, outros exames laboratoriais podem ser úteis na investigação diagnóstica. Eles incluem o hemograma, proteínas de fase aguda, como PCR e procalcitonina, além de marcadores de disfunção orgânica relacionada à sepse.

Com relação aos exames de imagem, podem ser citados os seguintes:

- Ecocardiograma: além de parte dos critérios diagnósticos, como especificado anteriormente, o papel do ecocardiograma existe também no acompanhamento dos pacientes após a instituição do tratamento.
- Demais exames de imagem, como tomografia, tomografia por emissão de pósitrons (PET/CT), cintilografia, ressonância magnética e angiotomografia, permitem uma avaliação mais acurada das valvas, assim como são úteis para a investigação adicional de aneurismas, abscessos e fenômenos embólicos, por exemplo, no envolvimento do sistema nervoso central. Cada um desses exames deve ser solicitado conforme a individualização do caso.[15]

Princípios terapêuticos

Os princípios terapêuticos para endocardite infecciosa contemplam desde estabilização hemodinâmica, com tratamento de disfunções orgânicas relacionadas à sepse, até antibioticoterapia por 4 a 6 semanas, cujos esquemas podem ser resumidos na Tabela 5.[13]

Tabela 5 Tratamento da endocardite infecciosa

Agente etiológico	Esquema antibiótico	Duração
Estreptococos em valva nativa	▪ Penicilina cristalina, ampicilina ou ceftriaxona ▪ Para alérgicos: vancomicina	4 semanas
Estreptococos em prótese valvar ou relativamente resistentes a penicilina (Bovis)	Penicilina cristalina, ampicilina ou ceftriaxona + gentamicina	4 semanas
Estafilococos em valva nativa	▪ Oxacilina. ▪ Alérgicos ou MRSA: vancomicina	4-6 semanas
Estafilococos em prótese valvar	▪ Oxacilina + gentamicina + rifampicina ▪ Alérgicos ou MRSA: vancomicina + gentamicina + rifampicina	6 semanas
Enterococos em valva nativa ou prótese	Penicilina cristalina ou ampicilina + gentamicina OU ceftriaxona + ampicilina	4-6 semanas
Grupo Hacek	Monoterapia com ceftriaxona OU ampicilina + gentamicina	4 semanas

Grupo Hacek: espécies *Haemophilus*, *Aggregatibacter actinomycetemcomitans*, *Cardiobacterium hominis*, *Eikenella corrodens* e *Kingella kingae*; MRSA: *Staphylococcus aureus* resistente à meticilina.
Fonte: Croti, 2013.[13]

Profilaxia

As condições consideradas de risco e, portanto, merecedoras de profilaxia antibiótica em procedimentos são:[15]

- Pacientes com prótese valvar.
- Pacientes com episódio prévio de endocardite infecciosa.
- Pacientes com cardiopatia congênita cianogênica.
- Pacientes com cardiopatia congênita corrigida com uso de algum material protético alocado cirúrgica ou hemodinamicamente por até 6 meses após o procedimento ou por toda a vida, se presença de *shunt* ou regurgitação residual.

A profilaxia é indicada apenas para procedimentos dentários que requerem manipulação de gengiva ou região periapical, com perfuração da mucosa oral. Outros procedimentos odontológicos, bem como manipulações em pele, trato respiratório, gastrointestinal ou geniturinário, não possuem indicação de profilaxia. Esta pode ser feita com amoxicilina 50 mg/kg via oral de 30 a 60 minutos antes do procedimento ou com clindamicina 20 mg/kg em alérgicos.[15]

PERICARDITE

Definição

A pericardite é um processo inflamatório no pericárdio, podendo levar a espessamento e acúmulo de líquido no espaço pericárdico.

Fisiopatologia

O processo inflamatório leva ao acúmulo de líquido no espaço pericárdico, e as manifestações clínicas serão dependentes do volume e do tempo de instalação do derrame. Mesmo pequenos volumes, quando instalados de maneira abrupta, levam a grandes aumentos da pressão intrapericárdica, ocasionando, em última instância, redução do enchimento ventricular e do débito cardíaco. Além disso, nessa situação, pode ocorrer aumento das pressões venosas, e o conjunto dessas manifestações compõe o tamponamento cardíaco, um tipo de choque obstrutivo.

Etiologia

A pericardite pode ter uma série de etiologias, entre as quais as destacadas na Tabela 6.[13]

Tabela 6 Etiologias de pericardite

Infecciosa: viral, bacteriana (*Staphylococcus aureus, Haemophilus influenzae*), fúngica ou parasitária
Reumatológica: lúpus eritematoso sistêmico, sarcoidose, artrite reumatoide
Metabólica: uremia, hipotireoidismo
Oncológica: metástase
Reações de hipersensibilidade
Secundária a agentes químicos ou físicos

Fonte: Croti, 2013.[13]

Manifestações clínicas

A dor torácica é o principal sintoma da pericardite, e, ao exame físico, o principal sinal é o atrito pericárdico.

Quando há presença de grandes volumes, é comum a hipofonese das bulhas cardíacas. Nessa situação, o paciente pode apresentar sinais de hipoperfusão sistêmica, tais como pulsos finos e extremidades finas, além de sinais de congestão pulmonar e sistêmica, com hepatomegalia, turgência jugular e taquidispneia. No tamponamento cardíaco, é possível detectar o pulso paradoxal, que é definido pela redução da pressão sistólica durante a inspiração superior a 20 mmHg.[13]

Procedimentos diagnósticos e diagnósticos diferenciais

Entre os exames complementares que podem ser solicitados na pericardite estão a radiografia de tórax, que pode revelar aumento de área cardíaca. O eletrocardiograma mostra alterações muito características, resumidas na Tabela 7.

Tabela 7 Alterações da miocardite no eletrocardiograma

Estágio 1 (primeiras horas a dias)	Elevações difusas do segmento ST, com ondas T positivas
Estágio 2 (primeiras semanas)	Retorno do segmento ST à posição isoelétrica
Estágio 3 (pós-2 a 3 semanas)	Inversão das ondas T
Estágio 4 (meses)	Normalização do eletrocardiograma

O ecocardiograma permite a verificação da espessura pericárdica, estimativa do tamanho do derrame, ecogenicidade do fluido pericárdico, além de repercussões hemodinâmicas. A tomografia e a ressonância magnética podem complementar a investigação.[13]

A investigação etiológica pode ser realizada por meio da pericardiocentese.

Princípios terapêuticos

O tratamento da pericardite dependerá da causa. A pericardiocentese é indicada sempre que exista repercussão hemodinâmica, com ou sem posterior drenagem.

Em casos de pericardite bacteriana, o tratamento é realizado com cefalosporina de terceira geração associada a vancomicina ou a clindamicina. A pericardite tuberculosa, por outro lado, requer tratamento com esquema específico.

É possível a utilização de anti-inflamatórios não esteroidais e corticoides, sobretudo nas pericardites virais e inflamatórias.

CONCLUSÕES

No contexto das emergências pediátricas, o choque cardiogênico é uma das principais causas de instabilidade hemodinâmica, e as miocardites virais configuram a etiologia mais frequente em nosso meio.

A suspeição diagnóstica e o manejo adequado do choque cardiogênico são primordiais na prática médica em pediatria.

Por sua maior frequência no departamento de emergência, a miocardite foi escolhida como tema do caso clínico deste capítulo.

BIBLIOGRAFIA

1. Montera MW, Marcondes-Braga FG, Simões MV, Moura LAZ, Fernandes F, Mangine S, et al. Diretriz de miocardites da Sociedade Brasileira de Cardiologia – 2022. Arq Bras Cardiol. 2022;119(1):143-211.
2. Aretz HT, Billingham ME, Edwards WD, Factor SM, Fallon JT, Fenoglio Jr, JJ, et al. Myocarditis. a histopathologic definition and classification. Am J Cardiovasc Pathol. 1987;1:3-14.
3. Lipshultz SE, Sleeper LA, Towbin JA, Lowe AM, Orav EJ, Cox GF, et al. The incidence of pediatric cardiomyopathy in two regions of the United States. N Engl J Med. 2003;348(17):1647-55.
4. Vasudeva R, Bhatt P, Lilje C, Desai P, Amponsah J, Umscheid J, et al. Trends in acute myocarditis related pediatric hospitalizations in the United States, 2007-2016. Am J Cardiol. 2021;149:95-102.
5. Law YM, Lal AK, Chen S, Čiháková D, Cooper LT Jr, Deshpande S, et al. Diagnosis and management of myocarditis in children: a scientific statement from the American Heart Association. Circulation. 2021;144:e123-e135.

6. Bowles NE, Ni J, Kearney DL, Pauschinger M, Schultheiss HP, McCarthy R, et al. Detection of viruses in myocardial tissues by polymerase chain reaction: evidence of adenovirus as a common cause of myocarditis in children and adults. J Am Coll Cardiol. 2003;42:466-72.
7. Gagliardi MG, Fierabracci A, Pilati M, Chinali M, Bassano C, Saura F, et al. The impact of specific viruses on clinical outcome in children presenting with acute heart failure. Int J Mol Sci. 2016;17:486.
8. Brambatti M, Matassini MV, Adler ED, Klingel K, Camici PG, Ammirati E. Eosinophilic myocarditis: characteristics, treatment, and outcomes. J Am Coll Cardiol. 2017;70(19):2363-75.
9. Canter CE, Simpson KE. Diagnosis and treatment of myocarditis in children in the current era. Circulation. 2014;129(1):115-28.
10. Law YM, Lal AK, Chen S, Čiháková D, Cooper LT Jr, Deshpande S, et al.; American Heart Association Pediatric Heart Failure and Transplantation Committee of the Council on Lifelong Congenital Heart Disease and Heart Health in the Young and Stroke Council. Diagnosis and management of myocarditis in children: a scientific statement from the American Heart Association. Circulation. 2021;144(6):e123-35.
11. Friedrich MG, Sechtem U, Schulz-Menger J, Holmvang G, Alakija P, Cooper LT, et al.; International Consensus Group on Cardiovascular Magnetic Resonance in Myocarditis. Cardiovascular magnetic resonance in myocarditis: a JACC White Paper. J Am Coll Cardiol. 2009;53(17):1475-87.
12. Miyake CY, Teele SA, Chen L, Motonaga KS, Dubin AM, Balasubramanian S, et al. In-hospital arrhythmia development and outcomes in pediatric patients with acute myocarditis. Am J Cardiol. 2014;113:535-40.
13. Croti U. Cardiologia e cirurgia cardiovascular pediátrica. 2.ed. 2013.
14. Eleyan L, et al. Infective endocarditis in paediatric population. Eur J Pediatrics. 2021;180(10):3089-100.
15. 2015 ESC guidelines for the management of infective endocarditis. Eur Heart J. 2015;36:3075-123.
16. Ghelani SJ, Spaeder MC, Pastor W, Spurney CF, Klugman D. Demographics, trends, and outcomes in pediatric acute myocarditis in the United States, 2006 to 2011. Circ Cardiovasc Qual Outcomes. 2012;5:622-7.

9
Insuficiência cardíaca

Mariana Pegoraro

Objetivo do capítulo

- Definir insuficiência cardíaca e sua fisiopatologia.
- Elencar as principais causas de insuficiência cardíaca na infância.
- Descrever as manifestações clínicas dessa síndrome clínica.
- Descrever princípios de diagnóstico e terapêutica.

DEFINIÇÃO E EPIDEMIOLOGIA

A insuficiência cardíaca (IC) é uma síndrome clínica causada por uma anormalidade cardíaca estrutural ou funcional que leva à redução do débito cardíaco e/ou a elevações de pressão intracardíaca. Em outras palavras, na IC existe uma incapacidade de o coração suprir as demandas teciduais devido a uma queda no débito cardíaco.[1-4]

Essa síndrome leva a sinais e sintomas característicos, como baixo ganho ponderoestatural, dificuldades na amamentação, desconforto respiratório e fadiga, que serão discutidos com maior detalhamento em tópicos posteriores. Tais sinais e sintomas são decorrentes da ativação de mecanismos neuro-hormonais e moleculares, que contribuirão para o remodelamento cardíaco.

Ao contrário da população adulta, cujos números são mais bem caracterizados, na literatura pediátrica consta prevalência de IC de aproximadamente 5 para cada 100 mil crianças, com variações a depender da localização geográfica.[5] Vale frisar que as principais causas de IC na infância, como será destacado posteriormente, são as miocardiopatias e as cardiopatias congênitas. Estas últimas têm uma incidência de até 1% dos nascidos vivos, e apenas uma parte desses desenvolverá sinais e sintomas de falência cardíaca.

ETIOLOGIA

Enquanto nos adultos a principal causa de IC é a isquemia, nas crianças temos uma mudança de epidemiologia. As duas principais causas de IC na infância, como já mencionado, são: cardiopatias congênitas e miocardiopatias.[2,3] A Tabela 1 apresenta os desdobramentos de cada uma dessas causas.

Tabela 1 Causas de insuficiência cardíaca

Cardiopatias congênitas	Afecções do miocárdio	Estados de alto débito
1. Sobrecarga de pressão: ▪ Doenças obstrutivas do lado esquerdo (coarctação da aorta, estenose aórtica) ▪ Doenças obstrutivas do lado direito (estenose pulmonar)	1. Miocardiopatias primárias, como a dilatada ou a hipertrófica	1. Fístulas arteriovenosas
2. Sobrecarga de volume: ▪ *Shunts* da esquerda para a direita (CIA, CIV, PCA) ▪ Insuficiências valvares mitral e tricúspide	2. Afecções adquiridas: ▪ Inflamatórias: miocardites ▪ Infecciosas: doença de Chagas, HIV ▪ Induzida por drogas: pós-quimioterapia ▪ Doenças de depósito ▪ Arritmias (taquicardiomiopatia) ▪ Doenças neuromusculares ▪ Doenças genéticas ▪ Disfunção cardíaca relacionada a sepse	2. Anemia grave
3. Sobrecarga de pressão e volume (cardiopatias complexas como hipoplasia do ventrículo esquerdo)		3. Tireotoxicose
4. Isquemia: origem anômala da coronária esquerda		

CIA: comunicação interatrial; CIV: comunicação interventricular; HIV: vírus da imunodeficiência humana; PCA: persistência do canal arterial.
Fonte: 2016 ESC guidelines for the diagnosis and treatment of acute and chronic heart failure;[1] Bibhuti, 2018;[2] Masarone et al., 2017;[3] Kirk et al., 2014;[4] Shaddy, 2018.[5]

Conforme a faixa etária, podem-se dividir as principais causas de IC como mostrado na Tabela 2.

Tabela 2 Causas de insuficiência cardíaca conforme a faixa etária

Ao nascimento: miocardiopatias fetais, bloqueio atrioventricular total congênito, sepse e asfixia
Primeira semana de vida: cardiopatias congênitas ducto-dependentes
Lactentes: cardiopatias congênitas com *shunt* esquerda-direita
Escolares e adolescentes: miocardiopatias e miocardite

Fonte: 2016 ESC guidelines for the diagnosis and treatment of acute and chronic heart failure;[1] Bibhuti, 2018;[2] Masarone et al., 2017;[3] Kirk et al., 2014;[4] Shaddy, 2018.[5]

FISIOPATOLOGIA

A queda do débito cardíaco leva à ativação de mecanismos compensatórios pelo organismo. Dois desses mecanismos são o aumento da atividade do sistema nervoso autônomo simpático (SNA) e do sistema renina-angiotensina-aldosterona (SRAA). Apesar de transitoriamente favorecer o aumento do débito cardíaco, a ativação desses mecanismos leva cronicamente a hipertrofia, fibrose e morte celular de cardiomiócitos, promovendo a progressão da falência cardíaca.

Alguns peptídeos, como o peptídeo natriurético atrial, promovem vasodilatação e natriurese, atenuando os efeitos causados pelo SNA e pelo SRAA e retardando o remodelamento cardíaco. Entretanto, a ação desses peptídeos não é suficiente para prevenir o avanço da falência cardíaca, tendo em vista seu rápido *clearance* pelas neprilisinas.[2]

Na população pediátrica, o neonato em especial está predisposto a apresentações clínicas mais exuberantes, em decorrência de sua reserva cardiopulmonar reduzida e de sua reserva miocárdica contrátil também reduzida. Por conta deste último aspecto, o débito cardíaco de um neonato é extremamente dependente da frequência cardíaca, já que ele tem uma capacidade limitada de aumentar seu volume sistólico em condições de alta demanda.[6]

MANIFESTAÇÕES CLÍNICAS E AVALIAÇÃO DO PACIENTE

As manifestações clínicas de IC na pediatria estão intimamente relacionadas com a faixa etária. A IC pode ser identificada desde antes do nascimento, ainda na fase fetal, com sinais de hidropisia e de disfunção sistólica ou diastólica do coração ao ecocardiograma.[6] A partir dos lactentes, os sinais e sintomas ficam mais evidentes ao exame físico, apresentando algumas peculiaridades, de acordo com o intervalo de idade.[2,7] A Tabela 3 resume as manifestações clínicas de acordo com a faixa etária. É importante frisar que, especialmente na faixa etária de lactentes, as manifestações clínicas podem se assemelhar a quadros respiratórios. Será imprescindível avaliar a temporalidade das manifestações e, também, as curvas de crescimento da criança.

Tabela 3 Sinais e sintomas de insuficiência cardíaca (IC) de acordo com a faixa etária

Lactentes	Pré-escolares	Escolares	Adolescentes
Crescimento e ganho de peso inadequados – *failure to thrive*	Desconforto respiratório	Fadiga	Dor torácica
Taquipneia persistente e desconforto respiratório	Inapetência	Intolerância ao exercício físico	Dispneia
Hepatomegalia	Hipoatividade	Inapetência	Dor abdominal, náuseas, vômitos
Sudorese às mamadas e dificuldade de amamentação	Hepatomegalia	Ortopneia	Ortopneia

Fonte: elaborada pelos autores.

Outros sintomas menos comuns, mas que podem se manifestar nesses pacientes, incluem: cianose, palpitações, síncope, edema facial, edema gravitacional e ascite.[7] A sintomatologia depende também de haver uma congestão advinda de IC direita crônica ou uma hipoperfusão tecidual devido à IC esquerda aguda.[2] Enquanto a IC direita contempla sinais sistêmicos como ascite, hepatomegalia, desconforto abdominal, turgência jugular, derrame pleural e edema de membros inferiores, a IC esquerda aguda contempla sinais e sintomas pulmonares, como dispneia, ortopneia e estertores na ausculta, além de intolerância à alimentação.

A New York Heart Association (NYHA) estabelece classes de IC na pediatria apenas a partir dos 6 anos de idade, o que se assemelha à classificação da clínica médica para adultos (Tabela 4). Antes dos 6 anos de idade se utiliza a classificação modificada de Ross para IC,[3] como mostra a Tabela 5.

A partir do diagnóstico de IC, surge outra forma de classificar os pacientes de acordo com os sinais e sintomas apresentados. Essa classificação fornece maior contextualização sintomática na avaliação do paciente e possibilita melhor direcionamento nas possibilidades de tratamento e de alívio dos sintomas. Dessa forma, os pacientes são divididos de acordo com a perfusão sanguínea (quente × frio) e com o estado de congestão (seco × úmido). Assim, com essas características, os pacientes com IC são divididos entre os perfis A, B, C e D, como mostra a Figura 1.

Ressalta-se que pacientes com perfil "úmido" apresentam sinais como edema, hepatomegalia e estertores pulmonares. Já pacientes com perfil "frio" exibem sinais como extremidades frias, tempo de enchimento capilar lentificado e pulsos finos.

Tabela 4 Classificação NYHA de IC em crianças > 6 anos

Classe I: assintomática
Classe II: limitações leves ou moderadas à atividade física
Classe III: limitação severa à atividade física
Classe IV: sintomas em repouso

IC: insuficiência cardíaca; NYHA: New York Heart Association.
Fonte: Masarone et al., 2017;[3] Kirk et al., 2014.[4]

Tabela 5 Classificação de Ross modificada para insuficiência cardíaca (IC) em crianças < 6 anos

Classe I: assintomática
Classe II: taquipneia leve ou diaforese com amamentação em lactentes; dispneia em exercícios físicos em crianças mais velhas
Classe III: taquipneia severa ou diaforese com amamentação em lactentes ou tempo prolongado de amamentação com crescimento inadequado; dispneia severa em exercícios físicos em crianças mais velhas
Classe IV: sintomas como taquipneia, retrações ou diaforese em repouso

Fonte: Masarone et al., 2017;[3] Kirk et al., 2014.[4]

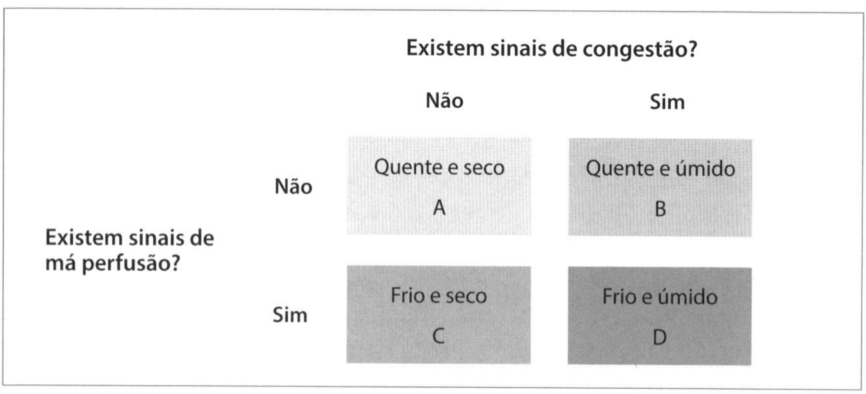

Figura 1 Perfis hemodinâmicos da insuficiência cardíaca.
Fonte: adaptada de Masarone et al., 2017;[3] Kirk et al., 2014.[4]

DIAGNÓSTICO

A IC pode ser diagnosticada por meio de anamnese, exame físico e exames complementares. No exame físico, é necessário atentar à aferição da pressão arterial e à palpação de pulsos, pois podem sugerir etiologias como a coarctação de aorta.

Em termos de exames de imagem, a radiografia de tórax pode apresentar cardiomegalia e, também, sinais de congestão pulmonar. O eletrocardiograma

(ECG) não é específico na IC, mas é possível verificar sobrecarga de câmaras, arritmias e bloqueios, além de sugerir algumas etiologias específicas, como a síndrome de Alcapa (origem anômala da coronária).

A ecocardiografia vem se tornando uma ferramenta muito útil para avaliar IC em termos diagnósticos e prognósticos. Por meio dela é possível avaliar e diagnosticar cardiopatias congênitas, avaliar características do miocárdio, função ventricular e excluir alterações obstrutivas.

A ressonância magnética pode ser utilizada para obter mais detalhes das cardiopatias congênitas complexas, função cardíaca, ou para melhor caracterizar o tecido.

Biomarcadores também podem ser utilizados para auxiliar na diferenciação entre as causas cardíacas e pulmonares do desconforto respiratório.

Apesar de padrão-ouro, a biópsia cardíaca é um procedimento invasivo, sendo utilizada apenas em caráter de exceção, quando sua realização puder mudar a conduta.[8]

TRATAMENTO

O principal objetivo é corrigir a causa da IC, de modo a reduzir a morbidade, prevenir a mortalidade e melhorar a qualidade de vida e a classe funcional. Caso a correção da causa que levou à insuficiência não seja possível de forma imediata, o tratamento se baseará no controle de sintomas e na prevenção da progressão da doença, por meio da antagonização de alguns mecanismos neuro-hormonais vistos no tópico "Fisiopatologia" deste capítulo.

Portanto, pode-se resumir os objetivos do tratamento da IC nos seguintes tópicos:

- Melhorar o débito cardíaco e a perfusão dos órgãos-alvo.
- Retardar a progressão da doença.

Como medidas gerais, podem ser citados a monitorização do paciente, o decúbito elevado, a oferta de oxigênio suplementar, a correção hidreletrolítica, a restrição hídrica e de sal e o suporte nutricional adequado, com cerca de 150 kcal/kg/dia de aporte calórico.[2,3]

A terapêutica medicamentosa dependerá da apresentação clínica de cada paciente e de sua gravidade. Pacientes com perfil úmido necessitarão de diuréticos, enquanto aqueles com perfil frio receberão drogas vasoativas em decorrência de baixo débito sistêmico. Algumas classes de medicamentos têm impacto na prevenção do remodelamento cardíaco e na progressão da doença.

A avaliação do benefício *versus* efeito colateral de cada medicação deverá ser ponderada caso a caso. Alguns dos medicamentos mais utilizados no contexto de IC estão resumidos na Tabela 6.

Tabela 6 Medicamentos mais utilizados no contexto da insuficiência cardíaca

	Dose	Ação	Cuidados
Diuréticos			
Furosemida	1-2 mg/kg/dia a cada 6-12 horas VO ou 0,5-2 mg/kg/dia a cada 6-12 horas EV intermitente ou 0,1-0,4 mg/kg/h EV contínuo	Reduzem a congestão sistêmica e pulmonar. A espironolactona tem um benefício adicional ao prevenir o remodelamento cardíaco, reduzindo a fibrose induzida pela aldosterona	Necessidade de acompanhamento de eletrólitos e função renal
Espironolactona	0,5-1,5 mg/kg/dose a cada 12 horas VO		
Hidroclorotiazida	1-2 mg/kg/dia a cada 12-24 horas VO		
iECA			
Captopril	0,3-2 mg/kg/dose a cada 8 horas VO	Essa classe de medicamentos previne e atenua o remodelamento cardíaco. Sua função adicional é reduzir a pós-carga através da antagonização do SRAA. Considerados para todos os pacientes com IC e disfunção cardíaca esquerda	Necessidade de monitorização de pressão arterial, eletrólitos e função renal. O início da terapia deve ser gradual, com baixas doses
Enalapril	0,05-0,25 mg/kg/dose a cada 12 horas VO		
Betabloqueadores			
Metoprolol	0,25 mg/kg/dose a cada 12 horas VO	Esses agentes antagonizam os efeitos da ativação simpática crônica do miocárdio, bem como podem reverter a remodelação e melhorar a função ventricular	As doses iniciais devem ser baixas em pacientes estáveis hemodinamicamente
Carvedilol	0,05 mg/kg/dose a cada 12 horas VO		
Inotrópicos orais			
Digoxina	5-10 mcg/kg/dia VO	Indicada em pacientes sintomáticos com disfunção sistólica	Uso com cautela, considerando os efeitos adversos da medicação e o alto consumo de oxigênio pelo miocárdio

(continua)

Tabela 6 Medicamentos mais utilizados no contexto da insuficiência cardíaca (*continuação*)

	Dose	Ação	Cuidados
Aminas simpatomiméticas			
Dopamina	5-10 mcg/kg/minuto EV contínuo	Essas medicações têm função inotrópica ou vasopressora a depender da dose	Seu uso é reservado a pacientes com baixo débito cardíaco. Lembrar-se de que podem aumentar o consumo de oxigênio pelo miocárdio, induzir arritmias e piorar a pós-carga a depender da dose. Necessidade de monitorização hemodinâmica rigorosa
Dobutamina	2,5-15 mcg/kg/minuto EV contínuo		
Adrenalina	0,05-0,3 mcg/kg/minuto EV contínuo		
Inibidores fosfodiesterase III			
Milrinona	0,5-1 mcg/kg/minuto EV contínuo	Além da função inotrópica, é vasodilatador, bem como proporciona o relaxamento ventricular diastólico (efeito lusitrópico). Representa a primeira escolha em disfunção ventricular moderada a grave com hipoperfusão tecidual	A droga apresenta meia-vida prolongada e há necessidade de monitorização hemodinâmica rigorosa. O uso em pacientes hipotensos deve ser cauteloso e com ressalvas
Sensibilizador de cálcio			
Levosimendana	0,05-0,2 mcg/kg/minuto EV contínuo	Potente inotrópico e vasodilatador reservados a pacientes com grave disfunção e em ponte para transplante cardíaco	Necessidade de monitorização hemodinâmica rigorosa
Vasodilatadores			
Hidralazina	0,1-0,2 mg/kg a cada 4-6 horas EV ou 0,3-1 mg/kg/dia a cada 8-12 horas VO	Têm a função de reduzir a pós-carga, especialmente em pacientes com intolerância a iECA	Monitorização hemodinâmica rigorosa, especialmente em drogas endovenosas
Nitroprussiato de sódio	0,5-4 mcg/kg/minuto EV contínuo		

EV: endovenoso; iECA: inibidores da enzima conversora de angiotensina; VO: via oral.
Fonte: Kantor et al., 2013;[7] Rohit, 2020.[8]

É necessário lembrar que o tratamento também contempla a correção cirúrgica de cardiopatias congênitas, quando estas são as causas de IC, bem como transplante cardíaco na IC refratária.

CONCLUSÃO

A IC é uma síndrome clínica que requer domínio por parte do médico que atua em emergências pediátricas, visto que se comporta de forma particular com cada faixa etária e é diagnóstico diferencial importante de doenças muito comuns em pediatria, como as afecções respiratórias.

BIBLIOGRAFIA

1. 2016 ESC guidelines for the diagnosis and treatment of acute and chronic heart failure. The Task Force for the diagnosis and treatment of acute and chronic heart failure of the European Society of Cardiology (ESC). Eur Heart J. 2016;37:2129-200.
2. Bibhuti B Das. Current state of pediatric heart failure. Children. 2018;5(88).
3. Masarone D, Valente F, Rubino M, Vastarella R, Gravino R, Rea A, et al. Pediatric heart failure: a practical guide to diagnosis and management. Pediatrics Neonatol. 2017;58:303e312.
4. Kirk R, Dipchand AI, Rosenthal DN, Addonizo L, Burch M, Crisant M, et al. The International Society for Heart and Lung Transplantation guidelines for the management of pediatric heart failure: executive summary. J Heart Lung Transplantation. 2014;33(9).
5. Shaddy RE. Systematic literature review on the incidence and prevalence of heart failure in children and adolescents. Pediatr Cardiol. 2018;39(3):415-36.
6. I diretriz de insuficiência cardíaca (IC) e transplante cardíaco, no feto, na criança e em adultos com cardiopatia congênita, da Sociedade Brasileira de Cardiologia. Arq Bras Cardiol. 2014.
7. Kantor PF, Lougheed J, Danecea A, McGillion M, Barbosa N, Chan C, et al. Presentation, diagnosis, and medical management of heart failure in children: Canadian Cardiovascular Society guidelines. Can J Cardiol. 2013;29:1535-52.
8. Rohit M. Approach to a child with congestive heart failure. Indian J Pediatr. 2020;87(4):312-20.

10
Arritmias

Renata Martins R. Gaiarim

Objetivo do capítulo

Este capítulo discute como identificar e intervir em situações de taquicardia e bradicardia na criança. Ao final da leitura você estará apto a:

- Identificar e tratar os diferentes tipos de arritmias.
- Diferenciar entre pacientes estáveis e instáveis com arritmia.

DEFINIÇÃO E INCIDÊNCIA

Arritmias são quaisquer distúrbios de frequência, regularidade ou sequência de ativação cardíacas. Podem-se dividir as arritmias em taquicardia (FC alta) e bradicardia (FC baixa).

Apesar de serem menos propensas a causar instabilidade hemodinâmica em crianças que em adultos, o reconhecimento e a pronta intervenção nas arritmias na faixa etária pediátrica são importantes para a prevenção de uma parada cardiorrespiratória (PCR).

Débito cardíaco (DC) = fração de ejeção ventricular × frequência cardíaca

O débito cardíaco é dependente da FC e do volume sistólico. Frequências cardíacas baixas podem impactar negativamente no DC, assim como frequências muito altas, em razão do prejuízo do enchimento ventricular.

Os sintomas podem ser inespecíficos, diferindo de acordo com a idade da criança. Os achados mais frequentes são palpitações, irritabilidade, dor torácica, síncope e até mesmo instabilidade hemodinâmica e choque cardiogênico.

Nem todas as arritmias causam repercussões clínicas. As mais comuns sem repercussão são as arritmias sinusais.

Na pediatria, a FC varia conforme a idade (Tabela 1).

Tabela 1 Valores de normalidade de frequência cardíaca (FC) na infância

Idade	FC adequada para a idade
Lactente (até 1 ano)	100-160 bpm
1-3 anos	95-150 bpm
Pré-escolar (4-5 anos)	80-140 bpm
Escolar (6-12 anos)	70-120 bpm
Adolescente (13-18 anos)	60-100 bpm

Fonte: elaborada pela autora.

TAQUIARRITMIAS

A taquicardia e as taquiarritmias são classificadas de acordo com a largura do complexo QRS. São divididas naquelas com complexo QRS estreito (0,09 segundo ou menos) ou QRS largo (mais de 0,09 segundo) (Tabela 2).

Tabela 2 Classificação da taquicardia e das taquiarritmias

QRS estreito	QRS largo
Taquicardia sinusal	Taquicardia ventricular
Taquicardia supraventricular	Taquicardia supraventricular com condução intraventricular aberrante
Flutter atrial	

Fonte: elaborada pela autora.

Taquicardia sinusal (TS)

É uma frequência de despolarização do nódulo sinusal mais rápida que a normal para a idade da criança. Normalmente acontece em resposta à necessidade do corpo de maior débito cardíaco. É uma resposta fisiológica normal e não é considerada arritmia (Figura 1).

São causas comuns: dor, ansiedade, hipovolemia, hipertermia, toxinas, venenos e drogas.

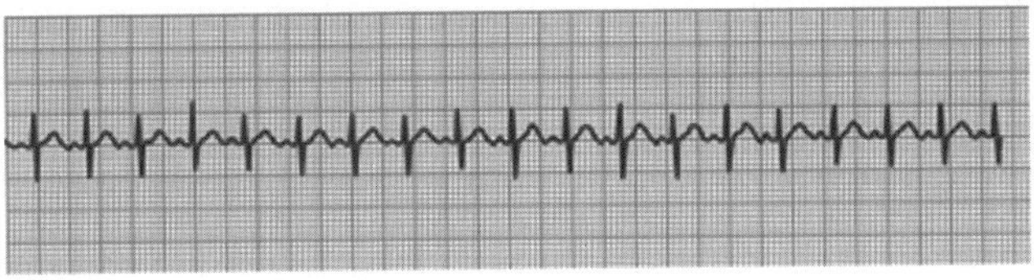

Figura 1 Taquicardia sinusal.

Taquicardia supraventricular (TSV)

A TSV é a causa mais comum de comprometimento cardiovascular na infância.

É um ritmo anormalmente rápido com origem acima do nó atrioventricular. Nas crianças, o principal mecanismo é o de reentrada. Apresentam o R-R regular, com menos de 10% de variabilidade, e FC extremamente altas, em geral maiores que 220 bpm. No ECG, a onda P não é visível (Figura 2).

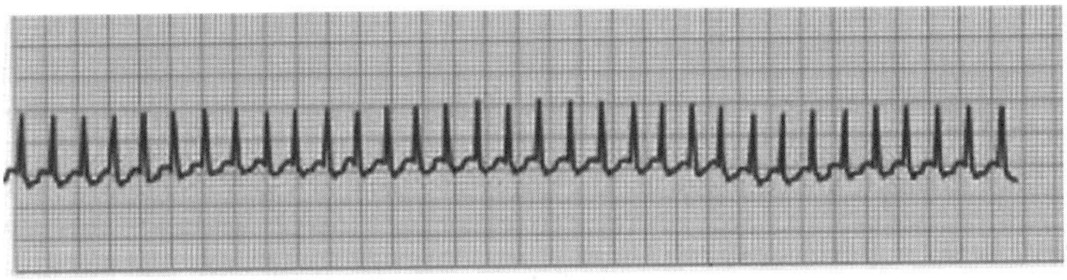

Figura 2 Taquicardia supraventricular.

Conduta

1. Documentação com ECG de 12 derivações.
2. Manobra vagal (quando paciente estável): em bebês e crianças estáveis a FC diminui quando o nervo vago é estimulado, pois retarda a condução por meio do nó atrioventricular. Diversas manobras podem estimular a atividade vagal. A resposta varia segundo idade, nível de cooperação e condição de base da criança (Figura 3).

   Água e gelo são aplicados na metade superior do rosto do bebê para estimulação vagal. A bolsa de água e gelo não cobre o nariz ou a boca e não obstrui a ventilação. Crianças com idade suficiente para colaborar podem realizar a manobra de Valsalva soprando um canudo ou a própria mão. Não usar pressão ocular, pois ela pode produzir lesão retiniana.
3. Teste com adenosina.

4. Betabloqueadores, amiodarona e procainamida podem ser utilizados com respaldo de um cardiologista, visto que podem precipitar uma taquicardia ventricular polimórfica.
5. Cardioversão sincronizada: indicada nos casos de instabilidade hemodinâmica.

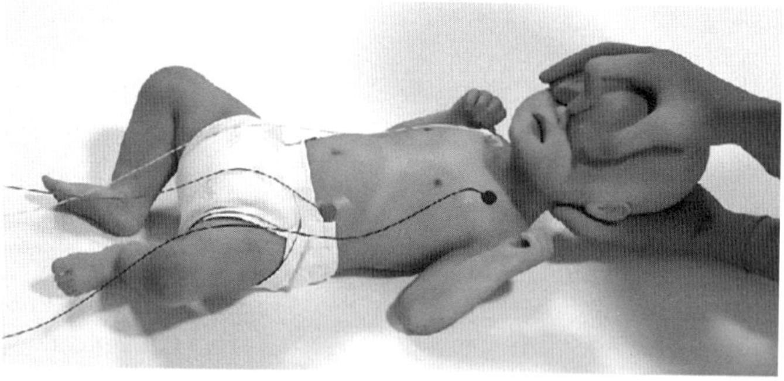

Figura 3 Manobras vagais.
Fonte: acervo da autora.

Flutter atrial

É uma taquidisritmia de complexo estreito que pode se desenvolver em crianças previamente hígidas, como também em crianças com cardiopatias congênitas, especialmente após cirurgias cardíacas.

Um circuito reentrando nos átrios permite que uma onda de despolarização percorra os átrios em círculos. Como o nódulo atrioventricular não faz parte do circuito, a condução atrioventricular pode variar, com frequências atriais que excedem 300/minuto, ao passo que a frequência ventricular é mais baixa e pode ser irregular (Figura 4).

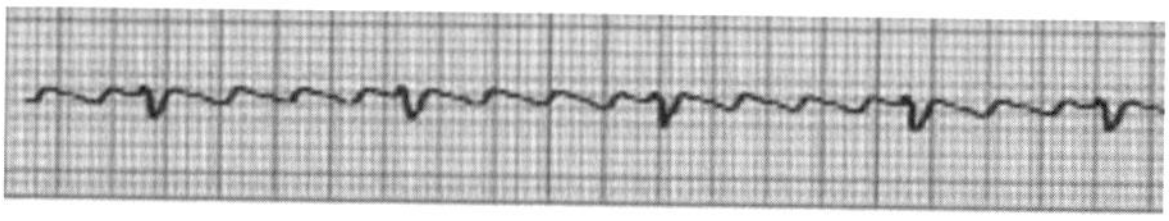

Figura 4 *Flutter* atrial.

Taquicardia ventricular (TV)

Grupo de arritmia caracterizadas por QRS prolongado, podendo ser de mesma ou diferente morfologia (mono × polimórfica), com dissociação atrioventricular.

É incomum nas crianças. Mais de 50% dos casos de TV sustentada ocorrem em pacientes com doença cardíaca de base.

Podem ser decorrentes também de medicamentos que prolonguem o intervalo QT (antidepressivos tricíclicos, cocaína), distúrbios eletrolíticos ou injúrias ao sistema de condução (Figura 5).

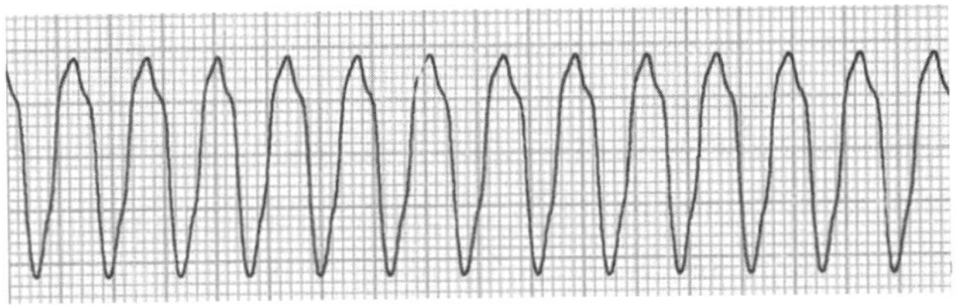

Figura 5 Taquicardia ventricular.

Um tipo especial de TV polimórfica é a *torsades de pointes*. Nessa arritmia, os complexos QRS mudam de polaridade e amplitude. Tem potencial para rápida deterioração para ritmos sem pulso (Figura 6). Condições que predispõem à *torsades de pointes* são a síndrome do QT longo, a hipomagnesemia, a hipocalemia e a toxicidade farmacológicas.

Seu tratamento é a infusão de magnésio e evitar medicamentos que prolonguem o intervalo QT.

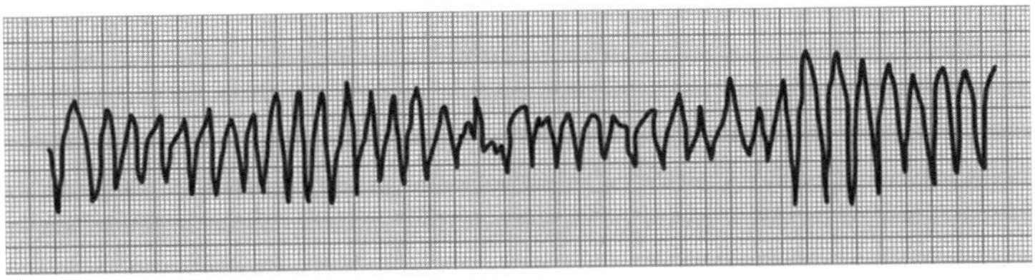

Figura 6 *Torsades de pointes*.

Terapia elétrica para ritmos fora da parada cardiorrespiratória – cardioversão

Os choques sincronizados são cronometrados para coincidir com a onda R do complexo QRS do paciente, diferentemente da desfibrilação.

Indicado em arritmias com instabilidade hemodinâmica, tais como TSV instável e TV com pulso, ou as refratárias ao tratamento medicamentoso.

O procedimento envolve os seguintes passos:

- Monitorização do paciente.
- Seleção adequada das pás, que podem ou não ser autoadesivas. Utilizam-se as pediátricas em peso menor que 10 kg.
- Considerar sedoanalgesia. Sempre que possível, estabelecer acesso vascular e fornecer sedação e analgesia (não retardar a cardioversão para obter o acesso).
- Aplicação de gel nas pás.
- Posicionamento adequado das pás (à direita do esterno e abaixo da clavícula) associada ao ápice cardíaco. Em lactentes é possível usar a posição anteroposterior.
- Ligar o aparelho.
- Selecionar o modo *sync* (sincronizado).
- Selecionar adequadamente a carga. Iniciar com uma carga de energia de 0,5 a 1 J/kg. Se a carga inicial for ineficaz, aumentar para 2 J/kg nas doses subsequentes.
- Carregar o aparelho (pressionar *charge*).
- Disparar a carga.

BRADIARRITMIA

É uma FC anormalmente baixa para a idade. Quando persistente, pode causar sintomatologia devido à redução do débito cardíaco.

A bradicardia pode ser classificada em:

- Bradicardia primária: resultante de doenças cardíacas estruturais (cardiopatia congênita, lesão cirúrgica, cardiomiopatia, miocardite).
- Bradicardia secundária: quadros não cardíacos que alteram a função normal do coração (hipóxia, acidose, hipotensão, hipotermia, farmacológicos).

A hipóxia é a principal causa de bradicardia na infância.

A bradicardia sintomática pode gerar alterações como deterioração do nível de consciência, síncope e até mesmo sinais de choque e PCR.

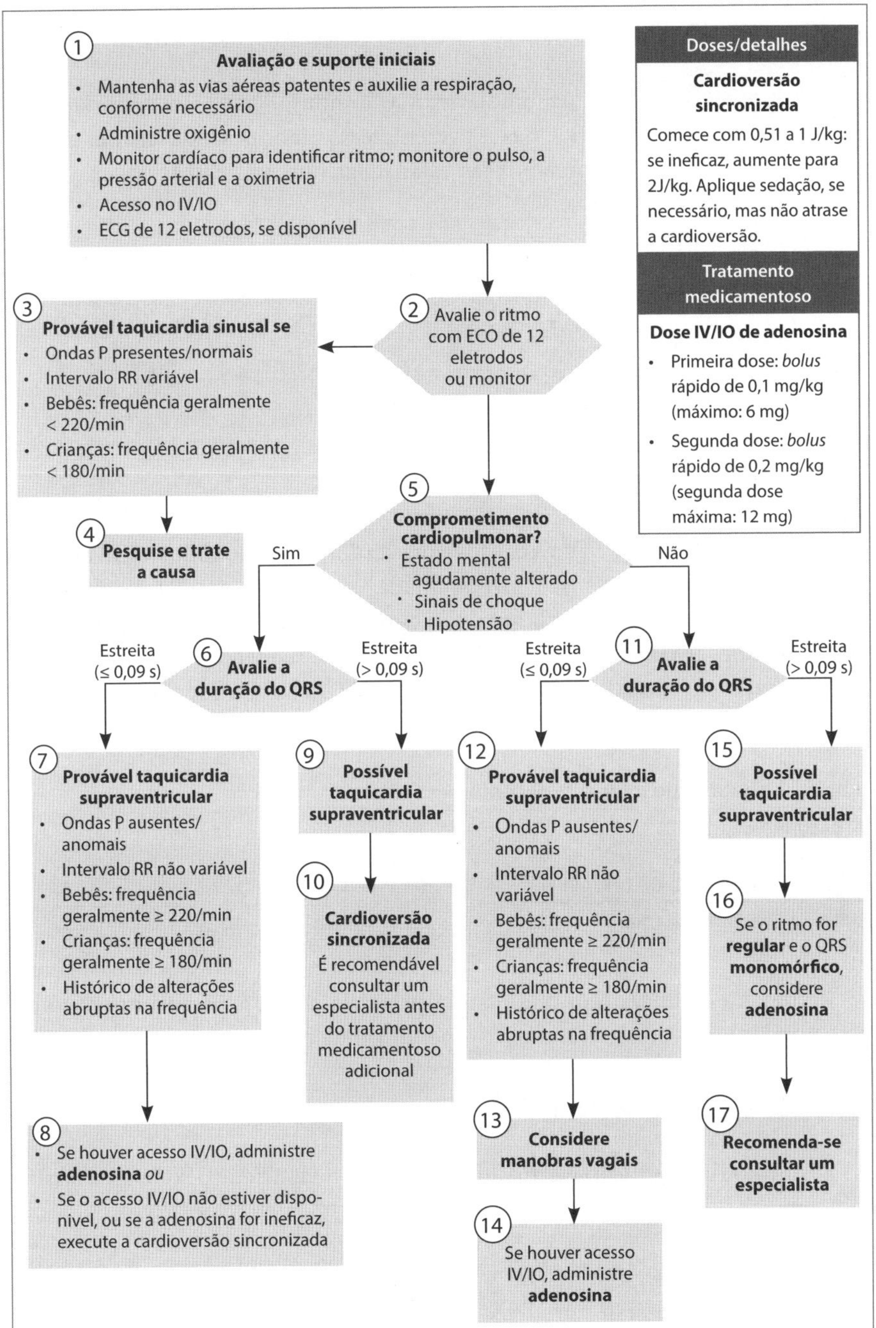

Figura 7 Algoritmo de taquicardia com instabilidade hemodinâmica.

Fonte: American Heart Association, 2020.[3]

Bradicardia sinusal

Subtipo mais comum de bradiarritmia, a sinusal não é necessariamente problemática. Com frequência está presente em crianças saudáveis em repouso quando as demandas metabólicas estão relativamente baixas (p. ex., sono) (Figura 8).

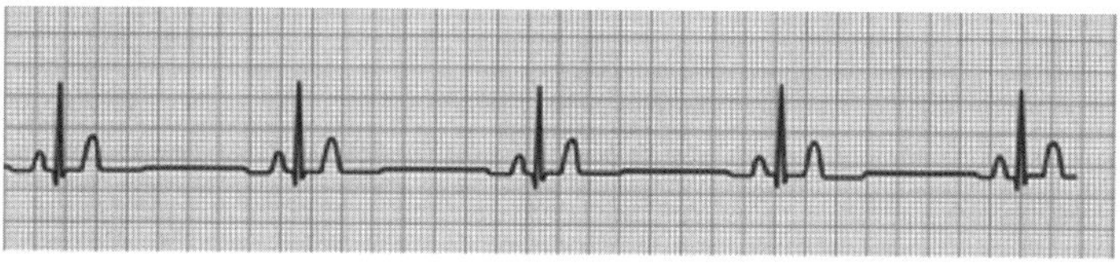

Figura 8 Bradicardia sinusal.

Geralmente está associada a causas extracardíacas, como tônus vagal aumentado, medicações, hipertensão intracraniana, hipotermia ou deterioração hemodinâmica por hipóxia ou choque. Em casos de bradicardia com repercussão hemodinâmica, é considerado um ritmo pré-PCR e requer conduta imediata.

O traçado eletrocardiográfico exibe onda P sempre precedendo o complexo QRS, com intervalo PR com duração adequada para a faixa etária (Figura 8).

Tabela 3 Duração do intervalo PR conforme a idade

- Lactentes: 0,08-0,15
- Crianças: 0,09-0,17
- Adolescentes: 0,12-0,20

Fonte: elaborada pela autora.

Raramente crianças têm bradicardia primária com distúrbio intrínseco do nó sinusal, mas pode ocorrer no pós-operatório de cirurgias cardíacas.

Bloqueio atrioventricular (BAV)

Distúrbio de condução elétrica do átrio para o ventrículo. Pode ser classificado em:

- BAV de primeiro grau.
- BAV de segundo grau.
- BAV de segundo grau tipo Mobitz II.
- BAV de terceiro grau.

Primeiro grau: intervalo PR prolongado (Figura 9).

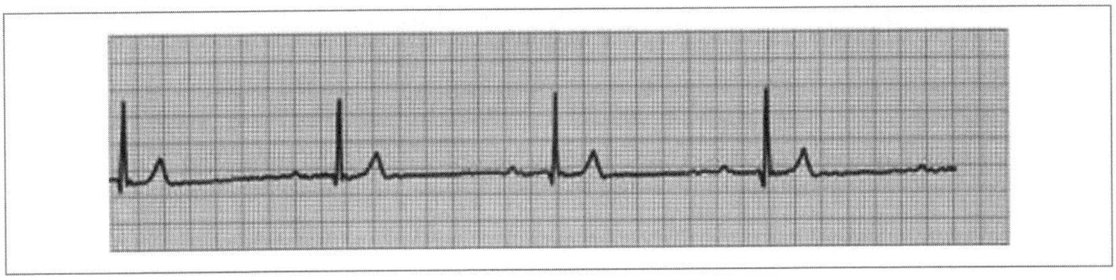

Figura 9 Bloqueio atrioventricular de primeiro grau.

Segundo grau: acontece o bloqueio de alguns, mas não de todos os impulsos atriais.

BAV de segundo grau tipo Mobitz I (fenômeno de Wenckebach): há um prolongamento progressivo do P-R antes da falha de condução (Figura 10).

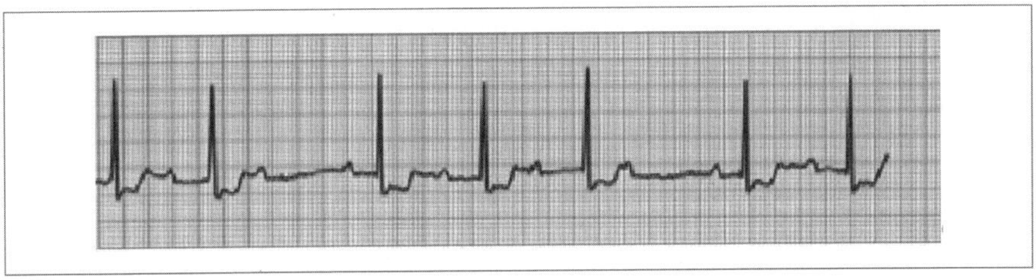

Figura 10 Bloqueio atrioventricular de Mobitz I.

BAV de segundo grau tipo Mobitz II: ocorre abaixo do nó atrioventricular. Acontece a não condução de alguns impulsos atriais para o ventrículo, sem nenhuma alteração no intervalo P-R.

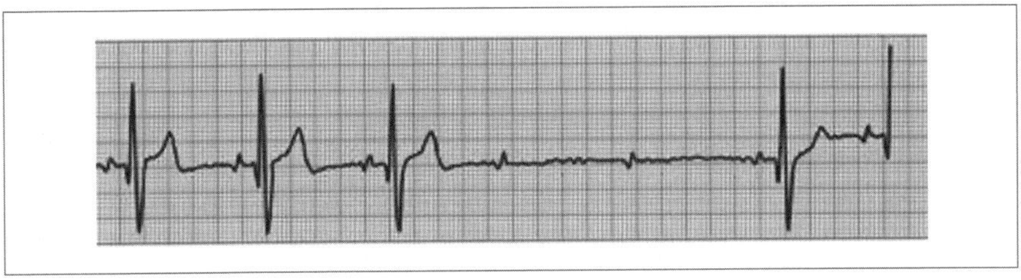

Figura 11 Bloqueio atrioventricular de Mobitz II.

BAV de terceiro grau: bloqueio completo da condução entre átrio e ventrículo. Também pode ser chamado BAV total (Figura 12).

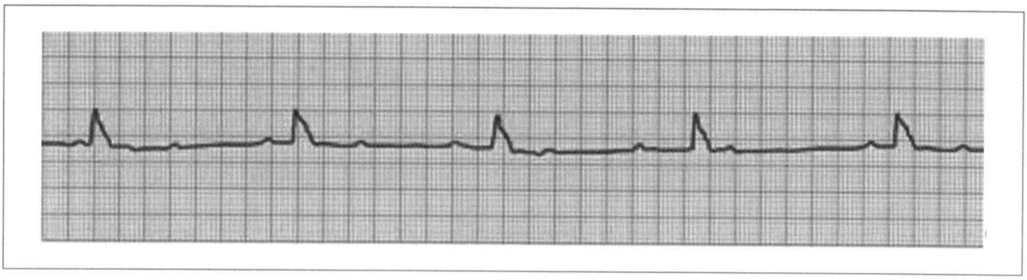

Figura 12 Bloqueio atrioventricular de terceiro grau.

Conduta

A conduta diante das bradiarritmias dependerá da presença ou não de instabilidade hemodinâmica.

Se a repercussão hemodinâmica estiver presente: iniciar RCP se houver persistência do ritmo após ventilação e oxigenação adequada. A droga de escolha é a adrenalina. Atropina deve ser considerada em casos de BAV ou tônus vagal aumentado. Deve ser considerado o marca-passo.

Em caso de ausência de repercussão hemodinâmica, deve ser realizado ECG de 12 derivações para elucidar a causa.

Atenção:

- Adrenalina EV: 0,01 mg/kg da solução 1:10.000 (0,1 mL/kg).
- Atropina: 0,02 mg/kg (dose mínima 0,1 mg e dose máxima 0,5 mg).

Indicações de implantação de marca-passo

O marca-passo está reservado para casos de crianças com repercussão hemodinâmica associado a baixa FC e BAV de alto grau.

BIBLIOGRAFIA

1. Baruteau A-E, Perry JC, Sanatani S, Horie M, Dubin AM. Evaluation and management of bradycardia in neonates and children. Eur J Pediatrics. 2016;175(2):151-61.
2. Girota S, SpertusJ, Li Y, Berg RA, Nadkarni VM, Chan PS; American Heart Association Get with the Guidelines – Resuscitation Investigators. 1. Survival trends in pediatric in-hospital cardiac arrests: an analysis from get with the guidelines. Resusc Circ Cardiovasc Qual Outcomes. 2013;6(1):42-9.
3. Maconochie IK, Aickin R, Hazinski MF, Atkins DL, Bingham R, Couto TB, et al; on behalf of Pediatric Life Support Collaborators. Pediatric life support: 2020 International Consensus on Cardiopulmonary Resuscitation with Treatment Recommendations. Circulation. 2020;142(Suppl 1).

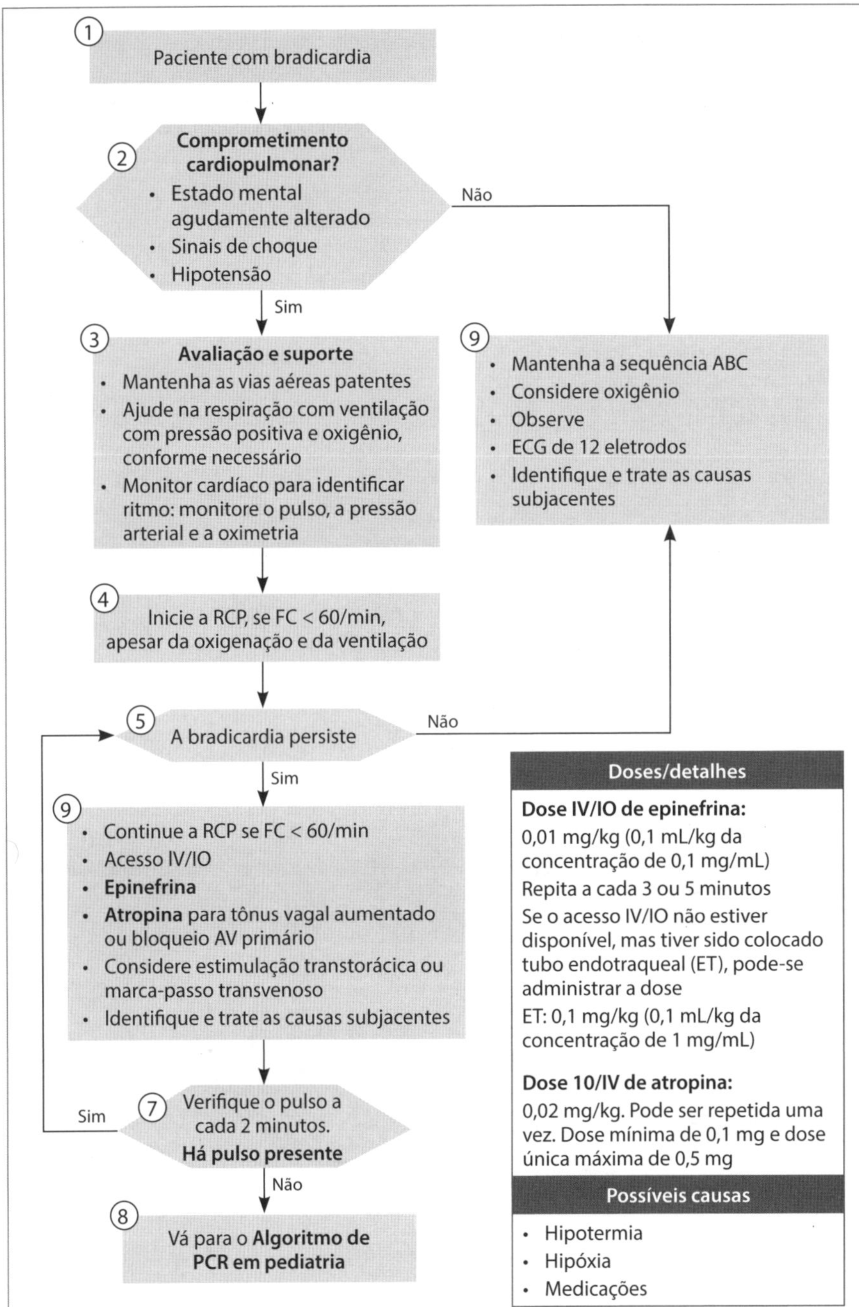

Figura 13 Algoritmo de bradicardia com pulso.

Fonte: adaptada de American Heart Association, 2020.[3]

4. Magalhães LP, Guimarães ICB, Melo SL, Mateo EIP, Andalaft RB, Xavier LFR, et al. Diretriz de arritmias cardíacas em crianças e cardiopatias congênitas Sobrac e DCC – CP. Arq Bras Cardiol. 2016;107(1 Suppl 3):1-58.
5. Scuotto F, Voss TH, Paul LC, Fenelon G, Figueiredo MJO. Arritmias na sala de emergência e UTI. Taquicardias de QRS estreito: fundamentos para abordagem. Rev SOCESP. 2018;28(3):276-85.

11

Síncope no paciente pediátrico

Hany Simon Junior
Graziela de Almeida Sukys

Objetivo do capítulo

A perda repentina da consciência em crianças é um acontecimento inesperado, que gera preocupação em pais, pacientes, professores e médicos. Embora a maioria dos casos de perda de consciência em crianças seja benigno, algumas condições que promovem risco de vida podem se manifestar inicialmente como síncope. Por isso, a maioria dos pacientes com síncope é internada, e uma série de exames é feita na tentativa de elucidação diagnóstica, nem sempre bem-sucedida.

Este capítulo tem a finalidade de ajudar o clínico a planejar uma abordagem sistematizada desse problema tão comum.

DEFINIÇÃO E INCIDÊNCIA

A síncope é definida como a perda repentina da consciência e do tônus postural, resultante de uma disfunção cerebral difusa, devido à má perfusão encefálica. O episódio sincopal é transitório e seguido de recuperação espontânea da consciência.[1]

Cerca de 15 a 25% das crianças e dos adolescentes entre 8 e 18 anos apresentam pelo menos um episódio de síncope.[1]

Antes dos 6 anos de idade a síncope não é comum, exceto nos casos de convulsão, perda de fôlego e arritmias cardíacas primárias. É mais prevalente em adolescentes entre 15 e 19 anos (20 a 50% apresentam síncope) e no sexo feminino, e responde por cerca de 2% das consultas de serviço de emergência pediátrica e 1% do total de internações.[1-5]

ETIOLOGIA E FISIOPATOLOGIA

As causas de síncope são classificadas, de acordo com o mecanismo fisiopatológico, em três grupos: autonômica, cardiogênica e não cardiogênica.[5-8]

Apesar dos diferentes desencadeantes, a fisiopatologia da síncope parece seguir uma trilha comum. Há prejuízo da perfusão cerebral por diminuição transitória do débito cardíaco, causada por diminuição do retorno venoso devido a mudanças vasomotoras, arritmia primária ou alteração no tônus vascular cerebral.[1,5-8]

Síncope autonômica

Também denominada síncope neuralmente mediada, é a causa mais comum de desmaio em crianças e adolescentes, respondendo por mais de 80% das síncopes na infância.

Divide-se em síncope neurocardiogênica ou vasovagal (principal causa de síncope na infância), tônus vagal excessivo, síncope reflexa ou situacional e síncope ortostática.[9,10]

A síncope autonômica caracteriza-se por perda repentina do tônus vasomotor, com consequente hipotensão sistêmica (resposta vasodepressora), acompanhada de bradicardia significante ou assistolia. A maioria dos pacientes pediátricos tem um quadro misto, consistindo em hipotensão sistêmica significativa associada a bradicardia.

A perda de consciência é repentina e geralmente não dura mais do que 2 minutos. Isso é importante porque, se a inconsciência for prolongada, outra causa de síncope deve ser afastada. Apesar de incomum, pode ocorrer atividade muscular anormal tônica ou tônico-clônica, inclusive com liberação esfincteriana, que, embora seja mais sugestiva de epilepsia, não exclui a possibilidade de síncope neurocardiogênica. A recuperação após o episódio sincopal é imediata, porém o paciente geralmente permanece nauseado, com sudorese, pálido e com perda de memória por um tempo mais prolongado.[9-11]

O mecanismo fisiopatológico responsável pela síncope autonômica é um exagero no reflexo normal de Bezold-Jarisch, responsável pela manutenção da pressão arterial durante a posição corporal ortostática.[11-13] Nos pacientes propensos a síncope, há uma resposta anormal aos mecanismos compensatórios.

Síncope neurocardiogênica

A síncope neurocardiogênica é a forma mais comum de síncope autonômica. Após experiência que gere ansiedade, medo ou dor há aumento do tônus simpático do paciente. O mesmo pode ocorrer se houver mudança brusca de decúbito supino para ortostático. A partir desses desencadeantes segue-se a resposta parassimpática exacerbada descrita anteriormente com bradicardia e hipotensão arterial e consequente quadro sincopal.[10,12]

Tônus vagal excessivo

Comumente visto em atletas bem treinados e adolescentes normais, o aumento no tônus vagal se manifesta clinicamente como bradicardia em repouso, ou bloqueio atrioventricular (BAV) intermitente e de graus variados. Tem-se associado à síncope, especialmente quando acompanhado de aumento adicional no tônus vagal, como em atividade física intensa, manobra de Valsalva ou outras atividades que aumentem a atividade parassimpática.

O mecanismo fisiopatológico inclui diminuição no débito cardíaco secundária a bradicardia e ao BAV. Os dois grupos são de risco para arritmias cardíacas semelhantes (taquicardia supraventricular – TSV –, taquicardia ventricular – TV –, bradicardia grave e BAV), porém diferem nas situações clínicas que favorecem estas arritmias.[9-13]

Síncope reflexa

A síncope reflexa é também denominada síncope situacional, porque é descrita em um grande número de situações clínicas diferentes. Estas incluem: micção ou evacuação, tosse profunda, hiperextensão do pescoço (espreguiçar), deglutição e outros. A síncope reflexa ocorre como resultado do aumento do tônus vagal associado a essas manobras. Em muitos pacientes esses desencadeantes só promovem síncope quando o paciente está em posição ortostática ou se levantando. Da mesma forma, doenças concomitantes e fadiga podem exacerbar essa condição.

Síncope ortostática

A resposta normal e esperada à hipovolemia é a taquicardia imediata e a hipotensão na posição ortostática. Pacientes propensos à síncope neurocardiogênica demonstram taquicardia e resposta hipotensora exagerada a graus leves de desidratação, especialmente quando o paciente se levanta ou está em pé. A menos que a desidratação seja significante, o episódio é uma variação benigna da síncope vasovagal típica.[13]

Síncope cardiogênica

As causas cardíacas de síncope podem ser divididas em: lesões obstrutivas, arritmias, hipercianose e miscelânea.[14]

Lesões obstrutivas

Lesões que obstruem o esvaziamento ou enchimento ventricular podem associar-se a síncopes. Isso é mais comumente descrito em pacientes com estenose aórtica grave e cardiomiopatia hipertrófica obstrutiva, mas também pode ocorrer em pacientes com estenose pulmonar, estenose mitral, tamponamento cardíaco ou hipertensão pulmonar primária. A perda do nível de consciência pode ocorrer mediante dois mecanismos propostos. No primeiro, quando a obstrução ao fluxo ventricular se torna grave o suficiente para diminuir o débito cardíaco, a perfusão cerebral é comprometida, e a perda de consciência acontece. No segundo, mesmo que a obstrução ao fluxo ventricular cause apenas uma modesta diminuição no débito cardíaco, pode haver diminuição no fluxo de oxigênio ao miocárdio, suficiente para causar isquemia, discinesia ou arritmias.[14]

Arritmias

Há várias formas de categorizar as arritmias que causam síncope. Uma divisão útil leva em consideração se há presença ou não de lesão cardíaca estrutural. Os dois grupos são de risco para arritmias cardíacas semelhantes (TSV, TV, bradicardia grave e BAV), porém diferem nas situações clínicas que favorecem essas arritmias.[14]

Pacientes com doença cardíaca estrutural são de risco para distúrbios de ritmo cardíaco, como resultado de anormalidades hemodinâmicas ativas e/ou incisões cirúrgicas prévias. No coração estruturalmente normal, as arritmias ocorrem na presença de síndromes como Wolff-Parkinson-White, síndrome do QT longo, miocardite, cardiomiopatia, medicações e outras. O mecanismo causador de síncope nos dois grupos é comum a todas as arritmias: é a diminuição do débito cardíaco, com consequente diminuição do fluxo sanguíneo cerebral.[14-16]

No coração estruturalmente normal, a arritmia mais comum que gera síncope é a TSV. Essa arritmia ocorre principalmente no contexto da síndrome de Wolff-Parkinson-White, e ocasionalmente na presença de *flutter* ou fibrilação atrial. A taquicardia ventricular causando síncope é relatada em coração estruturalmente normal, na presença de síndrome do QT longo, e menos comumente em miocardite infecciosa, cardiomiopatia e drogas (cocaína, anfetaminas etc.). Ritmos cardíacos excessivamente lentos, bradicardia e BAV são causas incomuns de síncope em crianças.[14-17]

Síncope em crianças com doença cardíaca estrutural, incluindo os pacientes que sofreram reparação cirúrgica da lesão, é causada por arritmias, até que se prove o contrário. Esses pacientes são de risco para vários distúrbios de ritmo cardíaco. Qualquer paciente que tenha uma incisão ventricular, como parte da reparação cirúrgica do defeito estrutural prévio, é de risco para TV. Da mesma forma, qualquer paciente que tenha incisão atrial está predisposto a desenvolver TSV. Pacientes com manipulação cirúrgica do nó sinoatrial ou nó atrioventricular têm predisposição a apresentar bradicardia grave e BAV.[11,14-18]

Na síncope ocorrida durante exercícios físicos, uma avaliação cardiológica completa deve ser feita, para afastar ou confirmar a presença de alterações cardíacas estruturais, arritmias cardíacas ou ambas.[11,14-18]

Hipercianose

Pacientes com doença cardíaca cianogênica não corrigida, como tetralogia de Fallot, têm risco de síncope quando a cianose se torna mais grave. Nesses pacientes com cianose grave, a síncope ocorre como resultado de profunda hipóxia cerebral.[14]

Outras causas

Várias outras causas geram uma miscelânea de etiologias, em que a síncope é resultado de débito cardíaco e perfusão cerebral diminuídos. Essas causas incluem: disfunção miocárdica grave (miocardite), infarto do miocárdio (doença de Kawasaki, coronária anômala, cocaína ou abuso de esteroides).

Síncope e morte súbita

A morte súbita é um evento infrequente em crianças e adolescentes, ocorrendo em 1,3 caso/100.000 por ano. Embora na maioria das vezes a etiologia da síncope seja benigna, há risco de morte súbita em pacientes com síncope secundária a doença cardíaca (1/3 dos casos tem causa cardíaca bem definida e mais 1/4 dos casos etiologia cardíaca provável). Nos pacientes com doença de Kawasaki o risco de morte súbita é de 1%, estenose aórtica 1%, tetralogia de Fallot 2,5%, defeito de septo ventricular 6% e síndrome de Eisenmenger 10 a 47%.

Síncopes relacionadas a exercícios alertam para a investigação de doenças cardíacas. Cerca de 16% das crianças e dos adolescentes com morte súbita têm relato prévio de síncope associada a exercícios.

Assim, paciente com síncope e que tem cardiopatia estrutural, cirurgia cardíaca prévia, doenças sistêmicas que possam cursar com doença cardíaca ou síncope relacionada a exercícios devem ter avaliação cardiológica completa.

Pacientes com coração estruturalmente normal podem apresentar síncope secundária a arritmia cardíaca. A incidência de morte súbita é relatada em até 10% dos pacientes portadores de síndrome do QT longo. Dessa forma, é fundamental o ECG em todos os casos de síncope na emergência.[11,14-18]

Síncope não cardiogênica

Síncope neuropsiquiátrica

Causas neurológicas primárias de síncope existem, porém são pouco comuns em crianças e adolescentes. Destacam-se epilepsia, enxaqueca e hiperventilação secundária a distúrbio psiquiátrico.[11,18-20]

Epilepsia

A epilepsia, como etiologia de síncope, é o diagnóstico que mais causa preocupação depois de afastada etiologia cardíaca grave. Os distúrbios convulsivos devem ser considerados quando há atividade motora focal ou tônico-clônica generalizada, fase pós-ictal de letargia e confusão prolongada. Geralmente os distúrbios convulsivos são antecedidos de aura e o tempo de inconsciência costuma ser mais prolongado. Se houver anormalidade neurológica residual após o episódio sincopal, o diagnóstico de doença neurológica primária é fortemente sugestivo.

Enxaqueca

Aura premonitória pode anteceder espasmo vascular vertebrobasilar, que parece ocorrer em pacientes com síncope associada à enxaqueca. Geralmente a perda de consciência tem início e duração mais longos. O paciente mantém estabilidade hemodinâmica durante o episódio. Pode haver deficiência neurológica residual e cefaleia occipital após o episódio sincopal.

Distúrbios psiquiátricos

Pacientes com distúrbios psiquiátricos como pânico, ansiedade ou personalidade histriônica podem desenvolver síncope após hiperventilação. Com o aumento da frequência respiratória há resultante hipocapnia, que induz vasoconstrição cerebral. A síncope acontece porque há hipoperfusão cerebral secundária a constrição arteriolar local.

A história do episódio é crítica para o diagnóstico, e a presença de testemunhas é particularmente útil. Esses pacientes geralmente relatam sentimento de sufocação, fôlego curto e rigidez do tórax. Há relato de parestesia e enrijecimento das extremidades e alterações visuais.

Síncope metabólica

Distúrbio metabólico como causa de síncope é extremamente incomum. Hipoglicemia, apesar de ser sempre incluída como causa de síncope, é rara. Sintomas que precedem o evento sincopal incluem: fome, sudorese, tontura e agitação não relacionadas à postura corporal. Certamente em pacientes diabéticos insulino-dependentes a hipoglicemia é um fator etiológico importante de perda de consciência. Nesse caso, o início dos sintomas é gradual e a criança permanece hemodinamicamente estável.[21]

AVALIAÇÃO INICIAL DO PACIENTE COM SÍNCOPE

História

Uma história detalhada é o passo fundamental para o diagnóstico da causa da síncope.

Na maioria dos casos, a história é suficiente para elucidação diagnóstica e direciona o clínico à escolha racional dos testes laboratoriais.[1-10,22,23]

Inicialmente, deve haver uma descrição detalhada do ambiente onde ocorreu a síncope, incluindo atividade física e posição do paciente antes da perda de consciência, bem como presença ou não de aura. O relato de familiares ou acompanhantes é muito importante.[22]

São circunstâncias ambientais que sugerem etiologia neurocardiogênica: locais aquecidos, fechados, com pouca circulação de ar, úmidos e com aglomeração. Fatores que podem precipitar o evento sincopal são hiperextensão do pescoço, tosse, micção, deglutição, pentear dos cabelos, emoções e desidratação. Sintomas prodrômicos de síncope neurocardiogênica incluem: sudorese, palidez, náuseas, escurecimento ou borramento da visão. A recorrência do episódio sugere mecanismo vagal.

Deve ser salientado o tempo de duração da perda da consciência, e se a recuperação completa do paciente se estende por um período prolongado. A presença de sinais neurológicos focais e o estado hemodinâmico do paciente devem ser avaliados. Quase sem exceção, o exame físico de crianças e adolescentes é normal após a síncope.

Os antecedentes familiares de morte súbita, arritmias, epilepsia, doença cardíaca congênita, doença metabólica, uso de medicações e drogas ilícitas são importantes no diagnóstico. Frequentemente há uma tendência familiar para síncope neurocardiogênica típica, com incidência de até 90%. O antecedente pessoal e médico do paciente deve ser relatado. Se há história de doença cardíaca, especialmente com cirurgia reparadora, o diagnóstico de síncope cardíaca se impõe.[14,22-25]

Exame físico

Todos os pacientes com síncope devem ter exame físico completo e detalhado, especialmente na avaliação cardiológica e neurológica.

Os sinais vitais devem ser registrados com o paciente em posição supina e novamente após 5 a 10 minutos em posição ortostática. Em adolescentes, se após esse período a pressão sistólica for menor que 80 mmHg, ou se houver queda nesta de mais de 30 mmHg, provavelmente a etiologia da síncope é vagal mediada.

A ausculta cardíaca deve ser cuidadosa, para detectar a presença de sopro irradiado para o pescoço, aumento da segunda bulha, presença de sopro diastólico longo no ápice do coração e ritmo de galope. A palpação do precórdio pode sugerir doenças cardíacas estruturais.

Qualquer deficiência focal ou anormalidade no exame neurológico deve alertar o clínico para a possibilidade de convulsão, ou outra doença neurológica como causa da síncope. A avaliação neurológica deve incluir fundo de olho, teste de Romberg, função cerebelar e testes dos reflexos, incluindo dos tendões profundos.

TESTES DIAGNÓSTICOS

A história detalhada e o exame físico definem a causa da síncope em até 77% dos casos e direcionam para a avaliação laboratorial adequada.[22-25]

Testes laboratoriais

A coleta de exames laboratoriais de rotina é de utilidade limitada, a menos que história e exame físico sugiram um diagnóstico específico (jejum, diabetes, doença renal tubular).

Assim, a coleta de glicemia, hemograma e eletrólitos séricos tem pouca ou nenhuma utilidade.

Eletrocardiograma

Todos os pacientes com síncope têm necessidade de um ECG de boa qualidade.

É uma ferramenta útil, barata e de fácil realização. O ECG é útil no diagnóstico de síndrome de Wolff-Parkinson-White, síndrome do QT longo, bloqueio cardíaco, isquemia miocárdica e outras formas de doenças cardíacas congênitas. Em pacientes com história de palpitações associadas a síncope, sintomas intermitentes, suspeita de arritmia, ou que sofreram cirurgia cardíaca prévia, é necessária monitorização cardíaca de 24 horas com Holter.[22-23,26]

Pacientes com história de síncope aos exercícios podem se beneficiar do teste de esforço sob supervisão médica.

Ecocardiograma

Se há suspeita de doença cardíaca estrutural, pela história e pelo exame físico, o ECO está indicado.[22,27]

Tilt teste

O uso do *tilt* teste em pacientes pediátricos com síncope aumentou drasticamente nos últimos 10 anos. A teoria do exame se baseia na hipótese de o desencadeante mais comum de síncope ser o distúrbio causado pela mudança de decúbito, da posição supina para a posição ortostática. O *tilt* teste foi desenhado para provocar esse evento nos pacientes, sob monitorização cuidadosa de pressão arterial e ritmo cardíaco. As alterações da pressão arterial e do EEG são registradas e comparadas com os sintomas do paciente durante o teste. A meta do exame é reproduzir os sintomas do paciente com exatidão.[14,22-28]

Indicações do *tilt* teste:[14]

- Síncopes recorrentes.
- Síncope única em ambiente de risco.
- Síncope associada a exercícios.
- Tratamento de síncope de outra etiologia.

Contraindicações do *tilt* teste:[14]

- Estenose aórtica e/ou mitral graves.
- Doença coronariana crítica.
- Doença cerebrovascular crítica.

Eletroencefalograma

EEG, tomografia computadorizada ou ressonância magnética do encéfalo são testes não elucidativos do diagnóstico de síncope, a menos que história e exame físico apontem para causa neurológica.[22-28]

TRATAMENTO

A causa do evento sincopal determina o tratamento adequado. O tratamento de todas as causas de síncope está além da intenção deste capítulo, por isso o texto se limita ao tratamento da causa mais comum de síncope na infância: a neurocardiogênica.

O tratamento da síncope neurocardiogênica se divide em não farmacológico e farmacológico.[29]

Tratamento não farmacológico

Tabela 1 Tratamento não farmacológico da síncope vasovagal

Tratamento	Força de recomendação	Nível de evidência
▪ Orientar o paciente sobre o prognóstico ▪ Fatores desencadeantes: - Ficar em pé por tempo prolongado - Temperaturas extremas (calor, banho quente) - Esforço durante micção e evacuação - Jejum - Mudança brusca de temperatura - Situações de estresse e hiperventilação - Uso de álcool ou drogas vasodepressoras	Classificação IIa (conduta aceitável)	Nível C
▪ Aumentar a ingestão de água e sódio para aumentar o volume intravascular ▪ Ingerir 10 g de sódio/dia, para sintomas recorrentes ▪ Ingerir no mínimo 2 L de água/dia	Classificação IIa (conduta aceitável)	Nível B
▪ Suspender medicações que potencializam a síncope ▪ Diuréticos, vasodilatadores e venodilatadores	Classificação IIa (conduta aceitável)	Nível C
Contramanobras físicas: ▪ Deitar-se rapidamente ▪ Meias elásticas e cinta abdominal ▪ Agachamento ▪ Cruzar as pernas e contrair grandes músculos	Classificação IIa (conduta aceitável)	Nível B
Exercício físico	Classificação IIb (pode ser considerada)	Nível C
▪ *Tilt training:* pacientes internados ▪ Pacientes ambulatoriais	▪ Classificação IIb (pode ser considerada) ▪ Classificação III (sem benefício)	▪ Nível B ▪ Nível B

- Nível da evidência: quanto se pode confiar que a estimativa de um efeito apresentada em um estudo está correta.
- Força da recomendação: quanto se pode confiar que a aderência à recomendação trará mais benefícios do que danos.

Fonte: adaptada de Coffin e Raj[29] e de Gibons et al.[30]

Educação

Recomenda-se que a educação do paciente esteja focada na etiologia, história natural, manutenção da hidratação adequada, manejo e em evitar potenciais desencadeantes da síncope. Existe uma grande variedade de estímulos que podem desencadear episódios vasovagais.

- Estímulos físicos: manter-se em pé por período prolongado ou levantar-se rapidamente, exposição a altas temperaturas, desidratação, tosse, dor e outros.
- Estímulos emocionais: observar procedimentos médicos, visualizar sangue e emoções extremas.

Ingestão de sal e água

O tratamento inicial da síncope inclui o aumento da ingestão de sal e água na dieta. Recomenda-se a hidratação com no mínimo 2 litros de fluidos por dia. A quantidade da ingestão de sal deve ser aumentada em até 10 g de sódio por dia para pacientes com sintomas recorrentes.

Suspensão de medicações que potencializem a síncope

Qualquer medicação que possa potencialmente piorar os sintomas da síncope vasovagal deve ser suspensa, se possível. Por exemplo: diuréticos, venodilatadores e vasodilatadores.

Exercícios físicos

Exercícios físicos são frequentemente recomendados no tratamento da síncope vasovagal na tentativa de aumentar o volume intravascular.

Contramanobras físicas

Recomenda-se aos pacientes com história de síncope vasovagal que se deitem rapidamente após o início dos primeiros sintomas de síncope.

Contrações musculares isométricas aumentam o débito cardíaco e a pressão arterial, diminuindo a ocorrência de síncope. A manobra mais efetiva combina cruzar as pernas e contrair os glúteos.

Tilt training

Tilt training ou exposição recorrente às manobras do *tilt* teste se associa com diminuição da positividade desse teste posteriormente. Sugere-se que o *tilt training* aumente a função simpática periférica.

Tratamento farmacológico

O tratamento farmacológico deve ser considerado nos pacientes nos quais as medidas não farmacológicas falharam os medicamentos devem ser introduzidos ambulatorialmente.

Tabela 2 Tratamento farmacológico da síncope vasovagal

Tratamento	Força de recomendação	Nível de evidência
Aumento do volume sanguíneo ▪ Fludrocortisona 0,1-0,2 mg/dia	Classificação IIa (conduta aceitável)	Nível B
Diminuir o gatilho do aumento do tônus simpático ▪ Metoprolol 25-50 mg, 2 vezes /dia (pacientes < 40 anos) ▪ Metoprolol 25-50 mg, 2 vezes/dia (pacientes > 40 anos)	▪ Classificação III (sem benefício) ▪ Classificação IIa (conduta aceitável)	▪ Nível A. ▪ Nível B.
Aumento do tônus vascular ▪ Midodrina 2,5-10 mg a cada 4 horas (3 doses/dia)	Classificação IIa (conduta aceitável)	Nível B
Síncope recorrente. ▪ Inibidores seletivos da recaptação de serotonina	Classificação IIb (pode ser considerada)	Nível B
Outras medicações (raramente) ▪ Sibutramina	Classificação IIb (pode ser considerada)	Nível C

- Nível da evidência: quanto se pode confiar que a estimativa de um efeito apresentada em um estudo está correta.
- Força da recomendação: quanto se pode confiar que a aderência à recomendação trará mais benefícios do que danos.

Fonte: adaptada de Coffin e Raj, 2014;[29] e de Gibons et al., 2003.[30]

Mineralocorticoides

Os mineralocorticoides aumentam a retenção de sal e água e a excreção de potássio na urina. O mecanismo benéfico para a síncope autonômica está relacionado ao aumento do volume intravascular.

A administração da fludrocortisona deve se associar ao aumento da ingestão de água e sódio.

Betabloqueadores

Em teoria o betabloqueador evita a resposta simpática inicial desencadeada após o estímulo afetivo ou físico; dessa forma a contrarresposta parassimpática estará inibida.

O metoprolol em pacientes com menos de 40 anos não apresentou benefícios no tratamento da síncope vasovagal. O estudo de Eldadah et al.[31] sugere que o propranolol pode ser a melhor opção.

Alfa-agonista

Midodrina causa constrição arteriolar e venoconstrição, com aumento da resistência vascular periférica e do débito cardíaco. Existem evidências de que o uso de midodrina previne a síncope vasovagal. Essa medicação é bem tolerada e permanece sendo uma opção razoável de tratamento em pacientes sem hipertensão significativa.

Inibidores do transporte de norepinefrina

Os inibidores do transporte de norepinefrina bloqueiam a recaptação de norepinefrina nos terminais neuronais simpáticos pré-sinápticos, levando ao aumento do tônus simpático, nas situações em que a norepinefrina é secretada. Isso pode bloquear o desencadeamento do reflexo vasovagal, prevenindo a consequente perda do tônus simpático.

CONCLUSÃO

A abordagem correta do paciente com síncope depende do conhecimento de suas variadas etiologias. É necessário caracterizar a forma mais benigna de síncope, a neurocardiogênica, e diferenciá-la dos quadros que impliquem risco de vida. A história e o exame físico devem ser complementados com o ECG, para diagnóstico de arritmias sintomáticas. A avaliação diagnóstica extensa e invasiva é geralmente desnecessária.

Às vezes não fica claro qual paciente deve ser encaminhado para avaliação do especialista. Com base na história e no exame físico, são listados a seguir achados que indicam a necessidade de encaminhamento do paciente ao cardiologista e ao neurologista:

- Síncope desencadeada por exercícios.
- Síncope associada a dor no peito ou palpitações.
- Qualquer anormalidade cardíaca detectada no exame físico ou ECG.
- História familiar de morte súbita.
- História familiar de epilepsia.
- Qualquer anormalidade neurológica aguda ou residual.
- Episódios de síncope inexplicáveis ou atípicos.
- Síncope recorrente.

A Figura 1 representa o algoritmo sugerido para o atendimento da síncope na criança.

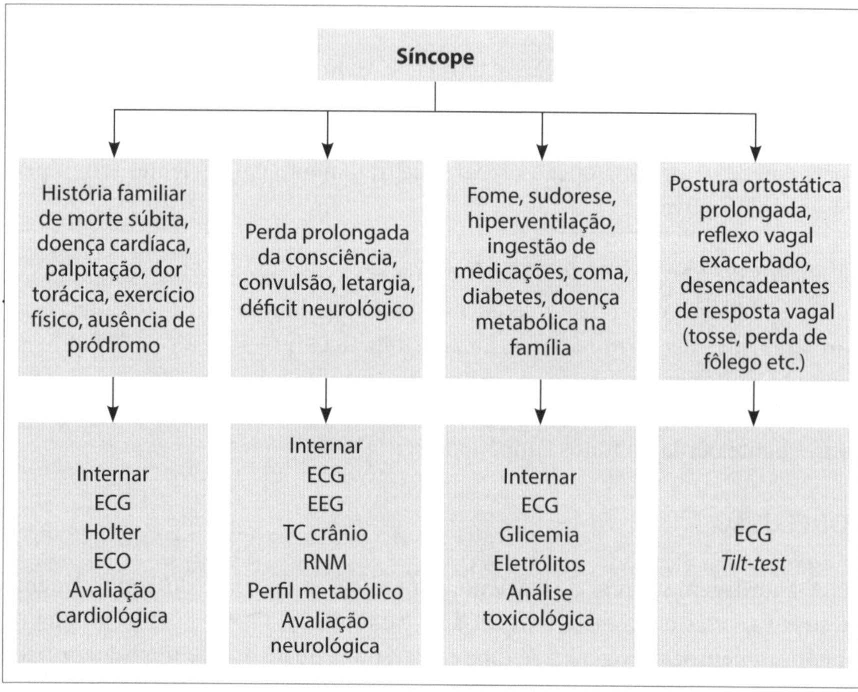

Figura 1 Algoritmo para avaliação da criança com síncope.
Fonte: adaptada de Massin et al., 2004.[3]

BIBLIOGRAFIA

1. Task Force on Syncope. Guidelines on management (diagnosis and treatment) of syncope. Europace. 2004;6:467-537.
2. Mace S, Schrieber DH. Syncope in pediatric patient. Pediatr Emerg Med Report. 2010;15:13-24.
3. Massin MM, Bouguignont A, Coremans C, Comté L, Lepage P, Gérard P. Syncope in pediatric patients presenting to an emergency department. J Pediatr. 2004;145.
4. Pratt J, Fleisher G. Syncope in children an adolescents. Pediatr Emerg Care. 1989;5:80-2.
5. Hannon DK, Knilans TK. Syncope in children and adolescents. Curr Probl Pediatr. 1993;23:358-84.
6. Feit LR. Syncope in the pediatric patient: diagnosis, pathophysiology, and treatment. Advances Pediatr. 1996;43:469-93.
7. Kapoor WN. Diagnostic evaluation of syncope. Am J Med. 1991;90:91-106.
8. McLeod KA. Syncope in chilhood. Arch Dis Child. 2003;88:350-3.
9. Tanel RE, Walsh EP. Syncope in the pediatric patient. Cardiol Clin. 1997;15:277-94.

10. Massin MM. Neurocardiogenic syncope in children: current concepts in diagnosis and management. Pediatr Drugs. 2003;5:327-34.
11. Scott WA. Evaluating the child with syncope. Pediatr Ann. 1991;7:350-9.
12. Scarabelli CC, Scarabelli TM. Neurocardiogenic syncope. BMJ. 2004. 329:336-41.
13. Dimario FJ Jr. Breath-holding spells in childhood. Am J Dis Child. 1992;146:125-31.
14. Lewis DA, Dhala A. Syncope in the pediatric patient: the cardiologist's perspective. Pediatr Clin North Am. 1999;46:205-19.
15. McHarg M, Shinnar S, Rascoff H, Walsh CA. Syncope in childhood. Pediatr Cardiol. 1997;18:367-71.
16. Massin M, Malekzadeh S, Benatar A. Cardiac syncope in pediatric patients. Clin Cardiol. 2007;30:81-5.
17. Strickberger S, Benson W, Biaggioni I, Callan DJ, Cohen MI, Ellenbogen KA, et al. AHA/ACCF Scientific Statement on the Evaluation of Syncope. Circulation. 2006;113:316-27.
18. Woods W, McCulloch M. Cardiovascular emergencies in the pediatric patient. Emer Med Clin N Am. 2005;23:1233-49.
19. Sotero M. Distúrbios paroxisticos não epilépticos. J Pediatr. 2002;78(Supl1):S73-S88.
20. Doniger S, Sharieff G. Pediatric dysrhythmias. Pediatr Clin N Am. 2006;53:85-105.
21. Service FJ. Hypoglycemic disorders. N Engl J Med. 1995;332:1144-52.
22. Johnsrude CL. Current aproch to pediatric syncope. Pediatr Cardiol. 2000;21:522-31.
23. Martin M, Benitez C, Baumgardner M, Fenske K. ED management of pediatric syncope: searching for a rationale. Am J Emerg Med. 2008;26,66-70.
24. Coughlin L. AHA/ACCF Statement on the Evaluation of Syncope. Am Family Physician. 2006;74(1):179-84.
25. Stenberg L, Knilans T. Syncope in children: diagnostic tests have a high cost and low yield. J Pediatr. 2005;146:355-8.
26. Dovgalyuk J, Holstege C, Mattu A, Brady WJ. The electrocardiogram in the patient with syncope. Am J Emerg Med. 2007;25:688-701.
27. Ritter S, Tani L, Etheridge SP, Williams RV, Craig JE, Minich LL. what is the yield of screening echocardiography in pediatric syncope? Pediatrics. 2000;105(5):1-3.
28. Thilenius OG, Quinones JA, Husanyi TS, Novak J. Tilt-test for diagnosis of unexplained syncope in pediatric patients. Pediatrics. 1991;87:334-8.
29. Coffin ST, Raj RS. Non invasive manegement of vasovagal syncope. Auton Neurosci. 2014:184:27-32.
30. Gibbons RJ, Smith S, Antman E. American College of Cardiology / American Heart Association clinical practice guideline: Part 1: where do they come from? Circulation. 2003:107:2979-86.
31. Eldadah BA, Pechnik SL, Holmes CS. Failure of propranolol to prevent tilt-evocked systemic vasodilatation, adrenaline release ans neurocardiogenic syncope. Clin Sci (Lond). 2006;111:209-16.

Seção V

Emergências endocrinológicas

12
Cetoacidose diabética

Marianna Ferreira
Stela Carpini-Dantas

Objetivo do capítulo

A cetoacidose diabética (CAD) é uma complicação grave do diabetes, principalmente associada ao diabetes *mellitus* tipo 1, ocorre como a manifestação inicial do quadro em 30% dos pacientes. É responsável por um número elevado de hospitalizações e, quando não diagnosticada e tratada adequadamente, é a causa de morte em até 3% desse grupo. Este capítulo tem a finalidade de auxiliar o médico a reconhecer um quadro de CAD, compreender seus mecanismos e instaurar o tratamento adequado em tempo hábil para minimizar suas complicações.

DEFINIÇÃO E INCIDÊNCIA

A CAD é uma disfunção metabólica aguda e grave resultado da circulação insuficiente de insulina e associada ao aumento da atividade dos hormônios contrarreguladores (cortisol, glucagon, catecolaminas e hormônio do crescimento) estimulada pelo estresse e pela diminuição da oferta de glicose para a célula.[1]

O diagnóstico de CAD é baseado na tríade: hiperglicemia, cetose e acidose metabólica, e suspeitado na presença de sintomas como desidratação, vômitos, dor abdominal, poliúria, perda de peso e taquipneia; com critérios laboratoriais bem definidos pelo último consenso da Sociedade Internacional de Diabetes em Crianças e Adolescentes (ISPAD) em 2022.[1,2]

Critérios diagnósticos

- Hiperglicemia (glicemia > 200 mg/dL).
- Acidose metabólica (pH < 7,3 ou bicarbonato sérico < 18 mEq/L).

- Cetonemia (≥ 3 mmol/L) e/ou cetonúria.

Todos os três critérios devem estar presentes para o diagnóstico de CAD. Pacientes com hiperglicemia sem cetoacidose e pacientes com cetoacidose e glicemia normal (episódios de vômitos recorrentes, baixa ingestão oral, uso prévio de insulina) exigem abordagens terapêuticas diferentes da CAD.

A presença CAD no momento do diagnóstico de diabetes *mellitus* tipo 1 (DM1) pode variar de 15 a 70% dos casos. Estudos brasileiros demonstram altas incidências de CAD como primodescompensação do DM1, chegando a 67% na cidade de São Paulo e 42,3% em um estudo multicêntrico no país. Os pacientes mais jovens (menores de 5 anos) e os que residem em países menos desenvolvidos são aqueles com maior risco para CAD. Já nos pacientes com diagnóstico prévio de diabetes, essa incidência varia de 1 a 10% por paciente/ano.[1,3-5]

Apesar de ser mais comum em indivíduos com DM1, a CAD não é exclusiva desse grupo, podendo também ser diagnosticada em pacientes com diabetes *mellitus* tipo 2 (DM2).[6,7]

ETIOLOGIA E FISIOPATOLOGIA

As causas mais comumente associadas à CAD são o diagnóstico inicial de DM1 (primodescompensação), má aderência ao tratamento do diabetes com subinsulinização e omissão de doses e quadros infecciosos. Mas também podem acontecer por falha acidental na administração da insulina (problemas no equipamento da bomba de insulina, medicação fora do prazo de validade, armazenamento inadequado), estresse cirúrgico, vômitos repetidos, trauma, distúrbios psiquiátricos e alimentares, gravidez, uso de medicamentos hiperglicemiantes e Síndrome de Munchausen por procuração.[1,3,8,9]

A fisiopatologia da doença baseia-se na associação de insulinopenia com o aumento na circulação de seus hormônios contrarreguladores (cortisol, glucagon, catecolaminas e hormônio do crescimento). Como há uma deficiência de insulina, a entrada de glicose nas células insulinodependentes fica prejudicada e há sinalização de alerta como se não houvesse níveis adequados de glicose na circulação. Em resposta, ocorre o aumento nos níveis dos hormônios contrarreguladores que trabalham ainda mais para elevar a glicemia. Essa combinação de deficiência absoluta ou relativa da insulina com altos níveis de cortisol, glucagon, catecolaminas e hormônio do crescimento causa um estado catabólico acelerado com aumento da produção de glicose pelo fígado e pelos rins, ativando as vias de gliconeogênese, glicogenólise, lipólise e proteólise; além disso, há diminuição da captação periférica de glicose colaborando para a hiperglicemia e a hiperosmolaridade.[2,10]

A lipólise aumenta a circulação de ácidos graxos livres que são betaoxidados e transformados em corpos cetônicos (acetona, beta-hidroxibutirato e acetoacetato), levando à cetonemia e contribuindo para a acidose metabólica.

O aumento da glicemia para além do limiar de depuração renal (> 180 mg/dL) associado a cetonemia desencadeia diurese hiperosmolar, perda de eletrólitos (sódio, potássio, fosforo, magnésio) e poliúria, resultando em desidratação, a qual é comumente agravada pelos vômitos provenientes da cetose grave (que também resulta em hálito cetônico).

Todas essas mudanças estimulam ainda mais a produção de hormônios de estresse que induzem a resistência insulínica e intensificam a hiperglicemia e cetonemia. Em resposta à acidose metabólica, ocorre uma modificação ventilatória com taquipneia e padrão de respirações rápidas e superficiais conhecidas como respiração de Kussmaul.

Se esse ciclo não é interrompido pela administração de insulina exógena associada a reposição volêmica e de eletrólitos, o paciente progredirá com piora da acidose e da desidratação, confusão mental, choque hipovolêmico e morte.[2]

A CAD é classificada de acordo com a gravidade com base no grau de acidose:[2]

- Leve: pH < 7,3 ou bicarbonato sérico < 18 mEq/L.
- Moderada: pH < 7,2 ou bicarbonato sérico < 10 mEq/L.
- Grave: pH < 7,1 ou bicarbonato sérico < 5 mEq/L.

AVALIAÇÃO INICIAL DO PACIENTE

História

Os pacientes com CAD podem apresentar quadro clínico semelhante ao início de diabetes *mellitus* tipo 1, incluindo poliúria, polidipsia, polifagia, perda ponderal, astenia e desidratação, mas com duração prolongada e maior hiperglicemia. Além disso, a polifagia é substituída por anorexia, surgem náuseas e vômitos, a desidratação se acentua, a respiração fica mais rápida e profunda, ocorre hálito cetônico, o paciente fica mais irritado e pode apresentar também dor abdominal, a qual frequentemente é confundida com um "abdome agudo".[11]

Em recém-nascidos e lactentes jovens, a história relatada pode se apresentar apenas com irritabilidade, vômitos e aumento da frequência respiratória, dificultando a suspeição do quadro e confundindo o diagnóstico com pneumonia, broncoespasmo e até mesmo infecção urinária.[11]

Quando há diagnóstico prévio de diabetes *mellitus*, o direcionamento diagnóstico da história clínica costuma ser mais claro por causa do relato do paciente sobre dificuldades no tratamento domiciliar, omissão de doses e/ou quadro infeccioso associado.

Tendo em vista a precisão no diagnóstico, é muito importante questionar início, duração e progressão dos sintomas com ênfase em poliúria, polidipsia, perda de peso, vômitos, dor abdominal, alteração de consciência, febre e sintomas infecciosos associados. As informações de peso anterior do paciente e o atual colaboram também para analisar o grau de desidratação.

Em pacientes que já apresentam diabetes *mellitus*, é importante compreender o possível motivo para a descompensação (transgressão alimentar, infecção, omissão de doses), a conduta que foi tomada em casa antes de procurar atendimento médico (doses de insulina utilizadas), o atual regime de insulinoterapia domiciliar, método de monitorização glicêmica, últimos exames e presença de comorbidades.[1]

Em todos os pacientes é importante lembrar e excluir os diagnósticos diferenciais (descritos a seguir) e sempre atentar-se à possibilidade de quadro infeccioso associado.

Diagnósticos diferenciais

- Estado hiperglicêmico hiperosmolar.
- Intoxicação por salicilatos.
- Intoxicação por organofosforados.
- Infecção grave.
- Gastroenterite.
- Choque hipovolêmico.
- Abdome agudo.
- Tubulopatias.
- Uso de soluções de glicose hipertônica.
- Pneumonia.
- Broncoespasmo.

Exame físico

Em todos os pacientes com suspeita de CAD, devem ser avaliados os sinais vitais, o nível de consciência (Escala de Coma de Glasgow – ECG), a avaliação do grau de desidratação e o peso atual e anterior aos sintomas.

A avaliação do nível de consciência e a pesquisa de alterações neurológicas são utilizadas para a avaliação de gravidade e o diagnóstico ou a exclusão de complicações como o edema cerebral.

Para a estratificação do grau de desidratação, são utilizados os seguintes parâmetros: peso, turgor da pele, condição de mucosas, temperatura, enchimento capilar, pulsos periféricos (amplitude e frequência) e fontanelas (em bebês). A desidratação será classificada em leve, moderada e grave de acordo com a Tabela 1.[1,2,12]

Tabela 1 Classificação clínica da desidratação

Parâmetro	Desidratação leve	Desidratação moderada	Desidratação grave
Perda de peso	Lactente (5%) Criança maior (3%)	Lactente (10%) Criança maior (6%)	Lactente (15%) Criança maior (9%)
Turgor da pele	Normal	Diminuído	Muito diminuído
Mucosas	Secas	Muito secas	Muito secas
Olhos	Pouco fundos	Fundos	Muito fundos
Lágrimas	Presentes	Pouca quantidade	Ausentes
Fontanela	Normal	Pouco deprimida	Muito deprimida
Pulso	Normal	Fraco e rápido	Débil ou ausente
Estado geral	Normal	Irritabilidade	Letargia

Fonte: elaborada pelos autores.

Como a estratificação do grau de hidratação pelos parâmetros clínicos pode conter falhas, existem dois parâmetros laboratoriais que se associam à desidratação grave, são eles ureia > 20 mg/dL e pH < 7,1.[12]

Apesar da desidratação, o paciente pediátrico mantém a pressão arterial normal ou até elevada (12% dos pacientes) devido ao aumento das concentrações de catecolaminas e ao aumento do hormônio antidiurético (ADH) em resposta à hiperosmolaridade; estima-se que até 16% dos pacientes apresentarão aumento da pressão arterial durante o tratamento da CAD.[2]

Na avaliação do sistema respiratório além de investigar a presença de hálito cetônico e da respiração de Kussmaul é necessário excluir outras patologias como broncoespasmo, pneumonia e outras causas de acidose e hiperventilação.

Uma parcela das CAD é desencadeada por quadros infecciosos, portanto, em todos os pacientes é necessário investigar a presença de um quadro infeccioso associado além de identificar outros quadros que podem apresentar sintomas semelhantes ao CAD na sua apresentação inicial e cujas abordagens terapêuticas são diferentes, como abdome agudo, gastroenterites e intoxicações.

TESTES DIAGNÓSTICOS

A primeira conduta é garantir a realização de exames laboratoriais imediatos que têm a finalidade de estabelecer o diagnóstico: glicemia capilar, gasometria arterial ou venosa, cetonúria e/ou cetonemia.

Tabela 2 Diagnósticos diferenciais da cetoacidose

Manifestações clínicas	Exemplos de distúrbios laboratoriais
Estado hiperglicêmico hiperosmolar	Definição: glicemia > 600 mg/dL, bicarbonato > 15 mEq/L, osmolaridade sérica > 320 mOsm/kg, cetonemia e cetonúria ausentes ou discretas, alteração da consciência
Hiperglicemia e acidose metabólica	▪ Intoxicação por salicilato ▪ Intoxicação por organofosforado ▪ Infecção grave
Desidratação	▪ Gastroenterite ▪ Desidratação hipernatrêmica ▪ Choque hipovolêmico
Glicosúria e/ou cetonúria	▪ Tubulopatias ▪ Uso de glicose hipertônica via parenteral
Taquipneia	▪ Pneumonia ▪ Broncoespasmo
Coma	Qualquer etiologia de coma, inclusive o coma hipoglicêmico
Abdome agudo	Qualquer etiologia de abdome agudo

Fonte: elaborada pelos autores.

Os demais exames laboratoriais complementares que devem ser solicitados são: glicemia plasmática, hemograma completo, função renal, eletrólitos (sódio, potássio, fósforo, cálcio, cloro), hemoglobina glicada, rotina de urina e culturas.

O resultado dos níveis de hemoglobina glicada não estará disponível na urgência, mas será utilizado no acompanhamento do paciente, reforçando a confirmação do diabetes *mellitus*, indicando a duração da hiperglicemia e atuando nas metas terapêuticas a longo prazo.

O eletrocardiograma auxiliará no diagnóstico de alterações secundárias aos distúrbios hidreletrolíticos, principalmente nos distúrbios de potássio.

A necessidade de exames de imagem dependerá das hipóteses diagnósticas. Alguns exames que podem ser necessários são: radiografia de tórax, radiografia ou ultrassonografia de abdome e tomografia de crânio (suspeita de coma e edema cerebral).

TRATAMENTO/RECOMENDAÇÕES

O paciente com CAD é um paciente emergencial que deve ter como princípio de atendimento as diretrizes do Suporte Avançado de Vida em Pediatria (PALS) assegurando o ABC (vias aéreas, ventilação e circulação) e obtenção de um ou mais acessos venosos periféricos calibrosos. Sempre avaliar a necessidade de sonda nasogástrica (SNG) e sonda vesical de demora.[1,2]

A prioridade terapêutica é o reconhecimento e o tratamento precoce do choque hipovolêmico, distúrbios eletrolíticos e ácido-básicos, e comprometimento neurológico.

A abordagem terapêutica pode variar de acordo com os protocolos de cada unidade de saúde, mas deve ser feita, idealmente, por uma equipe experiente no manejo da cetoacidose e, em uma unidade onde é possível monitorizar de maneira frequente o paciente e seus exames laboratoriais.

A internação do paciente é sempre mandatória, mas a indicação indubitável de conduzi-lo a uma Unidade de Terapia Intensiva (UTI) consiste naqueles com CAD grave ou com alto risco de complicação cerebral (menores de 5 anos, pH < 7,1, pCO_2 < 21 mmHg, ureia > 20 mg/dL).[2]

Neste capítulo, será utilizado para referência terapêutica o protocolo publicado no último *Guideline* do ISPAD em 2022.

TRATAMENTO FARMACOLÓGICO

Os princípios do tratamento da CAD são:

- Hidratação.
- Reposição de insulina.
- Correção dos distúrbios eletrolíticos.
- Correção da acidose metabólica.
- Identificação e tratamento precoce de complicações.

Hidratação

Recomenda-se que o montante de reposição volêmica esteja entre 5 e 10% do peso corporal, a reposição total ocorra em 24 a 48 horas e a solução escolhida varie entre 0,45 e 0,9% de NaCl.[2,13]

Para pacientes que não estão em choque, o volume de expansão inicial deve ser de 10 a 20 mL/kg de solução salina 0,9% em 20 a 30 minutos, podendo repetir, se necessário.[2]

Para pacientes com sinais de choque hipovolêmico, o volume deve ser de 20 mL/kg no menor tempo possível, com volumes adicionais conforme a necessidade.[2]

Após a expansão inicial, a fase de reposição volêmica pode ser realizada com solução salina 0,9 ou 0,45%, ou soluções balanceadas como Ringer lactato, solução de Hartmann ou Plasmalyte.[12-14] O cálculo do volume de manutenção deve ser baseado na fórmula de Holliday-Segar, sendo subtraído o volume ofertado na primeira fase e calculado para ser infundido em 24 a 48 horas (1,5 a 2 vezes o volume basal). As perdas urinarias não devem ser adicionadas ao volume infundido rotineiramente.

Em pacientes obesos, pode ser utilizado o peso real contanto que não ultrapasse o volume máximo para adultos (1 litro por *bolus* e 500 mL/h na infusão contínua).[2]

Por exemplo, paciente de 3 anos, 10 kg, perda de 7% do peso.

- Fase de expansão: 150 mL
- Fase de manutenção: 100 mL/kg (até 10 kg) = 1.000 mL - 150 mL em 24 a 48 horas ou 1,5 × 1.000 mL - 150 mL.

Reposição de potássio

Pode-se observar níveis normais ou aumentados no início da CAD, mas, durante o tratamento, pela administração de insulina e pela correção dos distúrbios hidreletrolíticos sempre haverá uma queda sérica. Portanto, todo paciente com CAD deve receber reposição de potássio, a não ser que uma falência renal seja evidente (diurese ausente).[2]

Pacientes que já apresentem hipocalemia (K < 3,5 mEq/L) antes do início do tratamento devem receber reposição antes da infusão de insulina (dose de 0,5 mEq/kg/h), além de realizar um ECG. Caso a dosagem de potássio não esteja disponível, solicitar o ECG para avaliar sinais de hipocalemia.[16-18]

Em pacientes com níveis de potássio entre 3,5 e 5,5 mEq/L, a reposição de potássio na concentração de 40 mEq/L pode ser iniciada apenas na fase de manutenção da hidratação (2ª hora do tratamento).[2,19]

Caso o potássio sérico esteja acima de 5,5 mEq/L, adiar a reposição até a queda para menos de 5,5 mEq/L.[2]

Tabela 3 Reposição de potássio durante a cetoacidose diabética

Níveis de K no início do quadro	Reposição necessária
< 3,5 mEq/L	0,5 mEq/kg/h antes da insulina, realizar ECG
3,5 a 5,5 mEq/L	40 mEq/L adicionado ao soro de manutenção
> 5,5 mEq/L	Não realizar reposição de potássio até os níveis normalizarem

ECG: eletrocardiograma.
Fonte: elaborada pelos autores.

Insulinoterapia

A reposição de insulina é essencial para a normalização da glicemia, a restauração do metabolismo celular normal e a supressão da lipólise e a cetogênese e deve ser iniciada logo após a fase de expansão do tratamento (2ª hora do tratamento).

A insulina de primeira escolha é a insulina Regular administrada por via intravenosa (IV) em bomba de infusão contínua na dose de 0,05 a 0,1 UI/kg/h. Não deve ser realizado *bolus* IV.[2]

Em casos nos quais a bomba de infusão contínua não seja disponível e o paciente apresente CAD leve a moderada, pode ser utilizada a insulina de ação ultrarrápida (insulina lispro ou asparte) de forma subcutânea (SC) a cada 2 horas (dose de 0,1 a 0,15 UI/kg). O uso de insulina regular SC só é permitido em casos leves, em que a bomba de infusão contínua ou as insulinas ultrarrápidas não estiverem disponíveis (0,13 a 0,17 UI/kg/dose a cada 4 horas).[2]

A dose de insulina deve permanecer entre 0,05 e 0,1 UI/kg/h até a resolução da CAD (pH > 7,30 e BIC > 18 mEq/L). Conforme a velocidade de queda da glicemia, pode ser necessário o aumento ou a diminuição da dose de insulina, mas nunca sua suspensão anterior à resolução da CAD.[2]

Para a prevenção de queda brusca na glicemia (> 90 mg/dL/h) e consequente hipoglicemia, pode ser necessária a reposição de glicose a 5 ou 10% no soro de manutenção.

Assim que houver a resolução da CAD e a ingestão oral do paciente for tolerada, recomenda-se iniciar a insulina por via SC, preparando o paciente para a possível alta hospitalar com tratamento domiciliar. Idealmente, a primeira dose de insulina SC deve preceder em 30 minutos a suspensão da bomba de insulina. A insulina de rápida duração poderá ser a regular, a lispro, a asparte ou a glulizina (dose: 0,1 UI/kg/dose SC).[1] Além desta, antes da alta, deve-se prescrever

Tabela 4 Reposição de insulina na cetoacidose diabética

Insulinoterapia	Doses
Insulina regular	▪ 0,05 a 0,1 UI/kg/h em bomba de infusão contínua – escolha preferencial – ajustar dose conforme glicêmica ▪ 0,13 a 0,17 UI/kg/dose SC a cada 4 horas – em CAD leves como última opção ▪ 0,1 UI/kg/dose SC – opção na transição da alta
Insulina ultrarrápida (lispro ou asparte)	▪ 0,1 a 0,15 UI/kg/dose SC a cada 2 horas – alternativa em CAD leves a moderadas

Fonte: elaborada pelos autores.

também uma insulina de longa duração (NPH, glargina, detemir ou degludeca). A escolha das insulinas dependerá da disponibilidade e do protocolo da unidade de saúde.

Fósforo

Como o potássio, os níveis de fosforo também diminuem durante o tratamento da CAD, e 50 a 60% dos pacientes desenvolvem hipofosfatemia. A hipofosfatemia grave (< 1 mg/dL) é rara, mas pode ter consequências graves como encefalopatia metabólica, convulsões, arritmias, anemia hemolítica, entre outros.[20]

A reposição rotineira para a prevenção da hipofosfatemia não é indicada, uma vez que pode causar hipocalcemia e hipomagnesemia, mas, caso seja necessária, pode se combinar o fosfato de potássio com cloreto de potássio sem aumentar o risco de hipocalcemia. A dose de reposição do fosfato é de 0,5 a 3 mmol/100 kcal/dia.[1]

Correção da acidose

A reposição de volume em conjunto com a insulinoterapia é capaz de reverter a acidose. O uso indiscriminado do bicarbonato deve ser evitado, pois pode causar piora da hiperosmolaridade, da hipernatremia, da alcalose metabólica e da hipopotassemia, aumento da resistência a insulina por redução da oxigenação tecidual e aumento do risco de edema cerebral.[2,20]

A reposição de bicarbonato é reservada apenas em acidose grave com pH < 6,9 ou diante de hipercalemia com risco de vida pela alteração da contratilidade cardíaca (dose: 1 mEq/kg).[1,2]

TRATAMENTO NÃO FARMACOLÓGICO

Os pilares são:

- Monitorização contínua.
- Dois ou mais acessos venosos periféricos.
- Oxigenoterapia.
- Monitorização de diurese (avaliar perdas e função renal).
- Avaliação seriada de gasometria, eletrólitos, glicemia e função renal.
- Dieta: dieta para diabético e hidratação oral quando houver melhora clínica significativa.

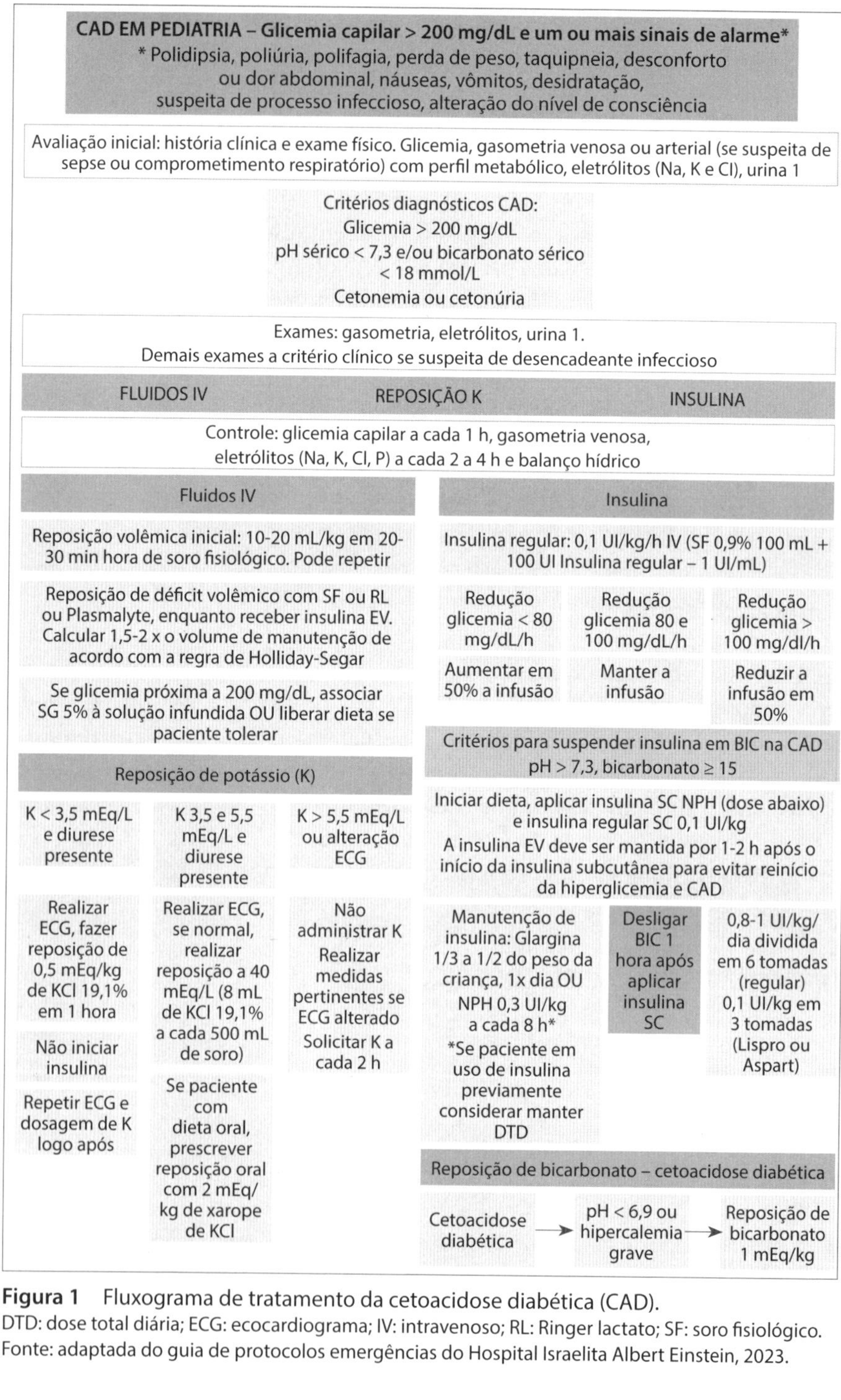

Figura 1 Fluxograma de tratamento da cetoacidose diabética (CAD).
DTD: dose total diária; ECG: ecocardiograma; IV: intravenoso; RL: Ringer lactato; SF: soro fisiológico.
Fonte: adaptada do guia de protocolos emergências do Hospital Israelita Albert Einstein, 2023.

- Prevenção da recorrência da CAD evitando a suspensão da insulina e com ênfase na educação do paciente com relação à diabetes para melhora do tratamento domiciliar.

COMPLICAÇÕES

A CAD é um quadro que pode estar associada a diversas complicações como hipoglicemia, hipocalemia, arritmias cardíacas, trombose venosa profunda, insuficiência renal, pancreatite aguda, edema pulmonar, edema cerebral, entre outras. Apesar de todas as possibilidades de complicações, a mortalidade na CAD está relacionada à ocorrência de edema cerebral durante o tratamento.

O edema cerebral tem incidência de 0,5 a 0,9% nos pacientes com CAD, e sua mortalidade varia entre 21 e 24%. É mais frequente em crianças menores, primodiagnóstico de DM1, volume total de líquidos superior a 4 L em 24 horas, queda de glicemia superior a 100 mg/dL/h e reposição de bicarbonato. A fisiopatologia ainda não está bem definida, acredita-se que muitas crianças apresentem edema cerebral subclínico diagnosticado por estreitamento ventricular na tomografia de crânio.[2,11]

Apesar de poder estar presente no início do quadro de CAD, costuma aparecer após 4 a 12 horas do início do tratamento. Sua suspeita diagnostica é feita com base nos critérios descritos a seguir.[1,5]

Critérios diagnósticos:

- Resposta motora ou verbal diminuída aos estímulos dolorosos.
- Postura de decorticação ou descerebração.
- Paralisia de nervos cranianos (principalmente: III, IV e VI).
- Padrão respiratório anormal (p. ex., respiração de Cheyne-Stokes).

Critérios maiores:

- Alteração do nível de consciência.
- Desaceleração da FC (mais de 20 bpm) não atribuída ao sono ou melhora da desidratação.
- Incontinência urinária inapropriada para a idade.

Critérios menores:

- Vômito.
- Cefaleia.
- Letargia.

- Dificuldade para despertar.
- Pressão diastólica acima de 90 mmHg em menores de 5 anos.

O diagnóstico de edema cerebral é bastante sugestivo na presença de:

- 2 critérios maiores.
- 2 critérios menores e 1 maior.
- Qualquer um dos critérios diagnósticos.

O tratamento deve ser iniciado de imediato, mesmo sem a realização de exame de imagem. Consiste em:

- Ajustar e reduzir a taxa de infusão de fluidos, mantendo a pressão arterial normal e evitando a hiperidratação.[2]
- Manitol: 0,25 a 1 g/kg, EV, em 15 a 20 minutos. O efeito do manitol deve ser aparente após 15 minutos e dura 120 minutos. Se necessário, pode repetir a dose após 30 minutos.[2]
- Solução salina hipertônica: 2,5 a 5 mL/kg por 10 a 15 minutos. Pode ser usada como alternativa ao manitol ou em conjunto a ele quando não houver melhora após 15 a 30 minutos da primeira dose de manitol.[2]
- Cabeceira elevada a 30° em posição neutra.

Se não houver melhora, considerar intubação orotraqueal e hiperventilação (manter $PaCO_2$ entre 30 e 25 mmHg) e solicitar avaliação da neurocirurgia.[1]

CONCLUSÃO

A cetoacidose diabética é uma emergência metabólica temida e frequente. O sucesso do tratamento depende da identificação precoce do quadro (presença conjunta de hiperglicemia, acidose e cetonúria ou cetonemia) e da reposição volêmica e de insulina adequadas, da correção de distúrbios hidreletrolíticos, da identificação precisa e do tratamento de comorbidades.

BIBLIOGRAFIA

1. Alves CA. Endocrinologia pediátrica. Barueri: Manole; 2019. p.370-85.
2. Glaser N, Fritsch M, Priyambada L, et al. ISPAD Clinical Practice Consensus Guidelines 2022: Diabetic ketoacidosis and hyperglycemic hyperosmolar state. Pediatr Diabetes. 2022;23(7):835-56.
3. Nunes RTL, Mota CFMGP, Lins PRG, Reis FS, Resende TCF, Barberino LA, et al. Incidence, characteristics and long-term outcomes of patients with diabetic ketoacidosis: a prospective prognosis cohort study in an emergency department. Sao Paulo Med J. 2021;139(1):10-7.

4. Souza LCVF et al. Ketoacidosis as the initial presentation of type 1 diabetes. Rev Paul Pediatr. 2020;38:e2018204.
5. Dunger, Sperling, Acerini, et al. ESPE/LWPES consensus statement on diabetic ketoacidosis in children and adolescents. Arch Dis Child. 2004;89:188-94.
6. Gungor NHT, Libman I, Bacha F. Arslanian S. Type 2 diabetes mellitus in youth: the complete picture to date. Pediatr Clin North Am. 2005;52(6):1579-609.
7. Klingensmith G, Connor C, Ruedy K, et al. Presentation of youth with type 2 diabetes in the pediatric diabetes consortium. Pediatr Diab. 2016;17:266-73.
8. Hanas R, Lindgren F, Lindblad B. A 2-year national population study of pediatric ketoacidosis in Sweden: predisposing conditions and insulin pump use. Pediatr Diabetes. 2009;10(1):33-7.
9. Evans K. Diabetic ketoacidosis: update on management. Clin Med. 2019;19(5):396-8
10. Damiani D. Endocrinologia na prática pediátrica. 3.ed. Barueri: Manole; 2016. p.384-93.
11. Tzimenatos L, Nigrovic LE. Managing diabetic ketoacidosis in children. Ann Emerg Med. 2021;78:340-5.
12. Trainor J, Glaser N, DePiero A, et al. Clinical and laboratory predictors of dehydration severity in children with diabetic ketoacidosis. (Personal Communication) 2021.
13. Kuppermann N, Ghetti S, Schunk J, et al. Clinical trial of fluid infusion rates for pediatric diabetic ketoacidosis. N Engl J Med. 2018;378(24):2275-87.
14. Harris G, Fiordalisi I, Harris W, Mosovich L, Finberg L. Minimizing the risk of brain herniation during treatment of diabetic ketoacidemia: a retrospective and prospective study. J Pediatr. 1990;117:22-31.
15. Glaser NS, Stoner MJ, Garro A, et al. Serum sodium concentration and mental status in children with diabetic ketoacidosis. Pediatrics. 2021;148(3):e2021050243.
16. Davis SM, Maddux AB, Alonso GT, Okada CR, Mourani PM, Maahs DM. Profound hypokalemia associated with severe diabetic ketoacidosis. Pediatr Diabetes. 2016;17:61-5.
17. Malone J, Brodsky S. The value of electrocardiogram monitoring in diabetic ketoacidosis. Diab Care. 1980;3:543-7.
18. Soler NG, Bennett MA, Fitzgerald MG, Malins JM. Electrocardiogram as a guide to potassium replacement in diabetic ketoacidosis. Diabetes. 1974;23(7):610-5.
19. Basnet S, Musaitif R, Khanal A, et al. Effect of potassium infusions on serum levels in children during treatment of diabetic ketoacidosis. J Pediatr Intensive Care. 2020;9(2):113-8.
20. Palmer BF, Clegg DJ. Electrolyte and acid-base disturbances in patients with diabetes mellitus. N Engl J Med. 2015;373(6):548-59.

13 Insuficiência adrenal e síndrome de Cushing

Stela Carpini-Dantas

Objetivo do capítulo

O cortisol é um hormônio fundamental à homeostasia do nosso corpo. A insuficiência adrenal (IA) é uma condição grave, potencialmente fatal, que demanda tratamento preciso e eficaz. Neste capítulo serão discutidos os principais aspectos da falta de cortisol em nosso organismo (fisiologia, quadro clínico, diagnóstico e tratamento). Além disso, serão abordados os efeitos do excesso de glicocorticoides na faixa etária pediátrica e as melhores condutas na emergência diante de paciente com essa condição.

AS GLÂNDULAS ADRENAIS: ANATOMIA E FISIOLOGIA

As glândulas adrenais produzem hormônios essenciais à vida. Elas se localizam no polo superior dos rins, e sua rica vascularização, com artérias suprarrenais superior, média e inferior, contribui para a regulação da síntese hormonal.[1] São compostas anatomicamente por duas regiões: córtex e medula. No córtex adrenal, com origem mesodérmica, são produzidos os hormônios que serão abordados neste capítulo: glicocorticoides, mineralocorticoides e androgênios. A medula adrenal, com origem a partir de células da crista neural, por estímulos simpáticos, sintetiza as catecolaminas (p. ex., noradrenalina).[1]

A partir do colesterol, em um processo chamado esteroidogênese adrenal, seguindo uma cascata de reações mediadas por diferentes e específicas enzimas, são produzidos o cortisol (glicocorticoide), a aldosterona (mineralocorticoide), a androstenediona e a testosterona (androgênios). A Figura 1 apresenta a esteroidogênese adrenal.[1]

Glicocorticoides

O cortisol é o principal glicocorticoide produzido pelo organismo humano. Como todas as células do nosso corpo apresentam receptores para esse hormônio, ele tem ação sistêmica. Atua no metabolismo da glicose (catabolismo), inibe a produção óssea, modula o sistema inflamatório (ação anti-inflamatória), atua na emoção, mantém a integridade vascular e o volume hídrico e permite a ação das catecolaminas. Essas atividades são fundamentais para a compreensão da hipoglicemia, hipotensão e choque no paciente com IA.[1]

Mineralocorticoides

A aldosterona, cujos receptores são expressos principalmente nos néfrons, tem como principal ação a reabsorção de sódio e a eliminação do potássio, garantindo, assim, o equilíbrio hidreletrolítico do organismo. Os receptores de mineralocorticoides são expressos também no epitélio do cólon, nas glândulas salivares e sudoríparas, na musculatura lisa, entre outros locais. A ausência de aldosterona leva, principalmente, à hiponatremia, à hipercalemia, à hipotensão e à desidratação.[1]

Androgênios

Os androgênios desidroepiandrosterona (DHEA), sulfato de desidroepiandrosterona (S-DHEA) e androstenediona são produzidos nas glândulas adrenais e atuam como precursores de testosterona e estradiol. Têm importância no diagnóstico de HAC, etiologia mais frequente de IA em pediatria, uma vez que se relacionam diretamente com os quadros de ambiguidade genital associados ao diagnóstico.[1]

DEFINIÇÃO E INCIDÊNCIA

A IA é uma condição grave, potencialmente letal, causada pela produção insuficiente de glicocorticoides e/ou mineralocorticoides.[1,3,4]

A crise adrenal é o nome dado ao estado grave de descompensação em um paciente com IA. Na faixa etária pediátrica, é definida como uma deterioração aguda no estado de saúde, associada a distúrbio hemodinâmico (hipotensão ou taquicardia sinusal) ou anormalidades eletrolíticas (hiponatremia, hipercalemia ou hipoglicemia), com resolução após a administração parenteral de glicocorticoide.[3]

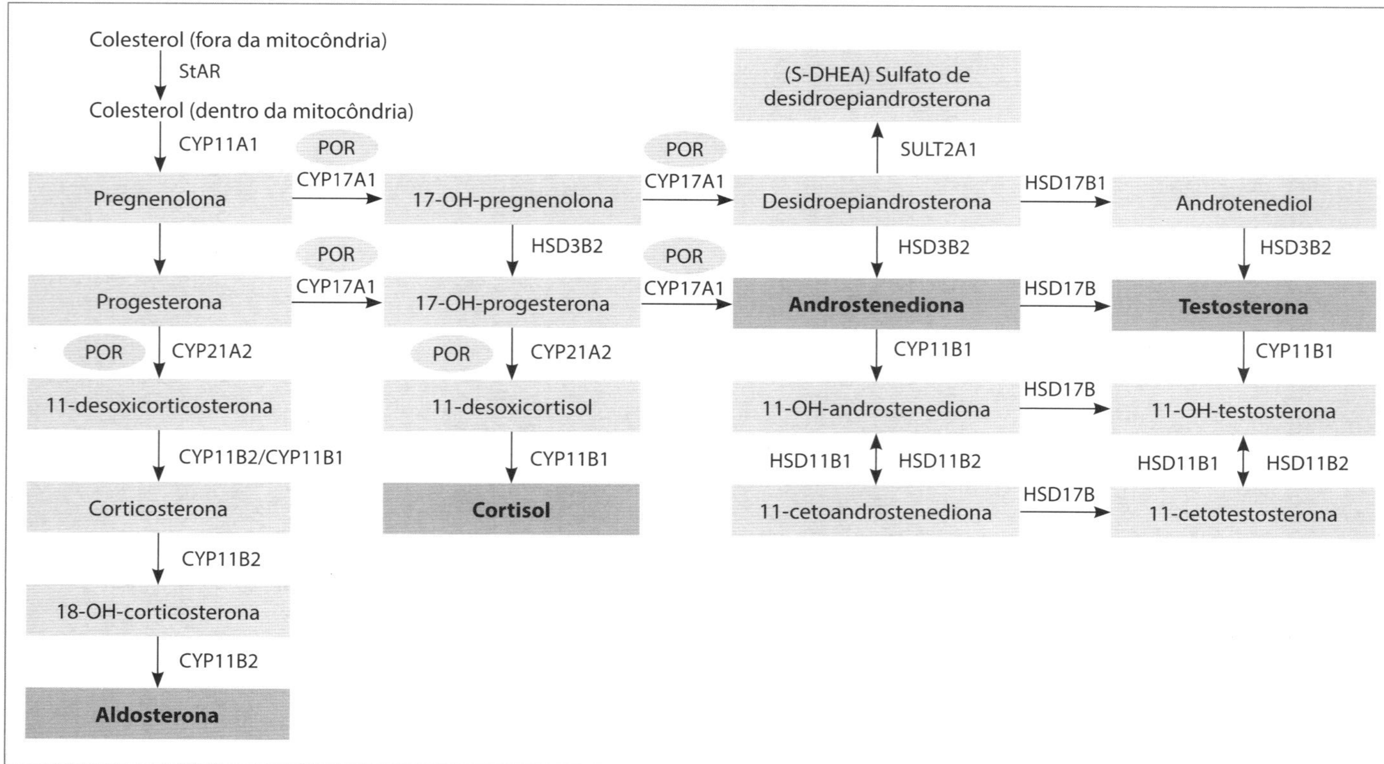

Figura 1 Esteroidogênese adrenal.

Fonte: adaptada de Bacila et al., 2019.[2]

ETIOLOGIA E FISIOPATOLOGIA

A IA pode ser decorrente de disfunções nas glândulas adrenais (IA primária) ou de origem central, com deficiência da produção de hormônio adrenocorticotrófico (ACTH) pela hipófise (IA secundária) ou deficiência da produção de *corticotropin-releasing hormone* (CRH) pelo hipotálamo (IA terciária).

O CRH, que é produzido e liberado pelo hipotálamo, atua na liberação de ACTH pela hipófise. O ACTH liga-se a seu receptor específico nas glândulas adrenais e estimula a esteroidogênese adrenal (Figura 2). Os glicocorticoides liberados na circulação sistêmica inibem a secreção do CRH e do ACTH no hipotálamo e na hipófise, respectivamente, equilibrando o eixo hormonal. A Figura 2 demonstra o eixo hipotálamo-hipófise-adrenal descrito.

A IA primária, apesar de rara, acometendo 10 a 15 por 100 mil pessoas,[5] é a causa mais comum de IA em pediatria. Pode ser congênita ou adquirida. Em ordem de frequência, as causas da IA congênita incluem:

- Defeito enzimático na síntese de cortisol e aldosterona (HAC), sendo a causa mais comum a deficiência de 21-hidroxilase.
- HAC.
- Síndrome poliglandular autoimune tipo 1.
- Adrenoleucodistrofia (ALD).

A causa adquirida mais comum é a adrenalite autoimune (doença de Addison), mas também pode ocorrer devido a trauma, infecções, neoplasias, doenças infiltrativas e medicações como mitotano, cetoconazol e etomidato.[4,6]

A IA central pode ser congênita e também parte da deficiência múltipla de hormônios hipofisários (hipopituitarismo), ou apresentar-se como deficiência isolada de ACTH, ou, ainda, ser adquirida, como secundária a tumor hipofisário-hipotalâmico, trauma, infecção, infiltração ou irradiação.[6]

AVALIAÇÃO INICIAL DO PACIENTE COM INSUFICIÊNCIA ADRENAL

História

A história clínica, sinais e sintomas variam conforme o nível de deficiência na produção de cortisol. Em geral, crianças menores com deficiências congênitas significativas cursam com quadro mais grave de descompensação já nas primeiras semanas de vida. Podem apresentar-se com baixo ganho de peso, vômitos, desidratação, hipercalemia, hiponatremia, hipotensão e até mesmo cho-

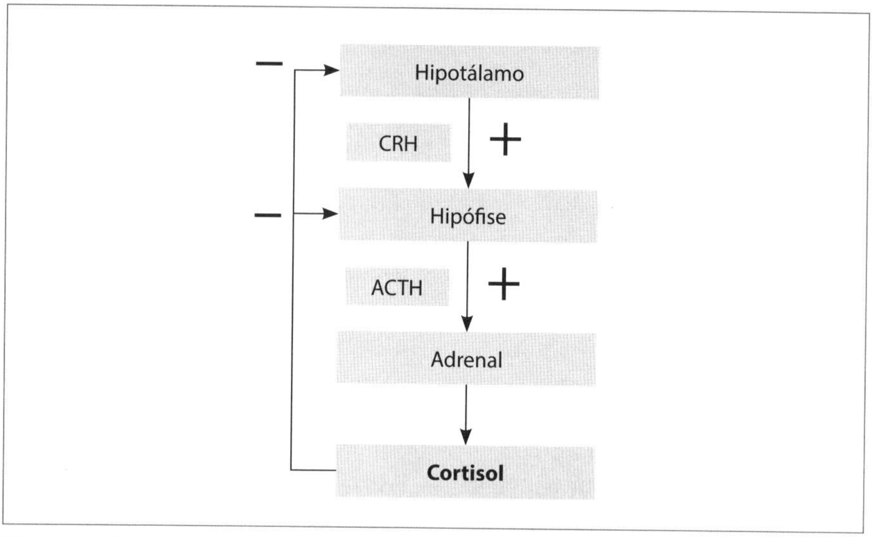

Figura 2 Eixo hipotálamo-hipófise-adrenal e *feedback* negativo do cortisol.
Fonte: elaborada pela autora.

que. A hiperpigmentação cutânea e a perda de sal são particularidades da IA primária.[1,7]

Além disso, na HAC forma clássica por deficiência da enzima 21-hidroxilase, nos pacientes 46,XX há ambiguidade genital (aumento do fálus, diferentes graus de fusão e de hiperpigmentação de saliências labioescrotais e ausência de gônadas palpáveis bilateralmente), e nos pacientes 46,XY pode-se observar macrogenitossomia.[7,8]

Já nas crianças maiores, adolescentes e adultos, o quadro clínico de IA é mais incipiente, e muitas vezes com sinais e sintomas inespecíficos como fraqueza, dor abdominal e náuseas, dificultando o diagnóstico precoce.

Nos casos mais graves e na crise adrenal, é possível observar:[6]

- Hipotensão.
- Desidratação.
- Tremores, sudorese fria.
- Alteração neurológica, síncope.
- Fadiga intensa.
- Perda de peso.
- Náuseas, vômitos, dor abdominal.
- Choque.
- Achados laboratoriais: hipoglicemia, hiponatremia, hipercalemia.[4]

Como citado, a hiperpigmentação (face, pescoço e mãos) pode estar presente nos casos de IA primária, uma vez que a redução dos níveis séricos de cortisol leva ao excesso da produção do pró-hormônio pró-opiomelanocortina (POMC), que será clivado e dará origem ao ACTH e ao hormônio estimulante de alfa-melanócitos (MSH). Este estimula a síntese de melanina no organismo. Vale ressaltar que o processo de hiperpigmentação cutânea é lento e observado principalmente em crianças maiores e adultos.[9]

Além disso, é fundamental na história clínica avaliar:

- Passado médico: doenças autoimunes associadas.
- Uso de medicações: cetoconazol, mitotano, drogas imunossupressoras, quimioterápicos.
- História familiar: óbito precoce por desidratação (vômitos, diarreia), baixa estatura, ambiguidade genital.
- Sintomas associados que remetem a doenças infiltrativas e neoplasias.

Exame físico

O exame físico completo é fundamental ao processo de diagnóstico, mas vale ressaltar pontos-chave como:

- Frequência cardíaca e pressão arterial.
- Frequência respiratória.
- Saturação de oxigênio.
- Busca ativa por sinais de desidratação.
- Avaliação de pele e mucosas.
- Avaliação da genitália.
- Glicemia capilar.
- Investigação de infecção ou outro agravo associado.

Testes diagnósticos

Sempre que possível, recomenda-se a coleta de exames séricos complementares para investigação diagnóstica. Além disso, a pesquisa de quadro agudo associado à descompensação também é indicada: infecção, uso de medicações, trauma.[3,10]

Os exames complementares são:

- Cortisol.
- 17-hidroxiprogesterona (se suspeita de HAC).

- ACTH, quando possível.
- Glicemia.
- Sódio.
- Potássio.
- Cálcio.
- Testosterona, androstenediona, DHEA e S-DHEA, se disponível.
- Aldosterona e renina, se disponível.
- Hemograma e culturas para investigação de infecção, quando houver necessidade.
- Radiografia de tórax, se suspeita de pneumonia associada.
- Ultrassonografia de abdome, se suspeita de neoplasia adrenal.

Importante: a coleta de exames séricos, apesar de extremamente importante para o diagnóstico, não deve retardar o tratamento da IA. Ou seja, se for possível coletar amostra sérica imediatamente após a punção venosa, ela é valiosa e necessária; porém, diante de acesso difícil ou de qualquer outra impossibilidade, deve-se tratar a IA e futuramente avaliar a etiologia.

Em pacientes com quadro de hipoglicemia recorrente, a IA é um diagnóstico diferencial. Para esses casos, sugere-se a coleta da chamada amostra crítica, o conjunto de exames solicitados durante episódio de hipoglicemia (veja o tópico a seguir), que permite o diagnóstico etiológico do quadro. A amostra crítica deve ser coletada imediatamente antes do tratamento (infusão rápida de glicose).[11]

Amostra crítica

- Glicemia sérica.
- Insulina.
- Peptídeo C.
- Cortisol.
- Hormônio do crescimento (GH).
- Hormônio estimulante da tireoide (TSH) e T4 livre.
- Lactato.
- Amônia.
- Perfil de acilcarnitinas.
- Ácidos graxos livres.
- Beta-hidroxibutirato (BOHB).

O diagnóstico ambulatorial de IA baseia-se na dosagem matutina do cortisol sérico.[4,12] Valores entre 5 e 18 mcg/dL indicam a realização de teste de estímulo com cortrosina (ACTH) sintética. O teste de estímulo, no entanto, é útil para pacientes com suspeita de IA primária, não tendo resposta adequada em pacientes com suspeita de IA secundária. Valores de cortisol abaixo de 18 a 20 mcg/dL no teste de estímulo são sugestivos de IA primária. O uso de corticoide exógeno inviabiliza a dosagem matutina de cortisol e o teste de estímulo com ACTH sintético, visto que interfere no eixo hormonal já mencionado (Figura 2). Caso o teste de estímulo não esteja disponível, valores de cortisol matutino inferiores a 5 mcg/dL são sugestivos de IA se acompanhados por quadro clínico compatível.[4]

Hiperplasia adrenal congênita por deficiência de 21-hidroxilase

A pesquisa molecular de mutação gênica, assim como a dosagem do precursor hormonal da enzima deficitária, leva ao diagnóstico etiológico. A 17-hidroxiprogesterona deve ser coletada *antes* da introdução de glicocorticoide sempre que possível (unidade de pronto atendimento ou teste de triagem neonatal).

Atualmente o teste de triagem neonatal está disponível no Sistema Único de Saúde (SUS), e todas as crianças nascidas em território nacional devem realizar o exame. O objetivo do teste é identificar as crianças com HAC e iniciar o tratamento antes que ocorra descompensação clínica, usual ao redor da terceira semana de vida.[7]

Tratamento ambulatorial

A hidrocortisona dividida em 3 doses diárias é a medicação de escolha para crianças em fase de crescimento. A dose diária (dose fisiológica) varia entre 6 e 12 mg/m^2/dia, com dose inicial de 8 mg/m^2/dia.[4,6] Exceção a essa regra são as crianças com HAC que demandam doses mais elevadas, a fim de repor os níveis basais de cortisol e suprimir o excesso na produção adrenal dos androgênios (dose: 10 a 15 mg/m^2/dia). Os demais glicocorticoides (prednisona, prednisolona e dexametasona) podem ser utilizados no tratamento, mas somente para casos específicos e em adultos.[7,10]

Os pacientes com deficiência de aldosterona, IA primária, devem receber a reposição de mineralocorticoides. Pode-se utilizar a fludrocortisona (0,05 a 0,2 mg/dia em 1 ou 2 doses) e aumentar a oferta oral de sal de cozinha na dieta.[7]

A dose de estresse do glicocorticoide é fundamental em situações como infecções (febre, diarreia, vômitos etc.), cirurgia, trauma, entre outros. Em geral, a dose basal durante o estresse é dobrada ou triplicada, conforme a gravidade da doença, retomando os níveis habituais após a resolução do quadro.[3,6]

CRISE ADRENAL

O tratamento da crise adrenal deve ser instituído o mais rápido possível, não sendo atrasado à custa de exames ou procedimentos que possam ser realizados após o início da medicação.

Os principais pontos no tratamento da crise adrenal são:

- Deficiência de cortisol.
- Déficit volêmico e choque.
- Controle glicêmico.
- Pesquisa e tratamento de infecção associada ou causa precipitante.

A droga de escolha é a hidrocortisona parenteral (endovenoso – EV – ou intramuscular – IM), dose 50 mg/m^2, acompanhada por ressuscitação volêmica. Após a estabilização, a hidrocortisona deve ser mantida na dose de 50 a 100 mg/m^2/dia (EV contínuo ou a cada 6 horas). A prednisolona é recomendada somente na ausência de hidrocortisona, e a dexametasona só deve ser utilizada na ausência de outro glicocorticoide.[4]

A hidrocortisona em altas doses, como a mencionada anteriormente, tem ação mineralocorticoide suficiente para o paciente nessa condição. Assim, o uso de fludrocortisona não é uma prioridade no tratamento da crise adrenal.[4]

A correção da hipoglicemia pode ser feita com *bolus* de glicose, dose 0,5 a 1 g/kg. Ou, de forma prática: glicose 25%, 2 a 4 mL/kg, ou infusão mais lenta de glicose 10%, 2 a 3 mL/minuto, em crianças menores de 12 anos ou cardiopatas.[4]

A Tabela 1 sintetiza os principais pontos de tratamento e a dose recomendada.

Tabela 1 Tratamento do paciente pediátrico em crise adrenal

Referência	Medicação	Dose
Deficiência de cortisol	Hidrocortisona (IV ou IM)	50 mg/m^2 em *bolus* 50-100 mg/m^2/dia contínuo ou dividido a cada 6 horas
Déficit volêmico/ choque	NaCl 0,9%	20 mL/kg EV rápido, máximo 60 mL/kg em 1 hora
Controle glicêmico	Glicose	Glicose 25% 2-4 mL/kg Glicose 10% 2-3 mL/minuto (cardiopatas e crianças pequenas)

EV: endovenoso; IM: intramuscular; IV: intravenoso.
Fonte: Bornstein et al., 2016.[4]

Em casos de urgência e dificuldade no cálculo de superfície corpórea, pode-se utilizar a seguinte regra para a dose de ataque de hidrocortisona parenteral:[4]

- Lactentes e pré-escolares: hidrocortisona 25 mg IV ou IM.
- Escolares: hidrocortisona 50 mg IV ou IM.
- Adolescentes: hidrocortisona 100 mg IV ou IM.

Prevenção

Um ponto-chave no tratamento de pacientes com IA é a prevenção desses eventos. Até mesmo crianças com formas graves de deficiência de cortisol, quando tratadas e acompanhadas adequadamente, podem não experimentar um episódio de crise adrenal ao longo da vida.[4]

As principais ações para prevenção são:

- Seguimento contínuo com endocrinologista pediátrico (a cada 3 a 4 meses).
- Uso correto das medicações, respeitando fielmente o intervalo entre doses (glicocorticoide, mineralocorticoide e reposição de sal na dieta, conforme indicação).
- Educação do paciente e da família sobre a doença e tratamento.
- Uso de dose adequada no estresse (conforme a gravidade do agravo).

Carta médica informando a doença e recomendando o uso de corticoide em dose de estresse diante de agravos agudos, além de informação sobre o uso parenteral imediato de glicocorticoide se crise adrenal.[4]

SÍNDROME DE CUSHING

Definição

A exposição a longo prazo a níveis elevados de glicocorticoides, com origem endógena ou exógena, provoca o conjunto de alterações chamado de síndrome de Cushing.[13,14]

Etiologia

A síndrome de Cushing pode ser dividida etiologicamente em dependente de ACTH (80%) e independente de ACTH (20%).[13]

As principais causas dessa síndrome são:

1. ACTH-dependentes:
   - Doença de Cushing: excesso de produção hipofisária de ACTH por adenomas ou hiperplasia de corticotrofos.
   - Tumores não hipofisários produtores de ACTH.
   - Tumores não hipotalâmicos produtores de CRH.
   - Administração exógena de ACTH.
2. ACTH-independentes:
   - Administração exógena de glicocorticoides.
   - Tumores adrenais.
   - Hiperplasia adrenal micronodular bilateral (*primary pigmented nodular adrenocortical disease* – PPNAD).
   - Hiperplasia adrenal macronodular bilateral (*bilateral macronodular adrenal hyperplasia* – BMAH).

Em pediatria, a causa mais comum da síndrome de Cushing é a administração exógena de glicocorticoide, com administração parenteral, oral ou mesmo tópica (cutânea e nasal). Ela é dependente de dose, tempo de uso e potência do glicocorticoide.[14] Das causas endógenas, os tumores produtores de ACTH (doença de Cushing) são a etiologia mais comum de síndrome de Cushing em crianças maiores de 6 anos, e as causas adrenais são as mais frequentes em crianças abaixo dessa idade.[14]

História clínica

Os sinais e sintomas são normalmente insidiosos. Em pediatria, frequentemente o diagnóstico é aventado diante da redução da velocidade de crescimento acompanhada por ganho de peso. Além disso, pode-se encontrar também: estrias violáceas, hipertensão arterial, pletora facial, acantose *nigricans*, fácies de lua cheia, hirsutismo, infecções fúngicas, ginecomastia, nefrolitíase, fraturas ósseas, alteração do humor, distúrbios neurológicos, hiperglicemia e distúrbios eletrolíticos.[14]

Como visto, a causa mais comum de síndrome de Cushing em pediatria é a administração exógena de glicocorticoides (prednisona, prednisolona, dexametasona, hidrocortisona). Assim, além dos achados descritos, é fundamental que a história clínica contemple:[13,14]

- Medicações de uso contínuo, incluindo cremes, pomadas e medicações inalatórias.
- Passado médico: doenças atópicas, infecções, tosse recorrente, suspeita de IA.
- Uso de medicações pelos familiares.

Exame físico

Os gráficos de crescimento trazem informações importantes sobre o crescimento, porém os pediatras têm pouco acesso a essas ferramentas em unidades de emergência.

Nesse caso, além dos sinais vitais, deve-se sempre avaliar:[13,14]

- *Status* nutricional.
- Pele: estrias violáceas, acantose *nigricans*, pletora facial.
- Padrão de distribuição de gordura androide.
- Glicemia capilar.
- Avaliação neurológica detalhada, incluindo investigação da visão.

Exames complementares

As principais investigações ocorrem ambulatorialmente, mas em unidades de emergência pode-se colaborar com exames séricos e de imagem sempre que possível.

Inicialmente, deve-se documentar a presença de hipercortisolismo por meio da dosagem de cortisol urinário em urina de 24 horas, dosagem noturna de cortisol salivar e/ou teste de supressão com dexametasona. Outros testes dinâmicos podem ser necessários para confirmação diagnóstica e esclarecimento etiológico.[14]

Os exames de imagem são importantes na investigação de tumores e alterações anatômicas. Diante de suspeita clínica, recomenda-se a realização de ressonância nuclear magnética de hipófise e hipotálamo. O melhor exame de imagem para a visualização das glândulas adrenais também é a ressonância magnética de adrenal, porém a ultrassonografia de abdome pode ser utilizada como triagem inicial em unidades de pronto atendimento (método mais rápido e mais disponível).[14]

A avaliação de eletrólitos como sódio, potássio, cálcio, magnésio e glicose, assim como a avaliação de função cardíaca (eletrocardiograma) e da coagulação, podem ser necessárias em pacientes admitidos em unidades de emergência.[15]

Tratamento

O tratamento da síndrome de Cushing depende da etiologia da doença e pode variar entre medicações que inibam as adrenais, como cetoconazol e mitotano, e cirurgia.

Nos pacientes com administração exógena de glicocorticoides, a retirada da medicação é resolutiva para a síndrome; porém, quando há uso de doses suprafisiológicas por mais de 3 a 4 semanas, há inibição do eixo hipotálamo-hipófise-adrenal, com consequente atrofia das glândulas adrenais. Nesses casos, deve-se optar por desmame gentil do glicorticoide e não suspender abruptamente toda a medicação, pelo risco de IA. Recomenda-se, então, a retirada gradual com rígido acompanhamento ambulatorial do paciente.[1,13,14,16]

CONCLUSÃO

O cortisol é um hormônio vital para o nosso organismo. Tanto sua deficiência quanto seu excesso provocam abalos significativos e potencialmente fatais para o corpo humano.

Apesar de complexo, o diagnóstico correto e o mais precoce possível de insuficiência adrenal e de síndrome de Cushing permite o tratamento adequado dos pacientes. O pediatra deve estar apto a suspeitar e iniciar a investigação e o tratamento dos pacientes nessas condições.

A insuficiência adrenal pode ser extremamente grave, e a coleta de exames, apesar de importante para o diagnóstico, não deve atrasar o tratamento (glicorticoide e homeostase glicêmica, eletrolítica e hídrica).

Em casos de pacientes com síndrome de Cushing por excesso de glicocorticoides exógenos, a medicação deve ser suspensa de forma gradual, evitando o desenvolvimento de insuficiência adrenal por inibição do eixo.

Sempre que possível, o trabalho do pediatra em conjunto com o endocrinologista infantil é recomendado para esses pacientes.

BIBLIOGRAFIA

1. Molina P. Fisiologia endócrina. 4.ed. Porto Alegre: AMGH; 2014.
2. Bacila IA, Elder C, Krone N. Update on adrenal steroid hormone biosynthesis and clinical implications. Arch Dis Child. 2019;104(12):1223-8.
3. Rushworth RL, Torpy DJ, Falhammar H. Adrenal crisis. Ingelfinger JR (ed.). N Engl J Med. 2019;381(9):852-61.
4. Bornstein SR, Allolio B, Arlt W, Barthel A, Don-Wauchope A, Hammer GD, et al. Diagnosis and treatment of primary adrenal insufficiency: an endocrine society clinical practice guideline. J Clin Endocrinol Metab. 2016;101(2):364-89.
5. Wijaya M, Huamei M, Jun Z, Du M, Li Y, Chen Q, et al. Etiology of primary adrenal insufficiency in children: a 29-year single-center experience. J Pediatr Endocrinol Metab. 2019;32(6):615-22.
6. Ramirez Alcantara J, Halper A. Adrenal insufficiency updates in children. Curr Opin Endocrinol Diabetes Obes. 2021;28(1):75-81.
7. Speiser PW, Arlt W, Auchus RJ, Baskin LS, Conway GS, Merke DP, et al. Congenital adrenal hyperplasia due to steroid 21-hydroxylase deficiency: an endocrine society clinical practice guideline. J Clin Endocrinol Metabol. 2018;103;4043-8.
8. Maciel-Guerra A, Guerra-Júnior G. Menino ou menina? Os distúrbios da diferenciação do sexo. v.2. Curitiba: Appris; 2019.

9. Burke CW. Adrenocortical insufficiency. Clin Endocrinol Metab. 1985;14(4):947-76.
10. Eyal O, Levin Y, Oren A, Zung A, Rachmiel M, Landau Z, et al. Adrenal crises in children with adrenal insufficiency: epidemiology and risk factors. Eur J Pediatr. 2019;178(5):731-8.
11. Thornton PS, Stanley CA, De Leon DD, Harris D, Haymond MW, Hussain K, et al. Recommendations from the Pediatric Endocrine Society for Evaluation and Management of Persistent Hypoglycemia in Neonates, Infants, and Children. J Pediatr. 2015;167(2):238-45.
12. Reznik Y, Barat P, Bertherat J, Bouvattier C, Castinetti F, Chabre O, et al. SFE/SFEDP adrenal insufficiency French consensus: introduction and handbook. Ann Endocrinol (Paris). 2018;79(1):1-22.
13. Lacroix A, Feelders RA, Stratakis CA, Nieman LK. Cushing's syndrome. Lancet. 2015;386(9996):913-27.
14. Lodish MB, Keil MF, Stratakis CA. Cushing's syndrome in pediatrics. Endocrinol Metab Clin North Am. 2018;47(2):451-62.
15. Fleseriu M, Auchus R, Bancos I, Ben-Shlomo A, Bertherat J, Biermasz NR, et al. Consensus on diagnosis and management of Cushing's disease: a guideline update. Lancet Diabetes Endocrinol. 2021;9(12):847-75.
16. Alves C, Robazzi TCV, Mendonça M. Withdrawal from glucocorticosteroid therapy: clinical practice recommendations. J Pediatr (Rio J). 2008;84(3):192-202.

14
Hipoglicemia

Carolina Ramos

Objetivo do capítulo

A hipoglicemia é o resultado de alterações na homeostase da glicose, e suas consequências, principalmente na faixa etária pediátrica, podem ser graves e incapacitantes. A hipoglicemia grave pode resultar em convulsões e danos cerebrais, que levam a atrasos no desenvolvimento, deficiências físicas e de aprendizado e, em casos raros, morte devido ao risco de danos neurológicos.[1] Portanto, é essencial detectar e prontamente tratar crianças com hipoglicemia, bem como aquelas em risco.

Este capítulo tem como objetivo orientar sobre o monitoramento, o diagnóstico imediato e o manejo adequado dos distúrbios hipoglicêmicos em crianças para prevenir lesão cerebral hipoglicêmica e complicações neurológicas de longo prazo em crianças.

DEFINIÇÃO E INCIDÊNCIA

A hipoglicemia neonatal é o problema metabólico mais comum em recém-nascidos e pode levar a lesão cerebral persistente. Até 30% de todos os recém-nascidos são monitorados rotineiramente para hipoglicemia, pois essa condição muitas vezes é assintomática nas primeiras horas após o nascimento.[2]

A hipoglicemia pode ser definida bioquimicamente ou pela presença dos sintomas adrenérgicos (tremores, taquicardia, sudorese, irritabilidade, fome, fadiga, visão borrada). Entretanto, a glicemia com que os sintomas aparecem podem depender de vários fatores: idade, condição preexistente, dieta e maturidade do fígado.

Em adolescentes e adultos a definição pode ser descrita como a tríade de Whipple: sintomas típicos de hipoglicemia, glicemia inferior a 60 mg/dL durante os sintomas e alívio desses com o tratamento para aumentar o nível de glicose no sangue.[3] No entanto, essa definição parece inadequada para recém-nascidos e crianças cujos sintomas muitas vezes são sutis. Além disso, algumas crianças não conseguem comunicá-los.[4] Dessa forma, a definição de hipoglicemia permanece controversa em neonatos e não há consenso sobre um limite de tratamento que seja seguro, mas evite o tratamento excessivo.[5,6]

Diante das diferenças fisiológicas existentes em cada faixa etária na homeostase da glicose, existem três cenários clínicos diferentes com base na idade:

1. **Recém-nascidos < 48 horas de vida:** sinais ou sintomas de hipoglicemia neonatal podem variar de grave (p. ex., letargia, taquipneia, instabilidade hemodinâmica, apneia, convulsões ou mesmo parada cardiorrespiratória) a mais leve (p. ex., choro anormal, alimentação diminuída, nervosismo, irritabilidade, palidez, cianose, hipotermia ou diaforese). Em recém-nascidos com sintomas específicos, a hipoglicemia é diagnosticada quando a glicose plasmática é inferior a 47 mg/dL, de acordo com a Academia Americana de Pediatria (AAP).[4]
2. **Recém-nascidos > 48 horas de vida, lactentes e crianças menores incapazes de comunicar seus sintomas:** resultados conflitantes sobre a definição de um nível-alvo de glicose de segurança surgiram nos últimos anos, e atualmente as evidências não são capazes de definir qual concentração específica de glicose seria o melhor *cut off* para tratamento e investigação diagnóstica nessa faixa etária. Um limite aceitável para esse grupo é ainda considerado 60 mg/dL.[5]
3. **Crianças mais velhas capazes de comunicar seus sintomas:** nesse caso a tríade de Whipple poderia ser adotada. Para bebês e crianças menores que não conseguem comunicar os sintomas de forma confiável, são sugeridos uma avaliação da glicemia e tratamento daqueles cujas concentrações de glicose plasmática estiverem abaixo de 60 mg/dL. No entanto, na suspeita de hipoglicemia esta deve ser tratada imediatamente para evitar possíveis consequências adversas.

ETIOLOGIA E FISIOPATOLOGIA

A glicose é o substrato mais importante utilizado pelo cérebro, porém este só pode armazenar quantidades pequenas de glicose na forma de glicogênio. Dessa forma, o corpo deve se adaptar com sucesso ao jejum. Múltiplos sistemas regulam a homeostase da glicose e controlam a transição do estado alimentado para o jejum. Anormalidades nesses sistemas de regulação ao jejum resultam nos distúrbios da hipoglicemia.

Na homeostase da glicose ocorrem algumas mudanças adaptativas durante o período de jejum, que incluem: supressão da insulina (hormônio facilitador da entrada de glicose na célula) e aumento das concentrações séricas dos hormônios contrarreguladores (glucagon, cortisol, hormônio do crescimento e epinefrina). Essas alterações hormonais ativam os três "sistemas de jejum" metabólicos (glicogenólise, gliconeogênese, lipólise e cetogênese), que levam ao aumento da produção hepática de glicose, à diminuição gradual da utilização da glicose e ao aumento da disponibilidade de combustíveis alternativos (Tabela 1):[7]

- Durante o período inicial do jejum, o fígado é a fonte primária de glicose, que ocorre pela degradação do glicogênio e produção de glicose a partir de aminoácidos, glicerol e lactato via gliconeogênese.
- No período de jejum mais prolongado, o tecido adiposo passa a ser a principal fonte de combustível e a lipólise e a cetogênese levam a um aumento nos ácidos graxos livres e corpos cetônicos beta-hidroxibutirato e acetoacetato.
- À medida que a produção de glicose diminui e os níveis de cetonas aumentam, o cérebro muda gradualmente para as cetonas como seu principal combustível.

Tabela 1 Controle hormonal da glicemia durante o jejum

	Glicogenólise	Gliconeogênese	Lipólise	Cetogênese
Insulina	↓	↓	↓	↓
Glucagon	↑	↑		↑
Epinefrina	↑		↑	↑
Cortisol		↑		
Hormônio do crescimento			↑	

Fonte: Haymond et al., 1982.[7]

As hipoglicemias recorrentes ou persistentes representam um grupo heterogêneo e amplo de distúrbios. As principais causas etiológicas das hipoglicemias são secundárias a doenças metabólicas, do sistema endocrinológico e/ou outras doenças congênitas. É crucial uma investigação adequada de sua etiologia para fornecer a terapia mais apropriada.

Uma avaliação deve incluir a anamnese e a avaliação laboratorial.

AVALIAÇÃO INICIAL DO PACIENTE

História

A avaliação diagnóstica da hipoglicemia inclui o histórico médico e dados clínicos, dietéticos e bioquímicos. É importante saber:

- Idade de início dos eventos hipoglicêmicos (neonato, lactente, criança).
- Tempo de tolerância ao jejum (p. ex., frequência alimentar, lanche noturno, cetose).
- Relação temporal com as refeições (jejum, pós-prandial, aleatório).
- Condições/gatilhos associados.
- Recorrência.

As seguintes informações também devem ser cuidadosamente detalhadas:

- História perinatal: peso ao nascer, idade gestacional, se houve diabetes gestacional na mãe e necessidades de glicose perinatal (p. ex., > 10 mg/kg/minuto de glicose por via intravenosa).
- Marcos de crescimento e desenvolvimento (p. ex., incapacidade, distúrbios do movimento, epilepsia).
- História familiar: parentes com hipo/hiperglicemia ou distúrbio metabólico congênito, abortos ou mortes anteriores, consanguinidade, medicamentos e história social.

Exame físico

O exame físico pode trazer informações que ajudarão e elucidar a etiologia da hipoglicemia, como:

- Disfunção endócrina: micropênis, baixa estatura, alterações da linha média (hipopituitarismo), hiperpigmentação da pele, dor abdominal, dor muscular, perda de peso, sinais de hiperandrogenismo (insuficiência adrenal).
- Doença metabólica hereditária: hepatoesplenomegalia, icterícia, angiomas (doença do armazenamento de glicogênio), catarata (p. ex., galactosemia), arritmias e/ou sopro cardíaco (alterações da oxidação de ácido graxo), envolvimento multissistêmico (doenças mitocondriais).

Testes diagnósticos

A avaliação laboratorial para definição etiológica da hipoglicemia é feita por meio da coleta de exames de uma "amostra crítica" que inclui exames de sangue e urina no momento da hipoglicemia. Essas amostras críticas devem ser obtidas com a glicose plasmática < 50 mg/dL e antes do tratamento, seja durante o episódio agudo inicial seja durante um período de jejum supervisionado para induzir a hipoglicemia.[3]

A amostra de sangue crítica deve ser testada para:

- Glicose plasmática.
- Insulina.
- Lactato.
- Amônia.
- Peptídeo C.
- Gasometria venosa.
- Beta-hidroxibutirato.
- Ácidos graxos livres.
- Hormônio do crescimento.
- Cortisol.
- Painel metabólico abrangente.

A amostra crítica de urina deve ser obtida ao mesmo tempo e testada para ácidos orgânicos. Essa amostra também deve ser testada para cetonas se o teste de beta-hidroxibutirato no sangue não estiver disponível.

O teste do glucagon pode ser realizado e será positivo se a glicemia aumentar mais de 30 mg/dL até 40 minutos após a administração intravenosa ou intramuscular de glucagon (0,03 mg/kg – máximo 1 mg), o que estará fortemente associado a um distúrbio hipoglicêmico mediado por insulina/diagnóstico de hiperinsulinismo.[8]

Muitos dos distúrbios têm características clínicas e laboratoriais específicas que fornecem pistas diagnósticas importantes.

Como a grande maioria dos eventos hipoglicêmicos é desencadeada pelo jejum, os distúrbios hipoglicêmicos podem ser categorizados por seus perfis metabólicos e hormonais em resposta ao jejum. Essas categorias serão apresentadas a seguir.

DISTÚRBIOS MEDIADOS POR INSULINA

O achado de cetonas e ácidos graxos livres suprimidos associados a uma insulina sérica inapropriadamente normal na vigência de hipoglicemia sugere o diagnóstico de hipoglicemia mediada por insulina. Uma resposta glicêmica positiva ao teste do glucagon também é encontrada nesse caso.

O hiperinsulinismo é a causa mais comum de hipoglicemia persistente em lactentes e crianças.[4] Ocorre uma secreção desregulada de insulina pelas células beta do pâncreas, causando hipoglicemia grave e recorrente. Sua etiologia pode ser causada por uma alteração monogênica (resultante de defeitos genéticos que afetam fatores importantes na regulação da secreção de insulina), transitória (resultante de estresse perinatal, é uma forma transitória de hiperinsulinismo e se resolve nos primeiros 3 a 6 meses de vida) ou sindrômica (p. ex., síndrome de Beckwith-Wiedemann ou síndrome de Kabuki).[4]

Hipoglicemia factícia ou induzida pela administração intencional de insulina ou de um medicamento hipoglicemiante oral por um dos pais, pelo cuidador ou pela própria criança mediada por insulina deve ser lembrada (síndrome de Munchausen).

DISTÚRBIOS DE OXIDAÇÃO DE ÁCIDOS GRAXOS

Nesse grupo, a avaliação da amostra crítica revela cetonas suprimidas e ácidos graxos livres elevados. Essa doença é causada por defeitos genéticos nas vias enzimáticas que controlam o transporte de ácidos graxos e a betaoxidação na mitocôndria.[9] A apresentação clínica é variável, podendo ter quadros graves com hipoglicemia, hepatopatia e miopatia esquelética e cardíaca.

A triagem neonatal ampla é capaz de detectar boa parte desses defeitos enzimáticos.

DISTÚRBIOS HIPOGLICÊMICOS CETÓTICOS

Esse grupo apresenta cetonas positivas durante os episódios de hipoglicemia e pode ser dividido em três categorias principais:

1. **Distúrbios de armazenamento de glicogênio (GSD):** grupo heterogêneo de distúrbios que resultam de defeitos nas enzimas que regulam a degradação e a síntese de glicogênio no fígado e nos músculos. Os GSD apresentam graus variáveis de hipoglicemia, cetose, níveis elevados de transaminase sérica e hepatomegalia (exceto em GSD tipo 0, deficiência de glicogênio sintase). A incapacidade de prosperar está frequentemente presente. O tratamento para GSD envolve evitar o jejum prolongado e administrar amido de milho não cozido suplementar e uma dieta rica em proteínas.
2. **Deficiências hormonais:** aqui pode ocorrer uma deficiência isolada de hormônio do crescimento (GH) e cortisol ou deficiência de mais de um hormônio hipofisário, podendo haver episódios de hipoglicemia cetótica em sua apresentação clínica. Além disso, podem estar associadas a redução da velocidade de crescimento, micropênis, defeitos de linha média, colestase neonatal e/ou icterícia neonatal prolongada. Têm baixa resposta ao glucagon, e o tratamento inclui a reposição do hormônio deficiente.
3. **Hipoglicemia cetótica idiopática:** é caracterizada por episódios de hipoglicemia sintomática. Ocorre mais comumente em bebês e crianças pequenas e é caracterizada pela diminuição da tolerância ao jejum. É um diagnóstico de exclusão após descartar as causas endócrinas e metabólicas. A hipoglicemia

cetótica idiopática se resolve com a idade e normalmente não requer tratamento específico além de limitar o jejum prolongado.

DISTÚRBIOS DA GLICONEOGÊNESE

A gliconeogênese é o processo em que ocorre a conversão de substratos como lactato, piruvato, alanina e glicerol, em glicose, desempenhando papel crucial na manutenção da euglicemia durante o jejum. Defeitos enzimáticos dessas vias resultam em alterações na homeostase da glicose. Geralmente os distúrbios da gliconeogênese são caracterizados por concentrações elevadas de lactato no momento da hipoglicemia e alterações metabólicas.

OUTRAS CAUSAS, INCLUINDO INGESTÃO TÓXICA E DOENÇA AGUDA OU CRÍTICA

Observar o algoritmo apresentado na Figura 1.

TRATAMENTO/RECOMENDAÇÕES

O objetivo primordial no tratamento das hipoglicemias é manter o paciente com glicemia normal para evitar/reduzir o risco de lesões no sistema nervoso central (SNC). Nesse sentido, o tratamento imediato nos pacientes com hipoglicemia confirmada ou suspeita deve ser a administração imediata de glicose. Uma amostra de sangue deve ser coletada para testes diagnósticos antes de administrar a glicose (amostra crítica), desde que isso não atrase o tratamento.

- Terapia oral: se o paciente estiver consciente e capaz de beber e engolir com segurança, um carboidrato de absorção rápida (suco, sachês de glicose, água com açúcar) deve ser administrado por via oral.
- Terapia intravenosa: se a criança estiver inconsciente ou não for considerada segura a ingestão de carboidratos orais, deve-se administrar glicose intravenosa.
- *Push* com soro glicosado (SG) 10%, 2 mL/kg (dose equivalente a 0,2 g de glicose/kg de peso corporal), endovenoso (EV), preferencialmente para bebês e crianças < 5 anos.
- *Push* com SG 25%, 1 a 2 mL/kg (dose equivalente a 0,25 a 0,5 g de glicose/kg de peso corporal), EV, preferencialmente crianças > 5 anos e adolescentes ≥ 12 anos.
- Se a hipoglicemia não melhorar dentro de 10 a 15 minutos, deve-se repetir a medida.

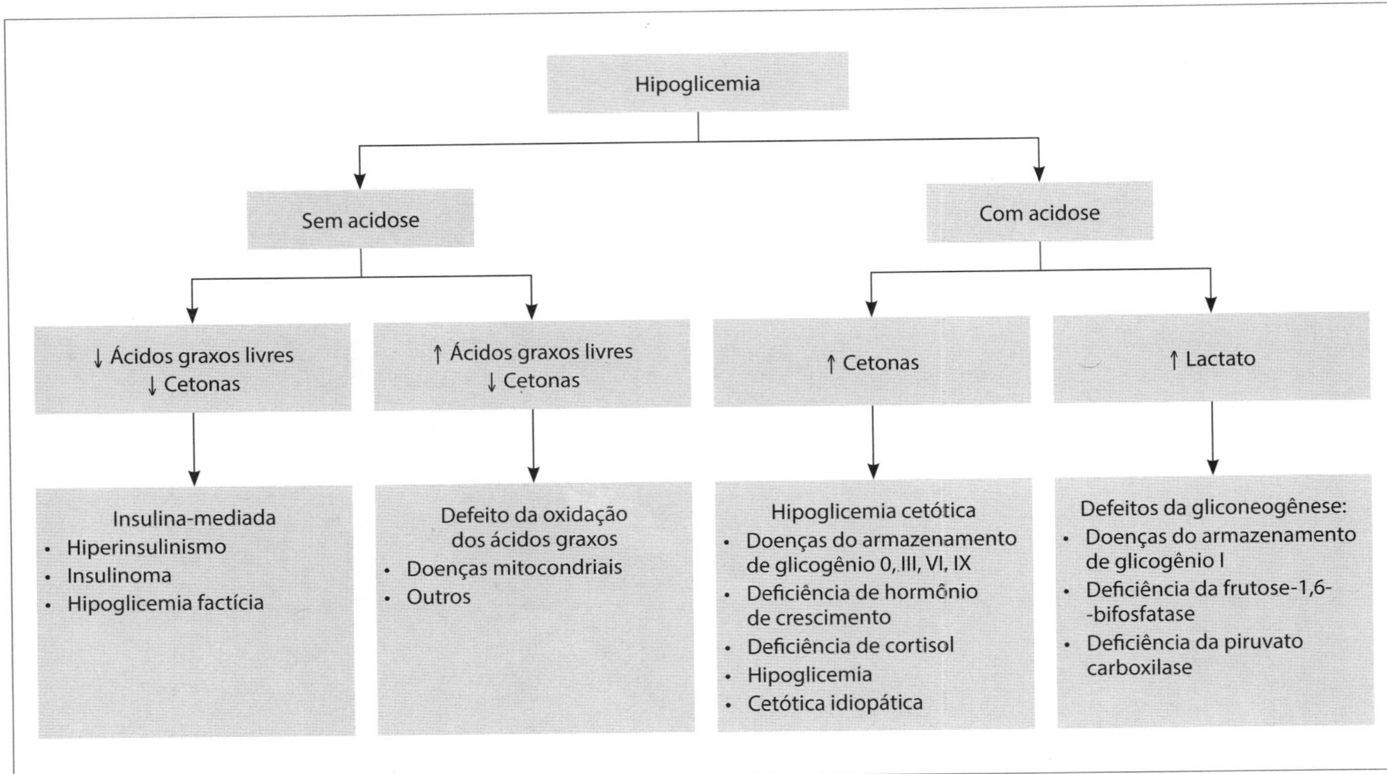

Figura 1 Algoritmo das possíveis causas etiológicas da hipoglicemia a depender dos resultados da amostra crítica.

- Glucagon: na criança com estado mental alterado e sem acesso intravenoso (IV), o glucagon pode ser usado para aumentar agudamente a glicose plasmática se houver suspeita de hipoglicemia mediada por insulina. A dose recomendada é de 0,5 mg (para peso < 25 kg) ou 1 mg (para peso > 25 kg) por via intramuscular (IM).
- Após o *bolus* inicial, uma infusão de dextrose deve ser iniciada para prevenir a hipoglicemia recorrente com velocidade de infusão de glicose suficiente para garantir a euglicemia (glicemia > 70 a 100 mg/dL). Dessa forma, começar um soro com velocidade de infusão de glicose de 4 mg/kg/hora e aumentar gradativamente, se necessário.

A terapia definitiva deve ser voltada para a causa etiológica da hipoglicemia, quando recorrente. A avaliação do endocrinologista pediátrico deve ser solicitada nos pacientes com hipoglicemia persistente.

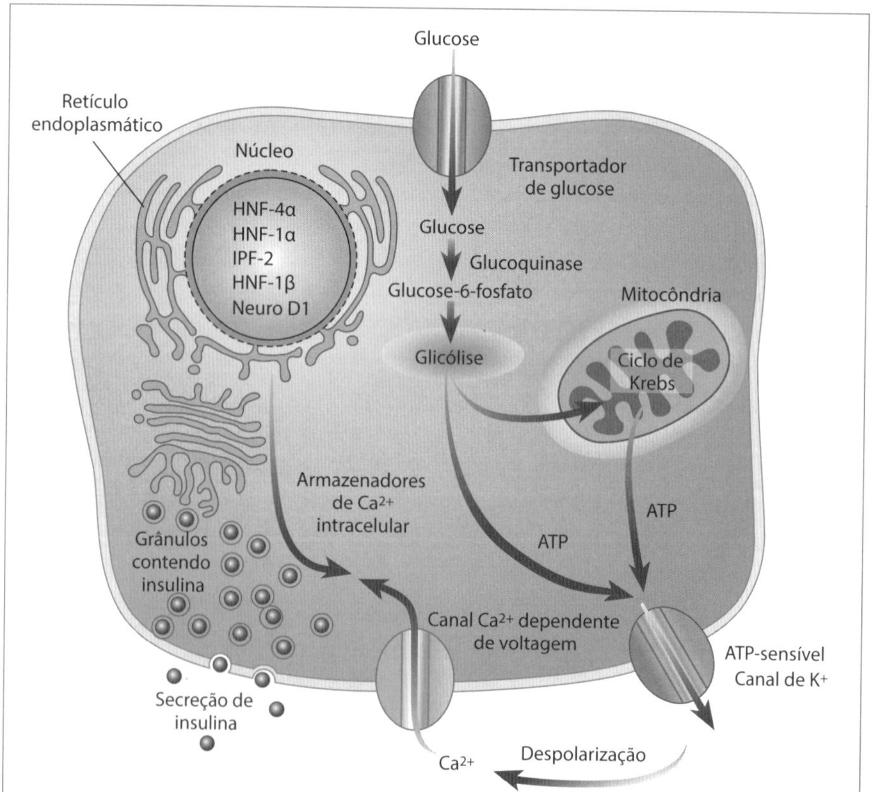

Figura 2 Mecanismo de liberação de insulina.

CONCLUSÃO

A hipoglicemia na infância e na adolescência é uma emergência clínica importante, e o reconhecimento e tratamento precoce dessa intercorrência são fundamentais para garantir um melhor prognóstico para esses pacientes. A anamnese e a avaliação laboratorial são relevantes e complementares na investigação da hipoglicemia.

Ao longo dos últimos anos, o avanço na análise genética e radiologia tem contribuído para um maior conhecimento etiológico dessa patologia. Do mesmo modo, os programas de triagem neonatal mais amplos vêm contribuindo para o reconhecimento precoce de algumas doenças que cursam com hipoglicemia, reduzindo suas consequências.

BIBLIOGRAFIA

1. Lord K, Radcliffe J, Gallagher PR, Adzick NS, Stanley CA, De Leon D. High risk of diabetes and neurobehavioral deficits in individuals with surgically treated hyperinsulinism. J Clin Endocrinol Metab. 2015;100:4133.
2. van Kempen AAMW, Eskes PF, Nuytemans DHGM, van der Lee JH, Dijksman LM, van Veenendaal NR, *et al.* Lower versus traditional treatment threshold for neonatal hypoglycemia. N Engl J Med. 2020;382:534-44.
3. Lang Timothy F. Update on investigating hypoglycaemia in childhood. Ann Clin Biochem. 2011;48(3):200-11.
4. Casertano A, Rossi A, Fecarotta S, Rosanio FM, Moracas C, Di Candia F, et al. An overview of hypoglycemia in children including a comprehensive practical diagnostic flowchart for clinical use. Front Endocrinol. 2021;12: article 684011.
5. Thornton PS, Stanley CA, De Leon DD, Harris D, Haymond MW, Hussain K, et al. Recommendations from the Pediatric Endocrine Society for evaluation and management of persistent hypoglycemia in neonates, infants, and children. J Pediatr. 2015;167(2):238-45.
6. Adamkin DH. Metabolic screening and postnatal glucose homeostasis in the newborn. Pediatr Clin North Am. 2015;62:385-409.
7. Haymond MW, Karl IE, Clarke WL, Pagliara AS, Santiago JV. Differences in circulating gluconeogenic substrates during short-term fasting in men, women, and children. Metabolism. 1982;31:33.
8. Güemes M, Rahman SA, Kapoor RR, Flanagan S, Houghton JAL, Misra S, et al. Hyperinsulinemic hypoglycemia in children and adolescents: recent advances in understanding of pathophysiology and management. Rev Endocr Metab Disord. 2020;21(4):577-97.
9. Stanley C, Bennett MJ. Disorders of mitochondrial fally acid beta-oxidation. In: Nelson textbook of pediatrics. 18.ed. Kliegman R, Behrman R, Jenson H, et al. (eds.). Saunders; 2007. p.567.

Seção VI

Emergências digestórias

15
Hemorragia digestiva

Isabela Torga Mazzei
Daniela Gorga do Amaral Pereira

Objetivos do capítulo

Tornar o emergencista apto a atender crianças que apresentam hemorragia digestiva, avaliando o potencial risco de complicações e a necessidade de realização de exames complementares e tratamento específico. Objetiva-se nesse atendimento a redução de mortalidade e a avaliação criteriosa das indicações de internação hospitalar.

DEFINIÇÃO E INCIDÊNCIA

O sangramento gastrointestinal caracteriza-se como queixa frequente de atendimentos de emergência e de hospitalização, além de ser um motivo de grande preocupação para a família. Ele acontece em qualquer porção do trato digestivo e pode ser classificado em alto ou baixo, a depender de sua localização.

A hemorragia digestiva alta (HDA) acontece quando há sangramento acima do ângulo de Treitz. Esse ângulo acontece na junção duodenojejunal, conforme demonstrado na Figura 1. Quando a hemorragia ocorre após esse ângulo, tem-se uma hemorragia digestiva baixa (HDB).

Em relação à incidência, faltam estudos multicêntricos para determinar o que ocorre na faixa etária pediátrica. Estudo realizado na França em 2010 demonstrou uma incidência de 6,4% na população pediátrica, com 1 a 2 episódios de HDA para cada 10 mil crianças. Destes, 36% foram relacionados ao uso de anti-inflamatórios não esteroidais (AINE). Esse mesmo estudo demonstrou que 77% dos casos necessitaram de internacão hospitalar.[1,2]

No Brasil, o que temos de dados sobre HDA é que a morbidade hospitalar de 2010 a 2016 por doenças que podem cursar com hemorragia digestiva em crianças aumentou conforme a idade, de 6% em menores de 1 ano, chegando a 45% de 15 a 19 anos.[3]

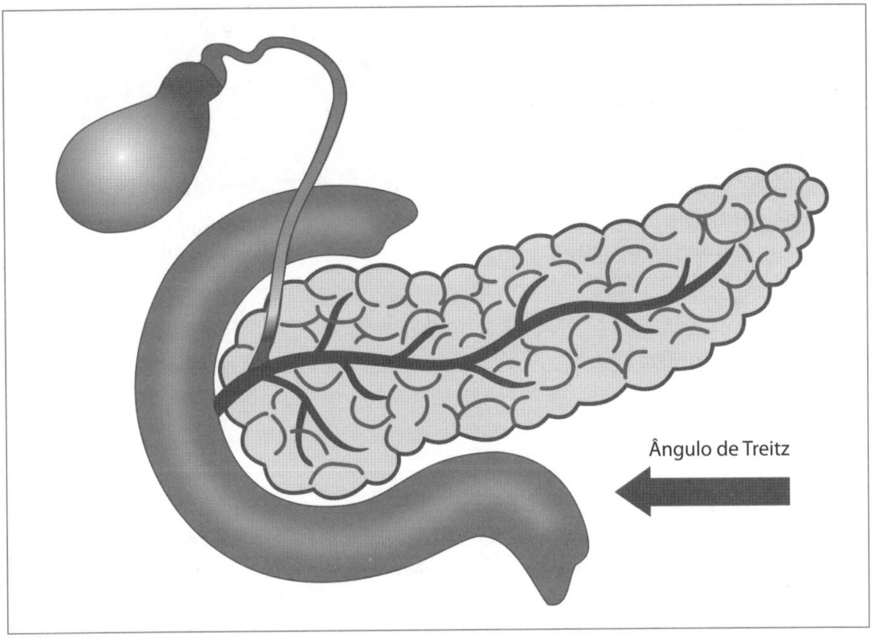

Figura 1 Ângulo de Treitz.

Estudo realizado nos EUA demonstrou aumento nos atendimentos em pronto-socorro pediátrico por queixa de sangramento digestivo entre 2006 e 2011, tendo um aumento mais significativo os casos de HDB com 31,3%, seguida por hemorragia digestiva não especificada, com 10,4%, e depois sangramento digestivo alto, com 1,1%.[4]

A hemorragia digestiva pode acontecer em crianças previamente hígidas ou com doenças crônicas, e será importante diferenciar as situações nas quais o paciente necessitará de uma abordagem mais invasiva daquelas com baixo risco de complicação.

O principal objetivo do emergencista nesses casos será inicialmente reduzir a mortalidade, mas também evitar procedimentos e internações desnecessários. Quando se fala em HDA, a mortalidade varia de 5 a 21%, refletindo a variedade de condições que podem ser as causadoras de tal sangramento.[5]

ETIOLOGIA

O trato digestivo é extremamente vascularizado, por isso o sangramento digestivo pode ocorrer por vários motivos. Na Tabela 1 estão as principais causas de hemorragia digestiva alta e baixa na população pediátrica, divididas por faixa etária e pela gravidade do sangramento.

Tabela 1 Diagnósticos diferenciais de sangramento digestivo de acordo com faixa etária, estado geral da criança e gravidade do sangramento

	Criança em estado geral regular/ruim	**Criança em bom estado geral** **Alta taxa de sangramento**	**Criança em bom estado geral** **Baixa taxa de sangramento**
Lactente	**HDA:** Gastrite hemorrágica Úlcera de estresse **HDB:** Colite infecciosa Enterocolite necrotizante Volvo		**HDA:** Esofagite/gastrite Deficiência de vitamina K **HDB** Fissura anal Proctocolite alérgica Colite infecciosa Hiperplasia nodular linfoide
2-5 anos	**HDA:** Varizes de esôfago Gastrite hemorrágica Úlcera de estresse **HDB** Invaginação Volvo Púrpura de Henoch-Schönlein Síndrome hemolítico-urêmica	**HDA** Varizes de esôfago Úlcera gástrica e duodenal **HDB** Divertículo de Meckel Pólipo Doença inflamatória intestinal	**HDA** Mallory-Weiss Gastrite/esofagite **HDB** Colite infecciosa Pólipo Hiperplasia nodular linfoide Doença inflamatória intestinal
> 5 anos	**HDA** Varizes de esôfago Gastrite hemorrágica **HDB** Colite infecciosa Púrpura de Henoch-Schönlein Isquemia intestinal	**HDA** Varizes de esôfago Doença ulcerosa Hemobilia **HDB** Doença inflamatória intestinal Divertículo de Meckel	**HDA** Mallory-Weiss Gastrite/esofagite **HDB** Colite infecciosa Pólipo Doença inflamatória intestinal Hemorroida

HDA: hemorragia digestiva alta; HDB: hemorragia digestiva baixa.
Fonte: Boyle, 2008.[6]

A seguir serão apresentadas as principais causas e manifestações das hemorragias digestivas alta e baixa.

HEMORRAGIA DIGESTIVA ALTA

Como definido anteriormente, a HDA ocorre quando há sangramento acima do ângulo de Treiz. Sua incidência não é bem estabelecida na infância, podendo corresponder a 20% de todos os episódios de hemorragia digestiva em crianças.[7]

Em relação a suas manifestações, 73% se manifestam com hematêmese, 21% com melena e 6% com vômito em borra de café.[8] Por sua vez, a hematêmese pode ser consequência de sangue deglutido, lesões em trato gastrointestinal (TGI) superior, varizes de esôfago e raramente hemobilia.[6]

O sangue deglutido pode acontecer em infecções de via aérea superior, quadros de rinite alérgica evoluindo com epistaxe, aleitamento materno com fissura mamária e após procedimentos odontológicos. Já as lesões em mucosa acontecem em quadros inflamatórios como esofagites e gastrites ou lesão traumática, como ocorre na síndrome de Mallory-Weiss (SMW) ou na ingestão de corpo estranho.

A suspeita clínica acerca da etiologia será guiada principalmente por dados da anamnese, por exemplo, presença de queimação prévia, vômitos ou refluxo podem sugerir doença péptica, enquanto evento agudo de vômitos evoluindo com hematêmese indica Mallory-Weiss. Outra causa de hematêmese importante é o sangramento por varizes de esôfago. Nesse caso, poderá haver na história clínica algum sintoma sugestivo de hepatopatia, e a criança poderá se apresentar no pronto-socorro com instabilidade hemodinâmica.

Como será visto ainda neste capítulo, crianças que se apresentam com sangramento digestivo alto geralmente encontram-se estáveis hemodinamicamente; assim, quando há instabilidade, deve-se considerar a hipótese de varizes de esôfago.

A mortalidade quando há sangramento por varizes de esôfago pode chegar a 19% em crianças.[6,9,10] As causas de HDA podem ser categorizadas em idades, facilitando assim o raciocínio diagnóstico, conforme a Tabela 2.

Dependendo da idade do paciente é possível considerar a etiologia mais provável, facilitando assim o raciocínio diagnóstico (Tabela 2).

A seguir serão apresentadas algumas das principais condições que podem levar as crianças ao pronto atendimento por sangramento digestivo alto.

Síndrome de Mallory-Weiss

Caracteriza-se como a laceração aguda da região da cárdia ou da junção gastroesofágica. A hematêmese nesse caso é secundária a aumento abrupto de pressão intra-abdominal, que pode acontecer por vômitos, tosse, crise convulsiva ou preparo de colonoscopia, por exemplo. Geralmente os pacientes não apresentam dor abdominal.[6] Na SMW, a lesão é tipicamente longitudinal[11] e o sangramento geralmente é autolimitado.

Tabela 2 Algumas causas de hemorragia digestiva alta (HDA) de acordo com a faixa etária e local de sangramento

	Lactentes	2-5 anos	> 5 anos
Esôfago		Esofagite Varizes de esôfago Mallory-Weiss	Esofagite e úlcera esofágica Mallory-Weiss
Estômago	Gastrite de estresse	Gastrite Varizes gástricas	Gastropatia hipertensiva Hemobilia
Duodeno		Duodenite Úlcera duodenal	
Localização variada	Deficiência de vitamina K Sepse Trauma (sonda nasogástrica) APLV	Ingestão de cáusticos Ingestão de corpo estranho Uso de AINE	Doença inflamatória intestinal Coagulopatia Ingestão de cáusticos ou corpo estranho Uso de AINE

AINE: anti-inflamatórios não esteroidais; APLV: alergia à proteína do leite de vaca; HDA: hemorragia digestiva alta.
Fonte: Romano et al., 2017.[1]

Doença péptica

A doença péptica pode se manifestar de diversas formas, como esofagite, gastrite e doença ulcerosa péptica. A esofagite em crianças pode ter várias causas, como péptica, eosinofílica e infecciosa. Pode ainda ser consequência de vômitos frequentes por estenose hipertrófica de piloro, vômitos cíclicos, pancreatite ou gastroparesia pós-viral. A doença ulcerosa péptica, por sua vez, tem uma incidência de 2 a 8% na população pediátrica, e percebe-se um aumento nesse número devido ao uso de anti-inflamatórios, corticoides e medicamentos imunossupressores.[12] A doença péptica geralmente se manifesta com dor torácica, epigastralgia, vômitos, regurgitação ou disfagia. Raramente a eosinofílica e a infecciosa causam hemorragia.[6]

Varizes de esôfago

O sangramento digestivo pode ser a primeira manifestação de uma hepatopatia. Deve-se considerar sua presença em pacientes com hepatomegalia, esplenomegalia, ascite e/ou icterícia. Na anamnese é importante questionar possíveis causas de hipertensão portal, como infecção neonatal, cirurgia abdominal, cateterismo umbilical, sepse e transfusão.[6] O sangramento por varizes de esôfago, diferentemente das outras causas de HDA, pode levar com frequência a instabilidade hemodinâmica, com mortalidade de até 19%.[13]

HEMORRAGIA DIGESTIVA BAIXA

A HDB pode se manifestar como hematoquezia, enterorragia e, em alguns casos, como melena. Esta última pode acontecer caso haja lentificação do trânsito intestinal. Como causas principais de HDB têm-se fissuras anais, colites alérgicas, infecções gastrointestinais e pólipos. Em geral, o sangramento é autolimitado e de pequeno volume. Sangramento intestinal baixo de grande volume pode estar presente no divertículo de Meckel, em doença inflamatória intestinal, em anomalias vasculares ou na invaginação intestinal.[14]

Tabela 3 Principais causas de HDB em crianças por faixa etária

Lactentes	2-5 anos	Maior de 5 anos
Colite	Pólipos	Pólipos
Fissura anal	Fissura anal	Fissura anal
APLV	Colite infecciosa	Colite infecciosa
Duplicação intestinal	Invaginação	Doença inflamatória intestinal
Volvo	Divertículo de Meckel	PHS
Doença de Hirshprung	PHS	SHU
Enterocolite necrotizante	SHU	HNL
	HNL	Angiodisplasia

APLV: alergia à proteína do leite de vaca; HDB: hemorragia digestiva baixa; HNL: hiperplasia nodular linfoide; PHS: púrpura de Henoch-Schönlein; SHU: síndrome hemolítico-urêmica.
Fonte: Romano et al., 2017.[1]

A seguir serão apresentadas algumas das principais condições que podem levar as crianças ao pronto atendimento por sangramento digestivo baixo.

Hiperplasia nodular linfoide

Os folículos linfoides são normalmente encontrados no intestino delgado e no intestino grosso, coalescendo no íleo terminal, para formar as placas de Peyer. No cólon, esses folículos aumentam do ceco para o reto, sendo mais proeminentes na região anorretal.[15] A hiperplasia nodular linfoide (HNL) é uma resposta normal da mucosa a um estímulo inespecífico, sendo considerada um fenômeno fisiológico da infância. Em crianças, tem uma incidência de 10 a 30%,[16] e pode estar associada a infecção viral ou parasitária, alergia alimentar, imunodeficiência, giardíase e infecção por *H. pylori*.[15,17]

A maioria dos casos é assintomática, com 40% das lesões acontecendo em intestino delgado e 60% no intestino grosso. Dos sintomáticos, 60% apresentam dor abdominal periumbilical, em cólica, sem irradiação, 30% hematoquezia, que pode estar associada a muco e sem tenesmo.[15,18] A HNL sem doença de base geralmente é autolimitada e não é necessário nenhum tratamento para pacientes sem complicações. A excisão local será indicada quando houver complicações.[19]

Pólipos

Os pólipos gastrointestinais são causas comuns de HDB, principalmente nas crianças entre 2 e 5 anos com sangramento indolor. Em geral apresentam-se restritos ao cólon como lesão única, do tipo pólipo juvenil, que corresponde a 90% dos pólipos encontrados em crianças.[20]

Fissura anal

Etiologia frequente de sangramento gastrointestinal baixo corresponde à maior causa de HDB em crianças abaixo de 2 anos.[20] Apresenta-se como sangramento no papel higiênico e no vaso sanitário, sendo causas comuns a constipação intestinal e as alergias alimentares. Seu diagnóstico é realizado por inspeção anal ou anuscopia, e o tratamento envolve tratar a causa, bem como o uso de pomadas para cicatrização. É uma condição dolorosa que pode levar o paciente a reter as fezes, piorando a constipação e causando um círculo vicioso.[20]

Divertículo de Meckel

Caracteriza-se por um resquício embrionário do ducto onfalomesentérico e se encontra na borda antimesentérica do íleo distal. Ocorre em 1,5 a 2% da população, e sua primeira e única manifestação pode ser o sangramento digestivo que ocorre quando há mucosa gástrica ectópica em seu interior. O sangramento ocorre 50% das vezes em crianças menores de 2 anos e é indolor. O volume de sangramento pode levar a instabilidade hemodinâmica e anemia.[1]

AVALIAÇÃO DO PACIENTE

Nos casos de HDA, como há possibilidade de sangramento volumoso com choque e até mesmo óbito, a anamnese e a solicitação de exames deverão ser realizadas concomitante à avaliação e estabilização do paciente. Como todos os pacientes atendidos na emergência, deve-se manter a permeabilidade de vias aéreas, avaliar a respiração e a circulação. Em alguns casos, quando há risco de aspiração, a intubação pode ser indicada.

Os pacientes devem permanecer monitorizados, com frequente avaliação de frequência cardíaca, saturação e pressão arterial. Deve-se lembrar que crianças são mais suscetíveis à hipovolemia e que a presença de hipotensão aumenta a mortalidade em adultos.[21]

Deve-se ter em mente, entretanto, que a maioria dos pacientes atendidos com hemorragia digestiva no pronto-socorro e que eram previamente hígidos, estará estável no atendimento, já que sangramentos de lesão na mucosa são os mais comuns e geralmente autolimitados.[21,22]

Além da avaliação do estado hemodinâmico, o exame físico deve ser realizado de forma completa, a fim de evidenciar possíveis sinais que sugiram a causa do sangramento digestivo, por exemplo, presença de ascite, sugerindo hepatopatia, e lesão em orofaringe, que pode sugerir ingestão de corpo estranho ou cáusticos.

TESTES DIAGNÓSTICOS

Em relação a exames laboratoriais, inicialmente se pode solicitar hemograma, coagulograma e provas de função hepática. Os demais exames dependerão da hipótese diagnóstica. Nos casos de HDB, a radiografia de abdome pode investigar isquemia ou obstrução, assim como ultrassonografia e tomografia de abdome podem ser solicitados em suspeita de invaginação intestinal, por exemplo.[23]

TRATAMENTO

A abordagem inicial sempre será a avaliação hemodinâmica com medidas para estabilização e manutenção de vias aéreas permeáveis. Em 80% dos pacientes com HDB, as medidas iniciais serão suficientes para manter o paciente estável.[23]

A expansão volêmica poderá ser necessária, assim como transfusão de concentrado de hemácias, principalmente nos casos de sangramento por varizes de esôfago. Nesses casos, deve-se evitar a realização de hipertransfusão, sendo o alvo de Hb nesses pacientes entre 7 e 9 mg/dL a depender da bibliografia. O excesso de volume administrado para esses pacientes, seja em volume de solução para expansão ou concentrado de hemácias, pode levar ao ressangramento por aumento da pressão no sistema porta. Além disso, estudos em adulto demonstraram que a hipertransfusão com objetivo de elevar a Hb acima de 9 mg/dL está relacionado a pior prognóstico.[24,25]

Em relação à realização de lavagem gástrica, há divergência na literatura. O consenso é que, caso seja realizada, deverá ser com solução em temperatura ambiente, e não com solução gelada, como era feito antigamente, já que há risco de hipotermia. Entretanto, a indicação da lavagem em si é controversa. Essa prática teria como vantagens a avaliação de ressangramento, a avaliação de presença de sangue no estômago, a prevenção de aspiração e a redução do risco de encefalopatia hepática em pacientes cirróticos.[1,21,26]

Apesar disso, alguns autores não recomendam mais a prática rotineira de lavagem gástrica, pois estudos já demonstraram que o procedimento não altera decisão terapêutica, não tem impacto nos desfechos, não mensura a intensidade do sangramento melhor do que a avaliação clínica e muitas vezes não esclarece o foco da hemorragia, sendo ainda um procedimento doloroso e muitas vezes negado pelos pacientes.[25,27]

Em relação ao tratamento medicamentoso, o uso de drogas vasoativas pode ser útil em casos de sangramento persistente com instabilidade hemodinâmica. Já no sangramento alto, quando há suspeita de hipertensão portal, pode haver indicação de tratamento medicamentoso para redução do fluxo portal.

Em relação a qual medicação escolher, cada serviço deve utilizar a droga disponível no local e com a qual a equipe tenha maior experiência, sendo as opções a terlipressina, a somatostatina e o octreotide. Em adultos há evidência de que a terlipressina seria a melhor escolha; em crianças não existe ainda essa recomendação.[1,21] A recomendação de dose para o octreotide varia de acordo com a bibliografia, de *bolus* de 1 mcg/kg em 5 minutos, seguido de infusão contínua de 1 mcg/kg/hora (dose máxima de 50 mcg/h)[23] a 2-5 mcg/kg/h.[1]

Ainda em relação ao tratamento medicamentoso na HDA, há indicação de administração de inibidor de bomba de próton. Estudos em adultos demonstraram que a supressão ácida minimiza o risco de ressangramento e reduz o tempo de internação hospitalar, e esses dados, assim como as doses, são extrapolados para as crianças.[1,21] O início da medicação deve ser realizado de forma intravenosa na dose de 1 a 3 mg/kg, não havendo diferença entre os inibidores de bomba de prótons.[1]

Nos casos em que o sangramento se mantém mesmo após o tratamento farmacológico, ou quando há instabilidade hemodinâmica refratária ou necessidade de transfusões frequentes, exames endoscópicos estarão indicados de emergência.[25] O tempo ideal para a realização em crianças ainda não é bem determinado. Em adultos o ideal é que os exames endoscópicos sejam realizados dentro das primeiras 12 a 24 horas após o sangramento, com o paciente estável hemodinamicamente.[1]

Vários estudos já compararam a realização de endoscopia de emergência, ou seja, nas primeiras 6 a 12 horas após o sangramento, com endoscopia de urgência, ou seja, nas primeiras 24 horas do sangramento. Tais estudos não demonstraram redução de mortalidade nem de ressangramento no grupo que foi submetido à endoscopia precoce.[1,25,28]

Em relação às crianças, as recomendações da Sociedade Europeia de Gastroenterologia, Hepatologia e Nutrologia (ESPGHAN) e da Sociedade Europeia de Endoscopia Digestiva (ESGE) estão dispostas na Tabela 4.

Tabela 4 Recomendações da ESPGHAN e da ESGE na hemorragia digestiva em crianças

Recomendação	Nível de evidência
ESPGHAN/ESGE sugerem que, após realizadas todas as medidas clínicas necessárias, EDA deverá ser realizada precocemente (< 12 horas) em HDA com necessidade de suporte circulatório ou quando há hematêmese ou melena volumosas	Recomendação fraca, qualidade de evidência baixa
ESPGHAN e ESGE recomendam que, após realizadas todas as medidas clínicas necessárias, EDA deverá ser realizada precocemente (< 12 horas) em HDA causada sabidamente por varizes de esôfago	Recomendação forte, qualidade de evidência moderada
ESPGHAN e ESGE sugerem que, após realizadas todas as medidas clínicas necessárias, EDA deverá ser realizada nas primeiras 24 horas em HDA quando há necessidade de transfusão por Hb < 8 g/dL ou se houver queda de 2 g/dL	Recomendação fraca, qualidade de evidência moderada
ESPGHAN e ESGE sugerem que EDA seja realizada antes da alta hospitalar em pacientes com HDA e doença hepática preexistente ou hipertensão portal	Recomendação fraca, qualidade de evidência moderada
ESPGHAN e ESGE sugerem que colonoscopia urgente não é sempre necessária nos casos de HDB, a não ser que haja sangramento volumoso capaz de levar a instabilidade hemodinâmica, necessidade de transfusão ou queda de > ou igual a 2 g/dL na Hb. Entretanto, a colonoscopia será indicada assim que possível para o diagnóstico	Recomendação fraca, qualidade de evidência fraca

EDA: endoscopia digestiva alta; ESGE: Sociedade Europeia de Endoscopia Digestiva; ESPGHAN: Sociedade Europeia de Gastroenterologia, Hepatologia e Nutrologia; Hb: hemoglobina; HDA: hemorragia digestiva alta; HDB: hemorragia digestiva baixa.
Fonte: Gené et al., 2015.[27]

Deve-se lembrar que muitos dos pacientes se apresentam no pronto-socorro já sem sangramento e estáveis hemodinamicamente. Nesses casos, nos quais o paciente é previamente hígido, sem fatores de risco para sangramento e se encontra estável, pode-se avaliar o acompanhamento e a realização de exames endoscópicos de forma eletiva.[29,30]

As Figuras 2 e 3 apresentam um fluxograma da abordagem de pacientes com HDA e HDB, respectivamente.

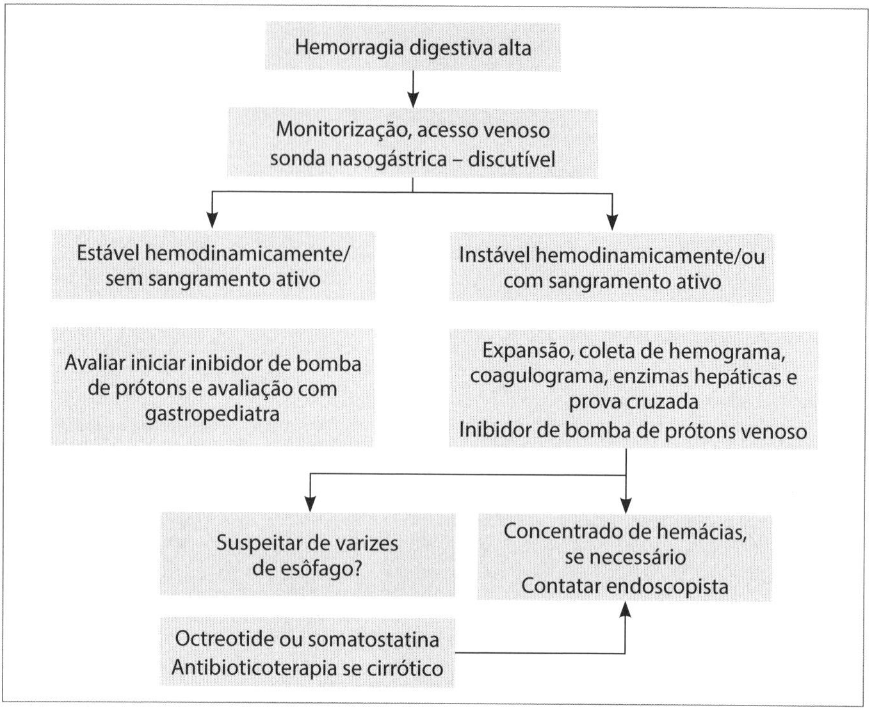

Figura 2 Fluxograma da abordagem de pacientes com hemorragia digestiva alta (HDA).
Fonte: Romano et al., 2017;[1] Lirio, 2016;[21] Pimenta et al., 2016;[23] Gralnek et al., 2015;[25] Singhi et al., 2013;[26] Thomson et al., 2017.[29]

CONCLUSÃO

A hemorragia digestiva em crianças pode ter diversas etiologias e manifestações e muitas vezes não traz repercussões graves e risco à vida do paciente. Entretanto, em alguns casos, como no sangramento por varizes de esôfago, pode haver risco à vida do paciente.

É papel do emergencista identificar sinais clínicos e laboratoriais que demonstrem a presença de um sangramento significativo e instituir medidas precoces para evitar complicações e óbito.

BIBLIOGRAFIA

1. Romano C, Oliva S, Martellossi S, Miele E, Arrigo S, Graziani MG, et al. Pediatric gastrointestinal bleeding: perspectives from the Italian Society of Pediatric Gastroenterology. World J Gastroenterol. 2017;23(8):1328-37.

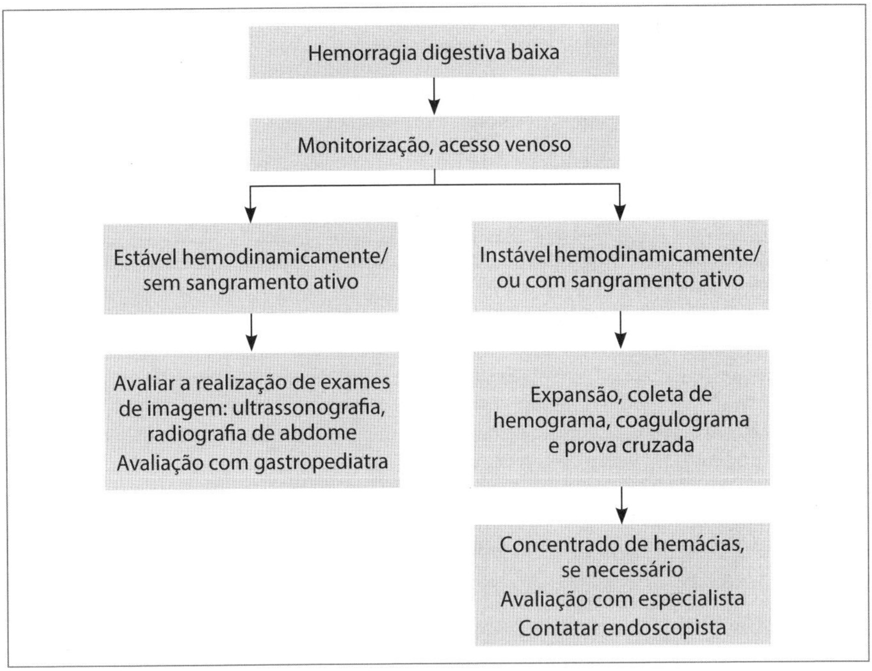

Figura 3 Fluxograma da abordagem de pacientes com hemorragia digestiva baixa.
Fonte: Pimenta et al., 2016;[23] Thomson et al., 2017.[29]

2. Grimaldi-Bensouda L, Abenhaim L, Michaud L, Mouterde O, Jonville-Béra AP, Giraudeau B, et al. Clinical features and risk factors for upper gastrointestinal bleeding in children: a case--crossover study. Eur J Clin Pharmacol. 2010;66:831.
3. Brasil. Ministério da Saúde. Datasus. Informações de saúde (Tabnet). Epidemiológicas e morbidade. Disponível em: https://datasus.saude.gov.br/informacoes-de-saude-tabnet/. Acesso em: 4 mar. 2024.
4. Pant C, Olyaee M, Sferra TJ, Gilroy R, Almadhoun O, Deshpande A. Emergency department visits for gastrointestinal bleeding in children: results from the Nationwide Emergency Department Sample 2006- 2011. Curr Med Res Opin. 2015;31(2):347-5
5. Owensby S, Taylor K, Wilkins T. Diagnosis and management of upper gastrointestinal bleeding in children. J Am Board Fam Med. 2015;28(1):134-45.
6. Boyle JT. Gastrointestinal bleeding in infants and children. Pediatr Rev. 2008;29(2):39-52.
7. Rodgers BM. Upper gastrointestinal hemorrhage. Pediatr Rev. 1999;20:171.
8. Cleveland K, Ahmad N, Bishop P, Nowicki M. Upper gastrointestinal bleeding in children: an 11-year retrospective endoscopic investigation. World J Pediatr. 2012;8:123-8.
9. Pant C, Olyaee M, Sferra TJ, Gilroy R, Almadhoun O, Desphande A. Emergency department visits for gastrointestinal bleeding in children: results from the Nationwide Emergency Department Sample 2006-2011. Curr Med Res Opin. 2015;2:347-51.
10. Pimenta JR, Ferreira AR, Fagundes ED, Queiroz TC, Baptista RA, de Araújo Moreira EG, et al. Factors associated with bleeding secondary to rupture of esophageal varices in children and adolescents with cirrhosis. J Pediatr Gastroenterol Nutr. 2017;64(2):e44-8.

11. Cherednikov EF, Kunin AA, Cherednikov EE, Moiseeva NS. The role of etiopathogenetic aspects in prediction and prevention of discontinuous-hemorrhagic (Mallory-Weiss) syndrome. EPMA J. 2016;7:7
12. Sierra D, Wood M, Kolli S, Felipez LM. Pediatric gastritis, gastropathy, and peptic ulcer disease. Pediatr Rev. 2018;39(11):542-9.
13. Eroglu Y, Emerick KM, Whitingon PF, Alonso EM. Octreotide therapy for control of acute gastrointestinal bleeding in children. J Pediatr Gastroenterol Nutr. 2004;38:41-7.
14. Neidich GA, Cole SR. Gastrointestinal bleeding. Pediatr Rev. 2014;35(6):243-53; quiz 254.
15. Elkholy S, Mogawer S, Farag A. Nodular lymphoid hyperplasia of the gastrointestinal tract: a comprehensive review. Acta Gastroenterol Belg. 2017;80(3):405-10.
16. Iacono G, Ravelli A, Di Prima L, Scalici C, Bolognini S, Chiappa S, et al. Colonic lymphoid nodular hyperplasia in children: relationship to food hypersensitivity. Clin Gastroenterol Hepatol. 2007;5(3):361-6.
17. Albuquerque A. Nodular lymphoid hyperplasia in the gastrointestinal tract in adult patients: a review. World J Gastrointest Endosc. 2014;6(11):534-40.
18. Colón AR, DiPalma JS, Leftridge CA. Intestinal lymphonodular hyperplasia of childhood: patterns of presentation. J Clin Gastroenterol. 1991;13(2):163-6.
19. Lopez R, Beasley SW, Blakelock R, Maoate K, McBride CA, Slade C, et al. The role of steroids in children with multiple recurrences of intussusception. J Paediatr Child Health. 2012;48(2):180-1.
20. Leung A, Wong AL. Lower gastrointestinal bleeding in children. Pediatr Emerg Care. 2002;18(4):319-23.
21. Lirio RA. Management of upper gastrointestinal bleeding in children: variceal and nonvariceal. Gastrointest Endosc Clin N Am. 2016;26(1):63-73.
22. Gultekingil A, Teksam O, Gulsen HH, Ates BB, Saltık-Temizel İN, Demir H. Risk factors associated with clinically significant gastrointestinal bleeding in pediatric ED. Am J Emerg Med. 2018;36(4):665-8.
23. Pimenta JR, Ferreira AR, Bittencourt PFS, Franco JA, Neto SDC, Moura AM, et al. Abordagem da hemorragia digestiva em crianças e adolescentes. Rev Med Minas Gerais. 2016;26(Suppl 6):S27-S37.
24. Tortori C. Hemorragia digestiva em crianças: uma visão geral. Rev Ped Soperj. 2017;17(Suppl 1).
25. Gralnek IM, Dumonceau JM, Kuipers EJ, Lanas A, Sanders DS, Kurien M, et al. Diagnosis and management of nonvariceal upper gastrointestinal hemorrhage: European Society of Gastrointestinal Endoscopy (ESGE) Guideline. Endoscopy. 2015;47(10):a1-46.
26. Singhi S, Jain P, Jayashree M, Lal S. Approach to a child with upper gastrointestinal bleeding. Indian J Pediatr. 2013;80(4):326-33.
27. 27.Gené E, Calvet X. ¿Sonda nasogástrica en el paciente con hemorragia digestiva alta? [Nasogastric intubation in patients with upper gastrointestinal bleeding?]. Gastroenterol Hepatol. 2016;39(8):497-9.
28. Lau JYW, Yu Y, Tang RSY, Chan HCH, Yip HC, Chan SM, et al. Timing of endoscopy for acute upper gastrointestinal bleeding. N Engl J Med. 2020;382(14):1299-308.
29. Thomson M, Tringali A, Dumonceau JM, Tavares M, Tabbers MM, Furlano R, et al. Paediatric gastrointestinal endoscopy: European Society for Paediatric Gastroenterology Hepatology and Nutrition and European Society of Gastrointestinal Endoscopy Guidelines. J Pediatr Gastroenterol Nutr. 2017;64(1):133-53.
30. Kamboj AK, Hoversten P, Leggett CL. Upper gastrointestinal bleeding: etiologies and management. Mayo Clin Proc. 2019;94(4):697-703.

16
Diarreia aguda

Isabela Torga Mazzei
Daniela Gorga do Amaral Pereira

Objetivo do capítulo

Diarreia aguda é uma doença muito frequente em bebês e crianças. Apesar de a maioria dos casos não precisar de investigação diagnóstica ou tratamentos específicos, ainda é uma das principais causas de hospitalização e mortes nessa faixa etária. Este capítulo tem como objetivo ajudar o médico emergencista a sistematizar o atendimento e o tratamento.

DEFINIÇÃO

A diarreia pode ser definida de várias maneiras, seja relacionada ao volume e/ou consistência das fezes seja à frequência das evacuações. Para uso prático no cenário clínico, a diarreia é tipicamente definida como a passagem de fezes amolecidas ou aquosas pelo menos 3 vezes em um período de 24 horas.

Pode ser classificada como:

- Aguda: dura tipicamente até 7 dias e não mais que 14 dias.
- Persistente: diarreia aguda que persiste por mais de 14 dias.
- Disenteria: diarreia aguda com presença de sangue e/ou muco nas fezes.[1,2]

Em crianças e bebês, principalmente, pode ser difícil definir diarreia apenas com base na frequência ou consistência das fezes, assim, uma definição mais objetiva de diarreia baseia-se no peso ou no volume das fezes medido, sendo definida como volume das fezes de mais de 20 g/kg/dia em bebês e crianças pequenas (< 10 kg) ou mais de 200 g/dia em crianças mais velhas ou adolescentes.[3]

INCIDÊNCIA

A doença diarreica é a quinta causa de morte em menores de 5 anos, globalmente, e a segunda principal causa de mortalidade infantil em países em desenvolvimento, causando mais de 500 mil mortes estimadas em 2017, além de ser um dos principais motivos de hospitalizações.[1,4,5]

Estima-se que, em países em desenvolvimento, os bebês apresentem uma média de 6 episódios por ano e as crianças uma média de 3 episódios por ano.[6]

ETIOLOGIA

A maioria dos casos de diarreia aguda em países em desenvolvimento ocorre por gastroenterite infecciosa. Menos comumente, a diarreia aguda pode ser um sintoma de uma infecção sistêmica, como influenza, dengue, vírus da imunodeficiência humana (HIV), sarampo, de intoxicação exógena ou de uma emergência cirúrgica intra-abdominal como apendicite ou intussuscepção.

A gastroenterite aguda é definida como uma redução da consistência das fezes e/ou aumento na frequência das evacuações, normalmente > 3 episódios em 24 horas, podendo ou não ser acompanhadas por febre e/ou vômitos.[1,2]

As causas microbiológicas mais comuns de gastroenterite infecciosa diferem por faixa etária, região geográfica e tipo de diarreia.[7] Rotavírus, norovírus e adenovírus são os patógenos mais comuns de gastroenterites em crianças menores de 5 anos, sendo os vírus responsáveis por até 90% dos casos, entretanto bactérias, protozoários e fungos também podem ser causadores[5] (Tabela 1).

Tabela 1 Principais agentes infecciosos causadores de diarreia

Vírus	Rotavírus, coronavírus, adenovírus, calicivírus (norovírus), astrovírus, citomegalovírus
Bactérias	*E. coli* enteropatogênica clássica, *E. coli* enterotoxigênica, *E. coli* êntero-hemorrágica, *E. coli* enteroinvasiva, *E. coli* enteroagregativa18, *Salmonella, Shigella, Campylobacter jejuni, Vibrio cholerae, Yersinia, Clostridium difficile*
Parasitas	Protozoários: *Entamoeba histolytica, Giardia lamblia, Cryptosporidium, Isospora beli, Blastocystis hominis* Helmintos: *Strongyloides stercoralis, Schistosoma mansoni*
Fungos	*Candida albicans*

Fonte: SBP, 2017.[2]

Na diarreia aguda aquosa os agentes etiológicos causam sintomas clinicamente indistinguíveis, não sendo necessário identificar o agente microbiológico específico para fornecer cuidados de suporte, e os antibióticos geralmente não são indicados.[1,2]

Já nos casos de disenteria (diarreia sanguinolenta), a shigelose é a etiologia mais comum em países em desenvolvimento. É uma das principais causas de mortalidade e está associada a alta incidência de bacteremia, convulsões e várias outras complicações com risco de vida.[8]

FISIOPATOLOGIA

Grandes quantidades de fluidos são transportadas bidirecionalmente através das barreiras epiteliais de todo o trato gastrointestinal. A diarreia ocorrerá quando quantidades excessivas de líquido permanecerem no lúmen do intestino.[7]

O aumento de partículas osmoticamente ativas dentro do lúmen ocorre por meio de três mecanismos primários, conforme mostra a Tabela 2.

Tabela 2 Mecanismos primários fisiopatológicos da diarreia

Diarreia induzida pela dieta (diarreia osmótica)	Quando a absorção de nutrientes é inadequada, aumenta a osmolaridade dentro do lúmen intestinal, ocorrendo menor absorção de água resultando em diarreia. Esse tipo de diarreia melhora com o jejum Exemplos: doença celíaca, uso de laxantes como polietilenoglicol
Secreção aumentada ou absorção reduzida de eletrólitos (diarreia secretora)	Algumas infecções, como cólera, *E. coli* enterotoxigênica e alguns vírus, liberam enterotoxinas que geram uma secreção exagerada de eletrólitos (cloreto) para dentro da luz intestinal, o que cursará com a redução da reabsorção de água e, consequentemente, diarreia. Esse tipo de diarreia não melhora com jejum
Alteração da motilidade intestinal	Se a motilidade intestinal (tempo de trânsito intestinal) estiver mais rápida haverá menor tempo para que a absorção de nutrientes e eletrólitos aconteça, consequentemente da água, gerando diarreia. Geralmente é o que ocorre em bebês e na diarreia funcional da criança. Em contrapartida, a hipomotilidade resulta em estase, com supercrescimento bacteriano subsequente e desconjugação secundária de ácidos biliares, má-absorção de ácidos biliares e ativação da secreção colônica, também resultando em diarreia

Fonte: Thiagarajah et al., 2023.[7]

DIAGNÓSTICO

A avaliação da criança com diarreia pode ser dividida em cinco etapas para orientar o manejo clínico:

1. Classificar a doença diarreica.
2. Avaliar o estado de hidratação do paciente.
3. Avaliar o estado nutricional, os fatores de risco e as comorbidades.

4. Exame físico.
5. Exames complementares.

Classificação do tipo de doença diarreica

Para classificar o tipo de doença diarreica deve-se questionar duração, frequência e aspecto das fezes, podendo-se classificar o quadro como:[1,2]

- Diarreia aguda aquosa: fezes moles ou aquosas pelo menos 3 vezes em um período de 24 horas por no máximo 14 dias.
- Disenteria (diarreia sanguinolenta): presença de sangue nas fezes com duração < 14 dias, geralmente acompanhada de febre.
- Diarreia persistente: fezes moles, aquosas ou sanguinolentas por ≥ 14 dias.

Avaliação do estado de hidratação

Após classificar o tipo de diarreia, deve-se avaliar o estado de hidratação, pois a desidratação é uma importante causa de mortalidade em países em desenvolvimento.

O grau de desidratação deve ser avaliado na admissão do paciente com base nos sinais e sintomas.

Tanto a Organização Mundial da Saúde[9] (OMS) como a Sociedade Brasileira de Pediatria[2] baseiam-se no grau de desidratação para determinar qual será a diretriz seguida para a reposição volêmica das crianças com gastroenterite. Assim, é de extrema importância ser o mais preciso possível ao avaliar o grau de desidratação.

A depleção de volume é medida mais objetivamente com a perda de peso aguda, pois ela reflete a perda de líquido e não de massa corporal magra; assim, uma perda de peso de 2 kg deve refletir a perda de 2 litros de líquido.

No entanto, um peso pré-doença recente muitas vezes não está disponível. Dessa forma, alguns achados no exame físico, juntamente com uma história clínica pertinente, são suficientes para ajudar a avaliar a gravidade da desidratação. Esses achados incluem:[9]

- História de aumento da sede, diminuição da produção de urina, letargia ou irritabilidade.
- Presença de taquicardia e taquipneia.
- Hipotensão.
- Redução do turgor da pele.
- Perfusão periférica diminuída, incluindo atraso no enchimento capilar acima de 3 segundos.

Sinais e sintomas clínicos individuais têm limitações importantes se usados como preditores independentes do grau de desidratação. Por exemplo, uma fontanela anterior afundada é um mau preditor de desidratação em bebês, um paciente que derrama lágrimas ainda pode estar desidratado e a hipotensão é um achado tardio em crianças desidratadas (e pode estar ausente mesmo em desidratação grave).[10]

Vale lembrar que alterações nos exames de sangue e urina sugestivas de desidratação não fornecem nenhum benefício preditivo adicional além do exame clínico.[1]

Avaliação do estado nutricional, fatores de risco e comorbidade

Após determinar o grau de hidratação do paciente, vale observar o estado nutricional, além das comorbidades e fatores de risco, pois crianças com diarreia aguda e desnutrição têm maior risco de desenvolver sobrecarga de líquidos e insuficiência cardíaca durante a reposição volêmica, além de ter maior risco de infecção bacteriana grave. Como resultado, essas crianças requerem uma abordagem individualizada para reidratação, cuidados nutricionais e antibióticos.

Além da desnutrição, lactentes, idosos, portadores de doenças crônicas e imunossupressão têm maior risco de desenvolver doença grave, prolongada e maior desidratação. Pacientes com distúrbios de deglutição podem ter maior dificuldade em aceitar líquidos via oral para manter a hidratação.[2]

Vale lembrar que pacientes em uso de antibioticoterapia prolongada aumentam o risco de diarreia por *Clostridium difficile*.

Exame físico

Durante o exame físico de uma criança com diarreia aguda, além dos sinais sugestivos de desidratação, deve-se atentar aos sinais expostos na Tabela 3.

Exames complementares

Em relação aos exames complementares, na grande maioria dos casos não estão indicados. Entretanto, pacientes com sinais e sintomas sugestivos de doenças sistêmicas, com desidratação grave ou suspeita de distúrbios eletrolíticos devem ser submetidos a investigações relevantes, como dosagem de eletrólitos, gasometria venosa, função renal, glicemia, hemograma, PCR, hemocultura, radiografia do tórax, conforme a suspeita diagnóstica.[8] Estudos de imagem são necessários para pacientes com achados sugestivos de abdome agudo ao exame físico.

Tabela 3 Sinais de alerta durante o exame físico de um paciente com diarreia

Temperatura	A febre é comum no cenário de doença diarreica, mas pode eventualmente levantar a suspeita clínica de uma doença sistêmica
Trato respiratório	A taquipneia pode ser um sinal de desidratação, mas também pode ser decorrente de uma pneumonia, portanto crianças com desidratação devem ser reavaliadas para pneumonia após a reidratação inicial
Abdome	Dor abdominal desproporcional à gastroenterite típica levanta a possibilidade de uma emergência cirúrgica. Entre os pacientes com disenteria grave por causa de *Shigella*, a obstrução intestinal foi relatada em 2,5% dos casos hospitalizados[11] A intussuscepção pode apresentar diarreia sanguinolenta aguda e dor abdominal intermitente intensa. Em crianças pequenas, a apendicite também pode apresentar diarreia e dor abdominal
Sistema nervoso central	A desidratação moderada pode levar a irritabilidade; desidratação grave pode levar a letargia e coma. Encefalopatia e/ou convulsões podem ocorrer no contexto de doença grave por *Shigella* e, menos comumente, na infecção sistêmica por *Salmonella* O diagnóstico diferencial de convulsões em uma criança com diarreia inclui hipoglicemia, hiponatremia, hipernatremia, encefalopatia, meningite e convulsões febris

Fonte: Harris et al., 2024.[8]

Em pacientes com doença grave, hospitalizados, com sintomas persistentes ou no caso de disenteria que não responde à terapia antibiótica empírica a pesquisa do agente etiológico pode ser indicada.[1] Pode-se recorrer à microscopia das fezes, à cultura e às pesquisas de antígenos específicos e aos ensaios de reação em cadeia da polimerase (PCR) – vários testes de PCR estão disponíveis comercialmente, muitas vezes como um painel para detecção de diversos organismos em amostras de fezes.

Vale ressaltar que em outros casos a identificação microbiológica de patógenos específicos no contexto da diarreia é de significância incerta, pois vários patógenos podem ser encontrados nas fezes de crianças de países em desenvolvimento mesmo em períodos assintomáticos.[12]

TRATAMENTO

O tratamento consiste em corrigir a desidratação e possíveis distúrbios eletrolíticos, administrar nutrição adequada e gerenciar as comorbidades associadas. No cenário de diarreia invasiva, o tratamento da causa subjacente da doença também é necessário.

Portanto, o primeiro passo no tratamento é determinar o grau de desidratação para decidir qual será o plano terapêutico a ser seguido. O gerenciamento de fluidos consiste em duas fases: reposição e manutenção. O objetivo da terapia de reposição é repor os déficits de água e eletrólitos perdidos, o que idealmente é alcançado durante as primeiras 4 horas de terapia quando o paciente apresenta resolução dos sinais e sintomas de desidratação e tenha urinado. Já a terapia de manutenção é para compensar as perdas contínuas de água e eletrólitos, portanto deve ser mantida até que todos os sintomas (diarreia e vômitos) desapareçam.

A maioria das crianças com diarreia aguda deve ser tratada com solução de reidratação oral (SRO), uma mistura de água, sais e glicose, tanto na fase de reposição como na de manutenção. Para a prevenção da desidratação, deve-se utilizar a SRO com menor concentração de Na^+ (75 a 90 mmol/L).[1,2] Lembrando que refrigerantes, água de coco adoçadas e bebidas esportivas não são recomendados.[2]

Conforme exposto anteriormente, o grau de desidratação é dividido em três categorias com base na perda ponderal ou em achados clínicos, conforme a Tabela 4.

Tabela 4 Classificação do grau de desidratação

Sinais e sintomas	A	B	C
Estado geral	BEG, alerta, ativo	Irritado, choroso, hipoativo, reativo	Comatoso, hipotônico, hiporreativo
Olhos	Normais	Fundos	Muito fundos
Lágrimas	Presentes	Ausentes	Ausentes
Boca/língua	Úmidas	Secas	Muito secas
Sede	Bebe normalmente	Sedento	Bebe mal ou não é capaz de beber
Diurese	Normal ou reduzida	Reduzida	Muito reduzida ou ausente
Frequência cardíaca e respiratória	Normais	Aumentadas	Muito aumentadas
Sinal da prega	Desaparece rapidamente	Desaparece lentamente	Desaparece muito lentamente (> 2 segundos)
Pulso	Cheio	Rápido	Muito débil ou até ausente
Enchimento capilar	Normal (< 2 segundos)	Prejudicado (3-5 segundos)	Muito prejudicado (> 5 segundos)
Pressão arterial	Normal	Normal	Normal ou hipotenso

(continua)

Tabela 4 Classificação do grau de desidratação (*continuação*)

Conclusão	Hidratado ou desidratação leve (perda de volume/peso de 3-5%). A história de perda de líquidos pode ser o único achado, pois os sinais clínicos de desidratação podem estar ausentes ou serem mínimos	Desidratação moderada (perda de volume/peso de 6-9%)	Desidratação grave (perda de volume/ peso ≥ 10%)
Tratamento	Plano A	Plano B	Plano C

BEG: bom estado geral.
Fonte: Guarino et al., 2014;[1] SBP, 2017;[2] WHO, 2005;[9] Ministério da Saúde, 2023.[13]

Após a classificação do grau de hidratação do paciente, deve-se seguir com os planos terapêuticos A, B ou C, conforme as Tabelas 5, 6 e 7, respectivamente, com o objetivo de corrigir a desidratação e/ou evitar sua progressão.

Tabela 5 Plano terapêutico A

Plano A: esses pacientes geralmente não requerem internação hospitalar e podem ser encaminhados para casa após um breve período de observação para verificar se estão aceitando bem líquidos		
1. Incentivar a ingestão de soro de reidratação oral: • 50-100 mL após cada episódio de perda em < 1 ano • 100-200 mL após cada episódio de perda em > 1 ano • Conforme a aceitação em maiores de 10 anos. Se o paciente não aceitar SRO e estiver hidratado, com volume de perdas pequeno, pode-se tolerar a ingestão de água de coco natural, sucos naturais e chás não adoçados em substituição	2. Manter a alimentação habitual do paciente sem restrições. Enquanto a diarreia persistir, alimentos ricos em energia e micronutrientes devem ser oferecidos em intervalos frequentes (pelo menos 6 refeições por dia). 3. Administrar zinco 1 vez ao dia por 10-14 dias • 20 mg para > 6 meses • 10 mg para < 6 meses	4. Orientar medidas de higiene pessoal e domiciliar: Lavagem adequada das mãos, tratamento da água e higienização dos alimentos 5. Orientar sinais de alarme para retorno imediato à unidade de pronto atendimento se necessário

SRO: solução de reidratação oral.
Fonte: Ministério da Saúde, 2023.[13]

Tabela 6 Plano terapêutico B

Plano B: os pacientes deverão permanecer na unidade de saúde até a reidratação completa e o reinício da alimentação	
1. Reidratação por via oral: 50-100 mL/kg de SRO durante 2-4 horas Caso o paciente não aceite a hidratação oral, deve-se decidir com a família se será realizada hidratação por gavagem com sonda nasogástrica ou intravenosa No caso da gavagem, administrar 20-30 mL/kg/hora em bomba infusora por 6 horas	2. Reavaliar o estado de hidratação do paciente: • Se desaparecerem os sinais de desidratação, utilizar o Plano A • Se continuar desidratado, considerar a sonda nasogástrica (gastróclise) • Se o paciente evoluir para desidratação grave, seguir o Plano C

SRO: solução de reidratação oral.
Fonte: Ministério da Saúde, 2023.[13]

Tabela 7 Plano terapêutico C

Plano C: o paciente deve ser mantido no serviço de saúde, em hidratação parenteral de manutenção, até que tenha condições de se alimentar e receber líquidos por via oral na quantidade adequada		
1. Fase rápida (expansão): a) Segundo o Ministério da saúde:[13] • < 5 anos: 20 mL/kg de SF a cada 30 minutos. Repetir até que o paciente esteja hidratado • > 5 anos: 30 mL/kg de SF em 30 minutos + 70 mL/kg de Ringer lactato em 2,5 horas b) Segundo a OMS:[9] • < 12 meses: 30 mL/kg de RL em 1 hora e 70 mL/kg de RL em 5 horas • > 12 meses: 30 mL/kg de RL em 30 minutos e 70 mL/kg em 2,5 horas Se o Ringer lactato não estiver disponível, usar SF c) Segundo a ESPGHAN:[1] • Se choque: 20 mL/kg, SF em 20 minutos, duas vezes • Se desidratação grave: 20 mL/kg de SF por hora por 2-4 horas	2. Fase de manutenção (qualquer idade):[13] SG 5% + SF na proporção 4:1 – volume da regra de Holiday & Segar + KCl 10% 2 mL para cada 100 mL	3. Fase de reposição:[13] SF + SG 5% na proporção 1:1 – 20-50 mL/kg por dia (dependendo da gravidade e do volume da diarreia) Em quadros muito graves pode ser necessário adicionar volume ao soro de manutenção para repor as perdas diarreicas Deve ser lembrado que parte dos pacientes já atinge esse objetivo por meio da alimentação e ingestão de SRO[2] O paciente deve ser pesado com frequência para evitar a administração excessiva de soro

ESPGHAN: Sociedade Europeia de Gastroenterologia, Hepatologia e Nutrição Pediátrica; OMS: Organização Mundial da Saúde; SF: soro fisiológico; SG: soro glicosado; SRO: solução de reidratação oral.
Fonte: Ministério da Saúde, 2023.[13]

Paciente hidratado, sem necessidade de fluidos intravenosos; ingestão oral igual ou maior que as perdas e acompanhamento médico disponível por telefone ou ambulatorialmente permite a alta hospitalar. Na maioria dos casos, isso não corresponde à recuperação completa do quadro ou à cessação da diarreia. É importante distinguir entre a alta hospitalar e o retorno da criança à vida social normal; este último pode exigir alguns dias extras após a alta, quando as fezes se tornam mais formadas e a criança tem melhor controle e frequência de evacuações.[1]

Uso de antieméticos

O uso de antieméticos em crianças com gastroenterite viral é muito discutido. Eles não são recomendados pela OMS nem pela Academia Americana de Pediatria, pois alguns (clorpromazina, proclorperazina, prometazina e metoclopramida) têm efeitos sedativos que podem interferir na reidratação e podem causar reações extrapiramidais e depressão respiratória.[9] Entretanto, a ESPGHAN considera que o uso da ondansetrona pode reduzir o número de vômitos, a necessidade de hidratação venosa e de internação hospitalar.[1]

Dose: ondansetrona 0,15 a 0,3 mg/kg/dose a cada 8 horas.

Uso de antidiarreicos

Agentes antimotilidade (loperamida, difenoxilato-atropina e tintura de ópio) prolongam algumas infecções bacterianas e têm sido associados a casos raros de íleo paralítico fatal em crianças.[14]

O uso da loperamida em adultos é controverso, podendo eventualmente ser usado nos pacientes com quadro intenso sem sinais de toxemia ou disenteria, para diminuir a sensação de urgência e incontinência fecal.[1]

Drogas antissecretoras

A racecadotrila diminui a hipersecreção de água e eletrólitos e não age na motilidade intestinal, podendo ser usada nas diarreias agudas aquosas leve a moderada para que o paciente mantenha suas atividades habituais de forma mais confortável. Pode ser considerada em casos de crianças com gastroenterite apresentando volume fecal intenso.[2]

Dose: 1,5 mg/kg a cada 8 horas até que a diarreia cesse. Forma comercial: sachês 10 e 30 mg ou comprimidos com 100 mg. Contraindicado em menores de 3 meses.

Zinco

O zinco atua na manutenção da integridade da mucosa intestinal, dificultando a entrada de microrganismos, bem como favorecendo a multiplicação e a diferenciação das células intestinais, o que é fundamental para a regeneração da mucosa. Seu uso é recomendado em países em desenvolvimento para todas as idades segundo a OMS e para crianças acima de 6 meses pela ESPGHAN. Sabe-se que ele pode reduzir a gravidade e a duração da diarreia, entretanto não afeta o volume nem a frequência das evacuações. Além disso, reduz a incidência de novos episódios subsequentes de diarreia por vários meses.[2]

Dose: 20 mg, 1 vez ao dia para maiores de 6 meses e 10 mg, 1 vez ao dia para menores de 6 meses, por 10 a 14 dias.

Forma comercial: gluconato de zinco solução com 2 mg/0,5 mL ou sulfato de zinco, 4 mg/mL.

Probióticos

Alguns probióticos têm evidência na redução da duração da diarreia, tempo de hospitalização e intensidade dos sintomas. São eles:[1,2]

- *S. boulardii*: 250 a 700 mg/dia por 5 a 7 dias.
- *Lactobacillus reuteri* DSM 17938: 10^8 até 4 × 10^8 UFC/dia por 5 a 7 dias.
- *Lactobacillus rhamnosus* GG (DSM 33156): 10^{10} UFC/dia por 5 a 7 dias.

Prebióticos e simbióticos não são recomendados.[1,2]

Antibióticos

O uso de antibioticoterapia para diarreia aguda não está indicado de rotina, pois os episódios são autolimitados e grande parte se deve a agentes virais. Portanto, a antibioticoterapia está indicada apenas nos casos de disenteria (diarreia sanguinolenta), na cólera, na infecção aguda comprovada por *Giardia lamblia* e *Entamoeba histolytica*, em imunossuprimidos, nos pacientes com anemia falciforme e nas crianças com sinais de disseminação bacteriana extraintestinal (Tabela 8).[1,2]

Nos quadros de disenteria, principalmente com febre e comprometimento do estado geral, deve-se iniciar antibiótico empírico direcionado contra espécies de *Shigella*, pois nesse caso o antibiótico reduz a duração da febre e da diarreia, diminui a duração da disseminação bacteriana e pode reduzir o risco de complicações da infecção com risco de vida, como bacteremia e síndrome hemolítico-urêmica

(SHU). Nesse caso a primeira opção de tratamento, segundo a Sociedade Europeia de Gastroenterologia, Hepatologia e Nutrição Pediátrica (ESPGHAN), é a azitromicina.[1] A OMS e o Ministério da Saúde ainda recomendam ciprofloxacino como primeira opção.[9,13] No Brasil, não sabemos o grau de sensibilidade das cepas de *Shiguella* para azitromicina e não temos solução da ciprofloxacino disponível, sendo então algumas opções o uso de ácido nalidíxico ou ceftriaxona. Sabe-se que 90% das cepas brasileiras são resistentes ao sulfametoxazol + trimetoprima.[15]

Para crianças com diarreia sanguinolenta que não remite após 2 dias do início de antibióticos empíricos para shigelose, deve-se considerar uma etiologia diferencial, sugerindo sua investigação por meio de cultura, microscopia direta ou técnicas de PCR.[1]

A disenteria amebiana causada pelo parasita intestinal *Entamoeba histolytica* pode ser clinicamente indistinguível da shigelose e não responde à terapia anti-*Shigella*. Nesse caso, o uso de metronidazol (35 a 50 mg/kg por dia em 3 doses divididas por 7 a 10 dias em crianças até um máximo de 750 mg, VO, 3 vezes ao dia) está indicado.[1]

Para infecções por *Salmonella*, sabe-se que o uso de antibióticos só está indicado em pacientes de alto risco para bacteremia e infecção extraintestinal como lactentes menores de 3 meses, portadores de imunodeficiência, asplenia e imunossuprimidos. Em pacientes previamente hígidos o uso de antibiótico pode prolongar o tempo de excreção fecal da bactéria, não previne complicações, além de não melhorar os sintomas.[1,2]

Nos casos de infecções por *E. coli* o uso de antibióticos só está indicado para diarreias causadas por *E. coli* enterotoxigênica. Nos casos de *E. coli* produtora de shiga toxina, sabe-se que seu uso até aumenta o risco de SHU.[1,2]

Já em relação à infecção por *Clostridium difficile*, patógeno responsável pela diarreia associada ao uso de antibiótico (colite pseudomembranosa), o uso de antibióticos está indicado nos casos moderados a graves.[1]

Tabela 8 Tratamento antimicrobiano dos principais agentes bacterianos

Patógeno	Indicação de antibioticoterapia	Droga de escolha	Droga alternativa
Shigella ssp.	Suspeita diagnóstica	VO: azitromicina (12 mg/kg no primeiro dia seguido de 6 mg/kg por mais 4 dias) IV/IM: ceftriaxona (50 mg/kg por 3-5 dias)	Ciprofloxacino (15 mg/kg a cada 12 horas por 3 dias) SMX/TMP (8 mg/kg/dia) se sensibilidade conhecida Ampicilina (100 mg/kg/dia)

(*continua*)

Tabela 8 Tratamento antimicrobiano dos principais agentes bacterianos (*continuação*)

Patógeno	Indicação de antibioticoterapia	Droga de escolha	Droga alternativa
Salmonella ssp	Pacientes de alto risco para bacteremia ou infecção extraintestinal	Ceftriaxona (50-100 mg/kg/dia)	Azitromicina (10 mg/kg/dia) Ciprofloxacina (20-30 mg/kg/dia) SMX/TMP (8 mg/kg/dia) se sensibilidade conhecida
Campylobacter ssp		Azitromicina (10 mg/kg/dia por 3 dias ou 30 mg/kg dose única)	Doxiciclina (> 8 anos) ou ciprofloxacino (> 17 anos)
E. coli enterotoxigênica		Azitromicina (10 mg/kg/dia por 3 dias)	Ciprofloxacino (20-30 mg/kg/dia) SMX/TMP (8 mg/kg/dia) se sensibilidade conhecida
Vibrio cholerae	Caso confirmado ou suspeita clínica	Azitromicina (10 mg/kg/dia por 3 dias ou 20 mg/kg dose única)	Doxiciclina (> 8 anos) ou ciprofloxacino (> 17 anos) ou SMX/TMP se sensível
Clostridium difficile	Casos moderados a graves	Metronidazol (30 mg/kg/dia a cada 6 horas por 10-14 dias)	Vancomicina VO (40 mg/kg/dia, a cada 6 horas por 10-14 dias)

IM: intramuscular; IV: intravenoso; SMX/TMP: sulfametoxazol-trimetoprima; VO; via oral.
Fonte: Guarino et al., 2014.[1]

Nitazoxanida

Não há evidência suficiente para recomendação de seu uso em gastroenterocolite aguda (GECA).[1]

CONCLUSÃO

A maioria dos casos de diarreia aguda decorre de gastroenterite infecciosa cursando com diarreia aquosa e não requer identificação do agente etiológico ou tratamento específico, pois são autolimitados. O maior risco está associado à desidratação. Assim, o mais importante é determinar o grau de desidratação na admissão do paciente para decidir qual plano terapêutico deverá ser seguido.

Nos casos de disenteria, deve-se iniciar tratamento empírico para shigelose com azitromicina, ciprofloxacino ou ceftriaxona, e na ausência de resposta após 48 horas do início do tratamento está indicada internação e cultura, microscopia direta ou técnicas de PCR para tentar identificar o agente etiológico específico. Na impossibilidade de identificação, associar metronidazol, considerando possível infecção por protozoário.

A internação hospitalar está indicada nas seguintes situações:

- Choque.
- Desidratação grave (> 9% do peso corporal).
- Anormalidades neurológicas (letargia, convulsões etc.).
- Vômitos intratáveis ou biliosos.
- Falha na reidratação oral.
- Suspeita de patologia cirúrgica.
- Ausência de condições para tratamento adequado domiciliar.

BIBLIOGRAFIA

1. Guarino A, Ashkenazi S, Gendrel D, Lo Vecchio A, Shamir R, Szajewska H, et al. European Society for Pediatric Gastroenterology, Hepatology, and Nutrition/European Society for Pediatric Infectious Diseases evidence-based. Guidelines for the management of acute gastroenteritis in children in Europe: update 2014. J Pediatr Gastroenterol Nutr. 2014;59(1):132-52.
2. Departamento Científico de Gastroenterologia da Sociedade Brasileira de Pediatria (SBP). 2017(1):1-15
3. Vanderhoof JA. Chronic diarrhea. Pediatr Rev. 1998;19(12):418.
4. GBD 2017 Diarrhoeal Disease Collaborators. Quantifying risks and interventions that have affected the burden of diarrhoea among children younger than 5 years: an analysis of the Global Burden of Disease Study 2017. Lancet Infect Dis. 2020;20:37.
5. Viegelmann GC, Dorji J, Guo X, Lim HY. Approach to diarrhoeal disorders in children. Singapore Med J. 2021;62(12):623-9.
6. Kosek M, Bern C, Guerrant RL. The global burden of diarrhoeal disease, as estimated from studies published between 1992 and 2000. Bull World Health Organ. 2003;81(3):197.
7. Thiagarajah JR, Martin MG. Pathogenesis of acute diarrhea in children. Disponível em https://www.uptodate.com/contents/pathogenesis-of-acute-diarrhea-in-children?search=diarreia&source=search_result&selectedTitle=6~150&usage_type=default&display_rank=6. Acesso em: 2 fev. 2022.
8. Harris JB, Pietroni M. Approach to the child with acute diarrhea in resource-limited countries. Disponível em: https://www.uptodate.com/contents/approach-to-the-child-with-acute-diarrhea-in-resource-limited-countries. Acesso em: 2 fev. 2022.
9. World Health Organization (WHO). The treatment of diarrhoea – a manual for physicians and other senior health workers (WHO/CAH/03.7). Geneva: WHO; 2005.
10. King CK, Glass R, Bresee JS, Duggan C, Centers for Disease Control and Prevention. Managing acute gastroenteritis among children: oral rehydration, maintenance, and nutritional therapy. MMWR Recomm Rep. 2003;52(RR-16):1.
11. Bennish ML, Azad AK, Yousefzadeh D. Intestinal obstruction during shigellosis: incidence, clinical features, risk factors, and outcome. Gastroenterology. 1991;101(3):626.
12. Reiner RC Jr, Graetz N, Casey DC, Troeger C, Garcia GM, Mosser JF, et al. Variation in childhood diarrheal morbidity and mortality in Africa, 2000-2015. N Engl J Med. 2018;379(12):1128.

13. Ministério da Saúde do Brasil. Manejo do paciente com diarreia. 2023. Disponível em: https://www.gov.br/saude/pt-br/centrais-de-conteudo/publicacoes/svsa/doencas-diarreicas-agudas/manejo-do-paciente-com-diarreia-avaliacao-do-estado-do-paciente. Acesso em: 17 out. 2024.
14. Li ST, Grossman, Cummings P. Loperamide therapy for acute diarrhea in children: systematic review and meta-analysis. Med. 2007;4(3):e98
15. Carrari MHC, Taha S, Morais MB. Antibioticoterapia na diarreia aguda por Shigella: qual a melhor opção? J Ped (Rio J). 2012;88:366-7.

17
Dor abdominal

Jane Oba

Objetivo do capítulo

A dor abdominal é uma das queixas mais comuns em crianças e adolescentes e tem uma ampla diversidade de etiologias.[1] A maioria das causas é relativamente autolimitada e benigna, mas é importante detectar os sinais de alerta que podem sugerir uma doença subjacente mais grave. A dor abdominal aguda ou crônica pode ser atribuída a uma doença orgânica ou a um distúrbio funcional. Uma história clínica detalhada e o exame físico completo vão ajudar na escolha racional de exames complementares. O conjunto de informações delimita os diagnósticos diferenciais, que podem ser amplos e abrangem quase todos os sistemas.

Diante de uma criança com dor abdominal na emergência, o desafio para o clínico é identificar precocemente aqueles pacientes que precisam de atendimento imediato e quais podem ter seguimento ambulatorial. Vômitos biliosos, ausência de ruídos intestinais, enterorragia, febre (≥ 38,0°C), rigidez e defesa voluntária abdominal são sinais de alarme que requerem intervenção urgente e/ou cirúrgica (Tabela 1). As causas cirúrgicas e extra-abdominais de dor abdominal (p. ex., apendicite, cetoacidose diabética, síndrome hemolítico-urêmica) serão abordadas em outro capítulo.

Tabela 1 Sinais e sintomas de alarme nas crianças e adolescentes com dor abdominal
Diarreia, diarreia noturna
Vômitos persistentes, biliosos
Febre
Sangue nas fezes
Odinofagia, disfagia
Emagrecimento ou não ganho de peso
Desaceleração no crescimento, crescimento lento
Atraso da puberdade

(continua)

Tabela 1 Sinais e sintomas de alarme nas crianças e adolescentes com dor abdominal (*continuação*)
Distensão
Massa tumoral
Lesões perianais: fissuras, plicomas, fístulas
Outros sintomas extraintestinais: artrite, dermatite, lesões oftalmológicas

Fonte: adaptada de Academy et al., 2005;[1] Hyman, 2016.[2]

O objetivo deste capítulo é ajudar o clínico a fazer o diagnóstico diferencial de dor abdominal aguda e crônica, separando as causas orgânicas e funcionais.

DEFINIÇÃO E INCIDÊNCIA

A dor abdominal é uma das queixas mais comuns entre crianças e adolescentes e, na maioria dos casos, é classificada como funcional. A dor abdominal aguda ou lancinante por natureza geralmente ocorre em um único episódio, mas pode durar horas e até dias. No entanto, a dor abdominal crônica (DAC) geralmente dura meses e é incômoda, difusa e mal localizada.[2]

A dor abdominal aguda ou crônica pode ser atribuída a uma doença orgânica ou a um distúrbio funcional. As causas orgânicas mais frequentes de dor abdominal aguda são constipação intestinal, doença do refluxo gastroesofágico, esofagite, gastrite, e correspondem a 10 a 50% dos casos dessa categoria (Tabela 2).[3] A maioria (> 90%) dos casos de DAC são de causas funcionais.[4] São

Tabela 2 Dor abdominal crônica de causas orgânicas

Gastrointestinais	Não gastrointestinais
Constipação	Porfiria
Doença do refluxo gastroesofágico	Torção ovariana
Esofagite	Intoxicação
Gastrite	Tumor
Intolerância à lactose	Infecção urinária
Gastroenterite	Urolitíase
Hérnia de hiato	Pneumonia
Úlcera péptica	Anemia falciforme
Pancreatite	
Colite	
Doença inflamatória intestinal	
Esofagite eosinofílica	
Coledocolitíase	
Apendicite ou obstrução	

Fonte: Magnúsdóttir et al., 2019.[3]

assim denominados quando nenhuma causa anatômica, metabólica, infecciosa, inflamatória ou neoplásica pode ser identificada.[5] Neste capítulo será abreviado como DAC funcional.

Segundo Hyman, por definição a DAC funcional deve ocorrer pelo menos quatro vezes por mês, por pelo menos dois meses, com intensidade suficiente para interromper as atividades habituais.[2] O antigo conceito de DAC de Apley[6] foi o padrão utilizado por muitos autores por mais de 50 anos: ≥ 3 episódios de dor abdominal, durante um período maior que 3 meses, suficientemente grave para afetar as atividades. Atualmente o conceito de Apley foi substituído pelos critérios de Roma IV, de 2016, que subdividiu a DAC funcional nos diagnósticos indicados na Tabela 3.[7,8]

Tabela 3 Dor abdominal crônica funcional em crianças e adolescentes, segundo os critérios de Roma IV

Síndrome do intestino irritável (SII): dor abdominal associada com alteração do padrão de evacuação (diarreia e/ ou constipação). Os critérios devem incluir todos os itens a seguir, por pelo menos 2 meses:

- Dor abdominal pelo menos 4 dias por mês associada a defecação e/ou alteração na frequência das fezes e/ou alteração na aparência das fezes
- A dor abdominal não cessa com a resolução da constipação

Dispepsia funcional: dor abdominal associada com sintomas localizados no abdome superior. Os critérios devem incluir um ou mais dos seguintes sintomas, pelo menos 4 dias por mês e por pelo menos 2 meses:

- Plenitude pós-prandial
- Saciedade precoce
- Dor epigástrica ou queimação não associada à defecação
- Após avaliação apropriada, os sintomas não podem ser explicados por outra condição médica

Enxaqueca abdominal: episódios paroxísticos de dor abdominal aguda que duram 1 hora ou mais, com intervalo de semanas a meses. A dor é incapacitante e interfere nas atividades normais; padrão estereotipado, associados a 2 ou mais dos sinais e sintomas:

- Anorexia
- Enjoo
- Vômito
- Cefaleia
- Fotofobia
- Palidez

Dor abdominal funcional: dor abdominal paroxística isolada sem outra especificação. Os critérios devem incluir todos os itens a seguir, por pelo menos 2 meses, quatro vezes por mês:

- Dor abdominal episódica ou contínua que não ocorre apenas durante eventos fisiológicos (por exemplo, alimentação e menstruação)
- Critérios insuficientes para SII, dispepsia funcional ou enxaqueca abdominal

Fonte: adaptada de Thapar et al., 2020;[4] Benninga et al., 2016;[7] Hyams et al., 2016.[8]

O diagnóstico da DAC funcional é clínico, baseado nos critérios de Roma IV, e em geral não requer uma investigação diagnóstica.[7,8] O caráter intermitente da dor é suficiente para interferir na rotina diária das crianças e dos adolescentes com sintomas emocionais, absenteísmo escolar, hospitalizações e até cirurgias desnecessárias.[1,4,9]

Entre 5 e 10% dos casos de dor abdominal procuram a emergência médica, e mais de 25% são atendidos nos consultórios. Apesar de a prevalência da dor abdominal variar muito entre os autores, a minoria dos casos (entre 1 e 10%) são de causas orgânicas, enquanto mais de 90% são de causas funcionais, autolimitadas e benignas.[10] No entanto, a dor abdominal persistente pode significar uma patologia crônica subjacente que requer investigação. Compreender e aplicar as boas práticas médicas numa abordagem abrangente e racional facilita a identificação das patologias mais graves, que, com intervenções apropriadas, podem evitar desfechos desfavoráveis.

ETIOLOGIA E FISIOPATOLOGIA

O sistema nervoso entérico (SNE) envolve todo o trato gastrointestinal e conecta o intestino ao cérebro pelos nervos aferentes e eferentes, cada um modulando o outro, numa comunicação bidirecional.[2] Por esse motivo, o SNE é conhecido como "cérebro intestinal" ou eixo cérebro-intestino.

A dor abdominal começa com o estímulo de receptores nociceptivos periféricos que são transmitidos pela medula espinhal para as várias áreas do sistema nervoso central, resultando na sensação fisiológica de dor.[11] Os receptores de dor no abdome respondem aos estímulos mecânicos e químicos. Os receptores viscerais estão localizados nas superfícies serosas, no mesentério, nas paredes das vísceras ocas, na cápsula de órgãos sólidos e são responsáveis pelos estímulos mecânicos, como distensão, contração, estiramento, compressão e torção. Já os receptores da mucosa respondem principalmente aos estímulos químicos, como toxinas, inflamação, infecções, ulcerações ou isquemia.

Distúrbios gastrointestinais funcionais, também denominados distúrbios do eixo cérebro-intestino, desempenham um papel importante na patogênese da DAC funcional.[12] Esse modelo biopsicossocial da DAC funcional é cada vez mais reconhecido. As evidências mostram que a DAC funcional pode estar associada a um limiar diminuído para a dor em resposta aos estímulos fisiológicos, inflamatórios ou psicológicos.[12] Acrescenta-se que o estresse psicológico causa mudanças no eixo cérebro-intestino dos pacientes com DAC funcional e consequentemente eles têm um aumento da percepção visceral da dor.[2,4] Em contraste, naqueles que têm habilidades de enfrentamento saudáveis, os sinais dos lobos frontais no cérebro podem reduzir a transmissão da dor dos centros de excitação para o córtex sensorial.

Outro aspecto que vem sendo muito explorado nas crianças maiores e em adolescentes é a conexão da dor abdominal com violência física, psicológica ou sexual, depressão e ansiedade na infância.[3,8] Em síntese, as evidências mostram cada vez mais que a DAC funcional é o resultado de interações alteradas do eixo cérebro-intestino.

AVALIAÇÃO INICIAL DO PACIENTE COM DOR ABDOMINAL

Diante de uma criança ou um adolescente com dor abdominal, o desafio para o clínico é identificar os pacientes que apresentam condições potencialmente graves (Tabela 1). O segundo passo é distinguir a dor abdominal orgânica da funcional. Na maioria dos casos, uma história clínica detalhada e um exame físico completo podem delimitar os diagnósticos diferenciais, que podem ser amplos e abranger quase todos os sistemas. Investigações adicionais podem ser necessárias para confirmar o diagnóstico (Figura 1).

Segundo Hyman,[2] as três principais considerações a serem abordadas são a duração dos episódios de dor, a localização e o momento das queixas. Em geral, a dor que dura menos de cinco minutos, mesmo que ocorra várias vezes ao dia, de modo geral não é preocupante. Pode estar relacionada à contratura da musculatura abdominal ou à contração da propulsão das fezes do cólon para o reto. A dor periumbilical sem irradiação e que surge durante o dia, sem interferir nas atividades rotineiras, também sugere ser de causa funcional, ainda que venha acompanhada de choro, palidez, sudorese, náusea e vômitos. Despertar noturno pela dor é um sinal de alerta para causas orgânicas.

História

A anamnese meticulosa e o exame físico são as melhores ferramentas para o diagnóstico, enquanto os exames laboratoriais têm um papel limitado no tratamento de etiologias benignas. O resultado depende da habilidade da criança de se comunicar e dos pais informarem os sintomas como observadores. A dor com duração de minutos até 6 horas geralmente é acompanhada de queixas inespecíficas, e as dores as mais longas merecem intervenções. A localização da dor durante as crises pode revelar se é um estímulo das fibras nervosas da parede intestinal, que é referida como periumbilical e profunda, ou inflamação no peritônio, que é referida como difusa. A dor que migra raramente é sugestiva de um desfecho cirúrgico. Características como dor aguda, intermitente ou contínua, desconforto, cólica, queimação podem ser difíceis de ser especificadas por crianças menores. A dor que compromete as atividades da criança e o despertar noturno são importantes indicadores de gravidade. O clínico deve investigar a presença de outros sintomas gastrointestinais, como anorexia, náuseas, vômitos, diarreia, perda de sangue nas fezes, constipação, perda de peso e mudança dos hábitos alimentares, incluindo horários e comportamentos. Sintomas extraintestinais como cefaleia, dor articular e lesões na pele podem indicar doença sistêmica, doença inflamatória intestinal. História alimentar inclui o recordatório da alimentação diária, o consumo de leite e produtos lácteos, glúten, sucos naturais, refrigerantes, alimentos industrializados, doces e fibras. A história familiar pode revelar doenças hereditárias como doença celíaca, porfiria ou gastroenterites virais que acometem vários membros da família.

Exame físico

A atividade, o aspecto do paciente e os sinais vitais avaliam a gravidade da dor. Examinar o abdome com o paciente em posição confortável para observar distensão, ondas peristálticas, massas anormais, herniações. Perguntar o local da dor para palpação cuidadosa. Ruídos muito ativos na ausculta sugerem infecção, e resistência da parede abdominal sugere irritação peritoneal.

O exame externo da região anal identifica fissuras, plicomas, abscessos ou fístulas. O exame retal pode ser reservado aos especialistas em condições determinadas.

Testes diagnósticos

Os exames laboratoriais vão confirmar ou excluir as hipóteses diagnósticas formuladas após a avaliação clínica e o exame físico (Figura 1).

Avaliação laboratorial: hemograma completo, urina I, eletrólitos, amilase, lipase, gama glutamiltranspeptidase (GGT), marcadores inflamatórios (PCR, VHS), urocultura, testes virais.

Avaliação por imagem: RX simples de abdome, ultrassonografia, exames radiológicos contrastados, tomografia computadorizada, ressonância magnética.

TRATAMENTO

O tratamento deve ser direcionado para a causa subjacente da dor abdominal. Intervenção e tratamento urgentes são necessários para crianças e adolescentes com suspeita de doença orgânica e prostrados. As medidas iniciais incluem correção da hipoxemia, reposição da perda de volume intravascular e correção de anormalidades metabólicas. A descompressão gástrica com son-

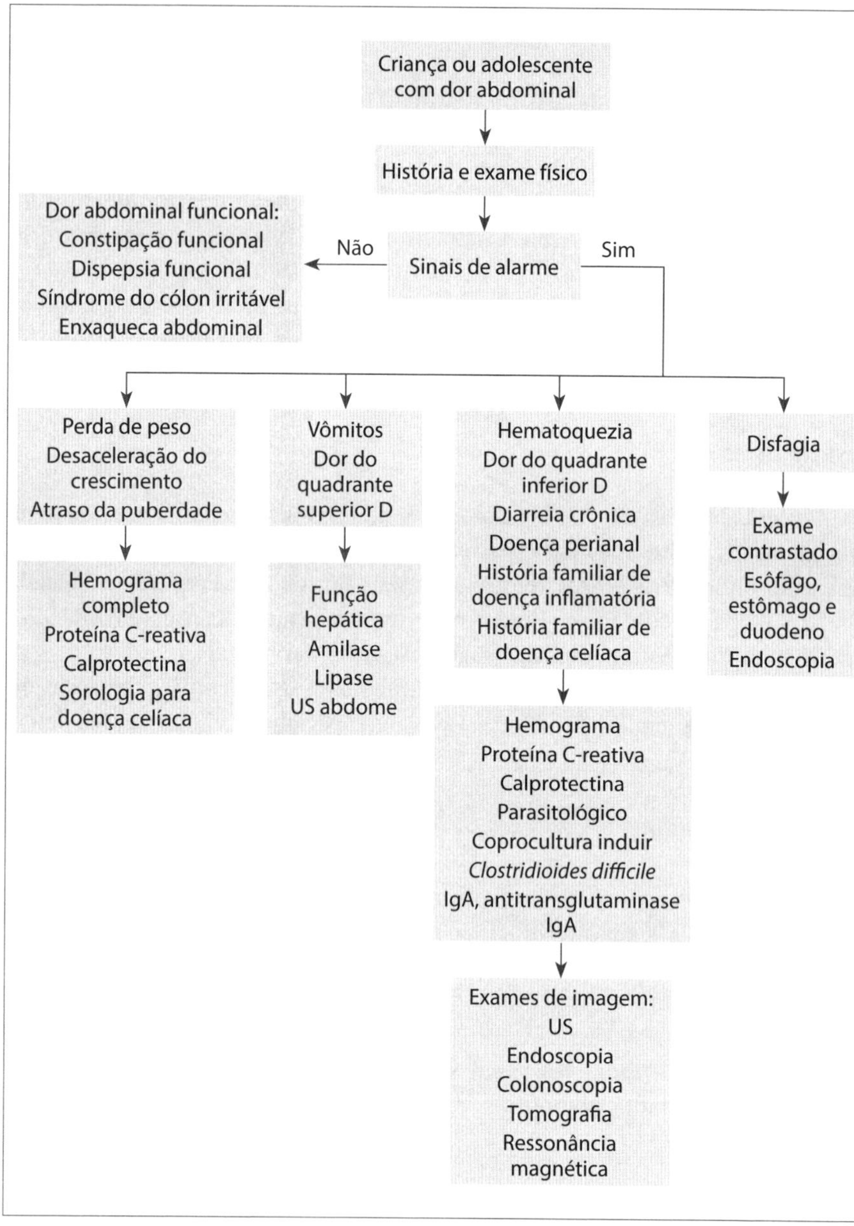

Figura 1 Algoritmo para a avaliação da criança e do adolescente com dor abdominal.

D: direito; US: ultrassonografia.

Fonte: elaborada pela autora.

da nasogástrica pode ser necessária quando há suspeita de obstrução intestinal. Antibióticos intravenosos são indicados quando há suspeita clínica de infecção intra-abdominal grave. Além disso, analgésicos adequados devem ser fornecidos aos pacientes com dor intensa, preferencialmente antes da avaliação cirúrgica.

Para os casos de DAC funcional, o primeiro passo consiste em aconselhamento dietético, educação e tranquilização da família. A simples garantia de uma forte relação com o clínico pode ser útil para que esses pacientes retomem a atividade normal.

Terapia dietética

Os alimentos referidos como desencadeantes de dor devem ser eliminados da dieta. Não há evidências de que uma dieta livre de lactose, glúten e histamina e o aumento da ingestão de líquidos ou prebióticos tenham efeitos sobre a dor. Os oligossacarídeos, os dissacarídeos, os monossacarídeos e os polióis (FODMAP) formam um grupo de carboidratos pouco digeríveis e fermentáveis que aumentam a distensão abdominal e podem piorar a DAC funcional pela hipersensibilidade visceral.[13] Algumas tabelas de alimentos com baixo teor de FODMAP ajudam a selecionar os mais fermentáveis.

Probióticos. O reconhecimento de que a baixa diversidade da microbiota intestinal contribui para a DAC funcional, particularmente a síndrome do intestino irritável (SII), vem reforçando as intervenções como tratamento. Uma metanálise de estudos randomizados controlados por placebo mostrou que a bactéria *Lactobacillus rhamnosus GG* reduz a intensidade e a frequência da dor abdominal em crianças com SII. Não houve evidências para recomendar *Lactobacillus reuteri* DSM 17938.[14] Apesar de os probióticos serem seguros, as evidências atuais não sustentam seu uso no tratamento da DAC funcional, exceto na SII. Mais estudos controlados e de melhor qualidade são necessários para determinar as melhores cepas, dosagem ou a combinação mais eficaz.

Terapia farmacológica

Inibidores da bomba de prótons são os mais prescritos e estão relacionados ao perfil de segurança e à possibilidade de tratar esofagite, gastrite e úlceras. No entanto, agentes como antiespasmódicos ou antidepressivos podem ser discutidos na prática diária pelos resultados favoráveis e poucos efeitos colaterais importantes. Anti-inflamatórios não esteroides, como ácido acetilsalicílico e ibuprofeno, não devem ser prescritos pois podem causar úlceras e sangramentos. Os tratamentos para DAC funcional visam os diferentes componentes do eixo cérebro-intestino, que incluem o trato gastrointestinal, o SNC ou uma combinação de ambos.[13,15] Uma recente revisão sistemática, que incluiu 1.197 crianças com DAC funcional, para determinar a eficácia e a segurança dos medicamentos mostrou que ainda não é possível recomendar nenhum medicamento em razão da escassez de qualidade dos estudos e de controle com placebo.[16]

Antibióticos. Os estudos que compararam a rifaximina com placebo no tratamento de SII sem constipação mostraram que a rifaximina na dose de 550 mg, 3 vezes ao dia, por 14 dias, foi superior ao placebo. No Brasil, a rifaximina é usada para o tratamento da SII-diarreia somente em adultos.

Antiespasmódicos. Embora comumente usada no tratamento de pacientes com DAC funcional, verificou-se que a diciclomina melhora os sintomas gerais da SII.

Antidepressivos. Os antidepressivos agem no sistema nervoso central e periférico por múltiplas vias, por efeitos anticolinérgicos, diminuição do trânsito gastrointestinal, melhora do sono, tratamento da depressão e analgesia por interação do receptor ao longo da via de transmissão da dor. O citalopram é recomendado para adultos, assim como o tegaserode, que é um antagonista da serotonina tipo 4, é usado na constipação predominante na SII de adultos.

Terapia não farmacológica

Com base na maioria das evidências atuais e na opinião de especialistas, a terapia não farmacológica pode ser a primeira tentativa de intervenção em DAC funcional pediátrica.[17]

Apoio psicossocial. Um aspecto importante da terapia nesses pacientes é o desenvolvimento de uma relação médico-paciente de apoio, na qual o paciente é um participante ativo no desenvolvimento do plano de cuidados. O consenso de Roma IV esboçou 12 passos para melhorar esse relacionamento:[5]

1. Aprender a envolver o paciente na visita.
2. Ser imparcial e centrado no paciente ao fazer a história clínica.
3. Determinar a necessidade imediata da visita ao paciente.
4. Realizar um exame físico cuidadoso e uma investigação laboratorial essencial.
5. Determinar a compreensão do paciente sobre sua doença e focar suas preocupações.
6. Estimular a compreensão do paciente sobre os sintomas e fornecer educação.
7. Responder às expectativas do paciente.
8. Associar estresse e sintomas de forma consistente com as crenças do paciente.
9. Definir limites.
10. Envolver o paciente no tratamento.

11. Fazer recomendações consistentes com os interesses do paciente.
12. Estabelecer um relacionamento contínuo.

Terapia cognitivo-comportamental. As terapias psicológicas são eficazes no tratamento de DAC funcional e incluem treinamento dos pais, apoio familiar, psicoterapia/terapia cognitivo-comportamental (TCC), relaxamento, distração, hipnoterapia e *biofeedback*.[18] A terapia familiar e o treinamento dos pais são úteis para mudar comportamentos da família que podem promover incapacidades ou catastrofização. Os pacientes podem manter um diário de sintomas para ajudar a identificar os gatilhos ou resultados que podem ser direcionados para a intervenção, aprendem a questionar pensamentos, suposições e crenças que podem não ser úteis e formulam uma nova abordagem. A hipnoterapia ajuda os pacientes a se concentrarem longe da dor, altera a experiência sensorial, diminui o estresse, promove o relaxamento e fornece uma maneira de reconsiderar os estímulos dolorosos.

Intervenções complementares/alternativas

As técnicas de medicina complementar podem incluir acupuntura, medicina ayurvédica, quiropraxia, homeopatia, suplementação com ervas, massoterapia, acupuntura e hipnoterapia.[17] O óleo de hortelã-pimenta e o gengibre parecem ter função pró-cinética; a massagem terapêutica pode reduzir a hipersensibilidade visceral e a motilidade gastrointestinal; e a acupuntura mostrou afetar a secreção ácida e a dor visceral.

CONCLUSÃO

A dor abdominal continua sendo um sintoma comum e preocupante em crianças e adolescentes. Uma avaliação clínica acurada possibilita identificar o paciente com dor abdominal aguda, crônica, de causas orgânicas e funcionais e escolher exames complementares. Uma teia intrincada de sinalização neurológica e hormonal, microbiota, estresse, ansiedade e genética parece estar envolvida na manifestação da DAC funcional, que responde por mais de 90% dos casos de dor abdominal. Com base nas evidências atuais, não é possível recomendar nenhum agente farmacológico específico para o tratamento de DAC funcional devido à baixa qualidade dos estudos. Outras intervenções terapêuticas precisam abordar esses múltiplos aspectos no contexto da experiência individual da doença.

BIBLIOGRAFIA

1. Academy A, Pediatrics OF, American N, For S, Gastroenterology P, Pain CA. Chronic abdominal pain in children. Pediatrics. 2005;115(3):812-5.
2. Hyman PE. Chronic and recurrent abdominal pain. Pediatr Rev. 2016;37(9):377-88.
3. Magnúsdóttir MB, Róbertsson V, Þorgrímsson S, Rósmundsson Þ, Agnarsson Ú, Haraldsson Á. Abdominal pain is a common and recurring problem in paediatric emergency departments. Acta Paediatr Int J Paediatr. 2019;108(10):1905-10.
4. Thapar N, Benninga MA, Crowell MD, Di Lorenzo C. Paediatric functional abdominal pain disorders. Nat Rev Dis Prim. 2020;6:1-23.
5. Drossman DA. Functional gastrointestinal disorders: History, pathophysiology, clinical features, and Rome IV. Gastroenterology. 2016;150(6):1262-79.e2.
6. Apley J, Naish N. Recurrent abdominal pains: A field survey of 1,000 school children. Arch Dis Child. 1958;33(168):165-70.
7. Benninga MA, Nurko S, Faure C, Hyman PE, St James Roberts I, Schechter NL. Childhood functional gastrointestinal disorders: Neonate/toddler. Gastroenterology. 2016;150(6):1443-55.e2.
8. Hyams JS, Di Lorenzo C, Saps M, Shulman RJ, Staiano A, Van Tilburg M. Childhood functional gastrointestinal disorders: Child/adolescent. Gastroenterology. 2016;150(6):1456-68.e2.
9. Youssef NN, Atienza K, Langseder AL, Strauss RS. Chronic abdominal pain and depressive symptoms: Analysis of the national longitudinal study of adolescent health. Clin Gastroenterol Hepatol. 2008;6(3):329-32.
10. Abbott RA, Martin AE, Newlove-Delgado T V., Bethel A, Whear RS, Thompson Coon J, et al. Recurrent abdominal pain in children: Summary evidence from 3 systematic reviews of treatment effectiveness. J Pediatr Gastroenterol Nutr. 2018;67(1):23-33.
11. Dinakar P, Stillman AM. Pathogenesis of Pain. Semin Pediatr Neurol. 2016;23(3):201-8.
12. Di Lorenzo C, Colletti RB, Lehmann HP, Boyle JT, Gerson WT, Hyams JS, et al. Chronic abdominal pain in children: A clinical report of the American Academy of Pediatrics and the North American Society for Pediatric Gastroenterology, Hepatology and Nutrition. J Pediatr Gastroenterol Nutr. 2005;40(3):245-8.
13. Santucci NR, Saps M, van Tilburg MA. New advances in the treatment of paediatric functional abdominal pain disorders. Lancet Gastroenterol Hepatol [Internet]. 2020;5(3):316-28.
14. Wegh CAM, Benninga MA, Tabbers MM. Effectiveness of probiotics in children with functional abdominal pain disorders and functional constipation: A systematic review. J Clin Gastroenterol. 2018;52(:S10-26.
15. Ae M, Tv N-D, Ra A, Thompson-Coon BA, Whear R, Logan S. Cochrane Library Cochrane Database of Systematic Reviews Pharmacological interventions for recurrent abdominal pain in childhood (Review). 2017.
16. Rexwinkel R, De Bruijn CMA, Gordon M, Benninga MA, Tabbers MM. Pharmacologic treatment in functional abdominal pain disorders in children: A systematic review. Pediatrics. 2021;147(6):2020042101.
17. Rutten JMTM, Korterink JJ, Venmans LMAJ, Benninga MA, Tabbers MM. Nonpharmacologic treatment of functional abdominal pain disorders: a systematic review. Pediatrics. 2015;135(3):522-35.
18. Friesen C, Colombo JM, Deacy A, Schurman J V. An update on the assessment and management of pediatric chronic abdominal pain. Pediatr Heal Med Ther. 2021;12:373.
19. Størdal K, Nygaard EA, Bentsen B. Organic abnormalities in recurrent abdominal pain in children. Acta Paediatr Int J Paediatr. 2001;90(6):638-42.
20. Reust CE, Williams A. Recurrent abdominal pain in children. Am Fam Physician. 2018;97:785-93.

18
Insuficiência hepática aguda

Daniela Gorga do Amaral Pereira
Isabela Torga Mazzei

Objetivo do capítulo

Ao final deste capítulo, o leitor deve estar apto, diante de uma criança com doença hepática, a identificar aquelas de pior prognóstico, fazer o diagnóstico de insuficiência hepática e manejar essa patologia da melhor forma para evitar o pior desfecho.

DEFINIÇÃO

A insuficiência hepática aguda é uma condição rara, mas com elevada morbidade e mortalidade. Uma de suas primeiras descrições aconteceu em 1616, após a morte de uma criança do sexo masculino, que faleceu depois de 15 dias apresentando febre, icterícia, convulsões e delírio.[1] A insuficiência hepática caracteriza-se por uma falência da função do fígado após necrose, acometendo tanto as funções de síntese como de metabolismo, levando a sintomas multissistêmicos.[2]

Originalmente, a insuficiência hepática em crianças era definida como a do adulto, com a presença de encefalopatia hepática. Entretanto, devido às particularidades da infância e principalmente às dificuldades na identificação da encefalopatia nessa população – o *pediatric acute liver failure* (PALF, sigla em inglês para insuficiência hepática aguda pediátrica) – foram definidos critérios específicos para a pediatria,[1,3] conforme a Tabela 1.

Tabela 1 Critérios diagnósticos para a insuficiência hepática aguda em crianças

Evidência de lesão hepática, sem diagnóstico de doença hepática crônica
Evidência bioquímica de lesão aguda grave
Coagulopatia não corrigida com vitamina K: ▪ tempo de protrombina ≥ 15 s ou INR > 1,5 com encefalopatia hepática ▪ tempo de protrombina ≥ 20 s ou INR > 2,0 com ou sem encefalopatia hepática
Todos os critérios acima devem estar presentes.

Fonte: adaptada de Squires et al., 2022.[1]

INCIDÊNCIA

A incidência de PALF varia de acordo com a localização, com fatores socioambientais e também com a disponibilidade de dados. Sabe-se que, nos Estados Unidos, a frequência de insuficiência hepática em todas as faixas etárias é de 17 por 100.000 pessoas/ano.[4] Nos Estados Unidos, a PALF é responsável por 10 a 15% dos transplantes hepáticos, enquanto na Argentina corresponde a 23% desses casos.[4,5]

O transplante hepático é o único tratamento definitivo para a PALF. Entretanto, sabe-se que a melhora no entendimento da patologia e, consequentemente, um suporte intensivo mais direcionado aumentam as chances de recuperação sem transplante. Na era pré-transplante, por exemplo, a taxa de morte era de 72%, e a de recuperação espontânea era de 28%. Após a introdução do transplante hepático, as taxas de recuperação espontânea subiram para 56 a 73%.[6] Esse fato corrobora a importância do conhecimento acerca da patologia e da necessidade de tratamento intensivo direcionado para aumentar as chances de sobrevivência desses pacientes.

ETIOLOGIAS

A PALF pode ter inúmeras etiologias, entretanto, em aproximadamente 50% dos casos ela não é passível de ser determinada.[2] Esse dado é semelhante em diversos países do mundo, estando em torno de 50% na Argentina, 47% na Itália, 50% nos Estados Unidos e 43% na Alemanha.[5]

As etiologias identificadas variam a depender do nível de desenvolvimento do país, sendo as causas infecciosas mais comuns em países em desenvolvimento. Outras possíveis etiologias envolvem causas metabólicas, imunológicas, relacionadas a medicamentos, malignas e vasculares. O conhecimento das possíveis etiologias é de suma importância, pois, assim, pode-se investigá-las por meio de dados coletados pela anamnese e no exame físico direcionado. Assim, aumentam as chances de identificação da causa e instituem-se precocemente terapias específicas.[2] Na Tabela 2 encontram-se algumas causas de PALF com suas manifestações clínicas e tratamentos específicos.

Ainda em relação à etiologia, vale ressaltar que, durante a pandemia de covid-19, foi relatado um aumento da incidência de hepatite aguda grave de origem indeterminada, principalmente após outubro de 2021. Esses quadros ocorreram principalmente em crianças de 10-16 anos, e em 45-90% dos casos houve identificação de adenovírus em fezes, secreção respiratória ou sangue. Em relação à infecção por covid-19, 10% estavam infectados e 26% tinham evidência de infecção passada.[7] Esses dados ainda são inconclusivos, e ainda não se pôde realizar uma associação de causalidade do adenovírus ou da covid-19 com esses casos. Sabe-se que disfunção hepática grave pode fazer parte da síndrome inflamatória multissistêmica que tipicamente pode acontecer na infecção pelo SARS-CoV-2. O surgimento de doença hepática grave como principal manifestação da covid-19 é rara e possíveis mecanismos relacionados são efeito citotóxico viral, disfunção endotelial e resposta sistêmica ao vírus. Vale lembrar que a maioria dos relatos de acometimento hepático na infecção pelo coronavírus envolve elevação leve das enzimas hepáticas.[8]

Doença hepática induzida por droga

A doença hepática induzida por droga (*drug induced liver injury* – DILI) é a maior causa de insuficiência hepática aguda em adultos e a causa identificada mais comum em crianças, sendo responsável por 20% dos casos de insuficiência hepática nessa faixa etária.[1,9] Entre os medicamentos, o acetaminofeno é o principal responsável, sendo o agente causal em 14% dos casos.[9]

A DILI pode acontecer em duas ocasiões relacionadas ao acetaminofeno: após ingestão aguda, em geral maior que 150 mg/kg, ou após ingestão de várias doses inadvertidamente, ou de vários medicamentos contendo paracetamol. Outras drogas também podem estar relacionadas com a DILI, como antibióticos e medicamentos direcionados para o SNC, que são responsáveis por 60% dos casos em adultos nos EUA e 40 a 50% em crianças. No caso dos medicamentos de SNC, 13% dos casos são causados por drogas para TDAH, 20% por anticonvulsivantes e 7% por antidepressivos. Vale ressaltar, ainda, que medicamentos isentos de prescrição, como os fitoterápicos e suplementos alimentares, também podem estar relacionados ao desenvolvimento da DILI.[1,9] Na Tabela 3 encontra-se uma lista de drogas que potencialmente podem causar DILI, além do acetaminofeno e o intervalo provável de exposição e início dos sintomas.[1]

Tabela 2 Etiologias de insuficiência hepática aguda pediátrica (PALF) com suas manifestações clínicas e tratamentos específicos

Etiologia	Manifestações clínicas	Diagnóstico	Tratamento específico
Herpes-vírus	Mais comum em recém-nascidos, evolução grave	Sorologia positiva	Aciclovir
Galactosemia	Vômitos, hipoglicemia, hemólise, catarata, tubulopatia renal	Dosagem de atividade enzimática (GALT) reduzida	Exclusão de galactose da dieta
Tirosinemia	Coagulopatia grave	Dosagem de succinilacetona aumentada	Dieta com restrição de tirosina e fenilalanina, nitisinona (NTBC)
Paracetamol	Elevação de transaminases, insuficiência renal	Nível sérico e história compatível	N-acetilcisteína
Hepatite A	Icterícia e transaminases elevadas	Sorologia positiva	Sem tratamento específico
Hepatite autoimune	Elevação de transaminases	Autoanticorpos positivos, hipergamaglobulinemia, história de doença autoimune	Corticoterapia (2 mg/kg/dia até 60 mg/dia)
Doença de Wilson	Anemia hemolítica, reticulocitose, elevação de transaminases	Cobre na urina em 24 h aumentado, ceruloplasmina sérica baixa	Transplante hepático

Fonte: adaptada de Alberto et al., 2015.[4]

Tabela 3 Drogas potencialmente causadoras de doença hepática induzida por droga (DILI)

Classe de medicamento/molécula	Intervalo exposição-sintomas
Antibióticos	
▪ Rifampicina	Semanas
▪ Amoxicilina + clavulanato	Dias a 2 meses
▪ Macrolídeos	1 a 3 semanas
▪ Tetraciclina	4 a 6 dias
Anticonvulsivantes	
▪ Fenitoína	2 a 8 semanas
▪ Carbamazepina	1 a 8 semanas
▪ Lamotrigina	1 a 8 semanas
▪ Valproato	Meses a anos

Fonte: adaptada de Squires et al., 2022.[1]

Alguns fatores podem aumentar a chance de o indivíduo apresentar DILI, principalmente em sua forma idiossincrática, ou seja, sem relação com a dose. Tais fatores podem ser individuais, genéticos, ambientais ou relacionados à própria molécula.[10] Alguns desses fatores estão presentes na Tabela 4.

Tabela 4 Fatores predisponentes à doença hepática induzida por droga (DILI) idiossincrásica

Fatores do hospedeiro: idade, gênero, gestação, desnutrição, obesidade, diabetes, doenças hepáticas prévias
Fatores ambientais: tabagismo, alcoolismo, infecções
Fatores relacionados à droga: dose diária, perfil metabólico, interação medicamentosa, polifarmácia

Fonte: adaptada de Chalasani et al., 2021.[10]

Manifestações clínicas

A doença hepática induzida por droga pode manifestar-se com diferentes espectros, a depender da lesão hepática predominante. Assim, torna-se importante interpretar os sintomas apresentados pelo paciente, pois, a depender da manifestação, o prognóstico pode ser melhor ou pior. Veja, a seguir, as diferentes manifestações da DILI.[9]

Hepatocelular

- Sintomas: assintomático, náuseas, vômitos, mal-estar, dor em quadrante superior direito, febre baixa, *rash*, encefalopatia.
- Laboratório: ALT > 3 × limite superior da normalidade (LSN); pode haver elevação de bilirrubinas.

Colestática

- Sintomas: prurido, icterícia, acolia e colúria.
- Laboratório: FA > 2 × LSN, hiperbilirrubinemia.

Mista

- Sintomas: assintomática, mal-estar, náuseas, vômitos, dor em quadrante superior direito, febre baixa, encefalopatia, prurido, icterícia, colúria, acolia fecal.
- Laboratório: ALT > 3 × LSN e FA > 2 × LSN; pode haver hiperbilirrubinemia.

Em adultos, a diferenciação entre as formas pode ser realizada por meio da avaliação do valor do R. O R é a razão de ALT/LSN (ALT) e FA/LSN (FA). Valores de $R \geq 5$ caracterizam lesão hepatocelular, valores ≤ 2 caracterizam lesão colestática e valores intermediários caracterizam lesão mista. Lesões hepatocelulares tendem a ser mais graves, enquanto lesões colestáticas cronificam mais.[9]

Em relação à lesão por paracetamol, ela segue alguns estágios de evolução, conforme a Tabela 5.[1]

Tabela 5 Estágios da intoxicação por paracetamol

Estágio	Tempo após a ingestão	Manifestações
I	< 24 horas	Náuseas, vômitos, dor abdominal; laboratório pode estar normal
II	24-72 horas	Dor no QSD, alteração de enzimas hepáticas e em INR
III	72-96 horas	Aumento importante de enzimas hepáticas, acidose metabólica, coagulopatia, encefalopatia, alta mortalidade
IV	> 96 horas	Fase de recuperação

INR: Relação Normatizada Internacional; QSD: quadrante superior direito
Fonte: adaptada de Squires et al., 2022.[1]

Diagnóstico

O diagnóstico da lesão hepática induzida por droga depende da sua suspeita. O paciente pode se apresentar com as manifestações clínicas e laboratoriais descritas anteriormente, entretanto, somente se houver suspeição o diagnóstico será realizado. Isso porque é necessário o histórico de ingestão da droga, e esse dado muitas vezes não surge espontaneamente na anamnese. Deve-se lembrar de questionar acerca de medicamentos em uso atual e uso prévio, já que algumas drogas podem levar à lesão hepática mesmo após semanas da interrupção de seu uso.[9]

Para facilitar ainda mais esse diagnóstico, o *site* LiverTox (https://ncbi.nlm.nih.gov/books/NBK547852/, acesso 5 mar. 2024) fornece informações atualizadas sobre diagnóstico, causa, frequência e manejo de lesão hepática causada por medicamentos, fitoterápicos e suplementos alimentares.[11]

Tratamento e prognóstico

Infelizmente, a grande maioria das lesões hepáticas induzidas por drogas terá seu tratamento direcionado às medidas intensivas de suporte. Entretanto, o principal agente da DILI – o paracetamol – apresenta tratamento específico, que tem como objetivo aumentar a sobrevida dos pacientes até a recuperação ou o transplante hepático. Nos casos em que há identificação do paracetamol como agente causador, a N-acetilcisteína tem indicação.[1]

Nesses casos, o nível sérico do paracetamol deve ser solicitado até 4 horas após sua ingestão, e a avaliação com o nomograma de Rumack-Matthew prediz a toxicidade. Na literatura encontram-se alguns regimes de tratamento com N--acetilcisteína.[2] A Sociedade Brasileira de Pediatria recomenda o seguinte regime:

- Dosagem oral inicial: 140 mg/kg.
- Dose de manutenção: 70 mg/kg (a cada 4 horas).
- Dose endovenosa: inicial de 150 mg/kg (40-60 minutos).
- Primeira dose de manutenção de 50 mg/kg (em 4 horas).
- Segunda dose de manutenção 100 mg/kg (em 16 horas).

Nos casos em que não há nível sérico disponível, iniciar o tratamento o quanto antes. O ideal é seu início até 8-10 horas após a exposição. O transplante hepático pode ser necessário nos não respondedores de NAC, que correspondem a 5% dos casos.[1]

A administração de carvão ativado pode ser realizada de 1 até 3 horas após a ingestão, e a lavagem gástrica não é necessária após ingestões pequenas a moderadas nas quais o carvão foi administrado.[12]

MANIFESTAÇÕES CLÍNICAS E ABORDAGEM INICIAL

Em geral, as crianças se apresentam inicialmente com sintomas inespecíficos, como náuseas, vômitos e mal-estar, evoluindo com icterícia, hipoglicemia e chegando até a manifestações neurológicas e encefalopatia hepática. Em crianças, a encefalopatia hepática pode se manifestar inicialmente por irritabilidade, alteração de sono, enurese ou reações de medo inexplicadas. Posteriormente, pode evoluir para letargia e coma.[1,13]

No atendimento inicial dessas crianças, a anamnese e o exame físico são muito importantes, tanto para a identificação de complicações como da provável etiologia do quadro. Essa identificação, quando possível, permite a instalação precoce de tratamentos específicos, como vimos anteriormente a exemplo do paracetamol, ou de outras causas, como veremos mais adiante.

Dados importantes de serem questionados durante a anamnese:[2,13]

A. Sintomas presentes e cronologia de surgimento.
B. Uso de medicamentos atuais e nas últimas semanas.
C. Contato com pessoas com hepatites virais ou outras doenças infecciosas.
D. Antecedentes de doenças metabólicas ou hepáticas.
E. Condições socioeconômicas: vacinação, saneamento básico, residência urbana ou rural.
F. Presença de atraso do desenvolvimento ou sintomas neurológicos prévios.

No exame físico, a identificação de sinais compatíveis com hepatopatia – como eritema palmar, ascite e circulação colateral – podem sugerir doença hepática crônica agudizada.[1,2] Também se tornam importantes a avaliação do estado hemodinâmico, incluindo pressão arterial e frequência cardíaca, a avaliação de coagulopatias e sangramentos, a avaliação do estado nutricional, a identificação de descompensação respiratória e de edemas periféricos e a identificação e classificação da encefalopatia hepática[1,2,13] (Tabela 6).

Tabela 6 Estágios da encefalopatia hepática

Grau	Sinais clínicos		Sinais neurológicos	EEG
	Lactentes Pré-escolares	Escolares Adolescentes		
0	Nenhum	Nenhum	Normal	Normal
1	Choro inconsolável, inversão do sono, desatenção, alteração de comportamento	Confusão, alteração de humor, inversão do sono, esquecimento	Dificuldade ou impossibilidade de realizar teste, reflexos normais ou aumentados, tremor, apraxia, alteração da caligrafia	Normal ou ondas lentas, ritmo teta, ondas trifásicas
2	Choro inconsolável, inversão do sono, desatenção, alteração de comportamento	Letargia, comportamento inadequado	Dificuldade ou impossibilidade de realizar teste, reflexos normais ou aumentados, disartria, ataxia	Alentecimento generalizado, ondas trifásicas
3	Sonolência, estupor, agressividade	Estupor, resposta a comandos simples	Dificuldade ou impossibilidade de realizar teste, reflexos aumentados, reflexo de Babinski presente, rigidez	Alentecimento generalizado, ondas trifásicas
4	Coma, resposta a estímulos dolorosos Sim (4a) Não (4b)	Coma, resposta a estímulos dolorosos Sim (4a) Não (4b)	Desaceleração ou decorticação, reflexos ausentes	Ondas delta

Fonte: adaptada de Squires et al., 2022.[1]

Além da anamnese e do exame físico, os exames diagnósticos já solicitados no pronto-socorro identificam complicações e investigam possíveis etiologias.

No atendimento inicial devem ser solicitados, no mínimo, hemograma, glicemia, coagulograma, enzimas hepáticas, gasometria arterial, eletrólitos, função renal e culturas. Caso haja necessidade, exames de imagem podem ser solicitados para o diagnóstico diferencial da encefalopatia hepática. Nesse sentido, o eletroencefalograma também é importante. Quanto às possíveis etiologias, a suspeita terá como base o quadro clínico e a idade do paciente.

Após a identificação da PALF, as medidas iniciais devem ser instituídas. O fluxograma a seguir (Figura 1) exemplifica as medidas iniciais que devem ser realizadas com esses pacientes.

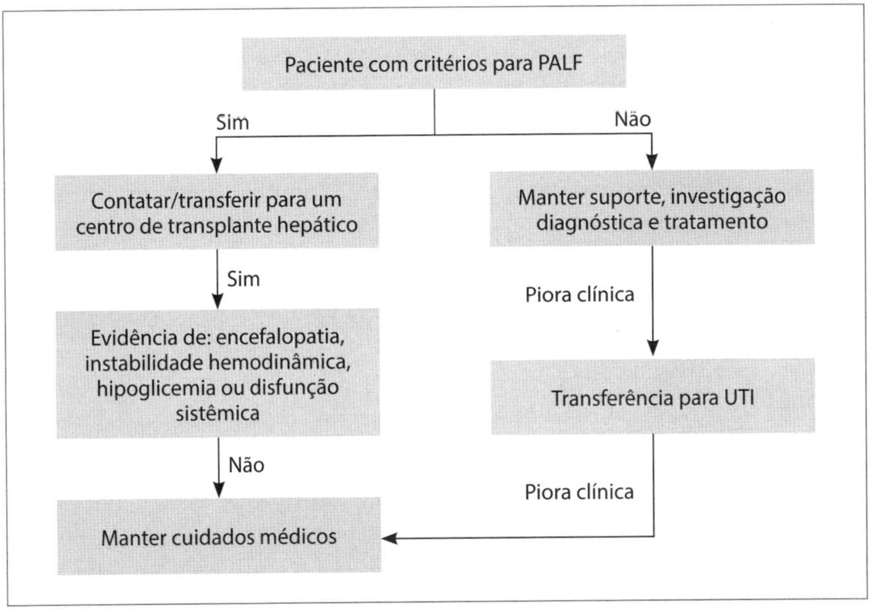

Figura 1 Algoritmo de conduta geral para o paciente com insuficiência hepática aguda pediátrica (PALF).

Fonte: adaptada de Squires et al., 2022.[1]

TRATAMENTO

O tratamento do paciente com insuficiência hepática aguda deve ser realizado em centros de terapia intensiva, com equipe multidisciplinar, e envolve a retirada dos fatores de agressão, se isso for possível, além da prevenção e do tratamento de complicações e da identificação precoce de indicação de transplante hepático.[1,2,13]

Como dito anteriormente, a PALF pode gerar alterações multissistêmicas, e seu tratamento gira em torno da correção dessas alterações para permitir a sobrevida do paciente até que haja recuperação hepática ou transplante. Para identificar essas complicações, exames devem ser realizados de rotina, como glicemia a cada 2 horas, dosagem de sódio e potássio séricos a cada 12 horas, controle periódico de fósforo e avaliação de distúrbios ácido-básicos a cada 12 horas. A seguir, descreveremos de forma sucinta as principais complicações de cada sistema envolvido e seu manejo.[2,13]

Metabólico e nutricional

A correção das alterações relacionadas a esse sistema requer os seguintes cuidados: a) as perdas devem ser repostas de acordo com o estado clínico, quando estável, bem como mantida a restrição hídrica de 85-95% da necessidade diária;[1,2] b) se possível, manter nutrição por via enteral;[1,2,13] c) realizar glicemia a cada 2 horas;[2] d) manter a glicemia entre 90-120 mg/dL – pode ser necessária infusão de 10-15 mg/kg/min;[1,2] e) manter aporte de sódio de 2-3 mEq/kg/dia;[1] f) tratar hiponatremia se sintomático ou sódio < 120 mEq/L ou na impossibilidade de restrição hídrica;[1] g) hipofosfatemia é comum e deve ser tratada para manter um fósforo sérico > 3 mg/dL.[1]

Respiratório[2]

Quanto às complicações que envolvem o sistema respiratório, é necessário: a) monitorar frequência e padrão respiratório, saturação de oxigênio e capnografia; b) manter saturação 94-98% com suporte de O_2, se necessário; c) passar sonda nasogástrica se houver perda do reflexo de vômito – encefalopatia III ou IV; d) ventilação mecânica se encefalopatia III ou IV.

Cardiovascular[1,2]

As complicações relacionadas ao sistema cardiovascular requerem: a) monitorização de frequência cardíaca e pressão arterial; b) balanço hídrico a cada 6 horas; c) pressão arterial invasiva nos casos de edema cerebral ou hipotensão; d) se houver instabilidade hemodinâmica, seguir as orientações do suporte avançado de vida em pediatria (PALS – *Pediatric Advanced Life Support*) para reanimação; e) se choque, o vasopressor recomendado é a noradrenalina.

Neurológico

Em caso de encefalopatia hepática e hiperamonemia,[1,2] as recomendações são: a) reduzir estímulos; b) administrar lactulona 0,5 mL/kg até o máximo de 30 mL/dia, com o objetivo de manter 2 a 4 evacuações diárias; c) dieta hipoproteica (1 mg/kg).

Hematológico[1,2]

Se as complicações envolverem o sistema hematológico: a) transfundir plasma fresco, crioprecipitado ou fatores pró-coagulantes somente em caso de sangramento ativo ou antes de procedimentos invasivos; b) avaliar vitamina K por outra via que não a oral (p. ex., subcutânea); c) transfusão de concentrado de hemácias somente em caso de depleção causada por hemorragia.

Gastrointestinal[1,2,13]

Para complicações relacionadas ao sistema gastrointestinal, observar os seguintes pontos: a) a ascite pode acontecer por hipoalbuminemia, excesso de fluidos administrados ou infecção, nesses casos, o fator causador deve ser tratado; b) os diuréticos serão indicados para casos refratários ou complicados, como comprometimento respiratório; c) o uso de protetores gástricos para a prevenção de sangramento gastrointestinal é discutido na literatura.

Infeccioso[1,2]

Algumas complicações que envolvem o sistema imune podem ocorrer. As ações que devem ser tomadas envolvem: a) sinais de infecção podem ser sutis, como taquicardia, sangramento, alteração do *status* mental e piora do balanço hídrico – febre pode não estar presente; b) iniciar antibioticoterapia se amplo espectro na suspeita; c) culturas devem ser solicitadas em caso de qualquer piora.

Identificação precoce da indicação de transplante hepático

Os critérios do King's College Hospital e os critérios de Clichy para transplante hepático podem ser observados, respectivamente, nas Tabelas 7 e 8, a seguir.

Tabela 7 Critérios para transplante hepático – King's College Hospital

Indivíduos que ingeriram paracetamol	a) pH do sangue arterial < 7,3 (independentemente do grau de encefalopatia)	
	b) Tempo de protrombina > 100 s ou RNI > 6,5 e concentração de creatinina sérica > 3,4 mg/dL em pacientes com encefalopatia 3 ou 4	
Indivíduos que não ingeriram paracetamol	a) Tempo de protrombina > 100 s ou RNI > 6,5 (independentemente do grau de encefalopatia) ou	
	b) Três das seguintes variáveis:	I. Idade < 10 anos ou > 40 anos
		II. Causas: halotano, hepatite de outra etiologia que não o vírus A ou B, reações farmacológicas idiossincrásicas
		III. Duração de icterícia por mais de 7 dias antes do início da encefalopatia
		IV. Tempo de protrombina > 50 s, RNI > 3,5
		V. Concentração sérica de bilirrubina > 17,5 mg/dL

Fonte: Sociedade Brasileira de Pediatria, 2018.[2]

Tabela 8 Critérios para transplante hepático – Critérios de Clichy

Pacientes com encefalopatia graus 3 ou 4 e uma das condições a seguir: a) Fator V < 30% em maiores de 30 anos de idade b) Fator V < 20% em menores de 30 anos de idade

Fonte: Sociedade Brasileira de Pediatria, 2018.[2]

CONCLUSÃO

A insuficiência hepática aguda é uma condição muito grave que acomete vários sistemas. Ter o conhecimento acerca das complicações e de seu manejo é essencial para um bom prognóstico. Nesse sentido, o objetivo do tratamento será sempre dar suporte ao paciente até que haja recuperação hepática ou que seja realizado o transplante hepático.

BIBLIOGRAFIA

1. Squires JE, Alonso EM, Ibrahim SH, et al. North American Society for Pediatric Gastroenterology, Hepatology, and Nutrition Position Paper on the Diagnosis and Management of Pediatric Acute Liver Failure. J Pediatr Gastroenterol Nutr. 2022;74(1):138-58.
2. Insuficiência hepática aguda em crianças e adolescentes. Documento Científico da Sociedade Brasileira de Pediatria. 2018.
3. Squires RH, Alonso EM. Acute liver failure in children. In: Suchy FJ, Sokol RJ, Balistreri WF, editors. Liver disease in children, 4.ed. New York: Cambridge University Press, 2012.
4. Alberto, LD, Fagundes, EDT, Ferreira, AR. Acute liver failure in children and adolescents. Revista Médica de Minas Gerais. 2015;25:44-51.

5. Mendizabal M, Dip M, Demirdjian E, et al. Changing etiologies and prognostic factors in pediatric acute liver failure. Liver Transpl. 2020;26(2):268-75.
6. Amatya P, Kapalavai SK, Deep A, et al. Pediatric acute liver failure: an experience of a pediatric intensive care unit from resource limited settings. Front Pediatr. 2022;10:956699.
7. Coilly A, Samuel D. Paediatric acute liver failure: confirm the outbreak, find the cause and explore the mechanisms. United European Gastroenterol J. 2022;10(8):789-90.
8. Antala S, Diamond T, Kociolek LK, Shah AA, Chapin CA. Severe hepatitis in pediatric Coronavirus disease 2019. J Pediatr Gastroenterol Nutr. 2022;74(5):631-5.
9. Amin MD, Harpavat S, Leung DH. Drug-induced liver injury in children. Curr Opin Pediatr. 2015;27(5):625-33.
10. Chalasani NP, Maddur H, Russo MW, Wong RJ, Reddy KR; Practice Parameters Committee of the American College of Gastroenterology. ACG Clinical Guideline: diagnosis and management of idiosyncratic drug-induced liver injury. Am J Gastroenterol. 2021;116(5):878-98.
11. National Institute of Health (NIH). LiverTox – Clinical and Research Information on Drug-Induced Liver Injury.
12. Sociedade Brasileira de Pediatria. Intoxicações agudas por medicamentos de uso comum em pediatria (documento científico). 2018.
13. Cárdenas AM, Ortiz Rivera CJ, Correa RA. Falla hepática aguda en pediatría. Rev Chil Pediatr. 2020;91(3):457-65.

19
Icterícias

Daniela Gorga do Amaral Pereira
Isabela Torga Mazzei

Objetivo do capítulo

Icterícia na Pediatria é um sintoma que traz muita preocupação aos pais e aos médicos, pois pode significar desde uma alteração fisiológica até doenças graves, com necessidade de intervenção precoce. Este capítulo tem como objetivo elucidar as principais causas de icterícia na Pediatria e ajudar o médico emergencista a sistematizar o atendimento.

DEFINIÇÃO

Icterícia é a coloração amarelada da pele e da esclera em consequência do aumento da bilirrubina sérica causada por alteração em seu metabolismo ou excreção.

Hiperbilirrubinemia, após o período neonatal, é definida como bilirrubina total (BT) acima de 1 mg/dL (17 micromol/L) ou 1,3 mg/dL (22 micromol/L), dependendo do laboratório, e a icterícia clínica geralmente ocorre quando os níveis de bilirrubina total ultrapassam 2 a 3 mg/dL (34 a 51 micromol/L).[2]

Pode ser classificada como hiperbilirrubinemia conjugada e não conjugada (Tabela 1).

Em crianças, geralmente a hiperbilirrubinemia ocorre devido a hemólise ou defeitos na enzima de conjugação da bilirrubina, cursando com aumento de bilirrubina não conjugada (indireta). Os distúrbios que resultam em hiperbilirrubinemia conjugada geralmente são decorrentes de disfunção hepática intrínseca ou obstrução biliar.

Vale lembrar com frequência os termos "colestase" e "hiperbilirrubinemia conjugada" são usados erroneamente como sinônimos, entretanto colestase é definida como redução do fluxo biliar resultando na retenção de substâncias

Tabela 1 Definição de hiperbilirrubinemia conjugada e não conjugada

Hiperbilirrubinemia conjugada	Bilirrubina conjugada (direta) > 1 mg/dL (17 micromol/L) se bilirrubina total < 5 mg/dL (85 micromol/L) ou se ultrapassa 20% do valor total da BT Segundo o último *guideline* da NASPGHAN deve-se considerar a possibilidade de hiperbilirrubinemia conjugada sempre que BD > 1 mg/dL, independentemente do valor de BT
Hiperbilirrubinemia não conjugada	Bilirrubina conjugada < 1 mg/dL

BD: bilirrubina direta; BT: bilirrubina total; NASPGHAN: North American Society for Pediatric Gastroenterology, Hepatology and Nutrition.
Fonte: adaptada de Fawaz et al., 2017.[2]

biliares dentro do fígado, cursando com aumento de bilirrubina conjugada (direta) e ácidos biliares. Assim, colestase e hiperbilirrubinemia conjugada estão frequentemente vinculadas.[2]

INCIDÊNCIA

A frequência com que as diferentes causas de icterícia ocorrem varia acentuadamente dependendo de múltiplos fatores, como idade, etnia e classe socioeconômica. As causas de hiperbilirrubinemia que se apresentam no período neonatal são bastante diferentes daquelas que se apresentam mais tardiamente.[3]

Icterícia neonatal afeta até 60% dos recém-nascidos a termo e 80% dos recém-nascidos com idade gestacional menor que 35 semanas nas primeiras duas semanas após o nascimento.[3]

Globalmente, a icterícia neonatal foi responsável por 1.309 mortes por 100 mil nascidos vivos. A hiperbilirrubinemia grave, ou seja, níveis séricos de bilirrubina > 20 mg/dL (342 micromol/L), é uma das principais causas de hospitalização na primeira semana de vida e é responsável por até 35% das readmissões hospitalares no primeiro mês de vida. Se o tratamento for adiado, podem ocorrer mortalidade, encefalopatia aguda por bilirrubina e atraso do desenvolvimento neurológico.[4]

A icterícia colestática na infância afeta aproximadamente 1 em cada 2.500 recém-nascidos a termo, é sempre patológica e indica disfunção hepatobiliar. Detecção precoce e encaminhamento oportuno ao gastroenterologista/hepatologista pediátrico são importantes para o tratamento e o prognóstico otimizados.[2]

ETIOLOGIA

Nas crianças, a hiperbilirrubinemia geralmente é decorrente do aumento de bilirrubina não conjugada e, na maioria das vezes, é causada pela síndrome de

Gilbert ou hemólise. Já em recém-nascidos saudáveis com hiperbilirrubinemia não conjugada, as causas mais comuns de icterícia são icterícia fisiológica e icterícia do leite materno.

Em relação à hiperbilirrubinemia conjugada, suas principais etiologias variam de acordo com a idade. Em crianças, obstrução biliar causada por cistos de colédoco e colelitíase são os mais comuns; já em neonatos e lactentes, processos obstrutivos importantes incluem atresia biliar (25-40%), além de doenças genéticas (25%), infecções, juntamente com muitas causas desconhecidas ou multifatoriais (p. ex., relacionadas à nutrição parenteral), cada qual com uma terapêutica específica.[2]

Na Tabela 2 estão descritas as principais etiologias de hiperbilirrubinemia de acordo com a fração dominante (bilirrubina não conjugada × conjugada), e com a fisiopatologia envolvida. Em seguida, os principais diagnósticos serão abordados sucintamente.

Tabela 2 Principais etiologias de hiperbilirrubinemia de acordo com a fração dominante e a fisiopatologia

Hiperbilirrubinemia não conjugada	Hiperbilirrubinemia conjugada
Superprodução de bilirrubina ▪ Hemólise extravascular: extravasamento de sangue para os tecidos, hiperesplenismo ▪ Hemólise intravascular: distúrbios hereditários das hemácias (anemia falciforme, talassemias, esferocitose, deficiência de G6PD); infecção; anemia hemolítica autoimune, microangiopática ou induzida por drogas	**Colestase intra-hepática** ▪ Hepatites virais ▪ Hepatite alcoólica ▪ Esteato-hepatites ▪ Cirrose biliar primária ▪ Drogas e toxinas ▪ Sepse ▪ Doenças infiltrativas (amiloidose, sarcoidose, linfoma, tuberculose) ▪ Nutrição parenteral total ▪ Gravidez ▪ Insuficiência hepática terminal ▪ Doenças genéticas: síndrome de Dubin-Johnson, síndrome de Rotor, colestase intra-hepática familiar progressiva (PFIC), síndrome de Alagille, fibrose cística e distúrbios do metabolismo de carboidratos, lipídeos ou ácidos biliares
Redução da captação da bilirrubina ▪ Insuficiência cardíaca ▪ *Shunts* portossistêmicos ▪ Alguns pacientes com síndrome de Gilbert ▪ Alguns medicamentos (rifampicina)	**Colestase extra-hepática (obstrução biliar)** ▪ Coledocolitíase ▪ Tumores intrínsecos ou extrínsecos (colangiocarcinoma, câncer de pâncreas) ▪ Pancreatite aguda e crônica ▪ Colangite esclerosante primária ▪ Infecções parasitárias (ascaridíase)

(continua)

Tabela 2 Principais etiologias de hiperbilirrubinemia de acordo com a fração dominante e a fisiopatologia (*continuação*)

Hiperbilirrubinemia não conjugada	Hiperbilirrubinemia conjugada
Prejuízo à conjugação da bilirrubina ▪ Síndrome de Crigler-Najjar tipos I e II ▪ Síndrome de Gilbert ▪ Neonatos ▪ Hipertireoidismo ▪ Etinilestradiol ▪ Doenças hepáticas (hepatites crônicas, cirrose avançada, doença de Wilson)	

Fonte: adaptada de UpToDate, 2023; Shaked e Peña.[1]

ICTERÍCIA NEONATAL

Em recém-nascidos saudáveis com hiperbilirrubinemia não conjugada, as causas mais comuns de icterícia são a icterícia fisiológica e a icterícia do leite materno.[2]

A icterícia fisiológica resulta em aumento sérico da bilirrubina não conjugada, ocorrendo em quase todos os recém-nascidos. É um fenômeno transitório normal causado pela renovação das hemácias fetais e pela imaturidade do fígado do recém-nascido para metabolizar (conjugar) eficientemente a bilirrubina, além do aumento da circulação êntero-hepática.

O monitoramento cuidadoso de todos os recém-nascidos com icterícia e o tratamento adequado são essenciais, pois altas concentrações de bilirrubina podem causar encefalopatia aguda por bilirrubina e *kernicterus*, condição neurológica incapacitante permanente.[6]

Recém-nascidos com fatores de risco para hiperbilirrubinemia requerem monitoramento mais rigoroso, portanto determinar esses fatores de risco por meio de exame físico e anamnese detalhados é fundamental. Na Tabela 3 estão descritos os principais fatores de risco para hiperbilirrubinemia significativa.[6]

Tabela 3 Fatores de risco para o desenvolvimento de hiperbilirrubinemia significativa

Fatores de risco
Menor idade gestacional (risco aumenta para cada semana adicional menor que 40 semanas)
Icterícia precoce (< 24 h)
Concentração de bilirrubina transcutânea ou sérica próxima ao limiar para fototerapia
Hemólise por qualquer causa

(continua)

Tabela 3 Fatores de risco para o desenvolvimento de hiperbilirrubinemia significativa (*continuação*)

Fatores de risco
Fototerapia antes da alta
Pais ou irmãos com história de icterícia com necessidade de fototerapia
História familiar de doenças hemolíticas
Amamentação exclusiva com ingestão abaixo do ideal
Céfalo-hematomas ou hematomas significativos
Síndrome de Down
Recém-nascido macrossômico de mãe diabética

Fonte: adaptada de Kemper et al., 2022.[6]

A fototerapia deve ser iniciada conforme o resultado da dosagem de bilirrubina total sérica com base na idade gestacional, na idade do lactente em horas e na presença de fatores de risco, conforme a Figura 1.

O pico total de bilirrubina sérica e o tempo para resolução variam de acordo com a idade gestacional e com a dieta e a etnia do bebê, provavelmente devido a diferenças na captação hepática, depuração e excreção da bilirrubina. Entretanto, recém-nascidos que não seguem o aumento natural, o platô e o declínio de hiperbilirrubinemia esperados têm maior probabilidade de necessitar de intervenção (Tabela 4).

Tabela 4 Evolução esperada da icterícia fisiológica

Pico de hiperbilirrubinemia	Geralmente ocorre com 48-96 h de vida, e os valores médios costumam variar de 8 a 14 mg/dL (120 a 239 micromols/L)
Tempo de resolução	A icterícia visível geralmente desaparece até duas semanas após o nascimento

Fonte: adaptada de Kemper et al., 2022.[6]

A persistência da icterícia com duas semanas de vida é um achado relativamente comum, sendo observada em até 15% dos recém-nascidos. No entanto, essa persistência deve alertar sobre a possibilidade de colestase, mesmo com dosagens prévias de bilirrubina sérica mostrando hiperbilirrubinemia não conjugada. Dessa forma, a persistência de hiperbilirrubinemia além de duas semanas de idade requer uma avaliação dos níveis de bilirrubina direta ou conjugada para descartar icterícia colestática em todos os bebês que estejam recebendo fórmula ou em até no máximo três semanas de vida, caso o lactente esteja em aleitamento materno exclusivo, com exame físico normal, sem história de fezes acólicas e urina escura.[2]

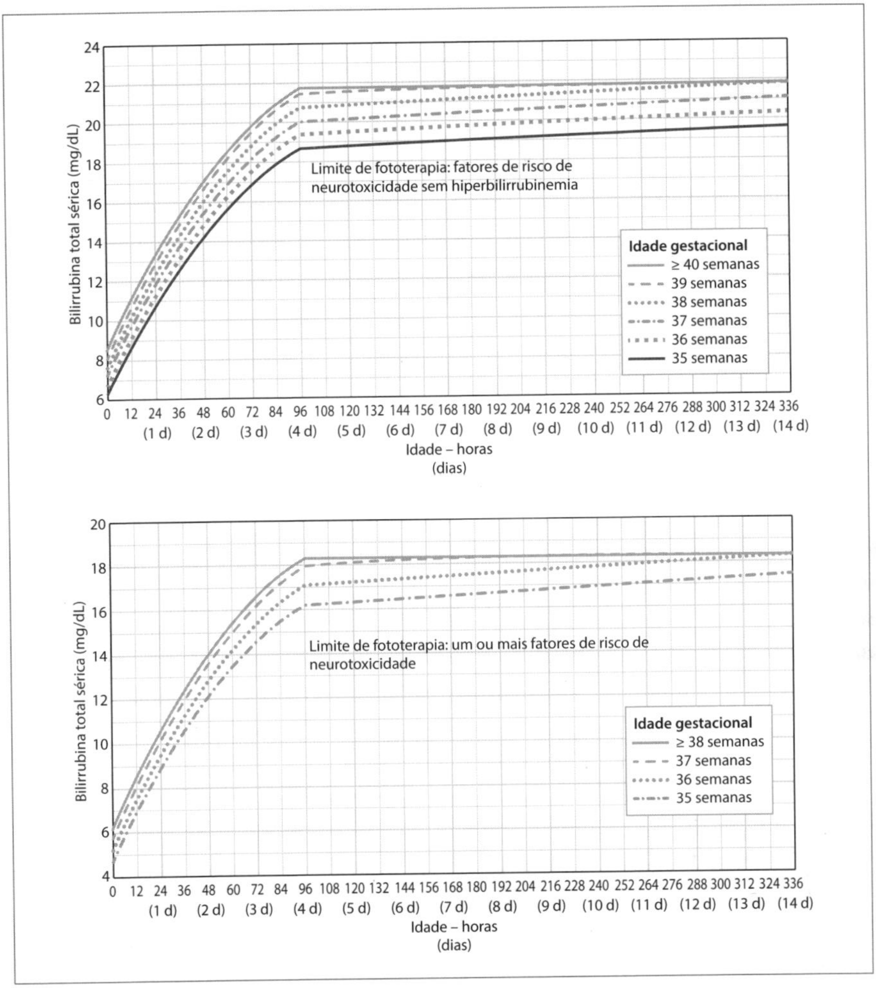

Figura 1 Indicação de fototerapia conforme resultado da dosagem de bilirrubina total sérica com base na idade gestacional, na idade do lactente em horas e na presença de fatores de risco.

Fonte: adaptada de Kemper et al., 2022.[6]

A icterícia do leite materno é definida como a persistência de hiperbilirrubinemia neonatal benigna além das primeiras duas a três semanas de vida. Ela geralmente se apresenta após os primeiros três a cinco dias de vida, atinge o pico dentro de duas semanas após o nascimento e diminui progressivamente para níveis normais ao longo de 3 a 12 semanas. Deve ser diferenciada da icterícia por falha na amamentação, que ocorre por causa da ingestão subótima de líquidos e calorias durante os primeiros sete dias de vida.

Embora a hiperbilirrubinemia seja em geral leve e normalmente não requeira intervenção, ela deve ser monitorada para garantir que permaneça na forma não conjugada e não aumente. Se os níveis de bilirrubina total começarem a aumentar ou se houver um componente significativo de bilirrubina conjugada, a avaliação de outras causas de hiperbilirrubinemia deve ser realizada. Se, após a avaliação, a ingestão de leite humano for o único fator viável restante, a alimentação com leite humano pode continuar se o nível de bilirrubina total permanecer em uma zona segura com expectativa de resolução por volta das 12 semanas de idade.

A fisiopatologia da icterícia do leite materno não é totalmente conhecida. Sabe-se que o leite humano contém altas concentrações de betaglucuronidase, que decompõe a bilirrubina conjugada em não conjugada e, portanto, aumenta a circulação êntero-hepática da bilirrubina.

ATRESIA DE VIAS BILIARES

Atresia de vias biliares é uma doença progressiva e idiopática das vias biliares extra-hepáticas, levando à obstrução do fluxo biliar em recém-nascidos e lactentes jovens. É a causa mais frequente de icterícia obstrutiva nos primeiros três meses de vida, sendo responsável por 20 a 30% dos casos de icterícia colestática em lactentes em países desenvolvidos, com incidência variando de 0,55 a 1,3/10 mil nascidos vivos, sendo a maior incidência observada na Ásia. Além disso, representa o motivo mais frequente de transplante de fígado na infância.[2,6,9]

Sua etiologia é desconhecida, mas as teorias da patogênese incluem alterações genéticas, infecções virais, toxinas, inflamação crônica ou lesão autoimune para a dismorfogênese do ducto biliar.

Como na maioria das vezes os bebês com atresia das vias biliares parecem saudáveis e crescem normalmente, pais e pediatras podem acreditar que a icterícia é fisiológica ou causada pela amamentação, culminando com o atraso no diagnóstico. Entretanto, o diagnóstico oportuno é fundamental para determinar o prognóstico, pois, se a portoenterostomia hepática de Kasai for realizada nos primeiros 60 dias de vida, aproximadamente 70% dos pacientes reestabelecerão fluxo biliar. Em contrapartida, menos de 25% dos pacientes terão fluxo biliar caso a correção seja realizada após 90 dias de vida.[2]

Ultrassonografia abdominal deve ser o primeiro exame de imagem solicitado, pois, além de fácil execução, não é invasivo e auxilia no diagnóstico diferencial – como cisto de colédoco –, além de avaliar sinais de doença hepática avançada ou anormalidades vasculares e/ou esplênicas. Além disso, algumas alterações características podem sugerir o diagnóstico de atresia das vias biliares.[2]

A presença de fluxo biliar na cintilografia hepatobiliar exclui o diagnóstico de atresia, mas sua ausência nesse exame não confirma o diagnóstico. Dessa forma, a biópsia hepática deve ser realizada devido a uma sensibilidade de quase 100% e especificidade de 94%.[2]

Com uma biópsia sugestiva, a colangiopancreatografia intraoperatória acaba sendo o exame padrão-ouro. Se a atresia for confirmada (não visualização de árvore biliar extra-hepática patente), a cirurgia de Kasai deve ser realizada imediatamente, geralmente no mesmo ato cirúrgico.[2]

CISTO DE COLÉDOCO

Cistos biliares são uma causa rara, mas tratável, de hiperbilirrubinemia conjugada na infância. Podem se apresentar de cinco diferentes formas clínicas, sendo a mais comum (50-80%) um aumento difuso do ducto biliar comum. Os pacientes podem ter dor abdominal associada a icterícia, além de massa abdominal palpável e vômitos. Pode ser detectado ainda intraútero, ou por meio de ultrassonografia pós-natal, devendo a investigação ser complementada com colangiorressonância ou com colangiopancreatografia retrógrada endoscópica (CPRE) intraoperatória.

O tratamento dependerá do tipo de cisto e da presença de obstrução ao fluxo biliar, mas a maioria dos casos que se apresentam ainda no período neonatal irá necessitar de ressecção cirúrgica.

COLELITÍASE

A colelitíase é uma condição incomum em crianças, com uma prevalência mundial variando de 0,15 a 0,22%.[8]

Alguns fatores predisponentes aumentam sua prevalência, como a presença de doenças hemolíticas, doença inflamatória intestinal, algumas drogas e obesidade.[7] Em pacientes com anemia falciforme, a prevalência de colelitíase aumenta progressivamente com a idade, afetando até 15% das crianças com menos de 10 anos e cerca de 50% daqueles com mais de 30 anos.[7]

Os sintomas de colelitíase em crianças e adolescentes são inespecíficos. Incluem dor epigástrica, icterícia, dor em hipocôndrio direito, náuseas, vômitos, intolerância a alimentos gordurosos, principalmente nos episódios de colecistite aguda. Assim, seu diagnóstico deve ser considerado em crianças com dor abdominal persistente e fatores predisponentes, como doença hemolítica e obesidade. Para seu diagnóstico, a ultrassonografia abdominal é o exame de escolha.

Paciente com colelitíase sintomática não hemolítica tem maior risco de complicações como colecistite, coledocolitíase, pancreatite ou colangite, devendo ser submetido a colecistectomia o quanto antes.[10]

Os pacientes com coledocolitíase (presença de cálculo biliar no ducto comum) não complicada geralmente terão quadro clínico semelhante a colelitíase, porém a dor costuma ser mais prolongada do que a observada na cólica biliar típica, que geralmente regride em 6 horas. Entretanto, esses pacientes podem ser eventualmente assintomáticos e ter apenas alterações laboratoriais, com aumento de bilirrubinas e GGT e FA excedendo TGO e TGP.

As duas principais complicações relacionadas à coledocolitíase são a pancreatite aguda e a colangite aguda, em que os pacientes geralmente apresentam a "tríade de Charcot", com febre, dor no quadrante superior direito e icterícia, além de leucocitose.

Para o diagnóstico de coledocolitíase serão necessários exames laboratoriais associados a exames de imagem, sendo a ultrassonografia abdominal o método de escolha inicial.

Em relação ao tratamento na fase aguda, orientam-se jejum, hidratação, controle álgico, correção de possíveis distúrbios hidreletrolíticos associados e antibióticos intravenosos. Assim que houver estabilização do quadro, a colecistectomia deve ser realizada.

FISIOPATOLOGIA

Para melhor compreensão da patogênese da hiperbilirrubinemia, é necessário primeiro entender a síntese e o metabolismo da bilirrubina.

O metabolismo da bilirrubina pode ser subdividido em captação, armazenamento, conjugação e secreção hepática, na qual se encontram enzimas cujas atividades podem ser alteradas, causando processos patogênicos.[1,4]

A bilirrubina é um produto do catabolismo do heme, proveniente, em especial, da destruição das hemácias, que, com sua ruptura, libera-o; então, é captado pelo sistema reticuloendotelial, sendo transformado pela hemeoxigenase em biliverdina, monóxido de carbono e ferro. A biliverdina-redutase converte a biliverdina em bilirrubina, sendo gradualmente liberada para o plasma. Essa bilirrubina é lipossolúvel e apolar, podendo ligar-se à albumina e atravessar a barreira hematoencefálica, sendo potencialmente tóxica para o tecido nervoso. Essa bilirrubina ligada às proteínas plasmáticas é denominada "livre", a fim de distinguir-se da forma conjugada.[1,4]

A bilirrubina livre, quando chega ao fígado, é recolhida pelos hepatócitos por meio de sistemas proteicos, transportadores de membrana (proteínas X e Y), em um processo chamado captação. É a seguir liberada da albumina plasmática e conjugada por ação de enzimas microssomais (UDP glicuroniltransferase), formando um composto mais polar e hidrossolúvel, a "bilirrubina conjugada".[1,4]

A bilirrubina conjugada é excretada pelos hepatócitos, que estão em íntimo contato com os canalículos biliares, e daí para os intestinos por meio do ducto biliar principal, sendo desconjugada. A maior parte será então reduzida no cólon por ação das glicuronidases bacterianas, formando os urobilinogênios, que serão excretados pelas fezes (estercobilinogênio) e pela urina (urobilina), e uma pequena parte dessa bilirrubina será reabsorvida por meio da mucosa intestinal e voltará ao fígado pelo sistema porta, constituindo o ciclo êntero-hepático da bilirrubina (Figura 2).[4]

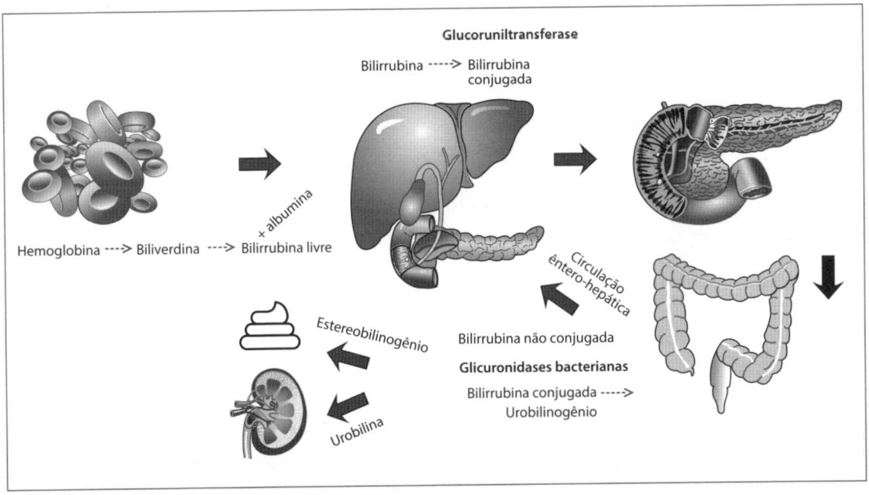

Figura 2 Síntese e metabolismo da bilirrubina.

Dessa forma, os três mecanismos fisiopatológicos básicos que cursam com hiperbilirrubinemia não conjugada estão descritos na Tabela 5. A icterícia fisiológica neonatal representa um exemplo clássico que combina todos esses mecanismos.[1,4]

Os mecanismos fisiopatológicos que cursam com hiperbilirrubinemia conjugada estão relacionados a causas hepáticas em razão da excreção canalicular prejudicada e causas extra-hepáticas de obstrução biliar.

Algumas doenças causam hiperbilirrubinemia não conjugada e conjugada, porque afetam vários aspectos diferentes da função dos hepatócitos.

Tabela 5 Mecanismos fisiopatólogicos da hiperbilirrubinemia não conjugada

Superprodução de bilirrubina	Resulta da degradação excessiva de hemoglobina
Redução da captação de bilirrubina	Ocorre devido à redução da captação hepática da bilirrubina e aos distúrbios de internalização de bilirrubina pelo hepatócito. Nas patologias que cursam com redução do fluxo sanguíneo hepático, ocorrerá redução do fornecimento de bilirrubina aos hepatócitos e consequente hiperbilirrubinemia não conjugada, como na insuficiência cardíaca congestiva ou *shunts* portossistêmicos. Em alguns pacientes com cirrose, o contato direto do plasma com os hepatócitos pode ser comprometido devido à capilarização das células endoteliais sinusoidais (perda das fenestras), resultando em uma redução ainda maior na captação de bilirrubina. Além disso, alguns medicamentos também podem cursar com captação anormal de bilirrubina, como a rifampicina
Conjugação prejudicada	Ocorre devido à redução ou ausência da atividade UDP-glucuronosiltransferase. Pode ser encontrada em várias condições adquiridas e em doenças hereditárias, além de ser muito baixa no fígado neonatal. Além disso, sua atividade é modulada por vários hormônios, por certos antibióticos (p. ex., gentamicina em concentrações séricas superiores em níveis terapêuticos) e medicamentos antirretrovirais, particularmente atazanavir

Fonte: adaptada de Shaked et al., 2023;[1] Martelli et al., 2010.[4]

DIAGNÓSTICO

A avaliação da criança com icterícia requer anamnese detalhada, exame físico e exames complementares para determinação de sua etiologia.

Para a anamnese e o exame físico, deve-se atentar principalmente aos itens descritos na Tabela 6.

Após a avaliação inicial, a dosagem sérica de bilirrubina total e suas frações é o primeiro exame complementar a ser realizado. Dispositivos transcutâneos de bilirrubina fornecem medidas úteis dos níveis em neonatos, mas não distinguem entre bilirrubina conjugada e não conjugada, lembrando que essa técnica não foi validada em lactentes e crianças maiores e não é recomendada para uso além do período neonatal.[6]

Se a hiperbilirrubinemia não conjugada for confirmada, testes adicionais direcionados para a provável etiologia são necessários, como hemograma completo e contagem de reticulócitos para avaliação de possível doença hemolítica, e avaliação da função hepática.

Em relação aos exames de imagem, geralmente não são necessários para a avaliação de um paciente com hiperbilirrubinemia não conjugada, mas podem ser úteis em casos selecionados – por exemplo, uma tomografia computadoriza-

Tabela 6 Principais sinais e sintomas que devem ser observados na avaliação de um paciente ictérico

Anamnese	Exame físico
▪ Idade de início ▪ Antecedentes gestacionais, perinatais ▪ Antecedentes familiares de doenças hepáticas e distúrbios hemolíticos (incluindo história familiar de icterícia ou anemia) ▪ Raça ou etnia (pode ser relevante para riscos de distúrbios específicos) ▪ História de exposição a medicamentos tóxicos ▪ Sintomas associados: urina, fezes, vômitos, emagrecimento, indisposição ▪ História dietética (apetite, ingestão de caroteno, ingestão de favas se houver suspeita de deficiência de glicose-6--fosfato desidrogenase [G6PD]) ▪ História de viagens	▪ Estado geral (paciente com estado geral comprometido sugere sepse ou outra condição subjacente grave) ▪ Pele e esclera: devem ser examinadas de perto sob luz adequada Obs.: em pacientes com pele escura, a palma das mãos e a planta dos pés são menos pigmentadas e podem ser mais fáceis de avaliar ▪ Palidez e/ou alterações dos sinais vitais, como taquicardia e hipotensão, podem indicar anemia secundária a hemólise ou perda sanguínea ▪ Presença de grandes hematomas ▪ Abdome: presença de hepatomegalia e/ou esplenomegalia ▪ Alterações neurológicas e cardíacas

Fonte: adaptada de Fawaz et al., 2017.[2]

da ou ultrassonografia em um paciente com hematomas ou história de trauma para avaliar sangue extravasado como causa da hiperbilirrubinemia. Já quando a suspeita for de hiperbilirrubinemia conjugada por obstrução ao fluxo biliar, os exames de imagem serão imprescindíveis para o auxílio diagnóstico.[6]

TRATAMENTO

O tratamento da icterícia será dirigido de acordo com sua etiologia e deve ser realizado o mais precocemente possível.

CONCLUSÃO

Diante de um paciente ictérico, as primeiras condutas a serem realizadas são anamnese detalhada e exame físico completo para determinar quais exames complementares serão necessários para elucidação etiológica e determinação precoce do tratamento adequado. É importante lembrar que a diferenciação entre hiperbilirrubinemia não conjugada e conjugada, por meio da dosagem de bilirrubina sérica total e frações, é fundamental e o primeiro passo para a investigação diagnóstica, devendo ser realizada em todo paciente com quadro agudo de icterícia na emergência e em todo recém-nascido com icterícia prolongada (> 2 semanas de vida).

Condições tratáveis que podem se apresentar com icterícia colestática, como sepse bacteriana, galactosemia, tirosinemia, pan-hipopituitarismo, defeitos na síntese de ácidos biliares ou cálculos biliares obstrutivos, geralmente levam os pacientes a parecer agudamente doentes, e o diagnóstico precoce permitirá o início oportuno do tratamento dirigido. No entanto, mesmo quando o tratamento específico não está disponível ou não é curativo, o tratamento precoce também melhora o prognóstico.

BIBLIOGRAFIA

1. Shaked O, Peña BM. Evaluation of jaundice caused by unconjugated hyperbilirubinemia in children. 2022.
2. Fawaz R, Baumann U, Ekong U, Fischler B, Hadzic N, Mack CL, et al. Guideline for the evaluation of cholestatic jaundice in infants: joint recommendations of the North American Society for Pediatric Gastroenterology, Hepatology, and Nutrition and the European Society for Pediatric Gastroenterology, Hepatology, and Nutrition. J Pediatr Gastroenterol Nutr. 2017;64(1):154-68.
3. Reisman Y, Gips CH, Lavelle SM, Wilson JH. Apresentação clínica de icterícia (subclínica): o projeto Euricterus na Holanda. Hospitais Holandeses Unidos e Grupo de Gerenciamento de Projetos Euricterus. Hepatogastroenterologia. 1996;43:1190.
4. Martelli A. Bilirubin synthesis and metabolism, and hyperbilirubinemia associated with Gilbert's syndrome: a review of the literature. Revista Médica de Minas Gerais. 2010;22:2.
5. Gumiero APS, Brandão MAB, Pinto EALC, Anjos AC. Cholelithiasis in children with sickle cell disease. Rev Paul Pediatr. 2007;25(4).
6. Kemper AR, Newman TB, Slaughter JL, Maisels MJ, Watchko JF, Downs SM, et al. Clinical practice guideline revision: management of hyperbilirrubinemia in the newborn infant 35 or more weeks of gestation. Pediatrics. 2022.
7. Adeniyi OF, Akinsete AM, Odeghe EA, Olowoyeye OA, Okeke OF, Seyi-Olajide JO, et al. Cholelithiasis in children and adolescents with sickle cell disease: experience in a resource-limited setting. Ann Afr Med. 2022;21(1):58-64.
8. Lia E, Amri K. Cholelithiasis in children: a characteristic study. Med J Malaysia. 2022;77.
9. Ranucci G, Della Corte C, Alberti D, Bondioni MP, Boroni G, Calvo PL, et al. Diagnostic approach to neonatal and infantile cholestasis: a position paper by the SIGENP liver disease working group. Dig Liver Dis. 2022;54(1):40-53.
10. Chamorro CCC, Arteaga JSP, Paredes CAC, Bravo NC, Giraldo CEV, Betancourt GC, et al. Cholelithiasis and associated complications in pediatric patients. Cir Pediatr. 2020;33:172-6.

Seção VII

Emergências respiratórias

20
Bronquiolite viral aguda

Antonio Alexandre Sales Neto
João Marcos Feliciano
Milena Siciliano Nascimento

Objetivos do capítulo

Este capítulo tem por objetivo apresentar a definição e a fisiopatologia da bronquiolite, bem como discutir pontos relacionados ao tratamento farmacológico e não farmacológico.

DEFINIÇÃO E INCIDÊNCIA

A bronquiolite viral aguda (BVA) é a afecção do trato respiratório inferior mais comum do período infantil em todo o mundo.[1,2] Estima-se que aproximadamente 95% das crianças até 2 anos de idade já tenham sido infectadas por algum dos vírus causadores da BVA.[3] Com predomínio sazonal entre o outono e o inverno, aproximadamente 34 milhões de novos casos por ano são registrados globalmente apenas pelo vírus sincicial respiratório (VSR) em crianças com até 5 anos de idade.[2,4]

Caracterizada pela inflamação e consequente obstrução das vias aéreas inferiores, precedida por corrimento nasal, tosse e febre, a BVA apresenta evolução autolimitada entre 10 e 14 dias e, na maioria dos casos (≅ 97%), é tratada ambulatorialmente, de forma semelhante a um resfriado.[2] De 1 a 3% dos indivíduos, especialmente crianças portadoras de comorbidades, que apresentam sintomatologia moderada ou grave – como dificuldade na alimentação, hipoxemia, taquipneia e/ou apneia –, necessitam de internação hospitalar para tratamento de suporte devido à grande taxa de falência respiratória.[5]

Com uma taxa variável, cerca de 5 a 15% de todas as crianças hospitalizadas necessitam de cuidados em unidade de terapia intensiva (UTI).[6] Estudos epidemiológicos mostram que, apesar de uma taxa de mortalidade inferior a 1%, há um predomínio de 99% das ocorrências descritas em países subdesenvolvidos.[4]

ETIOLOGIA E FISIOPATOLOGIA

Os principais agentes etiológicos associados à bronquiolite detectados pelo método de imunofluorescência são: vírus sincicial respiratório (VSR); influenza A e B; parainfluenza 1, 2 e 3; e adenovírus. Após a introdução de métodos de biologia molecular com as técnicas de PCR e RT-PCR, outros agentes passaram a ser detectados em lactentes com o diagnóstico da doença, como os picornavírus (rinovírus e enterovírus), metapneumovírus humano, bocavírus e coronavírus humano.[7]

Tabela 1 Principais agentes virais detectados em um estudo incluindo 77 lactentes com diagnóstico de bronquiolite viral aguda

Agente	n	%
Vírus sincicial respiratório	49	63,66
Rinovírus	26	33,8
Enterovírus	16	20,8
Metapneumovírus humano	12	15,6
Bocavírus humano	9	11,7
Parainfluenza 3	6	7,8
Influenza A	2	2,6
Coronavírus	2	2,6
Parainfluenza 1	1	1,3
Adenovírus	0	0,0
Amostras negativas	5	6,5

Fonte: adaptada de Nascimento et al., 2010.[7]

Importante ressaltar que mesmo com a introdução de técnicas de biologia molecular o VSR ainda aparece como o principal agente, responsável por mais de 60% dos casos, seguido pelo rinovírus, que vem sendo associado a maior gravidade da doença e episódios de chiado recorrente.[8] Coinfecções virais vêm sendo cada vez mais citadas na literatura; já coinfecções entre agentes virais e bacterianos são mais raras.

As medidas de isolamento social adotadas durante a pandemia de covid-19, em 2020, interferiram drasticamente na sazonalidade das doenças respiratórias infantis. Isso se refletiu na inesperada redução do número de internações por doenças respiratórias na população pediátrica. Porém, a flexibilização e o retorno das crianças para a escola fizeram com que as internações superassem os anos anteriores.[9]

O princípio da fisiopatologia da doença está relacionado diretamente ao processo inflamatório nas pequenas vias aéreas (bronquíolos), que leva a um infiltrado linfocitário peribronquiolar, desencadeando degradação e morte celular, aumento na secreção de muco e edema da mucosa. Essa combinação de lesão celular e edema leva à obstrução da via aérea com grau variável de intensidade.

A gravidade do quadro clínico parece estar diretamente relacionada ao grau de obstrução da via aérea, que conta com a participação de quatro principais componentes: broncoespasmo, necrose e descamação epitelial, edema de mucosa e hipersecreção. Em lactentes jovens, o broncoespasmo parece ser o componente menos presente devido à imaturidade do desenvolvimento da musculatura lisa. Assim, os sibilos presentes na ausculta podem estar mais relacionados ao edema e à presença de secreção em vias aéreas de calibres muito finos.

AVALIAÇÃO INICIAL DO PACIENTE

O principal objetivo da avaliação de lactentes nos quadros de sibilância é diferenciar aqueles com provável BVA daqueles com outras doenças, além de estimar a gravidade da doença. Essa avaliação geralmente requer apenas história e exame físico, incluindo oximetria de pulso. Estudos laboratoriais e radiografias não costumam ser necessários para o diagnóstico, mas podem ser utilizados para avaliar complicações, infecções associadas ou outras condições no diagnóstico diferencial.[10]

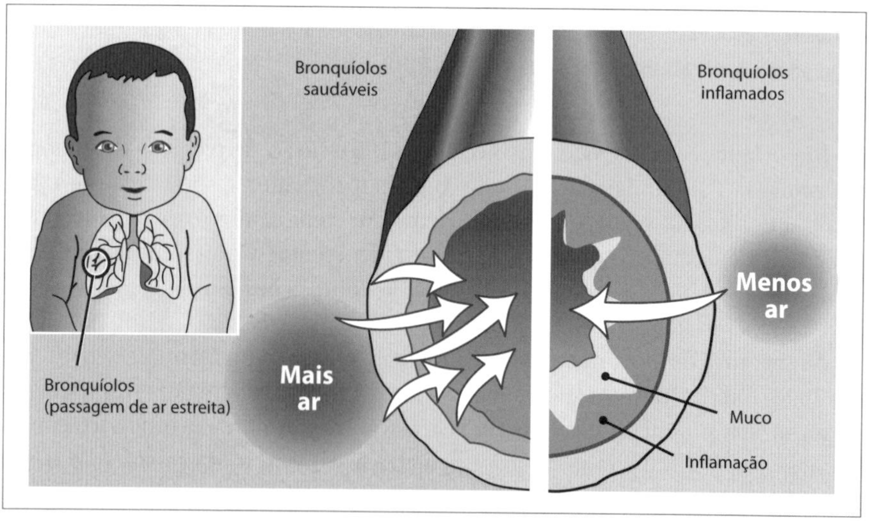

Figura 1 Comparação da luz bronquiolar em um lactente saudável e durante o episódio de bronquiolite.

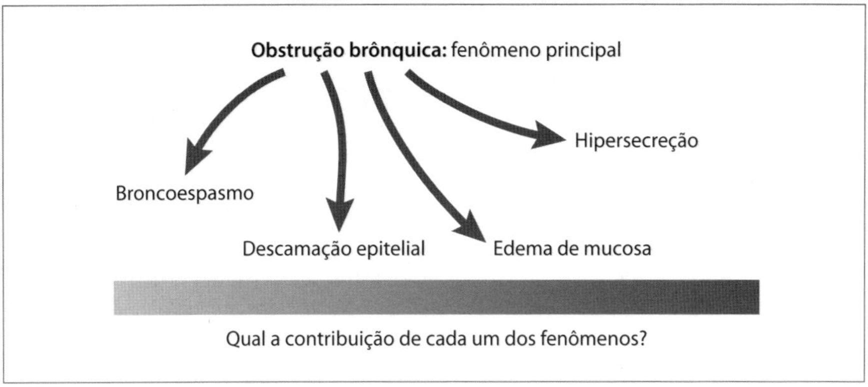

Figura 2 Principais componentes que contribuem para a obstrução brônquica na bronquiolite.

Fonte: adaptada de Luiz Vicente R. F. Silva Filho.

A apresentação clínica clássica da bronquiolite começa com sintomas de uma infecção viral do trato respiratório superior, como secreção nasal, que progride para o trato respiratório inferior ao longo de vários dias. A febre pode ocorrer em cerca de um terço dos casos, mas geralmente está presente apenas no início da doença e é inferior a 39°C. O tempo de progressão dos sintomas pode variar, e lactentes pequenos podem apresentar apneia. A bronquiolite por VSR tem curso mais previsível, geralmente com pico de sintomas nos dias 3 a 5.[11]

A duração média dos sintomas é de cerca de duas semanas, com 10% dos lactentes ainda tendo sintomas em três semanas após o início.[11] No entanto, a sibilância persiste em alguns bebês por uma semana ou mais.

HISTÓRIA E EXAME FÍSICO

Tabela 2 Achados relevantes na história e no exame físico em bronquiolite viral aguda (BVA)

História	Exame físico
Estado mental (irritabilidade ou letargia)	Taquipneia (contagem em 1 minuto é mais precisa). Frequência respiratória normal fala contra BVA
Alimentação	Aumento do esforço respiratório (uso de musculatura acessória, gemência ou batimentos de asa de nariz)

(continua)

Tabela 2 Achados relevantes na história e no exame físico em bronquiolite viral aguda (BVA) (*continuação*)

História	Exame físico
Hidratação (ingestão de líquidos, produção de urina, fontanelas)	Sibilância (pode não ser ouvida se vias aéreas muitos estreitadas ou fadiga respiratória) e/ou crepitações, tempo expiratório prolongado
Relato de desconforto respiratório ou apneia	Obstrução de vias aéreas superiores (a desobstrução das narinas pode melhorar o desconforto e possibilitar uma avaliação mais confiável)
Episódios prévios de sibilância	Variabilidade minuto a minuto dos achados (movimentação de muco nas vias aéreas): pode requerer vários exames durante período de observação
Fatores de risco para doença grave: cardiopatia congênita com comprometimento hemodinâmico, doença pulmonar crônica (p. ex., displasia broncopulmonar), síndromes genéticas, exposição a tabagismo *in utero*, imunossupressão, idade < 6 semanas, doença neurológica, prematuridade (especialmente < 32 semanas)	Casos mais graves: cianose, má perfusão periférica

Fonte: elaborada pelos autores.

A ausência de sintomas respiratórios altos deve levantar a suspeita de outras causas de dificuldade respiratória em lactentes, incluindo doença cardíaca, anormalidades congênitas das vias aéreas ou aspiração de corpo estranho. Outras infecções podem se assemelhar ou complicar a bronquiolite. A coqueluche deve ser considerada em lactentes com tosse grave ou paroxística, ou com exposição conhecida. As infecções bacterianas que complicam a bronquiolite viral, incluindo otite média ou pneumonia, podem se apresentar como uma nova febre ou piora do estado tardiamente no curso da doença. Consolidações na radiografia ou crepitações focais com localização fixa também podem ser sugestivas de pneumonia.[11]

Estudos e diretrizes norte-americanos usam um limite de 90% para iniciar oxigenoterapia, enquanto as diretrizes do Reino Unido recomendam 92%. Dados atuais sobre oximetria de pulso na bronquiolite sugerem que limites arbitrários para administração de oxigênio podem levar a internações hospitalares e/ou prolongar o tempo de internação, porém ainda faltam evidências mais robustas para melhor conhecer as limitações desses pontos de corte.[11]

TESTES DIAGNÓSTICOS

O diagnóstico da bronquiolite é basicamente clínico, portanto deve ter por base a anamnese e o exame físico, não sendo necessários exames complementares de rotina.[10]

Os exames complementares seriam:

- Radiografia de tórax: radiografia inicial deve ser realizada somente em casos nos quais o esforço respiratório é grave o suficiente para justificar a internação na UTI ou se houver suspeita de complicações, como pneumotórax.
- Hemograma: não auxilia na diferenciação entre infecções virais e bacterianas, e a incidência de infecção bacteriana em pacientes com bronquiolite é menor que 2%.
- Triagem para vírus respiratórios: a detecção da etiologia viral deve ser solicitada para pacientes que necessitem de internação, pois norteiam as medidas de precaução (contato, gotículas ou ambos, dependendo da etiologia). Para pacientes com quadros graves e aqueles com imunodeficiência, pode ser um importante aliado para guiar as terapias antivirais. Além disso, a etiologia viral positiva vem mostrando associação com a redução na prescrição de antibióticos.[12]

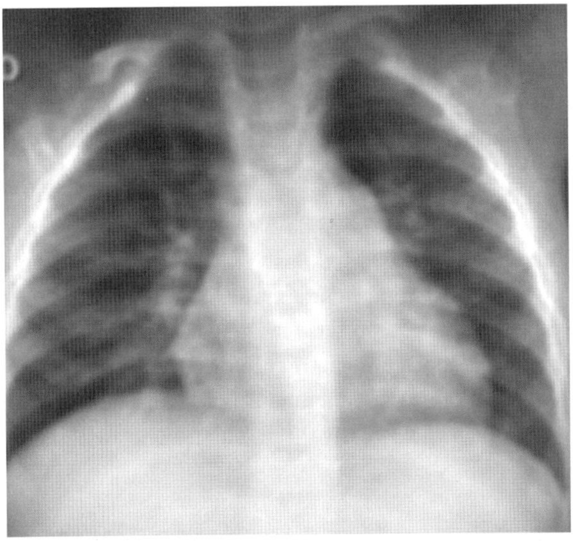

Figura 3 Radiografia de tórax simples. Imagem apresenta espessamento peribroncovascular decorrente do processo inflamatório (turgidez dos vasos) e hipersecreção presente na via aérea. (Ver o Encarte de imagens no final do livro.)

Fonte: acervo dos autores.

TRATAMENTO E RECOMENDAÇÕES

Tratamento farmacológico

Broncodilatadores: não há evidências de benefício relevante no uso de broncodilatadores (salbutamol ou epinefrina) na bronquiolite, seja em pacientes internados, seja em pacientes ambulatoriais.[13] Houve uma tentativa única de broncodilatadores inalatórios empregados em lactentes e crianças com bronquiolite grave, uma vez que crianças com doença grave e/ou insuficiência respiratória geralmente são excluídas dos estudos que avaliam esse tipo de medicamento na BVA. Em pacientes para os quais se opta por esse teste, pode ser usado salbutamol por meio de um inalador dosimetrado com espaçador e máscara facial. Se houver uma resposta clínica, este pode ser administrado, conforme necessário (com base no estado clínico), a cada quatro a seis horas e descontinuado quando os sinais e sintomas de dificuldade respiratória melhorarem.[14]

Corticoides: para lactentes saudáveis e crianças pequenas com um primeiro episódio de bronquiolite, recomenda-se não usar glicocorticoides sistêmicos.[15]

Antibióticos: a bronquiolite não aumenta o risco de infecção bacteriana grave e é uma doença causada por vírus. Assim, não devem ser usados rotineiramente no tratamento. Ocasionalmente podem ocorrer infecções bacterianas concomitantes ou secundárias, devendo ser tratadas da mesma maneira que seriam tratadas na ausência de bronquiolite. A azitromicina, que já foi estudada na BVA devido às suas propriedades anti-inflamatórias, não tem seu uso rotineiro indicado em virtude das fracas evidências científicas.[11]

Tratamento não farmacológico

O tratamento não farmacológico da BVA tem como objetivo principal amenizar as manifestações clínicas. Medidas gerais como hidratação adequada, alimentação fracionada, posicionamento em decúbito elevado para melhor excursão do diafragma e desobstrução das vias aéreas são apresentadas como sendo as principais recomendações no tratamento de suporte da BVA.[11,16,17] O suporte respiratório (oxigenoterapia convencional, cânula nasal de alto fluxo ou ventilação mecânica não invasiva e invasiva) tem sua indicação baseada na gravidade da insuficiência respiratória.

- Oxigênio suplementar: recomendado para pacientes que mantenham SpO_2 < 92%.

- Cânula nasal de alto fluxo (CNAF): recomendada para pacientes hipoxêmicos e/ou com desconforto respiratório leve/moderado (fluxo máximo: 2 L/kg/min, FiO_2: suficiente para SpO_2 alvo de 92-96% e temperatura 36-37°C).
- Ventilação não invasiva: recomendada para pacientes hipoxêmicos e/ou com desconforto respiratório moderado que falharam no suporte via CNAF (IPAP: ajustado para manter volume corrente alvo de 6-8 mL/kg; EPAP e FiO_2: suficiente para SpO_2 alvo de 92-96%).
- Fisioterapia respiratória: recomendada avaliação individualizada.[18-20]
- Aspiração de via aérea superior: indicada apenas se houver obstrução nasal com prejuízo na alimentação e no desconforto respiratório.
- Aspiração de via aérea inferior: não recomendada.
- Higiene nasal com solução salina 0,9%: apesar de não ter um método de aplicação padrão, pode-se considerar o procedimento antes da ingesta de alimentos. Efeitos benéficos em relação à desobstrução das vias aéreas superiores. Estudos mostram a eficácia da descolonização das VAS, principalmente os relacionados a quadros mais crônicos.[21]
- Nebulização salina hipertônica (≥ 3%): não é recomendada como rotina. Há baixa evidência de resultados benéficos em pacientes com tempo de internação ≥ 72 h.
- Suplemento hídrico e nutricional: não é recomendado como rotina. Apenas se a criança for incapaz de manter a ingesta via oral adequada, a alimentação via tubo nasogástrico e/ou a hidratação intravenosa com fluido isotônico deverão ser utilizadas.

A maioria dos casos pode ser tratada em domicílio.
Critérios de admissão:

- Sinais clínicos de insuficiência respiratória.
- Hipoxemia (< 92%).
- Letargia.
- Incapacidade de ingerir líquidos.
- Considerar admissão em pacientes de alto risco:
  - lactentes jovens;
  - prematuros abaixo de 35 semanas;
  - portadores de displasia broncopulmonar;
  - cardiopatias congênitas cianogênicas ou com repercussão hemodinâmica;
  - imunodeprimidos.

BIBLIOGRAFIA

1. Florin TA, Plint AC, Zorc JJ. Viral bronchiolitis. The Lancet. 2017;389(10065):211-24.
2. Guitart C, Bobillo-Perez S, Alejandre C, et al. Bronchiolitis, epidemiological changes during the SARS-CoV-2 pandemic. BMC Infect Dis. 2022;22(1):84.
3. Glezen WP. Risk of primary infection and reinfection with respiratory syncytial virus. Arch Pediatr Adolesc Med. 1986;140(6):543.
4. Nair H, Nokes DJ, Gessner BD, et al. Global burden of acute lower respiratory infections due to respiratory syncytial virus in young children: a systematic review and meta-analysis. 2010;375.
5. Caballero MT, Polack FP, Stein RT. Viral bronchiolitis in young infants: new perspectives for management and treatment. Jornal de Pediatria. 2017;93:75-83.
6. Ferlini R, Pinheiro FO, Andreolio C, Carvalho PRA, Piva JP. Characteristics and progression of children with acute viral bronchiolitis subjected to mechanical ventilation. Revista Brasileira de Terapia Intensiva. 2016;28(1).
7. Nascimento MS, Andre I, Rodrigues JC, et al. High rate of viral identification and coinfections in infants with acute bronchiolitis. Clin Sci. 2010;65(11):1133-37.
8. Lemanske RF, Jr., Jackson DJ, Gangnon RE, Evans MD, Li Z, Shult PA, et al. Rhinovirus illnesses during infancy predict subsequent childhood wheezing. J Allergy Clin Immunol. 2005;116(3):571-7.
9. Nascimento MS, Baggio DM, Fascina LP, do Prado C. Impact of social isolation due to Covid-19 on the seasonality of pediatric respiratory diseases. PLoS One. 2020;15(12):e0243694.
10. Ralston SL, Lieberthal AS, Meissner HC, Alverson BK, Baley JE, Gadomski AM, et al. American Academy of Pediatrics. Clinical practice guideline: the diagnosis, management, and prevention of bronchiolitis. Pediatrics. 2014;134(5):e1474-502
11. Dalziel SR, Haskell L, O'Brien S, Borland ML, Plint AC, Babl FE, et al. Bronchiolitis. Lancet. 2022;400(10349):392-406.
12. Henrickson KJ. Cost-effective use of rapid diagnostic techniques in the treatment and prevention of viral respiratory infections. Pediatr Ann. 2005;34(1):24-31.
13. Gadomski AM, Brower M. Bronchodilators for bronchiolitis. Cochrane Database Syst Rev. 2010;(12):CD001266.
14. Piedra PA, Stark AR, Edwards MS. Bronchiolitis in infants and children: treatment, outcome, and prevention. In: Post, TW. UpToDate. Waltham, MA; 2022.
15. Fernandes RM, Bialy LM, Vandermeer B, Tjosvold L, Plint AC, Patel H, et al. Glucocorticoids for acute viral bronchiolitis in infants and young children. Cochrane Database Syst Rev. 2013;2013(6):CD004878.
16. Roqué i Figuls M, Giné-Garriga M, Granados Rugeles C, Perrotta C, Vilaró J. Chest physiotherapy for acute bronchiolitis in paediatric patients between 0 and 24 months old. Cochrane Database of Systematic Reviews. 2016;2017(7).
17. O'Brien S, Borland ML, Cotterell E, et al. Australasian bronchiolitis guideline: Australasian bronchiolitis guideline. J Paediatr Child Health. 2019;55(1):42-53.
18. Remondini R, Santos AZ, Castro Gd, Prado Cd, Silva Filho LV. Comparative analysis of the effects of two chest physical therapy interventions in patients with bronchiolitis during hospitalization period. Einstein. 2014;12(4):452-58.
19. Gomes EL, Postiaux G, Medeiros DR, Monteiro KK, Sampaio LM, Costa D. Chest physical therapy is effective in reducing the clinical score in bronchiolitis: randomized controlled trial. Rev Bras Fisioter. 2012;16(3):241-47.
20. Schreiber S, Ronfani L, Ghirardo S, Minen F, Taddio A, Jaber M, et al. Nasal irrigation with saline solution significantly improves oxygen saturation in infants with bronchiolitis. Acta Paediatr. 2016;105(3):292-96.

21
Obstrução infecciosa das vias aéreas superiores

Hany Simon Junior
Graziela de Almeida Sukys

Objetivo do capítulo

- Identificar as causas e características anatômicas da obstrução das vias aéreas superiores em crianças.
- Prover diagnósticos diferenciais das doenças que causam obstrução, como crupe viral, traqueíte bacteriana e supraglotite infecciosa, discutindo os agentes virais e bacterianos envolvidos.
- Estabelecer bases terapêuticas baseadas em evidências atuais, incluindo o uso de anti-inflamatórios e antimicrobianos, bem como procedimentos de emergência em casos graves, com base em literatura pediátrica atualizada.

INTRODUÇÃO

As infecções agudas das vias aéreas superiores podem determinar quadros obstrutivos graves capazes de resultar em insuficiência respiratória aguda de início abrupto, cujo manejo é fundamental para otimizar a evolução e o prognóstico. O reconhecimento do local da obstrução, a etiologia, o diagnóstico diferencial e sua gravidade são de extrema importância para a orientação terapêutica. Com esse enfoque, neste capítulo serão abordados os aspectos anatômicos peculiares das vias aéreas superiores da criança, as principais causas, o diagnóstico diferencial das doenças que determinam obstrução ao fluxo aéreo nessas vias e as bases terapêuticas baseadas em evidências atuais da literatura pediátrica.

A apresentação clínica depende do grau e da localização da obstrução, e a terapêutica é dirigida primordialmente com o objetivo de manter as vias aéreas patentes por meio do uso de anti-inflamatórios e/ou antimicrobianos.[1,2]

CORRELAÇÕES CLÍNICAS E ANATÔMICAS

As crianças são suscetíveis às condições que afetam as vias aéreas superiores por duas razões básicas: o pequeno calibre das vias que conduzem a passagem de ar e a dinâmica do fluxo aéreo nessas vias.

CALIBRE DAS VIAS AÉREAS

Além do pequeno calibre das vias aéreas, há um estreitamento anatômico da via aérea no nível do anel cricoide. Soma-se a isso o fato de os tecidos de suporte da via aérea extratorácica serem mais complacentes na criança que nos adultos, estando mais propensos a colapso quando há aumento do esforço inspiratório. Isso gera um estreitamento adicional nas vias aéreas superiores quando há aumento no esforço inspiratório, estimulando a resistência ao fluxo de ar durante a inspiração.[1,3]

DINÂMICA DO FLUXO DE AR NAS VIAS AÉREAS

Diâmetro do tubo

Fluxo de ar laminar ocorre em tubos retilíneos. Nessas condições, a resistência ao fluxo de ar é proporcional ao diâmetro do tubo e inversamente proporcional à quarta potência do raio. Dessa forma, tubos mais estreitos geram mais resistência que tubos largos. Pequenas obstruções nas vias aéreas causam aumentos exponenciais da resistência à entrada de ar e tornam o esforço respiratório mais intenso[1,3] (ver Figura 1).

Característica física dos gases

A resistência ao fluxo de ar nas vias aéreas também se relaciona a duas características físicas dos gases: viscosidade e densidade. Em uma via aérea retilínea, em que o fluxo de ar é laminar, a viscosidade do gás determina o fluxo. Quando há um estreitamento abrupto no calibre da via aérea, como ocorre nas inflamações subglóticas, o fluxo de ar se torna turbulento, e a densidade se torna a propriedade determinante do fluxo aéreo[1,3] (ver Figura 1).

Gradiente de pressão dos gases

Outra característica que diferencia o fluxo de ar turbulento do laminar é o gradiente de pressão necessário para produzir o fluxo de determinado gás. Esse

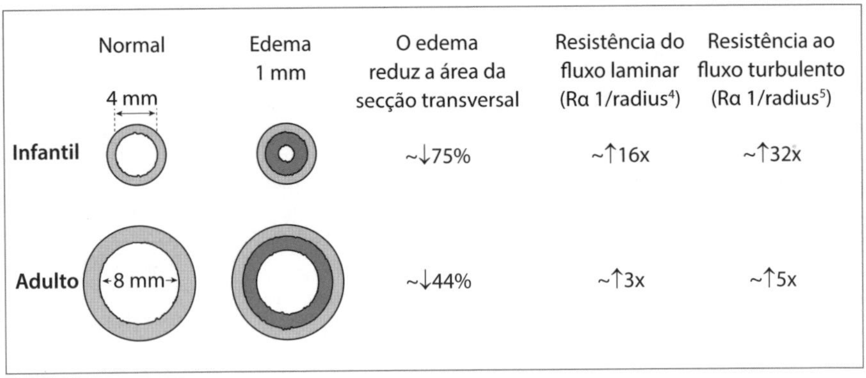

Figura 1 Diferença do tamanho da via aérea e resistência com 1 mm de edema.
Fonte: adaptada de Lola, 2009.[4]

gradiente é proporcional ao quadrado da taxa de fluxo do gás. Como a resistência ao fluxo de ar é definida como o gradiente de pressão dividido pela taxa de fluxo do gás, a resistência não é constante no fluxo de ar turbulento, como é no laminar. Dessa forma, a resistência aumenta proporcionalmente com a taxa de fluxo de ar.[1,3] Assim, quando a criança com obstrução das vias aéreas torna-se agitada, o fluxo de gás e a resistência ao fluxo aéreo aumentam (ver Figura 1).

O que é estridor?

Estridor é o som respiratório produzido pela passagem de ar em uma via aérea estreitada.[1] Ocorre nas vias aéreas superiores, que se estendem da faringe aos brônquios principais. Diferentes partes das vias aéreas podem sofrer colapso com maior facilidade que outras, o que explica as diversas apresentações clínicas das doenças das vias aéreas superiores. Por exemplo, o tecido supraglótico não contém cartilagem, sofrendo colapso mais facilmente, na inspiração, que a via aérea nas cordas vocais, glote e traqueia. Por serem compostas de cartilagem, a glote e a traqueia sofrem menos colapso, mas obstruções nesses níveis geram estridor que muda pouco durante a inspiração e a expiração (ver Figura 2).

Vias aéreas superiores

Anatomicamente, as vias aéreas superiores podem ser divididas em três áreas principais: via aérea supraglótica (acima das cordas vocais); via aérea glótica e subglótica; e via aérea intratorácica.[1,2,3]

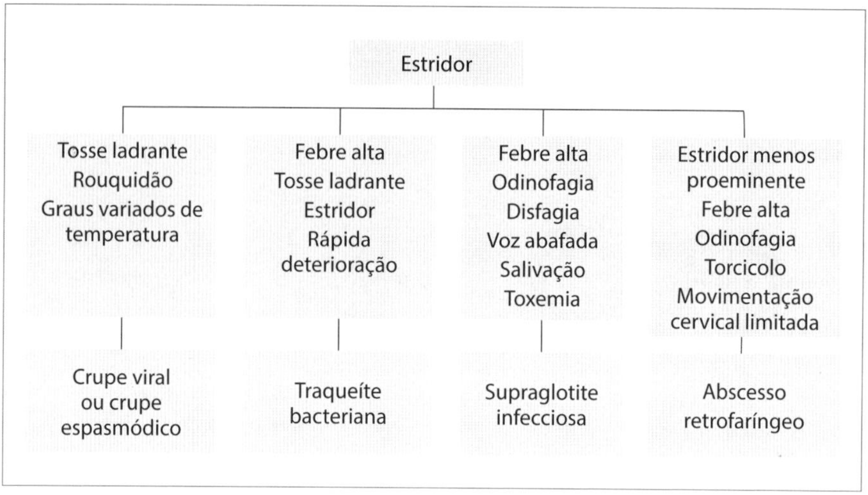

Figura 2 Causas de estridor.
Fonte: adaptada de Petrocheilou et al., 2014.[5]

Via aérea supraglótica

A via aérea supraglótica compreende as vias aéreas do nariz até acima das cordas vocais. Essa parte das vias aéreas se distende e sofre colapso facilmente, por não haver suporte cartilaginoso. Pela presença de múltiplos planos de tecidos, infecções localizadas nesse segmento podem se disseminar e formar abscessos rapidamente. São exemplos de doenças importantes desse segmento abscesso retrofaríngeo, supraglotite infecciosa e difteria.[1,2,3]

Estridor a partir de obstrução supraglótica geralmente produz um som ouvido primariamente durante a inspiração, pois há colapso desse segmento da via aérea durante a pressão negativa exercida na inspiração. Na expiração, a via aérea insufla-se e a obstrução melhora. A salivação é um fator proeminente, desde que a obstrução ocorra acima do esôfago, impedindo a deglutição do paciente. A voz abafada ou de "batata quente" é característica e é gerada por obstrução acima das cordas vocais, que, geralmente, não estão envolvidas. Doenças que causam obstrução supraglótica têm potencial de obstruir rapidamente as vias aéreas (por ser essa região de fácil colapso), tornando-as letais.[1,2,3]

Vias aéreas glótica e subglótica

As vias aéreas glótica e subglótica estendem-se das cordas vocais à traqueia, antes da cavidade torácica. Essa parte da via aérea não sofre tanto colapso quanto a via aérea supraglótica, porque é sustentada por cartilagem na maior parte de seu trajeto: cartilagem cricoide e anéis cartilaginosos da traqueia.

A causa mais comum de obstrução dessa região é a síndrome do crupe.[6,7] Muitas doenças congênitas podem causar obstrução nesse nível: laringo e traqueomalacia e paralisia das cordas vocais. A inflamação ou a obstrução da glote geram rouquidão, pelo comprometimento das cordas vocais, e não abafamento da voz, como nas doenças da região supraglótica. O estridor ocorre durante a inspiração, ou durante a inspiração e a expiração, pois a forma e o tamanho dessa parte da via aérea mudam um pouco com a fase da respiração.[1,2,3]

Via aérea intratorácica

A via aérea intratorácica compreende a traqueia alojada dentro da cavidade torácica e os brônquios principais. Obstrução dessa porção da via aérea gera estridor mais audível durante a expiração. Isso ocorre porque, durante a expiração, a pressão intratorácica aumenta, tendendo a causar colapso da via aérea. Na inspiração, a via aérea intratorácica tende a expandir-se, diminuindo a ausculta dos ruídos respiratórios. Doenças congênitas são a principal causa de obstrução nesse nível, bem como aspiração de corpo estranho.[1,2,3]

PRINCIPAIS CAUSAS INFECCIOSAS DE OBSTRUÇÃO DAS VIAS AÉREAS

Crupe viral

A expressão "síndrome do crupe" caracteriza um grupo de doenças que variam em envolvimento anatômico e etiologia e se manifestam clinicamente com os seguintes sintomas: rouquidão, tosse ladrante, estridor predominantemente inspiratório e graus variados de desconforto respiratório.[6,7] Quando a etiologia dessa síndrome é viral, denomina-se crupe viral. Outras etiologias para síndrome do crupe incluem traqueíte bacteriana e difteria. As doenças da via aérea supraglótica – por exemplo, supraglotite infecciosa – não se caracterizam sindromicamente como crupe.

A doença também pode ser classificada de acordo com o grau de extensão do acometimento das vias aéreas pelos vírus respiratórios. Assim, se a doença se restringir à laringe, denomina-se laringite, sendo caracterizada principalmente por rouquidão e tosse ladrante. Se a inflamação comprometer laringe e traqueia, tem-se laringotraqueíte, com sintomas característicos de síndrome do crupe. Se houver comprometimento bronquiolar associado ao de laringe e traqueia, além dos sintomas de crupe, haverá tempo expiratório prolongado e sibilos, caracterizando laringotraqueobronquite.

Etiologia e epidemiologia

Laringotraqueobronquite é a causa mais comum de obstrução de vias aéreas superiores em crianças, respondendo por 90% dos casos de estridor. A doença responde por 1,5 a 6% das doenças do trato respiratório na infância.[6,7]

A etiologia viral de crupe é a mais comum, sendo os principais agentes os vírus parainfluenza (tipos 1, 2 e 3), influenza A e B e vírus respiratório sincicial. Em crianças maiores de 5 anos, tem importância etiológica *Mycoplasma pneumoniae*.[8,9]

Acomete crianças de 1 a 6 anos, com pico de incidência aos 18 meses, predominantemente no sexo masculino (1,4 a 2 vezes mais comum que no sexo feminino). Essa faixa etária é mais propensa ao desenvolvimento da doença, porque crianças, geralmente, estão experimentando a sua primeira infecção pelos agentes citados, favorecendo a extensão da agressão viral por toda a via aérea. Em adultos, a imunidade local restringe a doença à nasofaringe.

Embora a maioria dos casos ocorra no outono e no inverno, o crupe viral se manifesta durante todo o ano.

Entre crianças menores de 2 anos que se apresentam no pronto-socorro com sintomas de síndrome do crupe, cerca de 8% são internadas e menos de 1% são admitidas em unidade de terapia intensiva (UTI). Das crianças que recebem alta hospitalar, aproximadamente 5% retornam ao serviço de emergência em uma semana após a visita inicial.[10]

Patogênese

A infecção viral se inicia na nasofaringe e dissemina-se pelo epitélio respiratório da laringe, pela traqueia e pela árvore broncoalveolar. De acordo com o grau de extensão da lesão do epitélio respiratório, encontram-se diferentes achados no exame físico. Há inflamação difusa, eritema e edema das paredes da traqueia e alteração de mobilidade das cordas vocais. A mucosa da região subglótica é pouco aderente, permitindo a formação de um edema acentuado com comprometimento potencial das vias aéreas. Em lactentes, 1 mm de edema na região subglótica causa 50% de diminuição do calibre da traqueia.[8,11]

O edema da região subglótica da traqueia (porção mais estreita da via aérea superior na criança) restringe o fluxo de ar significativamente, gerando estridor inspiratório.

Apresentação clínica

A doença se inicia com rinorreia clara, faringite, tosse leve e febre baixa. Após 12 a 48 horas, iniciam-se os sintomas de obstrução de vias aéreas superiores, caracterizados na síndrome do crupe, com progressão dos sinais de insuficiência respiratória e aumento na temperatura corpórea. Os sintomas geralmente se resolvem em 3 a 7 dias. Nos casos mais graves, há aumento das frequências cardíaca e respiratória, retrações claviculares, esternais e de diafragma, batimento de aletas nasais, cianose, agitação psicomotora até sonolência.

A duração da doença nos casos mais graves pode atingir 14 dias. Crianças com doenças prévias ou manipulação anterior das vias aéreas superiores (cirurgia ou intubação) necessitam de abordagem mais cuidadosa.

A maioria das crianças com laringotraqueíte tem sintomas leves, que não progridem para obstrução progressiva das vias aéreas.[12] Há vários sistemas de escores propostos para avaliar a gravidade da obstrução das vias aéreas, baseados em achados clínicos, como nível de consciência, cianose, estridor, expansibilidade pulmonar e retrações, conforme a Tabela 1.

Tabela 1 Escore clínico para abordagem de estridor

Sinal	0	1	2	3
Estridor	Ausente	Com agitação	Leve em repouso	Grave em repouso
Retração	Ausente	Leve	Moderada	Grave
Entrada de ar	Normal	Normal	Diminuída	Muito diminuída
Cor	Normal	Normal	Cianótica com agitação	Cianótica em repouso
Nível de consciência	Normal	Agitação sob estímulo	Agitação	Letárgico

Escore total: < 6 = leve; 7-8 = moderada; > 8 = grave.
Fonte: adaptada de Geelhoed, 1997.[12]

Crianças menores de 6 meses, pacientes com estridor em repouso ou alteração do nível de consciência e detecção de hipercapnia são de risco potencial para desenvolvimento de falência respiratória.[11] A oximetria de pulso deve ser realizada em todas as crianças com estridor. Porém, é importante salientar que a saturação normal de oxigênio pode gerar impressão falsa de baixo risco associado à doença. Hipóxia não é um marcador da doença e geralmente indica doença avançada e falência respiratória iminente.

Diagnóstico

O diagnóstico é baseado nos achados clínicos.[6,7] Os achados clássicos de radiografia cervical com estreitamento da traqueia subglótica (sinal da "ponta de lápis" ou "torre de igreja") são de pouco valor, já que podem estar presentes em uma criança saudável apenas pelo estreitamento anatômico da região subglótica. Assim, o exame radiológico cervical se reserva à investigação diagnóstica de outra etiologia para os sintomas de crupe (aspiração de corpo estranho) ou para casos em que a evolução da doença é atípica.

Além disso, a radiografia com manipulação do pescoço da criança para obtenção de uma imagem radiológica adequada pode colocar em risco a patência da via aérea do paciente com obstrução moderada ou grave.[13]

O isolamento do vírus por métodos imunológicos é útil em casos de etiologia duvidosa ou em protocolos de estudo, não devendo fazer parte da avaliação laboratorial inicial.

A realização de oximetria de pulso é pouco útil, sendo encontrada baixa correlação do estado clínico e frequência respiratória com hipoxemia. A oximetria de pulso não é sensível em detectar a gravidade do crupe viral, sendo útil para tanto a avaliação do estado mental, do trabalho respiratório e da entrada de ar.[14]

Tratamento

O objetivo do tratamento é a manutenção das vias aéreas patentes (Tabela 2).

Tabela 2 Tratamento do crupe viral

Gravidade dos sintomas	Intervenção
Crupe leve	▪ Dexametasona: 0,15 a 0,3 mg/kg; ou budesonida inalatória: 2 mg
	▪ Prednisona: 1 mg/kg
	▪ Alta para casa
Crupe moderado	▪ Nebulização com l-epinefrina: 3 mL
	▪ Prednisona
	▪ Dexametasona: 0,3 a 0,6 mg/kg; ou budesonida inalatória: 2 mg
	▪ Observação por 3 a 4 horas e alta para casa ou internação hospitalar
Crupe severo	▪ Nebulização com epinefrina: 3 mL
	▪ Dexametasona: 0,6 mg parenteral (intramuscular ou endovenoso)
	▪ Internação na unidade de terapia intensiva

Fonte: adaptada de Kaditis e Wald, 1998.[7]

Nebulização

A nebulização com solução fisiológica ou ar umidificado, apesar de usual, não tem eficácia comprovada.[7] A nebulização deve ser desencorajada se a criança se tornar mais agitada com o procedimento, pois isso fará o fluxo de ar na via aérea superior se tornar turbulento, aumentando a resistência à sua passagem nas vias aéreas.[9,12] Para realizar nebulização, a criança deve estar em um ambiente calmo e no colo dos pais. A nebulização deve ser realizada se for detectada hipoxemia, sendo utilizada como fonte de oferta de oxigênio.

Corticosteroides

Há ampla evidência de melhora clínica com o emprego de corticosteroides: redução da gravidade dos sintomas, da necessidade de hospitalização, da duração da hospitalização ou do tempo gasto no serviço de emergência, da necessidade de internação em UTI e da necessidade de associação de outras drogas (epinefrina).[15,16] Dexametasona foi muito estudada por ser um potente glicocorticoide e ter longo período de ação (mais de 48 horas); pode ser administrada tanto de forma oral como parenteral, em dose única, variando de 0,15 mg/kg (crupe leve) até 0,6 mg/kg (crupe grave).[17,18]

Seu início de ação ocorre em 30 minutos após a administração. O uso oral e intramuscular de dexametasona tem eficácia comparável. O uso de dexametasona oral e intramuscular não mostra diferença em relação à resolução dos sintomas, frequência da admissão hospitalar e necessidade de tratamento adicional da doença. O uso parenteral de dexametasona deve ser considerado em casos de crupe grave, se a criança é incapaz de tomar medicações orais ou está vomitando.[19,20]

O uso de prednisona na dose de 1 mg/kg é tão eficaz quanto o uso de doses baixas de dexametasona: 0,15 mg/kg para tratamento de crupe leve a moderado.[21]

Budesonida inalatória reduz os sintomas de gravidade do crupe, quando comparado ao placebo, e é semelhante à dexametasona nos casos de crupe leve ou moderado na dose inalatória de 2 mg.[20,22,23]

Epinefrina

Seu mecanismo de ação ocorre por meio de estímulo de receptores alfa-adrenérgicos, com subsequente constrição de capilares arteriolares. A epinefrina inalatória tem um efeito dramático nos sintomas do crupe, diminuindo o estridor e os sintomas de falência respiratória.[22] Como o efeito da medicação é breve (2 h), o paciente pode voltar ao estado de desconforto respiratório inicial após o final da ação dessa droga; assim, após o uso de epinefrina, o paciente deve permanecer no departamento de emergência por 3 a 4 horas.[2,22] Estudos controlados e randomizados em crianças mostram que não há efeitos colaterais com uso de uma dose de epinefrina inalatória, aumento significante da pressão arterial ou frequência cardíaca.[22,23]

Petrocheilou, em revisão de literatura, sugere dose máxima de epinefrina inalatória de 3 mL.[20] A repetição da dose varia de acordo com a necessidade do paciente e sua potencial evolução para falência respiratória.[23]

Embora a experiência clínica sugira que as doses da epinefrina inalatória, devem ser repetidas nos casos de falência respiratória, a cada reavaliação do paciente, há relato de criança saudável, com crupe grave, que desenvolveu taquicardia ventricular e infarto do miocárdio após o uso.[24]

Os critérios de alta incluem: ausência de estridor em repouso, entrada de ar normal, cor normal, nível de consciência normal e uso prévio de dexametasona. As indicações de epinefrina incluem: crupe moderado ou grave e crianças com procedimento ou manipulação prévios da via aérea superior.[7,25]

Intubação

A maioria das crianças com laringotraqueíte não requer intubação após o uso de epinefrina e dexametasona. A manipulação dessa via aérea é complicada, por já se tratar de uma via aérea doente, pela dificuldade anatômica da faixa etária do paciente, por haver agitação psicomotora da criança e pelo risco de uma obstrução total das vias aéreas. Assim, é de consenso que, no paciente em que a obstrução da via aérea é iminente, o procedimento seja realizado em um ambiente bem controlado, com protocolos bem definidos, por profissionais experientes, na presença de anestesista, otorrinolaringologista ou cirurgião pediátrico. Na escolha do material de intubação, o tamanho da cânula traqueal deve ter 0,5 mm a menos de diâmetro interno que o diâmetro ideal calculado para a idade da criança.[3,11]

Internação

A decisão de admitir ou dar alta a uma criança com crupe pode ser difícil. Geralmente, devem ser admitidas crianças com:[10] toxemia; desidratação ou incapacidade de ingerir líquidos; estridor significante ou retrações em repouso; ausência de resposta à administração de epinefrina ou piora clínica após 2 a 3 horas da administração desta; e pais não confiáveis.

As potenciais indicações de admissão hospitalar são:[5]

A. Crupe grave na chegada ao pronto-socorro com alteração do nível de consciência, hipoventilação e risco de obstrução completa das vias aéreas.
B. Deterioração ou manutenção do desconforto respiratório grave a despeito do tratamento com corticosteroides ou epinefrina inalatória.
C. Manifestação clínica de outra causa de obstrução de via aérea superior mais grave que crupe, como supraglotite, traqueíte bacteriana ou abscesso retrofaríngeo.
D. Sinais e sintomas de crupe viral em lactente jovem (menor que 6 meses de idade).
E. Outras manifestações além do crupe como sepse ou desidratação.

Diagnósticos diferenciais

Com a introdução da vacina contra *H. influenzae* tipo b, os casos de supraglotite infecciosa declinaram acentuadamente. A supraglotite é um diferencial de obstrução infecciosa das vias aéreas superiores, mas não se caracteriza por síndrome do crupe.

Na supraglotite infecciosa, a obstrução das vias aéreas superiores promove estridor e desconforto respiratório, mas não há rouquidão, nem tosse ladrante típicos do comprometimento das cordas vocais e traqueia, poupados nessa doença. A criança com supraglotite tem aparência tóxica e alteração de perfusão circulatória, típicos de doença bacteriêmica, ausentes no crupe viral.[3] Outros diagnósticos diferenciais incluem: edema angioneurótico, aspiração de corpo estranho, traqueíte bacteriana, abscesso retrofaríngeo ou peritonsilar, mononucleose infecciosa e traqueíte bacteriana (Tabela 3).

A indicação de laringoscopia após a resolução dos sintomas da doença está relacionada à recorrência dos sintomas. A recorrência do crupe pode estar associada a condições crônicas, como papilomatose laríngea, anel vascular, laringomalácia, estenose subglótica, paralisia de cordas vocais, hemangioma laríngeo, cisto subglótico e doença do refluxo gastroesofágico. As indicações relativas de laringoscopia em crianças com doença recorrente são:[26]

- História de prematuridade e/ou intubação no período neonatal: estenose subglótica.
- Episódios recorrentes de crupe em crianças menores de 3 anos: estenose subglótica ou laringomalácia.
- História de respiração ruidosa, rouquidão persistente ou choro fraco. Episódios de crupe recorrentes ou prolongados com ausência de resposta ao tratamento ou necessidade de intubação: laringomalácia, estenose subglótica, paralisia de cordas vocais ou hemangioma laríngeo.
- Passado médico de história ou diagnóstico documentado de refluxo gastroesofágico: achados de refluxo gastroesofágico com alterações laringofaríngeas.

Crupe espasmódico

Muito tem sido escrito para diferenciar crupe espasmódico de crupe viral, mas essa diferenciação tem pouca utilidade para o clínico.

Crupe espasmódico diferencia-se do viral por promover um edema não inflamatório dos tecidos subglóticos, sugerindo que não há envolvimento viral do epitélio da traqueia. No exame endoscópico da laringe, a mucosa se apresenta pálida no crupe espasmódico e eritematosa e inflamada no viral. Embora haja associação com os mesmos vírus que causam crupe viral, a razão para esse ede-

Tabela 3 Diagnósticos diferenciais

Categoria	Crupe viral	Crupe espasmódico	Traqueíte bacteriana	Supraglotite
Idade	3 meses a 3 anos	3 meses a 3 anos	> 3 anos	> 5 anos
Pródromos	Coriza e tosse seca	Nenhum	Coriza e tosse seca	Ocasionalmente coriza e tosse
Início	12 a 48 horas	Abrupto	Progressivo: 12 horas a 7 dias	Rápido: 4 a 12 horas
Febre	37,8 a 40,5ºC	Ausente	37,8 a 40,5ºC	> 39ºC
Estridor	Leve a intenso	Leve a moderado	Moderado a intenso	Intenso
Rouquidão ou tosse ladrante	Presente	Presente	Presente	Ausente
Cavidade oral	Hiperemia de faringe Epiglote normal	Hiperemia de faringe. Epiglote normal	Hiperemia de faringe. Secreção purulenta	Salivação intensa Epiglote em "cereja"
Sintomas circulatórios	Normalmente ausentes	Ausentes	Moderados a graves	Normalmente graves
Evolução clínica	Variável. Maioria não requer intubação	Sintomas curtos e leves. Recorrência	Obstrução aérea grave por 3 a 5 dias	Obstrução aérea completa
Intubação (IOT)	Geralmente desnecessária	Desnecessária	Geralmente necessária. Cânula menor	Necessária. Usar lâmina curva. Cânula menor
Internação	Infrequente. Enfermaria ou UTI	Desnecessária	UTI	UTI
Tratamento	Dexametasona Prednisolona Epinefrina inalatória Assegurar via aérea	Desnecessário	Estabilização choque e respiratória. Antibiótico parenteral	Estabilização choque e respiratória. Antibiótico parenteral

IOT: intubação orotraqueal; UTI: unidade de terapia intensiva.
Fonte: elaborada pelos autores.

ma súbito é desconhecida. Sugere-se que o crupe espasmódico representa mais uma reação alérgica a antígenos virais do que infecção viral direta.[22,27]

O crupe espasmódico acomete crianças de 3 meses a 3 anos. A criança se mantém em bom estado geral e com início de sintomas de resfriado comum. À noite, acorda com dispneia súbita, rouquidão, tosse ladrante e estridor inspiratório. Não há presença de febre e, em geral, há melhora após ser acalmada e feita a nebulização.

Algumas crianças apresentam múltiplos episódios de crupe. Essa descrição é mais consistente com recorrência de crupe espasmódico do que episódios separados de crupe viral. Há relatos de mais de 3 episódios em 30% das crianças, mais de 5 episódios em 17% e mais de 9 episódios em 6% dos pacientes.[27,28]

Se não houver resolução espontânea dos sintomas, pode ser feito o mesmo tratamento da laringotraqueíte viral, que é necessário em poucas oportunidades. Não está indicado o uso de anti-histamínicos, anti-inflamatórios não hormonais ou inalação com vasoconstritores nasais.

Supraglotite infecciosa

Supraglotite é uma infecção grave da epiglote e de estruturas supraglóticas, com resultante obstrução da via aérea superior, de elevada letalidade. A terminologia anterior a definia como epiglotite, denominação alterada por se tratar de uma doença que não envolve apenas a epiglote, mas também o tecido ariepiglótico e aritenoide.[3,28]

Etiologia e epidemiologia

Antes do final de 1980, o principal agente etiológico da supraglotite era *Haemophilus influenzae* tipo B (Hib), isolado de cultura direta da epiglote ou hemocultura. Com a introdução da vacina contra esse agente, a incidência de todas as doenças pelo Hib caiu drasticamente. A média de incidência anual de supraglotite caiu de 11 casos entre 10 mil internações hospitalares antes de 1990 para menos de 2 casos entre 10 mil internações.[28]

Além disso, houve mudança no padrão de acometimento etário. Antes de 1990, a média de idade para crianças com supraglotite era de 3 anos, com variação típica de 2 a 5 anos de idade. A partir de 1990, a média de idade subiu para 7 anos, com adolescentes e adultos sendo os mais afetados.

Antes de 1990, o Hib respondia por 90% dos casos de supraglotite, e atualmente responde por cerca de 25% dos casos.[3,27] Outros agentes etiológicos incluem *S. pyogenes*, *S. aureus*, vírus e cândida. Esses agentes tornaram-se mais comuns em razão da queda na incidência do Hib e do aumento no número de pacientes com imunidade comprometida: crianças com aids e maior sobrevida de crianças com câncer.

Apesar da baixa prevalência, a doença não deve ser esquecida. Há relatos recentes de casos de epiglotite por hemófilos de outros sorotipos ou do tipo B em pacientes nos quais ocorreu falha vacinal.[29]

Patogênese

O Hib invade diretamente o tecido supraglótico, causando celulite na região. O edema aumenta e a epiglote se curva em direção posterior e inferior, promovendo obstrução da via aérea. Não é comum a doença se estender para a região subglótica ou para o sistema linfático laríngeo. Em alguns casos de supraglotite, a epiglote pode estar poupada, mas o comprometimento das outras estruturas supraglóticas é responsável pela obstrução das vias aéreas superiores.

Apresentação clínica

O início da doença é tipicamente abrupto, com duração dos sintomas de menos de 24 horas e toxemia precoce. Menos da metade dos pacientes tem sintomas respiratórios pregressos. Crianças manifestam odinofagia e disfagia intensas, com desconforto respiratório progressivo, sensação de engasgo, salivação profusa, irritabilidade, agitação e ansiedade. Há sinais respiratórios de fadiga, estridor inspiratório e voz abafada. É incomum a presença de rouquidão e tosse ladrante. A temperatura atinge até 40ºC e as manifestações respiratórias são acompanhadas de manifestações circulatórias (sepse). A criança assume uma postura corporal de defesa das vias aéreas, tentando mantê-las permeáveis, sentando e inclinando o corpo para a frente, hiperestendendo o pescoço, promovendo protrusão do queixo e colocando a língua para fora (posição tripoide).[3,28]

Crianças com supraglotite infecciosa são de risco para obstrução total das vias aéreas, com progressão para óbito em cerca de 7% das que não têm a via aérea assegurada.[2] Com o reconhecimento precoce da doença e intubação eletiva, esse valor se aproxima de zero.

Apesar de a doença ser bacteremia, infecção pelo Hib em outros locais, meningite concomitante com a supraglotite, é incomum, sendo desnecessária a punção lombar de rotina.

Diagnóstico

Nenhum exame laboratorial deve ser feito em detrimento da segurança das vias aéreas se há suspeita clínica de supraglotite infecciosa. O diagnóstico é confirmado pela visualização direta da epiglote (epiglote "em cereja").

Diagnóstico etiológico pode ser feito mediante cultura direta do tecido supraglótico ou por meio de hemocultura, com positividade de até 70%.[2] Podem ser feitas pesquisas de antígenos de cápsula de Hib nos fluidos corpóreos. A radiografia lateral de pescoço evidencia dilatação da hipofaringe, aumento da epiglote e espessamento ariepiglótico com estreitamento da valécula (sinal radiológico do dedo de luva).

Entretanto, os achados radiológicos da radiografia lateral de pescoço não se comprovam úteis na detecção da doença, tendo acurácia modesta.[30]

Tratamento

Uma vez constatada a hipótese diagnóstica de supraglotite, a criança deve ser assistida constantemente por médicos treinados em intubação infantil. Um atraso de 2 a 3 horas pode ser fatal. Deve-se reduzir o tempo necessário para obtenção da via aérea artificial e garantir a menor manipulação do paciente durante a espera. A orofaringe não deve ser examinada, o paciente não deve ser deitado e nenhum exame laboratorial ou de imagem deve ser realizado.[1,3,5]

A ventilação com máscara pode ser facilmente realizada na maioria dos pacientes com supraglotite, uma vez que o comprometimento das vias aéreas se deve mais à fadiga do diafragma do que à obstrução completa delas pela epiglote doente.

A intubação deve ser feita em local controlado, como no crupe viral, por equipe experiente, com anestesista, otorrinolaringologista e cirurgião pediátrico. Na escolha do material para o procedimento, a cânula traqueal deve ser de 0,5 a 1 mm menor do que a prevista para a idade do paciente, e deve-se usar lâmina curva, para não causar dano adicional à epiglote.[1,3]

Tratamento com antibiótico endovenoso para cobertura do Hib inclui: cefalosporinas de segunda (cefuroxima) ou terceira geração (ceftriaxona ou cefotaxima). Se houver isolamento de *S. pyogenes*, a droga de escolha é penicilina, e, se houver isolamento de *S. aureus*, oxacilina ou cefalosporina de primeira geração (cefalotina).

Não há recomendação para uso de corticosteroides ou epinefrina inalatória.[2,3,28] Além do suporte ventilatório, a atenção deve ser voltada ao suporte circulatório. Por tratar-se de um quadro septicêmico, deve ser iniciada reposição fluídica com cristaloides, até que os sinais de choque sejam revertidos ou haja necessidade de infusão contínua de drogas vasoativas.

Edema pulmonar associado à obstrução de vias aéreas superiores

Relata-se edema pulmonar em pacientes com obstrução de vias aéreas superiores (crupe viral, crupe espasmódico, supraglotite e aspiração de corpo estranho) sem doenças cardíacas ou pulmonares crônicas. Na maioria dos pacientes, o edema pulmonar se desenvolve após o alívio da obstrução das vias aéreas pela intubação traqueal.[31,32]

O aumento do gradiente de pressão hidrostática vascular transmural pulmonar é o principal mecanismo patogênico e é consequência da obstrução parcial da traqueia extratorácica. A pressão intratraqueal subatmosférica durante a inspiração causa estreitamento da via aérea extratorácica parcialmente obstruída. Assim, o fluxo de ar inspiratório é mais prejudicado que o expiratório, resultando em pressão inspiratória intratraqueal e pressões médias negativas de vias aéreas durante o esforço respiratório. A pressão pleural fica mais negativa que as pressões nas vias aéreas. A pressão pleural negativa se transmite ao interstício pulmonar, reduzindo a pressão ao redor dos vasos. Um aumento no gradiente de pressão hidrostática gera acúmulo de água no interstício.[31,32]

A intubação da traqueia elimina a obstrução inspiratória, prevenindo as grandes mudanças de pressão negativa pleural. A pressão intersticial imediatamente aumenta, como resultado da pressão pleural maior. Se houver acúmulo de líquido no interstício, esse aumento abrupto da pressão intersticial forçará a entrada de líquido para dentro dos alvéolos, antes que seja reabsorvido pelas veias ou linfáticos pulmonares.[20,23]

Traqueíte bacteriana

A traqueíte bacteriana apresenta-se clinicamente como uma obstrução grave da via aérea superior, caracterizando a síndrome do crupe. São sinônimos da doença: crupe membranoso, crupe pseudomembranoso ou laringotraqueobronquite membranosa.[9,22]

Etiologia e epidemiologia

Como consequência da prática médica atual, a epidemiologia da obstrução infecciosa grave das vias aéreas superiores tem mudado. Até recentemente, crupe viral e supraglotite eram consideradas as principais etiologias dessas infecções. Entretanto, a imunização contra *H. influenzae* e o tratamento do crupe viral com corticosteroides têm mudado a incidência, a morbidade e a mortalidade dessas doenças. Assim, a traqueíte bacteriana, uma doença rara, emergiu como a principal causa de obstrução das vias aéreas superiores potencialmente fatal.[9,26,31]

Acomete principalmente crianças de até 6 anos, na maior parte das vezes do sexo masculino (mesma epidemiologia do crupe viral). Classicamente, dos casos hospitalizados com diagnóstico de crupe, a etiologia bacteriana corresponde a 1:40-50 casos, quando comparada ao crupe viral. Essa proporção aumenta quando são consideradas as internações em UTI, chegando a 1:8. Em série recente, Hopkins (2006) descreve traqueíte bacteriana como responsável por 48% das internações de pacientes com obstrução potencialmente fatal de vias aéreas superiores em UTI, seguido por crupe viral (46% dos casos) e supraglotite.[33]

Em um estudo retrospectivo de 500 pacientes admitidos com o diagnóstico de crupe, 2% tiveram diagnóstico de traqueíte bacteriana.[32]

O principal agente etiológico é *S. aureus*, mas estão implicados também estreptococos (pneumococo, grupo A e não grupo A beta-hemolítico, alfa-hemolítico e *viridans*), *Moraxella catarrhalis* e *Haemophilus* sp.[9,26,31] Há evidência de coinfecção viral, sendo isolados os vírus influenza A e B, parainfluenza, enterovírus, VRS e sarampo. As culturas geralmente mostram flora bacteriana mista e coinfecção viral.

Patogênese

Há infecção bacteriana direta da mucosa traqueal, causando processo inflamatório difuso da laringe, traqueia e brônquios, com produção de exsudato mucopurulento e formação de membranas semiaderentes dentro da traqueia. Essas membranas contêm neutrófilos e restos celulares responsáveis pela obstrução das vias aéreas. Sugere-se que a infecção viral pregressa favorece a colonização bacteriana da traqueia.

Apresentação clínica

A doença combina manifestações clínicas de crupe viral e epiglotite. Após o pródromo viral breve, há aparecimento de tosse ladrante, rouquidão, estridor inspiratório e insuficiência respiratória. A esses sinais de síndrome do crupe grave associam-se febre alta (maior que 38,5°C) e toxemia. O paciente com traqueíte bacteriana tem sintomas respiratórios mais prolongados que na epiglotite. O desconforto respiratório pode progredir rapidamente, com obstrução total da via aérea. Não há resposta terapêutica ao tratamento inicial com epinefrina inalatória e corticosteroides, ajudando a diferenciar o crupe bacteriano do viral.

A taxa de mortalidade varia de 18 até 40% dos pacientes. A morbidade alta associada à traqueíte bacteriana associa-se a: parada cardiopulmonar ou respiratória, choque séptico, síndrome do choque tóxico, SDRA e disfunção múltipla de órgãos.[9,28,33]

Recentemente houve queda na taxa de mortalidade da traqueíte bacteriana relacionada ao reconhecimento mais precoce da doença e atendimento em terapia intensiva. A taxa de mortalidade caiu para 1%.[34]

Diagnóstico

Em geral, o diagnóstico definitivo é feito pela visualização da traqueia. Evidencia-se na laringoscopia a presença de exsudato purulento e malcheiroso bloqueando a luz da traqueia, de fácil remoção sem hemorragia. As culturas obtidas desse material revelam os microrganismos. Os resultados de hemocultura são, geralmente, negativos.

A radiografia cervical anteroposterior pode ser similar ao crupe, mostrando afunilamento à passagem de ar e esfumaçamento da parede da traqueia que correspondem às pseudomembranas. Essas irregularidades aparecem em 20 a 82% das radiografias.[35]

Tratamento

Se há suspeita de traqueíte bacteriana, o paciente deve ser internado em UTI, pois a intubação frequentemente é necessária para alívio da obstrução da via aérea. A taxa de internação em UTI é de 94%; de intubação, 83%; e, em 28% dos casos há complicações graves. O cuidado com a cânula traqueal deve ser meticuloso, já que a obstrução dela pelas membranas é comum. Deve ser administrado antibiótico endovenoso para cobertura dos principais agentes: associação de oxacilina e cefalosporina de segunda (cefuroxima) ou de terceira geração (ceftriaxona). As cefalosporinas também podem ser usadas como monoterapia. Não há lugar para uso de corticosteroides ou epinefrina inalatória.[9,33,36]

Abscesso retrofaríngeo

Abscesso retrofaríngeo se refere à supuração e necrose dos linfonodos do espaço retrofaríngeo virtual. O tecido conectivo do espaço retrofaríngeo se estende da base do crânio até a bifurcação da traqueia. As cadeias linfáticas dessa região drenam nasofaringe, adenoides e seios nasais posteriores. Assim, a supuração dessas cadeias causa abscesso retrofaríngeo.[3,28]

Etiologia e epidemiologia

A doença acomete crianças menores de 6 anos, com 50% dos casos ocorrendo em crianças de 6 a 12 meses de vida. Há predominância dessa faixa etária, porque, a partir dos 4 anos, inicia-se a atrofia das cadeias linfáticas do espaço retrofaríngeo.

As culturas de abscesso retrofaríngeo revelam flora bacteriana mista de anaeróbios e aeróbios. Os principais agentes etiológicos são: *S. pyogenes*, *S. viridans*, *S. aureus* e *S. epidermidis*, anaeróbios (bacteroides, peptoestreptococos e *fusobacterium*), *Haemophilus* e *Klebsiella*. Tem-se relatado aumento da incidência de organismos Gram-negativos.[3,33]

Patogênese

A etiologia das infecções retrofaríngeas está associada a fatores médicos (45%), traumáticos (27%) e idiopáticos. São fatores predisponentes para desenvolvimento de abscesso retrofaríngeo: faringite, tonsilite, otite média aguda, infecção nasal, laringotraqueobronquite, infecção dentária, maus cuidados dentários, trauma, corpo estranho perfurante, violência, osteomielite cervical e adenoidectomia. A infecção de vias aéreas drena para os linfonodos do espaço retrofaríngeo, progredindo para celulite dos linfonodos, com posterior flegmão e abscesso.[3,33]

Apresentação clínica

A maioria dos sintomas se assemelha aos da epiglotite, porém a característica insidiosa de sua evolução torna seu diagnóstico mais difícil: febre, irritabilidade, odinofagia, disfagia e salivação excessiva. À medida que a infecção progride, há recusa em ingestão de sólidos, extensão do pescoço, torcicolo, disfonia, estridor e sinais de obstrução de vias aéreas superiores. Os sinais de desconforto respiratório não estão presentes na apresentação inicial da doença, ajudando no diagnóstico diferencial com supraglotite e laringotraqueobronquite. O exame clínico da orofaringe pode revelar abaulamento da parede posterior da faringe (presente em menos de 50% dos casos).[3,33]

Diagnóstico

Radiografia cervical lateral deve ser feita em hiperextensão do pescoço, na inspiração, se possível. O espaço retrofaríngeo é medido do segundo corpo vertebral cervical à parede da faringe posterior. Se esse espaço for maior que 7 mm (ou o tamanho de um corpo cervical), há indicação de massa causada por flegmão, pus ou sangue. O único aspecto radiológico que diferencia celulite de abscesso é a presença de gás nos tecidos moles da retrofaringe. Nos casos suspeitos, deve ser realizada TC cervical para definir a extensão da doença e localizar pontos de drenagem cirúrgica. A TC é o método diagnóstico mais utilizado para infecções profundas do pescoço e é útil na determinação da localização e da extensão da infecção, porém a distinção entre celulite e abscesso nem sempre é possível.

A ultrassonografia cervical com Doppler é uma alternativa à TC, diagnosticando infecções no estágio inicial não supurativo e útil no seguimento do tratamento clínico. A ultrassonografia tem benefício adicional na distinção entre adenite e abscesso e serve para guiar a aspiração e a drenagem cirúrgica quando indicadas.[3,33]

Os diagnósticos diferenciais incluem: epiglotite, laringotraqueobronquite, abscesso peritonsilar, aspiração de corpo estranho, osteomielite vertebral, hematoma, linfoma, meningite, doença de Kawasaki e infecção perinatal adquirida pelo herpes vírus simples.

Tratamento

O tratamento clínico, por si só, é efetivo em mais de 75 a 90% dos casos. Assegurar a patência das vias aéreas é fundamental. Os pacientes devem ser internados, mantidos em jejum e receber antibióticos endovenosos por 24 a 48 horas. Se não houver melhora clínica ou tomográfica, julgar-se-á a necessidade de cirurgia. O tratamento clínico inicial pressupõe associação de antimicrobianos, como clindamicina e aminoglicosídeo, clindamicina e cefalosporina de terceira geração ou penicilina penicilinase-resistente e cefalosporina de terceira geração. O tratamento cirúrgico deve ser reservado aos casos que não respondem ao tratamento clínico, nos abscessos grandes ou se houver comprometimento da via aérea com desconforto respiratório.[3,33]

Embora raras, as complicações das infecções cervicais profundas têm sério risco de morbidade e mortalidade. As complicações mais comuns são comprometimento das vias aéreas, pneumonia aspirativa, extensão da infecção a compartimentos e estruturas adjacentes e recorrência do abscesso.

CONCLUSÃO

Médicos que trabalham em serviço de emergência devem reconhecer as causas mais comuns de estridor, bem como as potenciais etiologias de evolução fatal. O conhecimento da terapêutica das diferentes etiologias de obstrução das vias aéreas em crianças e da obstrução em si é fundamental, já que as doenças citadas podem evoluir para obstrução respiratória completa. O médico deve saber avaliar as indicações para intervenções de urgência ou emergência na criança com estridor. A habilidade na manipulação das vias aéreas de crianças deve ser frequentemente treinada, em razão de suas peculiaridades anatômicas.

Alguns enganos são comuns no diagnóstico e na abordagem da criança com estridor:

1. Não considerar o diagnóstico de doença mais grave (p. ex., aspiração de corpo estranho, abscesso, traqueíte bacteriana) em lactente jovem com diagnóstico presuntivo inicial de crupe viral.
2. Não considerar diagnóstico de doença mais grave (p. ex., supraglotite) em criança mais velha com diagnóstico presuntivo inicial de faringite.
3. Confiar em radiografia normal para excluir aspiração de corpo estranho.
4. Confiar em radiografia para excluir supraglotite ou diagnosticar crupe.
5. Confiar em oximetria de pulso para detectar insuficiência respiratória iminente.
6. Perder tempo realizando radiografias em criança com insuficiência respiratória iminente.
7. Usar material inadequado na intubação traqueal: não selecionar cânula com diâmetro menor que o previsto para a idade ou usar lâmina reta para doenças da epiglote.
8. Intubar com médico inexperiente no manejo de via aérea difícil. O fracasso na obtenção da via aérea definitiva gera risco de obstrução total da via aérea doente.

9. Calcular de modo equivocado o local de fixação da cânula traqueal. O cálculo deve ser feito para fixação da cânula ideal para o tamanho do paciente e não para a cânula utilizada na intubação (de diâmetro menor), sob risco de extubar a criança na hora da fixação.
10. No paciente grave, não reavaliar frequentemente ou não monitorar a função cardiorrespiratória de forma contínua.

BIBLIOGRAFIA

1. Rothrock SG, Perkin R. Stridor: a review, update, and management recommendations. Pediatr Emerg Med Rep. 1996;1(4):29-40.
2. Milczuk H. Upper airway obstruction in children. New Horizons. 1999;7(3):326-34.
3. Perkin RM, Swift JD. Infectious causes of upper airway obstruction in children. Pediatr Emerg Med Rep. 2002;7(11):117-27.
4. Lola A. Anatomy and assessment of pediatric airway. Pediatric Anesthesia. 2009;19(1):1-8.
5. Petrocheilou A, Tanou K, Kalampouka E, Malakasioti G, Giannios G, Kaditis A. Viral croup: diagnosis and a treatment algorithm. Pediatr Pulmonol. 2014;49:421-29.
6. Malhorta A, Krilov LR. Viral croup. Pediatr Rev. 2001;22(1):5-12.
7. Kaditis AG, Wald ER. Viral croup: current diagnosis and treatment. Pediatr Infect Dis J. 1998;17(9):827-34.
8. Klassen TP. Croup: a current perspective. Pediatr Clin North Am. 1999;46(6):1167-78.
9. Bank DE, Krug SE. New approaches to upper airway disease. Emerg Med Clin North Am. 1995;13(2):473-78.
10. Rosychuk RJ, Klassen TP, Metes D, Voaklander DC, Senthilselvan A, Rowe BH. Croup presentations to emergency departments in Alberta, Canada: a large population-based study. Pediatr Pulmonol. 2010;45:83-91.
11. Rafey K, Lichenstein R. Airway infectious disease. Emergency Pediatr Clin North Am. 2006;53(2):215-42.
12. Geelhoed GC. Croup. Pediatr Pulmonol. 1997;23(5):370-74.
13. Walner DL, Ouanounou S, Donnelly LF, Cotton RT. Utility of radiographs in the evaluation of pediatric upper airway obstruction. Ann Otol Rhinol Laryngol. 1999;108:378-83.
14. Stoney PJ, Chakrabarti MK. Experience of pulse oximetry in children with croup. J Laryngol Otol. 1991;105:295-98.
15. Kayris SW, Olmstead EM, O'Connor GT. Steroid treatment of laryngotracheitis: a meta-analysis of the evidence from randomized trials. Pediatrics. 1989;83(5):683-93.
16. Cruz MN, Stewart EG, Rosenberg N. Use of dexamethasone in the outpatient management of acute laryngotracheitis. Pediatrics. 1995;96(2):220-23.
17. Rittichier KK, Ledwith CA. Outpatient treatment of moderate croup with dexamethasone: intramuscular versus oraldosing. Pediatrics. 2000;106(6):1344-48.
18. Geelhoed CG, MacDonald WBG. Oral dexamethasone in the treatment of croup: 0,15 mg/kg versus 0,3 mg/kg versus 0,6 mg/kg. Pediatr Pulmonol. 1995;20(6):362-68.
19. Donaldson D, Poleski D, Knipple E, Filips K, Reetz L, Pascual RG, et al. Intramuscular versus oral dexamethasone for the treatment of moderate-to-severe croup: a randomized, double-blind trial. Acad Emerg Med. 2003;10:16-21.
20. Petrocheliou A, Tanou K, Kalampouca E, Malakasioti G, Giannious C, Kaditis A. Viral crou: diagnosis and treatment pediatric pulmonology. 2014;49:421-29.

21. Parker CM, Cooper MN. Prednisolone versus dexamethasone for croup: a randomized controlled trial. Pediatrics. 2019;144:1-9.
22. Waisman Y, Klein BL, Boenning DA, Young GM, Chamberlain JM, O'Donnell R, et al. Prospective randomized double-blind study comparing L-epinephrine and racemic epinephrine aerosols in the treatment of laryngotracheitis. Pediatrics. 1992;89(2):302-306.
23. Bjornson C, Russell K, Vandermeer B, Klassen TP, Johnson DW. Nebulized epinephrine for croup in children. Cochrane Database Syst Rev. 2013;10:CD006619.
24. Butte MJ, Nguyen BX, Hutchison TJ et al. Pediatric myocardical infarction after racemic epinephrine administration. Pediatrics. 1999;104(1):e9.
25. Tausing LM, Castro O, Beaudry PH, Fox WW, Bureau M. Treatment of laryngitracheobronchitis (croup). Use of intermittent positive-pressure breathing and racemic epinephrine. Am J Dis Child. 1975;129(7):790-93.
26. Chun R, Preciado DA, Zalzal GH, Shah RK. Utility of bronchoscopy for recurrent croup. Ann Otol Rhinol Laryngol. 2009;118:495-99.
27. Millan SB, Cumming WA. Supraglottic airway infections. Primary Care. 1996;23(4):741-58.
28. Lerner DL, Fontan JPP. Prevention and treatment of upper airway obstruction in infants and children. Curr Opin Pediatr. 1998;10(3):265-70.
29. Wing R, Manno M. Gone but not forgotten: a case of respiratory distress. Clinical Pediatrics. 2015;54 (7):697-99.
30. Fujiwara T, Myiata T, Tokumasu H, Gemba H, Fukuoka T. Diagnostic accuracy of radiographs for detecting supreglotitis: a sistematic review and meta-analisys. Acute Medicine & Surgery. 2017;4:190-97.
31. Kanter RK, Watchko JF. Pulmonary edema associated with upper airway obstruction. Am J Dis Child. 1984;138(4):356-58.
32. Tan AK, Manoukian JJ. Hospitalised croup (bacterial and viral): the role of rigid endoscopy. J Otolaryngol. 1992;21(1):48-53.
33. Uba A. Infraglottic and bronchial infections. Primary Care. 1996;23(4):759-91.
34. Blot M, Blot PB, Fravolt N, Bonnioud P, Chavanet P, Piroth L. Update on childhood and adult infectioustracheitis. Médicine et Maladies Infectieuses. 2017;47:443-52.
35. Shah S, Sharieff GQ. Pediatric respiratory infections. Emerg Med Clin North Am. 2007;25(4):961-79.
36. Hopkins A, Lahiri T, Salermo R. Changing epidemiology of life-threatning upper airway infections: the reemergence of bacterial tracheitis. Pediatrics. 2006;118(4):1418-21.

22
Asma brônquica

José Roberto Fioretto
Mariela Ribeiro Moura Mondini
Joelma Gonçalves Martin

Objetivo do capítulo

- Definir o que é asma brônquica suas causas e fatores desencadeantes.
- Descrever os sinais e sintomas da asma em crianças incluindo manifestações leves e graves.
- Orientar a realização de uma avaliação clínica direcionada, através da história clínica e do exame físico da criança com crise de asma.
- Apresentar estratégias de tratamento e manejo inicial da crise asmática em situações de emergência.

DEFINIÇÃO

Doença heterogênea, geralmente caracterizada por inflamação crônica das vias aéreas. É definida pela história de sintomas respiratórios, como chiado, falta de ar, aperto no peito e tosse, que variam no tempo e na intensidade, juntamente com limitação variável do fluxo aéreo expiratório.[1,2] Geralmente, associa-se à hiper-responsividade das vias aéreas e à inflamação das vias respiratórias, mas elas não são necessárias ou suficientes para o diagnóstico. É uma doença comum que afeta 1 a 29% da população em diferentes países.

Apresenta-se em dois principais fenótipos: a) asma não alérgica (neutrofílica), que é induzida por infecções, poluentes e por elementos da dieta e tem a interleucina-8 (IL-8) em destaque na cascata inflamatória; e b) asma alérgica (eosinofílica), que é desencadeada por alérgenos e tem a IL-5 como condutora da via inflamatória. Habitualmente, inicia-se na infância e tem antecedentes familiares e/ou pessoais de atopia envolvidos. Entre os endótipos pode-se exemplificar a inflamação tipo 2 (T2) alta e baixa. Os asmáticos com inflamação T2 alta geralmente apresentam asma de início precoce, mais grave, associada à atopia/IgE e à eosinofilia nas vias aéreas e sistêmica e são responsivos a corticoides, o que não ocorre na T2 baixa.

QUADRO CLÍNICO E DIAGNÓSTICO[2]

O diagnóstico de asma é baseado na história clínica e em sintomas característicos e evidências de limitação variável do fluxo de ar. Isso deve ser documentado por meio de testes de reversibilidade ao broncodilatador ou outros testes.

Entre os principais sintomas, destacam-se: a) tosse, particularmente noturna ou pela manhã; b) dispneia; c) sibilância; e d) constrição torácica.

Os critérios diagnósticos são:[2]

1. Crises de insuficiência respiratória aguda que melhoram com broncodilatadores.
2. Níveis elevados de IgE e positividade em testes cutâneos de leitura imediata com aeroalérgenos.
3. Avaliação funcional com espirometria pré e pós-broncodilatador e medida do aumento da responsividade brônquica, por exemplo, a metacolina.

O diagnóstico é estabelecido quando há os itens 1 + 2 + 3, 1 + 2 ou 1 + 3.

A Tabela 1 ilustra os principais critérios diagnósticos clínicos para asma considerando o histórico dos sintomas respiratórios.

Tabela 1 Histórico de sintomas respiratórios variáveis típicos

Recurso	Sintomas ou características que suportam o diagnóstico de asma
Pleira, falta de ar, aperto no peito e tosse (Os descritores podem variar entre culturas e por idade)	▪ Mais de um tipo de sintoma respiratório (em adultos, tosse isolada raramente se deve à asma) ▪ Os sintomas ocorrem de forma variável ao longo do tempo e variam em intensidade ▪ Os sintomas costumam piorar à noite ou ao acordar ▪ Os sintomas geralmente são desencadeados por exercícios, risos, alérgenos, ar frio ▪ Os sintomas geralmente aparecem ou pioram com infecções virais

Fonte: GINA, 2023.[2]

Avaliação da gravidade e do grau de controle da asma[2]

Atualmente, o conceito de gravidade é baseado na "dificuldade de tratar".

- Asma grave: definida como asma que permanece descontrolada apesar do tratamento otimizado com altas doses de corticosteroides inalatórios-beta-

-agonistas de ação prolongada (ICS-LABA) ou que requer altas dose de ICS--LABA para evitar que se torne descontrolada. A asma grave deve ser diferenciada da asma como rinossinusite crônica ou obesidade, pois necessitam de tratamento muito diferente.

- Asma moderada: definida como asma bem controlada com o tratamento do passo 3 ou passo 4, por exemplo, doses baixas de ICS-LABA em qualquer uma das faixas de tratamento.
- Asma leve: definida como asma bem controlada com tratamento de baixa intensidade, ou seja, ICS-formoterol de baixa dose conforme necessário ou ICS de baixa dose mais agonistas adrenérgicos beta-2 seletivos de ação curta (SABA), conforme necessário.

Uma vez classificada a gravidade da asma, o tratamento será ditado pelo grau de controle da doença. A avaliação do controle, em geral, é feita em relação às últimas quatro semanas. Atualmente, além do questionário de controle da asma da *Global Initiative for Asthma* (GINA), dispomos de outras formas para a monitoração, como o Questionário de Controle da Asma e o Teste de Controle da Asma. A vantagem do uso desses métodos é sua avaliação numérica, como segue.

A classificação da asma de acordo com o nível de controle (> 5 anos de idade) está apresentada na Tabela 2.

Tabela 2 Avaliação do controle clínico atual (preferencialmente nas últimas 4 semanas)

Parâmetros	Asma controlada	Asma parcialmente controlada	Asma não controlada
	Todos os parâmetros a seguir	**1 ou 2 dos parâmetros abaixo**	**≥ 3 parâmetros da asma parcialmente controlada**
Sintomas diurnos	Nenhum ou ≤ 2 por semana	Três ou mais por semana	
Limitação de atividades	Nenhuma	Qualquer	
Sintomas/ despertares noturnos	Nenhum	Qualquer	
Necessidade de medicação de alívio	Nenhuma ou ≤ 2 por semana	Três ou mais por semana	
Função pulmonar (PFE ou VEF1)	Normal	< 80% predito ou do melhor prévio (se conhecido)	
Avaliação dos riscos futuros (exacerbações, instabilidade, declínio acelerado da função pulmonar e efeitos adversos)			

Tabela 2 Avaliação do controle clínico atual (preferencialmente nas últimas 4 semanas)

Parâmetros	Asma controlada	Asma parcialmente controlada	Asma não controlada
	Todos os parâmetros a seguir	1 ou 2 dos parâmetros abaixo	≥ 3 parâmetros da asma parcialmente controlada
Características associadas ao aumento dos riscos de eventos adversos no futuro: mau controle clínico, exacerbações frequentes no último ano, admissão prévia em unidade de terapia intensiva, baixo VEF1, exposição à fumaça do tabaco e necessidade de usar medicação em altas dosagens			

PFE: pico do fluxo expiratório; VEF1: razão entre volume expiratório forçado em 1 segundo.
Fonte: GINA, 2017.

Em relação aos valores espirométricos, o diagnóstico de certeza é estabelecido com base nos seguintes valores, para crianças:

1. VEF1 < 90% do predito, com aumento de mais de 12% após o teste de resposta com broncodilatador.
2. Documentação de variação do PFE pelo menos 2 vezes ao dia nas últimas 2 semanas, com variabilidade acima de 13%.

TRATAMENTO[2]

Os objetivos do tratamento são:

- Controle de sintomas.
- Sono repousante.
- Crescimento e desenvolvimento adequados.
- Frequentar a escola regularmente.
- Praticar esportes.
- Diminuir as exacerbações.
- Evitar hospitalização e efeitos colaterais.

Etapas para a conduta:

- Estabelecer o diagnóstico.
- Definir o fenótipo e a gravidade.
- Afastar comorbidades.
- Verificar e combater o tabagismo e o uso de drogas.
- Definir controle total, parcial ou não controle.
- Verificar e estimular o uso correto de medicamentos.

- Plano de seguimento e educação.
- Estimular exercícios físicos.
- Conduta de acordo com GINA 2023 e Sociedade Brasileira de Pneumologia e Tisiologia.
- Verificar e estimular a adesão ao tratamento.

Tratamento medicamentoso

De acordo com a GINA 2023,[2] a prescrição medicamentosa deve ser planejada conforme o nível de controle do paciente em cinco etapas, descritas a seguir. O controle ambiental deve ser fortemente implementado, em particular nos casos de asma alérgica.

O controle da asma é avaliado em dois domínios: controle dos sintomas e risco futuro de resultados adversos. As reavaliações devem ser feitas a cada 4 semanas até a estabilização do quadro.

A espirometria deve ser realizada na ocasião do diagnóstico, 3 a 6 meses após o início do tratamento do controlador e, na sequência, pelo menos 1 vez a cada 1 a 2 anos, mas com mais frequência em pacientes de risco e naqueles com asma grave.

Em todas as etapas utiliza-se beta-2-agonistas de curta duração (por demanda). Em sua mais recente edição, a GINA indica também o uso de B2 de longa duração ou a associação de baixas doses de corticoide inalatório (CI) + formoterol nas etapas 1 e 2, conforme descrito a seguir:

- Etapa 1: pacientes com sintomas ocasionais e que necessitam de beta-2-agonista de curta duração para alívio de crises; ficam assintomáticos após crise e no período intercrise. Pode-se utilizar B2 de longa duração (acima de 12 anos).
- Etapa 2: pacientes que necessitam de medicação de alívio e de monoterapia para o controle dos sintomas. Corticosteroides inalatórios (CI) em baixa dose ou a associação CI e B2 de longa duração em doses baixas, por demanda, são as primeiras opções e, alternativamente, os antileucotrienos.
- Etapa 3: além do beta-2-agonista de curta duração, os pacientes precisam como primeira escolha a associação entre CI em doses baixas e beta-2-agonista de ação prolongada.
- Etapa 4: a primeira escolha é a associação entre CI em doses moderadas ou altas com um beta-2-agonista de ação prolongada.
- Etapa 5: paciente da etapa 4 que está sem controle. A conduta é manter a terapêutica da última etapa, deixando o CI em dose alta e acrescentar corticosteroide oral (CO) na menor dose possível. Como alternativas, podem ser utilizados anti-IGE, anti-IL-5, dentre outros.

Além disso, deve-se controlar fatores de risco adicionais potencialmente modificáveis para exacerbações, como:

- Medicamentos: uso de B2 de curta em dose alta (mais de 200 doses/mês), má aderência, dose ou técnica incorreta do corticoide inalatório.
- Comorbidades: obesidade, rinossinusite crônica, doença do refluxo e alergia alimentar confirmada.
- Exposições: tabagismo e alérgenos a que o paciente é sensibilizado.
- Contexto: problemas psicológicos ou socioeconômicos.
- Necessidade de intubação.
- ≥ 1 exacerbação grave nos últimos 12 meses.

Medicações mais frequentemente prescritas

As opções farmacológicas para o tratamento de longo prazo da asma enquadram-se nas seguintes categorias principais:

- Terapia de controle: usada para reduzir a inflamação das vias aéreas, controlar os sintomas e reduzir riscos futuros, como exacerbações e declínio da função pulmonar.
- Terapia de resgate: prescrita para todos os pacientes para alívio das exacerbações, conforme a necessidade.
- Terapias complementares para pacientes com asma grave: podem ser consideradas quando os pacientes apresentam sintomas e/ou exacerbações persistentes, apesar do tratamento otimizado.

Classes de medicações

- Corticosteroide inalatório: principal opção terapêutica diante do processo inflamatório crônico do asmático. Há diferentes fármacos no mercado com diversos potenciais.
  - Crianças < 6 anos (doses em mcg; DPI: dispositivo de pó inalatório; HFA: hidrofluoralcano, dispositivo pressurizado):
    - Dipropionato de beclometasona: dose baixa diária sugerida = 100 (≥ 5 anos)
    - Budesonida (flaconete): dose diária sugerida = 500 (≥ 1 ano)
    - Propionato de fluticasona (HFA): dose diária sugerida = 100 (≥ 4 anos)
    - Fluorato de mometasona (DPI): dose diária sugerida = 110 (≥ 4 anos)
  - Crianças de 6 a 11 anos (doses em mcg; dispositivo de pó inalatório; HFA: hidrofluoralcano, dispositivo pressurizado):

    - Dipropionato de beclometasona (DPI, HFA): dose baixa entre 50 e 100, dose média > 100 a 200 e dose alta ≥ 200.
    - Budesonida (DPI): dose baixa entre 100 e 200, dose média > 200 a 500; e dose alta ≥ 500.
    - Budesonida (flaconetes): dose baixa entre 250 e 500, dose média > 500 a 1.000 e dose alta ≥ 1.000.
    - Propionato de fluticasona (HFA): dose baixa entre 100 e 200, dose média > 200 a 500 e dose alta ≥ 500; e DPI: dose baixa entre 100 e 200, dose média > 200 a 400 e dose alta > 400.
    - Fluorato de mometasona (DPI): dose baixa = 110; dose média > 220 a 440 e dose alta ≥ 440.
  - Adolescentes e adultos (≥ 12 anos) (doses em mcg; dispositivo de pó inalatório; HFA: hidrofluoralcano, dispositivo pressurizado):
    - Dipropionato de beclometasona (DPI, HFA): dose baixa entre 100 e 200; dose média > 200 a 400 e dose média 400 a 800 e alta > 800.
    - Budesonida (DPI): dose baixa entre 200 e 400; dose média > 400 a 800 e dose alta > 800.
    - Propionato de fluticasona (DPI): dose baixa = 100; dose média não determinada e dose alta = 200.
    - Fluorato de mometasona (DPI): dose baixa entre 110 e 220; dose média > 220 a 440 e dose alta > 440.
- Corticosteroide sistêmico: potencializa a ação dos beta-adrenérgicos, por estimular a transcrição e a expressão de receptores na membrana em células do músculo liso. Bastante útil em crises no pronto-socorro. Os corticoides orais mais usados são prednisona ou prednisolona (1 a 2 mg/kg/dose), com dose máxima de 20 mg por dia para crianças ≤ 2 anos e de até 30 mg por dia para crianças > 2 e ≤ 5 anos, e os intravenosos ou intramusculares, metilprednisolona (2 mg/kg/dose) e hidrocortisona (10 mg/kg/dose). Na terapêutica de controle, podem ser usados via oral na etapa 5, com a ressalva de que o paciente conheça os potenciais efeitos colaterais (ver Figuras 1 e 2).
- Beta-2-agonistas de ação curta: fármacos de escolha. Administrados por nebulização ou aerossol, promovendo a broncodilatação 1 a 5 minutos após a administração, com duração de ação de 2 a 6 horas. As medicações mais utilizadas são o fenoterol e o salbutamol (ver Figuras 1 e 2).
- Beta-2-agonista de ação prolongada: nunca utilizados em monoterapia e para crianças menores de 4 anos, em razão das complicações cardiovasculares. São sempre associados a CI. São exemplos: formoterol e salmeterol.
- Antileucotrieno: o exemplo é o montelucaste (MC). Além da indicação em algumas etapas de tratamento da asma, é recomendado em quadros de sibilância recorrente após bronquiolite viral aguda em lactentes e em asma

induzida por exercícios. A dose recomendada é de 4 mg para crianças de 2 a 5 anos e de 5 mg para crianças de 6 a 14 anos.

- Bambuterol e terbutalina: são beta-2-agonistas de ação prolongada orais que reduzem sintomas de asma à noite. Muitos efeitos colaterais cardiovasculares.
- Anti-IgE: omalizumabe é um anticorpo monoclonal recombinante humano específico que tem por funções a inibição da ligação do IgE ao seu receptor e a redução da hiper-responsividade das vias aéreas, com inibição da obstrução brônquica induzida pelo alérgeno.
- Teofilina: pode ser usada em monoterapia ou em associação ao CI em crianças maiores de 5 anos. Em crianças abaixo dessa faixa etária não existem estudos que comprovem benefício clínico. Entre os efeitos colaterais mais comuns, há cefaleia, taquicardia, arritmia, náuseas, vômitos, diarreia, dor abdominal e anorexia.

ASMA GRAVE OU DE DIFÍCIL CONTROLE

Definida como aquela que permanece não controlada com o tratamento máximo otimizado (uso de doses altas de CI e de um segundo medicamento de controle no ano anterior ou uso de CO em ≥ 50% dos dias no ano anterior), apesar da supressão ou minimização dos fatores que pioram o controle da asma. Nesses casos, é indicado o brometo de tiotrópio, os anticorpos monoclonais e a imunoterapia.

Tratamento esquemático nas exacerbações da asma

As crises devem ser tratadas com 200 mcg de salbutamol ou equivalente, com uso de espaçador com ou sem máscara. Repetir a cada 20 minutos a mesma dose, se necessário. Se usar mais de 6 jatos de salbutamol nas 2 primeiras horas, pode-se associar brometo de ipratrópio, 80 mcg (ou 250 mcg por nebulização) a cada 20 minutos por 1 hora. O uso de CO nas crises não é recomendado de rotina, devendo ser restrito às crises com necessidade de atendimento de urgência.

A Figura 1 ilustra o algoritmo da abordagem da exacerbação da asma para crianças de 6 anos ou mais, adolescentes e adultos

A Figura 2 ilustra o algoritmo da abordagem da exacerbação da asma para crianças de 5 anos ou menos.

Recomendações para doença causada pelo coronavírus

As medicações de controle devem ser mantidas, mesmo o corticoide inalatório. Para os poucos casos que necessitam de corticoterapia oral, esta deve ser reduzida gradualmente e apenas se possível.

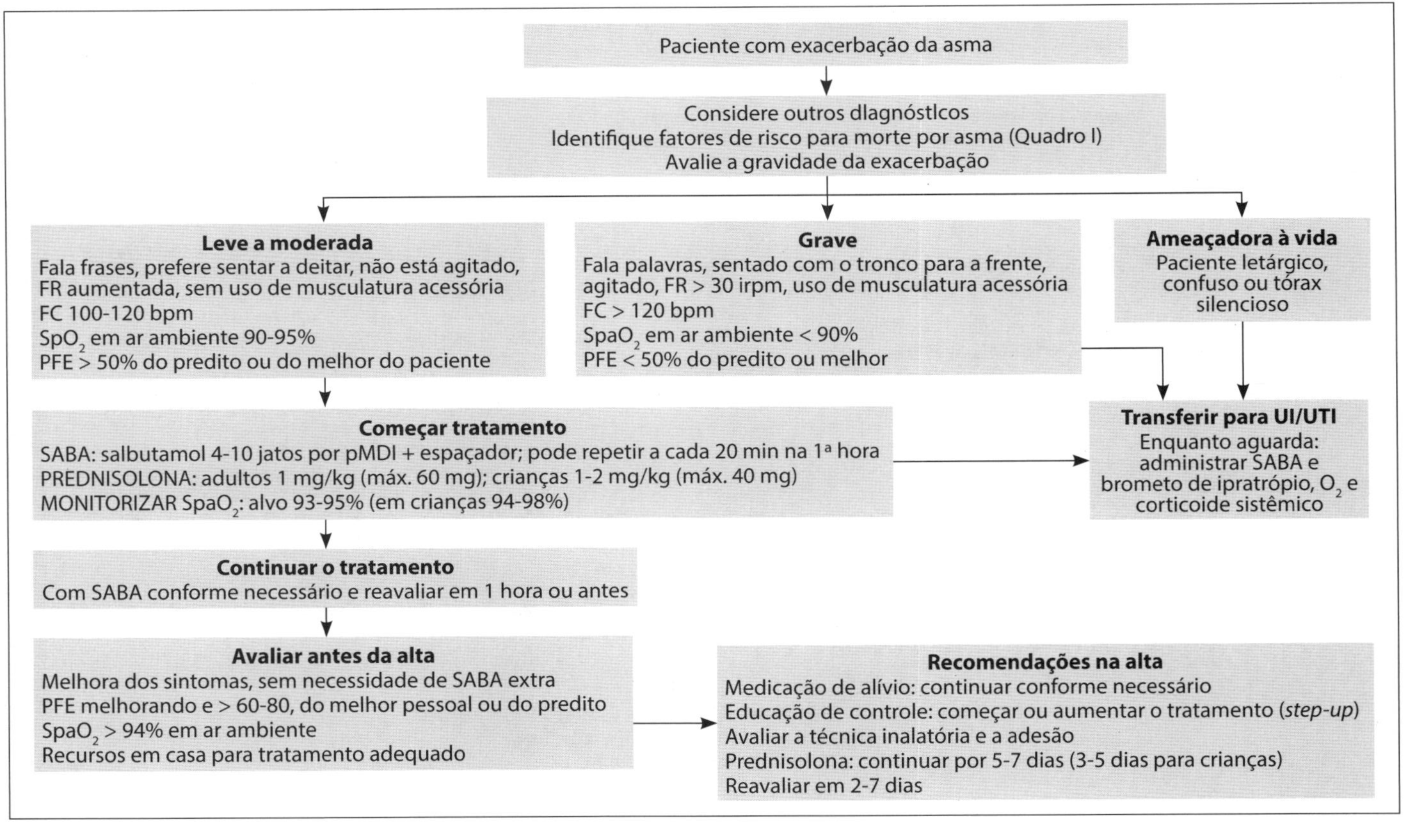

Figura 1 Algoritmo da abordagem da exacerbação da asma para crianças de 6 anos ou mais, adolescentes e adultos.

Fonte: Firminda e Borgli, 2017.[3]

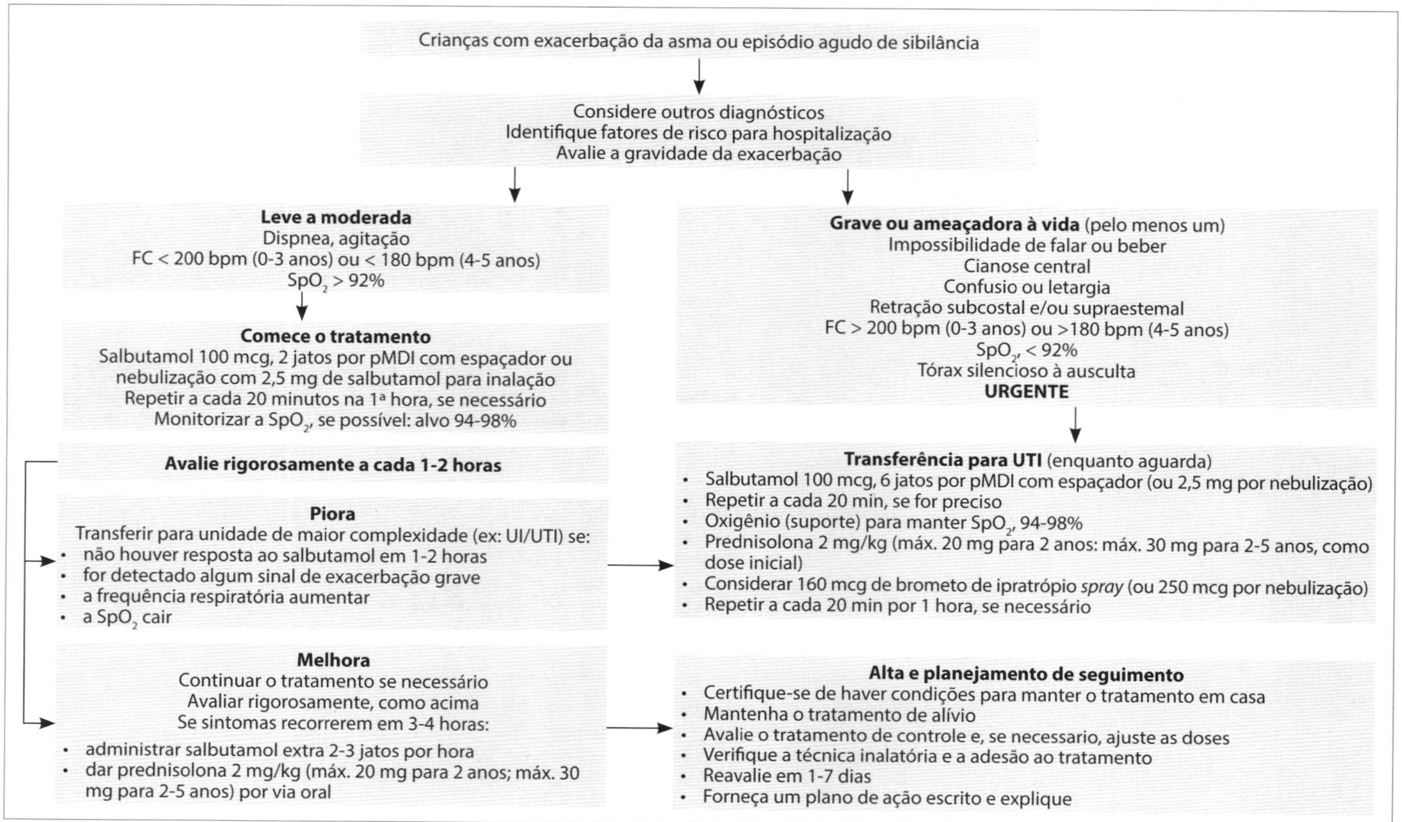

Figura 2 Algoritmo da abordagem da exacerbação da asma para crianças de 5 anos ou menos.

Fonte: Firminda e Borgli, 2017.[3]

Evitar sempre que possível a nebulização, preferindo os dispositivos de liberação de aerossóis dosados em sistema fechado (espaçador). Evitar a realização de espirometria em pacientes suspeitos ou com confirmação pela doença causada pelo coronavírus.

ASMA AGUDA GRAVE

A asma é avaliada da seguinte forma:[4]

- **Asma aguda grave ou estado de mal asmático**: insuficiência respiratória aguda secundária à crise asmática grave que não responde à terapêutica habitual apropriada com doses repetidas de broncodilatadores inalatórios.
- **Asma crítica**: asma aguda grave que necessita de admissão à UTI em função de piora clínica ou ausência de melhora, havendo necessidade de intensificação do tratamento e monitoração contínua.
- **Asma quase fatal**: asma crítica com insuficiência respiratória progressiva, fadiga e alteração da consciência, com necessidade de intubação endotraqueal e ventilação mecânica.

Essa avaliação é feita de acordo com o escore de Wood-Downes (Tabela 3).

Tabela 3 Escore clínico adaptado de Wood-Downes

Variáveis	0	1	2
PaO_2 (mmHg)	70 a 100 em ar ($SaO_2 \geq 95\%$ em ar)	< 70 em ar ($SaO_2 < 95\%$ em ar)	< 70 com FiO_2 40% ($SaO_2 < 95\%$ em FiO_2 40%)
Cianose	ausente	+ em ar	+ em FiO_2 40%
Murmúrio vesicular	normal	assimétrico	diminuído ou ausente
Uso de musculatura acessória	ausente	moderado	máximo
Sibilos expiratórios	ausente	moderado	máximo
Consciência	normal	deprimido/agitado	coma

FiO_2: fração inspirada de oxigênio; PaO_2: pressão arterial de oxigênio.
Escore ≥ 5: insuficiência respiratória aguda em instalação.
Escore ≥ 7: insuficiência respiratória aguda instalada.
Fonte: Carpi et al., 2020.[4]

São indicações de internação em UTI pediátrica:

- Incapacidade de falar.
- Pulso paradoxal (diferença entre a pressão arterial sistólica medida na inspiração e na expiração) > 15 mmHg.
- Pulso alternante (diferença na amplitude de pulso avaliado na inspiração e na expiração).
- Nível de consciência alterado.
- Murmúrio vesicular ausente.
- Acidose ou hipóxia grave: PaO_2 < 60 mmHg.
- $PaCO_2$ normal ou com aumento progressivo (> 5 mmHg/h).
- Sinais de fadiga respiratória.
- Escore de Wood-Downes ≥ 5.

Tratamento da asma aguda grave

O tratamento da asma aguda grave deve seguir o algoritmo apresentado na Figura 3.

BIBLIOGRAFIA

1. Felix RG, Ferrari GF, Tostes LOS, Oliveira FQ. Asma brônquica. In: Rugolo LMSS, Martin JG, Fioretto JR, Bentlin MR (ed.). Pediatria: do recém-nascido ao adolescente. São Paulo: Atheneu; 2020. p.493-8.
2. Global Initiative for Asthma – GINA. Global Strategy for Asthma Management and Prevention, 2023. Disponível em: https://ginasthma.org/wp-content/uploads/2023/07/GINA-2023--Full-report-23_07_06-WMS.pdf. Acesso em: 28 fev. 2024.
3. Firminda M, Borgli D. Abordagem da exacerbação da asma em pediatria. Rev Ped SOPERJ. 2017;17:36-44.
4. Carpi MF, Fioretto JR. Asma aguda grave. In: Fioretto JR, Bonatto RC, Carpi MF, Ribeiro CF (eds.). UTI pediátrica. 2.ed. Rio de Janeiro: Guanabara Koogan; 2020. p.263-9.
5. Carpi MF, Fioretto JR. Asma aguda grave. In: Fioretto JR, Bonatto RC, Carpi MF, Campos FJ (eds.). UTI pediátrica. 3.ed. Rio de Janeiro: Guanabara Koogan; 2024.

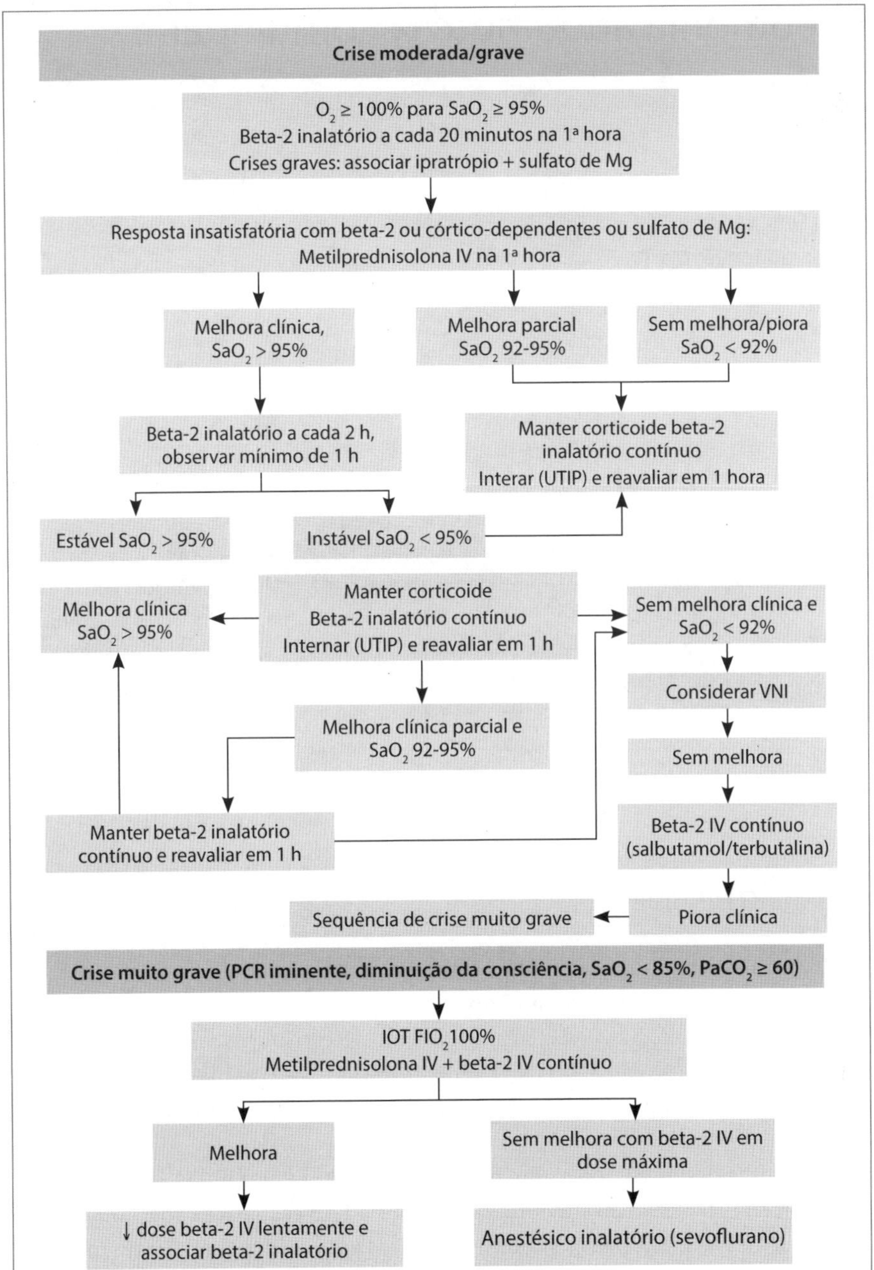

Figura 3 Algoritmo do tratamento de asma aguda grave.

B2: beta 2; IOT: intubação orotraqueal; IV: intravenoso; Mg: magnésio; SaO_2: saturação arterial de oxigênio; VNI: ventilação não invasiva.

Fonte: Carpi e Fioretto, 2023.[5]

23
Pneumonia adquirida na comunidade

Mário Ferreira Carpi
Joelma Gonçalves Martin

Objetivo do capítulo

A pneumonia na infância é importante causa de morbidade e mortalidade ao redor do mundo, atingindo crianças em países de baixo e alto desenvolvimento socioeconômico. A pneumonia adquirida na comunidade (PAC) é a principal causa de internação em Pediatria e a segunda causa de óbito em crianças menores de 5 anos no Brasil.[1] Sendo assim, este capítulo tem a finalidade de ajudar o clínico a identificar precocemente os sinais clínicos, laboratoriais e radiológicos dessa doença tão comum, bem como a instituir tratamento adequado e oportuno, o que, com certeza, impactará no prognóstico dessa condição clínica que permanece ainda sombrio neste país.

DEFINIÇÃO E INCIDÊNCIA

Os termos pneumonia e pneumonite representam condição inflamatória, comumente de etiologia infecciosa, envolvendo os pulmões, o que inclui: pleura visceral, tecido conectivo, vias aéreas, alvéolos e estruturas vasculares. Tipicamente apresenta-se com febre, sintomas respiratórios e evidência de acometimento parenquimatoso, observado pelo exame físico ou pela presença de infiltrados radiológicos.

Em países desenvolvidos, a incidência anual da doença é de cerca de 3,3 casos para cada 100 crianças menores que 5 anos e 1,45 caso para cada 1.000 crianças de 0 a 16 anos. Em países subdesenvolvidos a incidência anual para menores que 5 anos é de cerca de 231 casos a cada 1.000 crianças, das quais 50 a 80% apresentam algum critério de gravidade, necessitando internação.[2]

ETIOLOGIA E FISIOPATOLOGIA

São considerados fatores de risco para a ocorrência de pneumonias em crianças: baixa idade, desmame precoce, baixo peso ao nascer e comorbidades, como desnutrição, imunodeficiências e doenças crônicas.[1,3] Outras condições determinantes de lesão de mucosa das vias aéreas superiores como tabagismo passivo e resfriado comum também podem favorecer o desenvolvimento de pneumonia, uma vez que diminuem a eficácia da defesa mecânica desempenhada pelo epitélio cilíndrico mucociliado.

Para atingir as vias aéreas inferiores, os agentes infecciosos utilizam dois mecanismos mais comuns: a progressão direta pelo epitélio respiratório célula a célula (maioria das pneumonias virais e as atípicas) ou a microaspiração de partículas de vias aéreas superiores (pneumonias bacterianas clássicas). Enquanto a primeira leva a inflamação predominantemente intersticial, a microaspiração causa inflamação alveolar de forma prevalente.

A disseminação hematogênica com base em outro foco infeccioso é uma via eventual de infecção pulmonar.[3]

Em adolescentes, o uso de cigarros, álcool e outras substâncias de abuso pode aumentar o risco de pneumonia pelo aumento do risco de aspiração por meio da diminuição da efetividade dos reflexos de tosse e epiglótico.[4]

Com o curso clínico semelhante entre os diversos agentes, torna-se difícil firmar um diagnóstico etiológico. Não há dados clínicos, radiológicos ou laboratoriais patognomônicos de uma ou outra etiologia. Dessa forma, deve-se levar em consideração a faixa etária da criança, sua história clínica (incluindo dados epidemiológicos, como o contato próximo com pessoas resfriadas), o estado geral da criança, a extensão do comprometimento pulmonar e a existência de comorbidades para decidir quanto ao tratamento empírico com base na provável etiologia.

A Tabela 1 mostra os agentes mais comuns por faixa etária na criança.[1,3]

Entre os vírus, o vírus sincicial respiratório (VSR) é o responsável por 50 a 80% das infecções respiratórias das vias aéreas inferiores em menores 2 anos, sendo a maioria dos casos bronquiolite aguda. Outros vírus como influenza, parainfluenza, metapneumovírus, coronavírus, adenovírus e rinovírus também podem causar pneumonia. Entre esses lactentes, 80% das pneumonias têm etiologia viral. Cabe lembrar que nessa faixa etária, principalmente entre 2 semanas e os 3 a 4 primeiros meses de vida, pode ocorrer a pneumonia afebril do lactente, causada classicamente pela *Chlamydia trachomatis,* bem como pelo citomegalovírus, *Ureaplasma urealyticum* e *Mycoplasma hominis.*

Outros vírus podem estar envolvidos, valendo ressaltar o coronavírus, não apenas o SARS-CoV-2, pois ele pode causar infecções no trato respiratório in-

Tabela 1 Agentes mais comuns de pneumonia adquirida na comunidade (PAC) por faixa etária em crianças

Faixa etária	Agente etiológico
Recém-nascidos	Estreptococo do grupo B Gram-negativos entéricos (*E. coli, Klebsiella* sp) *Listeria monocytogenes*
1 a 3 meses	Vírus (VSR*) *Chlamydia trachomatis* *Streptococcus pneumoniae* *Staphilococcus aureus*
1 mês a 5 anos	Vírus *Streptococcus pneumoniae* *Haemophilus influenzae* *Staphilococcus aureus* *Mycoplasma pneumoniae*
> 5 anos	*Mycoplasma pneumoniae* *Chlamydia pneumoniae* *Streptococcus pneumoniae*

VSR: vírus sincicial respiratório.
Fonte: adaptada da Sociedade Brasileira de Pneumologia e Tisiologia e Sociedade Brasileira de Pediatria, 2007.[3]

ferior das crianças. Entretanto, aparentemente com menor gravidade, apesar da necessidade de mais estudos epidemiológicos que determinem o impacto clínico desse agente na faixa etária pediátrica.[5]

Os agentes bacterianos são responsáveis pela maior gravidade e mortalidade por pneumonia na infância. Estudos utilizando técnica de aspirado pulmonar realizados em países em desenvolvimento, incluindo o Brasil, encontraram etiologia bacteriana em 50 a 60% das crianças com pneumonia.[1] Entre as bactérias, excetuando o período neonatal, o *Streptococcus pneumoniae* (pneumococo) responde pela maioria dos casos, particularmente em crianças menores de 5 anos. Em maiores de 10 anos, aumenta muito a incidência do *Mycoplasma pneumoniae.*

HISTÓRIA E SINAIS CLÍNICOS

História aguda de infecção de vias aéreas superiores é frequente, precedendo quadro de pneumonia em crianças. A febre pode estar ausente em lactentes pequenos, mas é reportada na maioria dos casos. A tosse de início agudo (menos de 2 semanas de duração) é comum.

Entre os achados mais frequentes no exame físico, a taquipneia (aumento da frequência respiratória – FR) é o dado clínico mais sensível (sensibilidade de 77%) para o diagnóstico de pneumonia em crianças, particularmente em menores de 5 anos. A frequência deve ser medida antes de qualquer manipulação da criança, que deve estar o mais tranquila possível, de preferência no colo da mãe, e o tempo de contagem deve ser de 1 minuto.

Crianças com infecção respiratória aguda, sem sibilância e com taquipneia, devem ser consideradas tendo pneumonia até prova em contrário. Os pontos de corte utilizados para taquipneia em crianças são:[1,2]

- < 2 meses: FR ≥ 60 movimentos respiratórios por minuto (mrpm).
- 2 a 11 meses: FR ≥ 50 mrpm.
- 1 a 4 anos: FR ≥ 40 mrpm.

A ausculta torácica é extremamente importante e, mesmo na ausência de taquipneia, pode revelar crepitações, sopro tubário, redução ou abolição do murmúrio vesicular. Pode haver sibilância, principalmente em crianças com infecção viral ou por *Mycoplasma pneumoniae* ou *Chlamydia pneumoniae*. Em lactentes, em razão do tórax muito ressonante e da respiração superficial, pode não haver alteração perceptível na ausculta respiratória. A sensibilidade da ausculta para o diagnóstico de pneumonia em menores de 5 anos é de apenas 53%.

Deve-se estar atento aos sinais que indicam maior gravidade do comprometimento respiratório, como a presença de tiragem subcostal, tiragem de fúrcula e intercostal, gemência, batimentos de asa nasal e cianose.[2]

A presença de toxemia, sonolência e agitação, vômitos persistentes e convulsão são indicadores de pneumonia muito grave.[3]

História clínica mais insidiosa, com duração superior a uma semana, bem como a presença de tosse paroxística e dissociação clínico-radiológica (imagem radiológica exuberante com a criança clinicamente bem) são dados sugestivos de pneumonia atípica. Em lactentes de primeiro trimestre de vida, é causada pela *Chlamydia trachomatis*. Em geral, esses lactentes nasceram de parto normal e foram colonizados pela *C. trachomatis* na passagem pelo canal de parto. Cerca de 50% dos casos apresentam história de conjuntivite no período neonatal. Quando presente, a febre é baixa. No caso de escolares e adolescentes, os agentes principais da pneumonia atípica são o *Mycoplasma pneumoniae* e a *Chlamydia pneumoniae*. Febre baixa, tosse seca e manifestações gerais, como cefaleia, dor de garganta e dor no corpo estão presentes no início do quadro. A tosse vai piorando progressivamente e torna-se paroxística.

EXAMES COMPLEMENTARES

A rigor, o diagnóstico de pneumonia na criança é clínico e não há necessidade de exames para iniciar o tratamento.[1,2] Porém, havendo disponibilidade, deve-se solicitar sempre a radiografia de tórax em posição posteroanterior (PA) e perfil para os casos que serão internados. A radiografia auxilia na confirmação diagnóstica, mas serve principalmente para avaliar a extensão do comprometimento pulmonar e a presença de complicações.

Embora não se possa definir a etiologia da pneumonia somente pelo padrão radiológico, as radiografias com comprometimento alveolar (pneumonia lobar, segmentar e broncopneumonia) são mais relacionadas às pneumonias bacterianas típicas, enquanto o padrão intersticial é mais relacionado às pneumonias virais e às pneumonias atípicas (Figuras 1 a 4).

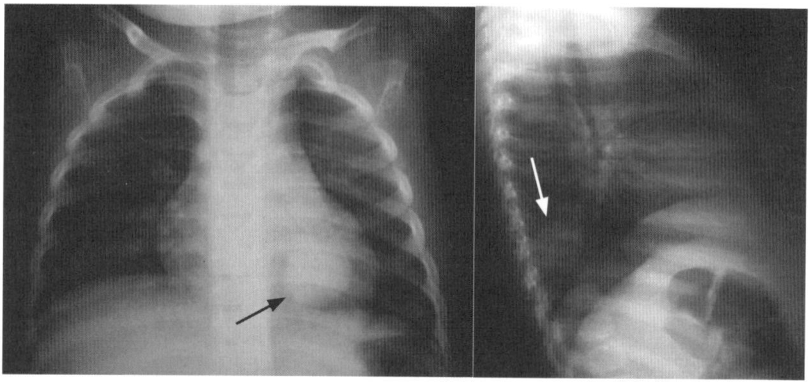

Figura 1 Condensação alveolar ("pneumonia redonda" – ponta da seta) em lobo inferior esquerdo em criança de 2 anos. (Ver o Encarte de imagens no final do livro.)
Fonte: acervo dos autores.

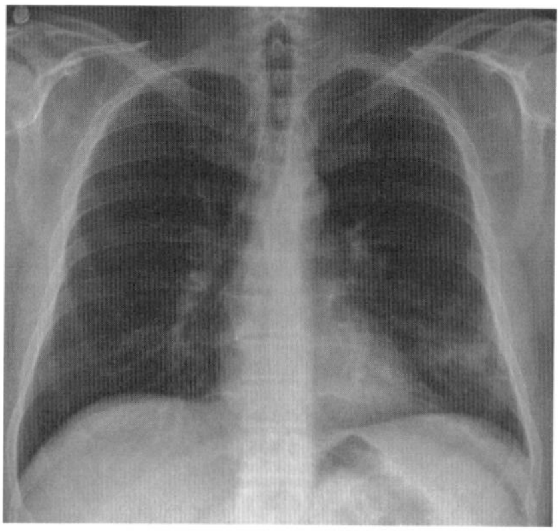

Figura 2 Broncopneumonia – condensação alveolar que não se restringe aos limites de um lobo ou segmento pulmonar. (Ver o Encarte de imagens no final do livro.)
Fonte: Cerri et al., 2017.[6]

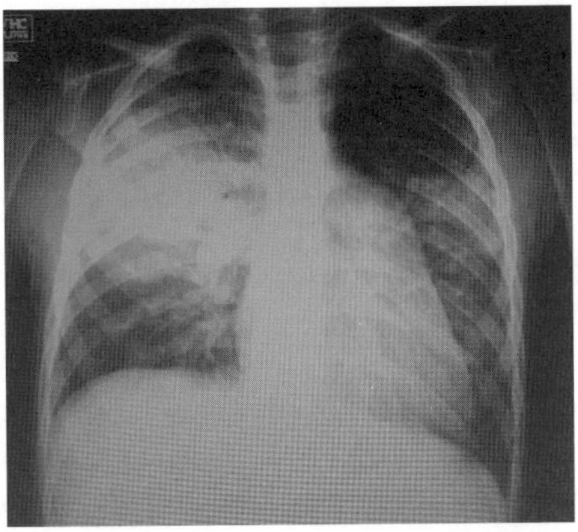

Figura 3 Pneumonia lobar (LSD) com discreta linha de derrame pleural à direita. Notam-se broncogramas aéreos e abaulamento do tronco da artéria pulmonar. (Ver o Encarte de imagens no final do livro.)

Fonte: acervo dos autores.

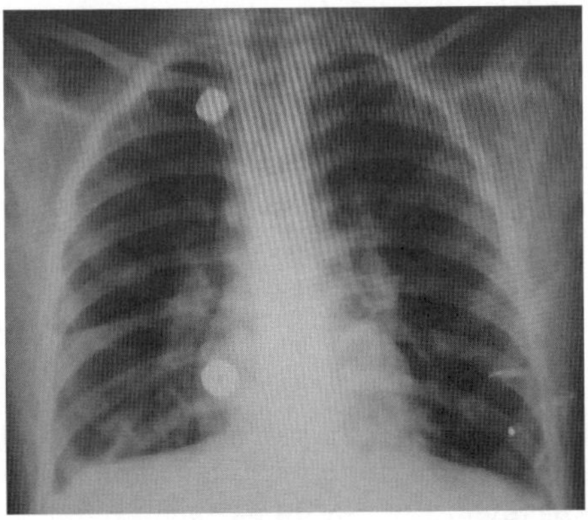

Figura 4 Pneumonia com padrão intersticial em adolescente. Nota-se hiperinsuflação pulmonar. (Ver o Encarte de imagens no final do livro.)

Fonte: acervo dos autores.

A ultrassonografia de tórax pode ser solicitada quando há suspeita de derrame pleural, a fim de quantificar e marcar o local para punção torácica. A tomografia de tórax pode ser útil quando se suspeita de complicações mais graves como abscesso pulmonar.

Outros exames inespecíficos e exames microbiológicos podem ser solicitados em casos de pneumonia comunitária grave: hemograma e proteína C-reativa (PCR), hemocultura (embora a positividade seja baixa – 5 a 10%) com antibiograma, pesquisa de antígenos virais em secreção nasofaríngea quando há suspeita de etiologia viral.

CRITÉRIOS DE INTERNAÇÃO HOSPITALAR

São considerados fatores prognósticos de PAC em crianças e, portanto, critérios de internação hospitalar:[3]

- Idade: crianças < 2 meses com PAC devem sempre ser internadas. A imaturidade imunológica associada à baixa eficiência e à reserva respiratória faz essas crianças mais susceptíveis à evolução rápida para sepse e insuficiência respiratória.
- Comprometimento do estado geral: presença de toxemia, vômitos persistentes, incapacidade de mamar, palidez, agitação alternada com sonolência, convulsão.
- Comprometimento respiratório: presença de tiragem subcostal, tiragem de fúrcula e intercostal, batimentos de asa de nariz, gemência ou cianose.
- Comorbidade grave associada: imunodeficiência, desnutrição grave, cardiopatia congênita com repercussão hemodinâmica etc.
- Pneumonia muito extensa na radiografia de tórax.
- Complicações: presença de derrame pleural, pneumatocele ou abscesso na radiografia de tórax.
- Condições sociais: pais incapazes de cuidar da criança.

TRATAMENTO

A grande maioria dos casos pode ser tratada ambulatorialmente, apesar da potencial gravidade da doença. Tanto em pacientes tratados em regime ambulatorial quanto naqueles tratados em regime hospitalar, é importante estar atento e orientar quanto à manutenção do estado de hidratação e do estado nutricional. Nos casos em que a criança não é internada, deve-se orientar pais ou cuidadores quanto aos sinais de alerta que devem fazê-los retornar para avaliação médica imediatamente: dificuldade respiratória (frequência respiratória muito alta e/ou esforço para respirar), incapacidade de se alimentar, vômitos persistentes, presença de cianose. Nesses casos, deve-se agendar reavaliação em 48 horas do início do tratamento.

O início da antibioticoterapia depende do conjunto das avaliações clínica, epidemiológica, radiológica e, se for o caso, laboratorial. Ao decidir quanto à antibioticoterapia empírica inicial, deve-se levar em consideração os agentes bacterianos mais prováveis, bem como a gravidade do quadro clínico.

É importante conhecer os perfis de resistência dos principais agentes aos antimicrobianos disponíveis. No caso do pneumococo, o mecanismo de resistência à penicilina e derivados decorre da alteração na conformação da proteína ligadora de penicilina (PBP). De acordo com a concentração inibitória mínima (CIM) necessária, as cepas atualmente podem ser classificadas em: resistência plena (CIM $\geq$ 8 mcg/mL), resistência parcial (CIM = 4 mcg/mL) ou sensíveis (CIM $\leq$ 2 mcg/mL).[4] No Brasil, considerando infecção fora do sistema nervoso central e os valores atuais de CIM, somente 1% das cepas de pneumococo apresenta resistência parcial, não havendo por enquanto cepas de resistência plena.[3] Assim, a pneumonia pneumocócica pode ser tratada com penicilina em doses habituais.

No caso do *Haemophilus influenzae* e do *Staphylococcus aureus*, o mecanismo de resistência é a produção de betalactamases que destroem o anel betalactâmico das penicilinas. Cerca de 40% das cepas de *Haemophilus influenzae* e 100% das cepas de *Staphylococcus aureus* são produtoras de betalactamases.

Tratamento de pneumonia pelo *Influenzae*

Quando o agente etiológico envolvido na pneumonia é o *Influenzae*, deve-se iniciar rapidamente o tratamento empírico com oseltamivir. Ele deve ser prescrito para crianças com idade inferior a 5 anos, com comorbidades ou sinais de gravidade. Não se deve esperar a confirmação laboratorial da presença do *Influenzae*. Caso esses pacientes desenvolvam infecção bacteriana secundária, a antibioticoterapia empírica deve ser feita para cobertura de *S. aureus*, incluindo as cepas resistentes à meticilina (MRSA).[7]

Antibioticoterapia empírica no tratamento ambulatorial

Crianças entre 2 meses e 5 anos com pneumonia sem sinais de gravidade devem ser tratadas em casa com amoxicilina via oral (VO) ou penicilina procaína por via intramuscular (IM), considerando que o pneumococo é o agente etiológico mais provavelmente envolvido.[1,2] Essas crianças devem ser reavaliadas em 48 horas para analisar a resposta ao tratamento. Caso não ocorra melhora após 48 horas de antibioticoterapia e a criança não apresente complicações nem sinais de gravidade ou indicação de internação, pode-se manter o tratamento ambulatorial trocando o antibiótico para amoxicilina + clavulanato VO. Em crianças alérgicas à penicilina e seus derivados ou na suspeita de pneumonia atípica, a droga de escolha são os macrolídeos (azitromicina, claritromicina ou eritromicina).

Em crianças maiores de 5 anos, a frequência da pneumonia por *Mycoplasma pneumoniae* aumenta muito. Dessa forma, deve-se optar por macrolídeos quando o quadro é insidioso ou a tosse paroxística. Por sua vez, em pacientes com quadro mais agudo (menos de 1 semana), a amoxicilina deve ser a primeira escolha.

Antibioticoterapia empírica no tratamento hospitalar

Havendo critério para internação hospitalar, a antibioticoterapia deve ser feita inicialmente por via intravenosa (IV). A escolha do antibiótico depende da faixa etária e da gravidade da pneumonia:[1]

- **< 2 meses**: a antibioticoterapia deve cobrir agentes do período neonatal (Estreptococo do grupo B e Gram-negativos entéricos), além do *Streptococcus pneumoniae* e, eventualmente, *Staphilococcus aureus*. É clássica a associação de ampicilina com aminoglicosídeo (gentamicina, amicacina ou tobramicina). Pode-se substituir o aminoglicosídeo por cefalosporina de 3ª geração (ceftriaxona ou cefotaxima) associada à ampicilina quando houver suspeita de comprometimento concomitante do SNC. A ceftriaxona deve ser evitada nos recém-nascidos. A oxacilina deve ser associada se houver suspeita de infecção pelo *Staphilococcus aureus* (evolução muito grave e muito rápida e presença de complicações, como derrame pleural e pneumatoceles).
- **2 meses a 5 anos**: a droga de escolha é a penicilina cristalina ou a ampicilina, levando-se em conta que o pneumococo é o principal agente envolvido. Porém, em casos muito graves (criança em sepse ou insuficiência respiratória aguda que exija assistência ventilatória), desde o início deve-se dar cobertura também a agentes produtores de betalactamases, como o *Haemophilus influenzae* e o *Staphylococcus aureus*. Dessa forma, pode-se utilizar a associação de amoxicilina + clavulanato ou a associação de ceftriaxona + oxacilina. Em nosso serviço, na enfermaria de Pediatria e na UTI Pediátrica do Hospital das Clínicas de Botucatu, para o tratamento desses casos muito graves, é preferido o uso de amoxicilina + clavulanato a fim de poupar o uso de cefalosporinas que são fortes indutoras de resistência bacteriana. Além disso, com a melhora da criança, após os primeiros dias de tratamento, é possível transicionar a amoxicilina + clavulanato IV para VO, o que pode encurtar o tempo de internação hospitalar.
- **> 5 anos**: penicilina cristalina ou ampicilina como drogas de escolha para os quadros agudos; amoxicilina + clavulanato para os casos de PAC considerados muito graves; macrolídeos (azitromicina, claritromicina ou eritro-

micina) na suspeita de pneumonia atípica. As fluoroquinolonas são opções interessantes para crianças maiores ou adolescentes com etiologia atípica.

A melhora do quadro clínico da criança deve ocorrer em cerca de 48 horas após o início da antibioticoterapia. A ausência de melhora ou piora nesse período é considerada falha terapêutica. Nesses casos, antes de se trocar o antibiótico, deve-se excluir a presença de complicações como o derrame pleural.[3] As complicação devem ser tratadas especificamente.

A Tabela 2 mostra a posologia dos principais antimicrobianos utilizados no tratamento da PAC em crianças, bem como o intervalo entre as doses e a via de administração. A menos que haja complicações, em geral, o tempo de tratamento da PAC varia de 7 a 10 dias. No caso específico da azitromicina, o tempo de tratamento é de 5 dias. Apesar da posologia simples e do curto tempo de tratamento, o que facilita a aderência ao tratamento, a azitromicina deve ser reservada para os casos suspeitos de pneumonia atípica e para as crianças alérgicas à penicilina. Seu uso indiscriminado pode induzir resistência a esse antimicrobiano.

Tabela 2 Posologia, intervalo entre as doses, via de administração e tempo de tratamento para os principais antimicrobianos utilizados no tratamento da pneumonia adquirida na comunidade (PAC) em crianças

Antimicrobiano	Dose diária	Intervalo entre doses	Via	Tempo de tratamento
Amoxicilina	50 mg/kg	a cada 8 horas	VO	7-10 dias
Amoxicilina + clavulanato	50 mg/kg	a cada 8 horas	VO/IV	7-10 dias
Ampicilina	150 mg/kg	a cada 6 horas	VO/IV	7-10 dias
Penicilina cristalina	200.000 UI/kg	a cada 6 horas	IV	7-10 dias
Penicilina procaína*	50.000 UI/kg	a cada 12 horas	IM	7-10 dias
Ceftriaxona	80 mg/kg	a cada 12 horas	IV	7-10 dias
Oxacilina	200 mg/kg	a cada 6 horas	IV	7-10 dias
Azitromicina	10 mg/kg, 1º dia 5 mg/kg, 4 dias	a cada 24 horas	VO	5 dias
Claritromicina	15 mg/kg	a cada 12 horas	VO/IV	7-10 dias
Eritromicina	50 mg/kg	a cada 6 horas	VO	7-10 dias
Gentamicina	7,5 mg/kg	a cada 24 horas	IV	7-10 dias

IM: intramuscular; IV: intravenosa; VO: via oral.

* O Ministério da Saúde recomenda o uso de 400.000 UI a cada 24 horas para crianças com peso < 20 kg e 400.000 UI a cada 12 horas para crianças com peso > 20 kg.

Fonte: elaborada pelos autores.

Tratamento não farmacológico

- Suporte ventilatório para manutenção da saturação de oxigênio > 95% (dispositivos específicos discutidos em outro capítulo).
- Manutenção do estado de hidratação que pode ser oral ou endovenoso na presença de desconforto respiratório, fadiga muscular ou risco de aspiração.
- Monitoração cuidadosa do balanço hídrico, eletrolítico e da diurese deve ser feita pelo risco de desenvolvimento de secreção inapropriada de ADH.
- Fisioterapia respiratória pode ser adequada para pacientes com PAC com complicações.
- Analgesia e antipirexia devem ser feitas com medicamentos habituais, como paracetamol, ibuprofeno ou dipirona. Pacientes com dor pleurítica não tratada podem ter o reflexo de tosse diminuído, o que torna o *clearance* de secreções menos eficaz.

COMPLICAÇÕES

Caso a criança permaneça com febre ou clinicamente instável após 48 a 72 horas de tratamento adequado da pneumonia, deve-se pesquisar a presença de complicações.

Derrame pleural

A complicação mais frequente da PAC é o derrame pleural. O derrame pleural parapneumônico consiste no acúmulo de líquido inflamatório entre as pleuras visceral e parietal. No Brasil, ocorre em cerca de 20 a 40% das pneumonias que exigem internação hospitalar.[8] Do ponto de vista terapêutico, o derrame pleural pode ser considerado "não complicado" (evolui sem necessidade de drenagem e é reabsorvido com o tratamento da pneumonia com antibiótico adequado) ou "complicado" (necessita de drenagem cirúrgica). Os principais agentes etiológicos são os mesmos encontrados em pneumonias não complicadas: *Streptococcus pneumoniae* (64%), *Haemophilus influenzae* (7%) e *Staphylococcus aureus* (15%). Embora o *Staphylococcus aureus* tenha um maior potencial de causar derrame pleural, como a pneumonia pneumocócica é muito mais frequente, o *Streptococcus pneumoniae* é o responsável pela maioria dos casos.

Clinicamente o murmúrio vesicular pode estar diminuído ou abolido e a percussão reflete som maciço. Porém, essas alterações clínicas podem não ser fáceis de se perceber em crianças pequenas. Dessa forma, diante da ausência de melhora da pneumonia após 48 a 72 horas do início do antibiótico, deve-se realizar nova radiografia de tórax. Em casos duvidosos, a ultrassonografia pode ser útil para a confirmação do derrame e para marcar o melhor local para a punção torácica. Havendo presença de derrame pleural com pelo menos 10 mm de espessura, este deve ser puncionado (toracocentese) a fim de se avaliar a necessidade de drenagem cirúrgica. É um erro comum a troca do antibiótico nesses casos antes de pesquisar e resolver a complicação.

Uma vez feita a toracocentese, o líquido pleural deve ser enviado ao laboratório para exame bacterioscópico (coloração pelo Gram), cultura e avaliação bioquímica (pH, glicose e DHL).

São características do líquido pleural que indicam a drenagem cirúrgica por se tratar de um empiema (derrame pleural infectado):[8]

- Aspecto purulento.
- Bacterioscopia ou cultura positiva.
- pH < 7,2.
- Glicose < 40 mg/dL.
- DHL > 1.000 UI/L.

A drenagem fechada associada ao uso concomitante de antibiótico parenteral com cobertura para *S. pneumoniae* é o tratamento-padrão para crianças com empiema e deve ser realizado nos estágios iniciais para evitar complicações ainda maiores, por exemplo, evolução para abscesso pulmonar ou sepse.

Os pacientes com empiema submetidos a drenagem tubular simples que não melhoram do quadro infeccioso devem ter a eficácia da drenagem avaliada antes da troca desnecessária do antibiótico. São causas de drenagem ineficaz: obstrução ou posicionamento inadequado do dreno e empiema loculado. Nesses casos, a ultrassonografia ou a tomografia computadorizada de tórax podem auxiliar a avaliação cirúrgica.

Nos empiemas multisseptados, está indicada pleuroscopia para ruptura das loculações e posicionamento adequado do dreno tubular.[2] Esse procedimento pode reduzir o tempo de internação hospitalar.

Evidentemente, o tempo de antibioticoterapia nas pneumonias complicadas com empiema será prolongado até a resolução da complicação.

Abscesso pulmonar

O abscesso pulmonar é uma área de necrose dentro do parênquima, que resulta na formação de uma cavitação com conteúdo purulento. Na maioria das vezes a radiografia de tórax em PA e P (criança sentada ou em pé) é suficiente para o diagnóstico, em que o abscesso aparece como uma cavidade > 2 cm, com parede espessa e nível hidroaéreo (Figuras 6 e 7).

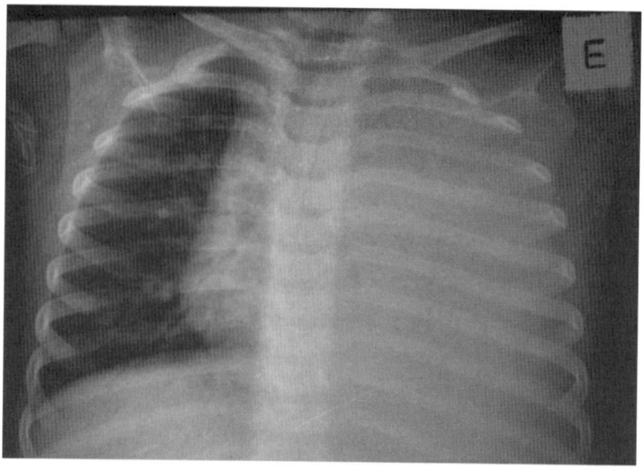

Figura 5 Pneumonia com extenso derrame pleural em hemitórax esquerdo. Nota-se desvio contralateral da traqueia. (Ver o Encarte de imagens no final do livro.)

Fonte: acervo dos autores.

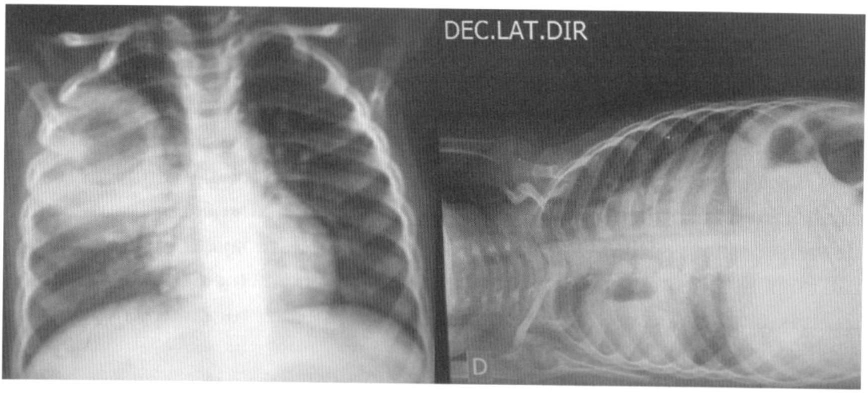

Figura 6 Abscesso pulmonar primário em LSD de lactente de 11 meses com hipotonia muscular generalizada secundária a doença metabólica. Notam-se cavidade de parede espessa e nível hidroaéreo no decúbito lateral direito. (Ver o Encarte de imagens no final do livro.)

Fonte: acervo dos autores.

Diferentemente de outros abscessos, o abscesso pulmonar não exige drenagem cirúrgica na maioria das vezes. O tratamento clínico com antibióticos resolve 80 a 90% dos casos em crianças.[2] A duração do tratamento depende da evolução clínico-radiológica, mas em geral é prolongada, chegando até 4 a 6 semanas.

Os principais agentes envolvidos com a formação do abscesso pulmonar são o *Streptococcus pneumoniae* e o *Staphilococcus aureus*. Assim, a antibioticotera-

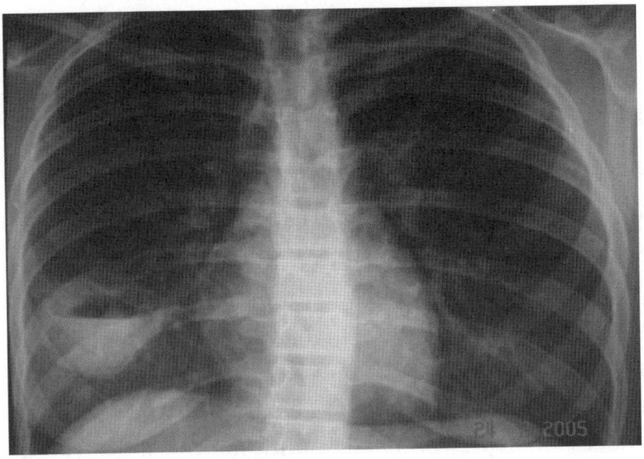

Figura 7 Radiografia de tórax mostrando abscesso em LID secundário a pneumonia. Notam-se cavitação de parede espessa e nível hidroaéreo. (Ver o Encarte de imagens no final do livro.)

Fonte: acervo dos autores.

pia empírica com amoxicilina + clavulanato ou clindamicina são opções adequadas para o tratamento. Uma vez que o agente etiológico tenha sido isolado em cultura de sangue ou líquido pleural, pode-se guiar a antibioticoterapia pelo antibiograma. Por exemplo, em caso de abscesso com *S. aureus* isolado sensível à oxacilina, esta será a melhor opção terapêutica, visto que sua potência antiestafilocócica é alta assim como a penetração pulmonar desse antimicrobiano. Já no caso de *S. pneumoniae* isolado, pode-se utilizar penicilina cristalina.

Em casos refratários ao tratamento clínico ou associados a hemoptise recidivante, indica-se cirurgia.

Pneumatocele

Caracteriza-se por lesão cística de parede fina, resultante de pequenos focos de necrose alveolar, fazendo o ar se acumular no espaço intersticial. Embora seja mais caracteristicamente causada pelo *S. aureus*, o pneumococo responde pela maioria dos casos por ser um agente muito mais frequente.[2]

As pneumatoceles são reabsorvidas espontaneamente na maioria das vezes em semanas até 15 meses.[2] A pneumatocele complicada é aquela que apresenta pelo menos um dos seguintes achados: tamanho maior que 50% de um hemitórax, persistência de atelectasia associada, abscessos recidivantes, persistência de sinais e sintomas de infecção recorrente e fístula broncopleural. Nesses casos a drenagem com cateter deve ser indicada.

Atelectasia

Área do pulmão que não está aerada, mas cujo parênquima está normal. Em geral é consequência da obstrução de brônquios ou bronquíolos, ocasionando colapso alveolar. Nas pneumonias, pode ocorrer em função do excesso de secreção espessa produzida ou por compressão mecânica exercida por outras complicações, como abscessos e pneumatoceles complicadas.

As atelectasias causadas por PAC costumam desaparecer em até 8 semanas. A fisioterapia respiratória pode auxiliar na resolução. Passado esse período, se não houver resolução da atelectasia, pode-se indicar broncoscopia. Em casos mais graves a atelectasia pode ser suficiente para ocasionar insuficiência respiratória aguda e necessidade de ventilação pulmonar mecânica (Figura 8).

Outras complicações menos frequentes

- Pneumonia necrosante.
- Pneumotórax.
- Piopneumotórax.
- Fístula broncopleural.
- Hemoptise.
- Bronquiectasia.

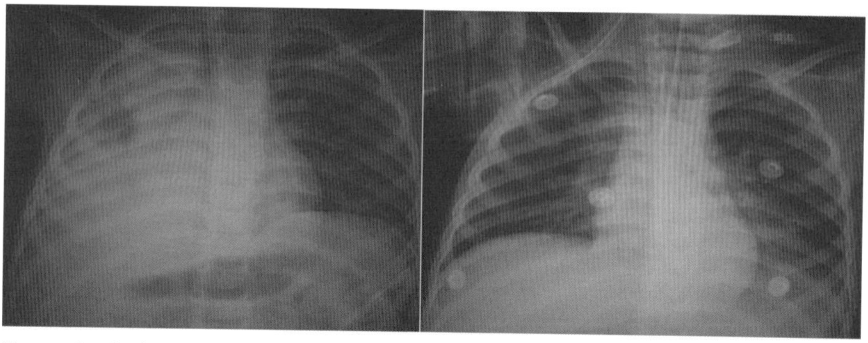

Figura 8 Atelectasia em paciente com encefalopatia crônica e pneumonia. Nota-se o desvio ipsilateral da traqueia. Na sequência, observam-se abertura da atelectasia após intubação traqueal e aplicação de pressão positiva. (Ver o Encarte de imagens no final do livro.)

Fonte: acervo dos autores.

PREVENÇÃO

O incentivo ao aleitamento materno é eficaz para reduzir a morbidade e mortalidade infantil por doenças respiratórias, inclusive por pneumonia, em função de seus inúmeros benefícios imunológicos.[2]

O Programa Nacional de Imunizações (PNI) do Ministério da Saúde oferece gratuitamente a vacina conjugada pneumocócica 10-valente (2, 4 e 12 meses, contra doenças invasivas causadas por *Streptococcus pneumoniae* sorotipos 1, 4, 5, 6B, 7F, 9V, 14, 18C, 19F e 23F), a vacina contra *Haemophilus influenzae* tipo b (2, 4 e 6 meses, na forma da vacina pentavalente) e a vacina anual contra Influenza (gripe).

Além disso, nos Centros de Referência de Imunobiológicos Especiais (CRIE) está disponível a vacina polissacarídica pneumocócica 23-valente, indicada para pacientes com maior risco, como portadores de pneumopatia crônica, imunodeficiências, anemia falciforme e outras hemoglobinopatias, asplenia funcional, HIV positivos, insuficiência renal crônica, síndrome nefrótica, entre outras condições.

BIBLIOGRAFIA

1. Souza ELS, Ribeiro JD, Ferreira S, March MFBP. Pneumonias comunitárias. In: Burns DAR, et al. Tratado de pediatria – Sociedade Brasileira de Pediatria. 4.ed. Barueri: Manole; 2017. p.1735-9.
2. McAllister DA, Liu L, Shi T, et al. Global, regional, and national estimates of pneumonia morbidity and mortality in children younger than 5 years between 2000 and 2015: a systematic analysis. Lancet Glob Health 2019;7:e47.
3. Sociedade Brasileira de Pneumologia e Tisiologia e Sociedade Brasileira de Pediatria. Diretrizes brasileiras em pneumonia adquirida na comunidade em pediatria – 2007. J Bras Pneumol. 2007;33(Supl 1):S3150.
4. MacGregor RR. Alcohol and Immune defense. JAMA. 1986;256:1474.
5. Dong Y, Mo X, Hu Y, et al. Epidemiology of covid-19 among children in China. Pediatrics. 2020;145.
6. Cerri GG, Leite CC, Rocha MS, Shimizu C, Nomura CH, Gebrim EMMS, et al. Tratado de Radiologia InRad-HCFMUSP. Barueri: Manole; 2017. v.2.
7. Guia de manejo e tratamento do Infuenzae 2023/Ministério da Saúde. Brasília: Ministério da Saúde; 2023. 58p.
8. Wolkers PCB, Mantese OC, de Paula A, et al. New susceptibility breakpoints in antimicrobial resistance rates of invasive pneumococcal strains. J Pediatr. 2009;85(5):421-5.
9. Rossi F, Franco MRG, Rodrigues HMP, Andreazzi D. Streptococcus pneumoniae: sensibilidade a penicilina e moxifloxacina. J Bras Pneumol. 2012;38(1):66-71.
10. Parente AAAI. Derrame pleural. In: Burns DAR, et al. Tratado de pediatria – Sociedade Brasileira de pediatria. 4.ed. Barueri: Manole; 2017. p.1740-4.

24
Aspiração de corpo estranho

Silvia Regina Cardoso
Manoel Ernesto Peçanha Gonçalves
Marcelo Gervilla Gregório

Objetivo do capítulo

As aspirações de corpos estranhos são frequentes na infância, ocasionando elevada morbidade e mortalidade. São potencialmente fatais principalmente em crianças pequenas, entre 1 e 3 anos de idade, nas quais o diâmetro das vias aéreas é menor, o que provoca maior grau de obstrução e, consequentemente, maior gravidade.[1,2] Algumas vezes o evento da aspiração não é presenciado ou o corpo estranho não obstrui totalmente a via aérea. Nesses casos o diagnóstico pode ser realizado em decorrência das complicações, sendo essencial a suspeição clínica.[3]

Este capítulo tem por objetivo expor as bases clínicas, radiológicas e endoscópicas para o diagnóstico e tratamento das aspirações de corpos estranhos na infância, visando a sua prevenção.

DEFINIÇÃO E INCIDÊNCIA

A aspiração de corpo estranho (ACE) é definida com a entrada inadvertida de materiais orgânicos ou inorgânicos nas vias aéreas superiores ou inferiores, ocasionando obstrução parcial ou total da passagem de ar.[1]

Aproximadamente 80% das aspirações de corpos estranhos ocorrem em crianças menores de 3 anos, com um pico de incidência entre 1 e 2 anos de idade.[4-6] Acomete prioritariamente os meninos, em uma proporção de 2:1, embora alguns estudos não mostrem diferenças estatísticas significativas entre os dois sexos.[7]

Não é conhecida a real incidência das aspirações de corpos estranhos no Brasil, mas sabe-se que os acidentes são a principal causa de morte de crianças e adolescentes entre 0 e 14 anos e, entre esses acidentes, os quadros de asfixia representam o terceiro grupo mais frequente (DATASUS, 2017). Nos EUA, 5% dos óbitos por acidentes em menores de 4 anos são decorrentes de aspirações de corpos estranhos, sendo esse tipo de acidente a principal causa de morte domiciliar em menores de 6 anos.[8] Crianças abaixo de 5 anos são responsáveis por 73% das aspirações não fatais e 75% das aspirações fatais. As aspirações de corpos estranhos foram responsáveis por aproximadamente 5 mil mortes em 2020 nos EUA (0,6 morte por 100 mil crianças entre 0 e 4 anos de idade).[9] Um estudo dos EUA mostra que 4% das aspirações de corpos estranhos em crianças ocasionam óbitos ou anoxia cerebral grave.[10]

ETIOLOGIA E FISIOPATOLOGIA

A aspiração de corpos estranhos em crianças está associada a mecanismos de deglutição imaturos ou incoordenados, com falha do fechamento adequado da laringe durante a deglutição. Além disso, o hábito de levar objetos à boca e a falta de dentes molares que auxiliam na trituração dos alimentos podem propiciar a ACE.[11] Outros fatores predisponentes incluem a realização de atividades concomitantes durante a alimentação, como andar, correr, brincar e rir, além da possibilidade de oferta de alimentos ou objetos de risco por outras crianças, geralmente mais velhas.[12] Em adolescentes e adultos, desordens neurológicas, perda da consciência e abuso de álcool e sedativos podem predispor à ACE.[12]

Características socioeconômicas e culturais, embora não muito exploradas na literatura médica, também são fatores de risco. O descuido ou desaviso dos pais ou cuidadores, deixando a criança exposta a pequenos objetos ou alimentos passíveis de aspiração, e a falta de orientações básicas de técnicas para desobstrução das vias aéreas superiores também são fatores preponderantes.[7,13]

Os corpos estranhos aspirados, principalmente por crianças pequenas, são geralmente de origem orgânica: sementes (melancia, abóbora, girassol), feijão, milho, amendoins e pedaços de alimentos são os mais frequentes, estando relacionados aos hábitos alimentares regionais. Esses corpos provocam frequentemente processos inflamatórios, que podem aumentar o grau de obstrução ao fluxo de ar.[1,14]

Corpos estranhos de origem inorgânica (pinos, tampas de caneta, bijuterias, pedaços de brinquedos, entre outros) são mais prevalentes em escolares e adolescentes.[14] Objetos esféricos são considerados mais perigosos, pois ocasionam mais frequentemente obstrução total da via aérea, sendo sua remoção mais difícil. Também objetos que quebram facilmente e com superfície escorregadia podem ter difícil remoção.[4,5,12] Aspirações de comprimidos como ferro e potássio podem causar inflamação intensa, evoluindo eventualmente para a formação de estenoses. Balões infláveis são os objetos mais frequentemente relacionados com fatalidades.[12]

A maioria dos corpos estranhos aspirados impacta-se nos brônquios, sendo a localização mais comum a árvore brônquica direita, em decorrência de sua menor angulação. Menos frequentemente impactam-se em traqueia e raramente em laringe, locais com maior índice de morbidade e mortalidade, em decorrência de possibilitar obstrução total à passagem do ar.[6,16]

Os sintomas associam-se ao grau de obstrução das vias aéreas, que pode ser total ou parcial, dependendo da idade do paciente (quanto menor a criança normalmente maior é o grau de obstrução da via aérea), tipo de corpo estranho aspirado e localização do corpo estranho em via aérea.[14,16]

Tabela 1 Locais comuns de impactação de corpos estranhos em árvore traqueobrônquica

Laringe: 3%
Traqueia: 13%
Pulmão direito: 60%
52% Brônquio principal direito
6% Brônquios de lobo inferior direito
1% Brônquios de lobo médio
Pulmão esquerdo: 23%
18% Brônquio principal esquerdo
5% Brônquio de lobo inferior esquerdo
Bilateral: 2%

Fonte: Eren et al., 2003.[6]

Quando um objeto obstrui totalmente as vias aéreas superiores ou as vias aéreas inferiores bilateralmente, as trocas gasosas são abolidas, podendo ocasionar parada cardiorrespiratória e morte. Quando obstrui parcialmente, as trocas gasosas são prejudicadas e há acúmulo de secreção, o que pode levar ao desenvolvimento de infecções e atelectasias. Quando o objeto obstrui parcialmente a passagem do ar, o ar inspirado pode conseguir transpor a obstrução, mas não conseguir ser totalmente expelido, proporcionando áreas de hiperinsuflações.[14] Corpos estranhos presentes em traqueia ocasionalmente permanecem "soltos" e sofrem mobilização durante os movimentos respiratórios. Nessas circunstâncias provocam traumas em laringe, ocasionando edema, o que piora a insuficiência respiratória e dificulta sua remoção.[7]

AVALIAÇÃO INICIAL DO PACIENTE

A apresentação clínica na ACE varia desde sintomas respiratórios inespecíficos até falência respiratória aguda.[16] A avaliação do paciente deve ser focada

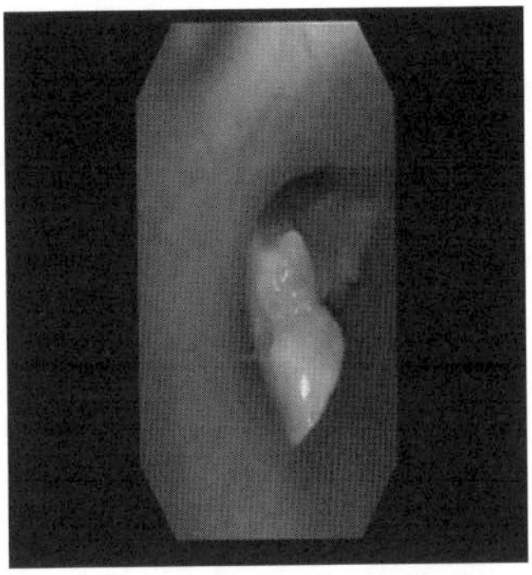

Figura 1 Corpo estranho orgânico em brônquio principal direito (BPD). (Ver o Encarte de imagens no final do livro.)

Fonte: acervo dos autores.

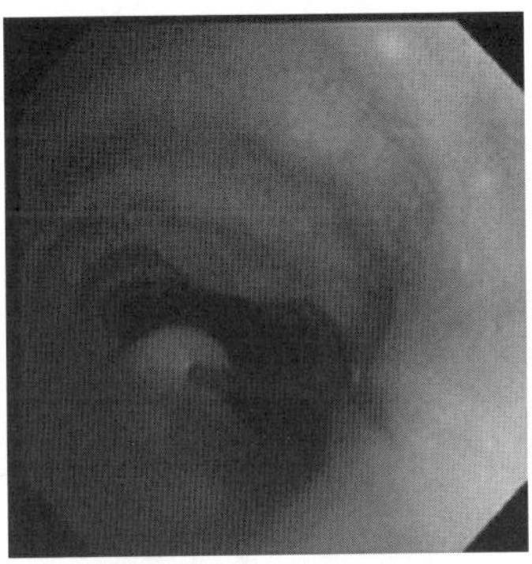

Figura 2 Corpo estranho inorgânico em traqueia. (Ver o Encarte de imagens no final do livro.)

Fonte: acervo dos autores.

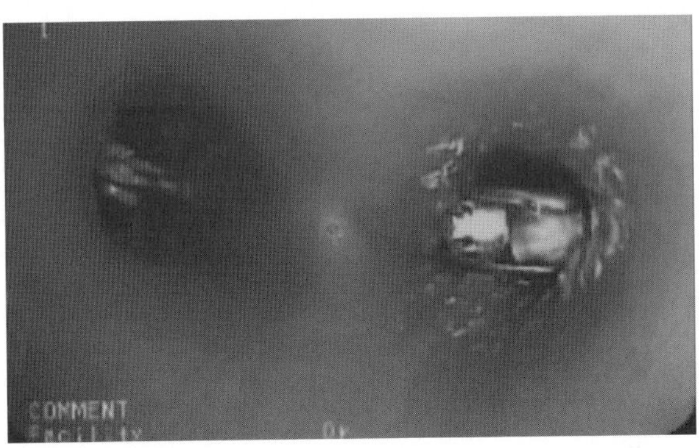

Figura 3 Corpo estranho inorgânico bilateral. (Ver o Encarte de imagens no final do livro.)

Fonte: acervo dos autores.

inicialmente no grau de obstrução das vias aéreas. Nesse sentido, é possível dividir os pacientes em dois grandes grupos: pacientes com obstrução total das vias aéreas e pacientes com suspeita de ACE. Pacientes com sinais de obstrução total à passagem do ar, ou seja, não conseguem falar ou tossir, associados ou não a cianose, perda de consciência ou até parada cardiorrespiratória, devem ser submetidos a manobras manuais para desobstrução das vias aéreas, na tentativa de os corpos estranhos serem expelidos.[17] Não sendo possível, prosseguir com ventilação e intubação orotraqueal, que pode permitir alguma oferta de oxigênio até que a broncoscopia de emergência possa ser realizada.[18]

Na grande maioria das vezes os corpos estranhos não obstruem totalmente a passagem do ar e manobras intempestivas para a sua remoção não devem ser realizadas, pois podem transformar uma obstrução parcial ao fluxo de ar em uma obstrução total.[6]

Os pacientes com suspeita de ACE que estejam estáveis devem ser submetidos a rigorosa história clínica e exame físico, seguidos de radiografia de tórax. Pacientes com moderada a elevada suspeita clínica e/ou radiológica prosseguem a investigação diagnóstica e a maioria dos pacientes com baixa suspeita é acompanhada clinicamente.[1,14,16]

HISTÓRIA

A história clínica tem extremo valor para o diagnóstico das diversas doenças que acometem a criança, devendo o médico estar sempre atento a todas as informações recebidas, direcionando a partir delas a investigação diagnóstica.

A história clássica da ACE consiste em um episódio súbito de asfixia, com tosse paroxística (mecanismo natural para eliminação do objeto aspirado), seguido de dispneia e sibilância, em uma criança previamente hígida.[7] Pode ainda ocorrer cianose, palidez e estridor associados. Muitas vezes o ato da aspiração não é presenciado, mas a suspeita clínica sempre se justifica em episódios agudos de asfixia, assim como em crianças previamente saudáveis, que apresentam pneumonia lobar, atelectasias ou laringite com evolução desfavorável ou atípica, início súbito de crises de sibilância ou alterações sugestivas de impactação de corpo estranho em árvore respiratória em exame radiológico.[14] Nessas circunstâncias o médico deve insistir nos questionamentos sobre possível episódio agudo de asfixia pregressa, lembrando que a tríade clássica de tosse, dispneia e sibilância, embora altamente específica (96 a 98%) tem baixa sensibilidade (27 a 43%)[19] e nem sempre está presente.[20] Deve-se considerar ainda que, após o episódio agudo inicial, segue-se um período oligossintomático ou mesmo assintomático, que pode durar horas, dias ou mesmo semanas até o reaparecimento dos sintomas.[7]

EXAME FÍSICO

Durante os episódios agudos de asfixia os pacientes devem prontamente ser avaliados, lembrando que as alterações clínicas variam de acordo com o grau de obstrução à passagem do ar e a localização do corpo estranho.

Em casos de obstrução total das vias aéreas, que ocorre quando os corpos estranhos se alojam principalmente em laringe ou traqueia, a criança geralmente apresenta-se cianótica, com diminuição global do tônus, diminuição da perfusão periférica, movimentos respiratórios diminuídos ou ausentes e ausculta pulmonar globalmente diminuída ou abolida e, algumas vezes, inconscientes. Obstrução total ao nível da laringe ocasiona morte em aproximadamente 45% das crianças.[7] Obstrução parcial da coluna aérea a esse nível pode ocasionar roncos, disfonia, afonia, odinofagia e dispneia de intensidade variável. Em obstruções parciais da traqueia, além de graus variáveis de dificuldade respiratória, podem ocorrer diminuição global do murmúrio vesicular e sibilos generalizados.[7,13,14] Ocasionalmente auscultamos a movimentação do corpo estranho em traqueia e seu impacto em subglote.[21] A impactação de corpos estranhos em brônquios normalmente provoca graus variáveis de dispneia e de tosse, diminuição regional de ruídos respiratórios, roncos e sibilos, geralmente unilaterais. Febre e piora dos sintomas, muitas vezes secundários a infecções, podem estar presentes mais tardiamente.[1,6,16]

A impactação prolongada de corpos estranhos pode ainda provocar bronquiectasias, hemoptise e abscessos.[21]

TESTES DIAGNÓSTICOS

Radiografia de tórax: deve sempre ser realizada em posições posteroanterior e perfil, embora o exame radiológico normal não exclua o diagnóstico. Pelo menos 30% dos exames radiológicos em crianças com ACE são normais.[7,13,16] Corpos estranhos radiopacos são facilmente identificados, mas correspondem somente a 10% dos corpos estranhos aspirados por crianças.[1,14] Corpos estranhos radiotransparentes, que são os mais frequentemente aspirados por crianças, são suspeitados por meio de sinais indiretos, como áreas de hiperinsuflação, atelectasias, desvio do mediastino (ipsilateral ou contralateral ao corpo estranho).[22,23,24] O exame em inspiração e expiração prolongada ajuda na identificação de alterações indiretas, como área de hiperinsuflação (o corpo estranho cria um mecanismo valvular, ou seja, o ar passa ao seu redor e atinge os alvéolos durante a inspiração e não é expelido durante a expiração, devido à diminuição do calibre brônquico nessa fase respiratória).[24] Em crianças pequenas, com dificuldade de realização de radiografias em expiração prolongada, o exame realizado em decúbito lateral esquerdo pode ajudar na elucidação diagnóstica, pois simula radiografia em fase expiratória.[23] Podem também ser identificados sinais de complicações como pneumonias, pneumotórax e pneumomediastino.[22] Quando há suspeita clínica de corpos estranhos impactados em laringe ou traqueia, radiografia da região cervical nas posições posteroanterior e lateral deve ser realizada, com ombros e braços posicionados inferior e posteriormente. Em corpos estranhos radioluscentes, o diagnóstico é sugerido por aumento da densidade de região subglótica e edema, com aumento do espaço retrofaríngeo.[23]

Tomografia computadorizada: detecta corpos estranhos radiopacos e não radiopacos. Pode ser realizada em crianças com baixa probabilidade de aspiração, que se encontram assintomáticas ou que estão sintomáticas e estáveis, nas quais a radiografia é normal ou inconclusiva. Recomenda-se a realização da tomografia computadorizada de tórax principalmente quando a obtenção de um resultado negativo para ACE for suficiente para a contraindicação do exame de broncoscopia.[25] Porém, quando há dúvidas no diagnóstico, a broncoscopia deve sempre ser realizada, independentemente dos achados dos exames radiológicos.[1,6,7,14,16]

Ressonância magnética: também é uma possível opção para elucidar o diagnóstico de ACE em crianças assintomáticas e estáveis. É menos utilizada que a tomografia computadorizada tanto pela disponibilidade como pela necessidade de sedação ou anestesia, principalmente em crianças pequenas. Pode ser especialmente útil para o diagnóstico de aspiração de amendoins, pois estes têm alto teor de gorduras que se contrastam de maneira bem diferenciada.[25]

Laringotraqueobroncoscopia: é o exame que elucida o diagnóstico definitivo de aspiração de corpo estranho em um grande número de pacientes, assim

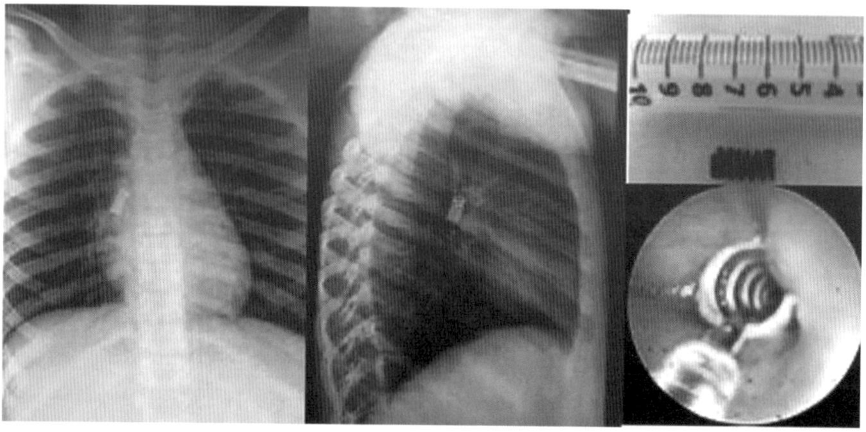

Figura 4 Corpo estranho inorgânico em brônquio principal direito. (Ver o Encarte de imagens no final do livro.)

Fonte: acervo dos autores.

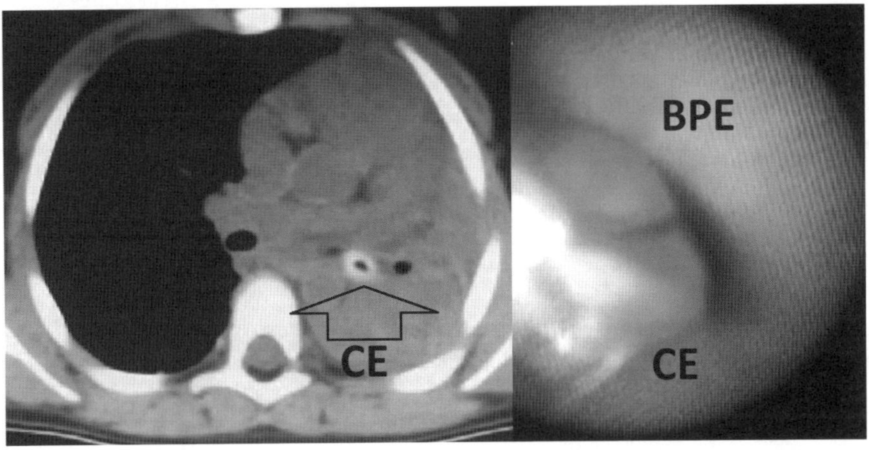

Figura 5 Atelectasia de pulmão esquerdo secundária à aspiração de corpo estranho (CE) orgânico no brônquio principal esquerdo (BPE). (Ver o Encarte de imagens no final do livro.)
Fonte: acervo dos autores.

como proporciona o tratamento, que, na maioria das vezes, é curativo.[1,6,7,14,16] Está indicada para todos os casos com moderada ou alta suspeita de ACE. Consideram-se moderada ou alta suspeita de ACE as seguintes situações:[26]

1. A aspiração é presenciada, a despeito dos sintomas.
2. Há história de crise de asfixia seguida de algum sintoma característico (tosse, dispneia, cianose, disfonia, estridor, chiado, entre outros) ou seguida de alteração de exame radiológico.
3. Em crianças pequenas com sintomas (episódios de cianose, dispneia, estridor, crises de tosse ou broncoespasmos repentinos), sinais clínicos (diminuição unilateral do murmúrio vesicular, sibilos focais) ou imagens radiológicas sugestivas, sem outras explicações.

Deve ser realizada sob anestesia, preferencialmente com o paciente estável e com tempo de jejum adequado.[7,14] Exame de emergência pode ser necessário em casos de instabilidade ventilatória. A broncoscopia rígida é considerada o procedimento de escolha para a remoção de corpos estranhos em crianças, embora broncoscópios flexíveis possam ser utilizados.[7,14,16,27] Os achados variam com o tipo, o tamanho e a forma dos objetos aspirados, assim como com sua localização e tempo de permanência na via aérea. Corpos estranhos orgânicos, principalmente amendoins, produzem grande reação inflamatória, dificultando sua remoção.[16] Corpos estranhos inorgânicos podem produzir tecido de granulação quando retidos por longo período.[14]

DIAGNÓSTICOS DIFERENCIAIS

Doenças que cursam com desconforto respiratório e com sinais e sintomas de obstrução de vias aéreas superiores ou inferiores podem mimetizar a ACE.

Tabela 2 Principais diagnósticos diferenciais

Laringite/epiglotite
Estenose de laringe/traqueia
Asma brônquica
Pneumonia/bronquiolite/abscesso pulmonar
Atelectasia
Ingestão de corpo estranho
Difteria

Fonte: Alaaddin et al., 2016.[1]

TRATAMENTOS E RECOMENDAÇÕES

O tratamento é direcionado inicialmente para assegurar estabilidade ventilatória e cardiocirculatória para o paciente, até que a remoção do corpo estranho possa ser realizada.

- **Medidas gerais:** a oferta de oxigênio é a primeira medida para pacientes com hipoxemia decorrente da ACE. Quando a oferta por meio de cateteres e máscaras não é suficiente para manter a oxigenação adequada, a intubação orotraqueal deve ser realizada na tentativa de oxigenação mínima até a remoção de corpo estranho.[18] O acesso venoso para a possível infusão de drogas vasoativas deve ser garantido.[18]
- **Tratamento farmacológico:** pacientes com sinais de impactação de corpo estranho em laringe podem se beneficiar de inalação com adrenalina e corticoterapia. Em pacientes estáveis, com corpos estranhos impactados de difícil remoção, o uso de corticoides previamente à broncoscopia pode facilitar a sua remoção, pela diminuição do processo inflamatório local.[28] Pacientes com pneumonias secundárias devem ser submetidos à antibioticoterapia.[14,16] Embora o tratamento medicamentoso possa ser utilizado, ele não deve ser motivo para se postergar a broncoscopia.
- **Remoção do corpo estranho das vias aéreas:** a extração do material aspirado é a resolução definitiva das consequências agudas e crônicas produzidas pela ACE. Consiste, em casos de exceção, em manobras mecânicas e, rotineiramente, na laringotraqueobroncoscopia:

- manobras mecânicas: durante os episódios agudos de asfixia em pacientes com obstrução total das vias aéreas (não emite sons, não consegue tossir, apresenta cianose), manobras mecânicas para a remoção de corpos estranhos podem ser realizadas. A manobra de Heimlich é recomendada para pacientes maiores de 4 anos e consiste em "abraçar" o paciente pelas costas e comprimir o abdome logo abaixo das costelas no sentido "de baixo para cima" com o objetivo de expulsar o corpo estranho pela boca. Crianças menores são inicialmente colocadas em decúbito ventral, com a cabeça abaixo das pernas, sendo realizadas aproximadamente cinco percussões nas costas no sentido do tórax para a cabeça. Posteriormente a criança é virada em decúbito dorsal, ainda com a cabeça para baixo, e cinco percussões torácicas pela região anterior são realizadas;[17]
- laringotraqueobroncoscopia: é o procedimento por meio do qual o diagnóstico definitivo e o tratamento são realizados. Antes do século XX, o índice de mortalidade global decorrente da aspiração de corpos era em torno de 24%. Com o aperfeiçoamento das técnicas e dos equipamentos de broncoscopia, atualmente esse índice – embora ainda de muita relevância – diminuiu de forma drástica.[29,30] Em mãos experientes, mais de 90% dos corpos estranhos de árvore traqueobrônquica são removidos.[1]

A necessidade de realização em esquema de emergência é muito rara. Na grande maioria das vezes pode ser programada e realizada quando a criança está com tempo de jejum adequado e quando equipamentos e equipe treinada e experiente estão disponíveis. É feita sob anestesia geral, preferencialmente com o paciente em ventilação espontânea.[7,14,16] Aparelhos adequados para o tamanho e a idade dos pacientes devem estar disponíveis, assim como acessórios para a remoção de uma variedade de corpos estranhos.[6] Na criança os aparelhos rígidos são os mais recomendados, uma vez que são aparelhos "abertos", por meio dos quais há a possibilidade de ofertar oxigênio e gases anestésicos, assim como o uso de pinças e acessórios diversos para a remoção dos corpos estranhos. Nos últimos anos, aparelhos flexíveis (aparelhos "fechados", nos quais o oxigênio e os gases anestésicos ofertados circulam entre o aparelho e a parede da árvore traqueobrônquica) têm sido utilizados por alguns grupos também com bons resultados, sendo úteis principalmente para o diagnóstico.[3,16] A combinação de métodos radiológicos (radioscopia) e broncoscópicos tem sido também sugerida para a remoção de corpos estranhos radioluscentes que se encontram impactados em posição periférica.

CONCLUSÃO

Sempre se deve suspeitar de ACE em crianças com episódio súbito de "asfixia", caracterizada principalmente por tosse, dispneia, cianose e estridor, assim como em crianças com laringites, pneumonias e crises de sibilância com evolução atípica. A história é de extrema valia, e os relatos de pais e cuidadores nunca devem ser subestimados. A evolução clínica varia com o grau de obstrução das vias aéreas, sendo geralmente mais grave em crianças menores de 3 anos. Pacientes com grave obstrução devem ser prontamente submetidos a manobras de ressuscitação e broncoscopia de emergência. Pacientes estáveis ou assintomáticos devem ser submetidos à radiografia de tórax e, quando a suposição de ACE é alta ou moderada, a laringotraqueobroncoscopia deve sempre ser programada e realizada o mais breve possível, evitando complicações secundárias. Pacientes com baixa suspeita e com radiografia de tórax normal devem ser acompanhados clinicamente e, de acordo com as circunstâncias, podem ser submetidos a outros exames de imagem e, eventualmente, a broncoscopia pode ser necessária.

Políticas públicas com o objetivo de prevenção de ACE, como orientações quanto à exposição de crianças a objetos e alimentos inapropriados para a idade, assim como orientações de primeiros socorros em casos de episódio de asfixia devem ser incentivadas e implementadas.

A conduta recomendada em casos de ACE pode ser observada na Figura 6.

BIBLIOGRAFIA

1. Salih AM, Alfabki M, Alam-Elhuda DM. Airway foreign bodies: a critical review form common pediatric emergency. World J Emerg Med. 2016;7(1):5-12.
2. Tan HK, Brown K, McGill T, et al. Airway foreign bodies (FB): a 10-year review. Int J Pediatr Otorhinolaryngol. 2000;56:91-9.
3. Tamer Ali Sultan, Arjan Bastiaan van As. Review of tracheobronchial foreign body aspiration in the South African paediatric group. J Torac Dis. 2016;8(12):3787-96.
4. Chapin MM, Rochette LM, Annest JL, et al. Non fatal choking on food among children 14 years or younger in the United States, 2001-2009. Pediatrics. 2013;132:275-81.
5. Altkorn R, Chen X, Milkovich S, et al. Fatal and non-fatal food injuries among children (0-14 years). Int J Pediatr Otorhinolaryngol. 2008;72:1041-4.
6. Eren S, Balcci AE, Dikici B, et al. Forein body aspiration in children: experience of 1160 cases. Ann Trop Pediatr. 2003;23:31-7.
7. Bittencourt PFS, Camargo PAM. Foreign body aspiration. J Pediatr. 2002;78(1):9-18.
8. Rovin JD, Rodgers BM. Pediatric forein body aspiration. Pediatr Rev. 2000;21(3):86-90.
9. National Safety Council Injury Facts. Deaths in the home and community overview: introduction. Disponível em: https://injuryfacts.nsc.org/home-and-community/deaths-in-the-home/introduction/. Acesso em: 7 out. 2024.
10. Kim IA, Shapiro N, Bhattacharyya N. The national cost burden of bronchial foreign body aspiration in children. Laryngoscope. 2015:125:1221-4.

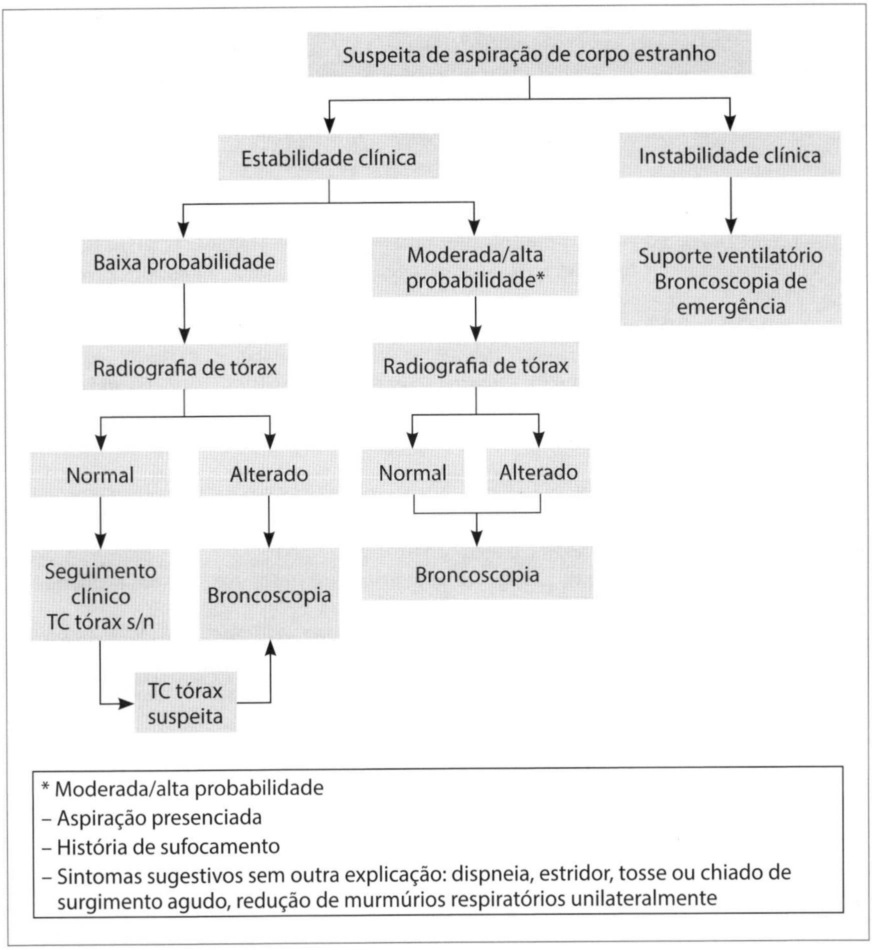

Figura 6 Conduta na aspiração de corpo estranho (ACE).

Fonte: elaborada pelos autores.

11. Laya BF, Restrepo R, Lee EY. Practical imaging Evaluation of foreign bodies in children: an update. Radiol Clin North Am. 2017;55(4):845-67.
12. Committee on injury, violence, and poison prevention. Prevention of choking among children. Pediatrics. 2010;125(3):601-7.
13. Fraga AMAF, Reis MC, Zambon MP, et al. Foreign body aspiration in children: clinical aspects, radiological aspects and bronchoscopic treatment. J Bras Pneumol. 2008;34(2):74-82.
14. Gonçalves MEP, Cardoso SR, Rodrigues AJ. Foreign body in the airway. Pulmão RJ. 2011;20(2):54-8.
15. Kinsey CM, Folch E, Majid A, et al. Evaluation and management of pill aspiration: case discussion and review of the literature. Chest. 2013;143(6):1791-5.
16. Sahin A, Meteroglu F, Eren S, Celik Y. Inhalation of foreign bodies in children: experience of 22 years. J Trauma Acute Care Surg. 2013;74(2):658-63.

17. Heimlich HJ. A life saving maneuver to prevent food-choking. JAMA. 1975;234:398-400.
18. Berg MD, Schexnayder SM, Chameides L, et al. Part 13: pediatric basic life support: 2010 American Heart Association Guidelines for Cadiopulmonary. Resuscitation and Emergency Cardivascular Care. Circulation. 2010;122(18-3):S862-75.
19. Singh H, Parakh A. Tracheobronchial foreign body aspiration in children. Clin Pediatr. 2014;53(5):415-9.
20. Tan HK, Brown K, McGill, et al. Airway foreign bodies (FB): a 10-year review. Int J Pediatr Otorhinolaryngol. 2000;56(2):91-9.
21. Holinger LD. Foreign bodies of the airway and esophagus. In: Holinger LD, Lusk RP, Green CG. Pediatric laryngology and bronchoesophagology. Philadelphia: Lippincott-Raven; 1997. p.233-52.
22. ToKar B, Ozkan R, Ilhan H. Tracheobronchial foreign bodies in children: importance of accurate history and plain chest radiography in delayed presentation. Clin Radiol. 2004;59(7):609-15.
23. Darras KE, Roston AT, YewchukLK. Imaging acute airway obstruction in infants and children. Radiographics. 2015;35(7):2064-79.
24. Mortellaro VE, Iqbal C, Fu R, Curts H, Fike FB, St Peter SD. Predictors of radiolucent foreign body aspiration. J Pediatr Surg. 2013;48(9):1867.
25. Laya BF, Restrepo R, Lee EY. Practical Imaging evaluation of foreign bodies in children: an update. Radiol Clin North Am. 2017;55(4):845-67.
26. Ruiz FE. Airway foreign bodes in children. UpToDate. 2022;1-22.
27. Zhijun C, Fugao Z, Jingjing C. Therapeutic experience from 1428 patients with pediatric tracheobronchial foreign body. J Pediatr Surg. 2008;43(4):718-21.
28. Steen KH, Zimmermann T. Tracheobronchial aspiration of foreign bodies in children: a study of 94 cases. Laryngoscope. 1990;100(5):525-30.
29. Kramer TA, Riding KH, Salkeld LJ. Tracheobronchial and esophageal forein bodies in the population. J Otolaringol. 1986;15(6):355-8.
30. Brkic F, Sekib Umihanic S, Altumbabic H, et al. Death as a consequence of foreign body aspiration in children. Med Arch. 2018;72(3):220-3.

Seção VIII

Emergências oncológicas e hematológicas

25
Anemias agudas

Silvana Forsait

Objetivo do capítulo

- Anemia é uma condição muito comum no pronto atendimento de pediatria, seja como motivo da visita do paciente ao serviço pediátrico, seja como achado inesperado diante de outras queixas.
- O quadro clínico depende da gravidade, do tempo de instalação e do tipo de anemia do paciente. O pediatra deve ser capaz de diagnosticar, definir se é necessária conduta imediata ou não e, nos casos de maior gravidade, estar apto a conduzir o tratamento desses pacientes no ambiente de emergência.

DEFINIÇÃO E INCIDÊNCIA

A anemia é definida como redução do número de eritrócitos circulantes e/ou redução da quantidade de hemoglobina neles contida. Como a maioria dos indivíduos com anemia se apresenta assintomática ou com sintomas inespecíficos, diante de um quadro suspeito é necessária a confirmação laboratorial, que consiste na coleta de hemograma, com índices hematimétricos menores do que dois desvios-padrões abaixo da média populacional para a idade.

A função primária dos eritrócitos é transportar oxigênio para os tecidos, a fim de suprir a demanda metabólica. Por esse motivo, nas condições em que a necessidade de oxigênio é maior do que a basal para a idade, como em casos de cardiopatias congênitas cianogênicas, insuficiência respiratória, hemoglobinopatias com afinidade aumentada pelo oxigênio e altas altitudes, a definição de anemia precisa ser ajustada (levando a uma necessidade maior de eritrócitos circulantes).

A Organização Mundial da Saúde (OMS) estima que 30% da população mundial tenha algum tipo de anemia, sendo as mais prevalentes as anemias carenciais, que acometem sobretudo lactentes, pré-escolares, adolescentes e gestantes, principalmente no 3º trimestre gestacional.

No Brasil, a prevalência estimada de anemia em crianças menores de 2 anos varia de 47 a 86%, sendo mais comum na região Nordeste (prevalência de 25%), e menor na região Norte (10%). É uma condição mais comum nas populações de menor poder socioeconômico. Apesar disso, é uma patologia que acomete todas as camadas da população, e é muito frequentemente subdiagnosticada, já que na imensa maioria dos casos tem apresentação assintomática. Ainda sob esse aspecto, é mais comum nas áreas urbanas – entretanto, fica a dúvida se isso é realmente uma diferença de prevalência ou se o diagnóstico é realizado com maior frequência nessas regiões.

A principal causa de anemia é a deficiência de ferro, podendo ser explicada pela desproporção entre necessidade do nutriente e ingestão, em especial nas faixas etárias de maior velocidade de crescimento – seja por erros nutricionais, seja pela indisponibilidade desses alimentos para importante parcela da população mundial.

Apesar disso, há outras tantas causas de anemias – carenciais por outras deficiências nutricionais, síndromes disabsortivas, alterações genéticas etc.

ETIOLOGIA E FISIOPATOLOGIA

A estrutura da hemoglobina humana muda no decorrer da vida: a embrionária é produzida no saco vitelínico, a fetal no fígado e a adulta na medula óssea. O que muda entre elas é a combinação dos pares de tetrâmeros. Isso acarreta diferença na meia-vida das hemácias e na capacidade de ligação com o ferro. Recém-nascidos apresentam maiores concentrações de hemoglobina fetal (HbF), que progressivamente vai sendo substituída pela hemoglobina A (HbA e HbA2), com estabilização ao redor dos 2 anos de vida.

Os diversos mecanismos fisiopatológicos das anemias podem ser divididos em três grandes grupos: diminuição da produção de hemoglobina, perdas sanguíneas e aumento da destruição dos eritrócitos. São exemplos dessas condições:

1. **Redução da produção eritrocitária/eritropoiese ineficaz**
   - Doenças medulares (aplasia medular/aplasia de série vermelha, congênita ou adquirida, substituição do tecido medular como neoplasias, osteopetrose, mielofibrose).
   - Diminuição da produção de eritropoetina (insuficiência renal crônica, hipotireoidismo, hipopituitarismo, desnutrição proteica, processos inflamatórios crônicos).

- Alterações da produção eritrocitária propriamente dita (anemias carenciais, síndromes talassêmicas, intoxicações, decorrentes do uso de medicações, diseritropoiese).

2. **Perdas sanguíneas**
   - Trauma.
   - Hipermenorreia.
   - Doenças do trato gastrointestinal: parasitárias, diarreia, esofagite, gastrite, úlcera péptica, colite, tumores.
3. **Aumento da destruição dos eritrócitos**
   - Hemoglobinopatias (doença falciforme, hemoglobinopatia C, talassemia).
   - Defeitos da membrana eritrocitária (esferocitose hereditária).
   - Defeitos do metabolismo eritrocitário (deficiência G6PD).
   - Processos autoimunes, incompatibilidade materno-fetal (ABO/Rh).
   - Lesão térmica ou mecânica dos eritrócitos, lesão induzida por antioxidantes.
   - Hemoglobinúria paroxística noturna (HPN).

Vale ressaltar que a divisão dos mecanismos patológicos é feita para melhor compreensão das causas e mecanismos da anemia, mas que, na prática, é bastante comum a combinação de mais de um mecanismo fisiopatológico.

No ambiente de urgência e emergência, as formas mais comuns de diagnósticos de anemias são a anemia hemolítica, as perdas sanguíneas, as complicações das hemoglobinopatias e o achado de anemia carencial no hemograma – assintomática, na maior parte das vezes.

Anemias carenciais

Anemia ferropriva

A anemia que merece maior destaque é a anemia ferropriva, por ser a mais prevalente e, além disso, prevenível. Em geral é assintomática ou oligossintomática, de instalação lenta, e muitas vezes subdiagnosticada.

Quando sintomática, costuma se apresentar com palidez excessiva, perversão alimentar (geofagia, pagofagia), queilite, unhas e cabelos quebradiços.

A anemia ferropriva se instala após um quadro de ferropenia não corrigido – inicialmente há redução da ferritina, que é a reserva de ferro. Na sequência, há redução do ferro circulante e, por último, a instalação da anemia ferropriva propriamente dita. Vale lembrar que a ferritina é um marcador inespecífico de ferropenia – é uma proteína produzida na fase aguda de quadros inflamatórios e infecciosos; dessa maneira, pode estar normal ou elevada mesmo em quadros de ferropenia. Essa anemia é do tipo microcítica e hipocrômica.

A constante formação e destruição dos eritrócitos é responsável por grande parte do *turnover* de ferro no organismo. As necessidades fisiológicas de ferro são proporcionalmente maiores na criança e na gestante, devido ao grande consumo no crescimento e no desenvolvimento. Os recém-nascidos a termo, adequados para a idade gestacional, têm no aleitamento materno exclusivo quantidade suficiente de ferro até os 3 meses de idade. Depois desse período, devem receber suplementação de ferro até os 2 anos. Os prematuros ou pequenos para a idade gestacional/baixo peso devem começar essa suplementação antes, com 1 mês de vida, pelos baixos estoques de ferro e desproporção em relação à velocidade de crescimento e ao ganho de massa eritrocitária.

A regulação do ferro no organismo ocorre principalmente pela absorção no trato gastrointestinal. Quando os estoques no organismo estão reduzidos, a absorção é maior, e vice-versa. É importante ressaltar que, além da quantidade, é fundamental o conhecimento sobre a biodisponibilidade do ferro em cada tipo de alimento, ou seja, quanto desse ferro é absorvido pelo organismo. O ferro heme, que está presente nas carnes (principalmente vermelhas), vísceras e peixes, é o mais biodisponível e, portanto, a melhor fonte de ferro. O ferro presente em outros alimentos, como vegetais e leguminosas, é muito menos biodisponível. A presença de pequenas quantidades de ferro heme, alimentos ricos em vitamina C e carboidratos aumenta a absorção de ferro; já os polifenóis (de alguns vegetais), o tanino (dos chás), os fitatos e o cálcio reduzem a absorção.

O desmame precoce e a introdução alimentar precoce ou tardia, a ausência de reposição de ferro nos primeiros 2 anos de vida e erros alimentares são fatores de risco para a anemia ferropriva.

O diagnóstico é feito diante da anemia microcítica, com dosagem de perfil de ferro reduzido (ferro e ferritina diminuídos, saturação de transferrina baixa, capacidade de ligação do ferro elevada). O tratamento é feito pela reposição de ferro (4 a 6 mg/kg/dia de ferro elementar, por 3 a 6 meses). Vale lembrar que, para melhor absorção, o ferro deve ser ingerido longe de laticínios ou fitatos, e junto com alimentos ácidos e carboidratos. A principal causa de refratariedade é o uso inadequado da medicação.

Anemia megaloblástica

A anemia megaloblástica ocorre pela redução de oferta ou má-absorção de vitamina B12 e ácido fólico. Essas substâncias são fundamentais na hematopoiese, e sua deficiência leva, além da anemia com volume corpuscular médio (VCM) aumentado, a alteração da série leucocitária e plaquetopenia. A maior parte dos casos é assintomática/oligossintomática, mas quadros mais severos cursam com involução do desenvolvimento neuropsicomotor, que pode ser irreversível, e alteração de mais de uma série no hemograma – classicamente o hemograma se apresenta com macrocitose, leucopenia com neutropenia, hipersegmentação do núcleo dos neutrófilos e plaquetopenia. Além disso, podem apresentar as outras características das anemias carenciais (palidez, cansaço, queilite, perversão alimentar). As leucoses são importantes diagnósticos diferenciais, e o primeiro diferencial é feito pela dosagem de vitamina B12 e ácido fólico. Se a dosagem não for conclusiva, deve ser realizado aspirado de medula óssea (mielograma), após avaliação do hematologista.

Dieta vegetariana, erro alimentar importante e síndromes disabsortivas são fatores de risco para essas condições.

O diagnóstico é feito diante da anemia macrocítica, com dosagem de vitamina B12 e/ou ácido fólico diminuídos. O tratamento é feito pela reposição dessas substâncias – e em casos selecionados reposição também de ferro, pelo uso como substrato.

Anemia fisiológica do lactente e anemia da prematuridade

Esses são tipos de anemias esperados para a faixa etária. Após o nascimento, a mudança para o ambiente extrauterino, onde há maior saturação de oxigênio, ocorre o declínio da eritropoetina e da eritropoiese. A hemoglobina fetal tem menor meia-vida. Dessa maneira, a maior destruição da hemoglobina fetal, associada à redução da eritropoetina – e consequentemente menor produção de hemácias –, leva a uma anemia fisiológica transitória ao redor de Hb 9,0 g/dL dos nascidos a termo entre a 7ª e a 12ª semana de vida. Essa condição não requer tratamento ou reposições.

Entre os prematuros e os de baixo peso ao nascer, essa anemia deixa de ser propriamente fisiológica e se manifesta de maneira mais precoce (entre a 3ª e 6ª semana de vida), apresenta maior duração e menores níveis de hemoglobina, podendo atingir Hb 7,0 g/dL. Isso acontece sobretudo porque os estoques de ferro são prevalentes no último trimestre gestacional – portanto, esses lactentes apresentam menor massa eritrocitária ao diagnóstico, além de maior velocidade de crescimento pós-natal. Para esses pacientes, a reposição de ferro deve ser iniciada de maneira precoce – a partir dos 28 dias de vida.

Hemoglobinopatias, talassemias e deficiência G6PD

Essas são doenças que impactam na estabilidade da hemácia, levando a maior risco de hemólise.

As hemoglobinopatias ocorrem pela substituição de aminoácidos da cadeia de hemoglobina. Em muitos casos essa substituição é inócua, porém em outros pode haver comprometimento da estabilidade da molécula da hemoglobina, gerando quadros sintomáticos, de gravidade variável, como a doença/anemia falciforme e a hemoglobinopatia C. Essas doenças são mais comuns em pacientes afrodescendentes, e habitualmente há recorrência familiar.

Na doença falciforme, a substituição do aminoácido valina pelo ácido glutâmico forma a hemoglobina S (HbS). Na carência de oxigênio, essa hemoglobina sofre falcização (hemácias em forma de foice), responsável pela maior parte dos sintomas. A HbS é detectável a partir da 10ª à 12ª semana gestacional; entretanto, quantidades elevadas de HbS ocorrem apenas a partir do 3º ao 6º mês de vida, concomitantemente à redução da hemoglobina fetal, o que justifica o início dos sintomas nessa faixa etária. A gravidade da doença e a frequência das crises de falcização estão diretamente relacionadas à quantidade de HbS (e, consequentemente, menores proporções de HbA). As emergências na anemia falciforme e demais hemoglobinopatias serão discutidas em capítulo específico.

Já nas talassemias há produção ineficaz das cadeias que formam a hemoglobina; as hemácias são microcíticas/hipocrômicas, com reservas de ferro normais. É comum o acometimento familiar, em geral de famílias procedentes do Mediterrâneo.

Tanto as hemoglobinopatias quanto as talassemias são diagnosticadas pela eletroforese de hemoglobina. A deficiência de G6PD é triada no teste do pezinho, e se alterado deve haver um segundo exame confirmatório. Sendo confirmada a deficiência, o paciente deve não ser exposto a medicamentos e alimentos que predisponham à hemólise – há diversas tabelas disponíveis em nosso meio. A dosagem de G6PD pode ser repetida ao redor de 1 ano de idade, porque é comum que a deficiência seja transitória.

Anemia hemolítica

As anemias hemolíticas podem ser consequência das hemoglobinopatias, talassemias, alterações da membrana eritrocitária ou deficiência de G6PD, da presença de anticorpos (auto ou aloimunidade) ou da alteração microvascular, como na hemoglobinúria paroxística noturna ou na síndrome hemolítico-urêmica.

A anemia hemolítica pode ser aguda ou crônica. Os quadros agudos são os mais comuns no pronto-socorro, e o paciente apresenta sintomas gerais de anemia (palidez, fraqueza, cansaço), associados a icterícia e colúria. Na investigação laboratorial, há queda de hemoglobina (com VCM variável, em geral normo ou macrocíticas), aumento de reticulócitos, DHL e bilirrubina indireta e redução de haptoglobina.

Doenças medulares

Em geral, a anemia nas doenças medulares se apresenta em combinação com alterações de leucócitos e plaquetas.

O primeiro grupo dessas doenças é a aplasia de medula (anemia aplásica), que pode ser congênita (sendo o principal exemplo a anemia de Fanconi) ou adquirida (em sua maior parte idiopática, mas pode também ser secundária a medicações, infecções ou exposição a tóxicos/agrotóxicos). Em geral, o paciente se apresenta com pancitopenia, e o diagnóstico é feito por meio da biópsia de medula óssea. Há tratamentos específicos, com imunossupressão, mas é comum a necessidade de transplante alogênico de medula óssea para tratamento curativo.

As leucemias são outra possível causa de anemia, em geral associada a plaquetopenia e leucócitos em quantidade normal, aumentada ou diminuída. Pode haver ou não presença de blastos circulantes do sangue periférico. Na presença de anemia sem causa aparente, associada a alteração em mais de uma série hematimétrica ou sintomas sistêmicos como dores ósseas, hepatoesplenomegalia e adenopatias, é necessária a realização de mielograma/imunofenotipagem para o diagnóstico e tratamento específicos.

Há ainda a aplasia pura de série vermelha, em que as outras séries do hemograma são normais, e outras doenças de substituição do tecido medular, como mielofibrose e osteopetrose – em ambas o diagnóstico é realizado por meio de biópsia de medula óssea.

Anemia de doença inflamatória/doença crônica

Além das carências nutricionais relacionadas à produção dos eritrócitos, outro aspecto fisiopatológico das anemias se deve à presença de processos inflamatórios/infecciosos. Os processos inflamatórios/infecciosos são muito frequentes na faixa etária pediátrica, podendo cursar com redução da aceitação alimentar, aumento do risco de ferropenia e queda transitória dos índices hematimétricos. Em geral, são quadros benignos, autolimitados, subdiagnosticados, que melhoram com suplementação de ferro ou melhora alimentar.

Além disso, algumas infecções levam a hemólise por toxinas ou reações antígeno-anticorpos, diminuição da meia-vida das hemácias, diminuição da absorção de ferro, deslocamento para formas de depósito, resposta ineficaz da medula, dentre outros. Nos casos crônicos, levam à anemia normocítica, e o tratamento na maior parte das vezes requer o tratamento da causa-base.

ANAMNESE E QUADRO CLÍNICO

A hemoglobina é a responsável pelo fornecimento de oxigênio para os tecidos. Quando há redução da hemoglobina (e, por consequência, redução nesse transporte), ocorrem mecanismos compensatórios e adaptativos para que seja possível a manutenção da homeostase dos tecidos: taquicardia, vasoconstrição periférica nos casos mais graves ou nos casos de perda sanguínea (para priorizar a circulação nos tecidos nobres), redução da afinidade da ligação do oxigênio com a hemoglobina (dessa maneira facilitando a liberação de oxigênio para os tecidos) e aumento da eritropoetina circulante (produzida pelo rim, para que haja aumento da produção de hemoglobina). Como dito anteriormente, a maior parte das anemias é assintomática ou oligossintomática. As anemias sintomáticas são aquelas mais graves, com menores índices hematimétricos e instalação mais rápida.

O diagnóstico requer uma anamnese completa, com informações de antecedentes neonatais e perinatais, alimentação da criança e da família, administração profilática de ferro e outras medicações, casos de anemias e outras doenças hematológicas familiares e antecedentes mórbidos pessoais. Vale lembrar que pacientes prematuros ou de baixo peso/pequenos para a idade gestacional têm maior risco de desenvolver anemia ferropriva. Em relação aos antecedentes familiares, consideram-se as hemoglobinopatias e as doenças de membrana eritrocitária com correlação genética. As condições socioeconômicas desfavoráveis também são fatores de risco para anemia carencial.

Alterações possíveis no exame físico são baixo ganho ponderoestatural, palidez, unhas e cabelos quebradiços. Na anemia ferropriva pode haver queilite angular, glossite e estrias longitudinais nas unhas. Na anemia megaloblástica, é comum a involução do desenvolvimento neuropsicomotor e a diminuição da força muscular.

A presença de petéquias e púrpuras leva à suspeita de plaquetopenia associada, que pode estar presente na anemia megaloblástica, doenças oncológicas e aplasia de medula. A presença de hepatoesplenomegalia deve levantar a hipótese de leucose ou destruição de hemácias pelo sistema reticuloendotelial, como na anemia hemolítica e na esferocitose.

Na anemia hemolítica é comum icterícia, que pode estar associada a hemoglobinúria.

Nas anemias de Fanconi e de Blackfan-Diamond e na osteopetrose há também alterações fenotípicas: na síndrome de Blackfan-Diamond as alterações mais frequentes acontecem na face – micrognatia, fenda palatina, macroglossia; na anemia de Fanconi, aproximadamente metade das crianças apresenta pele de coloração acinzentada, face de passarinho, olhos pequenos, micrognatia, alterações das orelhas, microcefalia e alterações no polegar ou rádio.

Além disso, é fundamental a avaliação dos sinais vitais, como frequência cardíaca e pressão arterial, presença de sopro cardíaco e sinais de baixo débito, em especial nas anemias agudas e perdas sanguíneas. Quadros agudos e graves de anemias podem levar a quadro de insuficiência cardíaca aguda, com necessidade de intervenção imediata.

INVESTIGAÇÃO LABORATORIAL DA CRIANÇA COM ANEMIA

Para toda criança com suspeita de anemia devem ser solicitados hemograma completo e reticulócitos (que avalia a presença de produção medular de série vermelha/presença de precursores eritropoiéticos em sangue periférico). Em regiões endêmicas ou sob suspeita, associa-se exame protoparasitológico na investigação diagnóstica.

Definição de anemia segundo a faixa etária (OMS)
7 meses a 5 anos: Hb < 11,0
6 a 9 anos: Hb < 11,5
Adolescentes do sexo feminino: Hb < 12,0
Adolescentes do sexo masculino: Hb < 12,5

Dentro do hemograma, os caracteres avaliados são:

- Hemoglobina: avaliação da relação de hemoglobina em relação ao volume plasmático circulante.
  - VCM e HCM: avaliação do tamanho dos eritrócitos.
  - RDW: avaliação da variação do tamanho das hemácias (quando a medula tem uma produção exacerbada de glóbulos vermelhos, como nas anemias hemolíticas e nas anemias carenciais no início da reposição medicamentosa, há aumento do RDW, pela atividade medular).

Além disso, a avaliação do esfregaço do sangue periférico permite a correlação etiológica de acordo com a morfologia das hemácias. Por exemplo:

- Esferócitos: esferocitose hereditária, incompatibilidade ABO no recém-nascido, anemias hemolíticas.
- Células falcizadas: anemia falciforme.
- Eritrócitos crenados: uremia, pós-transfusional.

- Poiquilocitose: anemia hemolítica macro e microangiopática, eliptocitose hereditária.
- Células em alvo: hemoglobinopatias, talassemias, anemias microcíticas.

Associado ao esfregaço de sangue periférico, o principal parâmetro para a pesquisa da etiologia é o VCM.

Há ainda a avaliação dos reticulócitos - reticulocitose indica que há produção aumentada da série vermelha pela medula óssea (como nos casos de anemias hemolíticas e de anemias carenciais no início da terapia de reposição). Reticulopenia ocorre quando há baixa produção medular, como nas anemias carenciais graves, antes do início do tratamento, e nas doenças medulares, como aplasia de medula e leucemias.

VCM baixo (< 75) - anemia microcítica

- Reservas de ferro (ferro, ferritina, saturação de transferrina) reduzidas e RDW aumentado: anemia ferropriva. (Vale ressaltar que na anemia ferropriva grave, sem reposição de ferro, inicialmente o RDW se apresenta baixo. Ocorre elevação dos títulos à medida que há reposição de ferro, e a medula óssea tem substrato para produção.)
- Reservas de ferro normais e RDW diminuídos: síndromes talassêmicas e intoxicação por chumbo.

VCM normal (75-100) - anemia normocítica

- Anemias hemolíticas congênitas (hemoglobinopatias, deficiência G6PD, alterações da membrana do eritrócito).
- Anemias hemolíticas adquiridas (por imunocomplexos, microangiopáticas, secundárias a processos infecciosos).
- Perda sanguínea aguda.
- Sequestro esplênico.
- Substituição do tecido medular.
- Anemia de doença crônica.

VCM aumentado (> 100) - anemia macrocítica

- Com megaloblastos: deficiência de vitamina B12 e ácido fólico (geralmente acompanhado de leucopenia, neutropenia e plaquetopenia).

- Sem megaloblastos: anemia aplástica, síndrome de Blackfan-Diamond, hipotireoidismo, hepatopatias, processos infiltrativos em medula óssea, anemia hemolítica.

TRATAMENTO DAS ANEMIAS

O tratamento das anemias depende fundamentalmente de sua causa. Pacientes estáveis, com quadros crônicos, muitas vezes não necessitam de intervenção imediata, sendo possível adequada investigação e seguimento, por vezes inclusive ambulatorial.

Os casos graves e sintomáticos necessitam de intervenção imediata. Em primeiro lugar são necessárias as medidas de suporte: oferta de oxigênio, suporte ventilatório e restauração volêmica, na presença de hipovolemia.

A transfusão de hemácias é indicada para os pacientes com anemia aguda com repercussão hemodinâmica – devem ser administrados 10 a 15 mL/kg, em 2 horas, para evitar hemólise, além de distúrbios do cálcio, da coagulação e hipotermia. A exceção são os casos de perda sanguínea volumosa, em que a reposição hídrica e de hemácias precisa ser feita de maneira mais rápida, sempre com paciente monitorizado e especial atenção às complicações transfusionais. Os cuidados transfusionais estão descritos com detalhes em capítulo específico neste livro.

Na anemia hipovolêmica, além de suporte hemodinâmico e reposição hídrica e transfusão, podem ser utilizados antifibrinolíticos, transfusão de plaquetas, plasma e crioprecipitado, além de, eventualmente, cirurgia para cessar o sangramento.

Nas anemias carenciais deve ser realizada a reposição dos metabólitos faltantes (ferro, ácido fólico e/ou vitamina B12).

Na anemia hemolítica autoimune, a transfusão de hemácias é reservada para os casos de maior gravidade e instabilidade; isso porque ocorre hemólise também do sangue transfundido. Nesses casos, a transfusão deve ser feita em pequenas alíquotas (5 mL/kg), com escolha do melhor doador/amostra a partir das provas pré-transfusionais, e deve ser precedida por corticoide ou imunoglobulina para reduzir a hemólise. Nos casos em que é possível prescindir da transfusão (que representam a maioria dos pacientes), o tratamento é feito tratando a causa-base deflagradora da hemólise, sempre que possível, e imunossupressão.

Anemias hemolíticas por outras causas, como aquelas microangiopáticas, requerem tratamento específico. Nos casos de anemias menos comuns, é necessária a estabilização clínica, e tratamento específico para cada condição.

O tratamento das complicações das hemoglobinopatias será discutido em outro capítulo desta obra.

CONCLUSÃO

Anemia é uma condição muito comum no pronto atendimento de pediatria, seja como motivo da visita do paciente ao serviço pediátrico, seja como achado inesperado diante de outras queixas.

Apesar de todas as anemias serem uma redução na concentração da hemoglobina, com prejuízo no transporte de oxigênio aos tecidos, suas causas e gravidade são amplamente variáveis. Da mesma maneira, cada tipo de anemia requer investigação e tratamento específicos.

Cabe ao médico emergencista fazer a hipótese diagnóstica, a investigação inicial e o manejo de estabilização do paciente. Nos casos de anemia aguda, com instabilidade, a transfusão de hemácias pode estar indicada, mas deve ser realizada de maneira criteriosa.

BIBLIOGRAFIA

1. D'Souza AM. A general pediatrician's approach to anemia childhood. Pediatr Ann. 2020;49(1) e:10-6.
2. Cummings BM, Shaillam R, Rosales AM, Huang MS, Nardi V. Case 37-2019: a 20-month old boy with severe anemia. NEJM. 2019;2159-67.
3. Allali S, Brousse V, Sacri AS, Chalumeau M, de Montalembert M. Anemia in children: prevalence, causes, diagnostic work up and long term consequences. Expert Rev Heamtol. 2017;10(11):1023-8.
4. Newhall DA, Oliver R, Lughart S. Anemia: a diease or symptom? Neth J Med. 2020;78(3):104-10.
5. Valentine SL, Bembea, MM, Muszynski JA, Cholette JM, Doctor A, Spinella PC, et al. Consensus recommendations for RBC transfusion practice in critically ill children from the pediatric critical care transfusion and anemia expertise initiative. Pediatric Pediatr Crit Care Med. 2018;19;884-898.
6. Schvartsman C, Silva CAA, Gomes FMSG, Carneiro-Sampaio M. Anemia aguda. In: Pronto-socorro – pediatria. Instituto da Criança e do Adolescente Hospital das Clínicas. 4.ed. Santana de Parnaíba: Manole; 2023. p. 718-26.
7. Carneiro JDA. Hematologia pediátrica. Coleção Pediatria – Instituto da Criança HC-FMUSP. 2. ed. Barueri: Manole; 2013. p. 3-90.
8. Bourrol ML, Scaramuzzi DR. Anemia na infância. In: Giglio AE, Escobar AMU, Grisi S. Pediatria geral – Hospital Universitário da Universidade de São Paulo. São Paulo: Atheneu; 2011. p. 305-15.
9. Bourroul ML, Scaramuzzi DR, Ferrer APS. Anemia na infância. In: Sucupira ACSL, Bricks LF, Kobinger MEBA, Saito MI, Bourrol MLM, Zuccolotto SMC. Pediatria em consultório. 5.ed. São Paulo: Sarvier; 2010. p. 381-404.

26
Emergências na anemia falciforme

Silvana Forsait

Objetivo do capítulo

- A anemia falciforme é uma doença autossômica recessiva bastante prevalente na população brasileira. Dentre os pacientes em seguimento hematológico, é uma das principais causas de avaliação no ambiente de pronto atendimento.
- As complicações agudas da anemia falciforme são muito variáveis, com grande risco de morbimortalidade.
- Este capítulo visa explicar de maneira clara e sucinta as principais complicações agudas dos pacientes falciformes, e condutas a serem adotadas no ambiente da emergência.

DEFINIÇÃO E EPIDEMIOLOGIA

A anemia falciforme é marcada pela presença de hemoglobina S. A doença falciforme é a presença de HbS, na ausência de hemoglobina A (HbA). Quanto maior a quantidade de HbS, e menor a quantidade de HbA, maiores são os riscos e a incidência de complicações associadas à falcização.

A OMS estima que 7% da população mundial é portadora da hemoglobina S, dos quais 300 mil a 500 mil crianças nascem a cada ano com hemoglobinopatias graves. As hemoglobinopatias são as doenças mais prevalentes diagnosticadas no programa de triagem neonatal norte-americano.

A doença é mais prevalente nos pacientes afrodescendentes; isso acontece porque a hemoglobina S é fator protetor contra malária – dessa maneira, o risco de morte em regiões endêmicas para malária é menor. No Brasil, a incidência de doença falciforme é de 1-3/1.000 nascimentos, e na Bahia a incidência chega a 1/650 nascidos vivos. No Sudeste do Brasil a estimativa da frequência de portadores da doença falciforme é de aproximadamente 2%, variando de 6 a 10% na população negra. Dados da Triagem Neonatal Nacional sinalizam 3.500 nascidos por ano com anemia falciforme e 200 mil com traço falciforme.

Houve uma redução da taxa anual de óbitos relacionados à doença falciforme em crianças menores de 5 anos de idade – o último dado disponível é de 0,47/100.000, de 2015 a 2017. Isso provavelmente se deve às profilaxias dos pacientes em regime ambulatorial, assim como à intervenção mais precoce e precisa nos casos de complicações.

As principais causas de óbito nos pacientes falciformes na faixa etária pediátrica são as infecções, a síndrome torácica aguda e os eventos cerebrovasculares.

FISIOPATOLOGIA

A doença falciforme é uma doença autossômica recessiva, ocasionada por uma mutação no DNA, que provoca a síntese da hemoglobina com uma troca de bases nitrogenadas (troca de valina por ácido glutâmico), originando a hemoglobina S (hemoglobina falciforme). Essa mutação gera alteração estrutural e das características físico-químicas da molécula de hemoglobina, e a faz se polimerizar quando exposta a baixas concentrações de oxigênio. É a polimerização da hemoglobina que deixa a hemácia em formato de foice.

A forma mais comum é a anemia falciforme (que é a forma homozigótica da doença, em que ambos os alelos são alterados, levando apenas à produção de HbS, e ausência de HbA, que seria a "hemoglobina normal"). Essa forma representa 60 a 70% dos casos, e cursa com maior incidência de complicações. Quando o gene falciforme é herdado de apenas um dos pais, o paciente ainda apresenta HbA, levando ao traço falciforme, quadro bem mais brando da doença, por menor falcização.

Outras formas clinicamente significativas da doença são decorrentes da concomitância do gene falciforme com outros genes mutantes, como a betatalassemia ou a hemoglobinopatia C – em última instância, todos diferentes espectros da mesma doença.

Todo o quadro clínico e complicações da doença falciforme são decorrentes da polimerização das hemácias. A velocidade de formação de polímeros nas hemácias depende principalmente do grau de oxigenação das hemácias, da concentração intracelular de hemoglobina e da presença ou ausência de hemoglobina fetal (HbF) – a hemoglobina fetal é mais estável, sofre menos polimerização do que a HbS e, portanto, é um fator protetor.

A maior intensidade de falcização ocorre nos capilares sanguíneos, onde a concentração de oxigênio é menor. A acidose também deflagra a polimerização das hemácias. Fatores que podem provocar a falcização das hemácias são infecções, dor, acidose, baixas temperaturas e altitudes elevadas, além de questões psicológicas, como estresse e ansiedade.

Com a polimerização da hemoglobina e a falcização, as hemácias perdem uma importante propriedade, que é a flexibilidade. Por esse motivo, as hemácias rígidas não conseguem atravessar os capilares da microcirculação, causando obstrução do fluxo sanguíneo. Essa obstrução do fluxo leva à acidose e à redução da oferta de oxigênio, que promovem ainda mais falcização, levando a um círculo vicioso e mantendo a vaso-oclusão.

Além da microcirculação, a macrocirculação também é afetada, levando a lesões isquêmicas por obstrução arterial. A oclusão da macrocirculação ocorre pela interação da hemácia falciforme com o endotélio vascular, pois a hemácia falciforme, mesmo não estando falcizada, apresenta maior aderência ao endotélio vascular. Isso acontece devido aos receptores da própria hemácia, do endotélio e substâncias presentes no sangue.

Em última instância, a doença falciforme é caracterizada por hemólise crônica e complicações agudas e crônicas, com graus variáveis de disfunção orgânica em qualquer órgão. As hemácias falcizadas se agregam e aderem à parede endotelial, levando à hemólise crônica. Além disso, o endotélio lesado desencadeia a cascata de coagulação, provocando um estado inflamatório crônico e vasculopatia proliferativa.

DIAGNÓSTICO

O diagnóstico da doença falciforme é realizado em geral no período neonatal, por meio do Teste de Triagem Neonatal (teste do pezinho). Esse exame está disponível no Brasil, pelo Serviço Único de Saúde (SUS), em todo o território nacional.

A confirmação diagnóstica é feita por meio da eletroforese de hemoglobina, com a presença da hemoglobina S (em associação com outras frações, como a hemoglobina A1, A2, F ou C).

A partir dos 6 meses de vida há uma redução importante na porção da hemoglobina fetal (HbF), e é a partir desse momento que ficam mais comuns as manifestações clínicas da doença (a HbF tem um fator protetor em relação à falcização).

MANIFESTAÇÕES E COMPLICAÇÕES CLÍNICAS

Infecção

As infecções são a principal causa de morte nas crianças com doença falciforme, especialmente em lactentes. Apesar de a maioria das infecções serem causadas por vírus, esses pacientes têm risco muito aumentado de infecções por bactérias encapsuladas, as quais podem ser os agentes causadores de sepse, meningite (*S. pneumoniae* e *H. influenza*), pneumonia (*S. pneumoniae*) e osteomielite (*Salmonella* sp e *S. aureus*).

Por esse motivo, qualquer quadro febril precisa ser prontamente avaliado, com introdução precoce de antibioticoterapia de amplo espectro.

O processo de falcização recorrente resulta em asplenia funcional a partir dos 6 meses de vida – sendo mais comum estar francamente estabelecido a partir dos 5 anos de idade. É essa asplenia funcional que aumenta o risco de infecção pelos encapsulados, por causa da falha de opsonização pelo sistema reticuloendotelial.

A recomendação de profilaxia para pneumococo nas crianças abaixo de 5 anos, com penicilina ou amoxicilina, reduziu a incidência de bacteremia por pneumococo em 84%. Além disso, a prevenção dessas infecções é feita pela imunização com a vacina pneumocócica conjugada, a partir dos 2 meses de vida, e com a vacina pneumocócica 23-valente nos maiores de 2 anos. A imunização para o vírus influenza também teve impacto na mortalidade desses pacientes.

O profissional que presta atendimento a essa população deve estar atento aos quadros de dores ósseas, associadas em geral a sinais logísticos e restrição de movimento, para o diagnóstico de osteomielite e artrite séptica.

Avaliação clínico-laboratorial e tratamento dos quadros febris

Pacientes falciformes com febre devem ser prontamente examinados, e submetidos à coleta de hemograma, à hemocultura e a provas inflamatórias (proteína C-reativa e VHS). Outros exames, tais como imagens, culturas direcionadas a outros materiais e pesquisas infecciosas específicas, devem ser solicitados, a depender da história e do exame físico. Deve ser iniciado de maneira precoce tratamento antimicrobiano de amplo espectro, com cobertura para encapsulados e bactérias Gram-negativas da flora intestinal – em geral estão indicados ceftriaxona, cefotaxima ou cefuroxima. Os antibióticos devem ser ajustados de acordo com a evolução clínica do paciente, e nos casos em que há agente infeccioso isolado nas pesquisas e culturas laboratoriais.

Pacientes com quadro clínico compatível com sepse (taquicardia, taquipneia, má perfusão, hipotensão, alteração do nível de consciência, oligúria) devem coletar todos os exames relacionados à sepse (além dos descritos anteriormente, função renal, eletrólitos, perfil hepático, proteínas, coagulograma) e iniciar terapêutica imediata com reposição volêmica, medidas de suporte e antibioticoterapia de amplo espectro.

Nos quadros de osteomielite e artrite séptica deve-se manter antibioticoterapia por 4 a 6 semanas.

Para os pacientes em tratamento sob regime de internação, a alta pode ser considerada quando há melhora clínica e laboratorial, possibilidade de manutenção do tratamento via oral domiciliar e segurança de compreensão pelos cuidadores e de retorno para reavaliação.

Crise vaso-oclusiva

A maioria das complicações na anemia falciforme se deve às crises vaso-oclusivas, que podem se apresentar de diferentes maneiras. É a principal causa de atendimento em pronto-socorro e de internações desses pacientes.

A crise vaso-oclusiva causa dor, como resultado da isquemia tecidual. A intensidade das crises álgicas é muito variável, e elas requerem tratamento compatível.

Muitas vezes, a primeira manifestação clínica da doença falciforme é a dactilite, na qual ocorre dor e edema de mãos e pés. É mais comum nos lactentes, a partir dos 6 meses de idade (quando há queda da HbF, e início das manifestações clínicas da doença).

Em crianças mais velhas e adolescentes, as crises tendem a se tornar mais intensas, comprometendo os ossos longos, tórax e coluna lombar. Pode haver também edema, dor e calor local e redução da mobilidade de articulações próximas. Em geral, o paciente não apresenta febre. A crise álgica em geral se apresenta de maneira aguda, de caráter migratório, com duração que pode ser de horas a dias, e que pode ter ocorrência concomitante a outras complicações agudas. Vale lembrar que qualquer agravo, como dor ou infecção, leva à falcização, que piora ainda mais o quadro vigente. É importante, por meio da anamnese, avaliar se há algum fator desencadeante evidente. Devem ser utilizadas escalas de avaliação de dor validadas para a faixa etária, e aplicadas de maneira correta. Exames laboratoriais podem ser necessários para avaliar possíveis fatores desencadeantes, mas não são obrigatórios.

O tratamento é feito por meio de analgésicos simples (anti-inflamatórios não hormonais), opioides e, se necessário, anti-inflamatórios, desde que por tempo limitado, em paciente com função renal normal. Esses pacientes devem ser atendidos com prioridade, com tratamento assertivo, uma vez que a própria dor desencadeia a falcização, ficando cada vez mais intensos os sintomas e mais difícil a resolução do quadro. Além disso, os pacientes podem criar uma "memória álgica", com importante impacto psicológico e de piora de qualidade de vida. Vale lembrar que alguns desses pacientes evoluem com queixa e dor crônica – muitas vezes referem dor sem fácies de dor, sem taquicardia. Devem ser avaliados em conjunto com a equipe multiprofissional. A escolha terapêutica é baseada nos tratamentos prévios, nas alergias e nos efeitos adversos à medicação de preferência do paciente.

Tratamento das crises álgicas:

- Dor leve (1-3): AINE (dipirona, paracetamol, ibuprofeno) e reavaliar para alta.
- Dor moderada (4-6) e intensa (7-10): morfina EV 0,05 mg/kg, reavaliar em 20 a 30 minutos.

Sem melhora, repetir morfina na mesma dose:

- Manter morfina EV a cada 4 horas.
- Associar dipirona de horário.
- AINE se não houver contraindicação.
- Hidratação VO (preferencial) ou EV.

A dose da morfina pode ser repetida a cada 15 minutos, até que haja controle da dor. Vale lembrar que não existe dose máxima de morfina permitida: a tolerância é determinada pelo nível de consciência e sinais de alteração do *drive* respiratório.

Nos Estados Unidos, codeína e tramadol são contraindicados pela Food and Drug Administration (FDA) até os 12 anos de idade, por metabolização errática.

Os medicamentos analgésicos em geral são prescritos de horário, com doses de resgate conforme demanda. Nos pacientes sem controle com as medicações e doses habituais, podem ser prescritos sedativos/analgésicos como cetamina, com uso intermitente ou contínuo, muitas vezes com acompanhamento do grupo da dor ou anestesiologia. Para reduzir o risco de síndrome torácica aguda associada durante o tratamento da crise álgica, estimula-se deambulação e fisioterapia respiratória.

A transfusão de concentrado de hemácias é indicada apenas se anemia sintomática, queda importante da hemoglobina ou associação com outras complicações agudas, que justifiquem seu uso. Não é uma medida de rotina nos pacientes com crise vaso-oclusiva.

De maneira adjuvante, podem ser indicados o uso de antidepressivos, anticonvulsivantes, clonidina ou gabapentina. Além disso, tratamentos não medicamentosos como massoterapia, acupuntura, psicoterapia e outros podem ter valor positivo.

Os diagnósticos diferenciais da crise vaso-oclusiva são osteomielite, artrite séptica, sinovite, abdome agudo e pneumonias. Podem ser indicados exames de imagem, para auxiliar no diagnóstico diferencial.

Pacientes que apresentam mais de três internações por crise vaso-oclusiva em 1 ano têm maior risco de óbito precoce.

Síndrome torácica aguda

A síndrome torácica aguda corresponde à segunda causa de internação e é a principal causa de morte nos pacientes falciformes. Essa síndrome respeita a sazonalidade das infecções virais respiratórias: mais comum no outono e inverno, nos asmáticos e naqueles com antecedente de síndrome torácica aguda prévia.

O diagnóstico é clínico-laboratorial: o paciente apresenta tosse, dispneia, dor torácica, taquipneia, alteração na ausculta pulmonar (estertores ou sibilos) e/ou hipoxemia. Quadros mais graves podem se apresentar como insuficiência respiratória aguda. Para o diagnóstico, é obrigatória a presença de infiltrado pulmonar novo (ou recente) na radiografia de tórax. Pode ocorrer de maneira isolada, ou associada a outras complicações agudas, especialmente crises vaso-oclusivas.

A causa mais frequente é infecciosa, representada por vírus, bactérias como o pneumococo, micoplasma ou clamídia. Pode também ter origem não infecciosa, como em tromboembolismo, falcização intrapulmonar, edema pulmonar e atelectasias.

Episódios graves e recorrentes de síndrome torácica aguda podem evoluir com hipertensão pulmonar e insuficiência cardíaca secundária (*cor pulmonale*).

Em relação ao diagnóstico, além de anamnese, exame físico e radiografia de tórax, o ultrassom à beira do leito pode ser útil para avaliar a presença de condensação e derrame pleural. A tomografia torácica deve ser solicitada apenas se houver suspeita de complicações. Em relação aos exames laboratoriais, estão indicados hemograma, hemoculturas, provas inflamatórias, gasometria se houver suspeita de hipóxia, além de PCR de bactérias atípicas e pesquisas virais respiratórias, se disponível.

O tratamento da síndrome torácica aguda deve ser realizado obrigatoriamente em regime de internação, com oferta de oxigênio suficiente para manter a saturação maior que 94%, e antibióticos de amplo espectro (em geral associação de cefalosporina e macrolídeos, para cobertura de Gram-positivo encapsulado e bactérias atípicas). O uso de antivirais, como oseltamivir, está indicado no isolamento de agente específico (no caso, influenza) ou epidemiologia sugestiva.

No tratamento da síndrome torácica, é importante reduzir a porcentagem de HbS, a fim de diminuir a falcização. Isso é feito por meio de transfusão simples de hemácias, ou de exsanguineotransfusão. A exsanguineotransfusão consiste na retirada de sangue do paciente e reposição do mesmo volume de concentrado de hemácias "saudável" do doador. Pacientes com Hb menor do que 8,0 recebem transfusão simples. Hb maior do que 8,0, exsanguineotransfusão – isso tem por objetivo evitar a hiperviscosidade decorrente do aumento de hemoglobina, que cursa com risco elevado de fenômenos tromboembólicos e prejuízo da microcirculação nesses pacientes. O objetivo é manter a HbS < 30% – essa avaliação é feita por meio de eletroforese de hemoglobina, que quantifica proporcionalmente cada tipo de hemoglobina. Além disso, é fundamental o tratamento da dor, para evitar hipoventilação e atelectasias. A fisioterapia respiratória traz benefícios.

A hidroxiureia está indicada para uso ambulatorial naqueles pacientes que apresentaram pelo menos 1 episódio de síndrome torácica aguda no último ano. A hidroxiureia aumenta a hemoglobina fetal (HbF), reduzindo assim os episódios de falcização.

Sequestro esplênico

O sequestro esplênico é o aumento abrupto das dimensões do baço, com redução da Hb de pelo menos 2 g/dL em relação ao basal do paciente. É a principal causa de anemia aguda nos pacientes falciformes, com alta mortalidade – mortalidade de até 20% na faixa etária pediátrica. É mais comum nas crianças de 1 a 4 anos de idade, homozigotos (SS), sendo a prevalência ao longo da vida de 7 a 30%. Nos pacientes com hemoglobinopatia C ou betatalassemia, esses episódios podem ser mais tardios.

O diagnóstico é clínico: o paciente apresenta sinais e sintomas de anemia aguda grave – fadiga, palidez, taquicardia, taquipneia e eventualmente sinais de choque. Além disso, cursa obrigatoriamente com esplenomegalia volumosa, na maior parte das vezes dolorosa.

Em relação aos exames laboratoriais, além de queda de pelo menos 2 g/dL de Hb, os pacientes podem apresentar leucopenia e plaquetopenia. Além disso, cursam com reticulocitose, pela resposta medular à crise aguda.

O tratamento é feito inicialmente pelas medidas de suporte (oxigenoterapia, expansão volêmica, transfusão de hemácias com extrema urgência). Evitar Hb > 8,0 g/dL, pelo risco de hiperviscosidade.

Pode haver correlação com quadros infecciosos, mas na maior parte das vezes é idiopático. A recorrência chega a 50% dos casos, com alto risco de evolução desfavorável; por esse motivo, após a estabilização de um sequestro esplênico, o paciente deve ser submetido à esplenectomia.

Diagnósticos diferenciais são a aplasia de medula e a anemia hemolítica aguda.

Crise aplástica

A crise aplástica é a exacerbação da anemia, por redução da produção medular da série vermelha. A principal causa é infecciosa, sobretudo pelo parvovírus B19, correspondendo a mais de 70% dos casos. A infecção leva à aplasia temporária de série vermelha.

O diagnóstico é clínico-laboratorial. Os sintomas são compatíveis com anemia aguda: fadiga, taquicardia, taquipneia e, nos casos mais graves, síncope e insuficiência cardíaca. O paciente apresenta queda importante da hemoglobina, em geral 5 dias após a infecção (entretanto, muitas vezes a infecção é assintomática ou oligossintomática). Os reticulócitos se encontram diminuídos, pela inibição da atividade medular. Pode-se colher ainda a sorologia para parvovírus B19, quando disponível.

O tratamento é suporte clínico e transfusional. Precaução de contato e gotículas, especialmente com imunossuprimidos e gestantes, grupos nos quais a infecção por parvovírus tem maior potencial de complicação.

O principal diagnóstico diferencial é o sequestro esplênico (Tabela 1).

Tabela 1 Crise aplástica

	Sequestro esplênico	Aplasia de medula
Causa principal	Aumento do baço	Infecção por parvovírus B19
Quadro clínico	Anemia aguda	Anemia aguda
Baço	Aumentado	Normal
Reticulócitos	Aumentados	Diminuídos

Complicações neurológicas

As complicações neurológicas nos pacientes falciformes são compostas pelos acidentes vasculares encefálicos isquêmicos e hemorrágicos (AVEi e AVEh) e episódio isquêmico transitório (EIT). São condições com alto risco de óbito, além de muitas comorbidades, como atraso de desenvolvimento neuropsicomotor e limitações neuroesqueléticas.

Dos pacientes homozigotos (SS), 10 a 12% apresentam AVE sintomático e 20% assintomático (achado ocasional em exames de imagem de controle). A recorrência chega a 90% naqueles que não fazem profilaxia secundária.

Os AVEi são mais comuns nessa faixa etária, mas os AVEh costumam ter curso mais grave. O quadro clínico é composto de cefaleia, déficit motor ou sensitivo, convulsões, alterações na fala, alterações de comportamento ou qualquer outro sinal neurológico. O AVE assintomático cursa com prejuízo cognitivo, dificuldade escolar e representa fator de risco para futuros AVE.

O EIT é um evento isquêmico autolimitado, com resolução espontânea em até 24 horas, e muitas vezes precede o AVE propriamente dito. Os exames de imagem, neste caso, são normais.

Fatores de risco, tanto para EIT quanto para AVE, são eventos neurológicos anteriores, convulsão, baixo nível de hemoglobina, leucocitose, hipertensão arterial e síndrome torácica aguda anterior. Como a demanda basal de oxigênio é maior nas crianças, estas representam um grupo de risco para os eventos tromboembólicos do sistema nervoso central.

O diagnóstico é clínico-radiológico, por meio da tomografia computadorizada (TC) e/ou angiorressonância de crânio. Nas primeiras 3 horas do evento a tomografia pode ser normal, então imagem negativa não exclui a hipótese diagnóstica.

O tratamento dos casos suspeitos e confirmados de AVE deve ser instituído imediatamente: suporte respiratório e cardiovascular, terapia transfusional e neuroproteção (anticonvulsivantes). A transfusão deve ocorrer em até 2 horas do início dos sintomas, com o objetivo de reduzir a porcentagem de HbS. Nos pacientes com Hb < 8,0, é realizada a transfusão simples. Naqueles com Hb > 8,0, exsanguineotransfusão, para evitar a hiperviscosidade.

Não existe recomendação específica para fibrinólise nos pacientes pediátricos falciformes com AVEi. Nos pacientes com AVEh, é necessária avaliação da neurocirurgia, em relação à necessidade de drenagem do sangramento.

A triagem dos pacientes para risco de complicações cranianas deve ser feita por meio de Doppler transcraniano, com avaliação da velocidade do fluxo sanguíneo em vasos de referência. Esse exame deve ser anual, no seguimento ambulatorial – se alterado, está indicada a profilaxia primária para AVE, com uso de hidroxiureia.

Para aqueles pacientes com AVE prévio, a profilaxia deve ser feita por meio de exsanguineotransfusão. A profilaxia secundária para AVE é a única complicação aguda dos falciformes que não é evitada adequadamente com hidroxiureia – para esses casos, a transfusão ainda tem resultados superiores na prevenção.

Priapismo

Priapismo é a ereção dolorosa e sustentada, por mais de 4 horas, sem relação com atividade sexual. A idade média de ocorrência é 12 anos, e acomete aproximadamente 35% dos meninos com anemia falciforme.

O priapismo ocorre pela falcização no corpo cavernoso, gerando isquemia, dificuldade na drenagem venosa e fibrose. Casos recorrentes, além de dolorosos e muito desconfortáveis, podem resultar em disfunção erétil. O tratamento é feito pela urologia, e deve-se investigar causas predisponentes para a falcização. Não são necessários exames complementares.

O tratamento compreende manejo da dor, hidratação oral ou endovenosa e diurese precoce. A transfusão sanguínea não está indicada nos quadros agudos, por risco de associação com alteração neurológica (risco de hiperviscosidade).

Nos pacientes com quadro prolongado (com duração maior do que 4 horas) e refratário às medidas iniciais, pode ser feita irrigação do corpo cavernoso com adrenalina ou outras substâncias alfa-adrenérgicas, pela urologia.

PROFILAXIA DE COMPLICAÇÕES AGUDAS NA ANEMIA FALCIFORME

As únicas medidas profiláticas para complicações na doença falciforme são transfusão/exsanguineotransfusão periódica ou uso de hidroxiureia. Ambas têm como objetivo a redução da porcentagem de HbS, e com isso redução da falcização.

A hidroxiureia está disponível no Sistema Único de Saúde (SUS), por meio da farmácia de alto custo. Ela é eficaz na profilaxia das crises vaso-oclusivas, da síndrome torácica aguda e é a profilaxia primária de escolha para AVE. Apenas nos casos de AVE prévio a transfusão tem papel superior ao da hidroxiureia, como prevenção secundária.

A hidroxiureia aumenta a HbF, com efeito protetor, redução da hemólise e dos eventos vaso-oclusivos. Seus efeitos colaterais são mielotoxicidade e hepatotoxicidade.

Indicações do uso de hidroxiureia:

- Idade > 9 meses.
- 3 ou mais crises álgicas nos últimos 12 meses, com necessidade de atendimento hospitalar.
- 1 episódio de síndrome torácica aguda ou hipoxemia no último ano.
- Hipoxemia crônica.
- Outras lesões de órgão-alvo (priapismo, necrose avascular de cabeça de fêmur, retinopatia).
- Hb < 7,0 ou leucocitose > 20.000 em três medidas (fora de evento agudo).
- HbF < 8% após 2 anos de idade.
- Aumento DHL (> 2x).
- Alteração do fluxo de artéria cerebral, sem possibilidade de transfusão crônica.

O transplante alogênico de células-tronco hematopoiéticas é ainda o único tratamento curativo para a doença falciforme, porém com disponibilidade limitada e altos índices de complicações. Há terapias gênicas em estudo, mas ainda sem utilidade prática como tratamento.

COMPLICAÇÕES CRÔNICAS NA ANEMIA FALCIFORME

Vale lembrar mais uma vez que a anemia falciforme é uma doença da microcirculação, associada à hemólise crônica. Ocorrem lesões em todos os órgãos, e, por esse motivo, os pacientes devem ter adequado seguimento ambulatorial. Nos pacientes estáveis, é fundamental a avaliação clínico-laboratorial anual, com avaliação de hemograma, porcentagem de HbS, função renal e presença de microalbuminúria, avaliação clínica do crescimento, desenvolvimento e maturação sexual. Além disso, realizam-se ecocardiograma (pelo risco de sobrecarga cardíaca), fundo de olho (pelo risco de retinopatia), Doppler transcraniano (para avaliação do risco de AVE), ultrassom de abdome (pelo risco de colelitíase) e densitometria óssea (pelo risco de osteopenia). Esses pacientes têm também maior incidência de necrose avascular de cabeça do fêmur e úlceras maleolares.

Uma vez que recebem transfusão de hemácias com maior frequência, têm maior risco de infecções transfusionais, aloimunização e hemossiderose secundária. Deve ser feito seguimento da ferritina, atenção para lesão de órgão-alvo por deposição de ferro. Para aqueles com ferritina > 500 mg/dL, está indicada a quelação de ferro, ou por meio de medicações (p. ex., deferasirox) ou flebotomia.

CONCLUSÃO

A doença falciforme se apresenta de diferentes maneiras, e com complicações potencialmente graves e fatais. É fundamental o reconhecimento dessas condições, para que seja possível a instituição de tratamento adequado.

BIBLIOGRAFIA

1. Brasil. Ministério da Saúde. Protocolo clínico e diretrizes terapêuticas da doença falciforme. Brasília: Ministério da Saúde; 2018.
2. Piel FB, Steinberg MHH, Rees DC. Sickle cell disease. NEJM. 2017;376:1561-73.
3. DeBaun MR, Jordan LC, King AA, Schatz E, Fox CK, McKinstry RC, et al. American Society of Hematology 2020 guidelines for sickle cell disease: prevention, diagnosis, and treatment of cerebrovascular diseade in children and adults. Blood Adv. 2020;4(8):1554-88.
4. Chou ST, Alsawas M, Fasano RM, Field JJ, Hendrickson JE, Howard J, et al. American Society of Hematology 2020 guidelines for sickle cell disease: transfusion support. Blood Adv. 2020;4(2):327-55.
5. Osunkwo I, O'Connor HF, Saah E. Optimizing the management of chronic pain in sickle cell disease. Hematology Am Soc Hematol Edic Program. 2020(1);562-69.
6. Kanter L, Liem RI, Bernaudin F, Bolanos-Meade J, Fitzhugh CD, Hankins JS, et al. American Society of Hematology 2020 guidelines for sickle cell disease: stem cell transplantation. Blood Abv. 2021;5(18);3668-89.
7. DeBaun MR, Jordan LC, King AA, Schatz J, Vichinsky E, Fox CK, et al. American Society of Hematology 2020 guidelines for sickle cell disease: prevention, diagnosis, and treatment of cerebrovascular disease in children and adults. Blood Adv. 2020;4(8):1554-88.
8. Lovett PB, Sule HP, Lopez BL. Sickle cell disease in the emergency department. Hematol Oncol Clin North Am. 2017;31(6):1061-79.
9. Schvartsman C, Silva CAA, Gomes FMSG, Carneiro-Sampaio M. Anemia aguda. In: Schvartsman C, Farhat SCL, Reis AM, Couto TB. Pronto-Socorro. Coleção Pediatria do Instituto da Criança e do Adolescente do HCFMUSP. 4.ed. Santana de Parnaíba: Manole; 2023. p.727-39.
10. Carneiro JDA. Hematologia pediátrica. Coleção Pediatria do Instituto da Criança do HCFMUSP. 2.ed. Barueri: Manole; 2013. p.51-68.

27
Emergências oncológicas

Silvana Forsait

Objetivo do capítulo

O diagnóstico de doenças oncológicas na faixa etária pediátrica é quase sempre inesperado, e muitas vezes a apresentação inicial requer intervenção imediata, não apenas pela doença em si, mas também pelas complicações por ela ocasionadas. Tais complicações cursam com grande morbimortalidade, como hiperleucocitose, síndrome de lise tumoral, síndrome da veia cava superior, síndrome de compressão medular, distúrbios hemorrágicos e eletrolíticos. Além disso, durante o tratamento, é comum a ocorrência de neutropenia febril, com necessidade de intervenção imediata.

O objetivo deste capítulo é permitir o diagnóstico das emergências oncológicas – e, muitas vezes, o diagnóstico da doença oncológica de base – e a intervenção precoce nessas situações, de maneira assertiva.

INTRODUÇÃO

O diagnóstico de doenças oncológicas na faixa etária pediátrica é quase sempre inesperado, uma vez que essas patologias se apresentam com sinais e sintomas bastante inespecíficos, comuns a diversas outras doenças. Entretanto, apesar da maior incidência em adultos e idosos, o câncer na infância é bastante prevalente, e é a principal causa de morte por causas naturais atualmente.

As neoplasias muitas vezes se apresentam como quadros que requerem intervenção imediata, pelo risco de óbito ou de graves complicações e sequelas aos pacientes, como síndromes compressivas ou alta leucometria, com decorrente leucostase, levando à má perfusão de órgãos nobres. Além disso, durante o tratamento, há intercorrências graves, como quadros febris e hemorrágicos, que também demandam rápido reconhecimento e intervenção.

Neste capítulo vamos falar sobre as principais emergências oncológicas que ocorrem na faixa etária pediátrica.

HIPERLEUCOCITOSE E LEUCOSTASE

A hiperleucocitose é definida pela leucometria maior do que 50.000 em leucemias mieloides agudas (LMA) e maior do que 100.000 em leucemias linfoides agudas (LLA). Essa diferença se deve ao tamanho dos blastos: os blastos mieloides costumam ser maiores, então causam mais complicações circulatórias do que os blastos linfoides. A hiperleucocitose está presente em 10 a 20% das LMA recém-diagnosticadas, principalmente os subtipos mielomonocítica (FAB M4) e monocítica (FAB M5), ou na variante microgranular da forma promielocítica (FAB M3). Nas LLA, a hiperleucocitose está presente em 10 a 30% dos diagnósticos.[1]

A leucostase é o aumento da viscosidade decorrente do aumento de leucometria/blastemia. A leucostase, de modo genérico, seria a hiperleucocitose com repercussões circulatórias.

A tríade clássica da leucostase se apresenta com turvação visual, cefaleia e confusão mental. Entretanto, o quadro clínico varia de acordo com o sistema acometido: a tríade clássica se apresenta quando a má perfusão é cerebral, sendo essa a apresentação mais comum. Outros quadros clínicos possíveis são:

- Acometimento pulmonar: dispneia, ortopneia, tosse, hipóxia.
- Acometimento cardiovascular: precordialgia e sinais de má perfusão, infarto agudo do miocárdio.
- Acometimento renal: insuficiência renal aguda, necrose tubular aguda.[1]

Esses pacientes podem cursar ainda com distúrbios hemorrágicos e coagulação intravascular disseminada, pela presença de grânulos pró e anticoagulantes no interior dos blastos, desregulação dos mecanismos pró e anticoagulantes endógenos e plaquetopenia.[1]

O diagnóstico é clínico-laboratorial. O tratamento é realizado com hiperidratação (2,5 a 3,0 L/m^2) sem potássio, início precoce de quimioterapia e/ou corticoide em baixas doses (para citorredução, de maneira a evitar uma lise tumoral maciça) e suporte clínico. Os cuidados em relação à lise tumoral, muito comumente associada à hiperleucocitose, serão discutidos um pouco mais adiante.[1,2]

A exsanguineotransfusão ou a plasmaférese são reservadas para os pacientes com quadros de leucostase muito graves, que não respondem às medidas anteriormente descritas ou que apresentam qualquer impossibilidade de início precoce à quimioterapia. Esses procedimentos eram amplamente utilizados, mas estudos evidenciaram que a necessidade de passagem de cateter venoso central, o risco de sangramento pelo procedimento e o uso de anticoagulante pela plasmaférese, associado ao atraso no início da quimioterapia, trazem mais riscos do que benefícios ao paciente. É comum que a plasmaférese ou a exsanguineotransfusão sejam ineficazes, porque os blastos represados na medula óssea se deslocam para a periferia, e, dessa maneira, são necessárias muitas trocas de volemia para que haja resposta satisfatória.[3]

Por fim, a transfusão de hemocomponentes deve ser evitada sempre que possível, em especial a transfusão de hemácias, porque leva a aumento de viscosidade. Reservamos a transfusão de hemácias para os pacientes com anemia sintomática ou instabilidade hemodinâmica, independentemente dos valores hematimétricos. Plaquetas devem ser mantidas acima de 20.000. Caso o paciente tenha sangramento com plaquetopenia, alargamento de coagulograma e/ou redução do fibrinogênio, transfusão dos hemocomponentes correspondentes está indicada.[1,3]

SÍNDROME DE LISE TUMORAL

A síndrome de lise tumoral é a destruição celular maciça. Sua ocorrência é mais comum em leucemias com alta celularidade (hiperleucocitose) e tumores sólidos extensos com alta taxa de replicação celular, como o linfoma de Burkitt e outros linfomas não Hodgkin. Grandes tumores sólidos, porém de crescimento lento, raramente cursam com lise, como hepatoblastoma, neuroblastoma, osteossarcoma ou tumores de sistema nervoso central. A síndrome de lise tumoral pode acontecer de maneira espontânea ou induzida pelo início do tratamento quimioterápico.

Na lise tumoral os componentes do meio intracelular vão para o meio intravascular. Por esse motivo, o paciente cursa com aumento dos níveis séricos de potássio, fósforo e ácido úrico. Além disso, ocorre a hipocalcemia, pela ligação do fósforo (que saiu da célula) com o cálcio, que já é um íon extracelular.[1,4]

A síndrome de lise tumoral pode ser laboratorial ou clínica, de acordo com os critérios de Bishop (2004, revisados por Howard em 2011). A síndrome de lise tumoral laboratorial é definida pela alteração de pelo menos dois dos critérios (aumento de ácido úrico, potássio e fósforo e/ou redução do cálcio). Essas alterações precisam ser persistentes durante 24 horas, desde que esteja no período de 3 dias antes do início da quimioterapia até 7 dias após o último dia de quimioterapia. A síndrome de lise tumoral clínica é definida pela forma laboratorial associada e/ou pelo menos uma sequela clínica: aumento de creatinina, crises convulsivas, arritmias ou morte (Tabela 1).[4,5]

Tabela 1 Definição de síndrome de lise tumoral laboratorial e clínica (Cairo-Bishop)

Síndrome de lise tumoral laboratorial	
Potássio	> 6 mEq/L ou aumento de 25% do valor inicial
Ácido úrico	> 8 mg/dL ou aumento de 25% do valor inicial
Fósforo	> 6,5mg/dL (criança), > 4,5 mg/dL (adulto) ou aumento de 25% do valor inicial
Cálcio	< 7 mg/dL ou redução de 25% do valor inicial
Síndrome de lise tumoral clínica	
Envolvimento renal	Creatinina > 1,5 × o valor para o sexo e a idade ou aumento de 0,3 mg/dL do valor basal
Envolvimento cardíaco	Arritmias ou morte súbita
Envolvimento neurológico	Convulsões

Fonte: Russell e Kram, 2020;[4] Mirrakhimov et al., 2015.[5]

O paciente pode cursar com alteração de ritmo cardíaco, traçado eletrocardiográfico compatível com hipercalemia (onda T apiculada, achatamento da onda P, alargamento de PR e QRS), sintomas de tetania (tremores, câimbras), crise convulsiva e insuficiência renal aguda. Além disso, o aumento de ácido úrico e a formação de fosfato de cálcio elevam o risco da ocorrência de litíase renal e deposição glomerular, gerando um quadro de insuficiência renal aguda pós-renal.[1,2]

O tratamento inicialmente é realizado com hidratação com soro fisiológico 0,9% (2 a 3 L/m^2, sem potássio, cálcio ou lactato – evitar Ringer lactato), introdução de rasburicase, quelante de fósforo se necessário (hidróxido de alumínio ou sevelamer), suporte de terapia intensiva e monitorização. Deve ser garantida diurese maior que 2 mL/kg/hora em crianças e maior que 100 mL/m^2/hora em adultos. Reservar o uso de diuréticos para os casos em que forem realmente necessários, pelo risco de disfunção renal – oligúria mesmo com hidratação adequada ou sobrecarga volêmica.[1,2,4,5,10]

O alopurinol inibe a enzima xantina-oxidase, reduzindo assim a produção de ácido úrico. É uma medicação barata, segura, amplamente disponível, porém não atua sobre o ácido úrico já formado e, por esse motivo, tem um limite de sua eficácia. Estudos atuais sugerem evitar o uso de alopurinol pelo risco de piora da nefropatia.[10] A rasburicase é uma enzima recombinante, que converte ácido úrico em alantoína, que é hidrossolúvel e consegue ser depurada com facilidade. Sua vantagem é permitir a eliminação do ácido úrico já formado; entretanto, é mais cara, menos disponível e seu principal efeito colateral é a reação anafilática. Reduz o risco de nefropatia por deposição de cristais de ácido úrico (Figura 1).[4,5,10]

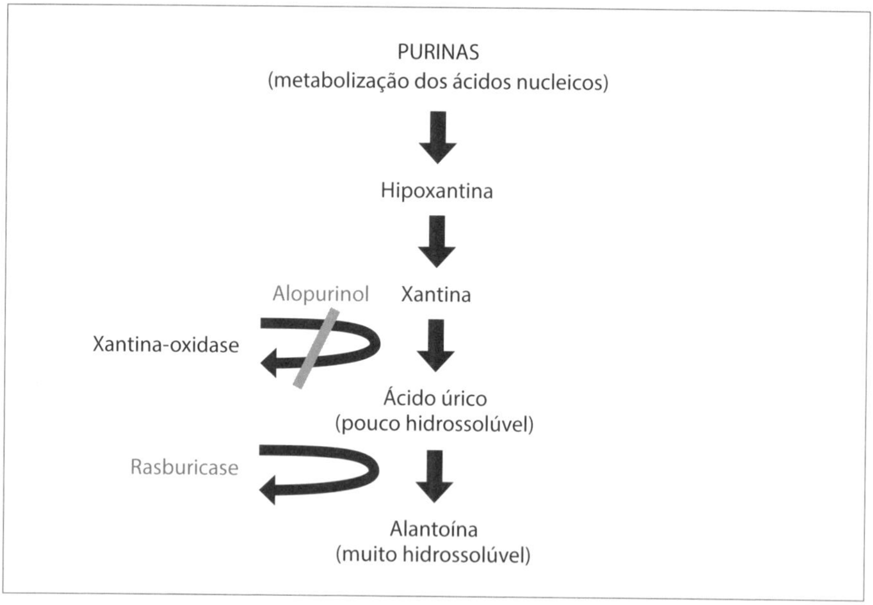

Figura 1 Metabolização das purinas e ação farmacológica do alopurinol e da rasburicase.

Para os casos de hipercalemia podem ser utilizados diuréticos de alça (furosemida), bicarbonato de sódio ou solução polarizante (glicose + insulina) para promoção de entrada de potássio para o meio intracelular. Se houver associação com repercussão no traçado eletrocardiográfico, é indicada também a administração de gluconato de cálcio, para estabilização das fibras miocárdicas[2].

A reposição de cálcio deve ser conduta de exceção, reservada para aqueles com hipocalcemia sintomática e refratária. Da mesma maneira, a alcalinização está indicada apenas para aqueles com hipercalemia grave sintomática ou em locais onde não se tenham recursos disponíveis (como a diálise, quando necessário). Ambas as medidas aumentam o risco de formação de cálculos em rins e vias urinárias, com consequente insuficiência renal pós-renal.[1,2,4,5]

Caso o paciente não responda às medidas clínicas, apresente distúrbios eletrolíticos com repercussão cardiovascular, hipercalemia, hiperuricemia ou hiperfosfatemia refratária, anasarca com oligúria ou insuficiência renal aguda, a terapia de substituição renal (diálise) deve ser indicada de maneira precoce.[1,2,4,5]

Os pacientes de alto risco para lise tumoral (grandes massas, linfoma de Burkitt, leucemias com alta leucometria) devem ser monitorizados e receber profilaxia com hidratação e rasburicase mesmo que a síndrome de lise tumoral não esteja evidentemente instaurada.[10]

SÍNDROMES COMPRESSIVAS

As síndromes compressivas são causadas pela presença de massas tumorais em alguns sítios nobres do organismo. O quadro clínico depende do local acometido.

Síndrome de veia cava superior

A síndrome de veia cava superior é causada pela presença de massa extensa ou linfonodomegalia em mediastino anterior. Em geral, os tumores que causam essa complicação são doenças linfoproliferativas (leucemias e linfomas), teratomas, timomas e tumores tireoidianos.[1]

A massa mediastinal impede o retorno venoso, pela compressão dos grandes vasos que chegam ao coração pelo tumor. O paciente cursa com edema e pletora facial, dispneia e ortopneia, tosse, estridor, disfagia, alteração do nível de consciência e turgência jugular. O diagnóstico é feito por meio de radiografia simples e/ou tomografia computadorizada de tórax (Figuras 2 e 3).[1]

O principal risco associado à síndrome de veia cava superior é a parada cardiorrespiratória, por obstrução de enchimento ventricular cardíaco. Para evitar esse desfecho, o paciente deve ser mantido sempre em posição supina/decúbito elevado e não deve ser submetido a nenhum tipo de sedação. Caso seja necessária a realização de procedimento sob sedação, ela deve ocorrer em centro cirúrgico, com o paciente devidamente intubado por profissional experiente (já que, em muitas dessas ocasiões, o paciente é portador de via aérea difícil, por redução do calibre das vias aéreas secundárias à massa).[1] Além disso, deve ser iniciada quimioterapia ou radioterapia precoce, com o objetivo de citorredução, cuidados com síndrome de lise tumoral associada e cuidados de terapia intensiva.[1]

Síndrome de compressão medular

A síndrome de compressão medular ocorre pela presença de massa paravertebral, que impede a circulação sanguínea e a irrigação adequada dos feixes nervosos. Em geral, é ocasionada por linfomas não Hodgkin, neuroblastomas e sarcomas. Mesmo pequenas massas nessa região podem trazer grandes repercussões, e o quadro clínico depende da altura da compressão.[1]

Em geral, a lesão é em nível lombar e sacral. A queixa inicial costuma ser dor na região, com irradiação para membros inferiores. Evolui com alteração de sensibilidade e parestesias nessas regiões, perda de força, plegia e alteração de tônus dos membros – inicialmente paralisia flácida, que com o passar dos dias e meses evolui para paralisia hipertônica. O último sinal que acompanha o quadro é a perda de controle esfincteriano. Se a compressão medular é completa, em geral

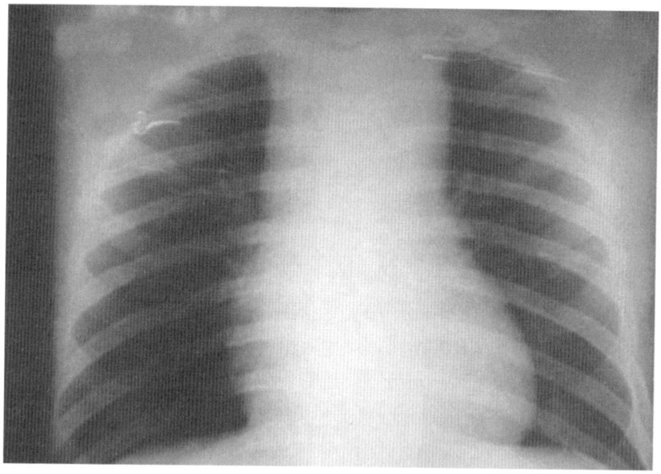

Figura 2 Radiografia de tórax com massa mediastinal – síndrome de veia cava superior. (Ver o Encarte de imagens no final do livro.)

Fonte: acervo da autora.

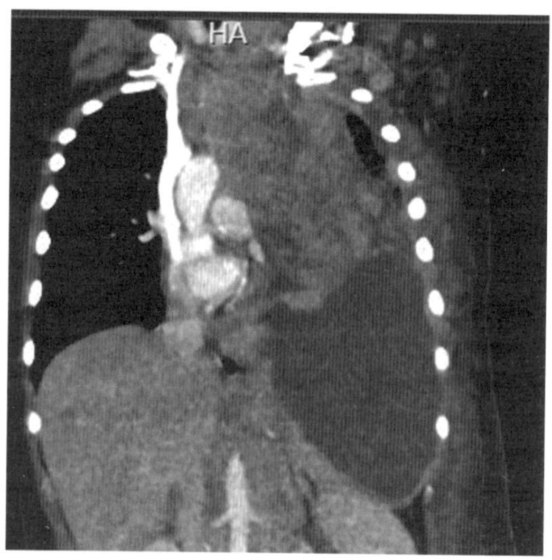

Figura 3 Tomografia de tórax com massa mediastinal – síndrome de veia cava superior. (Ver o Encarte de imagens no final do livro.)

Fonte: acervo da autora.

o quadro progride a cada 12 a 24 horas para a sintomatologia seguinte, e, quanto maior o intervalo entre o início dos sintomas e a intervenção, maior o risco de irreversibilidade do déficit. Compressões parciais podem ocorrer com sintomas mais frustros e maior dificuldade diagnóstica.[1]

O diagnóstico é ainda mais difícil em lactentes, porque em geral se apresentam com irritabilidade, porém com quadro clínico muito inespecífico, já que não sabem referir o desconforto.[1]

Diante da suspeita dessa síndrome é mandatória a realização de ressonância magnética de coluna na urgência (Figura 4). Se evidenciada a compressão medular, a intervenção imediata pode ser por meio de quimioterapia e/ou radioterapia descompressiva, ou laminectomia, pela neurocirurgia, de maneira a restabelecer o fluxo sanguíneo e reduzir o risco de sequelas em longo prazo. Pode ser utilizado também corticoide sistêmico, com o objetivo de reduzir o edema perilesional. Vale salientar que o corticoide não deve ser introduzido sem a avaliação prévia do oncologista ou neurocirurgião, já que algumas doenças oncológicas, como linfomas não Hodgkin, podem ter boa resposta a essa medicação, e o diagnóstico oncológico é perdido, para posterior tratamento.[1]

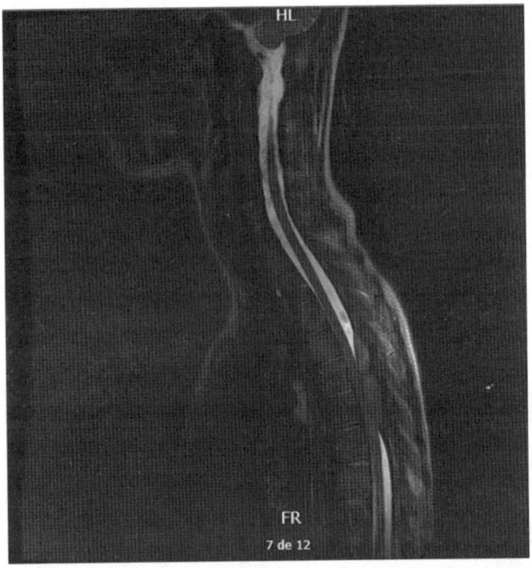

Figura 4 Ressonância magnética da coluna com compressão medular. (Ver o Encarte de imagens no final do livro.)

Fonte: acervo da autora.

Tamponamento pericárdico

Tumores cardíacos e pulmonares na faixa etária pediátrica são raros. Entretanto, são bem descritos quadros de derrame pericárdico e eventual tamponamento cardíaco em crianças recém-diagnosticadas. Isso ocorre principalmente por reação inflamatória sistêmica, com a presença de derrames cavitários (ascite e derrame pleural podem estar associados). É mais comum sua associação com linfomas.[1]

O quadro clínico é composto por alterações respiratórias, dor precordial e sinais de baixo débito – tontura, síncope, associado a turgência jugular e abafamento de bulhas.[1]

O diagnóstico é feito por meio de eletrocardiograma e ecocardiograma, e o tratamento de urgência é punção e/ou drenagem pericárdica. Além disso, deve ser evitado o balanço hídrico muito positivo; deve ser introduzida droga vasoativa/inotrópica, conforme necessidade, com início precoce de quimioterapia.[1]

HIPERTENSÃO INTRACRANIANA

Os tumores de sistema nervoso central são os tumores sólidos mais prevalentes na faixa etária pediátrica, perdendo apenas para as leucemias. Sua apresentação depende principalmente do local acometido pela doença: em geral, tumores supratentoriais cursam com cefaleia, alteração de comportamento e crises convulsivas. Lesões cerebelares costumam cursar com ataxia, afasia, alterações visuais, perda de equilíbrio e alteração de pares cranianos. Lesões de tronco cerebral cursam principalmente com alterações visuais: diplopia, anisocoria e estrabismo.[1]

Tumores supratentoriais raramente cursam com sinais de hipertensão intracraniana; entretanto, essa é uma complicação bastante comum no diagnóstico dos tumores infratentoriais. Nesses casos, o paciente se apresenta com cefaleia, vômitos em jato, alterações de pares cranianos. Nos casos mais graves ocorre a tríade de Cushing: bradicardia, bradipneia e hipertensão arterial. Essa tríade, se não resolvida em caráter de urgência, pode levar o paciente a sequelas neurológicas irreversíveis, disautonomia e óbito.[1]

Diante da suspeita de hipertensão intracraniana é mandatória a realização de tomografia de crânio em caráter de urgência, e derivação ventricular, se necessária, pela neurocirurgia. Nunca deve ser realizada punção liquórica nesses pacientes, sob risco de herniação. Além disso, pode ser administrado corticoide sistêmico (em geral, dexametasona), com o objetivo de reduzir edema perilesional.[1]

Após resolução da emergência, o paciente segue o tratamento oncológico. Vale lembrar que, apesar de ser comum a ocorrência de hipertensão intracraniana ao diagnóstico, ela ocorre também durante o tratamento, em geral por efeito colateral de radioterapia e não funcionamento de válvula ventriculoperitoneal.[1]

NEUTROPENIA FEBRIL

A neutropenia febril é a principal complicação que acomete pacientes em tratamento oncológico. O reconhecimento, a avaliação e a introdução precoce de antimicrobianos têm importante valor prognóstico.

Por definição, a neutropenia febril é a ocorrência de febre no paciente em tratamento químio ou radioterápico, com menos de 500 neutrófilos – ou menos de 1.000 neutrófilos, com perspectiva de queda dos índices. A importância de contemplar apenas pacientes oncológicos nessa definição é pressupor que há quebra de barreira mucosa como fisiopatologia da infecção.[6-8]

Neoplasias hematológicas, fase inicial do tratamento oncológico, extremos de idade, neutropenia profunda e prolongada cursam com maiores riscos de complicações dos quadros infecciosos dos pacientes. Além disso, critérios clínicos e laboratoriais de sepse são critérios independentes de gravidade e mau prognóstico.[9]

Qualquer paciente pediátrico em tratamento oncológico que apresentar febre deve ser avaliado imediatamente. A avaliação inicial contempla os passos descritos a seguir.

Anamnese completa

Deve-se ter atenção para idade, doença de base, momento do tratamento quimioterápico, intervalo desde a última quimioterapia, antecedentes infecciosos, necessidade prévia de internação em UTI, além de disfunção orgânica associada, como distúrbios renais ou cardiológicos. Vale ressaltar que, em relação à maior parte dos quimioterápicos, o nadir da leucometria é ao redor do 7º dia após sua administração. A leucopenia secundária aos quimioterápicos depende da doença de base, da medicação em si e da sensibilidade do paciente.[6-8]

Exame físico completo

Deve-se ter atenção especial para sinais de anemia e plaquetopenia, lesões de pele, avaliação em sítio de cateter venoso central (PICC, *porth* a *cath*) – com o objetivo de verificar possível infecção de cateter venoso central. Essa hipótese é feita se há hiperemia ou saída de secreção em óstio de cateter, dor à manipulação da região ou sinais de má higiene[6-8].

Além disso, a mucosite é bastante comum durante o tratamento oncológico, então a avaliação de mucosa oral e da região perineal e perianal é fundamental, em todos os pacientes.[6-8]

Exames laboratoriais

É obrigatória a coleta de hemograma completo e hemocultura periférica e, caso haja cateter, central, contemplando todas as vias. Podem ser coletados também PCR (proteína C-reativa), avaliação renal e hepática, caso o paciente apresente algum fator de risco para disfunção.[6-8]

Urina 1 e urocultura podem ser coletadas em todos os pacientes, uma vez que muitos dos quadros de infecção urinária nessa população são assintomáticos. Para evitar infecção por inoculação e sangramentos, sempre que possível a coleta de urina é realizada por jato médio ou saco coletor, reservando o uso da sonda vesical para pacientes selecionados. A coleta de urina em lactentes ou pacientes que não sabem referir queixa de disúria é obrigatória, nos quadros de febre.[6-8]

Os demais exames são solicitados de acordo com a queixa do paciente: paciente com quadro respiratório pode ser submetido a coleta de vírus respiratórios (por *swab* nasal) e radiografia de tórax; paciente com quadro diarreico pode ter suas fezes coletadas para investigação infecciosa; pacientes com dor abdominal devem realizar ultrassom de abdome, e assim por diante.[6-8]

Tratamento da neutropenia febril

Os principais agentes de infecção nessa população são vírus, como na população em geral. Entretanto, pelo risco de complicações, inicialmente esses pacientes devem receber antibiótico de amplo espectro.[6-8]

Em relação às infecções bacterianas, são mais comuns as infecções por agentes Gram-positivos, mas os Gram-negativos imprimem maior risco de mortalidade. Dessa maneira, a escolha do antibiótico a ser empregado requer reconhecimento da flora hospitalar própria de cada serviço, que tenha ampla cobertura para Gram-negativos e Gram-positivos.[6-8]

Em geral, o antibiótico de escolha para esses pacientes é cefepima ou piperacilina + tazobactam. Vale salientar que esses antibióticos têm cobertura adequada para Gram-negativos e Gram-positivos sensíveis à oxacilina.[6-8]

Pacientes que se apresentam com pneumonia, infecção de pele ou suspeita de infecção de cateter venoso central devem receber antibiótico direcionado aos agentes Gram-positivos hospitalares resistentes à oxacilina: vancomicina ou teicoplanina, associados aos antibióticos anteriores.[6-8]

Os que apresentam lesão perianal, com fissuras e sinais flogísticos, e aqueles com quadros abdominais devem receber cobertura ampla para Gram-positivo, negativo e anaeróbios. Possíveis associações são cefepima ou piperacilina-tazobactam + teicoplanina ou vancomicina + metronidazol endovenoso, ou meropeném + vancomicina ou teicoplanina. Vale lembrar das especificidades da colite no paciente neutropênico, denominada tiflite. Em geral, o paciente se apresenta com febre, piora do estado geral, dor abdominal intensa, alteração do hábito intestinal, e ao exame físico é comum a presença de descompressão brusca positiva. Esse paciente deve permanecer em jejum, com antibiótico de amplo espectro (cobertura para os três grupos de bactérias), e deve realizar exame de imagem abdominal (ultrassonografia ou tomografia computadorizada), para avaliação de quadro cirúrgico ou complicações; em geral, os achados são distensão de alças intestinais, edema ou afilamento de parede intestinal, e eventualmente presença de líquido livre em cavidade em pequena ou moderada quantidade. O jejum é fundamental para evitar perfuração intestinal nesses casos e reduzir a translocação bacteriana.[6-8]

Os pacientes com suspeita de meningite ou outras infecções de sistema nervoso central devem ser submetidos a imagem, se necessário, e coleta de líquido cefalorraquidiano, se possível. Pacientes com derivação ventriculoperitoneal com febre sem sinais devem ter o líquor coletado, pela própria válvula, para que seja descartada ventriculite. Vale lembrar que nos casos em que há suspeita de hipertensão intracraniana associada é mandatória a realização de exame de imagem de encéfalo antes da coleta de líquor.[6-8]

Pacientes que são admitidos com quadros sugestivos de sepse ou qualquer instabilidade hemodinâmica devem colher todos os exames laboratoriais necessários (hemograma, hemocultura, PCR, perfil renal e hepático, coagulograma e fibrinogênio), receber expansão com cloreto de sódio 0,9% ou soluções balanceadas (20 mL/kg até 3 vezes, desde que não haja sobrecarga volêmica ou cardiopatia prévia), droga vasoativa conforme necessidade e instituição de antibioticoterapia de amplo espectro na 1ª hora da admissão, além de transfusão de hemocomponentes necessários. O paciente deve ser admitido o mais precocemente possível no ambiente de terapia intensiva.[6-8]

A escolha do esquema antibiótico deve ser ajustada de acordo com a evolução clínica do paciente, identificação de foco infeccioso ou de agente causal. Quando há infecção relacionada ao cateter venoso central, a decisão sobre retirar o dispositivo ou mantê-lo, bem como ajuste antimicrobiano, deve ser discutida de maneira individualizada. Em casos de infecção de cateter associado à instabilidade hemodinâmica, a retirada do dispositivo é mandatória. Além disso, na identificação de infecção de cateter, é indicada a realização de ecocardiograma para avaliação de possível endocardite.[6-8]

COBERTURA ANTIVIRAL ESPECÍFICA[6-8]

- Pacientes com suspeita ou confirmação de infecção por influenza devem receber oseltamivir por 5 dias.

- Pacientes com suspeita ou confirmação de varicela ou herpes-zóster devem receber aciclovir endovenoso, pelo risco de visceralização da infecção.
- Outras identificações de infecções virais, como infecção por Epstein-Barr, citomegalovírus ou adenovírus, devem ser discutidas de maneira individualizada.

COBERTURA ANTIFÚNGICA

Pacientes com suspeita de infecção fúngica ou identificação de fungo em culturas ou tecidos devem ser submetidos a tratamento antifúngico específico, a depender do agente suspeito: se cândida, em geral azólicos (como fluconazol) ou equinocandinas (p. ex., micafungina) conferem boa cobertura. Na suspeita de infecção fúngica por *aspergillus* ou outros fungos invasivos, antifúngicos de maior espectro, como anfotericina ou voriconazol, costumam ser necessários.[6-8]

Pacientes com neutropenia prolongada, quadro febril prolongado, em vigência de antibiótico de amplo espectro, devem ser investigados para infecção fúngica invasiva. A investigação contempla ecocardiograma, tomografia computadorizada de tórax e seios da face, ultrassonografia de abdome e fundo de olho. Além disso, pode ser coletada a pesquisa de galactomanana, que identifica o polissacarídeo do *Aspergillus*. A partir dos resultados pode ser indicada terapia antifúngica, inclusive de maneira preemptiva.[6-8]

ANTIBIOTICOTERAPIA PROFILÁTICA

Pacientes com maior risco de infecções complicadas podem fazer uso de antibioticoterapia profilática; estudos recentes demonstram que essa prática é eficaz na prevenção, apesar do aumento de resistência bacteriana.[6-8]

Esses pacientes seriam aqueles na fase aguda do tratamento de leucemias mieloides agudas, leucemias linfoides agudas recaídas e transplante autólogo ou alogênico de medula óssea.[6-8]

A profilaxia em geral é feita com quinolona e antifúngico. Pacientes oncológicos com infecção fúngica prévia, independentemente do grupo de risco, devem receber profilaxia antifúngica até o final do tratamento oncológico.[6-8]

O uso de imunoglobulina, apesar de bastante difundido, carece de comprovações quanto ao benefício de administração nos quadros infecciosos dessa população de pacientes.[6-8]

CRITÉRIOS DE ALTA HOSPITALAR

Para que o paciente internado por neutropenia febril receba alta hospitalar é necessário que haja melhora do estado geral, ausência de febre por 48 horas, aceitação oral de alimentação e medicação, com hemograma em recuperação, PCR em queda, culturas finais ou parciais negativas. Além disso, é fundamental que a família tenha compreensão suficiente para seguir as medidas adotadas e retornar ao serviço de origem em caso de piora.[6-8]

Pacientes com quadro febril, não neutropênicos, sem sinais de gravidade e com cuidadores com compreensão adequada dos sinais de alerta e possibilidade de retorno para reavaliação não precisam ser internados; estão aptos a receber alta com antibiótico via oral, desde que sejam reavaliados de maneira precoce.[6-8]

CONCLUSÃO

As emergências oncológicas são causas frequentes de morbidade e mortalidade na emergência pediátrica. Esses quadros podem ocorrer tanto na primeira manifestação da doença como em complicações associadas ao tratamento.

O reconhecimento, a investigação e o tratamento desses quadros, de maneira precoce e assertiva, muda de modo substancial o prognóstico do paciente. Ao mesmo tempo que é fundamental o emergencista realizar as intervenções de urgência, é de suma importância uma comunicação adequada entre as equipes do pronto-socorro e da oncologia na condução dessa população. Sempre que possível, desde que haja tempo hábil sem prejuízo do tratamento do paciente, as condutas devem ser tomadas de maneira conjunta.

Vale lembrar que uma complicação pouco comentada neste capítulo foram os quadros hemorrágicos, muito comuns no diagnóstico e no tratamento desses pacientes. Para isso, sugere-se a leitura dos capítulos sobre "distúrbios de coagulação" e "hemocomponentes: indicações, contraindicações e complicações", neste livro.

BIBLIOGRAFIA

1. Khan UA, Shabholtz CB, McCurdy MT. Oncologic mechanical emergencies. Emerg Med Clin M Am. 2014;32(32):495-508.
2. Wagner J, Arora S. Oncologic metabolic emergencies. Emerg Med Clin M Am. 2014; 32(32):409-525.
3. Nguyenn R, Jeha S, Zhou Y, Cao X, Cheng C, Bhojwani D, et al. The role of leukapheresis in the current management of hyperleukocytosis in newly diagnosed childhood acute lymphoblastic leukemia. Pediatr Blood Cancer. 2016;63:1546-51.
4. Russell TB, Kram DE. Tumor lysis syndrome. Pediatric in Review. 2020;41(20).
5. Mirrakhimov AE, Voore P, Khan M, Ali AM. Tumor lysis syndrome: a clinical review. World J Crit Care Med. 2015;(2):130-8.
6. White L, Ybarra M. Neutropenic fever. Emerg Med Clin M Am. 2014;32(32):549-561.
7. Freifeld AG, Bow EJ, Sepkowitz KA, Boeckh MJ, Ito Ji, Mullen CA, et al. Young and John R. Wingard. Clinical practice guideline for use of antimicrobial agents in neutropenic pa-

tients with cancer: 2010 update by infectious diseases Society of America. Clin Infect Dis. 2011;52:56-93.
8. Lehrnbecher T, Robinson P, Fisher B, Alexander S, Ammann RA, et al. Guideline for the management of fever and neutropenia in children with cancer and hematopoietic stem-cell transplantation recipients: 2017 update. Journal of clinical oncology. 2017.
9. Wijeratne DT, Wright K, Gyawali B. Risk-stratifying treatment strategies for febrile neutropenia – tools, tools everywhere, and a single one that works? J Oncology Pract. 2021;17;10:651-5.
10. Hoiward SC, Avagyan A, Workeneh B, Pui CH. Tumor lysis syndrome. Nature Rev. 2024;10:58.

28
Distúrbios de coagulação

Silvana Forsait

Objetivo do capítulo

Quadros de sangramento são queixas bastante comuns no pronto-socorro pediátrico. Entretanto, a maior parte dos quadros não representa risco, gravidade ou qualquer doença hematológica subjacente. É necessário reconhecer os sinais de alerta e os principais quadros laboratoriais de suspeita e diagnóstico das doenças específicas, para manejo adequado e efetivo. Além disso, é fundamental o conhecimento básico das principais doenças hematológicas da infância, para tratamento das emergências na chegada do paciente, antes da avaliação do hematologista de seguimento.

Este capítulo visa apresentar, de maneira sucinta para o pediatra geral, a investigação diagnóstica e o manejo das principais doenças hematológicas da infância no ambiente do pronto-socorro.

INTRODUÇÃO

A hemostasia compreende diversos mecanismos de manutenção do sangue em estado fluido, evitando ou reduzindo seu extravasamento após lesão vascular e restabelecendo a permeabilidade vascular após a formação de um trombo. Os distúrbios de coagulação manifestam-se por hemorragias ou tromboses.[1-3]

Os distúrbios de coagulação são bastante frequentes; podem ser congênitos ou adquiridos, podem se apresentar de maneira espontânea ou após um estresse hemostático, e podem ou não estar associados a quadros de doenças sistêmicas graves. A avaliação clínica é importante, mas nesse grupo de patologias a investigação laboratorial é fundamental para a elucidação da causa do sangramento e seu tratamento correto.[2]

A investigação inicial pode ser indicada por três motivos principais: história pessoal de sangramento ou trombose, história familiar de sangramento ou trombose ou alterações laboratoriais nos exames de coagulação.[3,4]

A avaliação racional e sistematizada dos casos de distúrbios da coagulação é útil para os defeitos da hemostasia primária, como doença de von Willebrand ou disfunção plaquetária, e os defeitos da hemostasia secundária, que envolvem os fatores de coagulação, estabilização do tampão plaquetário ou a fibrinólise. O grande exemplo de doença da hemostasia secundária é a hemofilia.[1,4,5]

Neste capítulo vamos discutir a apresentação e o tratamento dos principais distúrbios de coagulação no ambiente de emergência/pronto-socorro. Eles podem ser defeitos primários da hemostasia ou podem ser decorrentes de condições sistêmicas graves, como choque ou hepatopatia. No final do capítulo discutiremos também as trombofilias, como a outra face dos distúrbios da coagulação.

UM BREVE RESUMO DA FISIOLOGIA DA COAGULAÇÃO

Os vasos, após lesão vascular, respondem com vasoconstrição e liberação de mediadores pró-trombóticos. Proteínas endoteliais expostas pela lesão vascular, como colágeno ou fator tecidual, ao entrarem em contato com as plaquetas, promovem sua ativação, liberação de grânulos e consequente adesão, secreção e agregação plaquetária, com a formação do tampão plaquetário. Quando o tecido subendotelial é exposto, o fator de Von Willebrand sofre alteração de sua configuração, sendo capaz de interagir com seu receptor plaquetário e promovendo a adesão das plaquetas ao endotélio – esse é o primeiro passo da adesão e consequente ativação e agregação plaquetária. A interação dos vasos sanguíneos/endotélio com as plaquetas determina a hemostasia primária.[1-4]

A ativação plaquetária promove a ativação dos fatores de coagulação e a formação do polímero de fibrina, que organiza e estabiliza o tampão plaquetário, deixando-o mais resistente. Vale lembrar que os fatores de coagulação nada mais são do que proteínas/enzimas, que funcionam em cascata, no sistema chave-fechadura. Como qualquer proteína, para seu adequado funcionamento precisam estar em quantidade e forma correta. A cascata de coagulação é parte da hemostasia secundária. O cálcio é um cofator fundamental para o funcionamento desse sistema.[1-4]

Simultaneamente à coagulação, o sistema fibrinolítico também é ativado, com o objetivo de remover o coágulo, por meio da degradação da fibrina, e restabelecimento da superfície antitrombótica/inativa do endotélio. Os principais inibidores fisiológicos da coagulação são a antitrombina III e as proteínas C e S. O sistema antifibrinolítico é formado pelo plasminogênio e seus ativadores e inibidores.[1-4]

AVALIAÇÃO INICIAL DE PACIENTES COM SANGRAMENTO NO PRONTO-SOCORRO

Queixas de sangramento são bastante comuns no pronto-socorro, geralmente representadas por epistaxe, gengivorragias ou sangramentos associados a traumas. Entretanto, a imensa maioria desses quadros não representa nenhuma doença hematológica, não necessita de investigação ou maiores intervenções.[2,6]

Os sinais de alerta que demonstram necessidade de investigação adicional para doenças hemorrágicas são:[2,6]

- Hematomas em locais não relacionados a traumas (costas, abdome, nádegas).
- Epistaxe com duração maior do que 15 minutos, mesmo com compressão.
- Período menstrual com duração maior do que 7 dias, ou eliminação frequente de coágulos.
- Sangramentos abundantes após exodontia.
- Equimose desproporcional à intensidade ou mecanismo de trauma.

O início agudo sugere doença adquirida, como intoxicações, PTI ou deficiência de vitamina K, enquanto sintomas de longa duração sugerem doença congênita, como doença de von Willebrand e hemofilia.[2,6]

É fundamental que nos casos em que há equimoses desproporcionais ao trauma e em locais atípicos o diagnóstico diferencial de maus-tratos seja, além das coagulopatias.[2]

Pacientes com distúrbios da coagulação devem ser orientados a não utilizar ácido acetilsalicílico (AAS) ou outros anti-inflamatórios não hormonais, evitar traumas, cuidados locais quando há administração de vacinas (compressa gelada antes e após a vacinação, e reposição de fator de coagulação quando indicado) e atenção para quadros de sangramentos.[3]

FISIOPATOLOGIA DOS PRINCIPAIS DEFEITOS DA COAGULAÇÃO

Alterações plaquetárias

As plaquetas podem ter defeitos quantitativos ou qualitativos. Os defeitos quantitativos são mais comuns, e podem ser decorrentes da diminuição da produção pela medula óssea (anemia de Fanconi, aplasia medular, doenças mieloproliferativas e exposição a químio ou radioterapia) ou do aumento da sua destruição (presença de autoanticorpos, hiperesplenismo, PTI).[4,7]

Os defeitos qualitativos têm origem em inúmeras causas, a depender do mecanismo. Alguns exemplos são síndrome de Bernard-Soulier e doença de von

Willebrand (defeito na adesão plaquetária), trombastenia de Glanzmann (defeito na agregação plaquetária) e uso de ácido acetilsalicílico ou outros anti-inflamatórios não hormonais.[4,7]

Plaquetopenia é definida por plaquetas < 150.000 mm^3, e pode ser classificada de acordo com a gravidade.[8]

Os defeitos da hemostasia primária em geral se apresentam com sangramento cutâneo mucoso, de menor gravidade do que nos defeitos da hemostasia secundária.[4-6]

Tabela 1 Classificação das plaquetopenias

Classificação	Número de plaquetas	Quadro clínico
Leve	> 50.000 mm^3	Assintomático
Moderada	20.000-50.000 mm^3	Sangramento pós-trauma
Grave	< 20.000 mm^3	Risco de sangramento espontâneo

Fonte: Schvartsman, 2009;[2] Carneiro, 2013.[3]

Alterações na hemostasia secundária

As coagulopatias hereditárias são doenças hemorrágicas secundárias à deficiência qualitativa ou quantitativa de uma ou mais proteínas plasmáticas (fatores de coagulação). Essa disfunção leva à redução da formação de trombina, que é fundamental para a coagulação.[2-7]

A disfunção pode ocorrer com quaisquer fatores da coagulação, mas a doença mais comum desse grupo é a hemofilia.[2-7]

Os sangramentos em geral são articulares ou musculares, extensos, e podem ser espontâneos ou associados a traumas. Sangramento cutâneo mucoso nesse grupo de doenças é raro.[2-7]

Tabela 2 Classificação dos distúrbios hemorrágicos

Manifestações clínicas	Alteração plaquetária (hemostasia primária)	Deficiência de fator (hemostasia secundária)
Local de sangramento	Pele e mucosas	Articulações e músculos
Sangramento após pequenos cortes	Sim	Não habitual
Petéquias	Presentes	Ausentes
Equimoses	Pequena, superficial	Grande, palpável
Hemartrose/sangramento muscular	Raro	Comum
Sangramento após cirurgias	Imediato, leve	Tardio, grave

Fonte: Schvartsman, 2009;[2] Carneiro, 2013.[3]

EXAMES COMPLEMENTARES

A avaliação laboratorial é indispensável na avaliação do paciente com suspeita ou diagnóstico de distúrbio hemorrágico. Os principais exames são:

- Hemograma: avalia a quantidade de plaquetas, bem como permite a avaliação das demais séries sanguíneas, a fim de descartar quadros de doenças medulares, com leucoses ou aplasias. A avaliação plaquetária é apenas quantitativa, sem consideração quanto à funcionalidade dessas plaquetas.[5]
- Coagulograma: permite a avaliação da hemostasia secundária (em relação aos fatores de coagulação). Ele contempla o tempo de tromboplastina parcial ativada (TTPa), que avalia os fatores II, V, VIII, IX, X, XI e XII; o tempo de protrombina (TP), que avalia a deficiência dos fatores dependentes de vitamina K (II, V, VII e X), e o tempo de trombina (TT), que avalia qualitativa e quantitativamente o fibrinogênio. Entretanto, a principal causa de alargamento de TT é erro de coleta (quantidade inadequada da amostra ou contaminação com heparina).[5]
- Dosagem de fibrinogênio: fundamental para formação e estabilização do tampão de fibrina.[5]
- Provas de função plaquetária: são testes específicos que avaliam a curva de agregação plaquetária diante de diversos reagentes, como ristocetina. Isso avalia a ausência de proteínas ou grânulos específicos das plaquetas.[5]

A Tabela 3 contempla o diagnóstico diferencial laboratorial das principais coagulopatias.

Tabela 3 Diagnóstico diferencial laboratorial das principais coagulopatias

Doença	Plaqueta	TP	TTPa	TT
Plaquetopenia	↓	normal	normal	normal
Plaquetopatia	normal ou ↓	normal	normal	normal
Hemofilia	normal	normal	↑	normal
Doença de von Willebrand	normal	normal	normal ou ↑	normal
Hepatopatia grave	↓	↑	↑	↑
CIVD	↓	↑	↑	↑

CIVD: coagulação intravascular disseminada; TP: tempo de protrombina; TT: tempo de trombina; TTPa: tempo de tromboplastina parcial ativada.
Fonte: Schvartsman, 2009.[2]

PRINCIPAIS DISTÚRBIOS DA COAGULAÇÃO

Púrpura trombocitopênica imune (PTI)

A incidência é de 100 casos/1.000.000 nascidos vivos, e 50% dos casos ocorre entre 2 e 6 anos de idade. Na infância a distribuição é igual entre os sexos; a doença tem início abrupto, em geral desencadeada por infecção viral (infecção de vias aéreas superiores ou doença gastrointestinal) ou vacinação. Em geral, a condição desencadeante ocorre de 7 a 10 dias antes da manifestação da PTI, devido à meia-vida das plaquetas. Os anticorpos produzidos contra o fator desencadeante acabam por atuar erroneamente sobre as plaquetas, causando sua destruição.[2]

O quadro clínico é compatível com distúrbios da hemostasia primária: petéquias, hematomas, equimoses, gengivorragias e epistaxe. O sangramento geniturinário é raro, representando menos de 10% dos casos. O restante do exame físico é normal, e não há outros sintomas constitucionais (febre, perda de peso, sudorese etc.).[8]

A PTI é classificada em recém-diagnosticada (até 3 meses), persistente (3 a 12 meses) e crônica (> 12 meses). Essa classificação é importante para guiar o tratamento: a maior parte das recém-diagnosticadas têm remissão espontânea, enquanto praticamente a totalidade das crônicas necessita de tratamento específico, com especialista. Dos pacientes, 80% apresentam resolução espontânea, apenas 20% cronificam. Quanto mais novo o paciente, e a ausência de identificação de fator desencadeante, maior o risco de cronificação.[2,3,5,8]

Laboratorialmente a PTI se apresenta com plaquetopenia no hemograma, e coagulograma normal.[5,8]

O tratamento depende do quadro clínico e da contagem plaquetária. Quadros de sangramento devem ser tratados independentemente da contagem plaquetária. Se ausência de sangramento, em geral há indicação de tratamento se plaquetas menores de 10.000, pelo risco de sangramento espontâneo. Acima de 20.000 plaquetas a conduta é expectante, e entre 10.000 e 20.000 plaquetas a decisão deve ser individualizada.[8]

Os tratamentos de escolha são imunoglobulina 1 a 2 g/kg ou corticoide (prednisona ou metilprednisolona 1-2 mg/kg/dia). O corticoide é uma medicação barata, com seus efeitos colaterais amplamente conhecidos, bastante disponível; entretanto, 1% dos pacientes leucêmicos têm sua apresentação inicial como PTI, e o uso de corticoide cursa com atraso no diagnóstico e piora prognóstica nesses pacientes. A imunoglobulina é mais cara, menos disponível, e tem reação alérgica e meningite asséptica como efeitos colaterais indesejados;

todavia, seu uso não interfere no diagnóstico de eventuais neoplasias. A escolha é individualizada, a depender da experiência do médico e da disponibilidade da medicação. É possível ainda a administração de imunoglobulina anti-D, que teria o objetivo de desviar a destruição plaquetária para a hemólise (o anti-D se liga às hemácias Rh+, promovendo sua destruição); isso leva a uma redução no Hb, mas menos intensa do que a destruição plaquetária. Apesar de fazer parte das medicações de primeira linha, é pouco utilizada.[8]

Para os pacientes refratários às medidas iniciais, são possíveis tratamentos de pulsoterapia com metilprednisolona 30 mg/kg/dia por 3 dias, uso de rituximabe e, em casos crônicos, imunossupressores como a ciclosporina. Além disso, nos casos refratários ao tratamento de primeira linha, pode ser indicada a esplenectomia, com o objetivo de reduzir a destruição plaquetária pelo sistema reticuloendotelial. É fundamental que seja completado o cartão vacinal, inclusive com a vacina pneumocócica 23-valente, sempre que possível, pré-procedimento cirúrgico.[8]

Há poucos anos foi aprovado o uso de eltrombopague e romiplostim, fatores estimuladores de megacariócitos, para crianças maiores de 1 ano, com PTI com duração maior de 6 meses, com falha no tratamento primário. São medicações seguras e têm por objetivo aumentar a produção de plaquetas pela medula óssea. Entretanto, não há ação na redução da destruição periférica das plaquetas. Por esse motivo sua ação é mais bem-sucedida naqueles esplenectomizados ou de maneira associada a imunossupressores. A média de duração de resposta é ao redor de dois anos – depois disso muitos passam a ser refratários a essa medicação.[9]

A transfusão de plaquetas deve ser sempre evitada nesses casos, pois ocorre baixo rendimento, pela destruição periférica. A transfusão é reservada para pacientes com sangramentos graves e de difícil controle, ou para aqueles que necessitam ser submetidos às cirurgias de urgência.[8]

Pacientes com idade típica (principalmente pré-escolares e escolares), com história típica (infecção ou vacinação como provável desencadeante 10 dias antes do início do quadro) e sem outros sinais ou sintomas associados (ausência de hepatoesplenomegalia, ausência de febre, perda de peso ou sudorese, sem outras queixas) dispensam a necessidade de realização de mielograma. Aqueles que não apresentam quadro típico e/ou são refratários a corticoide e imunoglobulina devem ser submetidos à aspiração de medula óssea, a fim de afastar diagnósticos diferenciais, principalmente infecciosos, oncológicos ou reumatológicos.[8]

Outras causas de plaquetopenia, para diagnóstico diferencial, são quadros infecciosos, toxicidade medicamentosa (sobretudo anticonvulsivantes e sulfas), outras doenças autoimunes, hiperesplenismo, leucemias e aplasias.[5,8]

Doença de von Willebrand (DVW)

A DVW é causada pelo defeito quali ou quantitativo do fator de von Willebrand, com defeito na adesão da plaqueta ao endotélio e consequente ausência de desencadeamento da ativação, adesão e agregação plaquetária.[2-7]

É a doença hemorrágica hereditária mais comum, autossômica dominante, com prevalência de cerca de 1% da população. Acomete ambos os sexos. Como muitos pacientes são assintomáticos ou oligossintomáticos, o diagnóstico é subestimado.[4,7]

A manifestação do quadro em geral ocorre após um evento de estresse hemostático, como cirurgia, procedimentos dentários ou menarca (possivelmente por esse motivo o diagnóstico é mais comum no sexo feminino, já que é mais comum quadro assintomático no sexo masculino). O quadro clínico é composto por epistaxe, gengivorragia, menorragia ou hipermenorreia, equimoses, hematúria e sangramentos gastrointestinais (estes dois últimos bastante raros). Além disso, quando o sangramento é associado a trauma, ele ocorre imediatamente após a lesão – ou seja, é um quadro clínico típico de defeito da hemostasia primária.[2,4,7]

Nos exames laboratoriais a contagem plaquetária é normal, o coagulograma normal ou com alargamento de TTPa, e há redução quali ou quantitativa do fator de von Willebrand (a avaliação qualitativa é realizada por meio da curva de agregação plaquetária com ristocetina). Vale salientar que muitas vezes é um quadro de sangramento importante, com contagem plaquetária e coagulograma normais – ou seja, esses exames normais não afastam coagulopatia. O diagnóstico é firmado pela dosagem ou pela avaliação da função do fator.[7]

Nos episódios de hemorragia espontânea e antes da realização de procedimentos invasivos pode-se utilizar o DDAVP (arginina vasopressina) ou concentrados plasmáticos ricos em fator de von Willebrand.[3,7]

Hemofilia

A hemofilia A é a deficiência de fator VIII, e a hemofilia B, deficiência do fator IX. Acomete exclusivamente indivíduos do sexo masculino, por ser uma doença autossômica recessiva ligada ao X. História familiar negativa para hemofilia não exclui o diagnóstico, já que em 30% dos casos a mutação ocorre de maneira primária, no próprio paciente. A hemofilia A é cinco vezes mais comum do que a hemofilia B, mas são indistinguíveis quanto ao quadro clínico, tendo gravidade semelhante. A diferenciação entre ambas ocorre pela dosagem de atividade do fator, e é importante para a definição de qual fator deve ser administrado para o paciente.[2-6]

Em geral, a manifestação de sangramento nos hemofílicos se inicia após o 5º mês de vida; 3 a 5% desenvolvem hematoma subgaleal ou hemorragia intracraniana no período neonatal.[2]

Tabela 4 Frequência de sangramento por sítio, na hemofilia

Sítio	Frequência
Hemartrose*	70 a 80%
Muscular/partes moles	10 a 20%
Sistema nervoso central	< 5%
Outros sangramentos graves	5 a 10%

* Articulações mais acometidas: joelhos, cotovelos, tornozelos, quadril e punhos.
Fonte: Schvartsman, 2009.[2]

Vale lembrar que os sangramentos musculares, na hemofilia, causam dor intensa. Sangramentos nas musculaturas flexoras de membros podem causar síndrome compartimental, sangramento da musculatura cervical, compressão de vias aéreas, e em músculo iliopsoas pseudotumor. Todos esses quadros representam gravidade, com necessidade de intervenção imediata – reposição de fator e, em casos de risco de óbito ou disfunção perene no membro, cirurgia de descompressão (que deve ser reservada aos quadros realmente graves, pelo alto risco de piora do sangramento e infecções).[2,3]

Tabela 5 Classificação das hemofilias quanto à gravidade[2,3]

Gravidade da hemofilia	Atividade do fator deficiente	Tipo de hemorragia mais comum
Grave	< 1%	Espontâneas, principalmente em músculos e articulações
Moderada	1-5%	Em geral associadas a traumas e cirurgias; eventualmente espontâneas
Leve	5-40%	Associadas a traumas graves ou cirurgias

Fonte: Schvartsman, 2009;[2] Carneiro, 2013.[3]

Atividade do fator > 40% configura níveis hemostáticos.[2,3]

Nos exames laboratoriais, o paciente apresenta contagem plaquetária normal, e alargamento do TTPa no coagulograma, com TT e TP normais. O diagnóstico confirmatório é feito pela dosagem (quantitativa) do fator.[5]

O tratamento é realizado pela reposição do fator de coagulação deficiente até níveis hemostáticos (a dose da administração depende da gravidade da hemofilia do paciente, local e intensidade do sangramento etc.). Há pacientes com hemofilia grave ou sangramentos recorrentes que requerem a administração profilática dos fatores de coagulação.[2,5]

Como os fatores de coagulação são proteínas, conforme discutido anteriormente, os pacientes que fazem uso crônico podem desenvolver a produção de inibidores desses fatores, bloqueando assim sua atividade. Nesses pacientes está indicado o uso de fatores recombinantes.[2,5]

Não devem ser puncionadas hemartroses, pelo risco de novos sangramentos e desenvolvimento de infecções (pioartrites). Antes de procedimentos invasivos deve-se corrigir a atividade do fator até níveis hemostáticos. A punção liquórica requer atividade do fator deficiente de 100%, e nos casos de necessidade de punção arterial deve ser realizada compressão e compressa gelada do sítio por pelo menos 15 minutos após o procedimento.[2,3]

Na ausência de fator disponível para administração, ou desconhecimento de qual fator é deficiente no paciente, deve ser administrado plasma fresco congelado até a resolução do quadro de sangramento agudo.[5]

O tratamento das hemartroses deve ser o mais precoce possível, para evitar o desencadeamento de artropatia crônica irreversível. A fisioterapia motora também tem papel fundamental nessa prevenção. Por esse motivo, a realização de exames de imagens nunca deve atrasar a terapêutica – ou seja, na suspeita de sangramento, no paciente hemofílico, a administração do fator é prioritária em relação ao exame de imagem.[5]

Distúrbios hemorrágicos no paciente gravemente enfermo

Diversas doenças com componente trombótico e/ou hemorrágico podem acometer crianças e adolescentes em ambiente de pronto-socorro ou terapia intensiva, como púrpura trombocitopênica trombótica (PTT), síndrome hemolítico-urêmica (SHU) e coagulação intravascular disseminada (CIVD). Destas, a CIVD é a mais prevalente, com altos índices de morbidade e mortalidade, e em geral está relacionada a quadros de sepse, choque e politrauma.[1]

A CIVD é caracterizada pela ativação intravascular da coagulação, com inibição da fibrinólise, além do consumo descontrolado de plaquetas e dos fatores de coagulação. A obstrução difusa da microvasculatura leva à disfunção orgânica progressiva. O paciente evolui simultaneamente com quadros de tromboses (e consequente obstrução do fluxo sanguíneo, tanto em microvasculatura quanto em macro) e sangramentos de difícil controle – apesar de os eventos patológicos iniciais na CIVD serem trombóticos, as manifestações iniciais costumam ser com hemorragias de mucosas, equimoses, petéquias e sangramentos do trato gastrointestinal.[1]

Em geral, associa-se a esse quadro disfunção renal (secundária a hipovolemia, hipoperfusão e acometimento renal direto pela doença de base), neurológica (convulsões, alteração do nível de consciência – por sangramento ou hipoperfusão) e pulmonar (semelhante a síndrome respiratória aguda grave).[1]

O diagnóstico é clínico-laboratorial: condição clínica grave desencadeante, associada a plaquetopenia, redução de fibrinogênio, alargamento TP e TTPa, redução da atividade de protrombina (AP) e aumento de d-dímero (produto de degradação da fibrina).[1]

O tratamento é realizado com suporte hemodinâmico e tratamento da causa-base. Nos pacientes com sangramento ativo está indicada a administração de plasma fresco congelado, crioprecipitado, plaquetas e antifibrinolíticos (ácido tranexâmico). Além disso, é indicada a reposição de vitamina K 2 a 5 mg/dia por 2 a 5 dias, porque pacientes gravemente enfermos comumente cursam com depleção desse elemento (que é fundamental para a síntese de diversos fatores de coagulação).[1]

Vale lembrar que há refratariedade plaquetária nesses pacientes, por consumo. Dessa maneira, a indicação deve ser individualizada, e em geral restringida para aqueles com menos de 20.000 a 50.000 plaquetas (a depender do protocolo institucional) ou em vigência de sangramento ativo.[1]

Como a CIVD é uma ativação generalizada da coagulação, o tratamento com anticoagulante pode estar indicado – sempre de maneira individualizada, pesando o risco e o benefício dessa ação. Quando indicado, o tratamento é realizado com heparina EV contínua. Além disso, o paciente não deve receber anti-inflamatório não esteroidal (AINE), pelo aumento do risco de sangramento (por causa da redução de ativação e agregação plaquetária por medicamentos desse grupo).[1]

Doenças tromboembólicas

As doenças tromboembólicas são raras na faixa etária pediátrica, e em geral se relacionam a pacientes com comorbidades, principalmente onco-hematológicas, nefrológicas, cardiológicas ou reumatológicas, ou em pacientes gravemente enfermos. Há um pico de incidência de eventos tromboembólicos no primeiro ano de vida, com redução até a adolescência, quando volta a aumentar.[3]

Para a formação de um trombo, é essencial a presença de três fatores (tríade de Virchow): alterações da parede vascular, estase vascular e estado de hipercoagulabilidade. A trombose ocorre quando há um desequilíbrio entre os fatores trombogênicos e antitrombóticos.[3]

Fatores de risco associados à trombose na faixa etária pediátrica podem ser congênitos, como as trombofilias hereditárias (p. ex., deficiência de proteína

C e S, deficiência de antitrombina, fator V de Leiden), ou adquiridos (como a presença de cateteres, desidratação, infecções, cirurgias ou traumas, neoplasias, síndrome nefrótica).[3]

Muitas vezes o quadro é insidioso e oligossintomático. Quando apresentam sintomas, as manifestações clínicas costumam ser sinais de má perfusão em membros (extremidades frias e cianóticas, edema), presença de circulação colateral ou dor, e empastamento de panturrilhas. Tromboses relacionadas a acesso venoso, quando apresentam sintomas, podem cursar com dor no local do acesso, aumento do diâmetro do membro, edema e pletora em face, embolia pulmonar, quilotórax e síndrome de veia cava superior. Quando há trombose pulmonar, é comum a queixa de dor torácica, dispneia e hipoxemia. Nos casos de trombose arterial, pode ocorrer diminuição ou ausência de pulso distal do membro afetado, diminuição de temperatura e palidez local.[3]

Os exames de imagem indicados, a depender da localização da trombose, são ultrassom Doppler do membro acometido, ou angiotomografia do órgão em questão. Angiorressonância também é um bom exame diagnóstico, porém menos disponível.[3]

O primeiro episódio de trombose relacionada a cateter não precisa ser investigado. A partir do segundo episódio a investigação é indicada. Nos casos de trombose sem fator predisponente reconhecido, é importante o conhecimento da história familiar de tromboses, e dosagem de antitrombina, proteína C e S, fibrinogênio (avaliação qualitativa e quantitativa), fator V e protrombina.[3]

O tratamento de anticoagulação, antiagregação plaquetária ou fibrinólise é definido de maneira individualizada, em discussão com o especialista. A decisão deve levar em conta local, extensão e gravidade do quadro, sintomas e repercussão clínica, fatores desencadeantes, bem como risco-benefício entre tromboses e sangramentos.[3]

CONCLUSÃO

Distúrbios da coagulação são comuns na população pediátrica em geral. É necessário, em primeiro lugar, reconhecer os sinais de alerta que requerem investigação adicional no paciente em vigência de sangramento. Uma vez indicada a investigação, a história clínica, associada ao hemograma e ao coagulograma, dá pistas sobre a patologia com a qual se está lidando. Com base nessas informações, definem-se os demais exames complementares necessários – fatores de coagulação, prova de função plaquetária etc.

Uma vez que a patologia é identificada, cada doença tem seu tratamento e sua reposição específica.

Medidas gerais para todos os distúrbios compreendem compressa fria e repouso sempre que possível, antifibrinolítico, evitar traumas e ausência de administração de antiagregantes plaquetários e anti-inflamatórios.

As tromboses são mais raras, mas não de menor importância, com necessidade de investigação e tratamento individualizado.

BIBLIOGRAFIA

1. Delgado AF, Kimura HM, Troster EJ. Terapia intensiva (Coleção Pediatria do Instituto da Criança do HCFMUSP). Barueri: Manole; 2010. p. 387-95.
2. Schvartsman C, Reis AG, Farhat SCL. Pronto-socorro (Coleção Pediatria do Instituto da Criança do HCFMUSP). Barueri: Manole; 2009. p. 624-40.
3. Carneiro JDA. Hematologia pediátrica. 2. ed. (Coleção Pediatria do Instituto da Criança do HCFMUSP). Barueri: Manole; 2013. p. 91-166.
4. Bhat R, Cabey W. Evaluation and management of congenital bleeding disorders. Emerg Clin N Am. 2014;32:673-90.
5. Hayward CPM. How I investigate for bleeding disorders. Int J Lab Hem. 2018;40(Suppl. 1):6-14.
6. High KA. Clinical management of bleeding disorders. Am Soc Hemathol 2005;416-22.
7. Borzutzky C, Jaffray J. Diagnosis and management of heavy menstrual bleeding and bleeding disorders in adolescents. JAMA Pediatrics. 2020:174(2):186-94.
8. Neunert C, Lim W, Crowther M, Cohen A, Solberg L, Crowther MA. The American Society of Hematology 2011 evidence-based practice guideline for immune thrombocytopenia. 2011;117:4190-207.
9. Li H, Yang H, Liù WJ. Efficacy of romiplostin in the treatment of ITP in children: a meta--analysis. Eur Rev Med Pharmacol Sci. 2018;6162-9.

29
Hemocomponentes: indicações, contraindicações e complicações

Silvana Forsait

Objetivo do capítulo

A transfusão de hemocomponentes é um procedimento muito comum em pacientes no ambiente hospitalar, com o objetivo de corrigir anemias graves, distúrbios de coagulação ou, em casos específicos, a função dos granulócitos. Na faixa etária pediátrica os pacientes que têm indicação de transfusão, na maior parte das vezes, são vítimas de traumas graves, complicações operatórias ou são portadoras de doenças onco-hematológicas.

É fundamental o conhecimento das indicações de transfusão de hemocomponentes, sua forma de administração e as possíveis reações adversas causadas por esse procedimento. É isso que vamos discutir neste capítulo.

INTRODUÇÃO

A transfusão de hemocomponentes é um dos procedimentos mais comuns no ambiente hospitalar, e está associada a riscos e custos. Por isso é importante que os profissionais da saúde estejam familiarizados com as indicações, forma de prescrição e riscos associados a esse procedimento, bem como com o tratamento das principais reações transfusionais.[1]

As indicações de transfusões podem ocorrer por supressão ou disfunção na eritrogênese (como nas doenças hematológicas), ou por sangramento ou aumento da destruição dessas células.[2]

Pela lei brasileira, a doação de sangue é altruísta, voluntária, não gratificada e anônima (Lei n. 10.205/2001). Quando é solicitada doação de sangue para um paciente específico, na verdade o objetivo é que seja refeito o estoque de hemocomponentes do hospital. A partir da doação de sangue total são obtidos diversos produtos: o sangue total é centrifugado, e a partir dele são separados os concentrados de hemácias, de plaquetas, de plasma e crioprecipitado. Dessa maneira, um doador favorece mais de um paciente.[3]

Para que possa ocorrer a transfusão, é necessária compatibilidade ABO e Rh, bem como as compatibilidades menores, pela pesquisa de anticorpos e provas de aglutinação. Para segurança do paciente, o hemocomponente deve ser solicitado em via específica de cada serviço, com informações sobre o hemocomponente solicitado, volume a ser administrado, reações adversas prévias do receptor, patologia de base, entre outros. E todas as reações adversas devem ser notificadas ao banco de sangue.[3]

Todos os bancos de sangue têm um hemoterapeuta de referência, profissional capacitado para orientar as transfusões. Dúvidas em relação à indicação ou prescrição dos hemocomponentes ou diagnóstico e tratamento de reações transfusionais podem ser sempre discutidas com esse colega.[3]

HEMOCOMPONENTES

Concentrado de hemácias

A função das hemácias é garantir o transporte de oxigênio aos tecidos. A indicação de transfusão é hemorragia aguda classes III e IV (perda de mais de 25% da volemia), anemia sintomática em que não é possível resolver a causa-base em tempo hábil, ou outros quadros de anemia e/ou sangramento com repercussão hemodinâmica (sinais de choque hipovolêmico): taquicardia, taquipneia, hipotensão, oligúria, má perfusão periférica e alteração do nível de consciência.[2-5]

O concentrado de hemácias é obtido por meio da centrifugação do sangue total do doador.[3]

Tabela 1 Indicações de transfusão de hemácias em condições específicas, na faixa etária pediátrica

Contexto clínico da criança	Transfundir se hemoglobina (Hb) for menor que:
Enferma sem instabilidade hemodinâmica	5
Insuficiência respiratória hemodinamicamente estável, sem necessidade de incremento da oferta de O_2 em uso	7
Choque não hemorrágico	Evitar transfusão
Sangramento sem sinais de choque	5
Hipertensão intracraniana	7-10
Cardiopatia congênita ou adquirida	A depender da clínica

(continua)

Tabela 1 Indicações de transfusão de hemácias em condições específicas, na faixa etária pediátrica (*continuação*)

Contexto clínico da criança	Transfundir se hemoglobina (Hb) for menor que:
Falciforme pré-procedimento anestésico	10 (alvo HbS < 30)
Oncológico/TCTH	7-8
ECMO	Protocolo específico

ECMO: oxigenação por membrana extracorpórea; TCTH: transplante de células-tronco hematopoiéticas.
Fonte: Valentine, 2018.[5]

Cada unidade de concentrado de hemácias tem aproximadamente 250 a 280 mL. A dose a ser administrada em condições habituais é de 10 a 15 mL/kg. Cada unidade deve ser infundida em um período mínimo de 2 horas e máximo de 4 horas. A avaliação de rendimento em geral é realizada pela avaliação clínica, mas pode ser também solicitado exame controle.[3]

A validade da bolsa de hemácias, sob refrigeração, é de 35 a 42 dias.[3]

Concentrado de plaquetas

As plaquetas são fundamentais no processo de coagulação: participam da hemostasia primária, formação do tampão plaquetário e desencadeiam as atividades dos fatores de coagulação. Elas podem ser obtidas ou pela centrifugação do sangue total ou pela coleta por aférese do doador. Aférese é o processo pelo qual são retiradas do doador apenas as plaquetas, e o restante é "devolvido" a ele. As vantagens da aquisição de plaquetas por aférese é a menor exposição do receptor a diferentes doadores e, dessa maneira, menor risco infeccioso e reacional, e maior rendimento plaquetário. A desvantagem é que a coleta por aférese é menos disponível e mais cara, com a necessidade de acesso venoso calibroso do doador.[1,3,4,6]

As principais indicações de transfusão de plaquetas são plaquetopenia por falência medular (doenças onco-hematológicas, tratamento com quimioterapia ou radioterapia), disfunções plaquetárias ou coagulação intravascular disseminada (CIVD) com sangramento ativo. Nos casos de púrpura trombocitopênica imune (PTI) a transfusão de plaquetas só é indicada se há sangramento ativo. Caso contrário, a transfusão torna-se inútil, porque as plaquetas são rapidamente destruídas.[2-4,6]

A dose a ser administrada é 1 unidade para cada 10 kg de peso do paciente, ou 1 unidade por aférese, infusão em 15 a 30 minutos.[3]

Tabela 2 Indicações de transfusão de plaquetas em condições específicas, na faixa etária pediátrica

Contexto clínico da criança	Transfundir se plaquetas menor que:
Falência medular	10.000
Sangramentos ou procedimentos em sistema nervoso central (SNC)	100.000
Sangramento ativo ou grande cirurgia	50.000
Sangramento em disfunção plaquetária	Independentemente do número de plaquetas
Paciente em circulação extracorpórea (ECMO)	100.000
CIVD, PTI	A depender do sangramento; evitar

CIVD: coagulação intravascular disseminada; PTI: púrpura trombocitopênica imune.
Fonte: Brasil, 2015;[3] Schvartsman, 2009;[4] Delgado, 2010.[6]

Plasma fresco congelado

O plasma é a porção acelular do sangue e é originado da centrifugação de sangue total. Sua principal indicação é em caso de sangramento com coagulograma alargado ou deficiência de fatores de coagulação não disponíveis em complexos específicos para administração. Não é indicado seu uso como expansor volêmico, apenas em casos de coagulopatias com sangramento ativo. Alterações laboratoriais do coagulograma sem sangramento não justificam a administração de plasma.[2-4,6]

É a porção mais abundante no sangue, e sua duração é de 12 a 24 meses refrigerado. Por esse motivo, costuma ser o hemocomponente mais disponível. Cada bolsa tem ao redor de 250 mL, e a dose a ser administrada é de 10 a 15 mL/kg, em 30 minutos (ou mais lento, se houver baixa tolerância a volume). Não depende de compatibilidade ABO ou Rh, exatamente por ser acelular.[3]

Crioprecipitado

O crioprecipitado é a principal fonte de fibrinogênio, estando indicada a transfusão se sangramento associado a hipofibrinogenemia ou disfibrinogenemia. A dose é 1 unidade para cada 10 kg de peso, e sua administração é aberta.[3]

Granulócitos

Granulócitos são os hemocomponentes menos conhecidos, tanto pelas especificidades de seu uso quanto pela dificuldade de obtenção. A coleta é realizada por aférese, após a convocação do doador (específico para o paciente receptor), estimulação com corticoide e filgrastim; sua utilização deve ser feita em até 24 horas.[2]

A transfusão de granulócitos está indicada para pacientes com infecção grave e atividade inadequada de neutrófilos, desde que haja previsão de recuperação medular nos próximos 5 a 7 dias. Pacientes candidatos a esse procedimento são oncológicos ou transplantados de medula óssea, pacientes com disfunção neutrofílica ou choque séptico refratário em recém-nascidos.[2]

Por serem granulócitos em atividade, o risco de reação transfusional nesses quadros é elevado. Infecções pulmonares são contraindicações à transfusão de granulócitos, por risco de síndrome respiratória aguda grave.[2]

TRANSFUSÃO MACIÇA

A transfusão maciça é indicada nos casos de politrauma. Estudos recentes evidenciaram que a relação de transfusão de hemácias e de plasma tem valor prognóstico, devendo ser mantida entre 1:1 e 1:2, com transfusões adicionais de plaquetas conforme necessidade. Hipofibrinogenemia documentada deve ser rapidamente corrigida com a administração de crioprecipitado, e a administração de ácido tranexâmico também tem papel importante no controle das hemorragias.[7]

PREPARO E CUIDADOS COM OS HEMOCOMPONENTES

É fundamental o preenchimento adequado da requisição hemoterápica e a identificação correta da amostra, da solicitação e do paciente.[3]

A única situação em que é permitido aquecer hemocomponentes é na exsanguineotransfusão ou transfusão maciça; em nenhuma outra situação se deve aquecer os hemocomponentes, sob risco de desnaturação e menor rendimento. Plasma, plaquetas e crioprecipitados são infundidos em 15 a 30 minutos, concentrado de hemácias em 2 horas; entretanto, a infusão de qualquer hemocomponente não deve ultrapassar 4 horas, pelo risco de contaminação da bolsa. Se esse tempo é atingido, deve-se desprezar o restante da bolsa. Nenhum fluido ou produto deve ser adicionado ao hemocomponente, e o acesso não deve ser compartilhado com soro ou outras medicações.[3]

Alguns preparos especiais podem ser realizados com os hemocomponentes, mas devem ser bem indicados, tanto pelo custo quanto pelo risco de contaminação da bolsa.

- Desleucotização: é a filtração do concentrado de hemácias, que pode ser feita no banco de sangue ou por meio de filtro externo, à beira do leito. É importante para evitar a infusão de coágulos, reações transfusionais e infecções virais em geral, especialmente por citomegalovírus. Deveria ser realizada em todas as transfusões, sempre. Mas é fundamental para imunocomprometidos e para os que recebem transfusões de repetição.[2-4,6]

- Irradiação: é realizada para inativar os linfócitos do hemocomponente, para prevenção de reação do enxerto *versus* hospedeiro. Indica-se para transfusões de repetição, transfusão intrauterina ou em recém-nascidos prematuros, doadores aparentados, oncológicos e pacientes submetidos a transplante de medula óssea.[2-4,6]
- Lavagem: a lavagem do hemocomponente consiste em abrir a bolsa e fazer a lavagem de maneira manual, com cloreto de sódio, com o objetivo de retirar o plasma. O grande risco desse procedimento é a contaminação da bolsa, e está indicado apenas para pacientes com anafilaxia prévia.[2-4,6]

REAÇÕES TRANSFUSIONAIS

As reações transfusionais acontecem em mais de 1% dos casos e trazem desconforto para o paciente e sua família, bem como custos extras ao serviço hospitalar. Apesar de raras, reações transfusionais podem ser fatais, em 1: 200.000-420.000 casos. Muitas vezes se apresentam com quadros inespecíficos, como dor, mal-estar ou tremores.[1]

As reações transfusionais podem ser divididas em imediatas (em até 24 horas após a infusão) e tardias (mais de 24 horas após infusão, podendo ser meses após), e imunomediadas e não imunomediadas.[1,4,6]

Se a reação transfusional ocorre durante a infusão, esta deve ser imediatamente interrompida, e realiza-se a verificação de identificação de bolsa e paciente, encaminhamento do restante do hemocomponente e notificação ao banco de sangue, documentação em prontuário e suporte clínico ao paciente, além do tratamento da condição específica.[1]

Tabela 3 Classificação das reações transfusionais

	Imune	Não imune
Imediata	Reação febril não hemolítica (RFNH)	Sobrecarga volêmica
	Reação hemolítica aguda (RHA)	Contaminação bacteriana
	Reação alérgica (leve, moderada, grave)	Hipotensão por inibidor da ECA
	TRALI (*transfusion related lung injury*)	Hemólise não imune
		Hipocalcemia
		Embolia aérea
		Hipotermia

(continua)

Tabela 3 Classificação das reações transfusionais (*continuação*)

	Imune	**Não imune**
Tardia	Aloimunização eritrocitária	Hemossiderose
	Aloimunização HLA	Doenças infecciosas
	Reação enxerto *vs.* hospedeiro	
	Púrpura pós-transfusional	
	Imunomodulação	

ECA: enzima conversora de angiotensina; HLA: antígeno leucocitário humano.
Fonte: Delaney et al., 2016.

Reação transfusional hemolítica

Representa 5% das reações transfusionais imediatas, porém é a de maior gravidade e morbimortalidade. É a hemólise intravascular mediada por anticorpos, e a principal causa é o erro na identificação da amostra, da bolsa ou do receptor. Tem relação com o volume que já foi infundido no paciente.[1,2,8]

O quadro clínico é composto por dor torácica, abdominal ou no local da infusão, hipotensão, febre, calafrios, inquietação, sensação de morte iminente e hemoglobinúria e/hemoglobinemia, que são os sinais mais específicos, porém menos frequentes. Os casos mais graves evoluem com insuficiência renal aguda, por necrose tubular aguda, e coagulação intravascular disseminada.[1,2,8]

Laboratorialmente se apresenta com anemia, aumento de bilirrubina indireta e desidrogenase lática, redução de haptoglobina e Coombs direto positivo.[8]

O tratamento é de suporte, com o objetivo de manter diurese abundante (maior do que 2 mL/kg/h), e diálise, caso necessário. Outros tratamentos possíveis, porém sem comprovações consistentes de eficácia, são administração de corticoide, imunoglobulina e realização de plasmaférese.[1,8]

Reação febril não hemolítica e contaminação bacteriana da bolsa/bacteremia

Reação febril não hemolítica é a reação transfusional mais comum, é benigna e autolimitada e se apresenta com febre, com ou sem calafrios. Vale ressaltar que para definição de febre, nas reações transfusionais, considera-se o aumento da temperatura em 1°C em relação à temperatura pré-transfusional, desde que acima de 37,8°C. É causada pela reação inflamatória decorrente da presença de leucócitos, anticorpos e interleucinas nos hemocomponentes. A principal forma de prevenção é a desleucotização (uso de filtro), e o tratamento é antitérmico, suporte e observação.[1,2]

O principal diagnóstico diferencial é a contaminação bacteriana da bolsa, em que a febre pode ser o único sinal, ou pode ter associação com sinais de bacteremia e sepse (hipotensão, taquicardia, taquipneia, sinais de má perfusão), náusea, vômitos, ruborização e pele seca. É mais comum a contaminação da bolsa por bactérias Gram-positivas, mas as contaminações por Gram-negativo apresentam maior gravidade. Na suspeita de contaminação bacteriana é indicada a coleta de culturas do paciente e da bolsa, bem como a introdução de antibiótico de amplo espectro. Além disso, suporte clínico e expansão volêmica.[1,2]

Reações alérgicas e anafilaxia

As reações alérgicas podem se apresentar como urticárias (restritas à pele) ou como anafilaxia, quando há acometimento de dois ou mais sistemas, a saber: pele e mucosa (urticária), gastrointestinal (dor abdominal, vômitos), respiratório (tosse, sibilância, hipoxemia, dispneia) ou cardiovascular (vasodilatação, hipotensão). Vale lembrar que a presença de sintomas cardiovasculares de maneira isolada, quando associada à exposição a possível alérgeno, faz por si só o diagnóstico de anafilaxia.[1,2]

Anafilaxia é uma reação alérgica grave e potencialmente fatal. A transfusão deve ser interrompida de imediato, e a principal medicação a ser administrada é adrenalina 0,01 mg/kg intramuscular na face anteromedial da coxa. Além disso, expansão volêmica, anti-histamínico, corticoide e inalação com broncodilatador, quando necessário, estão indicados.[1,2]

Nos casos de reação alérgica sem sinais de gravidade (urticária) o tratamento é realizado com anti-histamínico, e em casos mais extensos associação com corticoide, para evitar a piora posterior.[1,2]

Pacientes com urticária prévia devem receber anti-histamínico pré-transfusional e, no caso de recorrências, associação com corticoide. Nos casos em que houve anafilaxia, é obrigatório o uso de hemocomponentes lavados, além da pré-medicação com anti-histamínico e corticoide.[1,2]

Sobrecarga volêmica

A sobrecarga volêmica, como seu próprio nome diz, é um quadro semelhante à insuficiência cardíaca congestiva, causada ou por intolerância do paciente a volume (p. ex., cardiopatas ou anêmicos graves) ou por excesso de volume infundido. Apresenta-se com desconforto respiratório (dispneia, taquipneia, ortopneia, cianose e tosse seca), estertores pulmonares, taquicardia, hipotensão e estase jugular.[1,2]

O tratamento é realizado com restrição hídrica, uso de diuréticos, suporte clínico e oxigenoterapia, e a prevenção para os pacientes de risco é feita pela transfusão mais lenta, com fracionamento das alíquotas.[1,2]

O principal diagnóstico diferencial é a TRALI, que será visto a seguir. Na sobrecarga volêmica o BNP (peptídeo natriurético) se apresenta elevado, pela injúria cardíaca. No TRALI, o BNP é normal.[1,2]

TRALI (*transfusion related acute lung injury* – lesão pulmonar aguda relacionada à transfusão)

A TRALI é a congestão pulmonar causada pelo aumento da permeabilidade capilar nesse órgão. Isso ocorre em geral em pacientes com agravos pulmonares, como pneumonia, sepse ou fraturas de ossos longos. Os leucócitos e as interleucinas se direcionam para o pulmão, por quimiotaxia, e aumentam o extravasamento de líquido para o terceiro espaço nessa topografia.[1,2,6]

O quadro clínico é composto por hipoxemia aguda e edema pulmonar bilateral, em geral com início nas primeiras 6 horas após a transfusão, hipotensão não responsiva a volume e ausência de disfunção cardíaca. Se dosado, BNP é normal.[1,2]

Não há tratamento específico para essa intercorrência, e o paciente não apresenta resposta à administração de diuréticos, uma vez que o quadro não tem relação com hipervolemia. O tratamento é de suporte, em geral em unidade de terapia intensiva, e a melhora costuma ocorrer em 48 a 98 horas após o início dos sintomas.[1,2]

Hipotensão/dor aguda

A hipotensão e a dor aguda, assim como a reação febril não hemolítica, são intercorrências imunomediadas, porém sem fisiopatologia bem estabelecida.[1,2]

A hipotensão é um evento benigno e autolimitado, e é definida pela queda de pelo menos 10 mmHg nos valores de pressão arterial sistólica e diastólica; comumente está associada a ansiedade, mal-estar e sudorese. Devem ser afastadas outras causas para a hipotensão, e o tratamento é realizado com expansão volêmica e posição de Trendelenburg.[1,2]

A dor também é bastante inespecífica, em qualquer localização, com duração máxima de 30 minutos, muitas vezes associada a hipertensão, inquietação, vermelhidão, calafrios, taquicardia e taquipneia. Os principais diagnósticos diferenciais são infarto agudo do miocárdio, tromboembolismo pulmonar e hemólise. Descartadas as outras causas mais graves, o tratamento é com sintomáticos (analgésicos simples).[1,2]

Distúrbios metabólicos

Distúrbios metabólicos são incomuns nas transfusões habituais, mas bastante presentes nos casos de transfusão maciça. As alterações eletrolíticas são causadas principalmente pela presença de citrato, anticoagulante dos hemocomponentes. Os pacientes podem cursar com:

- Hipocalcemia: hiperexcitabilidade neuromuscular, arritmia e prolongamento do intervalo QT no eletrocardiograma.
- Hipomagnesemia: risco de depressão miocárdica e arritmia (*torsades de pointes*).
- Alcalose metabólica: depressão miocárdica e hipocalemia.[1]

Reações transfusionais tardias

As reações transfusionais tardias são bem menos frequentes, em especial nos serviços de emergência. Ocorrem a partir de 24 horas após a transfusão, mas podem levar meses ou anos, sobretudo naqueles que recebem transfusões com frequência.[1,2,4,6]

As principais reações transfusionais tardias imunomediadas são reação hemolítica tardia, púrpura trombocitopênica trombótica e quadros de hiper-hemólise.[1,2]

A principal reação tardia não imunomediada são a sobrecarga de ferro e os riscos infecciosos.[1,2]

A sobrecarga de ferro ocorre principalmente em fígado e coração, com risco de disfunção orgânica. É fundamental o seguimento clínico e laboratorial dos pacientes que recebem concentrado de hemácias de repetição, para eventual quelação de ferro antes da ocorrência de disfunção orgânica.[1,2]

O risco infeccioso, principalmente de etiologia viral, é reduzido pela adequada triagem dos doadores e dos hemocomponentes em si.[6]

CONCLUSÃO

A indicação de transfusão de hemocomponentes é muito comum na prática pediátrica, especialmente nas disfunções medulares e em casos de traumas e sangramentos.

É necessário o conhecimento da indicação de cada um dos hemocomponentes, de como realizar sua prescrição, dos procedimentos especiais de preparos possíveis para cada um deles, bem como da intervenção em caso de reações adversas.

As reações adversas podem ser imediatas ou tardias, imunomediadas ou não. Seu reconhecimento é fundamental para intervenção precoce, segurança e melhora do prognóstico do paciente.

BIBLIOGRAFIA

1. Delaney M, Wendel S, Bercovitz RS, Cid J, Cohn C, Dunbar NM, et al. Transfusion reactions: prevention, diagnosis, and treatment. The Lancet. 2016;15;1-12.
2. Nellis ME, Goel R, Karam O. Transfusion management in pediatric oncology patients. Hematol Oncol Clin North Am. 2019;33:903-13.
3. Brasil. Ministério da Saúde. Guia para uso de hemocomponentes. 2.ed. Brasília: Ministério da Saúde; 2015.
4. Schvartsman C, Reis AG, Farhat SCL. Pronto-socorro (Coleção Pediatria do Instituto da Criança do HCFMUSP). Barueri: Manole; 2009. p.641-7.
5. Valentine SL, Bembea, MM, Muszynski JA, Cholette JM, Doctor A, Spinella PC, et al. Consensus recommendations for RBC transfusion practice in critically ill children from the pediatric critical care transfusion and anemia expertise initiative. Pediatr Clin Care Med. 2018;19;884-98.
6. Delgado FA, Kimura HM, Troster AJ. Terapia intensiva. Socorro (Coleção Pediatria do Instituto da Criança do HCFMUSP). Barueri: Manole; 2010. p.394-404.
7. Abuzeid AM, O'Keeffe T. Review of massive transfusion protocols in the injured, bleeding patient. Curr Opin Crit Care. 2019;25:661-7.
8. Longo DL. Hemolytic transfusion reactions. N Eng J Med. 2019;381:150-62.

Seção IX

Emergências imunológicas

30
Anafilaxia – reação anafilática

Elda Maria Stafuzza Gonçalves Pires
Kristine Fahl Cahali
Paula Cristina Ranzini

Objetivo do capítulo

Fornecer um conhecimento abrangente e prático sobre a anafilaxia na emergência pediátrica desde o reconhecimento da doença até a aplicação de protocolos atualizados de tratamento e orientações sobre prevenção.

INTRODUÇÃO

Anafilaxia é uma reação alérgica sistêmica grave, de início súbito e evolução rápida, que é potencialmente fatal.[1] Os órgãos envolvidos incluem pele e mucosas (80 a 90% dos episódios), aparelho respiratório (60% dos episódios), trato gastrointestinal (25 a 30%), sistema cardiovascular (10 a 45%) e sistema nervoso central em cerca de 10% dos episódios.[2-5]

EPIDEMIOLOGIA

A incidência exata de anafilaxia é desconhecida.[6] Um painel de *experts* foi realizado para revisar esses dados e concluiu que a incidência aproximada é de 50 a 2.000 episódios por 100.000 habitantes/ano, com uma possível prevalência ao longo da vida de 0,05 a 2%.[7] A melhor estimativa em tempo real de anafilaxia é de dados coletados da prescrição ambulatorial de epinefrina autoinjetável. Esses dados indicam que aproximadamente 1% da população dos Estados Unidos recebe epinefrina autoinjetável.[8] Esse painel de *experts* também concluiu que a incidência está aumentando e é subnotificada.[7]

Os principais desencadeantes de anafilaxia são alimentos, medicamentos e veneno de insetos (*Hymenoptera*: abelhas, vespas, marimbondos e formigas).[4,5,6,9] Outros agentes comuns são látex e estímulos físicos como exercício e frio (Tabela 1).

Tabela 1 Desencadeantes mais comuns de anafilaxia

Desencadeantes	Comentários
Alimentos Crianças: leite de vaca, clara de ovo Adolescentes e adultos: crustáceos e moluscos, amendoim, castanhas, frutas	Responsáveis por 30% das anafilaxias fatais
Medicamentos Antibióticos: betalactâmicos, sulfonamidas AINH, incluindo AAS, ibuprofeno Analgésicos: dipirona Intraoperatório: bloqueadores neuromusculares, opiáceos Meios de contraste iodado Imunoterapia Vacinas	Betalactâmicos são responsáveis por 22% das anafilaxias induzidas por medicamentos, AINH são o segundo grupo mais frequente Imunoterapia com veneno de insetos é a que tem maior incidência de reações A vacina MMR é a que apresenta maior número de reações
Veneno de insetos Abelhas, vespas, marimbondos e formigas	Estimativa de 0,4-0,8% das crianças e 3% dos adultos. Frequentes em apicultores, moradores do campo
Látex Equipamentos médicos, balões de ar, brinquedos, preservativos	Grupos de risco: crianças com espinha bífida, pacientes submetidos a múltiplas cirurgias e profissionais da saúde. Atopia é fator de risco para alergia ao látex
Estímulos físicos Exercício e frio	Anafilaxia provocada pela associação entre o exercício físico e a ingestão prévia de alimento ou medicamento é mais comum em adultos

AAS: ácido acetilsalicílico; AINH: anti-inflamatório não hormonal.
Fonte: elaborada pelas autoras.

A anafilaxia é mais comum no sexo masculino em menores de 15 anos, e no sexo feminino em maiores de 15 anos.[6] Os episódios de anafilaxia são mais frequentes e graves quando o agente é administrado por via parenteral. A atopia é um fator de risco para anafilaxia induzida por alimentos, exercício físico, meios de radiocontraste e látex.[6]

Os adolescentes e adultos jovens têm maior risco de anafilaxia por alimentos, devido ao seu comportamento inconsistente em relação a evitar alérgenos e portar a epinefrina autoinjetável. Pacientes com asma, doença pulmonar crônica e mastocitose têm maior risco de anafilaxia fatal. O uso de medicações como betabloqueadores e inibidores da enzima conversora de angiotensina (iECA) aumenta a gravidade de anafilaxia, e os betabloqueadores potencialmente tornam a anafilaxia mais difícil de tratar.[3,11]

A reação bifásica é o recrudescimento dos sintomas em até 72 horas (mais frequente em até 8 horas), sem nova exposição ao alérgeno.[4] Ela pode ser observada em 1 a 20% das reações anafiláticas e o risco é maior em pacientes que não receberam prontamente a epinefrina ou que receberam uma dose inadequada desta.[6,9]

FISIOPATOLOGIA

A reação anafilática pode ser classificada em imunológica, não imunológica e idiopática segundo seu mecanismo fisiopatológico (Figura 1).[3,5,6]

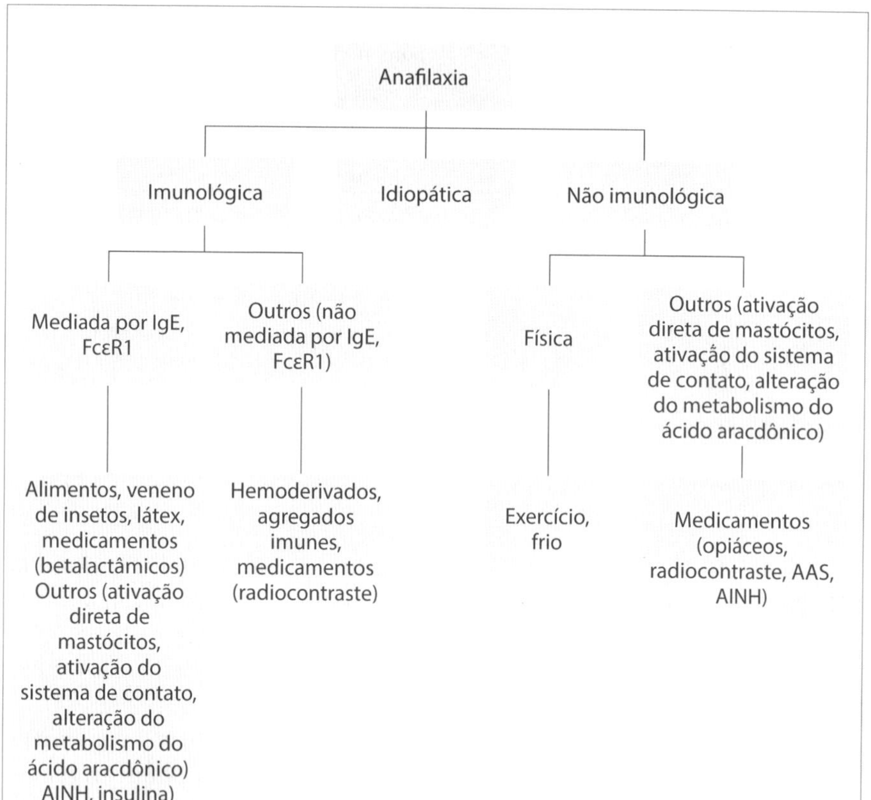

Figura 1 Classificação fisiopatológica da anafilaxia.

AAS: ácido acetilsalicílico; AINH: anti-inflamatório não hormonal.

Fonte: elaborada pelos autores.

A maioria das reações anafiláticas envolve um mecanismo imunológico no qual a IgE é sintetizada em resposta à exposição a um antígeno e se fixa em receptores de alta afinidade de IgE (receptores FcεR1) na membrana de mastócitos e basófilos.[3] A agregação de moléculas de IgE ligadas a receptores ocorre na reexposição ao alérgeno e resulta na ativação celular e na liberação de mediadores pré-formados como histamina, triptase, carboxipeptidase A e proteoglicanas. São também liberados mediadores recém-formados como leucotrienos, prostaglandinas, fator ativador de plaquetas (PAF) e citocinas como IL-6, IL-33 e TNF-α.[3] Outros mecanismos imunológicos de anafilaxia incluem complexos antígeno-IgG (dextrana, anticorpos monoclonais), ativação do sistema do complemento e ativação direta do sistema imune inato. Além destes, pode ocorrer a ativação direta de mastócitos e basófilos por mecanismo não imunológico (opioides), por ativação do sistema de coagulação, alterações no metabolismo do ácido araquidônico (AAS, AINH), por liberação de neuropeptídeos, por exercício físico, ar frio e/ou água fria.[2,6]

A liberação dos mediadores pelos mastócitos e basófilos leva a espasmo de musculatura lisa (especialmente em brônquios, artérias coronárias e trato gastrointestinal), aumento na permeabilidade vascular, vasodilatação e depressão miocárdica.[6] Isso resulta nos sintomas clássicos de anafilaxia, como urticária e angioedema, sibilos, hipotensão e choque, náusea, vômitos e diarreia, além de isquemia miocárdica.

DIAGNÓSTICO

A reação anafilática costuma ocorrer dentro de alguns segundos a minutos após a exposição ao agente causal. Os sintomas e sinais podem envolver múltiplos órgãos (Tabela 2).

Em 2020, a World Allergy Organization (WAO) definiu novos critérios clínicos relacionados à alta probabilidade diagnóstica de anafilaxia em pacientes adultos e pediátricos.[13] O diagnóstico de anafilaxia é clínico, baseado na história e no exame físico do paciente. A anafilaxia é altamente provável quando um dos dois critérios descritos na Tabela 3 é preenchido.[1,2,11,13] A maioria das crianças (80 a 90%) apresenta sintomas cutâneos, ou seja, preencherá o primeiro critério clínico de anafilaxia.[8,11] No entanto, é importante ressaltar que a ausência de sintomas cutâneos na vigência de exposição a um alérgeno provável ou conhecido não exclui o diagnóstico de anafilaxia.[11]

Tabela 2 Sintomas e sinais de anafilaxia

Cutaneomucoso (80-90%)	Urticária, angioedema Erupção cutânea (*rash*, eritema) Prurido
Respiratório (60%)	Nariz: prurido, congestão, rinorreia, espirros Laringe: prurido e pressão na garganta, disfonia, estridor, crise de tosse seca, disfagia Pulmões: dispneia, pressão torácica, tosse, sibilos, cianose
Gastrointestinal (20-30%)	Náusea, cólica abdominal, vômitos e diarreia
Cardiovascular (10-45%)	Dor precordial, palpitação, taquicardia, bradicardia, arritmias Pré-síncope, alteração do nível de consciência, hipotensão, perda de controle esfincteriano, choque, parada cardíaca
Sistema nervoso central (10%)	Cefaleia, tontura, confusão mental, alteração comportamental como irritabilidade, prostração
Outros	Gosto metálico na boca, cólica uterina, disfagia

Fonte: ABAI, 2011;[2] Simons, 2010;[3] SBP, 2021;[5] Cheng, 2011.[12]

Tabela 3 Critérios clínicos para o diagnóstico de anafilaxia

A anafilaxia é altamente provável quando qualquer um dos dois critérios a seguir é atendido:
1. Início agudo de uma doença (minutos a algumas horas) com envolvimento simultâneo da pele, do tecido mucoso ou de ambos (p. ex., urticária generalizada, prurido ou rubor, inchaço dos lábios-língua-úvula) e pelo menos um dos seguintes:
a) Comprometimento respiratório [p. ex., dispneia, broncoespasmo, estridor, pico de fluxo expiratório (PFE) reduzido, hipoxemia] b) Pressão arterial (PA) reduzida ou sintomas associados de disfunção de órgão-alvo [p. ex., hipotonia (colapso), síncope, incontinência] c) Sintomas gastrintestinais graves (p. ex., cólicas abdominais intensas, vômitos repetitivos), especialmente após a exposição a alérgenos não alimentares
2. Início agudo de hipotensão ou broncoespasmo ou envolvimento laríngeo após exposição a um alérgeno conhecido ou altamente provável para aquele paciente (minutos a algumas horas), mesmo na ausência de envolvimento cutâneo típico

PA: pressão arterial; PFE: pico de fluxo expiratório; a) Hipotensão definida como diminuição na PA sistólica superior a 30% da linha de base daquela pessoa, OU i) Bebês e crianças menores de 10 anos: PA sistólica menor que (70 mmHg + [2 x idade em anos]); ii) Adultos e crianças com mais de 10 anos: PA sistólica menor que < 90 mmHg; b) Excluindo sintomas respiratórios inferiores desencadeados por alérgenos inalantes comuns ou alérgenos alimentares percebidos como causadores de reações "inalatórias" na ausência de ingestão; c) Os sintomas laríngeos incluem: estridor, alterações vocais, odinofagia; d) Um alérgeno é uma substância (geralmente uma proteína) capaz de desencadear uma resposta imunológica que pode resultar em reação alérgica. A maioria dos alérgenos age por meio de uma via mediada por IgE, mas alguns gatilhos não alérgenos podem agir independentemente da IgE (p. ex., por meio da ativação direta de mastócitos).
Fonte: Cardona et al., 2020.[13]

O diagnóstico diferencial em crianças inclui reação vasovagal, angioedema hereditário, ataque de pânico, urticária pigmentosa, convulsões, disfunção de corda vocal, mastocitose sistêmica, mal asmático, traqueíte, supraglotite, feocromocitoma e aspiração de corpo estranho.[9]

Em alguns casos o diagnóstico de anafilaxia pode ser confirmado com a realização de alguns testes laboratoriais.[3] Histamina e betatriptase são os principais mediadores liberados durante a degranulação dos mastócitos. O pico da liberação de histamina é de 5 a 10 minutos, e seu declínio é rápido, retornando aos níveis basais em 30 a 60 minutos. Metabólitos urinários da histamina podem ser detectados em até 24 horas após o início da anafilaxia. O pico da triptase é em 1 a 2 horas, e sua meia-vida é de 2 horas.[2,9] Esses testes não são específicos para anafilaxia, e o tratamento não deve ser retardado enquanto se aguarda o resultado dos exames.[3]

TRATAMENTO

A epinefrina é a medicação de escolha para o tratamento da anafilaxia, sendo as outras medicações consideradas adjuvantes ou de segunda linha.[1,3,5,11,13,14] A epinefrina tem um potente efeito alfa-adrenérgico que aumenta a resistência vascular periférica, a pressão arterial e a perfusão das artérias coronarianas, além de reduzir o edema de mucosa, aliviando a obstrução alta de via aérea. Seu efeito beta-1-adrenérgico aumenta a frequência e a força da contração cardíaca, enquanto seu efeito beta-2-adrenérgico leva à broncodilatação e inibe a liberação de mediadores inflamatórios, como a histamina e a triptase, pelos mastócitos e basófilos.[3]

A via preferencial de administração da epinefrina é a intramuscular (IM), que proporciona uma absorção mais rápida (quando comparada à via subcutânea) e minimiza efeitos adversos (quando comparada à via endovenosa).[1,6,10,14] O local de aplicação é o terço médio da face anterolateral da coxa (músculo vasto lateral), que parece ser mais adequado que o deltoide, sempre lembrando o tamanho da agulha capaz de atingir a região muscular. A dose em crianças é de 0,01 mg/kg da solução 1:1.000, com dose máxima de 0,5 mg. Essa dose pode ser repetida 2 a 3 vezes se necessário, com intervalos de 5 a 15 minutos.[6,10,12,14] Reserva-se a via endovenosa para pacientes com hipotensão persistente. Nesse caso, a solução a ser usada é a diluída 1:10.000, na dose de 0,01 mg/kg, com dose máxima de 0,3 mg em crianças e 0,5 mg em adultos.[6,10,12,14] Pelo risco de arritmias, a infusão IV contínua é mais recomendada que o *bolus* IV, já que pode ser ajustada conforme a necessidade.[1] A monitorização cardíaca contínua é essencial nesses pacientes.

Uma etapa concomitante ao uso da epinefrina é a rápida avaliação de via aérea, respiração e circulação (ABC), administração de oxigênio em alto fluxo com máscara com reservatório/intubação orotraqueal (IOT), se necessário, monitorização cardíaca e a obtenção de acesso venoso para iniciar a expansão com soro fisiológico (SF) 20 mL/kg, para a manutenção da volemia (Figura 2). Os pacientes devem permanecer deitados, com os membros inferiores elevados, a não ser que estejam vomitando ou com broncoespasmo.[11,12]

Em etapas subsequentes são administradas medicações de segunda linha como os anti-histamínicos H1 e H2, corticosteroides e broncodilatadores (ver doses na Tabela 4). Os anti-histamínicos, além de terem início de ação mais longo, não previnem ou reduzem os sintomas de anafilaxia como obstrução de via aérea, hipotensão ou choque, porém reduzem prurido, urticária, angioedema e sintomas nasais. A associação com anti-histamínico H2 mostrou-se mais efetiva que o anti-histamínico H1 sozinho em reduzir sintomas cutâneos, sendo recomendado o uso da associação de difenidramina e ranitidina para pacientes com sintomas cutâneos importantes.[5,6,9,12]

Tabela 4 Drogas usadas no tratamento da anafilaxia

Droga e via de administração	Dose pediátrica (dose máxima)	Frequência de administração
Epinefrina (1:1.000) IM	0,01 mg/kg (0,5 mg)	Imediatamente, repetir a cada 5-15 minutos, se necessário
Difenidramina IM/IV	1 mg/kg/dose (50 mg)	A cada 6 h para manifestações cutâneas
Ranitidina VO/IV	1 mg/kg/dose (50 mg)	A cada 8 h para manifestações cutâneas
Corticosteroides: prednisolona VO, metilprednisolona IV	1 mg/kg/dose (75 mg VO, 125 mg IV)	A cada 12 h (VO), 6 h (IV)
Salbutamol	4-10 *puffs* usando MDI, 2,5-5 mg em nebulização	A cada 20 minutos ou contínuo, se broncoespasmo persistente
Epinefrina IV (infusão)	0,1-1 mcg/kg/min (máximo 10 mcg/kg/min)	Infusão contínua de acordo com a necessidade
Glucagon IV	10-30 mcg/kg *bolus* (1 mg), e infusão 5-15 µg/kg/min	*Bolus* seguido de infusão contínua, de acordo com a necessidade.

IM: intramuscular; IV: intravenoso; VO: via oral.
Fonte: elaborada pelos autores.

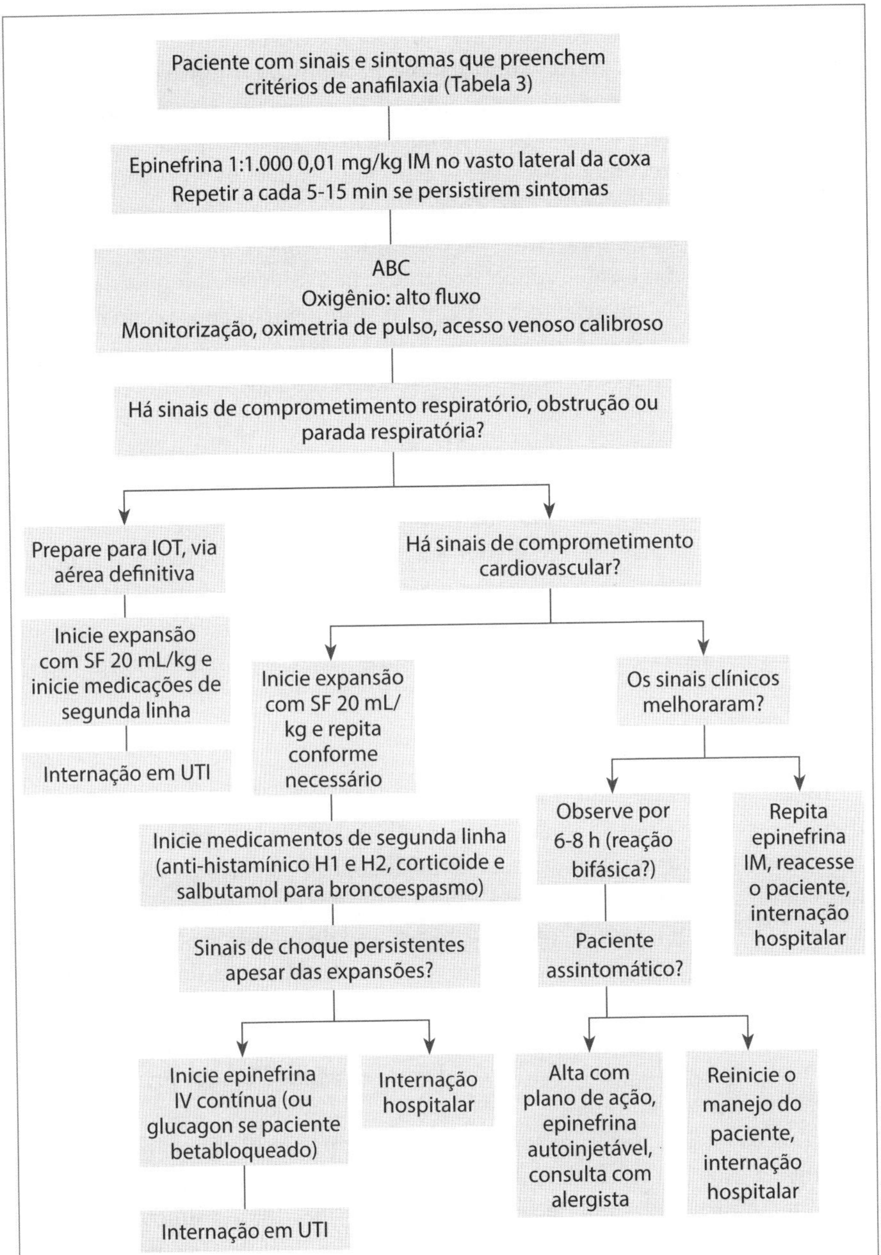

Figura 2 Tratamento da anafilaxia.

IM: intramuscular; IOT: intubação orotraqueal; IV: intravenoso; SF: soro fisiológico; UTI: unidade de terapia intensiva.
Fonte: elaborada pelos autores.

Os corticosteroides são essenciais no tratamento de muitas doenças alérgicas, porém nenhum estudo controlado e randomizado mostrou um benefício do uso de corticosteroides na anafilaxia. Eles têm um início de ação lento e provavelmente um pequeno benefício no manejo da fase aguda da anafilaxia, porém ainda são recomendados pelos especialistas devido ao possível benefício na prevenção da reação bifásica.[6,10,12,14] Para pacientes com broncoespasmo, apesar da utilização da epinefrina, é recomendado o uso concomitante de broncodilatadores, como o salbutamol. Pacientes em uso de betabloqueadores com anafilaxia refratária, ou seja, que se mantêm sintomáticos após o uso da epinefrina, beneficiam-se com a administração de glucagon, que é capaz de reverter a hipotensão e o broncoespasmo por um mecanismo independente do receptor beta-adrenérgico.[1,6,12]

Após o tratamento inicial da anafilaxia, um período de observação é recomendado para todos os pacientes, já que os sintomas podem reaparecer após o efeito da epinefrina e em razão da possibilidade de reação bifásica (presente em 1 a 20% dos pacientes). Em média, 4 a 6 horas de observação são o suficiente para a maioria dos pacientes assintomáticos após a epinefrina. Um período maior de observação pode ser necessário para os pacientes mais graves, com sintomas refratários ou com dificuldade de retorno ao serviço médico (Figura 2).[6]

PROGNÓSTICO

Todos os pacientes com diagnóstico de anafilaxia devem receber alta com orientações sobre a possibilidade de reação bifásica, como reconhecer os sintomas e quando retornar ao hospital. Além disso, os pacientes e parentes/cuidadores devem ser orientados quanto ao uso de epinefrina autoinjetável (EpiPen®, EpiPen Jr®), devem ter um plano de ação no caso de novo episódio e portar um cartão de identificação (com dados pessoais, dos familiares e diagnóstico).[6,9,12]

Além da epinefrina autoinjetável, podem ser prescritos 3 dias de anti-histamínicos H1 e H2 e corticosteroides. Muitos especialistas recomendam esse tratamento apesar da pouca evidência de que essas medicações previnem o recrudescimento dos sintomas.[11]

Todos os pacientes devem ser encaminhados para o alergista, que, além de investigar a causa da reação anafilática e orientar quanto à exclusão desse desencadeante, reforçará o plano de ação e o uso da epinefrina autoinjetável. Outras terapias também podem ser indicadas, como a imunoterapia a veneno de insetos ou a dessensibilização para alguns alimentos ou medicamentos.[12,14]

BIBLIOGRAFIA

1. Sampson HA, Muñoz-Furlong A, Campbell RL, Adkinson NF, Bock SA, Branum A, et al. Second symposium on the definition and management of anaphylaxis: Summary report – Second National Institute os Allergy and Infectious Disease/Food Allergy and Anaphylaxis Network symposium. J Allergy Clin Immunol. 2006;117:391-7.
2. Associação Brasileira de Alergia e Imunopatologia, Sociedade Brasileira de Anestesiologia. Anafilaxia: Diagnóstico. Projeto Diretrizes, 2011. Disponível em: http://www.projetodiretrizes.org.br/diretrizes11/anafilaxia_diagnostico.pdf. Acesso em: 21 fev. 2024.
3. Simons FE. Anaphylaxis. J Allergy Clin Immunol. 2010;125:S161-81.
4. Solé D, Ivancevich JC, Borges MS, Coelho MA, Rosário NA, Ardusso LRF. Anaphylaxis in Latin America: a report of the online Latin America survey on anaphylaxis (OLASA). Clinics. 2011;66(6):943-7.
5. Sociedade Brasileira de Pediatria (SBP). Departamento Científico de Alergia. Guia Prático de Atualização 2021. Disponível em: https://www.sbp.com.br/imprensa/detalhe/nid/anafilaxia-atualizacao-2021/. Acesso em: 21 fev. 2024.
6. Lieberman PL. Anaphylaxis. In: Adkinson NF, Boshner BS, Busse WW, Holgate ST, Lemanske Jr RF, Simons FER, eds. Middleton's allergy: principles and practice. 7.ed. Philadelphia: Mosby Elsevier; 2009. p.1027-49.
7. Lieberman P, Camargo CA, Bohlke K, Jick H, Miller RL, Sheikh A, et al. Epidemiology of anaphylatic findings of the ACAAI (American College of Allergy, Asthma and Immunology), epidemiology of anaphylaxis working group. Ann Allergy Asthma Immunol. 2006;97:596-602.
8. Simons FER, Peterson S, Black CD. Epinephrine dispensing patterns for an out-of-hospital population: a novel approach to studying the epidemiology of anaphylaxis. J Allergy Clin Immunol. 2002;110:647-51.
9. Lane RD, Bolte RG. Pediatric anaphylaxis. Pediatric Emergency Care. 2007;23(1):49-56.
10. Lieberman P, Nicklas RA, Oppenheimer J, Kemp SF, Lang DM. The diagnosis and management of anaphylaxis practice parameter: 2010 Update. J Allergy Clin Immunol. 2010;126:477-480.e42.
11. Kim H, Fischer D. Anaphylaxis. Allergy Asthma Clin Immunol. 2011;7:S6.
12. Cheng A, Canadian Paediatric Society, Acute Care Comimttee. Emergency treatment of anaphylaxis in infants and children. Paediatr Child Health. 2011;16(1):35-40.
13. Cardona V, Ansotegui IJ, Ebisawa M, El-Gamal Y, Rivas MF, Fineman S, et al. World Allergy Organization anaphylaxis guidance 2020. World Allegy Org J. 2020;13:100472.
14. Associação Brasileira de Alergia e Imunopatologia, Sociedade Brasileira de Anestesiologia. Anafilaxia: tratamento. Projeto Diretrizes, 2011. Disponível em: http://www.projetodiretrizes.org.br/diretrizes11/anafilaxia_tratamento.pdf. Acesso em: 21 fev. 2024.

31 Urticária

Beni Morgenstern

Objetivo do capítulo

Urticária é uma afecção comum e benigna, mas que usualmente causa muita preocupação nos pacientes e nos cuidadores. Comumente é associada a possibilidade de quadros alérgicos (tanto pelos familiares quanto pelos médicos), mas que muitas vezes não se confirmam quando adequadamente avaliados pelo especialista. Apesar de benigna, deve-se atentar para o diagnóstico diferencial de anafilaxia, que pode trazer risco/ser fatal ao paciente (e cuja terapêutica é diferente). O tratamento atualmente preconizado é relativamente simples, mas deve-se priorizar o uso de anti-histamínicos mais modernos (de 2ª geração). Este capítulo visa auxiliar o clínico/pediatra na investigação e na condução adequada.

DEFINIÇÃO E INCIDÊNCIA

Urticária é uma condição caracterizada pelo desenvolvimento de pápulas (urticas), angioedema ou ambos.[1] As pápulas (Figura 1) apresentam-se como lesões com edema central superficial nitidamente circunscritas, de tamanho e forma variáveis, quase invariavelmente cercadas por eritema reflexo, associadas a sensação de prurido e com natureza fugaz (tendo retorno da pele à sua aparência normal entre 30 minutos a 24 horas). O angioedema (Figura 2), por sua vez, caracteriza-se por edema súbito mais profundo (derme, subcutâneo ou mucosas), que pode ser avermelhado ou cor da pele, associado a formigamento, queimação ou eventualmente dor, assim como uma resolução mais lenta (que pode levar até 72 horas).[1]

A urticária é classificada de acordo com sua duração como aguda (≤ 6 semanas) ou crônica (> 6 semanas). Dependendo do fator desencadeante, também pode ser dividida em variantes espontâneas (urticária crônica espontânea

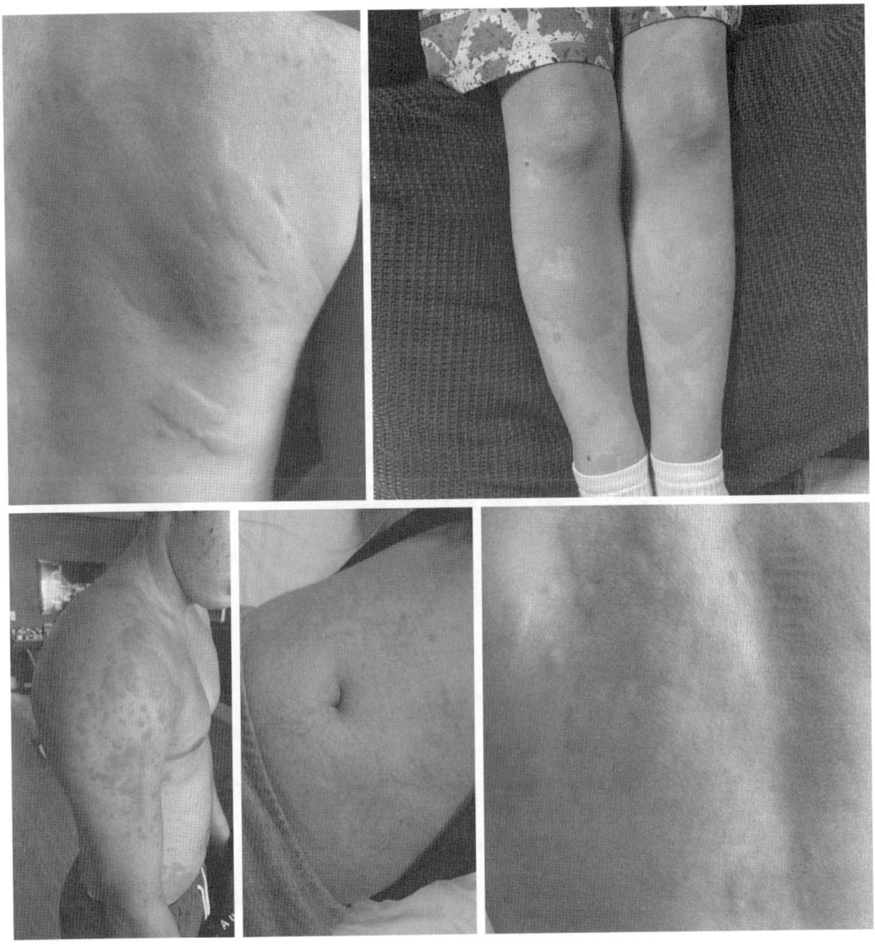

Figura 1 Urticária. (Ver o Encarte de imagens no final do livro.)

Fonte: acervo do autor.

– UCE) ou indutíveis (se forem ou não identificados gatilhos específicos). Além disso, dois ou mais subtipos diferentes de urticária podem coexistir em qualquer paciente.[1]

É uma das doenças de pele mais comuns,[2] sendo a probabilidade de ocorrência ao longo da vida para urticária aguda de aproximadamente 20%[1] e de urticária crônica 4,4%.[3] Estudos transversais que avaliaram a prevalência de urticária aguda variam (de acordo com a idade e a população estudada) de 3,4 a 5,4% em populações ocidentais[2] a 13,9% em crianças coreanas.[4] Por sua vez, estima-se a prevalência da urticária crônica em adultos em 0,7% (variando de 0,1% na

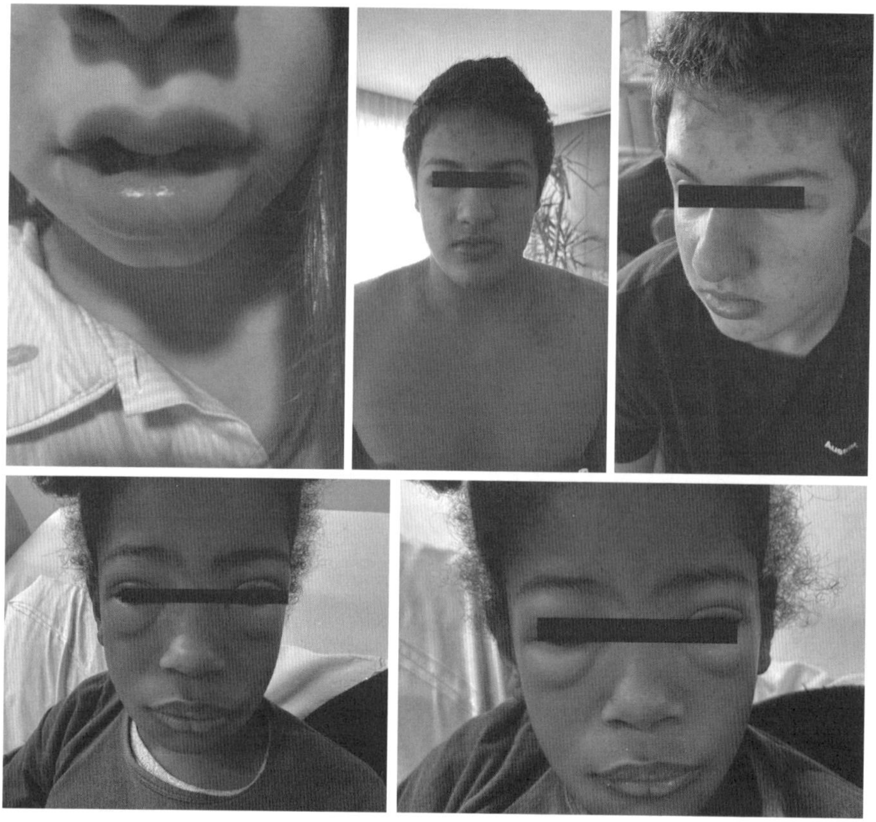

Figura 2 Angioedema. (Ver o Encarte de imagens no final do livro.)
Fonte: acervo do autor.

América do Norte até 1,5% em países latino-americanos)[3] e de 0,1 a 0,3% em crianças[5] (podendo chegar a 1,8% em crianças coreanas).[4]

ETIOLOGIA E FISIOPATOLOGIA

É uma doença predominantemente mediada por mastócitos e sua etiologia é variável, de acordo com o tipo (aguda ou crônica), bem como a idade e a população estudada. Os mastócitos da pele, quando ativados, liberam histamina e outros mediadores (como fator ativador de plaquetas e citocinas) que levam a ativação nervosa sensorial, vasodilatação e extravasamento de plasma, assim como recrutamento celular para as lesões urticariformes.[1]

O mecanismo de degranulação de mastócitos na urticária aguda nem sempre é compreendido, sendo considerada idiopática em até 30 a 50% dos casos.[6] A principal causa identificada em crianças são as infecções virais, principalmente do trato respiratório superior,[5,6] sendo relatadas em até 43,9% dos casos em estudo italiano que avaliou crianças no pronto-socorro.[7] Outras causas incluem hipersensibilidade alimentar e medicamentosa (5,3 e 5% de todos os casos de urticária aguda, respectivamente).[5]

Urticária crônica não é considerada uma condição alérgica, embora a liberação de histamina pelos mastócitos cutâneos seja o evento patogênico primário.[5] Apesar de sua patogênese não estar completamente elucidada, muitas causas e/ou gatilhos relevantes são discutidos.[1,2] Em aproximadamente 40% dos casos, a urticária crônica espontânea é um processo autoimune/autoalérgico/autorreativo, podendo também estar associado a infecções persistentes (viral, bacteriana, parasitária ou helmíntica) ou ao consumo de alimentos, aditivos alimentares ou medicamentos.[2]

AVALIAÇÃO INICIAL DO PACIENTE

Considerando que o diagnóstico de urticária é clínico, a avaliação inicial deve ser direcionada para a confirmação dela por meio de história clínica e exame físico, na tentativa de identificar e excluir fatores desencadeantes (quando possível), assim como afastar a possibilidade de estar diante de uma reação sistêmica grave, como anafilaxia.[1,8] Vale ressaltar que 80% dos pacientes com anafilaxia apresentam erupção urticariforme como manifestação.[5]

HISTÓRIA CLÍNICA

Anamnese cuidadosa é fundamental para determinar a etiologia da urticária e deve compreender: tempo de início da doença, frequência e duração das lesões, variação durante o dia/noite, forma, tamanho e distribuição das lesões, existência de angioedema associado, sintomas presentes com as lesões (prurido, queimação e dor), além da história familiar e pessoal de atopia e urticária, história prévia ou concomitante de alergias, infecções, presença de outras doenças. É importante também esclarecer se houve relação/indução por agentes físicos ou exercícios, alimentos relacionados, exposição a inalantes, uso de medicamentos (antibióticos, anti-inflamatórios não esteroidais – AINE, betabloqueadores, inibidores da enzima de conversão da angiotensina, imunizações, hormônios, laxantes, gotas oculares, estatinas, medicamentos de uso nasal e outros). Nos adolescentes, deve-se questionar o tipo de atividade profissional, se possui algum implante cirúrgico, relação com ciclo menstrual e estresse.[1,8]

Sintomas sistêmicos como febre, dor articular e dor abdominal podem estar presentes em até 25% dos casos agudos, precedendo por dias ou mesmo após o aparecimento da urticária. Se o acometimento e a progressão dos sintomas forem muito rápidos (poucos minutos a até 2 horas), pode-se estar diante de uma anafilaxia.[6]

EXAME FÍSICO

Na urticária, as pápulas podem ser variáveis em número e tamanho, e mais de 50% da área de superfície corpórea pode estar envolvida. Em 16 a 31% dos casos as pápulas podem estar acompanhadas de angioedema; entretanto, essa associação pode ser muito mais frequente em pacientes pediátricos, chegando a até 60% em crianças menores de 3 anos.[6] Ressalta-se que, como as lesões são transitórias, podem não estar presentes no momento do exame físico, sendo o uso de fotos uma ferramenta importante.[1]

A principal característica que distingue a urticária de outras erupções cutâneas é o caráter evanescente das urticas, que pode ser mais bem observado em após 24 a 36 horas, auxiliando no diagnóstico. Além disso, as pápulas geralmente não formam bolhas ou descamação e desaparecem sem alterações residuais.[6]

Além das manifestações cutâneas de urticária, outros achados no exame físico podem ser observados. Deve-se atentar no exame físico para possíveis achados, como: sibilância, falta de ar, tosse, rinorreia, tontura, vermelhidão, náuseas, vômitos, diarreia, dor abdominal, cefaleia, febre, taquicardia, dores articulares ou conjuntivite.[6] Essas manifestações podem ou não estar diretamente relacionadas à causa da urticária (p. ex., sibilância na vigência de infecção viral respiratória), assim como podem estar relacionadas a um quadro de anafilaxia (início súbito com envolvimento cutâneo, associado a sintomas respiratórios, gastrointestinais e/ou cardiovasculares).[9] O achado de hipotensão deve levantar forte suspeita para a possibilidade de anafilaxia, em especial se houver exposição a algum alérgeno.

DIAGNÓSTICOS DIFERENCIAIS

Entre os diagnósticos diferenciais de urticária aguda deve-se considerar: exantema viral, eritema multiforme, quadros eczematosos (dermatite atópica ou de contato), celulite/erisipela, doença do soro-*like*, urticária multiforme, púrpura de Henoch-Schönlein, entre outros. Já nos casos crônicos, deve-se atentar para a possibilidade de mastocitose cutânea, vasculite urticariforme, assim como patologias sistêmicas que possam cursar com urticária como manifestação (p. ex., síndromes periódicas associadas à criopirina – CAPS, artrite idiopática juvenil sistêmica, síndrome de Schnitzler e lúpus eritematoso sistêmico).[8]

TESTES DIAGNÓSTICOS

Urticária aguda é uma doença autolimitada e de diagnóstico clínico; dessa forma, não requer qualquer teste diagnóstico além da anamnese para possíveis desencadeantes,[1] devendo-se evitar a investigação excessiva.[6] A exceção ocorre em casos de suspeita de alergia alimentar IgE-mediada ou hipersensibilidade a medicamentos, pois, nesses casos, testes de alergia são úteis para evitar reexposição, assim como minimizar o risco de reações mais graves, como anafilaxia.[1] Nessas situações, a investigação deverá ser ambulatorial e o diagnóstico é estabelecido a partir de história clínica sugestiva de hipersensibilidade imediata, e sua comprovação por meio de testes cutâneos, dosagem de IgE específica e potencialmente testes de provocação. É importante confirmar um diagnóstico de alergia na urticária aguda com testes direcionados, visando evitar rotulação incorreta de pacientes como alérgicos.[5]

Levando em conta que em crianças as infecções estão entre as principais causas de urticária aguda, pode-se considerar a realização de exames focados no quadro infeccioso, se isso for interferir no manejo ou no tratamento dele (p. ex., pesquisa de vírus respiratório, teste rápido para *Streptococcus pyogenes*, exames de imagem etc.).

Já no caso de urticária crônica, a investigação diagnóstica tem alguns objetivos:[1]

- Confirmar seu diagnóstico e excluir diagnósticos diferenciais, como doenças autoinflamatórias, angioedema mediado por bradicinina, entre outros.
- Buscar causas subjacentes como autoanticorpos, doença tireoideana ativa, processos inflamatórios, infecções etc.
- Identificar condições relevantes que modifiquem o curso da doença: fatores agravantes como estresse, drogas (especialmente os AINE), alimentos contendo pseudoalérgenos ou ricos em histamina.
- Verificar comorbidades: doenças autoimunes, alergias, depressão, ansiedade, distúrbios do sono, entre outros.
- Avaliar preditores de curso da doença e resposta ao tratamento.

Dessa forma, para urticária crônica é recomendada investigação limitada, que inclui hemograma completo e marcadores inflamatórios (proteína C-reativa e/ou velocidade de hemossedimentação); na avaliação do especialista sugere-se a dosagem de IgE total e de IgG anti-TPO, assim como considerar outros possíveis biomarcadores. Deve-se prosseguir na investigação diagnóstica somente se indicado pela história e exame clínico do paciente, especialmente em pacientes com doença de longa duração e/ou não controlada (p. ex., busca por doenças infecciosas, autoanticorpos funcionais, hormônios tireoidianos, doença alérgica, doenças sistêmicas e biópsia).[1]

TRATAMENTO/RECOMENDAÇÕES

O tratamento da urticária tem como objetivo tratar a doença até que ela desapareça, da forma mais eficiente e segura possível. Isso envolve, além do tratamento farmacológico sintomático, buscar causas subjacentes (e eliminá-las quando possível), evitar fatores desencadeantes e indução de tolerância.[1]

Seguindo o princípio de tratar o tanto quanto necessário e o mínimo possível é necessário conhecer a duração esperada da doença: a maior parte dos episódios de urticária aguda desaparece dentro de 2 a 3 semanas, e maior duração parece estar associada com antecedente atópico, causas infecciosas e a presença de sintomas sistêmicos.[6] Em casos de alergia alimentar IgE-mediada, a retirada do alérgeno relacionado costuma levar a remissão dos sintomas e lesões em até 24h.[1] Pode haver recorrência das lesões sobretudo se o paciente for inadvertidamente exposto ao mesmo alérgeno ou medicamento culpado.[6]

No caso da urticária crônica, apesar de considerada uma doença autolimitada, pode ter uma longa duração e recorrer ao longo do tempo. Entre adultos, a média de duração é estimada entre 11,5 ± 10,8 anos.[3] Na faixa etária pediátrica a taxa de resolução é baixa, em torno de 10% ao ano.[10]

Em casos atendidos em serviços de emergência, é importante atentar que o tempo de observação será definido menos pela urticária propriamente dita, mas mais pelas condições associadas (infecção e/ou sintomas associados). Isso por algumas razões: se a urticária tem mais de 2 horas de evolução, dificilmente evoluirá para anafilaxia; sabendo que as lesões costumam ser recorrentes e podem durar dias a semanas, não há necessidade de aguardar resolução/clareamento delas. Vale mencionar aqui que o tempo de início dos anti-histamínicos orais é entre 1 e 2 h.[11] Ressalta-se também que não há indicação de internação para casos de urticária.

Considerando a complexidade do manejo da urticária crônica, seu tratamento e sua investigação devem ser feitos pelo especialista. Já na urticária aguda, o encaminhamento precisa ser realizado em casos de suspeita de alergia alimentar ou hipersensibilidade a medicamentos.

Outro ponto relevante no manejo da urticária crônica é a monitorização da atividade da doença,[1] que pode ser realizada por meio de diversos questionários, como *Urticaria Activity Score*, *Angioedema Activity Score*, *Urticaria Control Test*, entre outros. Vale ressaltar que alguns já foram traduzidos e validados para o português,[12] mas infelizmente nenhum é validado para a população pediátrica.[1]

Tratamento farmacológico

O uso de tratamento farmacológico visa prevenir a liberação de mediadores dos mastócitos e/ou os efeitos dos seus mediadores (histamina).[1] O tratamento não é muito complicado, pois geralmente se limita à prescrição de anti-histamínicos anti-H1 de 2ª geração para qualquer subtipo de urticária.[2] Isso deve ser realizado de maneira contínua (até que não seja mais necessário) para prevenir a ocorrência de urticária e angioedema, sendo o uso diário de anti-histamínicos suportado pelo seu perfil de segurança (há dados disponíveis para vários anos de uso contínuo).[1]

Primeira linha – anti-histamínicos

Os anti-histamínicos anti-H1 estão disponíveis para o tratamento da urticária desde a década de 1950. Os anti-H1 de 1ª geração apresentam efeitos anticolinérgicos e sedativos pronunciados, bem como interação com álcool e outras drogas, além de poder gerar impacto negativo no sono, aprendizado e performance. Por sua vez, os anti-H1 de 2ª geração são minimamente ou não sedativos e livres de efeitos anticolinérgicos. Dessa maneira, é fortemente recomendado não utilizar mais anti-histamínicos anti-H1 de 1ª geração para quadros alérgicos em adultos e sobretudo em crianças.[1]

A maioria dos anti-histamínicos anti-H1 de 2ª geração foi testada especificamente em urticária. Evidências suportam o uso de bilastina, cetirizina, desloratadina, ebastina, fexofenadina, levocetirizina, loratadina e rupatadina, sendo essa categoria de medicamentos indicada como primeira linha de tratamento. Vale ressaltar que não é possível recomendar qual deve ser utilizado preferencialmente para urticária, dada a falta de estudos que comparem a eficácia e a segurança dos diferentes anti-histamínicos de 2ª geração. Focando a faixa etária pediátrica, a escolha de qual medicamento a ser prescrito deve levar em consideração a idade (doses licenciadas variam de país para país, bem como anti-H1 de 2ª geração não estão licenciados para menores de 6 meses em muitos países, incluindo o Brasil) e a apresentação disponível (comprimido *vs.* solução ou gotas).[1] A Tabela 1 apresenta os anti-histamínicos de 2ª geração licenciados em bula no Brasil, bem como suas doses por faixa etária e apresentações disponíveis.

É importante lembrar que, mesmo no atendimento de urgência, não há indicação quanto ao uso de medicação parenteral (a não ser que o paciente não esteja tolerando a via oral). Isso se justifica pelo fato de não existir anti-histamínico de 2ª geração em apresentação endovenosa, intramuscular ou subcutânea. Além disso, ressalta-se que o tempo de início de ação dos anti-histamínicos de 2ª geração é igual ou mais rápido quando comparados aos de 1ª geração.[11]

Tabela 1 Anti-histamínicos de 2ª geração licenciados em bula no Brasil

Anti-histamínicos de 2ª geração	Doses licenciadas em bula no Brasil
Bilastina Solução 2,5 mg/mL Comprimido 20 mg	6-11 anos (≥ 20 kg): 10 mg, 1 x/dia > 12 anos: 20 mg, 1 x/dia
Cetirizina Solução 1 mg/mL Comprimido 10 mg	2-5 anos: 2,5 mg, 2 x/dia 6-11 anos: 5 mg, 2 x/dia ou 10 mg, 1 x/dia > 12 anos: 10 mg, 1 x/dia
Desloratadina Solução 0,5 mg/mL Comprimido 5 mg	6-11 meses: 1 mg, 1 x/dia 1-5 anos: 1,25 mg, 1 x/dia 6-11 anos: 2,5 mg, 1 x/dia > 12 anos: 5 mg, 1 x/dia
Ebastina Solução 1 mg/mL Comprimido 10 mg	2-5 anos: 2,5 mg, 1 x/dia 6-11 anos: 5 mg, 1 x/dia > 12 anos: 10 mg, 1 x/dia
Fexofenadina Solução 6 mg/mL Comprimido 60, 120 e 180 mg	6 meses-2 anos: 15 mg, 2 x/dia 2-12 anos: 30 mg, 2 x/dia > 12 anos: 60 mg, 2 x/dia ou 180 mg, 1 x/dia
Levocetirizina Solução 5 mg/mL (20 gotas/mL) Comprimido 5 mg	2-5 anos: 1,25 mg, 2 x/dia > 6 anos: 5 mg, 1 x/dia
Loratadina Solução 1 mg/mL Comprimido 10 mg	2-11 anos: > 30 kg: 10 mg, 1 x/dia < 30 kg: 5 mg, 1 x/dia > 12 anos: 10 mg, 1 x/dia
Rupatadina Comprimido 10 mg	> 12 anos: 10 mg, 1 x/dia

Fonte: adaptada de Pastorino e Morgenstern, 2021.[8]

No entanto, em alguns casos o uso de doses-padrão não é capaz de controlar os sintomas, sendo necessárias opções mais eficazes de tratamento.[2] Alguns estudos demonstraram o benefício do uso de anti-histamínicos anti-H1 de 2ª geração com dosagem superior ao padrão em pacientes com urticária, incluindo bilastina, cetirizina, desloratadina, ebastina, fexofenadina, levocetirizina e rupatadina. Essa abordagem é considerada *off-label*: até o momento há pouca evidência de sua eficácia e segurança mesmo em revisões sistemáticas – a maior parte dos achados é baseada em opiniões de *experts*, poucos ensaios clínicos randomizados e em estudos clínicos de baixa qualidade.[13,14] Por sua vez, essa abordagem já vem sendo recomendada por *guidelines* de urticária desde o ano 2000 e até o momento nenhum evento adverso grave foi relatado, tampouco há relato em literatura de efeitos colaterais atribuídos à ingestão de longo prazo ou acúmulo potencial. Por essa razão, em pacientes não responsivos à dose padrão de anti-histamínicos anti-H1 de 2ª geração (após 2-4 semanas de tratamento, ou antes – se sintomas intoleráveis), é recomendado o aumento da dose em até quatro vezes. Essa abordagem é preferível à mistura de diferentes anti-histamínicos anti-H1 de 2ª geração, pois suas propriedades farmacológicas são diferentes.[1]

A proporção de pacientes com urticária crônica espontânea que responde ao uso de anti-histamínico varia de 38,6% com dose padrão a 63,2% dos pacientes com dose aumentada.[14] Na faixa etária pediátrica, essa resposta é semelhante, variando de 37,9% com dose padrão a 66,7% com dose aumentada,[15] havendo casuísticas que relatam controle total de sintomas com anti-histamínico em até 92%.[16] Nos casos de tal refratariedade ao anti-histamínico, o único tratamento licenciado é o omalizumabe, sendo considerado a próxima etapa no algoritmo de tratamento.

Segunda linha – omalizumabe

O omalizumabe é um anticorpo monoclonal anti-IgE e tem se mostrado muito eficaz e seguro no tratamento da UCE, assim como já existem relatos da sua eficácia nas urticárias crônicas indutíveis. A dose inicial recomendada é de 300 mg por via subcutânea a cada 4 semanas, sendo essa dosagem independente dos níveis de IgE. Em casos de resposta parcial/insuficiente, existe a possibilidade do uso de doses mais elevadas, intervalos menores ou ambos, sendo essa abordagem ainda *off-label*.[1]

Vale ressaltar que essa medicação só está licenciada para UCE em pacientes a partir de 12 anos, mas já foram publicados alguns relatos do seu uso em crianças menores. Embora venha sendo usado com segurança em crianças de 6 a 11 anos com asma grave, muitas vezes em doses mais altas que as preconizadas para UCE, ainda é um medicamento caro e com problemas de acessibilidade.[17,18]

Terceira linha – ciclosporina

Ciclosporina é um imunossupressor com efeito direto moderado na liberação de mediadores dos mastócitos e está indicada para pacientes que não têm benefício suficiente do tratamento com omalizumabe. Sua eficácia já foi demonstrada em diversos estudos, mas não pode ser recomendada como tratamento padrão, dado o alto índice de efeitos adversos. Seu uso em urticária é *off*-label.[1]

Corticosteroides

A prescrição de corticoides deve ser restrita nos casos de urticária, considerando a boa eficácia dos anti-histamínicos e o risco dos possíveis efeitos colaterais.[8] Seu uso pode ser considerado em casos mais graves de urticária aguda (p. ex., associado a angioedema)[6] e em exacerbações agudas de UCE, devendo ser utilizadas doses baixas (0,5-1 mg/kg em crianças, 20-50 mg em adultos de prednisona/prednisolona) e por curtos períodos (geralmente 3-5 dias, no máximo 10 dias).[1,2,6]

Estudo recente demonstrou não haver mudança na evolução de urticária aguda isolada (sem angioedema) ao associar-se corticoide sistêmico ao anti-histamínico.[19] Nos casos de urticária crônica, por causa dos efeitos colaterais em longo prazo, o seu uso prolongado é fortemente desaconselhado. Por fim, os corticoides tópicos não são úteis na urticária.[1]

Outros tratamentos

Tratamentos alternativos podem ser necessários, considerando que parte dos pacientes será refratária ao uso de anti-histamínicos e existem restrições relacionadas ao omalizumabe (custo elevado) e à ciclosporina (perfil de segurança). Todos esses tratamentos são baseados em ensaios clínicos com baixos níveis de evidência e dentre eles podemos mencionar: antidepressivos (doxepina), anti-histamínico anti-H2 (ranitidina), antileucotrienos (montelucaste), dapsona, dieta livre de pseudoalérgenos, sulfasalazina, metotrexato, interferon, plasmaférese, fototerapia, gamaglobulina endovenosa, entre outros.[1]

Tratamento não farmacológico

Buscar causas subjacentes

Apesar de desejável, a eliminação de causas subjacentes não é possível na maioria dos pacientes com urticária: em urticária aguda a maior parte dos casos é idiopática; na urticária crônica indutível as causas são desconhecidas e a causa mais comum de urticária crônica espontânea são as autoimunidades que não podem ser eliminadas.[1]

Evitar fatores desencadeantes

Por sua vez, evitar fatores desencadeantes pode ser benéfico para pacientes com urticária. Quando há suspeita de relação com medicamentos, tais drogas devem ser omitidas totalmente ou substituídas por outra classe de agentes, se indispensáveis (p. ex., os AINE não só podem provocar, mas também agravar uma UCE preexistente).[1]

No caso da urticária crônica indutível, evitar os desencadeantes específicos pode ajudar na redução da ocorrência de pápulas e angioedema, mas geralmente não é suficiente para controlar a doença, bem como pode vir acompanhado de um fardo substancial para o paciente (p. ex., o limiar para gatilhos físicos relevantes pode ser baixo e evitar exposição completa é virtualmente impossível; coceira não intencional pode levar a formação de urticas em pacientes com dermografismo grave).[1]

A UCE tem sido relatada como associada a uma variedade de doenças inflamatórias ou infecciosas (apesar de os estudos mostrarem resultados conflitantes e/ou apresentarem fraquezas metodológicas). As infecções que podem contribuir para a atividade da UCE incluem aquelas do trato gastrointestinal, como infecção por *H. pylori* e infecções bacterianas da nasofaringe; parasitas intestinais, uma possível causa rara de UCE em países industrializados desenvolvidos, devem ser eliminados, se indicado. Processos inflamatórios crônicos devidos a diversas outras doenças (gastrite, esofagite por refluxo ou inflamação das vias biliares) têm sido identificados como potencialmente desencadeantes da UCE, bem como podem ser secundários a infecções. Não é fácil discernir se alguma dessas causas são relevantes para UCE; ainda assim, elas devem ser tratadas, pois muitas podem estar associadas ao desenvolvimento de neoplasias.[1]

Para os pacientes com autoimunidade, a redução direta de autoanticorpos por plasmaférese apresentou benefício temporário; porém, dada a experiência limitada e considerando-se os altos custos, essa terapia é indicada somente para pacientes não responsivos a todas as outras formas de tratamento.[1]

A alergia alimentar IgE-mediada raramente é a causa subjacente da UCE. Se identificados, os alérgenos alimentares específicos precisam ser evitados o máximo possível, o que leva a uma remissão dos sintomas e lesões em menos de 24 horas. Em alguns pacientes com UCE, foram observadas reações pseudoalérgicas (reações de hipersensibilidade não mediadas por IgE) a ingredientes alimentares naturais e a aditivos alimentares. Dietas livres de pseudoalérgenos e/ou baixas em histamina podem melhorar os sintomas em alguns pacientes. Essas dietas são controversas e ainda não comprovadas em estudos duplos-cegos bem desenhados controlados por placebo. Quando utilizadas, devem ser mantidas por um mínimo de 2 a 3 semanas antes que os efeitos benéficos sejam observados.[1]

Indução de tolerância

Indução de tolerância pode ser útil em alguns subtipos de urticária crônica indutível, como urticária ao frio, urticária colinérgica e urticária solar. Trata-se de induzir tolerância a determinado estímulo, seguido de sua manutenção – exposição diária consistente àquele estímulo dentro do limiar atingido. No entanto, muitas vezes a indução de tolerância e sua manutenção não é tolerada pelo paciente, como na urticária ao frio, na qual banhos frios diários são necessários.[1]

CONCLUSÃO

Urticária é uma condição comum, cuja identificação e manejo apropriados interferem na qualidade de vida do paciente. Reforça-se a importância do diagnóstico primariamente clínico por meio de anamnese e exame físico, evitando-se investigações desnecessárias, bem como atenção para o diagnóstico diferencial de anafilaxia, quadro esse grave que pode cursar com urticária, que apresenta risco de vida e cujo manejo é diferente.

A etiologia dos quadros agudos na sua maioria é idiopática ou relacionada a infecções agudas, podendo eventualmente estar relacionada a alimentos ou medicamentos; já nos quadros crônicos, a principal causa são as autoimunidades. A identificação de agentes causadores muitas vezes não é possível, devendo-se evitar rotulações inadequadas de alergia.

O tratamento adequado inclui, além de evitar causas subjacentes e fatores desencadeantes, o uso de anti-histamínicos de 2ª geração, que levam a melhora sintomática e menor risco de efeitos colaterais; o uso de corticoide deve ser restrito a casos graves ou refratários.

O prognóstico de urticária aguda é bom, com resolução da maioria dos quadros em até 2 a 3 semanas. Já a urticária crônica pode ter duração prolongada, com prejuízo importante na qualidade de vida.

O encaminhamento ao especialista (alergista) deve ser realizado nas seguintes condições:

- Suspeita de alergia alimentar IgE-mediada.
- Suspeita de hipersensibilidade a medicamentos.
- Todos os casos de urticária crônica.

BIBLIOGRAFIA

1. Zuberbier T, Abdul Latiff AH, Abuzakouk M, Aquilina S, Asero R, Baker D, et al. The international EAACI/GA²LEN/EuroGuiDerm/APAAACI guideline for the definition, classification, diagnosis, and management of urticaria. Allergy. 2022;77(3):734-66.
2. Kudryavtseva AV, Neskorodova KA, Staubach P. Urticaria in children and adolescents: An updated review of the pathogenesis and management. Pediatr Allergy Immunol. 2019;30(1):17-24.
3. Gonçalo M, Gimenéz-Arnau A, Al-Ahmad M, Ben-Shoshan M, Bernstein JA, Ensina LF, et al. The global burden of chronic urticaria for the patient and society. Br J Dermatol. 2021;184(2):226-36.
4. Lee SJ, Ha EK, Jee HM, Lee KS, Lee SW, Kim MA, et al. Prevalence and risk factors of urticaria with a focus on chronic urticaria in children. Allergy Asthma Immunol Res. 2017;9(3):212-9.
5. Ben-Shoshan M, Grattan CE. Management of pediatric urticaria with review of the literature on chronic spontaneous urticaria in children. J Allergy Clin Immunol Pract. 2018;6(4):1152-61.
6. Sabroe RA. Acute urticaria. Immunol Allergy Clin North Am. 2014;34(1):11-21.
7. Talarico V, Marseglia GL, Lanari M, Esposito S, Masi S, De Filippo M, et al. Pediatric urticaria in the Emergency Department: epidemiological characteristics and predictive factors for its persistence in children. Eur Ann Allergy Clin Immunol. 2021;53(2):80-5.

8. Pastorino AC, Morgenstern B. Urticária. In: Sociedade Brasileira de Pediatria; Leone C, Cabral SA, orgs. PROPED Programa de Atualização em Terapêutica Pediátrica: Ciclo 8. Porto Alegre: Artmed Panamericana; 2021. p.9-52. (Sistema de Educação Continuada a Distância, v.2.)
9. Cardona V, Ansotegui IJ, Ebisawa M, El-Gamal Y, Rivas MF, Fineman S, et al. World allergy organization anaphylaxis guidance 2020. World Allergy Organ J. 2020;13(10):100472.
10. Netchiporouk E, Sasseville D, Moreau L, Habel Y, Rahme E, Ben-Shoshan M. Evaluating comorbidities, natural history, and predictors of early resolution in a cohort of children with chronic urticaria. JAMA Dermatol. 2017;153(12):1236-42.
11. Pastorino AC. Revisão sobre a eficácia e segurança dos anti-histamínicos de primeira e segunda geração. Rev Bras Alerg Imunopatol. 2010;33(3):88-92.
12. Valle SOR, Dortas-Junior SD, Dias GAC, Motta AA, Falcão do Amaral SC, Martins EAPR, et al. Ferramentas para avaliação e acompanhamento da urticária crônica. Arq Asma Alerg Imunol. 2018;2(2):209-24.
13. Iriarte Sotés P, Armisén M, Usero-Bárcena T, Fernández AR, Rivas MMO, Gonzalez MT, et al. Efficacy and safety of up-dosing antihistamines in chronic spontaneous urticaria: a systematic review of the literature. J Investig Allergol Clin Immunol. 2021;31(4):282-91.
14. Guillén-Aguinaga S, Jáuregui Presa I, Aguinaga-Ontoso E, Guillén-Grima F, Ferrer M. Updosing nonsedating antihistamines in patients with chronic spontaneous urticaria: a systematic review and meta-analysis. Br J Dermatol. 2016;175(6):1153-65.
15. Sarti L, Barni S, Giovannini M, Liccioli G, Novembre E, Mori F. Efficacy and tolerability of the updosing of second-generation non-sedating H1 antihistamines in children with chronic spontaneous urticaria. Pediatr Allergy Immunol. 2021;32(1):153-60.
16. Gabrielli S, Le M, Netchiporouk E, Miedzybrodzki B, Baum S, Greenberger S, et al. Chronic urticaria in children can be controlled effectively with updosing second-generation antihistamines. J Am Acad Dermatol. 2020;82(6):1535-7.
17. Türk M, Carneiro-Leão L, Kolkhir P, Bonnekoh H, Buttgereit T, Maurer M. How to treat patients with chronic spontaneous urticaria with omalizumab: questions and answers. J Allergy Clin Immunol Pract. 2020;8(1):113-24.
18. Pathania YS, Budania A. Comment on "Children with chronic urticaria can be effectively controlled with updosing second-generation antihistamines". J Am Acad Dermatol. 2020;83(5):e363-4.
19. Barniol C, Dehours E, Mallet J, Houze-Cerfon CH, Lauque D, Charpentier S. Levocetirizine and prednisone are not superior to levocetirizine alone for the treatment of acute urticaria: a randomized double-blind clinical trial. Ann Emerg Med. 2018;71(1):125-31.e1.

Seção X

Emergências nefrológicas

32
Infecções do trato urinário

Antonio Alexandre Sales Neto
Luciana Dos Santos Henriques Sakita

Objetivo do capítulo

Este capítulo tem como objetivo apresentar a definição e a classificação das infecções do trato urinário na criança, discutir sobre os principais fatores de risco, o reconhecimento de sinais e sintomas, a abordagem diagnóstica e os protocolos de tratamento.

DEFINIÇÃO E INCIDÊNCIA

A infecção do trato urinário (ITU) é definida pela presença do germe patogênico único no sistema urinário associada a processo inflamatório sintomático.[1]

Uma metanálise clássica aponta taxas de prevalência agrupadas de ITU febris em meninas de 0-3, 3-6, 6-12 e > 12 meses de 7,5, 5,7, 8,3 e 2,1%, respectivamente. Entre os lactentes febris do sexo masculino com menos de 3 meses de idade, 2,4% (IC: 1,4-3,5) dos meninos circuncidados e 20,1% (IC: 16,8-23,4) dos meninos não circuncidados apresentaram ITU. Entre as crianças mais velhas com sinais e sintomas atribuíveis ao trato urinário, a prevalência de ITU foi de 7,8% (IC: 6,6-8,9).[2] Essa baixa associação é o principal ponto que justifica a necessidade da coleta de exames em pediatria para o diagnóstico, em contraste com o paciente adulto, que pode ser diagnosticado e tratado empiricamente.

ETIOLOGIA E FISIOPATOLOGIA

Os organismos causadores de ITU mais comuns são da flora intestinal. A *Escherichia coli* é responsável por até 90% dos casos pediátricos. Outros organismos incluem:[3]

- *Enterobacter aerogenes, Klebsiella pneumoniae, Proteus mirabilis, Citrobacter, Pseudomonas aeruginosa, Enterococcus* spp e *Serratia* spp na ITU típica.
- *Staphylococcus aureus, Staphylococcus epidermidis, Haemophilus influenzae, Streptococcus pneumoniae, Streptococcus viridans* ou *Streptococcus agalactiae* podem ser causadores nas crianças com anomalias do trato urinário trato (anatômico, neurológico ou funcional) ou imunossuprimidas.
- *Staphylococcus aureus, Streptococcus agalactiae, Proteus mirabilis, Pseudomonas aeruginosa* e *Salmonella* não tifoide podem estar associados à disseminação hematogênica da infecção, causa incomum de ITU.
- Vírus como adenovírus, enterovírus, ecovírus e coxsackievírus também podem causar ITU.
- Fungos são causas incomuns e ocorrem, principalmente, em crianças com sonda vesical de demora, anomalias do trato urinário, uso prolongado de antibiótico de amplo espectro ou imunossupressão.

A ITU se desenvolve em razão de um desequilíbrio entre fatores de virulência bacteriana e da defesa do hospedeiro. As fímbrias da *E. coli* uropatogênica ajudam as bactérias a se ligarem ao revestimento celular uroepitelial e, assim, permanecem no trato urinário apesar do fluxo de urina. Bactérias uropatogênicas também possuem uma série de outros fatores de virulência que lhes permitem causar infecção. Outras espécies bacterianas, como *Klebsiella* e *Pseudomonas*, não têm essas habilidades e, geralmente, dependem de defesa debilitada do hospedeiro para causar uma infecção.[4]

O fluxo de urina do hospedeiro é importante fator de defesa do trato urinário. Uropatias obstrutivas e refluxo vesicoureteral (RVU) grave aumentam significativamente a chance de ITU. A resposta imune adquirida não parece desempenhar papel dominante na proteção contra a doença, e crianças com imunodeficiências não costumam apresentar ITU de repetição. Além desses fatores, a disfunção funcional da bexiga e do intestino também parece exercer função importante na fisiopatologia das ITU.[4]

FATORES DE RISCO, HISTÓRIA E EXAME FÍSICO

Os fatores de risco mais relevantes para ITU em crianças são: sexo feminino (ou menino não circuncidado), idade mais jovem, RVU de alto grau, CAKUT (sigla em inglês para anomalias congênitas do rim e do trato urinário), disfunção vesicointestinal, constipação e instrumentação do trato urinário (particularmente, sondagem vesical de demora). Outros fatores de risco em crianças mais velhas e adolescentes são: presença de cálculos renais, atividade sexual, gestação e diabetes. Fatores genéticos também aumentam a chance de ocorrência dessa doença. A administração de antibióticos pode aumentar o risco de ITU por causa da modificação da microflora periuretral.[5-7]

A Tabela 1 lista os principais achados na história de acordo com a idade.

Tabela 1 Sinais e sintomas clínicos de infecção do trato urinário (ITU)

Menos de 3 meses	Lactentes	Pré-escolares	Escolar/adolescente
Sepse/bacteremia	Febre	Febre	Febre
Vômitos	Anorexia	Dor abdominal	Disúria
Hipoatividade	Vômitos	Disúria	Polaciúria
Icterícia	Dor abdominal	Polaciúria	Dor lombar
Baixo ganho ponderal			Urgência miccional
Hipotermia ou febre			

Fonte: Silva, 2021.[1]

O exame físico da criança com suspeita de ITU deve ser completo, incluindo avaliação ponderoestatural e do desenvolvimento. A Tabela 2 resume os itens do exame, seus achados e relevância.

TESTES DIAGNÓSTICOS

Diagnóstico

A suspeita de ITU surge com base em sintomas clínicos e/ou achados no exame de urinálise. A cultura de urina é necessária para confirmação e terapia apropriada.[5]

Em crianças sem controle esfincteriano, a amostra de urina para cultura deve ser coletada, preferencialmente, por cateterização ureteral ou aspiração da bexiga suprapúbica, especialmente se uma amostra coletada por bolsa perineal apresentar alterações sugestivas de ITU. Em crianças com controle esfincteriano, uma amostra urinária pode ser obtida coletando o jato médio em um copo estéril após a limpeza da pele ao redor da área genital.[4]

A presença de leucócitos ou piócitos (piúria) no exame de urina é um indício muito sugestivo de ITU. Considera-se piúria a presença de cinco ou mais leucócitos por campo microscópico em grande aumento (400 vezes), ou mais de 10 mil piócitos por mL. A presença de cilindros piocitários sugere acometimento infeccioso do parênquima renal. Outras condições também podem apresentar leucocitúria – geralmente de pequena monta – sem ITU, como febre, desidratação grave, inflamação de estruturas contíguas (p. ex., apendicite), glo-

Tabela 2 Exame físico direcionado em pacientes com suspeita de infecção do trato urinário (ITU), os possíveis achados e sua relevância clínica

Avaliação	Achados/relevância
Palpação abdominal	Suspeita de rins ectópicos, fecalomas, hidronefrose, processos obstrutivos baixos (bexiga palpável)
Exame da região sacral	Buscar sinais sugestivos de disrafismo espinhal, que podem ter associação com bexiga neurogênica
Punho percussão lombar (sinal de Giordano)	Sugestivo de pielonefrite, se positiva
Exame da região genital	Alterações anatômicas. Atentar para hímen e sinéquia em meninas e fimose em meninos, bem como alterações de posicionamento uretral
Avaliar presença de vulvovaginite ou balanopostite	Pode mimetizar clínica de ITU, bem como levar a falso-positivos no exame de urina
Perda constante de urina ao exame físico	Sugere ureter ectópico ou alteração funcional da bexiga

Fonte: Silva, 2021.[1]

merulonefrites e tumores. O teste da esterase leucocitária na fita reativa detecta a presença de mais de cinco leucócitos por campo de grande aumento, e o teste da conversão do nitrato em nitrito detecta, indiretamente, a presença de bactérias gram-negativas na urina, desde que a última micção tenha ocorrido há pelo menos 4 horas. A positividade em conjunto de nitritos (teste do nitrito positivo) e esterase leucocitária é fortemente sugestiva de ITU (sensibilidade = 93%, especificidade = 72%).[1]

O ponto de corte na contagem de colônias para definir uma urocultura como positiva para ITU depende do método de coleta. A literatura clássica considera positivas culturas com pelo menos 50.000 unidades formadoras de colônias (UFC)/mL para amostras obtidas por cateterismo, 100.000 para amostras obtidas por coleta limpa e 1.000 UFC/mL em amostras obtidas por aspiração suprapúbica.[5] Há alguns anos, vem sendo questionado se casos com crescimentos entre 10.000 e 50.000 UFC/mL não poderiam ser considerados. Alguns autores sugerem até mesmo repetir a coleta de urina e cultura nesses casos.[8,9]

Nos casos que necessitem de terapia parenteral, como em crianças com sepse, hemoculturas devem ser obtidas. Em lactentes com queda do estado geral e recém-nascidos em geral, a necessidade de coleta de outros exames, como coleta de líquido cefalorraquidiano, deve ser avaliada. Se possível, tais culturas devem ser obtidas antes do início da terapêutica antimicrobiana.[10]

TRATAMENTO

O tratamento deve ser iniciado baseado na suspeita clínica de ITU, conforme critérios explicados anteriormente.

Mesmo em casos de pielonefrite, as evidências atuais apontam que a maioria dos pacientes com mais de 60 dias de vida pode ser manejada com terapia oral. Além daquelas abaixo dessa faixa etária, o tratamento parenteral está indicado para crianças com desidratação, vômitos persistentes, infecção complicada ou com urosepse, devendo ser mantido até que as condições clínicas permitam a transição para via oral.[1,5,6,11]

A administração parenteral ambulatorial da dose única diária de gentamicina ou ceftriaxona é uma opção que evita internação hospitalar em casos selecionados (geralmente em crianças com mais de 2 meses, intolerantes à medicação via oral, mas que estão em bom estado geral, hidratadas e sem grandes fatores de risco para complicações), desde que haja garantia de adesão ao tratamento pelos familiares.[12]

Não existe um antibiótico padrão-ouro para tratamento de ITU em pediatria. Caso não seja possível utilizar a coloração Gram para guiar a escolha terapêutica, o mais recomendado é iniciar terapia empírica priorizando cobertura para *Escherichia coli*, conforme o padrão de sensibilidade bacteriana local.[13]

As Tabelas 3 e 4 apresentam as recomendações do protocolo institucional do Hospital Israelita Albert Einstein, considerando estudos com a flora local.[14]

As escolhas mencionadas anteriormente levam em consideração que, nos pacientes com alta probabilidade de envolvimento renal, a probabilidade prevista de resistência às cefalosporinas de primeira geração ou trimetoprima-sulfametoxazol é relativamente alta.

A revisão da terapia precisa ocorrer entre 48 e 72 horas, assim que houver antibiograma disponível, avaliando a possibilidade de descalonamento antibiótico ou necessidade de troca do medicamento. Havendo resposta terapêutica (como melhora da febre, estado geral e/ou dos sintomas urológicos) e confirmação de sensibilidade no antibiograma, não se faz necessário exame microbiológico de controle. Na falta de melhora clínica, é importante descartar anormalidades do trato urinário (com exame de imagem) e ampliar a cobertura antibiótica. As causas mais comuns de ausência de resposta à terapia são: diagnóstico incorreto, resistência bacteriana, abscesso renal e malformações urinárias.[4,13]

A duração ideal da terapia é variável na literatura, porém aceita-se como adequado um período de 3 a 5 dias de tratamento em caso de cistite/ITU baixo e de 7 a 14 dias para pielonefrite, por causa de necessidade de se atingir níveis séricos mais altos de antibiótico (sendo que as vias oral e parenteral são igual-

Tabela 3 Escolhas no tratamento de infecção do trato urinário (ITU) em pediatria, de acordo com o protocolo institucional

Tratamento oral	Tratamento parenteral
Criança afebril: cefadroxila Criança febril: cefuroxima ou amoxicilina + clavulanato; ciprofloxacino se alergia à betalactâmicos	Ceftriaxona ou cefotaxima Se alergia: piperacilina--tazobactam ou amicacina

Fonte: Lobo AC et al., 2022.[14]

Tabela 4 Doses recomendadas no tratamento de infecção do trato urinário (ITU) em crianças, de acordo com o protocolo institucional

Antimicrobiano	Dose
Cefadroxila	30 mg/kg/dia, em 2 doses
Cefuroxima	20-40 mg/kg/dia, em 2 doses
Amoxicilina + clavulanato	40 mg/kg/dia de amoxicilina, em 3 doses
Ciprofloxacino	20-30 mg/kg/dia, em 2 doses
Ceftriaxona	75 mg/kg/dia, em 2 doses, IV ou IM
Piperacilina-tazobactam	300 mg/kg/dia, em 3 ou 4 doses, IV
Amicacina	15 mg/kg/dia, em 1-3 doses, IV ou IM

Fonte: Lobo AC et al., 2022.[14]

mente aceitáveis).[1,6] Evidências recentes sugerem que, para a maior parte dos casos, tempos mais curtos de tratamento (< 10 dias) são tão eficazes quanto cursos prolongados em crianças com pielonefrite, tendo a vantagem de reduzir a indução de resistência a antibióticos e outros eventos adversos associados a seu uso prolongado.[15]

Indicações de imagem

O objetivo da investigação com exames de imagem na ITU febril (pielonefrite) pediátrica é descartar a presença de malformações do trato urinário. Os principais exames incluem ultrassonografia (USG) do trato urinário, uretrocistografia miccional (UCM) e cintilografia renal com ácido dimercaptosuccínico--tecnécio-99 (DMSA). Não há evidência científica em favor de um protocolo de investigação específico. A maioria das diretrizes concorda na indicação da USG como avaliação inicial nos menores de 2 anos que apresentaram pielonefrite. O documento recente da Sociedade Brasileira de Pediatria resume bem os principais consensos (Tabela 5).[13]

Tabela 5 Principais recomendações em relação à investigação por imagem na infecção do trato urinário (ITU) pediátrica

Diretriz	USG	UCM	Cintilografia DMSA tardia
Top-down approach (cintilografia na fase aguda)	Não realizado	Se o DMSA alterado	Se o DMSA na fase aguda alterado
Academia Americana de Pediatria	Sim	Se a USG alterada e/ou ITU atípica ou recorrente	Não
Sociedade Italiana de Nefrologia Pediátrica	Sim	Se a USG alterada e/ou ITU atípica	Se a USG alterado e/ou refluxo vesicureteral
NICE	Apenas em < 6 meses	Se a USG alterada e/ou a ITU atípica	Se a ITU atípica

DMSA: dimercaptosuccínico-tecnécio-99; NICE: Instituto Nacional de Excelência Clínica – Reino Unido; UCM: uretrocistografia miccional; USG: ultrassonografia.
Fonte: Departamento Científico de Nefrologia, Sociedade Brasileira de Pediatria, 2021.[13]

É definido como ITU atípica quando há doença grave ou com septicemia, redução da força do jato urinário, presença de massa abdominal, aumento de creatinina, falha de resposta à terapia em 48 horas e infecção por organismos não *E. coli*.[16]

Indicações de encaminhamento ao especialista

Devem ser encaminhados ao serviço de nefrologia e/ou urologia pediátrica pacientes com: ITU recorrente, refluxo vesicoureteral (graus III a V), anomalias renais, função renal alterada, pressão arterial elevada e disfunção vesicointestinal refratária às medidas iniciais.[12,16]

CONCLUSÃO

A infecção do trato urinário é uma infecção comum com morbidade elevada e risco de complicações, como cicatrizes renais, se não for diagnosticada precocemente e tratada de forma apropriada.

O tratamento adequado depende de um diagnóstico correto, este envolve método de coleta e interpretação de resultados. A presença de esterase leucocitária, nitrito e leucocitúria presume o diagnóstico de infecção do trato urinário que é confirmado com a urocultura. O início precoce do tratamento previne as cicatrizes renais e outras complicações.

BIBLIOGRAFIA

1. Silva JMP, Cardoso LSB, Souza VC, Oliveira EA. Infecção do trato urinário. In: Sociedade Brasileira de Pediatria (org.). Tratado de pediatria. 5.ed. Santana de Parnaíba: Manole; 2021. p. 59-68. v.2.
2. Shaikh N, Morone NE, Bost JE, Farrell MH. Prevalence of urinary tract infection in childhood: a meta-analysis. Pediatr Infect Dis J. 2008;27(4):302-8.
3. Leung AKC, Wong AHC, Leung AAM, Hon KL. Urinary tract infection in children. Recent Pat Inflamm Allergy Drug Discov. 2019;13(1):2-18.
4. Tullus K, Shaikh N. Urinary tract infections in children. Lancet. 2020 23;395(10237):1659-68.
5. Mattoo TK, Shaikh N, Nelson CP. Contemporary management of urinary tract infection in children. Pediatrics. 2021;147(2):e2020012138.
6. Jerardi KE, Jackson EC. Urinary tract infections. In: Kliegman RM, St Geme JW, Blum NJ, Shah SS, Tasker RC, Wilson KM. Nelson textbook of pediatrics. 21.ed. Philadelphia: Elsevier; 2020.
7. Keren R, Shaikh N, Pohl H, Gravens-Mueller L, Ivanova A, Zaoutis L, et al. Risk factors for recurrent urinary tract infection and renal scarring. Pediatrics. 2015;136(1):e13-21.
8. Tullus K. Low urinary bacterial counts: do they count? Pediatr Nephrol. 2016;31(2):171-4.
9. Shaikh N, Hoberman A. Urinary tract infections in infants and children older than one month: clinical features and diagnosis. UpToDate. 2021.
10. Buettcher M, Trueck J, Niederer-Loher A, Heininger U, Agyeman P, Asner S, et al. Swiss consensus recommendations on urinary tract infections in children. Eur J Pediatr. 2021;180(3):663-74.
11. Strohmeier Y, Hodson EM, Willis NS, Webster AC, Craig JC. Antibiotics for acute pyelonephritis in children. Cochrane Database Syst Rev. 2014;(7):CD003772.
12. Shaikh N, Hoberman A. Urinary tract infections in infants older than one month and young children: acute management, imaging, and prognosis. UpToDate. 2022.
13. Departamento Científico de Nefrologia, Sociedade Brasileira de Pediatria. Infecção do Trato Urinário em Pediatria – Existe consenso entre os consensos? – Atualização 2021. 2021;(7):1-7. Disponível em: https://www.sbp.com.br/fileadmin/user_upload/23183d-DC_Infec_TratoUrinario_Pediatria-Atualiz2021.pdf. Acesso em: 11 abr. 2024.
14. Lobo AC, Cirino F, Menezes I. Guia do episódio de cuidado: infecção do trato urinário em crianças e adolescentes. São Paulo: Sociedade Beneficente Israelita Brasileira Albert Einstein; 2022. Disponível em: https://medicalsuite.einstein.br/pratica-medica/Pathways/Infeccao-do-trato-urinario-em-criancaseadolescentes.pdf. Acesso em: 11 abr. 2024.
15. Fox MT, Amoah J, Hsu AJ, Herzke CA, Gerber JS, Tamma PD. Comparative effectiveness of antibiotic treatment duration in children with pyelonephritis. JAMA Netw Open. 2020;3(5):e203951.
16. Urinary tract infection in under 16s: diagnosis and management. London: National Institute for Health and Care Excellence (NICE); 2018.

33
Síndrome nefrótica e nefrítica

Camila Sanches Lanetzki Espósito
Iara Fernandes Menezes

Objetivo do capítulo

Apesar de possuírem etiologias variadas, as doenças glomerulares costumam se manifestar clinicamente como duas grandes síndromes: síndrome nefrítica e nefrótica. Neste capítulo iremos abordar diagnóstico e conduta nos dois casos, quando acometem as crianças.

SÍNDROME NEFRÓTICA

Definição e incidência

A síndrome nefrótica (SN) idiopática é a doença glomerular pediátrica mais frequente, afetando de 1,15 a 16,9 por 100 mil crianças por ano globalmente e varia de acordo com a etnia e a região.[2-4] É uma das doenças renais crônicas mais comuns em crianças.[4] Caracterizada pela tríade de proteinúria, hipoalbuminemia e edema,[2,3] é mais bem definida como uma podocitopatia devido à perda ou à função alterada dos podócitos, resultando em proteinúria maciça.[2] A causa precisa dessa doença, comum na infância, permanece indefinida.[2] A SN idiopática pode ser classificada com base na resposta à terapia com esteroides, no padrão de recidiva, na histopatologia ou em mutações genéticas.[2-4]

Classificação

- Primária ou idiopática: doença renal primária.
- Secundária: metabólica, infecciosa, doença sistêmica, distúrbios glomerulares e iatrogênicas (Tabela 1).

Tabela 1 Síndrome nefrótica secundária

Nefropatia por IgA, glomerulonefrite membranoproliferativa, nefropatia membranosa, doença da membrana basal fina
Lúpus, nefrite intersticial, nefropatia falciforme, microangiopatia trombótica
Hepatites B e C, HIV, CMV, EBV, malária, sífilis, toxoplasmose, varicela-zóster
Medicamentos; entre eles, anti-inflamatórios não esteroides (AINE)
Neoplásicas: linfoma, leucemia

Fonte: elaborada pelas autoras.

Tabela 2 Classificação da síndrome nefrótica (SN) com base na resposta aos esteroides

SN córtico-sensível (SNCS): remissão completa* após 4-8 semanas de corticoterapia diária
SN recidivante frequente (SNRF): duas ou mais recidivas** em seis meses ou quatro ou mais em um ano da resposta inicial
SN córtico-dependente (SNCD): recidiva durante a redução do corticoide ou dentro de 2 semanas após a suspensão do tratamento
SN córtico-resistente (SNCR): ausência de remissão após 4-8 semanas de tratamento

*Remissão completa: proteinúria < 5 mg/kg/dia por 3 dias consecutivos.
**Recidiva: proteinúria 50 mg/kg/dia por 3 dias consecutivos
Fonte: elaborada pelas autoras.

Etiologia e fisiopatologia

Muitos distúrbios glomerulares na infância cursam com síndrome nefrótica; porém, a grande maioria é síndrome nefrótica (SN) idiopática.[2] A causa permanece desconhecida, mas acredita-se que a patogênese da SN idiopática envolva desregulação imunológica, fatores circulantes sistêmicos ou anormalidades estruturais hereditárias do podócito.[2] O risco genético é mais comumente descrito entre crianças com doença resistente a esteroides.

Anormalidades no podócito e na barreira de filtração glomerular

Os podócitos, células epiteliais especializadas polarizadas que, com a membrana basal glomerular – constituída de diversas proteínas de matriz com carga negativa, responsáveis por criar uma barreira de carga aos ânions grandes como albumina[5] e o endotélio glomerular fenestrado –, formam uma estrutura de três camadas – a barreira de filtração glomerular. Essa estrutura permite que um ultrafiltrado quase completamente desprovido de proteína passe para o espaço de Bowman e prossiga para o túbulo proximal. A arquitetura do podócito é mantida por um extenso citoesqueleto de actina que permite que a barreira de filtração glomerular resista à substancial pressão hidrostática capilar.[2,5] A perda da estrutura normal do podócito pode levar à perda de albumina no ultrafiltrado. Os podócitos são células terminalmente diferenciadas com regeneração mínima e, portanto, vulneráveis a lesões. A patogênese que leva a essa perda estrutural não é clara na SN idiopática, nem o mecanismo específico no qual o tratamento com esteroides leva à recuperação de estrutura e função dos podócitos. Fatores sistêmicos, imunomediados ou circulantes podem contribuir para lesões podocitárias; não há uma única hipótese unificadora.[2] A manutenção da estrutura e a função dos podócitos dependem, entre outros, da interação molecular entre a rede de proteínas que ancoram o podócito à membrana basal glomerular. Assim, qualquer prejuízo ao podócito tem implicações para toda a barreira de filtração glomerular.[2]

Imunomoduladores

Suspeita-se que a disfunção ou desregulação dos linfócitos T estão envolvidas na patogênese da SN.

Fatores circulantes sistêmicos

Existem inúmeros fatores propostos, incluindo heparanase, hemopexina, angiopoietina-*like* 4 (ANGPTL4), citocina-1, entre outros que podem impactar a permeabilidade glomerular, possivelmente por meio de efeitos na célula endotelial ou podócito.[2]

Avaliação inicial

A avaliação de uma criança com síndrome nefrótica inclui a história e o exame físico, visando identificar causas secundárias e complicações da doença.

História

A história deve incluir perguntas sobre sintomas sistêmicos (dor nas articulações, irritação na pele, fotossensibilidade, úlceras na boca, queda de cabelo, febre, mal-estar, edema, linfadenopatia, palidez, fadiga), uso de medicamentos, fatores de risco ou sintomas sugestivos de infecções que podem causar síndrome nefrótica. Os pacientes geralmente apresentam início insidioso de edema, que pode não ser detectado até que ocorra acúmulo significativo de líquido. O edema depende da gravidade e, portanto, o edema periorbital é mais proeminente pela manhã. Após a deambulação diurna, o edema torna-se mais perceptível nos pés e nas pernas.

A idade da criança com síndrome nefrótica determina as causas mais prováveis. Em crianças mais velhas e adolescentes há maior risco de causas secundárias. Uma história familiar de síndrome nefrótica, doença renal ou consanguinidade deve levar à consideração de uma causa genética. Causa genética também deve ser considerada se houver anomalias congênitas, como ocorre em uma variedade de distúrbios sindrômicos.

Manifestações clínicas e exame físico:

- Edema é o achado dominante, insidioso, mole, frio e depressível. A localização pode ser bastante variável entre as crianças.
- Anasarca.
- Aumento súbito de peso.
- Derrames cavitários (pleural, pericárdico).
- Edema genital.
- Ascite.
- Sinais de hipovolemia: diminuição no número e no volume das micções, hipotensão postural, taquicardia, dor abdominal.
- Sinais de hipervolemia: hipertensão arterial sistêmica, edema agudo de pulmão e insuficiência cardíaca.
- O exame físico deve incluir a busca de achados sugestivos de uma doença sistêmica, malignidade ou complicações da síndrome nefrótica (trombose, peritonite ou celulite, p. ex.).

Na Tabela 3 estão listados os principais testes diagnósticos que devem ser realizados.

Tabela 3 Testes diagnósticos

▪ Urina tipo 1: proteinúria com ou sem cilindros; hematúria e leucocitúria podem estar presentes ▪ Urocultura
▪ Relação proteína/creatinina em amostra isolada de urina > 2 mg/mg ▪ Proteinúria > 50 mg/kg ou 40 mg/m²/h em urina de 24 horas ▪ 3+ proteína na fita de urinálise
▪ Albumina sérica inferior a 2,5 g/dL
▪ Ureia, creatinina, sódio, potássio, cloro, cálcio, fósforo, gasometria venosa, colesterol total e frações, hemoglobina e hematócrito como parte da avaliação inicial e das descompensações
▪ Ultrassom de rins e vias urinárias na triagem inicial
▪ Sorologias: *HIV, hepatites B e C, toxoplasmose, citomegalovírus e vírus Epstein-Barr; na suspeita de síndrome nefrótica (SN) congênita, acrescentar sorologia para sífilis
▪ Complemento total e frações*: CH50, C3 e C4
▪ Fator antinúcleo (FAN)*, anticorpo anti-DNA*

* Na primeira descompensação da SN.
Fonte: elaborada pelas autoras.

Tratamento inicial

A abordagem inicial incluiu uma dieta restrita em sódio (máximo 2 g/dia) e normoproteica se a taxa de filtração glomerular for normal. Não se recomenda restrição de líquidos, a não ser que haja deficiência de função renal e oligoanúria. O tratamento do edema consiste na administração de albumina intravenosa 0,5 a 1 g/kg de albumina 20% em 4 horas, monitorando sinais vitais durante a infusão, principalmente pressão arterial (Tabela 4). O uso de diuréticos (furosemida ou hidroclorotiazida com espironolactona) fica restrito aos raros casos com sinais de hipervolemia, nesses, evitar a infusão de albumina.

Tabela 4 Indicação de albumina intravenosa

Indicação
Anasarca
Derrames cavitários
Edema genital
Hemoconcentração (hematócrito acima de 40%)
Sinais clínicos de hipovolemia com repercussão: oligúria, injúria renal aguda, instabilidade hemodinâmica, insuficiência respiratória

Fonte: elaborada pelas autoras.

Tratamento específico

A base da terapia na síndrome nefrótica idiopática é a corticoterapia. A dose recomendada de corticoide nos casos idiopáticos é prednisona ou prednisolona 60 mg/m^2/dia (máximo de 60 mg/dia) por 4 a 8 semanas. Caso o paciente tenha boa resposta ao corticoide (três dias consecutivos sem proteinúria), este deve ter sua dose reduzida gradualmente até a suspensão pelo risco de insuficiência adrenal ao retirar doses altas de esteroides. A dose e a duração do tratamento com corticoide permanecem um assunto de muito debate, e os pacientes têm uma alta prevalência de morbidade relacionada ao uso dessa medicação.[3] Várias drogas imunossupressoras poupadoras de corticoide têm sido usadas, mas há uma variação na prática em relação à seleção das medicações e quanto ao momento de sua introdução.[3] Aproximadamente 85-90% dos pacientes atingem remissão completa da proteinúria em 4 a 6 semanas após o início do tratamento com corticoide.[3]

O prognóstico em geral é excelente para doenças responsivas a esteroides, e a resistência a esteroides é um importante determinante do risco futuro de doença renal crônica ou em estágio terminal.[3] Nas crianças com SNCS, biópsias renais não são rotineiramente realizadas, por ter utilidade clínica e prognóstica limitada.[3]

Complicações

Infecções

As infecções são comuns em crianças com síndrome nefrótica. Ocorrem devido à perda urinária de imunoglobulinas e a fatores do complemento, função linfocítica prejudicada, uso de agentes imunossupressores, ascite e edema. Os episódios infecciosos mais comuns são: pneumonia, bacteremia, peritonite bacteriana espontânea e celulite, com maior suscetibilidade a organismos encapsulados, como *Streptococcus pneumoniae*.[5]

Lesão renal aguda (LRA)

Ocorre geralmente devido à depleção do volume intravascular, que pode ser exacerbada pelo uso indiscriminado de diuréticos em pacientes hipovolêmicos. A LRA é mais provável em crianças com doença resistente a esteroides, infecções concomitantes e exposição a medicamentos nefrotóxicos.[5]

Tromboembolismo

Estima-se que o tromboembolismo ocorra em aproximadamente 3% dos pacientes pediátricos com síndrome nefrótica. A hipercoagulabilidade na síndrome nefrótica é multifatorial: aumento da agregação plaquetária, aumento da síntese de fatores pró-trombóticos e perda urinária com diminuição dos níveis de antitrombina III, proteína C e proteína S, depleção do volume intravascular e uso de cateteres venosos centrais aumentam ainda mais o risco. Sinais clínicos sugestivos incluem edema assimétrico dos membros, hematúria macroscópica (trombose da veia renal), síndrome da veia cava superior e comprometimento respiratório (embolia pulmonar).[5]

SÍNDROME NEFRÍTICA

Definição e incidência

A síndrome nefrítica aguda apresenta-se, em geral, abruptamente e se caracteriza pela tríade hematúria, hipertensão arterial (HAS) e edema, associado ou não a proteinúria e injúria renal. Pode ser em razão de uma doença renal primária ou uma manifestação clínica de outra patologia renal glomerular.[6,8] Impacta pessoas de todas as idades e é responsável por 20% dos casos de doença renal crônica.[7]

Etiologia e fisiopatologia

A síndrome nefrítica é uma apresentação comum da maioria das glomerulonefrites (GN) proliferativas. Pode ser decorrente de glomerulonefrite proliferativa aguda (pós-infecciosa ou associada à infecção – Tabela 5), glomerulonefrite crescêntica e glomerulonefrite lúpica proliferativa.[6]

Em crianças, a causa mais comum de glomerulonefrite aguda é a glomerulonefrite pós-estreptocócica (GNPE).[6] O início súbito dos sintomas ocorre 7 a 10 dias após uma faringite estreptocócica ou 2 a 3 semanas após uma infecção cutânea (impetigo) por cepas nefritogênicas de *Streptococcus* beta-hemolítico do grupo A de Lancefield.[6] Os anticorpos são produzidos contra antígenos nefrogênicos do estreptococo. O complexo imune forma depósitos dentro ou ao redor da membrana basal glomerular, ativando a cascata do complemento que resulta no recrutamento de células imunes como células T, células plasmáticas e macrófagos. A cascata de coagulação também é ativada, resultando em microtrombos.

Tabela 5 Agentes que podem causar glomerulonefrite proliferativa aguda

Bactérias	Vírus	Parasitas
Streptococcus β-hemolítico grupo A	Hepatite B	*Toxoplasma gondii*
Streptococcus viridans	Hepatite C	*Rickettsias*
Streptococcus pneumoniae	Varicela	
Staphylococcus aureus	Rubéola	
Staphylococcus epidermidis	Citomegalovírus	
Mycobacterium	Vírus Epstein-Barr	
Mycoplasma	Vírus coxsackie	
Meningococcus		
Leptospira		

Fonte: elaborada pelas autoras.

A glomerulonefrite crescêntica ou rapidamente progressiva (GNRP) é caracterizada pela síndrome nefrítica, apresentando quadro clínico de insuficiência renal aguda súbita e grave sem uma etiologia específica.[6]

A fisiopatologia depende da causa subjacente da síndrome nefrítica. A barreira de filtração glomerular pode ser danificada por vários mecanismos (Tabela 6). A ruptura da barreira de filtração glomerular permite que os glóbulos vermelhos, a albumina e moléculas grandes sejam filtrados na urina, além da retenção de sódio e água, secundários ao processo inflamatório glomerular.[6]

Tabela 6 Mecanismos que danificam a barreira de filtração glomerular

Dano direto à camada de células endoteliais
Depósitos de imunocomplexos no espaço subendotelial, subepitelial e mesangial
Ruptura da membrana basal glomerular por doenças renais primárias ou sistêmicas secundárias
Danos à camada celular dos podócitos

Fonte: elaborada pelas autoras.

Avaliação inicial

História clínica

Os sintomas clínicos podem ter um curso variável. Podem apresentar um curso crônico progressivo, causando insuficiência renal crônica (geralmente adultos com GN pós-infecciosa e GNRP) ou doença autolimitada aguda (geralmente crianças com GNPE). O curso agudo fulminante costuma ser visto na maioria dos pacientes com glomerulonefrite crescêntica.[6]

A tríade clássica da síndrome nefrítica é edema, hematúria e hipertensão arterial sistêmica. Proteinúria não nefrótica e lesão renal aguda caracterizada por diminuição da diurese e aumento de excretas nitrogenadas podem estar associados.

Tabela 7 Frequência de apresentação clínica da síndrome nefrítica

Hematúria	100% (macroscópica em 1/3 dos casos)
Hipertensão arterial sistêmica	60-80%
Edema	65-90%
Oligúria	< 50%
Síndrome nefrótica	2-4%

Fonte: elaborada pelas autoras.

O edema periorbitário tem predomínio matinal com posterior evolução para os membros inferiores ao longo do dia. Febre e fadiga podem estar presentes.

Diagnóstico

Inicialmente a análise urinária verifica a presença de hematúria, dismorfismo eritrocitário e cilindros hemáticos. Leucocitúria e proteinúria não nefrótica (~5% nefrótica) também podem estar presentes.

Ureia, creatinina, eletrólitos séricos e gasometria venosa podem auxiliar no manejo clínico.

A queda transitória dos títulos de C3 evidencia a ativação da via alternativa do complemento. Outros componentes da via clássica, como C4, geralmente não são consumidos.

A confirmação sorológica da infecção estreptocócica recente deve ser feita por meio da mensuração de anticorpos específicos contra esse agente, como antiestreptolisina O (ASLO), anti-hialuronidase e antidesoxirribonuclease (anti-DNAse B).

A biópsia renal geralmente não é necessária, sendo reservada para situações de apresentação atípica em que diagnósticos diferenciais devam ser considerados, ou com evolução rápida e grave, visando confirmar GN rapidamente progressiva (GNRP).

Tratamento

O manejo consiste em dar suporte para as principais complicações na fase aguda, uma vez que o curso da doença tem tipicamente resolução em poucos dias, sobretudo na GNPE, sem necessidade de tratamento específico.

Deve-se orientar restrição de fluidos, dieta hipossódica, anti-hipertensivos, diurético e menos frequentemente terapia de substituição renal quando lesão renal aguda refratária a tratamento conservador.

Os diuréticos tiazídicos podem ser usados como primeira linha no manejo do edema, porém nos pacientes com lesão renal aguda importante com *clearance* de creatinina < 30 mL/min/1,73 m^2 deve-se considerar o uso de diuréticos de alça como furosemida.[8]

A antibioticoterapia não interfere no curso clínico, uma vez diagnosticada a síndrome nefrítica, porém é de fundamental importância quando evidente a etiologia bacteriana, para evitar a transmissão de cepas nefrogênicas. Além disso, quando realizada ainda na vigência do quadro infeccioso inicial, previne evolução futura para síndrome nefrítica.[8]

Imunossupressores ficam reservados para os casos de evolução rápida e grave, compatíveis com GNRP.

Complicações

Alguns pacientes podem necessitar de cuidados intensivos quando houver hipertensão de difícil controle, podendo evoluir para urgência ou emergência hipertensiva. Além disso, a lesão renal aguda refratária a tratamento conservador deverá ser indicação precisa de terapia de substituição renal.

Indicações de biópsia renal:

- Curso clínico anômalo.
- Oligoanúria maior que 48 a 72 horas.
- Lesão renal aguda importante.
- Sinais de doença sistêmica e/ou histórico familiar de doença renal.

Prognóstico

A síndrome nefrítica na infância geralmente tem curso clínico favorável, principalmente por ser prevalente a GNPE. Apenas 1% dos pacientes progridem para doença renal crônica terminal e aproximadamente 3 a 6% dos pacientes podem persistir hipertensos ao longo da vida adulta.[8]

O seguimento ambulatorial após a resolução do quadro agudo visa identificar se o paciente apresenta a evolução clínica esperada. Normalmente, na primeira semana há recuperação da diurese e da pressão arterial com normalização das excretas nitrogenadas e do edema em 7 a 10 dias.

Em 1 a 3 semanas costuma acontecer resolução da hematúria macroscópica e em sequência normalização do complemento sérico em 6 a 8 semanas. A proteinúria persiste até 3 a 6 meses em média; e, por último, a resolução da hematúria microscópica deve acontecer em 2 a 4 anos.

BIBLIOGRAFIA

1. Politano SA, Colbert GB, Hamiduzzaman B. Nephrotic syndrome. Primary Care. 2020;47(4):597-613
2. Noone DG, Iijima K, Parekh R. Idiopathic nephrotic syndrome in children. Lancet. 2018;392(10141):61-74.
3. Trautmann A, Boyer O, Hodson E, Bagga A, Gipson DS, Samuel S, et al.; on behalf of the International Pediatric Nephrology Association. IPNA clinical practice recommendations for the diagnosis and management of children with steroid-sensitive nephrotic syndrome. Pediatr Nephrol. 2023;38:877-919.
4. Sinha A, Bagga A. Clinical practice guidelines for nephrotic syndrome: consensus is emerging. Pediatric Nephrology. 2022;37:2975-84.
5. Wang CS, Greenbaum LA. Nephrotic syndrome. Pediatr Clin North Am. 2019;66(1):73-85.
6. Hashmi MS, Pandey J. Nephritic syndrome. Treasure Island (FL): StatPearls; 2022.
7. Lamba P, Nam KH, Contractor J, Kim A. Nephritic syndrome. Primary Care. 2020;47(4):615-29.
8. Ong LT. Management and outcomes of acute post-streptococcal glomerulonephritis in children. World J Nephrol. 2022;11(5):139-45.

34 Hematúria

Fabiola Lucia Padovan
Luciana Dos Santos Henriques Sakita

Objetivo do capítulo

A perda de sangue pela urina da criança, algumas vezes de forma macroscópica, gera preocupação nos pais, levando-os a buscar atendimento médico, muitas vezes em pronto-atendimentos. Este capítulo tem a finalidade de ajudar o clínico a formar hipóteses diagnósticas de acordo com história e o exame físico, e, com base nessas informações, solicitar exames complementares adequados.

DEFINIÇÃO E INCIDÊNCIA

Hematúria é definida pela presença de uma quantidade anormal de glóbulos vermelhos (hemácias) na urina, sendo uma condição visível a olho nu (macroscópica) ou aparente apenas no exame de urina (microscópica), > 10.000 hemácias/mL ou 5 ou mais hemácias em microscópio de grande aumento. Pode ser classificada como glomerular ou não glomerular, intermitente ou persistente, assintomática ou não.

Além da hematúria, a alteração da cor da urina pode ser causada pela presença de outras substâncias, como medicamentos, alimentos ou presença da porção heme (ver Tabela 1).

Nas crianças em idade escolar a taxa de prevalência de hematúria microscópica é de 3 a 4% em uma única amostra de urina, que cai para 1% em duas ou mais amostras positivas. Destas, apenas um terço tem hematúria persistente após seis meses.[1]

A hematúria macroscópica é menos comumente observada, atingindo cerca de 0,13% dos pacientes pediátricos.[2]

Tabela 1 Causas de alteração na coloração da urina

Medicações	Corantes alimentares	Metabólitos
Nitrofurantoína	Beterraba	Pigmento biliar
Rifampicina	Amora	Metemoglobina
Metronidazol	Ruibarbo	Melanina
Ibuprofeno	Fava	Porfirina
Propofol	Corantes vermelhos	Urato
Deferoxamina		Tirosina
Ferro sorbitol		

Fonte: adaptada de Quigley, 2008.[4]

ETIOLOGIA

A hematúria em crianças pode ser causada por diversas condições, tanto benignas como graves. Na prática, pode ser utilizada a seguinte classificação: hematúria macroscópica, hematúria microscópica com sintomas clínicos, hematúria microscópica assintomática e hematúria microscópica assintomática com proteinúria.[3]

Hematúria macroscópica

Hematúria macroscópica é uma condição rara, mas a maioria dos pacientes (56%) apresenta causa facilmente identificável com a anamnese e o exame físico. Apenas para uma minoria será necessário realizar exames mais específicos. Os diagnósticos mais comuns atribuídos foram infecção do trato urinário (26%), irritação perineal (11%), trauma (7%), estenose meatal com ulceração (7%), anormalidades da coagulação (3%) e cálculos do trato urinário (2%).[3]

Entre outras causas estão glomerulonefrite aguda, nefropatia por IgA, doença renal policística autossômica dominante, cistite hemorrágica, hipercalciúria idiopática e tumor.[4]

Hematúria microscópica com sintomas clínicos

Hematúria microscópica com sintomas clínicos incluem as crianças que apresentam algum sintoma específico ou alteração no exame físico. As manifestações clínicas podem ser gerais (febre, mal-estar, dor abdominal, hipertensão, edema), não específicas do trato urinário (erupção cutânea, púrpura, artrite, icterícia, doenças respiratórias ou gastrointestinais) ou relacionadas a doença renal (ou seja, disúria, estrangúria, polaciúria, enurese, edema, hipertensão).

As patologias responsáveis por tal associação podem incluir infecções, tanto generalizadas como renais, doenças reumatológicas ou imunológicas, doenças glomerulares e intersticiais, doenças do trato urinário inferior, pedras, tumores, doenças vasculares, condições abdominais agudas, distúrbios hematológicos, drogas ou medicamentos e uma série de outras causas. É a condição mais difícil de lidar e deve ser avaliada pelo nefrologista pediátrico.

Hematúria microscópica sem sintomas clínicos

Hematúria sem sintomas clínicos é uma condição benigna em que o paciente pode ser mantido apenas em observação por 1 a 2 anos antes de serem solicitados exames mais específicos para investigação, pois na maioria dos casos a resolução é espontânea. Durante esse período, a criança deve ser avaliada de forma regular para completo exame físico e, paralelamente, ser realizada a coleta da história com o objetivo de verificar o surgimento de algum sintoma. Se apresentar hematúria macroscópica ou proteinúria/piúria, deverá iniciar investigação diagnóstica. Uma causa provável é a hipercalciúria idiopática. A hematúria familiar ou hereditária, seja benigna, seja não progressiva (doença da membrana basal fina) ou progressiva (p. ex., síndrome de Alport ou uma de suas variantes), é outra condição em que, no início do curso, pode ser encontrada na ausência de proteinúria.

Hematúria microscópica com proteinúria

A combinação de hematúria e proteinúria é significativamente menos comum do que proteinúria isolada ou hematúria (prevalência menor, 0,7%), mas está associada a um risco maior de doença renal.[4] A presença de proteinúria sugere uma origem glomerular renal para a hematúria, embora alguns casos de doença tubulointersticial também possam apresentar hematúria e proteinúria.

AVALIAÇÃO INICIAL DO PACIENTE COM HEMATÚRIA

História

A determinação da origem da hematúria e da causa subjacente requer uma história completa e exame físico. A origem da hematúria macroscópica pode ser sugerida pelo momento da micção: hematúria no início da micção indica sangramento uretral; hematúria presente ao longo do jato urinário indica sangramento em qualquer lugar do trato urinário; já hematúria terminal indica origem na bexiga ou uretra.

A anamnese deve incluir antecedente de infecções recentes (p. ex., infecções de garganta ou pele que podem preceder a glomerulonefrite pós-infecciosa), história pessoal de hemoglobinopatias/coagulopatias, exposição a medicamentos, prática de atividade física extenuante, trauma. História de início recente de incontinência, disúria, polaciúria ou urgência miccional sugerem infecção urinária como possível causa.

A idade é importante em algumas situações, como no tumor de Wilms, na menarca em uma adolescente ou o achado de cristais de urato (coloração rosa) na fralda de um bebê.

A cor da urina pode distinguir o sangramento glomerular do extraglomerular. A glomerulonefrite está associada à urina marrom e/ou espumosa, enquanto o sangramento do trato urinário é sugerido por urina rosa ou vermelha e pode ser acompanhado por coágulos sanguíneos.[5]

História familiar de hematúria, doença renal e surdez sugere nefropatias hereditárias.

Exame físico

O exame físico deve incluir medição da pressão arterial, verificação da presença de edema e ganho de peso recente, realização de punho-percussão lombar, exame minucioso da pele, visualização do genital, palpação abdominal para avaliar presença de massas e desconforto.

Testes diagnósticos

A realização de exames laboratoriais e de imagem deve ser direcionada de acordo com a história clínica e com o exame físico, para evitar exposição da criança a procedimentos desnecessários e aumento do custo (Figuras 1 a 3).

O exame de urina pode sugerir a etiologia e o local da hematúria, se glomerular ou extraglomerular, por meio da avaliação da coloração urinária, presença de proteinúria, cilindros hemáticos, cristais e dismorfismo eritrocitário.

A avaliação da morfologia das hemácias pela microscopia de contraste de fase avalia se o sangramento é de origem glomerular ou extraglomerular. A presença de 30% de hemácias dismórficas ou mais de 5% de acantócitos (hemácias em anel) é altamente sugestiva de hematúria glomerular.[6]

Na hematúria glomerular, deve ser realizada a dosagem plasmática de ureia, creatinina, proteínas totais e frações, hemograma, complemento sérico, anticorpos antinucleares, sorologias para hepatites B e C, e relação entre proteína e creatinina urinária.

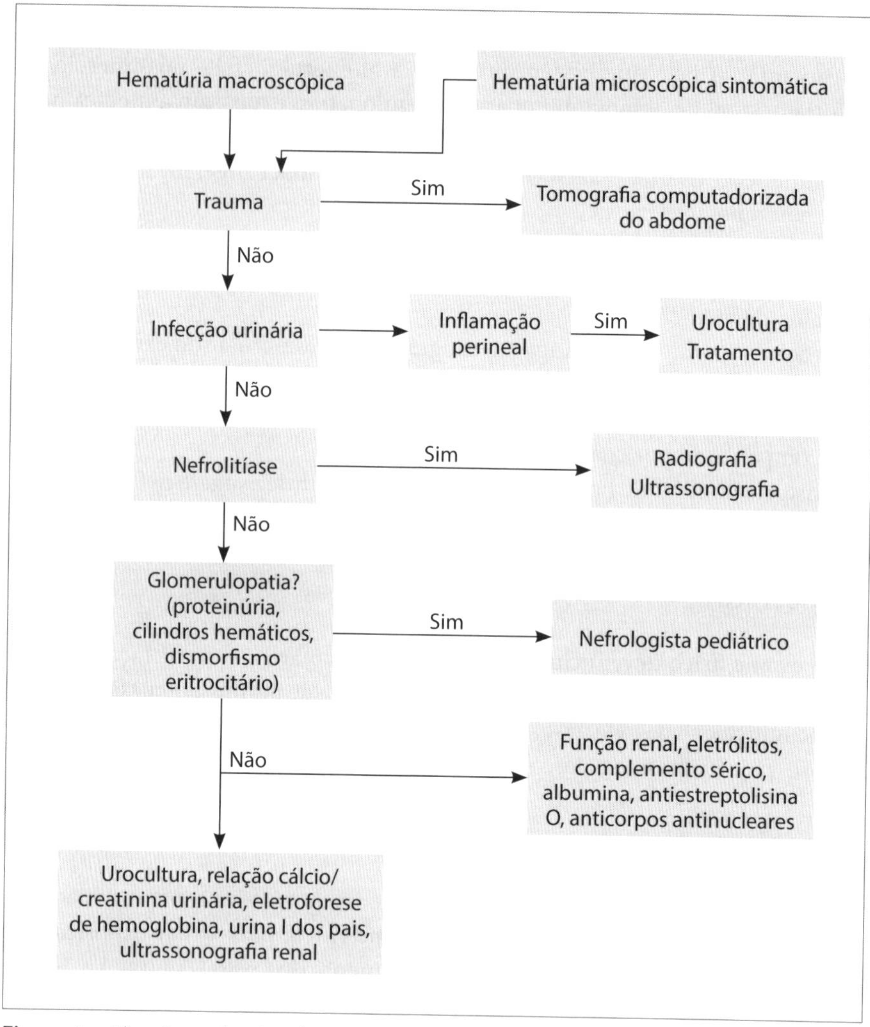

Figura 1 Algoritmo da abordagem de hematúria macroscópica ou microscópica com sintomas clínicos.

Fonte: adaptada de Patel e Bissler, 2001.[7]

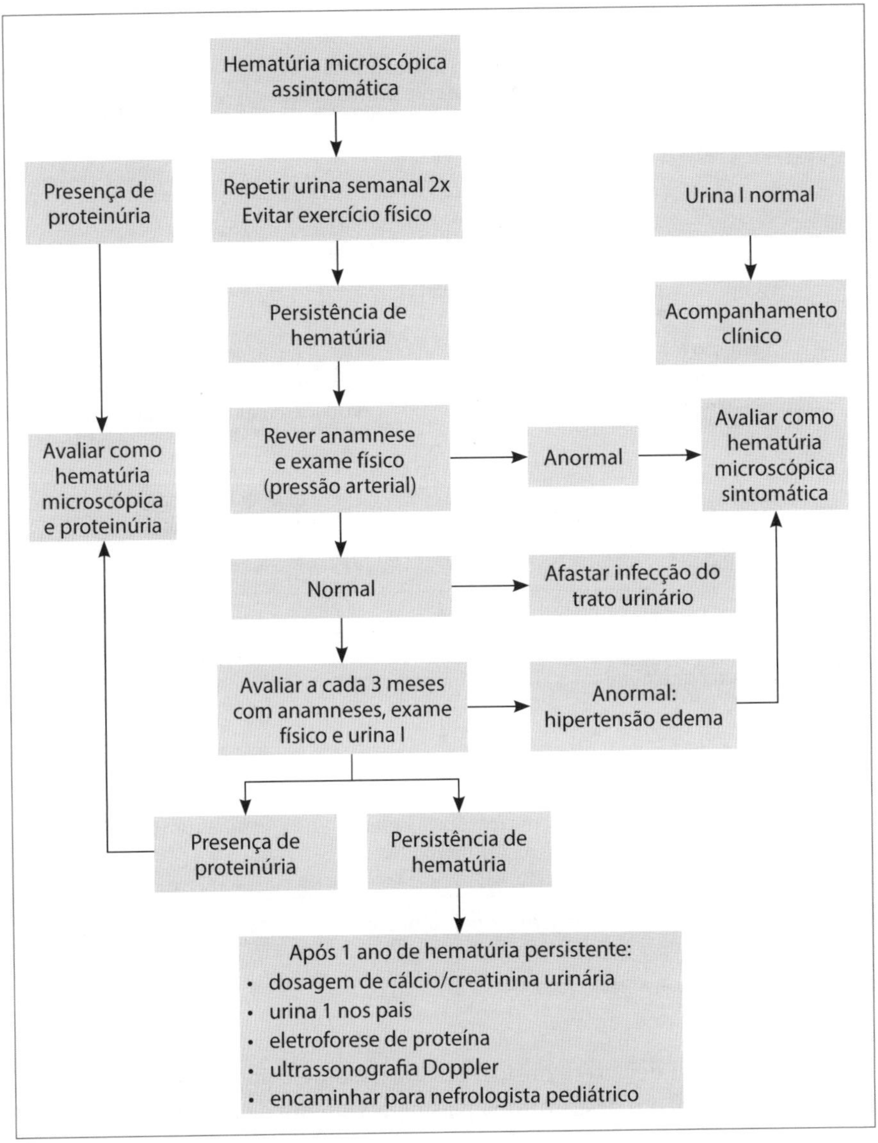

Figura 2 Algoritmo da abordagem de hematúria microscópica assintomática.

Fonte: adaptada de Patel e Bissler, 2001.[7]

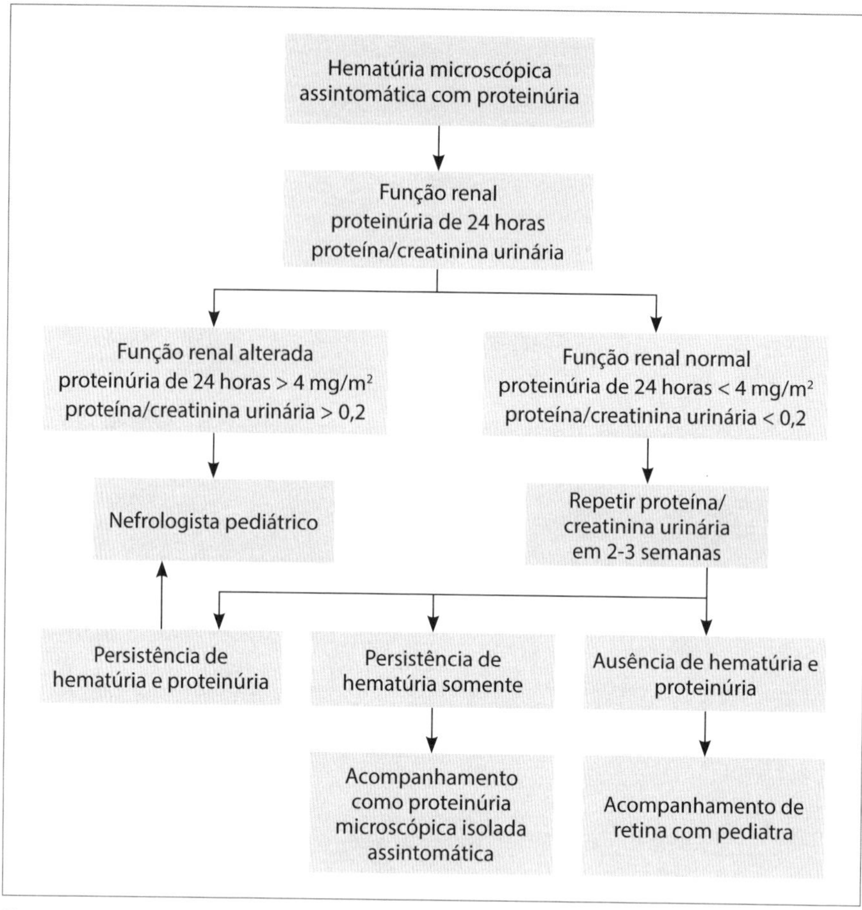

Figura 3 Algoritmo da abordagem de hematúria microscópica assintomática com proteinúria.

Fonte: adaptada de Diven e Travis, 2000.[3]

A biópsia renal deve ser considerada em caso de evidência de doença progressiva, com aumento da creatinina plasmática e piora da proteinúria ou história familiar de doença renal terminal.

Na presença de hemácias isomórficas, devem ser solicitadas urocultura, calciúria de 24 horas, uricosúria de 24 horas, eletroforese de hemoglobina e coagulograma. Exames de imagem serão realizados de acordo com as hipóteses diagnósticas, entre eles a ultrassonografia Doppler renal, a uretrocistografia miccional, a tomografia computadorizada e a cistoscopia.

CONCLUSÃO

A hematúria no paciente pediátrico pode representar um processo simples e benigno ou complexo e com risco de evoluir para doença renal terminal. Na maioria dos pacientes, e especialmente com hematúria microscópica isolada, a investigação diagnóstica não revela uma causa clara. Nos casos em que o diagnóstico é feito, as causas mais comuns são nefropatia da membrana fina, glomerulonefrite IgA ou hipercalciúria idiopática. O tratamento e o prognóstico a longo prazo variam de acordo com o diagnóstico.

BIBLIOGRAFIA

1. Vehaskari VM, Rapola J, Koskimies O, et al. Microscopic hematuria in school children: epidemiology and clinicopathologic evaluation. J Pediatr. 1979;95:676.
2. Brown DD, Reidy KJ. Approach to the child with hematuria. Pediatr Clin North Am. 2019;66(1):15-30.
3. Diven, SC, Travis, LB. A practical primary care approach to hematuria in children. Pediatr Nephrol. 2000;14:65-72.
4. Quigley R. Evaluation of hematuria and proteinuria: how should a pediatrician proceed? Curr Opin Pediatr. 2008;20(2).
5. Phadke KD, Vijayakumar M, Sharma J, Iyengar A; Indian Pediatric Nephrology Group. Consensus statement on evaluation of hematuria. Indian Pediatr. 2006;43:965-73.
6. Kallash M, Rheault MN. Approach to persistent microscopic hematuria in children Kidney360. 2020;1(9):1014-20.
7. Patel HP, Bissler JJ. Hematuria in children. Pediatr Clin North Am. 2001;48:1519.

35

Hipertensão arterial e crise hipertensiva

Bianca Massaroppe Mioto
Camila Sanches Lanetzki Espósito
Luciana Dos Santos Henriques Sakita

Objetivo do capítulo

Ao final deste capítulo, objetiva-se que o leitor tenha ferramentas para diagnosticar hipertensão arterial sistêmica (HAS), assim como conhecer sua base fisiopatológica.

Também serão foco o diagnóstico e a diferenciação das crises hipertensivas (urgência e emergência) e sua abordagem terapêutica.

Pressão arterial estágio 2
Idade 1-13 anos: ≥ percentil 95 + 12 mmHg ou ≥ 140/90 mmHg (considerar a menor)
Idade ≥ 13 anos: ≥ 140/90 mmHg

→ Sintomático ou PA > 30 mmHg acima do percentil 95 ou > 180/120 mmHg em adolescente

↓ Assintomático

- Aferir PA em ambos os membros superiores e 1 membro inferior
- Orientar mudanças nos hábitos de vida
- Reavaliar PA em 1 semana
- Encaminhar para especialista

↓ (Sintomático)

Encaminhar para um serviço de pronto atendimento e realizar:

- Estabilização inicial (A, B, C)
- Identificação de sinais de lesão de órgão-alvo (SNC, fundo de olho, cardíaco e renal)
- Tratamento da crise hipertensiva

DEFINIÇÃO E INCIDÊNCIA

A HAS é relativamente comum na população pediátrica, com prevalência de cerca de 4%,[1] no entanto é subdiagnosticada. Por sua vez, o primeiro episódio de crise hipertensiva em criança é raro, ocorrendo em aproximadamente 2 a cada 10 mil visitas ao pronto-socorro.[2]

O manejo adequado da criança com HAS requer o conhecimento dos padrões de pressão arterial (PA) pediátrica.

A classificação de PA pela atualização de 2017 da Força-Tarefa de 2004 é baseada em valores normativos em crianças de 1 a 12 anos e em limiares fixos para crianças com 13 anos ou mais (Tabela 1).

Tabela 1 Classificação da pressão arterial de acordo com a idade

Definição	Idade 1 a < 13 anos	Idade ≥ 13 anos
Pressão arterial normal	Medida sistólica e diastólica < percentil 90 para idade, sexo e estatura	< 120/ < 80 mmHg
Pressão arterial elevada	Medida sistólica e/ou diastólica ≥ percentil 90 e < percentil 95 ou 120/80 mmHg e < percentil 95 (considerar a menor)	120/< 80 a 129/< 80 mmHg
Hipertensão arterial estágio 1	≥ percentil 95 e < percentil 95 + 12 mmHg ou 130/80-139/89 mmHg (considerar a menor)	130/80 a 139/89 mmHg
Hipertensão arterial estágio 2	≥ percentil 95 + 12 mmHg ou ≥ 140/90 mmHg (considerar a menor)	≥ 140/90 mmHg

Fonte: Flynn et al., 2017.[1]

A hipertensão em crianças com idade < 13 anos é definida como pressão arterial sistólica (PAS) e/ou diastólica (PAD) ≥ percentil 95; para adolescentes (idade > 13 anos), valores de PA acima de 130/80 medidos em três ou mais ocasiões.[1]

As categorias de classificação da PA são:

- PA normal.
- PA elevada.
- Hipertensão estágio 1.
- Hipertensão estágio 2.

As definições de PA na hipertensão estágio 1 são:

- Crianças de 1 a < 13 anos com leituras de PA ≥ percentil 95 a < percentil 95 + 12 mmHg.
- Crianças com idade ≥ 13 anos com leituras de PA entre 130/80 e 139/89.

As definições de PA da hipertensão estágio 2 são:

- Crianças de 1 a < 13 anos com leituras de PA ≥ percentil 95 + 12 mmHg.
- Crianças com idade ≥ 13 anos com PA ≥ 140/90 mmHg.

INTRODUÇÃO

A PA é o produto débito cardíaco × resistência vascular periférica. O aumento em qualquer um dos fatores leva a um aumento da PA. A HAS pode ser classificada como primária ou secundária. Hipertensão arterial primária ou essencial é o aumento da PA sem causa definida, relacionada à genética e ao estilo de vida.[3] A hipertensão associada à obesidade geralmente é classificada como essencial.[3]

Fatores de risco para hipertensão primária incluem sobrepeso e obesidade, ingestão elevada de sal na dieta, sexo masculino, idade avançada e etnia (ascendência afro-americana ou latina).

Já a hipertensão secundária tem uma causa definida, e sua identificação é de extrema importância, pois muitas causas são reversíveis (Tabela 2). As crises hipertensivas ocorrem mais frequentemente em crianças com hipertensão secundária. A etiologia das crises hipertensivas pediátricas varia de acordo com a idade e as patologias de base.

Tabela 2 Causas de hipertensão secundária em crianças

Hipertensão renovascular: ▪ Trombose de veia renal/estenose de artéria renal ▪ Displasia fibromuscular ▪ Síndrome de Williams, Tunner, neurofibromatose ▪ Arterite de Takayasu, Kawasaki, Moyamoya ▪ Tumores abdominais com compressão de vasos renais
Cardiovasculares: ▪ Coarctação da aorta ▪ Hipoplasia do arco aórtico
Renais: ▪ Malformação congênita renal ▪ Glomerulonefrite aguda ▪ Vasculite sistêmica ▪ Doença renal aguda ou crônica

(continua)

Tabela 2 Causas de hipertensão secundária em crianças (*continuação*)

Endocrinológica: ▪ Feocromocitoma ▪ Hiperparatireoidismo ▪ Síndrome de Cushing ▪ Hiperplasia congênita adrenal
Medicamentosas: ▪ Excesso de volume intravenoso ▪ Corticoide, ciclosporina, tacrolimo, anti-inflamatório não hormonal, anticoncepcional, eritropoetina ▪ Antidepressivo tricíclico, anfetamina, cocaína, cafeína ▪ Anestésicos como cetamina e naloxona ▪ Descongestionantes

Fonte: Flynn et al., 2017;[1] Kapur e Baracco, 2013.[4]

AVALIAÇÃO

Toda criança a partir de 3 anos deve ter sua PA medida anualmente.[5] Na presença de doença renal, obesidade, diabetes, uso de medicações que possam elevar PA e história de coarctação da aorta, a medida deve ser realizada a cada visita ao centro de saúde, independentemente da idade (Tabela 3).[5]

Tabela 3 Ocasiões em que deve ser avaliada a pressão arterial em menores de 3 anos

História de prematuridade, extremo baixo peso ou outras complicações neonatais com necessidade de cuidados em unidade de terapia intensiva
Cardiopatia congênita
Infecção urinária de repetição, hematúria ou proteinúria
Doença renal conhecida
Malformações urológicas
História familiar de doença renal congênita
Transplante de órgão sólido
Doenças oncológicas
Uso de medicações com efeito sobre a pressão arterial
Doenças sistêmicas associadas à hipertensão (p. ex., neurofibromatose e esclerose tuberosa)
Hipertensão intracraniana

Fonte: Pediatrics, 2004;117(2); Flynn et al., 2017.[1]

Para uma aferição adequada, o local deve estar agradável, com a criança tranquila e sentada por 3 a 5 minutos com dorso e pés apoiados, o braço direito apoiado com a fossa cubital no nível do coração. Utilizar manguito apropriado ao braço da criança, com estetoscópio sobre o pulso da artéria braquial, proximal e medial à fossa cubital e abaixo da borda inferior do manguito, ou seja, 2 a 3 cm acima da fossa cubital. Para o tamanho adequado do manguito, a câmara de ar deve ocupar 40% da circunferência do braço, medido do ponto médio entre o olécrano e o acrômio, e seu comprimento deve envolver 80 a 100% da circunferência do braço.[5]

A PA alterada deve ser confirmada em repetidas visitas ambulatoriais.[1] A PA encontrada deve ser comparada com os valores de referência adotados. Utilizam-se as tabelas de PA da atualização de 2017 da Força-Tarefa de 2004, que definem os limites da PA segundo o sexo, a idade e a estatura.[1]

Os métodos oscilométricos são aceitáveis em pediatria, principalmente em recém-nascidos e lactentes, em que a ausculta é difícil, ou quando são necessárias medidas mais frequentes, como nos pacientes em terapia intensiva. Medidas de PA elevadas obtidas por método oscilométrico devem ser confirmadas pelo método auscultatório. Se a PA inicial for ≥ percentil 90, duas medidas adicionais devem ser obtidas na mesma visita.[1] A pressão arterial sistólica é determinada ao primeiro som de Korotkoff (K1), e a diastólica, ao quinto som de Korotkoff (K5).

INVESTIGAÇÃO

São objetivos da avaliação inicial em crianças com HAS identificar dano a órgãos-alvo, riscos cardiovasculares adicionais e hipertensão secundária, quando houver suspeita. A investigação inicia-se pela história clínica detalhada e pelo exame físico completo.

Importantes dados na anamnese incluem:

- Histórico neonatal (idade gestacional, peso no nascimento, cateterização umbilical).
- Histórico nutricional (ingestão de sal, comidas com alto teor de gordura, bebidas com alto teor de açúcar).
- Antecedente de infecção urinária de repetição.
- Uso de medicações (corticoides, inibidores da calcineurina, antidepressivos tricíclicos, descongestionantes, contraceptivos orais e drogas ilícitas).
- Padrão do sono (ronco, apneia, despertares noturnos, agitação e sonolência diurna).
- Atividade física.
- Aspectos psicossociais (depressão, ansiedade).
- História familiar.

A identificação de sinais e sintomas como hematúria, edema, fadiga, dor torácica, dispneia, palpitações, epistaxe, alteração visual e convulsão é sugestiva de hipertensão secundária.

Algumas alterações no exame físico também podem auxiliar no diagnóstico de HAS secundária. A medida da PA em membro superior e inferior e a palpação cuidadosa de pulsos em quatro extremidades auxilia o diagnóstico de:

- Coarctação da aorta.
- Presença de genitália ambígua na suspeita de hiperplasia congênita de suprarrenal.
- Sinais físicos sugestivos de doenças genéticas como neurofibromas e manchas café com leite na neurofibromatose.
- Obesidade central, fácies de lua cheia, estrias, hirsutismo, aumento da tireoide como sinais de causa endócrina.
- Presença de massa renal ou rins aumentados de volume, edema, sopro abdominal como sinais de doença renal ou renovascular.

Também são necessários exames laboratoriais e de imagem na investigação. Deve-se colher ureia (U), creatinina (Cr), eletrólitos (sódio, potássio, cálcio), glicemia, hemograma (HMG) com reticulócitos, urina tipo I (UI), eletrocardiograma (ECG) e radiografia de tórax para todos os pacientes e exames como tomografia computadorizada (TC) de crânio, toxicológico, ecocardiograma, beta-HCG, fundo de olho, ultrassom Doppler renal conforme a anamnese e o exame físico.

TRATAMENTO DA CRISE HIPERTENSIVA

As crises hipertensivas podem ser divididas em urgências e emergências. É importante atentar para o fato de que o valor absoluto de PA é menos importante do que a presença de sinais e sintomas relacionados a lesão de órgão-alvo. Por exemplo, uma criança com hipertensão crônica pode ter medidas de PA muito altas sem sintomas. Outra criança com aumento agudo da PA pode manifestar uma emergência hipertensiva, apesar de uma PA apenas moderadamente elevada.

Os pacientes devem ser encaminhados ao serviço de pronto atendimento se estiverem sintomáticos e o valor da PA estiver no estágio 2 ou se estiverem com PA > 30 mmHg acima do percentil 95 para a idade ou > 180/120 em adolescentes com ou sem sintomas.[1]

No cenário clínico de uma emergência hipertensiva, há preocupação sobre a presença de lesões de órgão-alvo, que podem ser fatais.

As emergências hipertensivas em crianças manifestam-se mais comumente como encefalopatia hipertensiva: elevação acentuada da PA com edema cerebral e sintomas neurológicos de letargia, coma e/ou convulsões.[6] Essa patologia é causada pela degradação do endotélio cerebrovascular secundária a falha da autorregulação cerebral.

Outros locais de lesão de órgãos-alvo incluem olhos (papiledema, hemorragias retinianas e exsudatos), coração (insuficiência cardíaca) e rins (insuficiência renal). Em pacientes com emergência hipertensiva está indicada a administração imediata de agentes anti-hipertensivos intravenosos (IV) para redução da PA (cuidados com o uso dessas drogas nesse momento serão detalhados a seguir).

Como toda emergência pediátrica, a abordagem inicial da crise hipertensiva se inicia com a estabilização do paciente. Ele deve ser tratado em um ambiente de emergência ou cuidados intensivos, com monitoramento contínuo e suporte rápido das vias aéreas, respiração e circulação. Simultaneamente às medidas de suporte, valores de pressão obtidos por métodos oscilométricos justificam a confirmação por ausculta, sempre que possível.

Uma vez confirmada a PA marcadamente elevada, deve ser estabelecido um método confiável para obter PA repetidas frequentes usando monitorização invasiva da PA ou um dispositivo oscilométrico para auxiliar na aferição contínua. O tratamento não deve ser adiado para obter a canulação arterial.

Em pacientes com aumento da pressão intracraniana, a diferenciação entre hipertensão intracraniana e encefalopatia hipertensiva geralmente requer neuroimagem de emergência para excluir lesão em massa, hemorragia ou acidente vascular encefálico (AVE). O traumatismo craniano também é sugerido pela história e pela presença de fontanela abaulada em lactentes, hematomas, laceração, hemotímpano, lesão palpável do crânio ou sinais de herniação.

A encefalopatia hipertensiva é um diagnóstico de exclusão, confirmado retrospectivamente quando os sintomas neurológicos melhoram após a redução da PA para uma faixa de normalidade. Outras causas de aumento da pressão intracraniana não são controladas pela redução da PA.

Para crianças com emergência hipertensiva, está indicada medicação IV que, nas primeiras 8 horas de tratamento, reduza a PA sistólica de forma controlada em não mais de 25% da diferença entre a PA sistólica atual e a PA sistólica meta. A redução excessivamente rápida da PA em mais de 25% da redução planejada da PA nas primeiras 8 horas de tratamento em pacientes com hipertensão crônica pode causar danos irreversíveis aos órgãos-alvo, incluindo sequelas neurológicas permanentes, defeitos visuais, infarto do miocárdio e insuficiência renal por causa das respostas autorregulatórias em leitos circulatórios essenciais, como cérebro e rins.

Para crianças com emergências hipertensivas, a literatura sugere labetalol IV ou nicardipina em vez de hidralazina ou nitroprussiato de sódio como primeira opção terapêutica. No entanto, essas duas primeiras drogas não estão disponíveis no Brasil. A hidralazina é um vasodilatador direto do músculo liso arterial. Seu início de ação é mais lento e sua duração de ação é mais longa do que a de outras drogas. A hipotensão excessiva com potencial para isquemia de órgão-alvo também é mais provável com a hidralazina.[7]

A infusão contínua de nitroprussiato de sódio é preferível à hidralazina por causa de seu início mais rápido e duração de ação mais curta, sendo sua titulação mais precisa.

Para os pacientes que recebem nitroprussiato de sódio, monitoram-se os níveis de cianeto pelo risco de toxicidade. A dose e a duração do nitroprussiato de sódio também devem ser limitadas.

Aproximadamente um quarto das crianças em um ensaio clínico com nitroprussiato apresentou níveis elevados de cianeto.[8] A função renal prejudicada pode aumentar o grau de acúmulo de cianeto.

Além da terapia anti-hipertensiva, pacientes com doença renal crônica e com sobrecarga de volume também podem se beneficiar do uso de diurético de alça (furosemida IV) como parte da abordagem da hipertensão. A terapia diurética aguda também está indicada em pacientes com emergências hipertensivas associadas a insuficiência cardíaca congestiva e edema pulmonar.

Quando a terapia diurética é ineficaz para corrigir a sobrecarga hídrica, a diálise é indicada.

Outro medicamento IV geralmente disponível que pode ser usado para o manejo de emergências hipertensivas é o esmolol. Essa droga tem rápido início e término de ação, o que pode ser útil em certas populações de pacientes, como após cirurgia cardíaca.

A urgência hipertensiva caracteriza-se por uma elevação grave da PA sem sintomas ou evidência de lesão aguda de órgão-alvo.

Uma criança com urgência hipertensiva merece uma avaliação imediata. Quando a urgência decorre de um processo agudo com alteração rápida da PA média, a intervenção deve ocorrer prontamente, para evitar a evolução para uma emergência hipertensiva, sendo adequado o tratamento com medicamentos anti-hipertensivos IV (Tabela 4).

No entanto, no cenário de uma condição crônica (p. ex., doença renal crônica) em que a PA aumentou de modo gradual ao longo do tempo, a redução da PA deve ocorrer menos rapidamente, em horas a dias.

Para crianças com hipertensão crônica em razão de uma condição conhecida (p. ex., doença renal crônica) na qual a PA aumentou de forma gradual ao longo do tempo, a redução da PA deve ocorrer menos rapidamente.

Tabela 4 Tratamento com medicamentos anti-hipertensivos

Medicação	Ação	Modo de administração	Dose	Indicações
Nitroprussiato de sódio	Vasodilatador direto	IV contínuo	0,3-0,5 ug/kg/min (máx. 10 ug/kg/min)	ICC
Esmolol	Bloqueador beta--1-adrenérgico	IV contínuo	25-50 ug/kg/min (máx. 500 ug/kg/min)	Pós-operatório de coarctação de aorta
Hidralazina	Vasodilatador direto	IM/IV/VO	0,1-0,6 mg/kg/dose 4-6 h (máx. 20 mg)	Uso em gestantes
Furosemida	Bloqueio da reabsorção de sódio na alça de Henle	IV *bolus*	0,5-6 mg/kg/dose	Hipervolemia coadjuvante

ICC: insuficiência cardíaca congênita; IM: intramuscular; IV: intravenoso; VO: via oral.
Fonte: Thomas, 2011.[5]

Para pacientes que estão aptos a tomar medicação oral, empregar clonidina via oral (VO) (Tabela 5). Se a clonidina não estiver disponível, outros agentes potenciais incluem hidralazina oral e minoxidil.

Tabela 5 Medicamentos orais para tratamento da pressão arterial

Droga	Dose	Início da ação	Duração da ação	Mecanismo de ação	Obs.
Clonidina	2-5 mcg/kg/dose até 10 mcg/kg/dose (dose única máxima de 0,1 mg) a cada 6 ou 8 h	15-30 minutos	6-8 h	Adrenérgico alfa 2 central e agonista imidazolínico	Dose efetiva não definida para hipertensão aguda em lactentes
Hidralazina	0,25 mg kg/dose (dose única máxima de 25 mg)	30 minutos	2-8 h	Vasodilatador direto	Resposta variável
Isradipina	0,05-0,1 mg/kg/dose (dose única máxima de 5 mg)	< 1 h	6-8 h	Bloqueador de canal de cálcio	Suspensão oral estável pode ser manipulada
Minoxidil	0,1-0,2 mg/kg/dose (dose única máxima de 10 mg)	1 h	8-12 h	Vasodilatador arterial direto	Vasodilatador oral potente de longa duração

Fonte: elaborada pelas autoras.

A nifedipina oral de ação curta não é recomendada em crianças por causa de dificuldades com a dosagem, ação prolongada e imprevisível, risco de hipotensão e hipertensão rebote.[9]

O início de ação de outros bloqueadores dos canais de cálcio é muito lento para recomendá-los para crianças com urgência hipertensiva.

O objetivo do tratamento para crianças com urgência hipertensiva depende da situação clínica. O objetivo final é uma PA sistólica < percentil 90 para a idade, o sexo e a altura em crianças < 13 anos ou < 130/80 em adolescentes ≥ 13 anos. No entanto, uma meta mais alta, como o percentil 95 para a idade, o sexo e a altura, pode ser apropriada inicialmente, em especial se a criança não era hipertensa e ainda estava passando por avaliação diagnóstica.

CONCLUSÃO

Entre os principais fatores que influenciam a eficiência do tratamento da crise hipertensiva estão a aferição correta da PA, a diferenciação entre urgência e emergência hipertensiva (Tabela 6), o diagnóstico etiológico da crise hipertensiva e a avaliação da volemia.

Tabela 6 Diferença entre emergência hipertensiva e urgência hipertensiva

Emergência hipertensiva	Urgência hipertensiva
▪ Diminuir até 25% nas primeiras 8 h ▪ Restante nas próximas 24-48 h, até atingir o percentil 90	Reduzir a pressão arterial até o percentil 90 em dias

Fonte: Flynn et al., 2017.[1]

BIBLIOGRAFIA

1. Flynn JT, Kaelber DC, Baker-Smith CM, Blowey D, Carroll AE, Daniels SR, et al. Clinical practice guideline for screening and management of high blood pressure in children and adolescents. Pediatrics. 2017;140(3).
2. Wu HP, Yang WC, Wu YK, Zhao LL, Chen CY, Fu YC. Clinical significance of blood pressure ratios in hypertensive crisis in children. Arch Dis Child. 2012;97(3):200-5.
3. Chandar J, Zilleruelo G. Hypertensive crisis in children. Pediatr Nephrol. 2012;27(5):741-51.
4. Kapur G, Baracco R. Evaluation of hypertension in children. Curr Hypertens Rep. 2013;15(5):433-43.
5. Thomas CA. Drug treatment of hypertensive crisis in children. Paediatr Drugs. 2011;13(5):281-90.
6. Lee GH, Lee IR, Park SJ, Kim JH, Oh JY, Shin JI. Hypertensive crisis in children: an experience in a single tertiary care center in Korea. Clin Hypertens. 2015;22:10.
7. Flynn JT, Bradford MC, Harvey EM. Intravenous hydralazine in hospitalized children and adolescents with hypertension. J Pediatr. 2016;168:88-92.

8. Hammer GB, Lewandowski A, Drover DR, Rosen DA, Cohane C, Anand R, et al. Safety and efficacy of sodium nitroprusside during prolonged infusion in pediatric patients. Pediatr Crit Care Med. 2015;16(5):397-403.
9. Flynn JT. Safety of short-acting nifedipine in children with severe hypertension. Expert Opin Drug Saf. 2003;2(2):133-9.

36
Síndrome hemolítico-urêmica

Iara Fernandes Menezes
Camila Sanches Lanetzki Espósito

Objetivo do capítulo

Auxiliar o pediatra geral na condução de casos de síndrome hemolítico-urêmica no atendimento inicial aos pacientes pediátricos com essa suspeita clínica, indicando conduta diagnóstica e tratamento.

DEFINIÇÃO E INCIDÊNCIA

A síndrome hemolítico-urêmica (SHU) é caracterizada por anemia hemolítica microangiopática, trombocitopenia e injúria renal aguda.[1,2] A SHU é uma doença grave, responsável por 0,2-4,28 casos/100.000 de falência renal aguda na população pediátrica mundial e está incluída no diagnóstico diferencial de microangiopatias trombóticas (MAT – termo usado para descrever a formação de trombos que ocluem a microvasculatura dos órgãos).[3,4] É mais comum em crianças abaixo dos 5 anos, mas pode ser observada em todas as faixas etárias, com redução da incidência em adolescentes e adultos.

ETIOLOGIA E FISIOPATOLOGIA

Na infância, 90% dos casos são desencadeados por infecção pela *Escherichia coli* produtora de Shiga-toxina (STEC),[2] principalmente em crianças entre 2 e 6 anos de idade, cerca de 5 a 10 dias após o início da diarreia.[4] Outras causas infecciosas de SHU: *Streptococcus pneumoniae, Shighella dysinteriae* tipo 1, *Campylobacter,* Epstein-Barr vírus e *Mycoplasma pneumoniae.*[2]

Escherichia coli produtora de Shiga-toxina tem sido descrita como uma das principais causas de STEC-SHU em casos esporádicos e em surtos, geralmente associados à contaminação de água e alimentos.[2] O dano celular ocorre quando a subunidade B da shiga-toxina reconhece e se liga à globotriaosilceramida (Gb3 ou CD77) que se encontra na superfície das células endoteliais renais, o que leva a dano endotelial, exposição da camada subendotelial e consequente microangiopatia trombótica.[2] A toxina também atua na ativação celular, em vias pró-inflamatórias e pró-trombóticas, facilitando o processo de trombose.[2] Pode ser secundária a medicamentos, transplante de medula óssea e gravidez nas adolescentes e, em 5-10% dos casos, atípica, ou seja, não associada a nenhum quadro infecioso ou doença preexistente, sendo decorrente de uma ativação crônica descontrolada da via alternativa do complemento, causando dano endotelial.

AVALIAÇÃO INICIAL DO PACIENTE

O diagnóstico de SHU atípica (SHUa) é de exclusão de outras causas de MAT. Quando a recuperação de STEC-SHU se estende por mais de duas semanas, o diagnóstico de SHU atípica deve ser considerado.[2]

História

Indagar histórico de infecções recentes ou gastroenterocolites 5-10 dias antes do evento atual. Pesquisar uso de medicações e histórico familiar.

Exame físico

Na criança com história clínica sugestiva, realizar exame físico completo, observar palidez, edema e oligoanúria. Checar pressão arterial, sinais vitais e alterações neurológicas.

Testes diagnósticos[2]

- Hemograma completo: anemia hemolítica não autoimune e plaquetopenia.
- Teste de Coombs direto: negativo.
- Ureia, creatinina, eletrólitos, gasometria venosa, glicemia capilar, enzimas hepáticas e pancreáticas.
- Coagulograma: excluir outras causas de trombocitopenia, como coagulação intravascular disseminada.
- Esfregaço periférico: presença de esquizócitos (eritrócitos fragmentados).
- Provas de hemólise como: DHL, reticulócitos, bilirrubina indireta (aumentados).
- Haptoglobina: liga-se à hemoglobina livre liberada pelos eritrócitos hemolisados, portanto estará reduzida nesses quadros.

- Urina 1: hematúria, proteinúria.
- Coprocultura ou PCR para gastroenterites: diagnóstico diferencial entre SHU típica e SHUa. Mesmo na ausência de diarreia (10% dos casos de SHU típica não apresentam diarreia) e MAT no trato gastrointestinal pode ocasionar diarreia mesmo na ausência de infecção.
- Pesquisa de atividade de ADAMTS13 para diagnóstico diferencial com púrpura trombocitopênica trombótica (PTT): a deficiência de ADAMTS13 (< 10%)[2] está envolvida na patogênese da PTT.[2]

TRATAMENTO

Não há um tratamento específico. A maioria das crianças recupera-se apenas com tratamento de suporte na SHU típica, o qual inclui controle hidreletrolítico e metabólico, correção de anemia e plaquetopenia e controle da hipertensão arterial. Portanto, a criança deve ser hospitalizada nos quadros agudos de SHU.

Bloqueadores dos canais de cálcio são os agentes de preferência na fase aguda do tratamento da hipertensão.

Quando a evolução clínica é refratária ao tratamento conservador, a terapia de substituição renal deve ser indicada. A insuficiência renal é reversível na maioria dos pacientes, remitindo em duas a três semanas. Aproximadamente 1/3 dos pacientes evoluem com sequelas, como proteinúria persistente, hipertensão e até doença renal crônica terminal, com necessidade de diálise permanente ou transplante renal.[2,3] Antibioticoterapia, além de não ter benefícios, pode aumentar o risco de ocorrência de SHU, pois nas fases iniciais da doença pode aumentar a produção e a liberação de toxinas envolvidas na patogênese da SHU típica.

O eculizumabe é um anticorpo monoclonal registrado como droga de escolha para o tratamento de SHU atípica pela Food and Drug Administration (FDA) e age como inibidor da via final do complemento. Essa medicação modifica o curso da doença. Estudos mostram aumento de plaquetas e melhora da função renal logo após a primeira dose.[1,2]

CONCLUSÃO

Os quadros típicos de SHU na infância costumam, em sua maioria, ter evolução clínica favorável. Os quadros atípicos terão curso clínico definido pela causa e são diagnósticos de exclusão. Diante da diferença de abordagem terapêutica dos dois quadros e do curso clínico diverso, é necessário que o pediatra geral esteja apto ao diagnóstico diferencial das diversas causas de SHU, bem como à instituição da terapêutica inicial adequada.

BIBLIOGRAFIA

1. Vaisbich MH. Hemolytic-uremic syndrome in childhood. J Bras Nefrol. 2014;36(2):208-220.
2. Palma LMP, Vaisbich-Guimarães MH, Sridharan M, Tran CL, Sethi S. Thrombotic microangiopathy in children. Pediatr Nephrol. 2022;37(9):1967-1980.
3. Síndrome hemolítico-urêmica. BMJ Best Practice. 2017.
4. Joseph A, Cointe A, Kurkdjian PM, Rafat C, Hertig A. Shiga toxin-associated hemolytic uremic syndrome: a narrative review. Toxins. 2020;12(2):67.
5. Joseph A, Cointe A, Kurkdjian PM, Rafat C, Hertig A. Diagnosis and treatment for shiga toxin-producing Escherichia coli associated hemolytic uremic syndrome. Toxins. 2020;12(2):67.

Seção XI

Doenças infecciosas

37
Febre sem sinais localizatórios

Alfredo Elias Gilio

Objetivo do capítulo

O objetivo deste capítulo é ajudar o pediatra no atendimento das crianças de 0 a 36 meses que se apresentam nos serviços de urgência com febre, nas quais não é possível identificar a causa da febre com os dados de anamnese e exame físico. Uma proposta de abordagem sistematizada desses casos será apresentada.

INTRODUÇÃO

A febre é uma das causas mais comuns de consulta nos ambulatórios, consultórios e prontos-socorros de pediatria. Nos serviços de emergência, é o motivo de aproximadamente 25% de todas as consultas.[1] Nas crianças menores de 36 meses, em cerca de 20% dos casos, mesmo após uma anamnese detalhada e um exame físico completo e cuidadoso, não é possível identificar a causa da febre.[2] Essa situação é chamada de febre sem sinais localizatórios (FSSL).[3] A maioria das crianças com FSSL tem uma doença infecciosa autolimitada ou está na fase prodrômica de uma doença infecciosa benigna, e deve evoluir bem. Entretanto, algumas têm uma infecção bacteriana grave (IBG), nas quais atrasos no diagnóstico podem acarretar risco de morbidade ou até mesmo de mortalidade. Dessa forma, o grande desafio dos pediatras no atendimento das crianças com FSSL é diferenciar os casos de uma doença benigna autolimitada daqueles poucos que podem ter uma IBG.[4]

DEFINIÇÕES

A febre é definida como elevação da temperatura corpórea em resposta a uma variedade de estímulos, mediada e controlada pelo centro termorregulador que se localiza no hipotálamo. Em nosso meio, a medida da temperatura axilar é a mais difundida e está culturalmente incorporada.[5]

Não há consenso absoluto entre os autores sobre o valor exato para definição de febre em crianças, em decorrência de inúmeras variáveis que afetam a temperatura. Entretanto, os valores geralmente utilizados são: temperatura retal > 38,3°C; temperatura oral > 38°C e temperatura axilar > 37,8°C.

Febre sem sinais localizatórios (FSSL) é definida como a ocorrência de febre com menos de 7 dias de duração, em uma criança na qual a história clínica completa e o exame físico cuidadoso não revelam a causa da febre.[3] Os casos de febre com mais de 7 dias de duração se enquadram em outra síndrome, que é denominada febre de origem indeterminada, a qual apresenta etiologia e risco bastante diferentes da FSSL, e deverão ser abordados de outra forma.

Infecção bacteriana grave (IBG) é toda infecção bacteriana que pode se apresentar inicialmente como FSSL e que tem risco de morbidade ou mortalidade, caso ocorra atraso no seu diagnóstico. O conceito de IBG inclui: bacteremia, infecção urinária, pneumonia, meningite, artrite séptica, osteomielite, celulite e sepse. As mais frequentes são infecção urinária, bacteremia e pneumonia.[6]

Dentro do grupo das infecções bacterianas graves, mais recentemente, alguns autores têm utilizado o termo "infecção bacteriana invasiva" (IBI) para bacteremia e meningite, que são de fato infecções com potencial de gravidade maior, especialmente nos lactentes jovens.[7]

BACTEREMIA OCULTA

Bacteremia oculta refere-se à presença de hemocultura positiva em uma criança que está com FSSL, sem infecção localizada, em bom estado geral e que não apresenta qualquer alteração no exame clínico além da febre. Muitos episódios de bacteremia oculta podem ter resolução espontânea. Entretanto, a bacteremia oculta pode evoluir para quadros graves como meningite, pneumonia, artrite séptica, osteomielite e sepse.

A incidência de bacteremia oculta nas crianças com FSSL depende muito da situação vacinal para *Haemophilus influenzae* tipo b e *Streptococcus pneumoniae*. Em crianças com FSSL, não vacinadas para esses agentes, a incidência de bacteremia oculta é de aproximadamente 5%, e os principais agentes são o pneumococo e o *Haemophilus*.[8] Por outro lado, nas crianças que já tenham recebido pelo menos duas doses das vacinas conjugadas para *Streptococcus pneumoniae* e *Haemophilus influenzae* tipo b a incidência cai para menos de 1% e o perfil etiológico muda bastante. Nessa situação aparecem principalmente *Escherichia coli*, *Staphylococcus aureus* e *Salmonella* sp.[9,10] Não há estudos epidemiológicos que tenham avaliado especificamente o papel das vacinas antimeningocócicas na redução do risco de bacteremia, mas possivelmente também devem reduzir o risco, embora a bacteremia por meningococo seja mais rara.

INFECÇÃO URINÁRIA OCULTA

Em todas as séries de casos de crianças com FSSL a infecção urinária (IU) é a infecção bacteriana mais comum como causa de FSSL. A prevalência geral é de 8 a 10% nas crianças com FSSL. Os principais grupos de risco são as meninas menores de 24 meses, os meninos não circuncidados menores de 12 meses e os meninos circuncidados menores de 6 meses.[11-13]

É importante lembrar que um dos principais marcadores clínicos para separar as infecções urinárias baixas (cistite) das infecções urinárias altas (pielonefrite) é a presença de febre alta.

Evidentemente, a vacinação para pneumococo e *Haemophilus* não interfere nas taxas de infecção urinária nas crianças com FSSL.

PNEUMONIA OCULTA

Na avaliação clínica, a suspeita de pneumonia é realizada por meio da anamnese com dados de tosse, falta de ar, desconforto respiratório, e no exame físico pela frequência respiratória, dificuldade respiratória, alterações na propedêutica pulmonar e queda de saturação de O_2. Entretanto, algumas crianças com pneumonia podem se apresentar sem nenhum desses achados de história e de exame clínico. Esses casos são chamados de pneumonia oculta. Os principais fatores de risco para esses casos são febre elevada (> 39ºC) e número aumentado de leucócitos no hemograma (acima de 20.000/mm^3), mesmo em crianças vacinadas para pneumococo e *Haemophilus*.[14-16]

AVALIAÇÃO DAS CRIANÇAS COM FEBRE SEM SINAIS LOCALIZATÓRIOS

Com o intuito de padronizar a abordagem e diagnosticar precocemente as infecções bacterianas graves, vários protocolos foram elaborados para avaliar crianças menores de 36 meses com FSSL. Todos utilizam uma combinação de critérios clínicos e exames laboratoriais, mas não há um consenso entre os diversos autores sobre um único protocolo de atendimento das crianças com FSSL. É bastante difícil atingir um equilíbrio entre a redução do risco de uma possível infecção bacteriana grave e o excesso de intervenções que possam ser desnecessárias.[6]

AVALIAÇÃO CLÍNICA

Na avaliação clínica das crianças com FSSL devemos levar em conta os principais fatores de risco para IBG: estado geral, idade, temperatura e situação vacinal.[6]

A presença de toxemia, alteração do estado geral ou instabilidade dos sinais vitais é um grande indicativo de infecção bacteriana grave, e essa criança deverá ser abordada como potencialmente com sepse.[6] Na prática, recomendamos que essa avaliação clínica seja feita, de preferência, com a criança sem febre, porque a própria presença da febre pode dificultá-la. A grande questão é que não podemos nos basear exclusivamente na avaliação clínica, porque mesmo crianças em bom estado geral podem ter uma infecção bacteriana grave, que pode estar oculta.[17-21]

A idade é um fator muito importante quando avaliamos o risco de IBG em uma criança com FSSL. As crianças menores de 3 meses, chamadas de lactentes jovens, têm um risco aumentado, e nesse grupo há um subgrupo de risco maior ainda, que é o dos recém-nascidos (RN). Nessa idade, além da imaturidade imunológica, as manifestações clínicas são muito inespecíficas, e as infecções bacterianas podem evoluir muito rapidamente para sepse. Por essa razão, todos os protocolos de atendimento de crianças com FSSL recomendam condutas mais invasivas e agressivas nos lactentes jovens.[6]

Entre 3 e 36 meses o risco de IBG é semelhante, e acima de 36 meses o risco cai bastante. Dessa forma, praticamente todos os protocolos de atendimento de crianças com FSSL se restringem às crianças de 0 a 36 meses.

A febre, mesmo aquela apenas referida pelos pais ou cuidadores, deve ser levada em conta, mesmo que não seja confirmada no momento da consulta.[22]

A febre mais elevada, acima de 39ºC na temperatura axilar, deve merecer atenção especial, principalmente nas crianças não vacinadas para pneumococo e *Haemophilus*, ou seja, crianças que ainda não receberam pelo menos 2 doses de cada uma dessas vacinas. A razão é que nessas crianças há um risco aumentado de bacteremia oculta nesses casos.[23,24] Mesmo nas crianças vacinadas, a presença de febre > 39ºC, associada com leucocitose acima de 20.000/mm^3, aumenta o risco de pneumonia oculta.[14-16]

A situação vacinal para pneumococo e *Haemophilus* muda bastante a avaliação de uma criança com FSSL, uma vez que as crianças que já receberam pelo menos duas doses das vacinas para pneumococo e *Haemophilus* têm risco muito menor de bacteremia oculta e por isso podem ter uma avaliação menos invasiva.[9,10]

AVALIAÇÃO LABORATORIAL

Os exames utilizados na avaliação laboratorial das crianças com FSSL são: hemograma, exames de urina, radiografia de tórax, provas de fase aguda e pesquisa de vírus respiratórios.[6, 25]

No hemograma avaliamos a contagem total de leucócitos e a contagem total de neutrófilos. Nas crianças não vacinadas para pneumococo e *Haemophilus*, uma contagem total de leucócitos totais acima de 20.000/mm^3 ou uma contagem total de neutrófilos acima de 10.000/mm^3 estão associadas com um risco aumentado de IBG nas crianças com FSSL.[25,26]

Nos lactentes jovens (menores de 3 meses), contagens de leucócitos totais acima de 15.000 ou abaixo de 5.000/mm^3 são fatores de risco para IBG. Nessa faixa etária alguns autores utilizam também a contagem total de neutrófilos jovens com o limite de 1.500/mm^3.

Os exames de urina são muito importantes na avaliação das crianças com FSSL. Os testes rápidos, como pesquisa de leucocitoesterase e nitrito, quando disponíveis, podem ser utilizados para triagem.[27-29] A leucocitúria também é muito útil para triagem, especialmente os valores acima de 50.000 leucócitos/mL,[25] mas devemos lembrar que o diagnóstico definitivo de infecção urinária somente pode ser confirmado por meio da positividade da urocultura. Por essa razão, a técnica de coleta da urina é fundamental. Nas crianças sem controle esfincteriano, a cultura deverá ser obtida por sondagem vesical, porque a cultura obtida por saco coletor apresenta alta taxa de falso-positivo. Dessa forma, o exame de urina obtido por saco coletor somente tem valor quando o resultado é negativo, ou seja, para afastar infecção urinária. Nas crianças com controle esfincteriano podemos obter a urina por jato médio na micção espontânea.

A radiografia de tórax de rotina não é necessária em todas as crianças com FSSL.[30] Caso haja alguma alteração de frequência respiratória ou queda de saturação de oxigênio, deverá ser realizada. Nas crianças com risco aumentado de pneumonia oculta, aquelas com febre acima de 39°C e leucócitos totais acima de 20.000/mm^3, também estará indicada.[6]

As provas de fase aguda têm sido incorporadas a vários protocolos de atendimento das crianças com FSSL com o objetivo de aumentar a acurácia para o diagnóstico das infecções bacterianas graves. As mais utilizadas são a proteína C-reativa (PCR) e a procalcitonina (PCT).[7,31-33] A PCR aumenta mais lentamente do que a PCT. Dessa forma, nos casos com menos de 12 horas de duração da febre a PCT é mais sensível para identificação de IBG. Quando comparada com os marcadores mais tradicionais (PCR, contagem total de leucócitos e contagem de neutrófilos), a PCT tem demonstrado desempenho superior no diagnóstico, especialmente para identificação de infecção bacteriana grave (bacteremia ou meningite) nos lactentes jovens.[7] Entretanto, devido a seus custos elevados, não está disponível na maioria dos serviços.

As escolhas dos valores de PCR e PCT dependem de saber se esses marcadores serão utilizados para excluir ou incluir os casos de IBG nas crianças com FSSL. Tendo por objetivo a identificação de IBG, os níveis de corte de 80 mg/L para PCR ou 2 ng/mL para PCT apresentam especificidade de 90% e sensibilidade de 40 a 50%. Para descartar IBG, os níveis de corte de 20 mg/L para PCR ou 0,5 ng/mL para PCT apresentam sensibilidade de 80% e especificidade de 70%.[31] Para a identificação de infecção bacteriana grave nos lactentes jovens, o valor de corte da procalcitonina é de 0,3 ng/mL. Nos protocolos de atendimento das crianças com FSSL geralmente utilizamos os valores para excluir o risco de IBG.

A pesquisa de vírus respiratórios em secreção de nasofaringe tem-se tornado cada vez mais disponível. Os testes rápidos podem ser utilizados nos serviços de emergência. Inúmeros vírus são responsáveis por doenças febris em crianças, que podem se apresentar inicialmente como FSSL, com herpes-vírus humano tipo 6, adenovírus, influenza e vírus sincicial respiratório. Em meio aos casos de covid-19, foram observados vários casos de crianças com FSSL que apresentaram pesquisa positiva para SARS-CoV-2 em secreção de nasofaringe.[5]

A utilização da pesquisa de vírus respiratório em crianças com FSSL pode reduzir a necessidade de investigação e o uso de antimicrobianos, exceto para os RN com menos de 28 dias de vida. Nessa faixa etária, mesmo a presença de vírus influenza ou vírus sincicial respiratório na secreção de nasofaringe não exclui a possibilidade de IBG.

PROTOCOLO DE AVALIAÇÃO E SEGUIMENTO DAS CRIANÇAS COM FEBRE SEM SINAIS LOCALIZATÓRIOS

Será apresentado a seguir um protocolo de avaliação e seguimento das crianças com FSSL. Esse protocolo é uma atualização daquele que foi publicado na última edição do *Tratado de pediatria* da Sociedade Brasileira de Pediatria.[34] Trata-se apenas de uma orientação, que não tem a intenção de substituir a avaliação individualizada de cada caso. Seguindo esse protocolo no Pronto-Socorro do Hospital Universitário da USP, em um período de 12 meses foram acompanhadas 251 crianças com FSSL. Todos os casos com IBG foram identificados e a utilização de antibioticoterapia empírica foi reduzida.[25]

O protocolo aplica-se a crianças de 0 a 36 meses com apresentação inicial considerada como FSSL (febre com menos de 7 dias de duração na qual uma história detalhada e um exame físico completo não estabelecem a causa da febre) (Figura 1). O protocolo segue quatro princípios básicos: abordagem inicial de acordo com o estado geral da criança; divisão por faixa etária das crianças

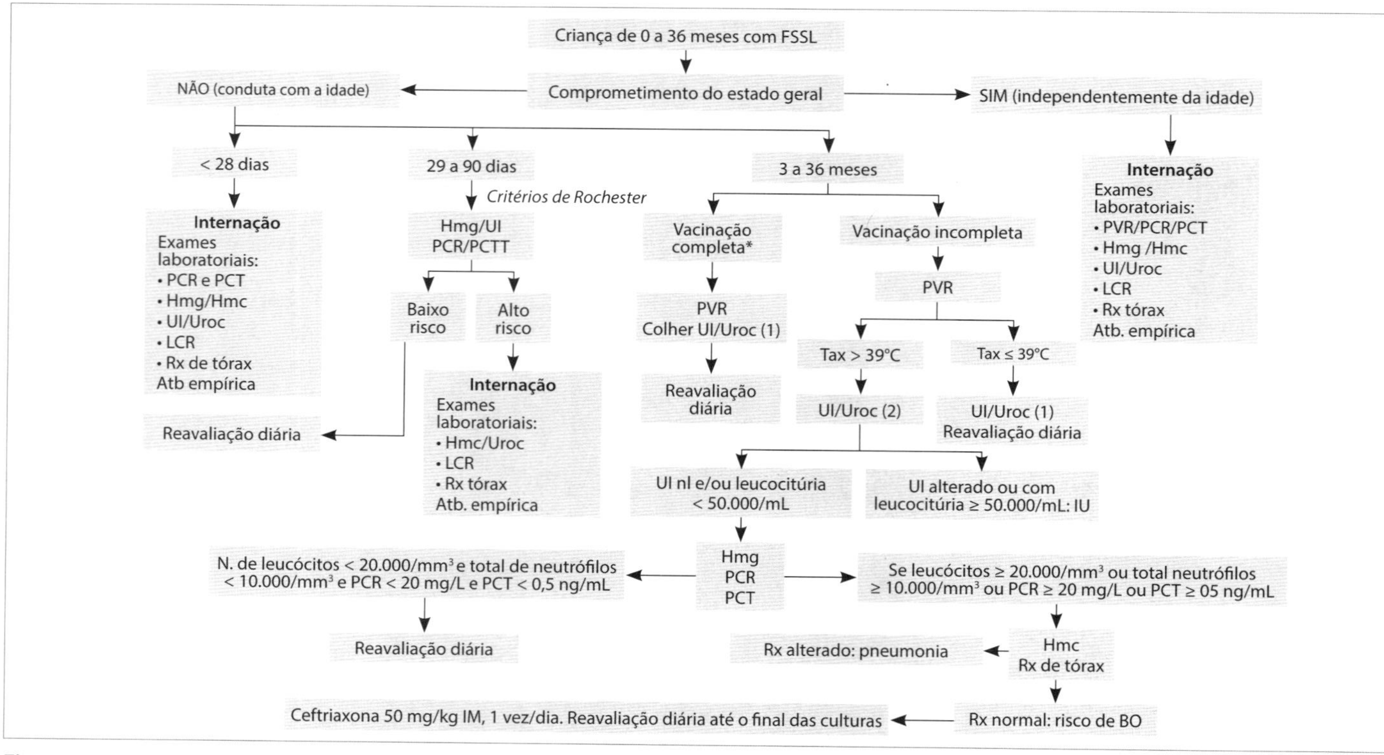

Figura 1 Protocolo para o atendimento das crianças até 36 meses com febre sem sinais localizatórios (FSSL).

Atb: antibioticoterapia; BO: bacteremia oculta; d: dias; Hmc: hemocultura; Hmg: hemograma; IM: intramuscular; IU: infecção urinária; m: meses; LCR: liquor; nl: normal; PCR: proteína C-reativa; PCT: procalcitonina; PVR: pesquisa de vírus respiratório; RX: radiografia; Tax: temperatura axilar; UI: sedimento urinário; Uroc: urocultura.

(1): Meninas menores de 24 meses; meninos não circuncidados menores de 12 meses e meninos circuncidados menores de 6 meses. (2): Meninos e meninas de 3 a 36 meses.

* Vacinação completa: pelo menos duas doses da vacina conjugada para *Haemophilus influenzae*, *Streptococcus pneumoniae*.

Fonte: adaptada de Machado e Gilio, 2017.[34]

que estão em bom estado geral; avaliação dependente da situação vacinal; e investigação por etapas, quando indicada, sendo a primeira infecção oculta a ser investigada a infecção urinária.

Inicialmente as crianças com FSSL menores de 36 meses são avaliadas em relação à presença ou não de comprometimento do estado geral (toxemia). Essa avaliação deve ser feita com a criança sem febre, pois a própria febre pode deixá-la com variados graus de prostração.

Toda criança com comprometimento do estado geral, independentemente da idade e da situação vacinal, deve ser hospitalizada, investigada para sepse e tratada com antimicrobianos empiricamente. A investigação para sepse compreende coleta de hemograma completo, proteína C-reativa, procalcitonina (se disponível), hemocultura, urina tipo I, urocultura, líquido cefalorraquidiano (quimiocitológico, bacterioscopia e cultura) e radiografia de tórax.

Na abordagem da criança com FSSL sem comprometimento do estado geral, o primeiro critério de avaliação é a idade, pois há diferença importante no risco de IBG de acordo com a idade. Habitualmente as crianças são classificadas em três grupos etários: RN ≤ 28 dias; lactentes jovens de 29 a 90 dias de vida e crianças de 3 a 36 meses.

Nos prematuros, com idade pós-natal abaixo de 90 dias, recomenda-se a utilização da idade corrigida com base na seguinte fórmula: [idade cronológica em semanas – (40 – idade gestacional em semanas)].

- Recém-nascido (≤ 28 dias): todo RN com FSSL deve ser hospitalizado, submetido a investigação para sepse e receber antibioticoterapia empírica até o resultado das culturas e o esclarecimento diagnóstico. Como terapêutica empírica inicial, pode-se utilizar ampicilina + cefotaxima, até a elucidação do foco infeccioso. Nos casos em que possa haver suspeita de infecção por herpes simplex (presença de vesículas, história materna e alteração do liquor compatível), deve-se associar aciclovir por via endovenosa.

  É importante ressaltar que nessa faixa etária, mesmo com exame de urina alterado, recomenda-se a coleta de liquor, porque nesses casos há risco aumentado de meningite.
- Lactente jovem (29 a 90 dias): nessa faixa etária a abordagem pode ser um pouco menos invasiva. Para tanto utilizamos uma escala para avaliar o risco de IBG. A escala que utilizamos é a de Rochester modificada[35] (Tabela 1). Segundo essa escala, para o lactente jovem ser considerado de baixo risco é necessário preencher todos os critérios. Se o lactente jovem for considerado de baixo risco podemos liberar, orientar adequadamente os pais sobre sinais de alerta e fazer seguimento clínico diário. Quando considerado de alto ris-

co, indicam-se hospitalização, coleta de exames (hemocultura, urocultura, liquor), radiografia de tórax e introdução de antibioticoterapia empírica (cefalosporina de 3ª geração).

- Criança de 3 a 36 meses sem comprometimento do estado geral: nessa faixa etária, deve-se verificar inicialmente a situação vacinal para pneumococo e *Haemophilus*. As crianças que apresentam pelo menos duas doses de cada uma dessas vacinas são consideradas com vacinação completa. Nessas crianças, o risco de bacteremia oculta é baixo. Entretanto, o risco de infecção urinária está mantido. Nesse grupo se recomendam, quando disponíveis, pesquisa de vírus respiratórios, coleta de urina tipo I e urocultura nos grupos de maior risco para infecção urinária: meninas menores de 24 meses, meninos não circuncidados menores de 12 meses e meninos circuncidados menores de 6 meses. A presença de vírus respiratório na secreção de nasofaringe que possa justificar a febre, especialmente vírus sincicial respiratório e influenza nos respectivos períodos sazonais, pode evitar pesquisas desnecessárias e orientar outras medidas terapêuticas.

Tabela 1 Critério de Rochester modificado para avaliação de risco em lactente jovem (de 29 a 90 dias) com febre sem sinais localizatórios (FSSL)

Critérios de baixo risco para infecção bacteriana grave
Critérios clínicos
▪ Previamente saudável
▪ Sem complicações durante hospitalização no berçário
▪ Sem aparência tóxica
▪ Sem evidência de infecção bacteriana ao exame físico
▪ Sem doença crônica
Critérios laboratoriais
▪ Contagem de leucócitos entre 5.000 e 15.000/mm^3
▪ Contagem absoluta de bastonetes < 1.500/mm^3
▪ Urina tipo I sem alterações
▪ PCR < 20 mg/L
▪ PCT < 0,3 ng/mL

Fonte: Dagan et al., 1985.[35]

Para as crianças com vacinação incompleta (que não têm pelo menos duas doses da vacina antipneumocócica e anti-*Haemophilus*), recomenda-se de início a pesquisa de vírus respiratórios, e a seguir essas crianças são divididas em dois grupos, de acordo com o valor da temperatura. A razão dessa divisão é que nesse grupo o risco de IBG aumenta com o valor da temperatura. Para as crianças com temperatura axilar menor ou igual a 39ºC, recomendam-se exame de urina tipo I e urocultura nos grupos de maior risco (meninas menores de 24 meses, meninos não circuncidados menores de 12 meses e meninos circuncidados menores de 6 meses). Nas crianças com temperatura axilar acima de 39°C, recomendam-se a realização de urina tipo I e de urocultura para todas (independentemente do sexo e da idade). Na presença de alteração do exame de urina e/ou leucocitúria maior ou igual a 50.000/mL, considera-se infecção urinária oculta, e o tratamento com antibioticoterapia específica é iniciado (amoxicilina-clavulanato ou acetilcefuroxima). Caso o exame de urina esteja normal e revele um número de leucócitos menor que 50.000/mL, segue-se com a investigação e recomendam-se coleta de hemograma, proteína C-reativa e a procalcitonina, se disponível. Uma boa opção é colher conjuntamente a hemocultura e aguardar o resultado do hemograma e das provas de fase aguda para encaminhar o exame. Quando o número total de leucócitos for menor que 20.000/mm^3, o número total de neutrófilos menor que 10.000/mm^3, a proteína C-reativa menor que 20 mg/L e procalcitonina < 0,5 ng/mL, recomenda-se apenas orientação quanto aos sinais de alerta e reavaliação diária.

Se o número total de leucócitos for maior que 20.000/mm^3 ou o total de neutrófilos maior que 10.000/mm^3 ou PCR ≥ 20 mg/L ou PCT ≥ 0,5 ng/mL, indica-se radiografia de tórax (mesmo que não haja qualquer sinal ou sintoma respiratório). Na presença de radiografia de tórax alterada, confirma-se o diagnóstico de pneumonia oculta e inicia-se o tratamento adequado (p. ex., com amoxicilina via oral). Caso a radiografia de tórax esteja normal, encaminha-se a hemocultura (ou se colhe, se ainda não foi colhida), e inicia-se a antibioticoterapia empírica com ceftriaxona 50 mg/kg/dia em dose única diária com reavaliação clínica diária até os resultados das culturas e a definição do caso. A introdução da antibioticoterapia empírica se justifica pelo risco aumentado de bacteremia oculta. A coleta de liquor fica a critério clínico. A antibioticoterapia empírica nesse cenário reduz o risco de meningite bacteriana. Recomenda-se a antibioticoterapia empírica via parenteral porque é mais eficaz para reduzir o risco de meningite bacteriana do que quando se utiliza antibioticoterapia via oral.[36]

Para as crianças que colheram hemocultura e iniciaram ceftriaxona, são fundamentais o acompanhamento clínico e o seguimento até o resultado da hemocultura. Na grande maioria das vezes, a positividade das hemoculturas com significado clínico ocorre nas primeiras 48 horas. Se a hemocultura for positiva para pneumococo e a criança estiver bem e afebril, pode-se completar o esquema antimicrobiano com 7 a 10 dias de antibioticoterapia via oral. Entretanto, caso a hemocultura seja positiva para pneumococo, a criança mantenha febre e não esteja clinicamente bem, serão necessárias internação, coleta de liquor e antibioticoterapia endovenosa.[37] Nos casos de hemocultura positiva para outros agentes, recomendam-se internação, avaliação para sepse e antibioticoterapia parenteral.

CONCLUSÃO

É fundamental salientar que o diagnóstico de FSSL é provisório, e todas as crianças com FSSL devem ser reavaliadas diariamente até a resolução do quadro, resultados das culturas (quando coletadas) e identificação da causa da febre. Os pais ou responsáveis devem sempre ser orientados sobre os sinais de alerta para que possam procurar novamente o serviço a qualquer momento caso esses sinais apareçam. O médico deve sempre julgar se é possível que a criança faça esse seguimento em casa.

O momento epidemiológico também é muito importante, porque algumas doenças podem se apresentar inicialmente apenas com febre nas crianças de 0 a 36 meses, como é o caso da covid-19 e da dengue.

A disponibilidade de recursos para a investigação diagnóstica nos serviços de emergência também deve ser levada em conta. Por exemplo, a procalcitonina, que é considerada atualmente um bom marcador para avaliar IBG, não está disponível na maioria dos serviços, e, mesmo quando disponível, o que se recomenda é que seu resultado esteja pronto em 60 minutos para que possa ter utilidade na orientação de condutas para o pediatra.

BIBLIOGRAFIA

1. Finkelstein JA, Christiansen CL, Platt R. Fever in pediatric primary care: occurrence, management and outcomes. Pediatrics. 2000;105:260.
2. Greenes DS, Harper MB. Low risk of bacteremia in febrile children with recognizable viral syndromes. Pediatr Infect Dis. 1999;18:258.
3. Trotta EA, Gilio AE. Febre aguda sem sinais de localização em crianças menores de 36 meses de idade. J Pediatr (Rio J). 1999;75(Supl 2):S214-22.
4. ACEP Clinical Policies Committee and the Clinical Policies Committee and the Clinical Policies Subcommittee on pediatric fever. Clinical policy for children younger than three years presenting to the emergency department with fever. Ann Emerg Med. 2003;42:530-45.
5. Fernandes TF. Manejo da febre aguda. Documento científico – Departamentos Científicos de Pediatria Ambulatorial e de Infectologia – Sociedade Brasileira de Pediatria. 2021.
6. Baraff LJ. Management of infants and young children with fever without source. Pediatric Annals. 2008;37(10):673-9.
7. Milcent K, Faesch S, Guen CG, et al. Use of procalcitonin assays to predict serious bacterial infection in young febrile infants. JAMA Pediatr. 2016;170(1):62-9.
8. Baraff LJ, Oslund S, Prather M. Effect of antibiotic therapy and etiologic microorganism on the risk of bacterial meningitis in children with occult bacteremia. Pediatrics. 1993;92:140.
9. Wilkinson M, Bulloch B, Smith M. Prevalence of occult bacteremia in children aged 3 to 36 months presenting to the emergency department with fever in the pospneumococcal conjugate vaccine era. Acad Emerg Med. 2009;16:220.
10. Greenhow TL, Hung YY, Herz A. Bacteremia in children 3 to 36 months old after introduction of conjugate pneumococcal vacines. Pediatrics. 2017;139.
11. Shaw KN, Gorelick M; McGowan KL, et al. Prevalence of urinary tract infection in febrile young children in the emergency department. Pediatrics. 1998;102:e16.

12. Hoberman A, Chao HP, Kelle DM, et al. Prevalence of urinary tract infection in febrile infants. J Pediatr. 1993;123:17.
13. Shaikh N, Moron NE, Lopez J, et al. Does this child have a urinary tract infection? JAMA. 2007;298:2895.
14. Bachur R, Perry H; Harper MB. Occult pneumonias: empiric chest radiographs in febrile children with leukocytosis. Ann Emerg Med. 1999;33:166.
15. Brauner M, Goldman M, Kozer E. Extreme leukocytosis and the risk of serious bacterial infections in febrile children. Arch Dis Child. 2010;95:209.
16. Rutman MS, Bachur R, Harper MB. Radiographic pneumonia in young, highly febrile children with leukocytosis before and after universal conjugate pneumococcal vaccination. Pediatr Emerg Care. 2009;25:1.
17. McCarthy PL, Sharpe MR, Spiesel SZ, Dolan TF, et al. Observation Scales to identify serious illness in febrile children. Pediatrics. 1982;70:802-9.
18. Bonadio WA, Hennes H, Smith D. Reliability of observation variables in distinguishing infectious outcome of febrile young infants. Pediatr Inf Dis J. 1993;12:111-4.
19. Dershewitz RA. A comparative study of the prevalence, outcome and predicition of bacteremia in children. J Pedatr. 1983;103:352-8.
20. McCarthy PL, Jekel JF, Stashwick CA, et al. History and observation variables in assessing febrile children. Pediatrics. 1980;65:1090-5.
21. Van den Bruel A, Haj-Hassan T, Thompson M, et al. Diagnostic value of clinical features at presentation to identify serious infection in children in developed countries: a systematic review. Lancet. 2010;375:834-45.
22. Banco L, Veltri D. Ability of mothers to subjectively assess the presence of fever in their children. Am J Dis Child. 1984;138:976-8.
23. Teele DW, Pelton SI, Grant MJA, et al. Bacteremia in febrile children under 2 years of age: results of cultures of blood of 600 consecutive febrile children seen in a walk-in clinic. J Pediatr. 1975;87:227-30.
24. McCarthy PL, Jekel JF, Dolan TF. Temperature greater than or equal to 40ºC in children less than 24 months of age: a prospective study. Pediatrics. 1977;59:663-8.
25. Machado BM, Cardoso DM, De Paulis M, et al. Fever without source: evaluation a guideline. J Pediatr (Rio J). 2009;85(5):426-32.
26. Kuppermann N. Occult bacteremia in young febrile children. Pediatr Clin North Am. 1999;46:1073-109.
27. Gorelick MH, Shaw KN. Screening tests for urinary tract infection in children: a meta-analysis. Pediatrics. 1999;104:e54.
28. Huicho L, Campos-Sanchez M, Alamo C. Metaanalysis of urine tests for determining the risk of urinary tract infection in children. Pediatr Infect Dis J. 2002;21:1.
29. Finnel SM, Carroll AE, Downs SM. The Subcommittee on urinary tract infection. Technical report – diagnosis and management of na initial UTI in febrile infants and young children. Pediatrics. 2011;128:e749.
30. Arora R, Mahajan P. Evaluation of child with fever without source. Review of the literature and update. Pediatr Clin N Am. 2013;60:1049-62.
31. Van Den Bruel A, Thompson MJ, Haj-Hassan T, et al. Diagnostic value of laboratory tests identifying serious infections in febrile children: systematic review. BMJ. 2011;342:d3082.
32. Mahajan P, Grzybowski M, Chen Singuang, et al. Procalcitonin as a marker of serious bacterial infections in febrile children younger than 3 years old. Acad Emerg Med. 2014;21:171-9.
33. Tripella G, Galli L, De Martino M, et al. Procalcitonin performance in detecting serious and invasive bacterial infections in children withou apparent source: a systematic review and meta-analysis. Exper Ver Anti Infect Ther. 2017;15:1041.

34. Machado MB, Gilio AE. Febre sem sinais de localização. In: Sociedade Brasileira de Pediatria. Tratado de pediatria. 4. ed. Barueri: Manole, 2017.
35. Dagan R, Powell KR, Hall CB, et al. Identification of infants unlikely to have serious bacterial infection although hospitalized for suspected sepsis. J Pediatr. 1985;107:855.
36. Bass JW, Steele RW, Wittler RR, Weisse ME, Bell V, Heisser AH, et al. Antimicrobial treatment of occult bacteremia: a multicenter cooperative study. Pediatr Infect Dis J. 1993;12:466-73.
37. Bachur R; Harper MB. Reevaluation of outpatients with Streptococcus pneumoniae bacteremia. Pediatrics. 2000;105:502.

38
Doença de Kawasaki

Márcio Caldeira Alves Moreira

Objetivo do capítulo

- Identificar de forma precoce o paciente que pode ter a doença de Kawasaki.
- Ser capaz de levantar diagnósticos diferenciais consistentes com o quadro.
- Solicitar os exames necessários para a avaliação da hipótese diagnóstica.
- Indicar a tempo as intervenções terapêuticas adequadas.
- Orientar a família quanto ao prognóstico, ao tratamento e ao seguimento do paciente.
- Encaminhar para seguimento ambulatorial com os especialistas pertinentes.

DEFINIÇÃO E INCIDÊNCIA

A doença de Kawasaki (DK) é uma vasculite sistêmica, acometendo especialmente artérias de médio calibre. Decorre daí sua manifestação clínica, com acometimento de vários órgãos e sistemas. É uma das vasculites mais comuns da infância. Seu diagnóstico baseia-se em critérios clínicos, com manifestações características em paciente febril. Foi descrita em 1967 pelo Dr. Tomikasu Kawasaki em 50 pacientes.[1,2] A incidência de DK é quase exclusiva da faixa etária pediátrica, sendo muito rara em adultos; a enorme maioria dos casos ocorre entre os 6 meses e os 5 anos de idade (80 a 90% dos casos), sendo mais da metade deles em menores de 2 anos. Há predominância no sexo masculino (1,5:1) e maior incidência em crianças com ancestrais asiáticos (tanto em casuísticas norte-americanas como nacionais).[3-5]

A incidência de DK é muito maior no Japão que em outras regiões. Trabalhos descrevem até 250 mil casos por ano, enquanto a estimativa norte-americana é de 5.500 casos por ano. A incidência estimada é de 215 casos por 100 mil habitantes no Japão, 69 casos por 100 mil habitantes em Taiwan, 20 casos por 100 mil habitantes nos EUA; não há estimativa de incidência no Brasil.

ETIOLOGIA

A etiologia ainda não foi definida, porém, pelas características clínicas (febre, *rash* cutâneo, adenite e mucosite), pela endemicidade com picos periódicos de incidência, sazonalidade, além da incidência familiar discretamente aumentada, deve haver um "gatilho" infeccioso, ainda não identificado. A principal teoria é a de que um estímulo desconhecido (infeccioso e/ou ambiental) desencadeia uma cascata inflamatória imunomediada, em uma criança geneticamente suscetível.[1,6] Vários achados suportam um componente genético, incluindo risco de concordância em gêmeos idênticos (13%), aumento da incidência em crianças cujos pais têm histórico positivo e maior ocorrência em irmãos de pacientes afetados. Até o momento, no entanto, nenhuma ligação definitiva foi encontrada de forma irrefutável entre uma única infecção e DK.[1,6,7]

AVALIAÇÃO INICIAL DO PACIENTE

Um diagnóstico de DK clássica, também denominada completa, geralmente ocorre quando o paciente apresenta febre por pelo menos 5 dias e 4 das 5 manifestações clínicas a seguir:[1,8]

1. Alterações na mucosa oral (fissuras labiais, eritema ou língua em morango).
2. Alterações nas extremidades (edema endurado, vermelhidão na fase aguda, descamação periungueal, geralmente 2 semanas após o início da febre).
3. Erupção cutânea polimorfa.
4. Conjuntivite bilateral não purulenta.
5. Linfadenopatia cervical não purulenta (> 15 mm).

O principal marco da DK é a febre de início abrupto, geralmente maior que 39°C, que pode não ceder com o uso de medicamentos antipiréticos. Mais de 90% das crianças com DK desenvolvem conjuntivite não exsudativa. Além disso, a uveíte anterior pode ser detectada na fase aguda da doença. Manifestações orofaríngeas são comuns e incluem orofaringe difusamente eritematosa, lábios vermelhos rachados e língua em morango.[1,8,9]

O *rash* da DK geralmente aparece durante o período febril e pode ser morbiliforme, maculopapular, escarlatiniforme ou até um eritema multiforme. O edema endurado nas mãos e nos pés, bem como eritema nas palmas das mãos e nas plantas dos pés, pode ocorrer na fase aguda da doença. A descamação periungueal característica começa 2 a 3 semanas após o início da febre. O aumento dos linfonodos cervicais (≥ 1,5 cm), o critério encontrado com menor frequência, geralmente é unilateral, localizado na cadeia cervical anterior, não flutuante e indolor.[1,8,9]

As manifestações clínicas individuais podem aparecer e se autorresolver, em vez de todas estarem presentes simultaneamente. É de suma importância questionar sobre os critérios clínicos diagnósticos que não estejam presentes no momento de sua avaliação.[1]

Os pacientes que não preenchem os critérios diagnósticos completos para DK são referidos como DK incompleto ou atípico (Figura 1).[1] Portanto, qualquer criança com febre inexplicável prolongada com qualquer uma das principais características clínicas deve ser avaliada para DK, e dados laboratoriais e ecocardiográficos devem ser considerados para o diagnóstico de DK incompleta.[8] Em 2017, a American Heart Association (AHA) publicou diretrizes atualizadas para o diagnóstico, o tratamento e o manejo de longo prazo da doença de Kawasaki e criou um algoritmo para auxiliar na avaliação de pacientes com suspeita de DK que não atendem aos critérios diagnósticos.[8]

Outras manifestações clínicas

Uveíte anterior leve (80%), derrame pericárdico de pelo menos 1 mm (5%), miocardite manifesta como insuficiência cardíaca congestiva (5%), taquicardia de repouso persistente, precórdio hiperdinâmico e uma ausculta cardíaca com galope S3. Raramente, a doença de Kawasaki pode se manifestar como choque agudo.[1,8]

- Cardiovascular:
  - Miocardite, pericardite, regurgitação valvular, choque.
  - Anomalias da artéria coronária.
  - Aneurismas de artérias não coronárias de tamanho médio.
  - Aumento da raiz aórtica.
  - Gangrena periférica.
- Respiratório:
  - Infiltrados peribrônquicos e intersticiais na radiografia de tórax.
  - Nódulos pulmonares.
  - Sistema musculoesquelético: artrite, artralgia (pleocitose do líquido sinovial) (20%).
- Trato gastrointestinal:
  - Diarreia, vômito, dor abdominal.
  - Hepatite, icterícia.
  - Hidropsia da vesícula biliar (10%).
  - Pancreatite.

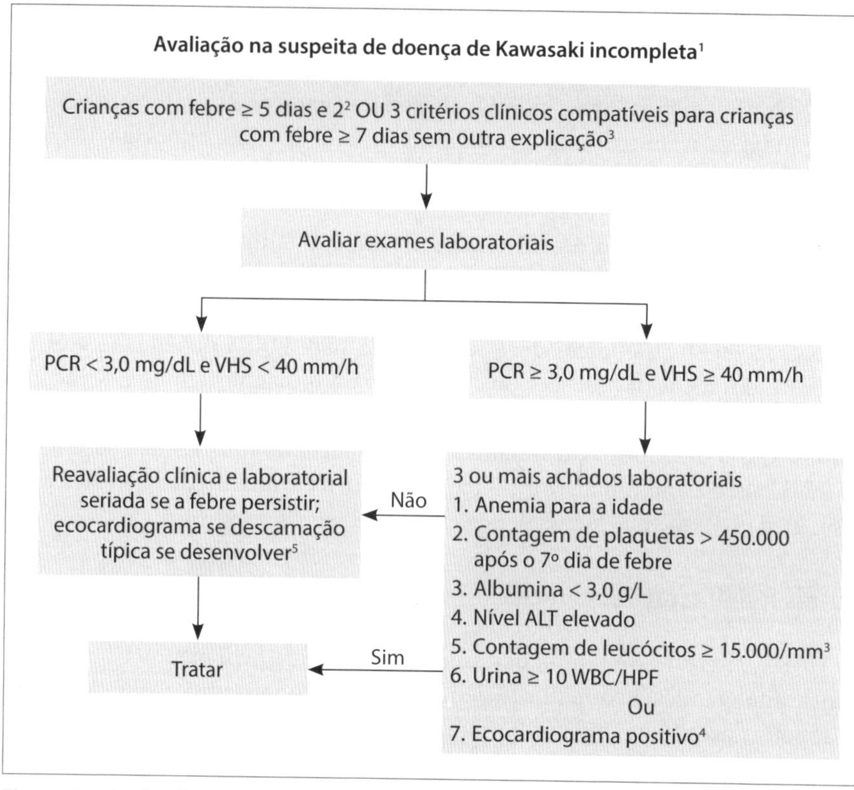

Figura 1 Avaliação na suspeita de doença de Kawasaki incompleta.

[1] Na ausência de um "padrão-ouro" para o diagnóstico, este algoritmo não pode ser baseado em evidências, mas representa a opinião informada do comitê de especialistas. A consulta com um especialista deve ser procurada sempre que a assistência for necessária.

[2] Ver texto para achados clínicos da doença de Kawasaki.

[3] Lactentes abaixo de 6 meses são os mais propensos a desenvolver febre prolongada sem outros critérios clínicos para doença de Kawasaki; esses bebês têm um risco particularmente alto de desenvolver anormalidades nas artérias coronárias.

[4] A ecocardiografia é considerada positiva para fins desse algoritmo se qualquer uma das 3 condições for atendida: escore z da artéria coronária descendente anterior esquerda ou artéria coronária direita ≥ 2,5; aneurisma da artéria coronária; pelo menos 3 outras características sugestivas existem, incluindo diminuição da função ventricular esquerda, regurgitação mitral, derrame pericárdico ou escores z na artéria coronária descendente anterior esquerda ou na artéria coronária direita de 2 a 2,5.

[5] A descamação típica começa sob as unhas dos dedos das mãos e dos pés.

ALT: alanina aminotransferase; HPF: campo de alta potência; PCR: proteína C-reativa; VHS: velocidade de hemossedimentação; WBC: glóbulo branco.

Fonte: adaptada de McCrindle et al., 2017.[10]

- Sistema nervoso central:
  - Irritabilidade extrema.
  - Meningite asséptica.
  - Paralisia do nervo facial periférico.
  - Perda auditiva neurossensorial.
- Aparelho geniturinário: uretrite/meatite, hidrocele.
- Pele:
  - Erupção cutânea descamativa na virilha.
  - Eritema e endurecimento no local da vacina BCG (muito sugestiva de DK).

Achados laboratoriais comuns na doença de Kawasaki

A maioria das crianças com DK, em decorrência do intenso processo inflamatório,[11] apresenta leucocitose na fase aguda (com predomínio de neutrófilos e desvio à esquerda), anemia (normocítica e normocrômica), trombocitose (mais comum a partir da segunda semana, podendo chegar a 1 milhão de plaquetas), leve elevação das concentrações séricas de aminotransferases hepáticas ou da gamaglutamiltransferase (40 a 60% dos casos) e elevação, em graus variados, dos reagentes de fase aguda (PCR e VHS). Albumina baixa e aumento de ferritina também são frequentes.

O exame de urina pode mostrar uretrite com piúria estéril (80%) e na análise do líquido cefalorraquidiano pode ocorrer pleocitose (40%) com irritabilidade acentuada associada.[1,8,9]

HISTÓRIA NATURAL DA DOENÇA

A DK tende a ser trifásica: aguda, subaguda e convalescente. A fase aguda dura em média de 7 a 14 dias e é caracterizada por picos febris (normalmente > 39ºC) e as principais manifestações clínicas.

A fase subaguda costuma ser assintomática após o desaparecimento da febre e estende-se por aproximadamente 4 semanas. Durante essa fase, os pacientes podem permanecer anoréxicos e/ou irritáveis, com diminuição da energia por 2 a 3 semanas, e ainda pode ocorrer descamação dos dedos, artralgias e achados laboratoriais anormais. É nesse período que há o maior risco de desenvolver sequelas cardíacas, principalmente os aneurismas da artéria coronária.

A fase de convalescença é tipicamente assintomática e ocorre aproximadamente de 4 a 8 semanas após o início da doença inicial. Ainda existe um risco (significativamente menor) de desenvolvimento de aneurisma, apesar da ausência de sintomas clínicos durante esse período. A doença recorrente se desenvolve em aproximadamente 1 a 2% dos pacientes nos EUA, em média 1,5 ano após o episódio inicial. A taxa de recorrência é de 3,5% nas populações da Ásia.[12]

A coronariopatia é a principal complicação na DK, podendo levar a sequelas graves, e é a principal causa de óbito nesses pacientes.[13] Em crianças não tratadas, 30 a 50% apresentam alguma lesão cardíaca, e 20 a 25% apresentam lesão nas artérias coronárias.[1] Os aneurismas ocorrem tipicamente entre 1 e 4 semanas após o início da doença, sendo extremamente incomuns após 6 semanas. Os principais fatores de riscos associados ao desenvolvimento de anormalidades da artéria coronária estão citados na Tabela 1.

A evolução esperada das lesões coronarianas é a regressão dentro de 5 a 18 meses, embora esse processo possa resultar em estenose luminal ou parede fibrótica do vaso pouco complacente ou ambos.[14] Aneurismas gigantes (diâmetro interno ≥ 8 mm) são altamente preditivos de complicações a longo prazo.[13] Aneurismas que ocorrem em outras artérias de médio calibre são incomuns (2%) e geralmente não ocorrem na ausência de anormalidades coronarianas. As mais comumente afetadas são as renais, paraovarianas ou paratesticulares, mesentéricas, pancreáticas, ilíacas, hepáticas, esplênicas e axilares.

Também pode ocorrer o envolvimento do pericárdio do miocárdio ou do endocárdio, com lesão da valva (mitral e/ou aórtica). A principal causa de morte é o infarto do miocárdio resultante da oclusão da artéria coronária, atribuível à trombose ou estenose progressiva.

Tabela 1 Fatores de risco associados ao desenvolvimento de anormalidades coronarianas

Sexo masculino
Idade superior a 12 meses ou inferior a 8 anos
Febre por mais de 10 dias
Contagem de glóbulos brancos acima de 15.000/mm^3
Neutrofilia com desvio à esquerda (formas jovens)
Baixa concentração de hemoglobina (inferior a 10 g/dL)
Hipoalbuminemia, hiponatremia ou trombocitopenia
Febre persistente ou recorrente por mais de 36 horas após o término da administração de imunoglobulina intravenosa

Fonte: elaborada pelo autor.

O risco relativo de mortalidade é maior dentro de 6 semanas após o início dos sintomas agudos, mas infarto do miocárdio e morte súbita podem ocorrer meses a anos após o episódio agudo. A atual taxa de letalidade da doença de Kawasaki nos EUA e no Japão é inferior a 0,2%.[1] O seguimento ambulatorial com cardiologista é imprescindível.

TRATAMENTO

O tratamento para a DK deve ser iniciado assim que o diagnóstico for estabelecido ou quando houver forte suspeita. O objetivo do tratamento na fase aguda é a redução do processo inflamatório e suporte clínico, diminuindo assim o risco de alterações coronarianas. Após a fase aguda, a terapia é direcionada para a prevenção da trombose da artéria coronária, em virtude da plaquetose.

Imunoglobulina intravenosa (IGIV)

A administração oportuna da imunoglobulina é considerada o pilar do tratamento da DK e resulta na rápida resolução de sintomas e alterações laboratoriais em aproximadamente 85% dos pacientes, reduzindo o risco de doença arterial coronariana de cerca de 17 para 4% em crianças sem alterações no primeiro ecocardiograma.[1,15]

O tratamento deve ser iniciado assim que o diagnóstico for estabelecido ou se houver forte suspeita, com ou sem anormalidades nas artérias coronárias. Sua administração é mais eficaz quando feita dentro de 10 dias após o início da febre, em uma única infusão de alta dose (2 g/kg), durante um período de 10 a 12 horas, para diminuir o risco de efeitos adversos.[1,8] Após o décimo dia de doença, a terapia com IGIV deve ser fornecida para pacientes que mantêm manifestações de inflamação (VHS ou PCR elevados) associadas a febre ou escore z da dimensão luminal da artéria coronária > 2,5.

Reações adversas à infusão de IGIV podem ocorrer e em sua grande maioria consistem em febre, calafrios e hipotensão, sendo controladas com sintomáticos e anti-histamínicos; raramente podem ocorrer quadros mais graves (anemia hemolítica ou meningite asséptica, por exemplo).[1]

Ácido acetilsalicílico

O ácido acetilsalicílico (AAS) é utilizado por sua atividade anti-inflamatória (alta dose) e antitrombótica (baixa dose). Dosagens moderadas (30 a 50 mg/kg/dia), mais comuns no Japão, ou altas (80 a 100 mg/kg/dia), mais comuns nos EUA, divididas a cada 6 horas, devem ser utilizadas até que o paciente esteja afebril por 48 a 72 horas, durante a fase aguda da doença. Após essa fase, são utilizadas baixas dosagens (3 a 5 mg/kg) de AAS, em dose única diária, para efeito antiagregante plaquetário, até a realização de novo ecocardiograma, em torno de 6 a 8 semanas do quadro agudo.[1,16]

Resistência e retratamento com IGIV

Mesmo com terapia imediata de IGIV, até 20% das crianças desenvolverão febre recorrente ou persistente (persistência após 36 horas da administração da IGIV), e aproximadamente 2 a 4% dos pacientes desenvolvem aneurisma de artéria coronária.[1] Nessas situações, o diagnóstico de doença de Kawasaki deve ser reavaliado e, se ainda for provável, o retratamento com IGIV, 2 g/kg, geralmente é administrado em conjunto com AAS em altas doses contínuas.[1,8]

Nos casos de refratariedade após a segunda dose de IGIV, bastante rara, deve-se consultar um especialista em DK para discutir terapias imunomoduladoras alternativas como infliximabe, corticosteroides, ciclosporina ou até mesmo exsanguineotransfusão.

Terapia adjuvante

Corticosteroides

O uso é controverso, e as recomendações de consenso de 2017 da AHA1[8] são:

- Pulso de metilprednisolona em dose única não deve ser administrado com IGIV como terapia primária de rotina para pacientes com doença de Kawasaki.
- Administração de um curso mais longo de corticosteroides (p. ex., prednisolona, 2 mg/kg/dia intravenoso, dividida a cada 8 horas até ficar afebril, seguido por corticosteroide oral até a normalização da PCR, com subsequente redução gradual ao longo de 2 a 3 semanas) pode ser excepcionalmente considerada para o tratamento em conjunto com IGIV e AAS em pacientes de alto risco com doença aguda de Kawasaki, quando esse risco puder ser identificado antes do início do tratamento.[1,13,17]

Acompanhamento cardiológico

A ecocardiografia deve ser realizada no momento da suspeita diagnóstica e repetida 2 semanas e 6 a 8 semanas após o diagnóstico em crianças com artérias coronárias normais na avaliação inicial.[1,8] As crianças devem ser avaliadas durante esse período quanto a arritmias, insuficiência cardíaca congestiva e regurgitação valvular. O manejo em longo prazo da doença de Kawasaki deve basear-se na extensão do envolvimento da artéria coronária. O desenvolvimento de aneurismas gigantes da artéria coronária geralmente requer a adição de terapia anticoagulante.

IMUNIZAÇÃO APÓS A ADMINISTRAÇÃO DE IVIG

As vacinas de vírus vivo atenuado, tríplice ou tetraviral, varicela, febre amarela e dengue devem ser adiadas por até 11 meses após a infusão de imunoglobulina em alta dose (2 g/kg), pois pode haver comprometimento significativo da resposta imune a essas vacinas. Em cenários de risco alto de exposição nesse período, devem ser feitas as vacinas pertinentes e repetidas após 11 meses. As vacinas contra varicela devem ser evitadas durante o uso da terapia com AAS pelo risco aumentado de síndrome de Reye; em cenários de alto risco de exposição à varicela, ponderados os riscos, a vacina pode ser feita. As outras vacinas devem ser feitas normalmente de acordo com o calendário recomendado.

CONCLUSÃO

A doença de Kawasaki (DK), apesar de pouco comum, é uma patologia de extrema relevância no meio pediátrico, sendo seu diagnóstico e tratamento precoces imprescindíveis para evitar as graves complicações dessa doença. Além de ser uma patologia de diagnóstico eminentemente clínico, suas manifestações geralmente ocorrem em outras patologias, podendo ser um verdadeiro desafio diagnóstico.

Portanto, toda criança com febre inexplicável prolongada com qualquer uma das principais características clínicas deve ser avaliada para DK, e dados laboratoriais e ecocardiográficos devem ser considerados para o diagnóstico de DK incompleta. O tratamento para a DK deve ser iniciado assim que o diagnóstico for estabelecido ou quando houver forte suspeita, sendo a imunoglobulina e o ácido acetilsalicílico os pilares do tratamento. Seguimento ambulatorial com cardiologista é indispensável.

BIBLIOGRAFIA

1. American Academy of Pediatrics. Kawasaki disease. In: Kimberlin DW, Barnett ED, Lynfield R, Sawyer MH (eds.). Red Book: 2021 Report of the Committee on Infectious Diseases. Itasca, IL: American Academy of Pediatrics; 2021. p.457-64.
2. Newburger JW, Takahashi M, Burns JC. Kawasaki disease. J Am Coll Cardiol. 2016;67(14):1738-49.
3. Singh S, Vignesh P, Burgner D. The epidemiology of Kawasaki disease: a global update. Arch Dis Child. 2015;100(11):1084-8.

4. Makino N, Nakamura Y, Yashiro M, Ae R, Tsuboi S, Aoyama Y, et al. Descriptive epidemiology of Kawasaki disease in Japan, 2011-2012: from the results of the 22nd nationwide survey. J Epidemiol. 2015;25(3):239-45.
5. Rife E, Gedalia A. Kawasaki disease: an update. Curr Rheumatol Rep. 2020;22(10).
6. Rowley AH. Kawasaki Disease: novel insights into etiology and genetic susceptibility. Ann Rev Med. 2011;62(1):69-77.
7. Kottek A, Shimizu C, Burns JC. Kawasaki disease in monozygotic twins. Pediatr Infect Dis J. 2011;30(12):1114-6.
8. McCrindle BW, Rowley AH, Newburger JW, Burns JC, Bolger AF, Gewitz M, et al. Diagnosis, treatment, and long-term management of Kawasaki disease: a scientific statement for health professionals from the American Heart Association. Circulation. 2017;135(17).
9. Kil H-R, Yu J-W, Lee S-C, Rhim J-W, Lee K-Y. Changes in clinical and laboratory features of Kawasaki disease noted over time in Daejeon, Korea. Pediatr Rheumatol. 2017;15(1).
10. McCrindle BW, Rowley AH, Newburger JW, et al.; American Heart Association Rheumatic Fever, Endocarditis, and Kawasaki Disease Committee of the Council on Cardiovascular Disease in the Young; Council on Cardiovascular and Stroke Nursing; Council on Cardiovascular Surgery and Anesthesia; and Council on Epidemiology and Prevention. Diagnóstico, tratamento e manejo a longo prazo da doença de Kawasaki: uma declaração científica para profissionais de saúde da American Heart Association. Circulation. 2017;135:e927-99.
11. Tremoulet AH, Jain S, Chandrasekar D, Sun X, Sato Y, Burns JC. Evolution of laboratory values in patients with Kawasaki disease. Pediatr Infect Dis J. 2011;30(12):1022-6.
12. Maddox RA, Holman RC, Uehara R, Callinan LS, Guest JL, Schonberger LB, et al. Recurrent Kawasaki disease: USA and Japan. Pediatr Int. 2015;57(6):1116-20.
13. Chen S, Dong Y, Kiuchi MG, Wang J, Li R, Ling Z, et al. Coronary artery complication in Kawasaki disease and the importance of early intervention: a systematic review and meta-analysis. JAMA Pediatrics. 2016;170(12):1156-63.
14. Lin M-T, Sun L-C, Wu E-T, Wang J-K, Lue H-C, Wu M-H. Acute and late coronary outcomes in 1073 patients with Kawasaki disease with and without intravenous gamma-immunoglobulin therapy. Arch Dis Childhood. 2015;100(6):542-7.
15. Wu M-H, Chen H-C, Yeh S-J, Lin M-T, Huang S-C, Huang S-K. Prevalence and the long-term coronary risks of patients with Kawasaki disease in a general population < 40 years. Circulation: Cardiovascular Quality and Outcomes. 2012;5(4):566-70.
16. Zheng X, Yue P, Liu L, Tang C, Ma F, Zhang Y, et al. Efficacy between low and high dose aspirin for the initial treatment of Kawasaki disease: current evidence based on a meta-analysis. Cheungpasitporn W (ed.). PloS One. 2019;14(5):e0217274.
17. Wardle AJ, Connolly GM, Seager MJ, Tulloh RM. Corticosteroids for the treatment of Kawasaki disease in children. Cochrane Database Syst Rev. 2017;1(1):CD011188.

39
Doenças exantemáticas

Márcio Caldeira Alves Moreira

Objetivo do capítulo

- Reconhecer as doenças exantemáticas mais comuns da infância.
- Identificar a etiologia, o período de incubação, o tempo de contágio, a forma de transmissão e a apresentação clínica das doenças exantemáticas clássicas da infância.
- Formular hipóteses diagnósticas de doenças exantemáticas com base na anamnese e no exame físico.
- Indicar de maneira pertinente os exames complementares necessários para a condução dos casos, com base nas hipóteses diagnósticas mais prováveis.
- Indicar o tratamento e os cuidados requeridos, como tempo de isolamento e formas de prevenção para cada doença, quando disponíveis.
- Reconhecer as complicações de cada doença e intervir de maneira precoce, a fim de melhorar o prognóstico do paciente.
- Saber compartilhar as informações com o paciente e familiares, esclarecendo dúvidas sobre a doença, o tratamento e os cuidados requeridos no adequado acompanhamento.

DEFINIÇÕES E INCIDÊNCIAS

Convencionou-se chamar doenças exantemáticas as doenças nas quais as erupções cutâneas são características marcantes na evolução do quadro.[1]

Febre e exantema estão presentes em várias doenças e a etiologia infecciosa é a mais comum, com alguns estudos mostrando que até 70% das crianças com exantema apresentam um agente infeccioso em sua etiologia.[2] No entanto, outras causas devem sempre ser consideradas, pois as manifestações de pele podem ser um sinal precoce de infecções com risco de vida ou de outras condições graves, por exemplo, doenças imunológicas, reumatológicas, oncológicas ou de etiologia desconhecida, como a doença de Kawasaki.[1,2]

Tratando-se de causas infecciosas, os vírus são os principais agentes relacionados aos exantemas, mas existem casos relativamente comuns de etiologia bacteriana, como a escarlatina.[2]

Tendo em vista a dificuldade diagnóstica diante do polimorfismo dos quadros e a variedade etiológica, a realização de uma anamnese cuidadosa e de um exame físico completo é mandatória.[2] Neste capítulo abordaremos as doenças exantemáticas denominadas "clássicas" na literatura médica, buscando pontos de diferenciação entre elas com o intuito de facilitar o aprendizado e a prática clínica. Além disso, as informações mais relevantes foram resumidas em formas de tabela, a fim de facilitar a comparação dos quadros.

ANAMNESE

A anamnese é uma ferramenta muito importante para a identificação da etiologia do quadro exantemático.[2] A seguir estão listados pontos essenciais e que podem servir como guia na condução dos pacientes com esse sintoma:

- Faixa etária: a idade do paciente pode ajudar na diferenciação das causas prováveis do exantema.[2] As faixas etárias de risco para cada quadro estão descritas na Tabela 1.

Tabela 1 Faixas etárias mais acometidas nas doenças exantemáticas clássicas

Doença exantemática	Epidemiologia (idade)
Sarampo	2 a 9 anos (pessoas não imunizadas)
Rubéola	Crianças maiores e adolescentes (pessoas não imunizadas)
Eritema infeccioso	5 a 15 anos (pico em 7 anos)
Escarlatina	5 a 12 anos
Varicela	2 a 8 anos
Exantema súbito	6 a 36 meses

Fonte: Silva et al., 2012.[2]

- Estação do ano/situação epidemiológica: a maioria dos exantemas de etiologia infecciosa ocorre no inverno e na primavera, tal como o eritema infeccioso, a varicela e o sarampo. Como exceção, citam-se os exantemas causados por enterovírus, como a doença mão-pé-boca, que ocorre com maior frequência no verão.

- Antecedentes pessoais: exantemas prévios, história vacinal, história de atopia, situação imunológica (asplenia, doenças hematológicas malignas, imunodeficiências congênitas ou adquiridas), história de exposição (pessoas doentes, insetos, animais), viagens recentes, uso de medicações.[2]

> As medicações mais comumente envolvidas com manifestações exantemáticas são: amoxicilina, sulfametoxazol-trimetoprima, ampicilina, anti-inflamatórios não esteroidais e anticonvulsivantes.[2]

- Evolução do quadro clínico: período de incubação após provável exposição, período prodrômico, fase exantemática (tipo de exantema, progressão, distribuição, sintomas associados, como prurido).[2]

Tratando-se da evolução clínica, cada doença apresenta características próprias, o que pode contribuir para o diagnóstico, além da anamnese e do exame físico. Essas características estão descritas na Tabela 3.

EXAME FÍSICO

Quando associado à anamnese, o exame físico permite a presunção do diagnóstico etiológico na maioria dos casos.[2]

De maneira geral, os agentes desencadeiam as lesões de pele através dos seguintes mecanismos:[1]

1. Ação imunoalérgica: mecanismo mais frequente nas viroses exantemáticas.[1]
2. Dano vascular, com risco de obstrução e necrose da pele: febres hemorrágicas.[1]
3. Ação de toxinas: escarlatina.[1]

A manobra de digitopressão das lesões pode sugerir a fisiopatogenia do exantema. Quando a manobra desencadeia o desaparecimento do eritema, sugere fenômeno de vasodilatação, mais comumente relacionado aos quadros de doenças virais, doença de Kawasaki, escarlatina e reações medicamentosas. Entretanto, se a manobra não leva ao desaparecimento da lesão, sugere alterações hemorrágicas, como vasculites, ou alterações da coagulação, à semelhança do que ocorre nos casos de meningococcemia.[2]

Tabela 2 Etiologias, mecanismos de transmissão, períodos de incubação e tempos de contágio das doenças exantemáticas clássicas

Doença exantemática	Etiologia	Mecanismo de transmissão	Período de incubação	Tempo de contágio
Sarampo	Vírus do sarampo *Paramyxovirus*	Via aérea, por meio de aerossol	6 a 21 dias (média de 13 dias)	Desde 2 dias antes do pródromo até 4 dias após o aparecimento do exantema
Rubéola	Vírus da rubéola Togavírus	Via aérea, por meio de perdigotos	14 a 21 dias	Desde poucos dias antes até 5 a 7 dias após a erupção
Escarlatina	*S. pyogenes.* O quadro cutâneo se deve a toxinas do agente	Contato prévio com *Streptococcus pyogenes*	1 a 14 dias	Indeterminado: cerca de 80 a 90% dos casos não transmitem após 24 horas do uso de antibióticos. Quando não instituído tratamento, pode ocorrer transmissão durante até 3 a 4 semanas após o início dos sintomas
Varicela	Vírus da varicela-zóster	Aerossol, contato direto e raramente por transmissão vertical	10 a 21 dias	De 1 a 2 dias antes do aparecimento do exantema até que todas as lesões se tornem crostas
Eritema infeccioso	Eritrovírus humano B19 (anteriormente parvovírus)	Via aérea, por meio de perdigotos	4 a 14 dias	A viremia ocorre de 5 a 10 dias após a exposição e dura cerca de 5 dias.
Exantema súbito	Herpes-vírus humano 6 (HVH6) e 7 (HVH7)	Provavelmente por perdigotos	5 a 15 dias	Durante o período febril (período de viremia)

Fonte: Marques et al. (2022);[1] American Academy of Pediatrics (2021).[3]

Tabela 3 Aspectos clínicos das doenças exantemáticas clássicas

Doença	Pródromo	Evolução clínica
Sarampo	Febre, tosse, cefaleia, mal-estar, prostração intensa (semelhante à de doenças bacterianas): duração de 3 a 4 dias	Febre elevada (pico na fase de aparecimento do exantema). Tosse acompanhada de coriza abundante, hialina no início, purulenta nos dias subsequentes. Olhos hiperemiados com lacrimejamento e fotofobia. O enantema é a primeira manifestação mucocutânea: a orofaringe fica hiperemiada e na região oposta aos dentes molares aparecem manchas branco-azuladas, chamadas de manchas de Koplik (aparecem 1 ou 2 dias antes do exantema e desaparecem em 2 ou 3 dias)
Rubéola	Crianças, no geral, não apresentam pródromos. Adolescentes podem ter sintomas gerais leves antes do exantema	Em alguns casos, são observadas lesões petequiais no palato mole, chamadas de *sinal de Forscheimer* A adenomegalia pode anteceder o exantema e acomete, tipicamente, as cadeias retroauricular e suboccipital. Pode durar de 5 a 8 dias. Esplenomegalia discreta é observada em metade dos pacientes
Escarlatina	Início súbito de calafrios e febre alta nos primeiros dias, com melhora progressiva nos dias seguintes, até remissão completa (duração de 2 a 5 dias) Quadro de faringoamigdalite por *S. pyogenes* prévio	Eritema difuso com múltiplas pequenas elevações papulares, deixando a pele com aspecto de "lixa", inicialmente na região inguinal e nas axilas, associado a palidez perioral e língua em morango (papilas inflamadas), evoluindo rapidamente para o tronco e a seguir as extremidades. Por último, ocorre descamação (as palmas das mãos e as plantas dos pés são geralmente poupadas) A erupção é mais exuberante nas dobras cutâneas das regiões axilar, antecubital, inguinal e abdominal, observando-se caráter petequial linear nas fossas antecubitais e pregas axilares, referidas como linhas de Pastia Frequentemente, observam-se mal-estar e febre acompanhando o quadro descrito acima
Varicela	Pode ocorrer febre baixa e mal-estar	O exantema costuma ser o primeiro sinal da doença
Eritema infeccioso	Geralmente não há pródromos	O exantema costuma ser o primeiro sinal. A evolução em geral é afebril, podendo ser acompanhada de artralgias e artrites
Exantema súbito	Febre alta, por 3 a 5 dias, com melhora abrupta. Exantema costuma aparecer após a resolução da febre	Em geral, 2 a 5 dias de febre alta, que cessa abruptamente. A seguir, inicia-se exantema maculopapular, primeiro no pescoço e tronco, evoluindo para face e extremidades, que persiste por 1 a 2 dias e, ocasionalmente, pode ir e vir dentro de 2 a 4 horas

Fonte: Marques et al., 2022.[1]

Tabela 4 Características do exantema e particularidades clínicas das doenças exantemáticas clássicas

Doença	Exantema	Particularidades clínicas
Sarampo	Evolução craniocaudal: início atrás do pavilhão auricular, com disseminação para pescoço, face e tronco. Atinge extremidades por volta do terceiro dia É maculopapular eritematoso, morbiliforme, mas pode confluir em algumas regiões Começa a desaparecer por volta do terceiro ou quarto dia, seguindo a mesma sequência do aparecimento, deixando manchas de tom acastanhado	Manchas de Koplik Toxemia que se intensifica na fase do exantema Fotofobia, hiperemia ocular e lacrimejamento Febre elevada Tosse e secreção abundante
Rubéola	Tem início na face, espalha-se rapidamente para pescoço, tronco e atinge extremidades em 24 horas É maculopapular róseo, mais brando Curta duração: cerca de 2 a 3 dias	Sinal de Forscheimer Adenomegalia retroauricular Esplenomegalia
Escarlatina	Exantema maculopapular difuso, escarlate, inicialmente na região inguinal e axilas, evoluindo rapidamente para o tronco e as extremidades Por fim, ocorre descamação, que poupa palmas das mãos e plantas dos pés A erupção é mais exuberante nas dobras cutâneas das regiões axilar, antecubital, inguinal e abdominal, observando-se caráter petequial linear nas fossas antecubitais e pregas axilares (linhas de Pastia) Curta duração: cerca de 2 a 5 dias	Eritema difuso que empalidece com pressão Pele com aspecto de "lixa" Palidez perioral Língua em morango Linhas de Pastia Descamação poupando palmas das mãos e plantas dos pés
Varicela	O exantema tem início na face, como máculas eritematosas, as quais se tornam pápulas, vesículas, pústulas e, por fim, crostas. O ciclo de cada lesão dura cerca de 24 horas As lesões aparecem em surtos, por 3 a 5 dias, o que promove um aspecto polimorfo: lesões em diferentes estágios de evolução Após 5 a 7 dias, as crostas tendem a cair, revelando uma mácula branca, que geralmente não é definitiva	É frequente o acometimento do couro cabeludo e das mucosas orais e genitais O exantema é extremamente pruriginoso As lesões evoluem de maneira centrífuga (do tronco para as extremidades) O quadro tende a ser mais grave em adultos, adolescentes e lactentes

(*continua*)

Tabela 4 Características do exantema e particularidades clínicas das doenças exantemáticas clássicas (*continuação*)

Doença	Exantema	Particularidades clínicas
Eritema infeccioso	Inicia na face como maculopapular, evolui para confluência, tornando-se uma placa vermelha, concentrada, principalmente na região das bochechas: aspecto de "face esbofeteada" Após 1 a 4 dias evolui, acometendo membros superiores e inferiores: primeiro na área extensora depois na área flexora As máculas aumentam de tamanho e ficam com o centro mais pálido, com um aspecto rendilhado O exantema pode persistir por 10 dias ou mais	No período exantemático, o paciente não é mais transmissor Exacerbação ou reaparecimento do exantema com exposição ao sol, após exercícios ou em alterações de temperatura Artralgias e artrites
Exantema súbito	Período de incubação de aproximadamente 9 dias (variando de 5 a 15 dias)	Fase febril: 3 a 5 dias de febre alta, geralmente sem sintomas associados Na maioria dos casos, o exantema se inicia após a febre cessar

Fonte: Marques et al., 2022.[1]

Tabela 5 Complicações das doenças exantemáticas clássicas

Doença	Complicações
Sarampo	Infecções bacterianas associadas: Pneumonia é a causa de morte mais comum associada ao sarampo (*Streptococcus pneumoniae*, *Streptococcus pyogenes*, *Haemophilus influenzae* e *Staphylococcus aureus*; também etiologia viral: parainfluenza e adenovírus, mas também citomegalovírus, enterovírus, influenza e vírus sincicial respiratório); otite média aguda Diarreia, gengivoestomatite, hepatite, linfadenite mesentérica e apendicite Acometimento de sistema nervoso central: encefalite, encefalomielite disseminada aguda e panencefalite esclerosante subaguda
Rubéola	▪ Síndrome da rubéola congênita ▪ Púrpura trombocitopênica ▪ Encefalite (1:6.000 casos de rubéola) ▪ Trombocitopenia (1:3.000 casos de rubéola) ▪ Artralgia

(*continua*)

Tabela 5 Complicações das doenças exantemáticas clássicas (*continuação*)

Doença	Complicações
Escarlatina	Complicações não supurativas relacionadas ao *S. pyogenes*: ▪ Febre reumática aguda ▪ Síndrome do choque tóxico estreptocócico ▪ Glomerulonefrite aguda ▪ Síndrome PANDAS (*Pediatric Autoimmune Neuropsychiatric Disorder Associated with Streptococcal Infections*) Complicações supurativas: ▪ Otite média ▪ Abscesso periamigdaliano ou retrofaríngeo ▪ Sinusite ▪ Meningite bacteriana ▪ Fasciíte necrosante
Varicela	▪ Infecções bacterianas secundárias (causadas por estreptococos e estafilococos) ▪ Piodermites, erisipela e celulite; as lesões podem ainda servir como porta de entrada para infecções sistêmicas – sepse ▪ Pneumonia, insuficiência respiratória ▪ Pneumonite intersticial (principal causa de óbito em pacientes imunodeprimidos) ▪ Hepatite ▪ Acometimento de sistema nervoso central: encefalite, ataxia cerebelar aguda, acidente vascular encefálico) ▪ Manifestações hemorrágicas por trombocitopenia ou coagulopatia de consumo; púrpura fulminante – varicela hemorrágica ▪ Coagulopatia de consumo com acometimento das suprarrenais ▪ Síndrome de Reye: degeneração aguda do fígado e encefalopatia hipertensiva grave, associada ao uso de ácido acetilsalicílico (AAS) ▪ Síndrome da varicela congênita: o feto pode apresentar focomelia, coriorretinite, meningoencefalite, lesões cicatriciais na pele, eventualmente até abortamento
Eritema infeccioso	Anemia (o vírus tem como células-alvo os eritroblastos do hospedeiro) – risco aumentado para pacientes com hemoglobinopatias Em gestantes, pode provocar abortamento, parto prematuro e hidropsia Síndrome das luvas e meias: lesões purpúricas simétricas e eritematosas, indolores nas mãos e nos pés (eventualmente acomete bochecha, cotovelo, joelho e nádega) – pode ser acompanhada por sintomas gerais
Exantema súbito	Convulsões relacionadas à febre, à meningite asséptica, à encefalite e à púrpura trombocitopênica

Fonte: Marques et al., 2022;[1] American Academy of Pediatrics, 2021.[3]

EXAMES COMPLEMENTARES

Os exames laboratoriais e os exames radiológicos podem, eventualmente, ser úteis no diagnóstico das doenças exantemáticas, mas devem ser indicados quando houver benefícios clínicos ou epidemiológicos, e sempre de maneira criteriosa.

Tabela 6 Exames complementares indicados nas doenças exantemáticas clássicas

Doença	Exames diagnósticos	Outros exames complementares
Sarampo	▪ Sorologia IgM e IgG (coleta na fase aguda e na fase de convalescença) ▪ Detecção do RNA viral em amostra de naso/orofaringe e urina pela técnica de reação em cadeia da polimerase ▪ Cultura de sangue periférico, secreções respiratórias, conjuntivais ou de urina também pode estabelecer o diagnóstico	▪ LCR (se acometimento de SNC): pleocitose (predominantemente linfócitos), proteínas elevadas e glicose normal ▪ Radiografia de tórax (se acometimento pulmonar): infiltrado intersticial difuso
Rubéola	▪ Sorologia IgM e IgG (coleta na fase aguda e na fase de convalescença) – principal método ▪ Detecção do RNA viral em amostra de orofaringe pela técnica de biologia molecular	
Escarlatina	Diagnóstico é clínico. ▪ Pode ser realizado teste rápido de estreptococo e cultura de secreção da orofaringe (corroboram o diagnóstico, mas não é possível considerar doença aguda apenas pelos testes positivos)	
Varicela	▪ Exame do líquido da lesão (vesícula) por microscopia eletrônica ou pela técnica de PCR ▪ Sorologia – pouco utilizado na prática clínica – IgG tem baixa sensibilidade para diferenciar imunidade pela vacina / IgM não é considerado um método confiável para a rotina diagnóstica	
Eritema infeccioso	▪ Sorologia IgM e IgG para eritrovírus B19 ▪ Detecção do RNA no sangue pela técnica de biologia molecular	Hemograma normal ou com discreta leucocitose e eosinofilia

(continua)

Tabela 6 Exames complementares indicados nas doenças exantemáticas clássicas (*continuação*)

Doença	Exames diagnósticos	Outros exames complementares
Exantema súbito	Diagnóstico clínico A avaliação laboratorial raramente é necessária	Devem ser consideradas apenas em crianças manifestações atípicas (p. ex., febre e erupção cutânea simultâneas) Hemograma: Fase febril: leucocitose. Pode haver neutropenia, linfocitose atípica, trombocitopenia e piúria estéril Entre o 3º e o 6º dia: leucopenia, retorna gradualmente ao normal nos 7 a 10 dias seguintes

LCR: líquido cefalorraquidiano; SNC: sistema nervoso central.
Fonte: Marques et al., 2022;[1] American Academy of Pediatrics, 2021.[3]

Tabela 7 Tratamento das doenças exantemáticas clássicas

Doença exantemática	Medidas não farmacológicas	Medidas farmacológicas	Outras terapias
Sarampo	Indisponível	Sintomáticos; Casos graves: vitamina A 1 vez ao dia, durante 2 dias: Lactentes abaixo de 6 meses – 50.000 UI; lactentes de 6 a 11 meses – 100.000 UI; lactentes a partir de 1 ano – 200.000 UI Ribavirina: 15 a 20 mg/kg/dia, VO, em 2 doses divididas, por 5 a 7 dias, nos casos de pneumonia por sarampo em pacientes < 12 meses, pacientes ≥ 12 meses com necessidade de suporte ventilatório e pacientes imunossuprimidos	Indisponível
Rubéola	Indisponível	Sintomáticos	Indisponível
Escarlatina	Indisponível	Anti-inflamatórios não esteroides (AINE) ou acetaminofeno podem ser administrados como antitérmicos e analgésicos Tratamento para o *S. pyogenes*: amoxicilina 50 mg/kg/dose, dividida em 2 doses (máximo de 1.000 mg/dia,) por 10 dias	Indisponível

(continua)

Tabela 7 Tratamento das doenças exantemáticas clássicas (*continuação*)

Doença exantemática	Medidas não farmacológicas	Medidas farmacológicas	Outras terapias
Escarlatina	Indisponível	Penicilina benzatina: ▪ até 27 kg: 600.000 UI, IM, dose única ▪ a partir de 27 kg: 1.200.000 UI, IM, dose única Alérgicos à penicilina: Cefalexina 40 mg/kg/dia dividido em duas vezes ao dia, por 10 dias (máximo 500 mg/dose)	Indisponível
Varicela	Manter as unhas curtas e limpas para evitar escoriações e infecções bacterianas secundárias	▪ Sintomáticos: contraindicado o uso de salicilatos pelo risco de síndrome de Reye ▪ Anti-histamínicos para o controle do prurido ▪ Antitérmicos para controle da febre – preferência por paracetamol ou dipirona ▪ Terapia antiviral – mais detalhes serão apresentados adiante no capítulo	
Eritema infeccioso	Indisponível	Sintomáticos Anti-inflamatórios não hormonais, se artrite e/ou artralgia	▪ Transfusão de sangue – se anemia grave ▪ Imunoglobulina EV – pode ser considerada em casos de pacientes imunodeprimidos
Exantema súbito	Indisponível	Sintomáticos	Indisponível

* Alguns autores sugerem a correlação entre o uso de anti-inflamatórios não hormonais (sem salicilato) com quadros de infecção grave por estreptococos do grupo A em pacientes com varicela primária

EV: endovenoso; IM: intramuscular.

Fonte: Marques et al., 2022;[1] American Academy of Pediatrics, 2021;[3] Lesko et al., 2001.[4]

TRATAMENTO VIRAL ESPECÍFICO

Varicela

Terapia antiviral oral: a terapia antiviral oral com aciclovir ou valaciclovir não deve ser utilizada de rotina em crianças saudáveis com varicela porque não está associada a benefícios significativos nessa população.[3] Considera-se o uso em:

- Pacientes previamente hígidos, mas com risco de evolução para formas moderadas a graves da doença: população não vacinada acima de 12 anos de idade.[3]
- Pacientes com doenças pulmonares crônicas.[3]
- Pacientes com doenças cutâneas crônicas.[3]
- Pacientes que fazem terapia com salicilatos.[3]
- Pacientes que fazem cursos curtos ou intermitentes com corticoides orais ou inalatórios.[3]
- Se houver o segundo caso em uma mesma residência, pois tende a ser mais grave do que o caso primário.[3]
- Crianças que tenham contatos domiciliares imunodeprimidos.[3]
- Gestantes sem complicações graves associadas a varicela.[3]

Terapia antiviral endovenosa: de maneira geral, a terapia endovenosa é recomendada para os pacientes imunocomprometidos e deve ser iniciada o mais precocemente possível para potencializar os benefícios – idealmente nas primeiras 24 horas após o início do exantema.[3] Indicações específicas para tratamento endovenoso:

- Gestantes com complicações graves associadas a varicela.[3]
- Pacientes com imunodeficiências adquiridas ou congênitas.[3]
- Pacientes em uso de altas doses* de corticoide por 14 dias ou mais.[3]

---

* Altas doses de corticoide: dose maior ou igual a 2 mg/kg/dia de prednisona ou equivalente em pacientes com peso inferior a 10 kg,[5,6] ou dose maior ou igual a 20 mg/dia de prednisona ou equivalente em pacientes com peso superior a 10 kg.[5,6]

Tabela 8 Prevenção das doenças exantemáticas clássicas

Doença	Prevenção pré-exposição	Prevenção pós-exposição
Sarampo	Vacina disponível no Programa Nacional de Imunizações (PNI) – administrada como parte da vacina tríplice viral, que protege contra sarampo, caxumba e rubéola (SCR). Esquema de vacinação no PNI: Primeira dose: 12 meses, com tríplice viral Segunda dose: 15 meses, com tetra viral (SCR + varicela)	Precauções de transmissão aérea durante 4 dias depois do surgimento da erupção cutânea em pacientes saudáveis e durante todo o período de doença em pacientes imunocomprometidos
Rubéola	Vacina disponível no PNI – administrada como parte da vacina tríplice viral, que protege contra sarampo, caxumba e rubéola (SCR) Esquema de vacinação no PNI: Primeira dose: 12 meses – com tríplice viral (SCR) Segunda dose: 15 meses – com tetra viral (SCR + varicela)	A profilaxia pós-exposição com imunoglobulina após a exposição à rubéola não é recomendada A vacina é recomendada para pessoas expostas sem imunidade documentada à rubéola, exceto em situações em que seja contraindicada (gravidez, indivíduo imunossuprimido, p. ex.). A administração da vacina após a exposição não previne a doença, mas protegerá esses indivíduos no futuro. A vacina pós-exposição não aumenta o risco de eventos adversos em pacientes que estejam, eventualmente, incubando o vírus
Escarlatina	Indisponível	Indisponível
Varicela	Vacina disponível no PNI – administrada como parte da vacina tetra viral, que protege contra sarampo, caxumba, rubéola e varicela (SCRV) Primeira dose: 15 meses – vacina tetra viral (SCRV) Segunda dose: 4 anos – vacina varicela monovalente	
Eritema infeccioso	Indisponível	Indisponível
Exantema súbito	Medidas de higiene padrão como lavagem das mãos	Indisponível

Fonte: American Academy of Pediatrics, 2021;[7] Calendário de Vacinação do Programa Nacional de Imunização, 2023.[8]

CONCLUSÃO

As doenças exantemáticas são típicas da infância e devem ser do conhecimento de todo pediatra que lida com pacientes, em qualquer que seja o cenário, posto que desde a gestação e o pré-natal, até mesmo em adultos jovens, que já não seriam mais nosso público, somos regularmente confrontados por situações relacionadas a elas. Aspectos sensíveis, como epidemiologia, história natural da doença, período de incubação ou período ideal para a coleta de determinado exame, podem fazer a diferença entre firmar o diagnóstico ou não, assim como indicar a intervenção adequada ou o tratamento correto. Entre elas, as que podem ser prevenidas por vacinação tiveram queda significativa em sua ocorrência, mas isso não nos exime de termos conhecimento dos aspectos mais relevantes de cada uma delas; novas vacinas vão surgir, mas não se pode deixar de considerar as doenças exantemáticas como diagnóstico diferencial em inúmeros cenários. Eventualmente a consulta a um infectologista pediátrico pode ser necessária, sobretudo em cenários de infecção congênita ou exposição perinatal.

BIBLIOGRAFIA

1. Marques HHS, Sakane, PT. Viroses exantemáticas. In: Sociedade Brasileira de Pediatria (org.). Tratado de pediatria. 5. ed. Santana de Parnaíba: Manole; 2022. p.4256-74.
2. Silva JA, Ferreira R, Hamidah AM, Pinto Junior VL. Abordagem diagnóstica das doenças exantemáticas na infância. Rev Med Saúde. Brasília. 2012;1(1):10-9.
3. American Academy of Pediatrics. Varicella-zoster infections. In: Kimberlin DW, Barnett ED, Lynfield R, Sawyer MH (eds.). Red Book: 2021 Report of the Committee on Infectious Diseases. Itasca, IL: American Academy of Pediatrics; 2021. p.831-42.
4. Lesko SM, O'Brien KL, Schwartz B, Vezina R, Mitchell AA. Invasive group A streptococcal infection and nonsteroidal anti-inflammatory drug use among children with primary varicella. Pediatrics. 2001;107(5):1108-15.
5. Hill G, Chauvenet AR, Lovato J, McLean TW. Recent steroid therapy increases severity of varicella infections in children with acute lymphoblastic leukemia. Pediatrics. 2005;116(4):e525-9.
6. Rubin LG, Levin MJ, Ljungman P, et al. 2013 IDSA clinical practice guideline for vaccination of the immunocompromised host. Clinical Infectious Diseases. 2014;58(3):309-18.
7. American Academy of Pediatrics. Rubella. In: Kimberlin DW, Barnett ED, Lynfield R, Sawyer MH (eds.). Red Book: 2021 Report of the Committee on Infectious Diseases. Itasca, IL: American Academy of Pediatrics; 2021. p.648-54.
8. Calendário de Vacinação do Programa Nacional de Imunização (PNI). Disponível em: https://www.gov.br/saude/pt-br/assuntos/saude-de-a-a-z/c/calendario-nacional-de-vacinacao/calendario-vacinal-2022/anexo-calendario-de-vacinacao-da-crianca_atualizado_-final-20-09-2022.pdf. Acesso em: jul. 2023.

40
Arboviroses emergentes

Alyne Korukian Freiberg
Márcio Caldeira Alves Moreira

CHIKUNGUNYA

Introdução

O Chikungunya (CHIKV) é um vírus da família *Togaviridae*, gênero *Alphavirus*, transmitido pela picada das fêmeas dos mosquitos *Aedes aegypti* e *Aedes albopictus*. Arbovirose endêmica originária da África Ocidental. Surtos da doença ocorreram inicialmente na África, Ásia, Europa, ilhas nos oceanos Índico e Pacífico e, posteriormente, nas Américas, pela transmissão por viajantes aéreos.[1] No Brasil, a transmissão autóctone foi confirmada inicialmente no segundo semestre de 2014 nos estados do Amapá e da Bahia. Atualmente, há relatos de casos autóctones em todas as unidades federativas do país.[2]

Transmissão

A transmissão ocorre por meio de picadas da fêmea dos mosquitos *Aedes aegypti* e *Aedes albopictus*. A transmissão materno-fetal ocorre em poucos casos, sendo o risco maior quando as gestantes são sintomáticas durante o período periparto (2 dias antes ou até 2 dias após o parto). A transmissão viral por meio da amamentação não foi relatada.[3,4] A transmissão do CHIKV por via transfusional e por transplante de órgãos é rara.[5,6]

Patogênese

Os pacientes com Chikungunya geralmente desenvolvem viremia alguns dias após a infecção. O vírus se replica diretamente nas articulações. O motivo pelo qual alguns pacientes desenvolvem dor crônica nas articulações ainda não foi elucidado. Foram elaboradas três hipóteses para explicar a artrite crônica: replicação viral persistente; RNA viral persistente conduzindo a uma resposta inflamatória e autoimunidade.[7]

Manifestações clínicas

Infecção aguda

O quadro clínico agudo da Chikungunya é caracterizado por febre de início abrupto, associada a astenia, artralgia, mialgia, cefaleia e erupção cutânea. A maioria das pessoas infectadas é sintomática, e menos de 15% dos pacientes evoluem com soroconversão assintomática.[8] Consideram-se fase aguda ou febril os primeiros 14 dias da doença. Após um período de incubação de 3 a 7 dias (intervalo de 1 a 14 dias), iniciam-se os primeiros sintomas, que consistem em febre e mal-estar.[9] A febre geralmente é elevada (acima de 39ºC) e tem duração usual de 3 a 5 dias (intervalo de 1 a 10 dias).

Após 2 a 5 dias do início da febre, o paciente costuma evoluir com mialgia e artralgia intensas. A dor articular geralmente é simétrica, bilateral e poliarticular. As extremidades distais são mais acometidas que as proximais. As articulações mais afetadas são mãos, punhos, pés e tornozelos. O esqueleto axial também pode ser afetado, porém com menor frequência. A dor pode ser intensa e incapacitante. Podem ocorrer edema periarticular e artrite aguda associados ao quadro, principalmente nas articulações interfalângicas, punhos e tornozelos, bem como dor ao longo das inserções ligamentares.

Para avaliação da dor articular, é importante a utilização de escalas visuais, por representarem uma forma objetiva de avaliar a intensidade da dor. Essas ferramentas de medição devem ser apropriadas para cada idade, habilidade cognitiva e contexto da aplicação. Em recém-nascidos (RN) pode ser utilizada a escala *Neonatal Facial Coding System* (NFCS); para crianças com até 3 anos e crianças não verbais são indicadas escalas de avaliação comportamental como a escala FLACC (acrônimo do inglês *Face, Legs, Activity, Cry, Consolability*); para crianças a partir de 3 anos, a escala facial pode ser utilizada (avaliação da mímica facial que melhor corresponde à dor). Para crianças acima de 8 anos e adultos, pode ser utilizada a Escala Visual Analógica (EVA), escala de 0 a 10, sendo 0 sem dor e 10 a pior dor que você pode imaginar (dores leves de 1 a 3 pontos, dores moderadas de 4 a 6 pontos e dores intensas de 7 a 10), e a seguir o questionamento: "o que você está sentindo agora?". É importante sempre avaliar a intensidade da dor em movimento e em repouso. Dores moderadas e intensas, principalmente se associadas a características neuropáticas, devem ser pesquisadas quanto a sinais e sintomas de sensibilização central.[10]

Manifestações cutâneas são frequentes em pacientes com Chikungunya. O quadro mais característico é o exantema maculopapular, geralmente em tronco, mas que também pode acometer face, braços e pernas, plantas dos pés e palmas das mãos. Pode ser bolhoso em crianças. Outras alterações cutâneas e mucosas, como fotossensibilidade, estomatite e úlceras orais, vesículas, bolhas (principalmente em crianças), lesões purpúricas e hiperpigmentação, também podem ocorrer.[2,7] Sinais e sintomas menos comuns e inespecíficos incluem linfadenopatia, prurido e manifestações do trato gastrointestinal. Dor abdominal, diarreia e vômitos são manifestações comuns em crianças pequenas, e geralmente ocorrem após a resolução da viremia. O acometimento ocular pode ocorrer durante a fase aguda, podendo se manifestar como conjuntivite, uveíte, iridociclite e retinite.[2,10]

Quadros atípicos graves

Os quadros atípicos cursam com febre, artralgia e o envolvimento de pelo menos um sistema orgânico. Complicações graves incluem insuficiência respiratória, descompensação cardiovascular, choque séptico, miocardite, hepatite aguda, insuficiência renal, hemorragia e acometimento neurológico. São classificados como casos atípicos graves aqueles que cursam com disfunção orgânica com necessidade de suporte clínico, internação em unidade de terapia intensiva ou com evolução para óbito. São considerados fatores de risco para gravidade idade avançada, crianças com menos de 2 anos, presença de comorbidades e uso de anti-inflamatórios não esteroidais.[10]

Os RN têm risco aumentado para infecção grave com complicações neurológicas (meningoencefalites, edema cerebral, hemorragia intracraniana, convulsões e encefalopatias), hemorrágicas e acometimento miocárdico (miocardiopatia hipertrófica, disfunção ventricular, pericardite). A taxa de infecção de neonatos expostos ao vírus durante o parto pode chegar a 50%. Quando infectados durante transmissão materno-fetal, costumam ser assintomáticos ao nascimento, com manifestações clínicas após 3 a 7 dias (febre, síndrome álgica, baixa ingesta, exantema, descamação, hiperpigmentação cutânea e edema de extremidades).

Fase pós-aguda

A fase pós-aguda ocorre quando há persistência ou recidiva de sintomas após 14 dias do quadro clínico inicial. As manifestações presentes nessa fase são poliartrite edematosa dos dedos das mãos e dos pés, tenossinovite hipertrófica subaguda em mãos, punhos e tornozelos, além da síndrome do túnel do carpo. A febre geralmente está ausente e a poliartrite pode evoluir com melhora, piora ou estabilização. Alguns pacientes podem desenvolver doença vascular periférica e fenômeno de Raynaud.[2,10]

Fase crônica

A fase crônica é caracterizada pela persistência de sintomas após 3 meses do início da doença. São fatores de risco para cronicidade sexo feminino, idade acima de 45 anos, lesões articulares de alta intensidade na fase aguda, portadores de doença articular preexistente e comorbidades. Os casos sintomáticos crônicos podem ser divididos em três grupos principais, conforme as características clínicas predominantes: artrites inflamatórias, condições musculoesqueléticas dolorosas e neuropatias.[2,10]

Diagnóstico

Deve-se suspeitar de infecção pelo vírus Chikungunya em pacientes com início agudo de febre e poliartralgia e exposição epidemiológica relevante (residência ou viagem para áreas com o agente transmissor e transmissão de CHIKV em até 14 dias antes do início dos sintomas). Como as regiões onde há transmissão da dengue são as mesmas que as do CHIKV, o diagnóstico de dengue deve sempre ser considerado diante de um caso suspeito de Chikungunya. O paciente deve ser avaliado quanto à gravidade e sua inclusão nos grupos de risco (neonatos, crianças menores de 2 anos e portadores de doenças crônicas). São sinais de gravidade dispneia, dor torácica, alterações neurológicas, evidência de sangramento, vômitos persistentes, dor abdominal intensa, sinais de hipoperfusão, redução do débito urinário, hipotensão, instabilidade hemodinâmica, tontura ou lipotimia, dor articular refratária e descompensação de doença de base. No exame físico é importante a palpação de todas as articulações, considerando sinais como dor, edema, calor e rubor.

Os exames laboratoriais complementares são inespecíficos e não determinam o diagnóstico de Chikungunya. Sua solicitação deve ser avaliada individualmente de acordo com o quadro clínico apresentado pelo paciente, sendo indicados nos pacientes pertencentes ao grupo de risco e para avaliação de critérios de gravidade. O achado laboratorial mais frequente é a linfopenia, principalmente na fase virêmica. A plaquetopenia é menos frequente. Outras alterações que podem estar presentes são leucopenia, neutropenia, alterações hepáticas e de função renal, hipocalcemia, elevação de creatinofosfoquinase (CPK) e desidrogenase láctica (DHL). As provas de atividade inflamatória, como a velocidade de hemossedimentação (VHS) e a proteína C-reativa (PCR), estão elevadas nos primeiros dias na maioria dos indivíduos. A análise do líquido sinovial pode ser indicada para confirmar a etiologia inflamatória do comprometimento articular e auxiliar no diagnóstico diferencial. Exames de imagem geralmente não estão indicados. Em pacientes com suspeita de meningite ou meningoencefalite, é indicada a coleta de liquor; achados característicos consistem em pleocitose leve com predominância de células linfomononucleares, elevação de proteínas e glicose normal ou levemente baixa. Deve ser realizada pesquisa de arboviroses neuroinvasivas no material para a confirmação do diagnóstico etiológico.

O diagnóstico específico de Chikungunya é estabelecido pela detecção do RNA viral de Chikungunya via reação em cadeia da polimerase com transcrição reversa em tempo real (RT-PCR) ou sorologia. O RT-PCR está indicado até o quinto dia de sintomas com elevadas sensibilidade e especificidade (100 e 98%, respectivamente). Os anticorpos imunoglobulina antichikungunya (IgM) (ELISA direto) podem ser detectados a partir do sexto dia após o início dos sintomas e persistem por várias semanas.[10]

Manejo e tratamento

Pacientes fora do grupo de risco, sem sinais de gravidade e sem critérios para internação devem receber seguimento ambulatorial com orientação de retorno imediato se febre persistente (> 5 dias), dor intensa e refratária ao uso de analgésicos simples ou sinais de gravidade. Devem ser orientados quanto ao risco de cronificação.

Pacientes do grupo de risco, sem sinais de gravidade e sem critérios de internação devem ser submetidos a seguimento ambulatorial com reavaliação diária. Devem ser afastados de suas atividades habituais e orientados quanto ao retorno imediato se febre persistente (por mais de 5 dias), dor intensa e refratária ao uso de analgésicos simples ou se apresentarem sinais de gravidade. Também devem ser orientados quanto ao risco de cronificação. Além das medicações sugeridas, medidas não farmacológicas devem ser orientadas, como compressas frias nas articulações dolorosas e estímulo a exercícios ativos como as brincadeiras próprias das faixas etárias, desde que se respeite o limite de tolerância de dor da criança e do adolescente. Nos casos mais graves há indicação de reabilitação com fisioterapeuta, para prevenir hipotrofia muscular e sequelas articulares deformantes.

Pacientes com sinais de gravidade ou com critérios de internação (neonatos) devem ser atendidos em serviços de urgência e emergência e internados em leito hospitalar com complexidade compatível com a gravidade. Nesses casos está sempre indicada a solicitação de exames específicos. Todos os RN de mães com infecção perinatal por CHIKV devem aguardar entre 5 e 7 dias após o parto para receberem alta.

Quanto ao tratamento, não existem terapias antivirais específicas para infecção por CHIKV atualmente licenciadas para crianças. A administração de corticosteroides e anti-inflamatórios não esteroides (AINE) não é recomendada durante a infecção aguda, pelo maior risco de gravidade e complicações. O ácido acetilsalicílico está associado ao desenvolvimento de síndrome de Reye em crianças com síndromes virais, de maneira que seu uso está contraindicado. As mediações indicadas são sintomáticas. Para o controle da febre e redução da dor articular, dipirona e paracetamol, de maneira isolada ou intercalados, administrados em programação regular de doses e horário, conforme intensidade avaliada por instrumento para avaliação da dor adequado para a idade. A desidratação deve ser prevenida por meio da oferta de fluidos orais.

Na fase aguda da doença, as dores leves a moderadas (EVA < 7) podem ser tratadas ambulatorialmente. No caso de refratariedade ao tratamento ou dor classificada como intensa (EVA 7 a 10), recomenda-se internação hospitalar, podendo ou não ser introduzida medicação adjuvante para componente neuropático. São consideradas alternativas para tratamento de dor neuropática em crianças a amitriptilina, a carbamazepina e a gabapentina.

Nas fases pós-aguda e crônica, a associação de um AINE ou corticosteroide será necessária em casos que persistirem com dor moderada a intensa (EVA ≥ 4). Dores refratárias após curso de 2 a 4 semanas com corticosteroide devem ser avaliadas em serviço de atenção especializada por reumatologista pediátrico, com ampliação da investigação diagnóstica e instituição de terapêutica adequada. Medidas não farmacológicas podem ser indicadas. Compressas frias nas articulações dolorosas e estímulo a exercícios como brincadeiras podem ser empregados, desde que respeitados os limites de tolerância à dor. Nos casos mais graves há indicação de reabilitação com fisioterapeuta, para prevenir hipotrofia muscular e sequelas articulares deformantes.

A Portaria GM/MS n. 264, de 17.02.2020, estabelece a Chikungunya como doença de notificação compulsória semanal e os óbitos suspeitos como de notificação compulsória imediata.[2,10]

DENGUE

Introdução

A dengue é uma doença febril exantemática causada por um vírus de RNA fita simples do gênero *Flavivírus* e família *Flaviviridae*. São conhecidos quatro sorotipos do vírus, chamados de DENV 1, 2, 3 e 4.

A doença faz parte do grupo das arboviroses porque é transmitida por artrópodes, e, nesse caso, o vetor são os mosquitos fêmea da espécie *Aedes aegypti*.

Apesar de já descritas, outras formas de transmissão – como intraparto, perinatal ou por transfusão de sangue – são incomuns.

A dengue é a arbovirose urbana mais prevalente nas Américas e a mais difundida em todo o mundo.[11] O período do ano com a maior transmissão da doença ocorre nos meses mais chuvosos de cada região, o que no Brasil de maneira geral se dá nos de verão, podendo se estender até maio. Isso porque os mosquitos dependem da água para a sua reprodução, pois é na água parada que seus ovos são colocados, eclodem e dão origem às larvas. Para o combate efetivo à doença é fundamental evitar a proliferação de depósitos de água parada em todas as épocas do ano, já que os ovos do mosquito podem sobreviver por um ano no ambiente. A conscientização da população quanto à importância de sua participação e o estímulo da identificação de situações de risco e sua comunicação à vigilância sanitária já foram feitos no Brasil, com resultados pouco significativos em relação ao número de casos.

No Brasil, a doença é um importante problema de saúde pública, dado que ocorre em todas as regiões do país e é endêmica em 25 dos 27 estados.[14]

Manifestações clínicas e classificação

O espectro clínico da dengue é amplo, variando desde formas assintomáticas até quadros clínicos graves e óbito.

O quadro sintomático da doença pode ser dividido em três fases, como mostrado na Figura 1: febril, crítica e recuperação. Inicialmente, após um período curto de incubação, surge a febre alta (39-40ºC), com duração de 2 a 5 dias.[13] Os sintomas aparecem nessa fase, e os principais são mialgias, artralgias, cefaleia, dor retro-orbitária e manifestações gastrointestinais, como dor abdominal, náuseas e vômitos. Exantema maculopapular e petéquias também estão presentes em 50% dos casos e costumam ocorrer ao final do período febril. A maioria dos casos evolui para melhora dos sintomas em 7 a 10 dias.

Após a fase febril alguns pacientes podem evoluir para a fase crítica, apesar de a grande maioria não apresentar complicações. É nessa fase que devem ser monitorados os sinais de alarme e colhidos controles de hematócrito e plaquetas, principalmente em crianças.

Sinais de alarme

A infecção pelo DENV leva a aumento da permeabilidade vascular e disfunção plaquetária, o que poderá se manifestar como sinais de alarme, sendo os principais:

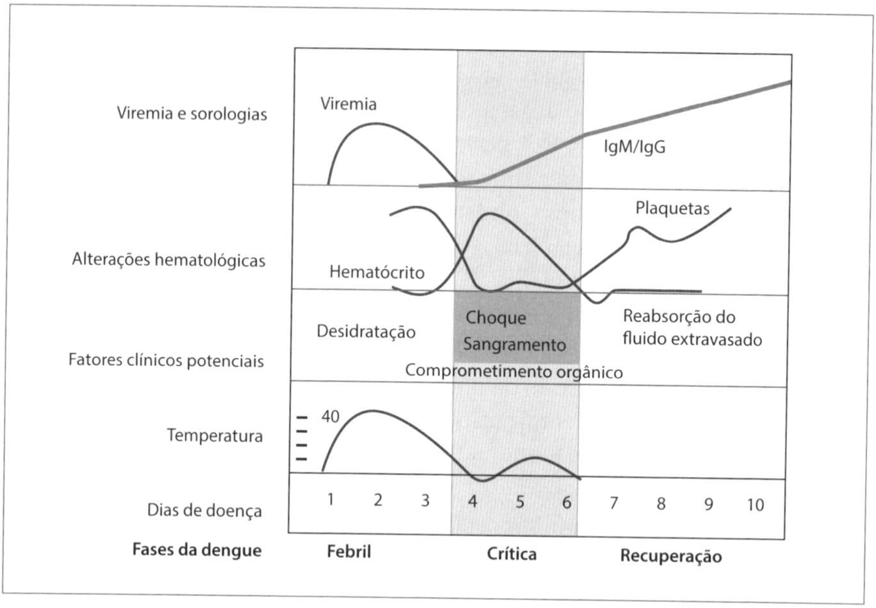

Figura 1 Fases da dengue.
Fonte: Oliveira et al., 2022.[13]

- Hipotensão.
- Hemoconcentração (aumento de hematócrito).
- Derrames cavitários: ascite, derrame pleural, derrame pericárdico.
- Dor abdominal intensa e contínua.
- Vômitos incoercíveis.
- Hepatomegalia > 2 cm.
- Sangramento de mucosas.
- Plaquetopenia abrupta.
- Diminuição de diurese/sinais de desidratação.

Reconhecer prontamente os sinais de alarme e tratar esses casos graves são a principal forma de reduzir a letalidade da doença.

Os sinais e sintomas que caracterizam a dengue grave decorrem da progressão dos sinais de alarme, ou seja, do extravasamento de plasma e da disfunção plaquetária;[12] são eles:

- Choque.
- Sangramentos graves: hematêmese, melena, sangramento urinário e sangramento de sistema nervoso central.

- Disfunções orgânicas graves: encefalite, miocardite e hepatite.
- Desconforto respiratório por derrame pleural.

É importante destacar que nas crianças, principalmente as menores, os sinais e sintomas da doença podem nem sempre ser tão evidentes. A desidratação, as dores e as disfunções orgânicas podem se manifestar como apatia, recusa alimentar, diarreia e vômitos, irritabilidade ou choro persistente. Dessa forma, diante de quadros febris na faixa etária pediátrica, sobretudo se houver exantema ou sintomas intensos, vale sempre relembrar essa possibilidade diagnóstica.

Diagnóstico

A suspeita diagnóstica é inicialmente feita com base na epidemiologia do caso, história, apresentação clínica e exame físico. Para confirmação, algumas alternativas laboratoriais estão disponíveis e podem ser utilizadas a depender da etapa da história natural da doença.

Métodos de confirmação laboratorial:

- Detecção de antígenos virais: NS1, RT-PCR e imuno-histoquímica - devem ser solicitados até o quinto dia do início dos sintomas, pois após esse período a carga de antígenos em circulação apresenta queda importante. Se positivos, confirmam o caso. Se negativos, em cenário clínico em que ainda é uma hipótese a ser considerada, uma amostra para sorologia IgM deve ser realizada.
- Sorologia: *Enzyme-Linked Immunosorbent Assay* (ELISA) - deve ser solicitada a partir do sexto dia do início dos sintomas.

Classificação

A classificação do paciente com dengue, proposta pela Organização Mundial da Saúde (OMS) e seguida pelo Ministério da Saúde (MS) brasileiro, visa enquadrar o caso em um dos grupos a fim de melhor rastrear aqueles potencialmente graves e que requerem medidas mais agressivas de tratamento ( ).

Manejo

O manejo será de acordo com o grupo da classificação no qual o paciente se encaixa (Figura 3).[15] De maneira geral, o objetivo será repor a volemia perdida a fim de evitar disfunções orgânicas e a progressão para o choque. Já nos casos com sinais de alarme ou graves, a conduta será direcionada para as complicações existentes (sangramentos, desidratação, choque e disfunções). Vale ressaltar

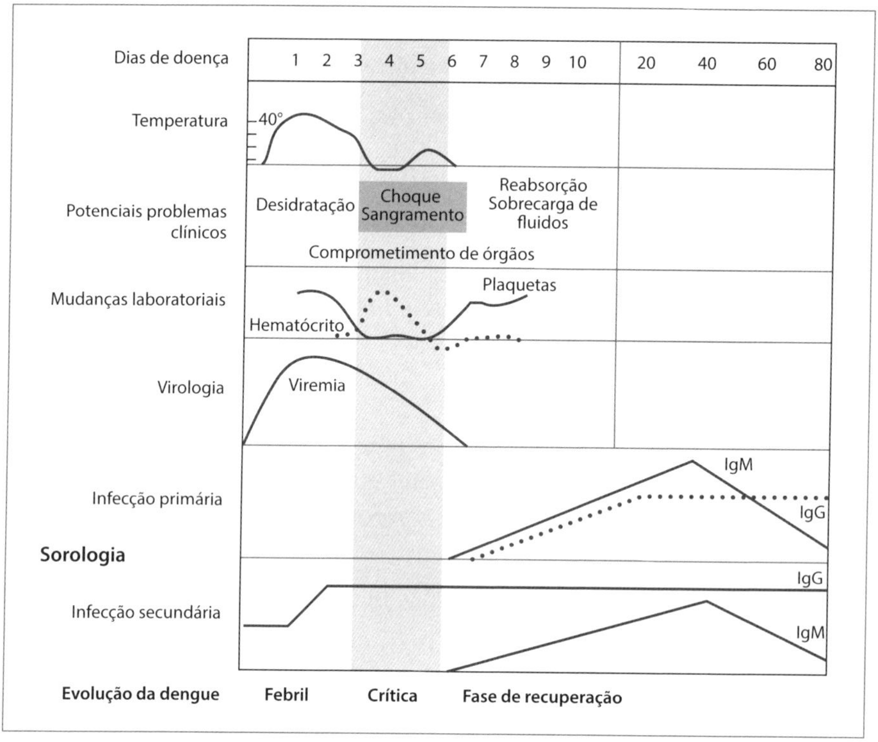

Figura 2 Evolução e evidências clínicas, segundo as fases da dengue.
Fonte: Ministério da Saúde, 2016.[15]

que, dado que ocorre disfunção plaquetária no quadro de dengue, é importante evitar o uso de medicações como salicilatos (AAS) e AINE.[16]

Grupo A – Dengue sem sinais de alarme, sem condição especial, sem risco social e sem comorbidades:

- Antitérmicos e analgésicos simples: paracetamol e dipirona.
- Repouso.
- Aumento da hidratação oral: deve se iniciar ainda durante o atendimento e ser continuada em casa. Do volume total a ser oferecido, 1/3 deve ser ofertado nas primeiras 4 a 6 horas do atendimento.
- Adolescentes maiores de 13 anos/adultos: 60 mL/kg/dia – sendo 1/3 com solução de reidratação oral (SRO) e os 2/3 restantes com líquidos caseiros (água, chás, sucos, água de coco).
- Crianças menores de 13 anos: oferecer 1/3 na forma de SRO e o restante com líquidos caseiros.

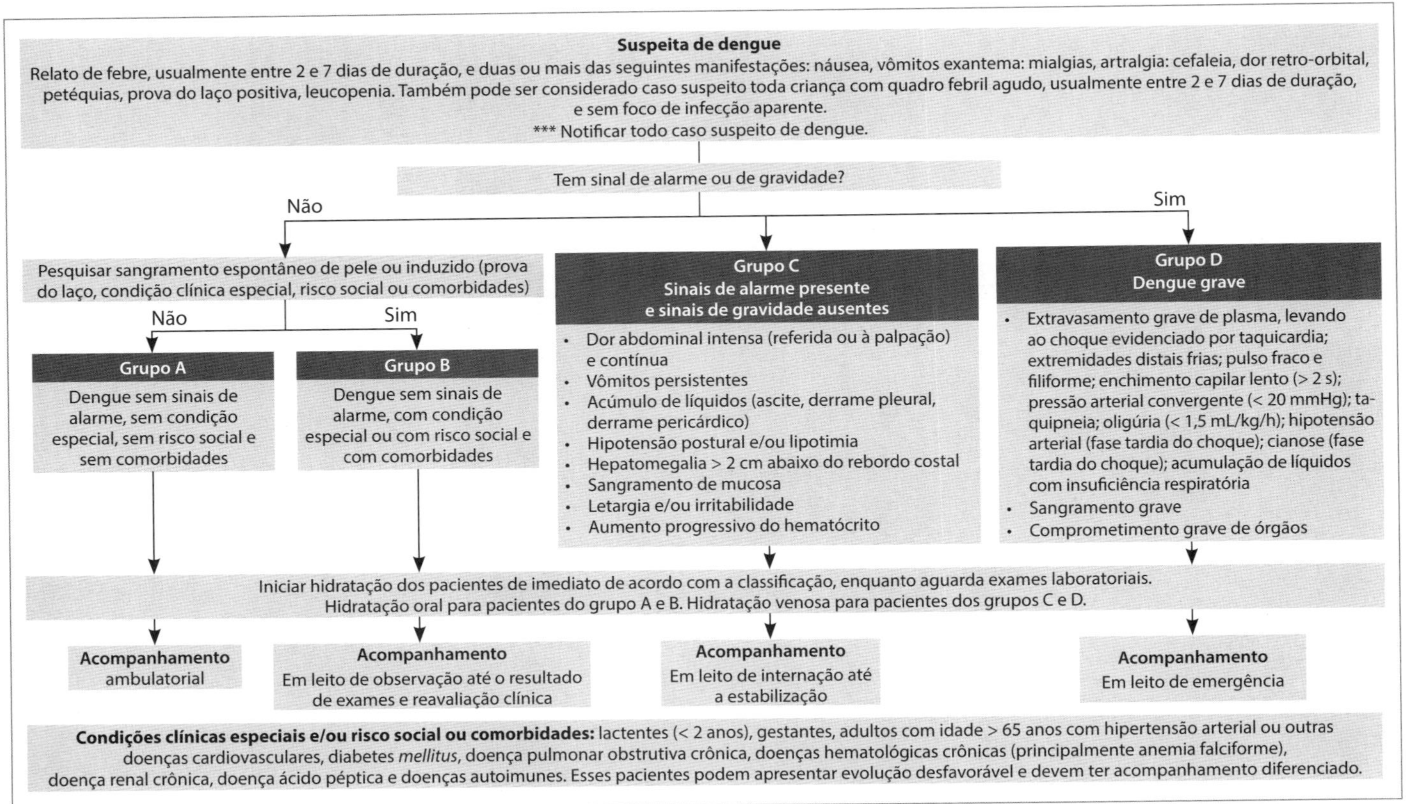

Figura 3 Fluxograma do manejo clínico de dengue.

Fonte: Ministério da Saúde, 2016.[15]

  - Até 10 kg: 130 mL/kg/dia.
  - De 10-20 kg: 100 mL/kg/dia.
  - Acima de 20 kg: 80 mL/kg/dia.
- A hidratação deve ser continuada conforme essas especificações até 24-48 horas após o término da febre.
- A alimentação não deve ser interrompida no período e o aleitamento materno deve ser continuado.
- Esse tratamento será realizado em casa. Procurar atendimento médico em caso de sangramentos ou outros sinais de alarme.

Grupo B – Dengue sem sinais de alarme, com condição especial ou com risco social e com comorbidades:

- Solicitar hemograma completo sempre para avaliar a hemoconcentração e a contagem de plaquetas e orientar a conduta.
- O paciente deve permanecer em observação, recebendo hidratação oral conforme recomendado para o grupo A até o resultado do exame.
- Antitérmicos e analgésicos simples: paracetamol e dipirona.
- Paciente com hematócrito normal: tratamento em regime ambulatorial como o grupo A e reavaliação clínica diária até 48 horas após a queda da febre.
- Procurar atendimento em caso de sangramentos ou sinais de alarme.
- Paciente com hemoconcentração ou outros sinais de alarme: seguir conduta do grupo C.

Grupo C – Sinais de alarme presentes e sinais de gravidade ausentes:

- Iniciar reposição volêmica imediata: 10 mL/kg de soro fisiológico 0,9% endovenoso na primeira hora.
- Exames complementares obrigatórios: hemograma completo, albumina sérica e transaminases.
- Outros exames conforme a necessidade: radiografia de tórax, glicemia, ureia, creatinina, eletrólitos, gasometria, coagulograma e ecocardiograma.
- Exames de confirmação da dengue são obrigatórios, mas não são essenciais para conduta clínica.
- Monitorar sinais vitais ao longo da observação.
- Na segunda hora, realizar nova reposição volêmica de 10 mL/kg.
- Se não houver melhora do hematócrito ou dos sinais hemodinâmicos, repetir a fase de expansão até três vezes. Seguir com reavaliação clínica e reavaliação de hematócrito após 2 horas.

- Se houver melhora clínica e laboratorial após fase(s) de expansão, iniciar a fase de manutenção:
  - Primeira fase: 25 mL/kg em 6 horas. Se houver melhora, iniciar a segunda fase.
  - Segunda fase: 25 mL/kg em 8 horas, sendo 1/3 com soro fisiológico e 2/3 com soro glicosado.
- Se não houver melhora clínica, conduzir como grupo D.
- Antitérmicos e analgésicos simples: paracetamol e dipirona.
- Após preencher critérios de alta, seguir retorno ambulatorial com orientações conforme o grupo B.

Grupo D – Dengue grave:

- Presença de sinais de choque, sangramento grave ou disfunção orgânica grave.
- Iniciar imediatamente reposição volêmica endovenosa com solução salina isotônica na dose de 20 mL/kg em 20 minutos.
- Reavaliação clínica a cada 15-30 minutos, podendo repetir a expansão volêmica por até três vezes. Reavaliação de hematócrito a cada 2 horas.
- Exames complementares obrigatórios: hemograma completo, albumina sérica e transaminases.
- Outros exames, conforme a necessidade: radiografia de tórax, glicemia, ureia, creatinina, eletrólitos, gasometria, coagulograma e ecocardiograma.
- Exames de confirmação da dengue são obrigatórios, mas não são essenciais para conduta clínica.
- Acompanhamento e monitorização contínua de sinais vitais em leito de terapia intensiva.
- Se houver melhora clínica e laboratorial após a fase de expansão, retornar para a fase de expansão do grupo C e seguir conduta recomendada.
- Se o hematócrito estiver em ascensão após reposição volêmica adequada: utilizar albumina 0,5-1 g/kg, com solução preparada de albumina 5% (para 100 mL de solução, usar 25 mL de albumina 20% e 75 mL de soro fisiológico 0,9%).
- Se o hematócrito estiver em queda, mas houver persistência do choque: investigar hemorragias e avaliar coagulação. No caso de hemorragia, transfundir concentrado de hemácias 10-15 mL/kg/dia. No caso de coagulopatia, avaliar a necessidade de plasma fresco (10 mL/kg), vitamina K endovenosa e crioprecipitado (1 U para cada 5-10 kg).

Indicações para internação hospitalar:[17]

- Presença de sinais de alarme ou choque, sangramento grave ou comprometimento grave de órgão (grupos C e D).
- Recusa a ingestão de alimentos e líquidos.
- Comprometimento respiratório importante.
- Impossibilidade de seguimento ou de retorno à unidade de saúde.
- Descompensação de comorbidades.

Critérios de alta hospitalar:

- Estabilização hemodinâmica por 48 horas.
- Ausência de febre por 48 horas.
- Melhora visível do quadro clínico.
- Hematócrito mantido normal.
- Plaquetas em elevação e acima de 50 mil.

ZIKA VÍRUS

Epidemiologia

Trata-se de uma doença emergente, causada por um RNA vírus, gênero flavivírus com duas linhagens: africana e asiática (isolado em 1947: Floresta Zika – Uganda), sendo a primeira infecção em seres humanos documentada em 1952. A principal forma de transmissão é vetorial (*Aedes aegypti* ou *Aedes albopictus*), mas, diferentemente das outras arboviroses, a transmissão do Zika vírus (ZIKV) também pode ocorrer por via sexual. A transmissão vetorial ocorre pela picada de fêmeas de *Aedes aegypti* infectadas, no ciclo humano-vetor-humano. Esses vírus são mantidos entre mosquitos no ambiente, sendo estes os hospedeiros definitivos. O período de incubação envolve de 3 a 14 dias; estima-se que o período de viremia no homem se estende até o quinto dia do início dos sintomas, e cerca de 20% dos infectados desenvolvem a doença, que costuma ser autolimitada – com duração média dos sintomas de 4 a 7 dias. As evidências científicas disponíveis até o momento não permitem assegurar o tempo de duração da imunidade conferida pela infecção natural do ZIKV.[18,21,22]

No segundo semestre do ano de 2015, observou-se no Brasil um aumento expressivo no número de RN diagnosticados com microcefalia em locais onde ocorria a circulação do ZIKV. Na época, o Brasil declarou Emergência em Saúde Pública de Importância Nacional (ESPIN). Posteriormente, em fevereiro de 2016, a Organização Mundial de Saúde (OMS) declarou Emergência em Saúde Pública de Importância Internacional (ESPII). Essa nova doença congênita, resultante da infecção pelo ZIKV no período gestacional, passou a ser denominada síndrome congênita associada à infecção pelo vírus Zika (SCZ).[18]

Situações como falta de saneamento básico e de abastecimento de água, aumento da população em aglomerados urbanos, do deslocamento intraurbano e interurbano, entre diversos outros fatores, têm contribuído demasiadamente para a permanência do vetor em convívio íntimo com a população. Como consequência dessa relação, tem-se a cada ano aumento significativo do número de notificações, casos graves e óbitos por todas as arboviroses.

Entre os anos de 2015 e 2021, foram notificados ao Ministério da Saúde 20.444 casos suspeitos de SCZ, dos quais 3.662 (17,9%) foram confirmados para alguma infecção congênita. Desse total de casos confirmados, 1.834 (50,1%) foram classificados como SCZ (Figura 4).[26]

Quadro clínico

Doença aguda pelo ZIKV é definida em pacientes com quadro de exantema maculopapular pruriginoso e dois ou mais dos seguintes sinais e sintomas: febre, hiperemia conjuntival sem secreção, poliartralgia e edema periarticular. Outras manifestações clínicas incluem: mialgia, cefaleia, edema de membros inferiores, dor retro-orbital, anorexia, vômitos, diarreia e dor abdominal. Algumas manifestações neurológicas são descritas de 4 a 20 dias após o início dos sintomas e podem incluir: encefalite, meningoencefalite, mielite, paralisias flácidas agudas, síndrome de Guillain-Barré (SGB), encefalomielite aguda disseminada (ADEM, da sigla em inglês) (Figura 5).[18,21]

Síndrome de Guillain-Barré (SGB) associada ao Zika vírus

A incidência da síndrome de Guillain-Barré associada ao ZIKV é estimada em 2 a 3 por 10 mil infecções por ZIKV, o que é semelhante ao risco associado à infecção por *Campylobacter*. Polineuropatia desmielinizante inflamatória aguda, neuropatia axonal motora aguda e a síndrome de Miller-Fisher (subconjunto da síndrome de Guillain-Barré, caracterizada por oftalmoplegia, ataxia e arreflexia) foram observadas com a síndrome de Guillain-Barré associada ao ZIKV, mas as proporções relativas desses subtipos variam entre os estudos e regiões. Várias séries de casos mostraram que o prognóstico da síndrome de Guillain-Barré associada ao ZIKV foi semelhante ao da síndrome de Guillain-Barré associada a outros processos infecciosos ou não infecciosos; no entanto, achados de um estudo de caso-controle sugerem que a síndrome de Guillain-Barré associada ao ZIKV resulta em maior morbidade e neuropatia mais frequente. Outros distúrbios autoimunes, como a púrpura trombocitopênica, também foram associados à infecção pelo ZIKV.[20,22]

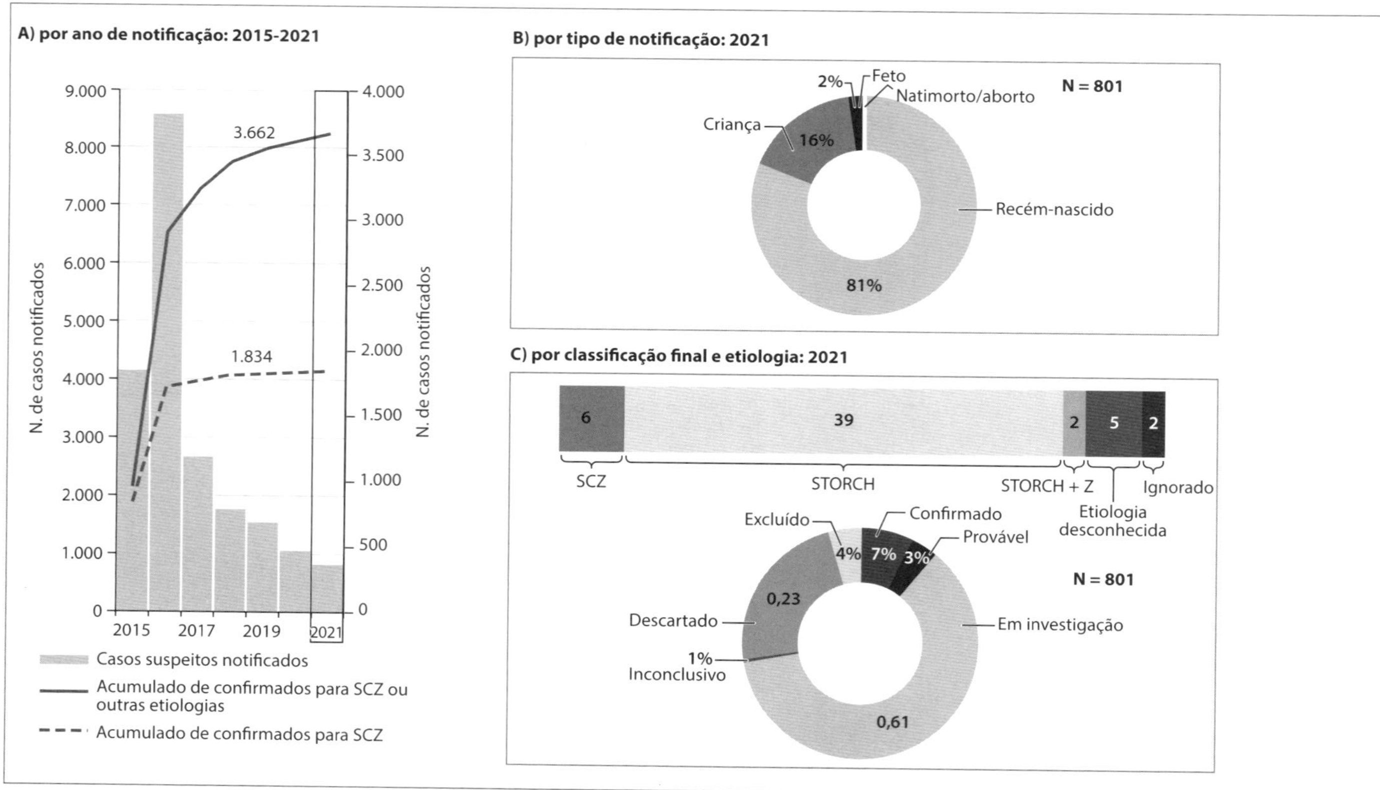

Figura 4 Distribuição anual dos casos suspeitos de síndrome congênita associada à infecção pelo vírus Zika notificados no Brasil entre 2015 e 2021 (A), por tipo da notificação em 2021 (B), por classificação final e etiologia em 2021 (C).

Fonte: Ministério da Saúde, 2022.[26]

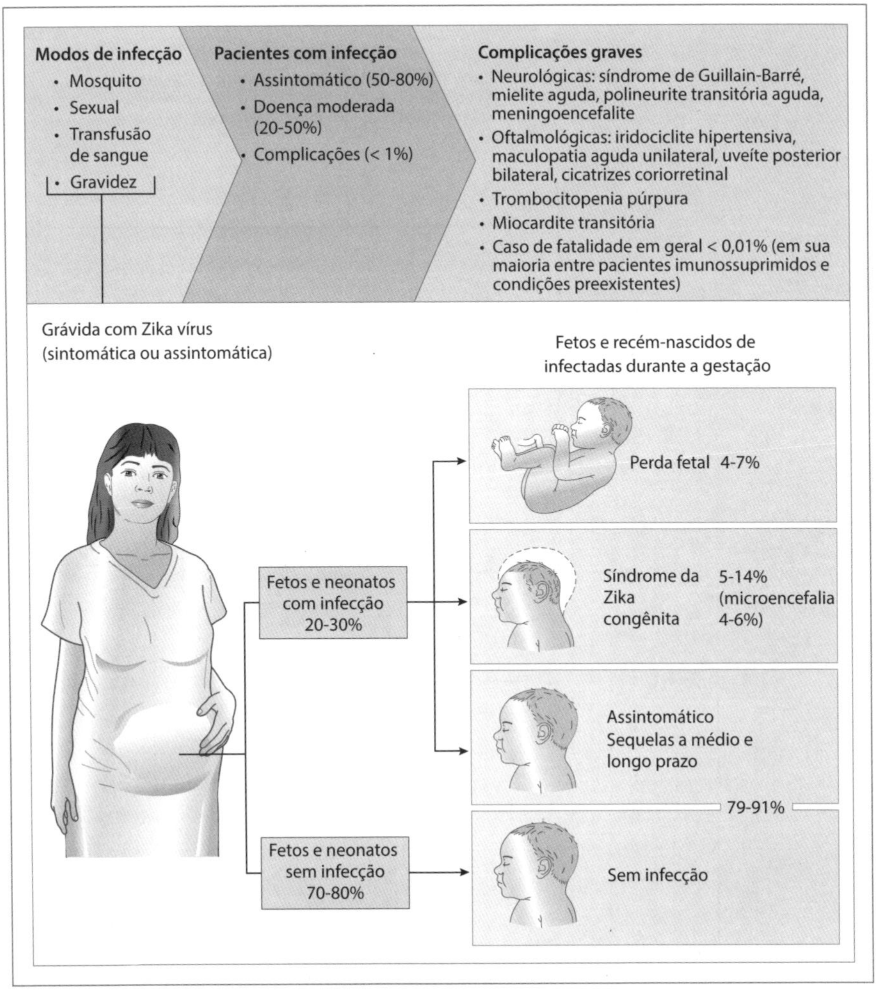

Figura 5 Modos de transmissão e apresentação clínica do Zika vírus. Complicações observadas nos adultos e crianças após infecção e história natural da doença durante a gestação e nascimento.

Fonte: Musso et al., 2019.[20]

Síndrome congênita associada à infecção pelo Zika vírus

Até o momento, a principal alteração descrita para essa síndrome é a presença de microcefalia, caracterizada pelo fechamento prematuro das fontanelas e pelo acavalgamento de suturas cranianas, que pode estar associada a outros sintomas e sinais, como: desproporção craniofacial e outras desproporções antropométricas, hipertonia ou espasticidade, alterações auditivas e visuais, irritabilidade,

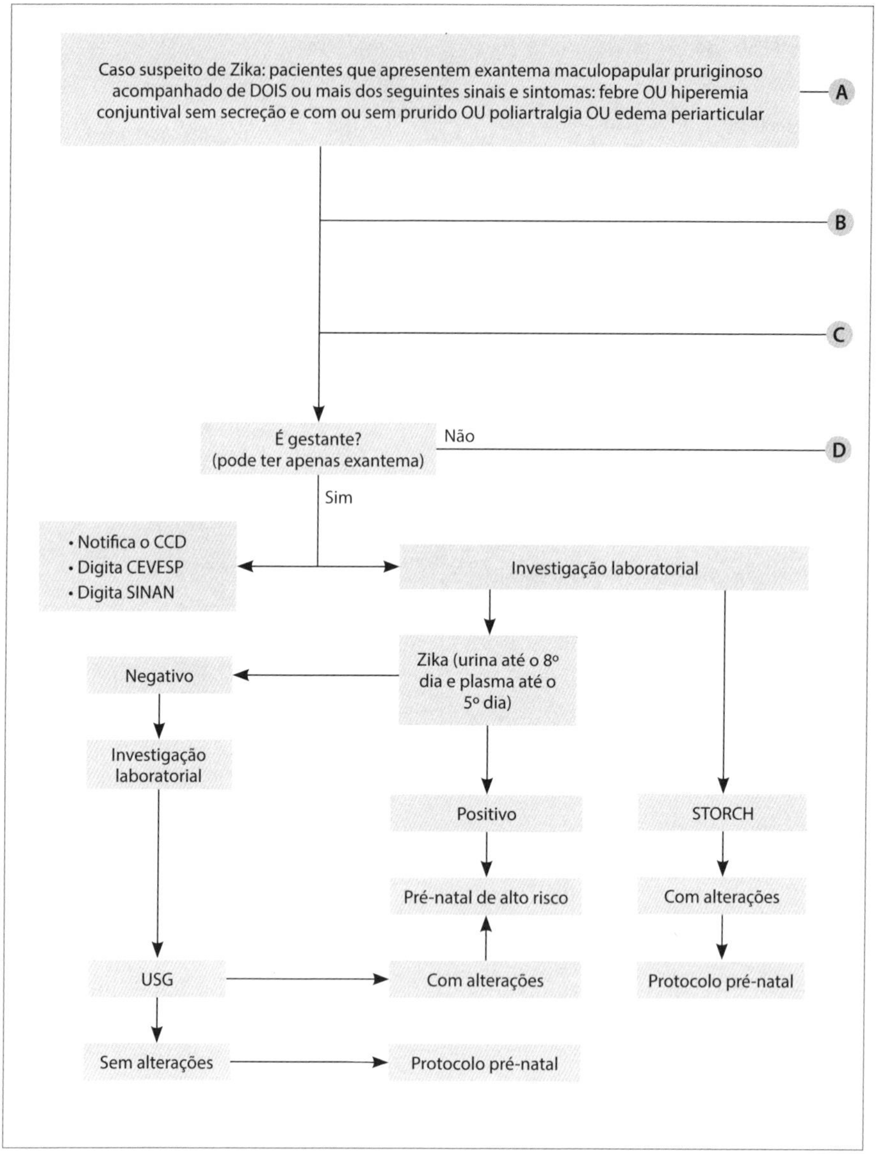

Figura 6 Fluxograma geral do caso suspeito de doença pelo vírus Zika e caso com síndrome neurológica.[25]

Fonte: adaptada de: https://www.prefeitura.sp.gov.br/cidade/secretarias/upload/chamadas/protocolo_zika_novembro_1478887643.pdf.

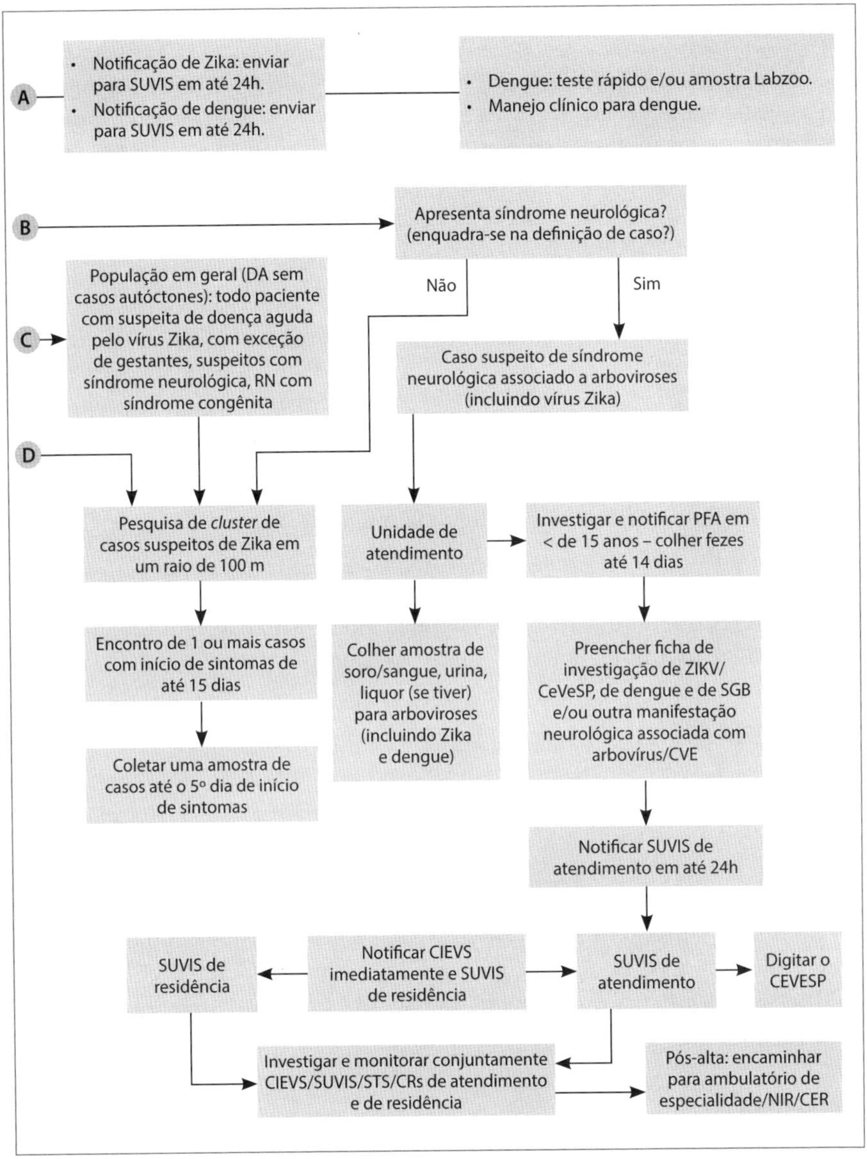
A
• Notificação de Zika: enviar para SUVIS em até 24h.
• Notificação de dengue: enviar para SUVIS em até 24h.
• Dengue: teste rápido e/ou amostra Labzoo.
• Manejo clínico para dengue.
B
Apresenta síndrome neurológica? (enquadra-se na definição de caso?)
Não
Sim
C
População em geral (DA sem casos autóctones): todo paciente com suspeita de doença aguda pelo vírus Zika, com exceção de gestantes, suspeitos com síndrome neurológica, RN com síndrome congênita
Caso suspeito de síndrome neurológica associado a arboviroses (incluindo vírus Zika)
D
Pesquisa de cluster de casos suspeitos de Zika em um raio de 100 m
Unidade de atendimento
Investigar e notificar PFA em < de 15 anos – colher fezes até 14 dias
Encontro de 1 ou mais casos com início de sintomas de até 15 dias
Colher amostra de soro/sangue, urina, liquor (se tiver) para arboviroses (incluindo Zika e dengue)
Preencher ficha de investigação de ZIKV/CeVeSP, de dengue e de SGB e/ou outra manifestação neurológica associada com arbovírus/CVE
Coletar uma amostra de casos até o 5º dia de início de sintomas
Notificar SUVIS de atendimento em até 24h
SUVIS de residência
Notificar CIEVS imediatamente e SUVIS de residência
SUVIS de atendimento
Digitar o CEVESP
Investigar e monitorar conjuntamente CIEVS/SUVIS/STS/CRs de atendimento e de residência
Pós-alta: encaminhar para ambulatório de especialidade/NIR/CER

Importante:

Na suspeita de arboviroses, primeiramente se deve solicitar teste rápido para dengue (em qualquer momento dos sintomas) e antígeno NS1 (antes do 5º dia de sintomas) ou sorologia para dengue (a partir do 6º dia de sintomas).[22] Caso venha positivo para dengue, fazer a classificação de acordo com sinais/sintomas/gravidade, oferecer tratamento adequado e notificar. Entretanto, caso negativo para dengue e mantendo suspeita de arbovirose, colher RT-PCR (até o 8º dia de sintomas) ou sorologia (a partir do 4º dia de sintomas) para Chikungunya, além de RT-PCR (até o 5º dia de sintomas para amostra de sangue e até o 15º dia para amostra de urina) ou sorologia (após o 5º dia de sintomas) para Zika vírus, além de notificar tanto para Chikungunya quanto para Zika.[25,28]

Diagnóstico laboratorial

Na fase aguda, colher amostras de sangue e urina de acordo com o tempo de sintomas:[25]

- Entre o 1º e o 5º dia do início dos sintomas: amostra no sangue RT-PCR (3 mL).
- Entre o 1º e o 8º dia do início dos sintomas: amostra na urina RT-PCR (10 mL).
- Após o 5º dia de quadro clínico: sorologia para Zika vírus (IgG e IgM), podendo ser repetida em 2 ou 3 semanas para evidenciar soroconversão.[18]

Tratamento

Não há tratamento antiviral específico. A recomendação é repouso e garantir a hidratação com oferta hídrica abundante, podendo ser indicado o uso de anti-histamínicos em caso de presença de erupções pruriginosas e antitérmicos, na presença de febre ou dor. Não é recomendável o uso de ácido acetilsalicílico e de drogas anti-inflamatórias devido ao risco de síndrome hemorrágica, como ocorre com outras infecções por flavivírus.[18]

Prevenção

Até o momento não existe vacina contra o Zika vírus, sendo de grande importância a prevenção primária:[18]

- Orientar a cobertura de áreas expostas com roupa, como camisas de mangas compridas e calças em locais de risco para a doença.
- Eliminação dos criadouros dos mosquitos.
- Uso de mosquiteiro de cama.

crises epilépticas, persistência de reflexos primitivos, artrogripose ou síndrome da distrofia fetal, pé torto congênito e outras alterações osteoarticulares.[19,20,23]

Devido à ocorrência comum de microcefalia, a medida do perímetro cefálico deve ser feita após 24 horas de vida e até 6 dias e 23 horas (dentro da primeira semana de vida); deve-se considerar como referência a idade gestacional, utilizando a tabela do Estudo Internacional de Crescimento Fetal e do Recém-Nascido: Padrões para o Século 21 – Intergrowth.[25]

A OMS e o Ministério da Saúde classificam as microcefalias em:

- Microcefalia leve: RN com um perímetro cefálico (PC) inferior a –2 desvios-padrão, ou seja, mais de 2 desvios-padrão abaixo da média para idade gestacional e sexo.
- Microcefalia grave: RN com um PC inferior a –3 desvios-padrão, ou seja, mais de 3 desvios-padrão abaixo da média para idade gestacional e sexo.[27,28]

Quando disponível, uma ultrassonografia craniana ou transfontanelar deve ser realizada, como primeira neuroimagem, a ser analisada em conjunto com exame neurológico, oftalmológico e Potencial Evocado Auditivo de Tronco Encefálico (PEATE ou BERA). Como alternativa para avaliação neurorradiológica, pode ser realizada uma tomografia computadorizada de baixa dose ou uma ressonância magnética craniana.[24]

Apesar de não se tratar de um contexto de emergência, vale lembrar da síndrome congênita associada à infecção por Zika vírus e orientar que esse RN será acompanhado durante 3 anos, independentemente de apresentar ou não microcefalia ou outras alterações neurológicas ou malformações.

Definição de caso[25]

1. Caso suspeito: paciente com história de doença febril aguda sistêmica que pode incluir cefaleia, mialgias, artralgias, exantema, sintomas gastrointestinais, poliartralgia, mialgia e após a remissão dos sintomas apresenta quadro sugestivo de SGB ou outra manifestação neurológica.
2. Caso provável: caso suspeito em que não foi possível realizar exame laboratorial e que apresentou quadro clínico compatível com as definições de caso de doença aguda pelo ZIKV.
3. Caso confirmado: caso suspeito com confirmação laboratorial pela técnica RT-PCR para ZIKV em amostra de liquor, urina ou soro.
4. Caso descartado: paciente que se enquadrou na definição de caso suspeito, e confirmou-se outro agente etiológico, como: Epstein-Barr, herpes-vírus, citomegalovírus e *Campylobacter*, OU que apresentou outro diagnóstico pelo médico, como: acidente vascular encefálico (AVE), acidose diabética, entre outros.

- Uso de repelentes:
  - Abaixo de 6 meses: sem indicação.
  - Entre 6 meses e 2 anos: podem ser usados repelentes com IR3535.
  - Entre 2 anos e 12 anos: pode ser utilizado repelente que contenha DEET < 10% (no máximo, aplicar 3 ×/dia) ou icaridina.
  - Acima de 12 anos: uso regular de repelente.

Os repelentes devem ser aplicados nas áreas expostas do corpo. As formulações em *spray* devem ser aplicadas primeiramente nas palmas das mãos e, em seguida, na face e corpo das crianças, lavando as mãos em seguida.[18]

BIBLIOGRAFIA

1. Weaver SC, Lecuit M. Chikungunya virus and the global spread of a mosquito-borne disease. N Engl J Med. 2015;372:1231.
2. Brasil. Ministério da Saúde. Secretaria de Vigilância em Saúde. Departamento de Vigilância das Doenças Transmissíveis. Chikungunya: manejo clínico, 2017.
3. Lenglet Y, et al. Infection à Chikungunya chez la femme enceinte et risque de transmission materno-fœtale. J Gynécologie Obs Biol la Reprod. 2006;35:578-83.
4. Gérardin P, et al. Multidisciplinary prospective study of mother-to-child Chikungunya virus infections on the Island of La Réunion. PLoS Med. 2008;5:e60.
5. Petersen LR, Stramer SL, Powers AM. Chikungunya virus: possible impact on transfusion medicine. Transfus Med Rev. 2010;24:15-21.
6. Couderc T, et al. Chikungunya virus infection of corneal grafts. J Infect Dis. 2012;206:851-9.
7. Miner JJ, Aw Yeang HX, Fox JM, et al. Chikungunya viral arthritis in the United States: a mimic of seronegative rheumatoid arthritis. Arthritis Rheumatol. 2015;67:1214.
8. Burt FJ, Rolph MS, Rulli NE, et al. Chikungunya: a re-emerging virus. Lancet. 2012;379:662.
9. Appassakij H, Khuntikij P, Kemapunmanus M, et al. Viremic profiles in asymptomatic and symptomatic Chikungunya fever: a blood transfusion threat? Transfusion. 2013;53:2567.
10. Brasil. Secretaria de Estado da Saúde de São Paulo. Coordenadoria de Controle de Doenças. Protocolo de Manejo Clínico de Chikungunya no Estado de São Paulo, 2021.
11. Simmons CP, Farrar JJ, Chau NV, Wills B. Dengue. N Engl J Med. 2012;366(15):1423-32.
12. Wakimoto MD, Camacho LAB, Gonin ML, Brasil P. Clinical and laboratory factors associated with severe dengue: a case-control study of hospitalized children. J Trop Pediatr. 2018;64(5):373-81.
13. Oliveira CSD, Brasil P, Marinho F. Dengue. In: Corrêa CGS (ed.). Tratado de pediatria – Sociedade Brasileira de Pediatria. 5.ed. Santana de Parnaíba: Manole; 2022. v.1, Seção 20, Item 7.
14. Teixeira MG, Siqueira Jr. JB, Ferreira GLC, Bricks L, Joint G. Epidemiological trends of dengue disease in Brazil (2000-2010): a systematic literature search and analysis. Plos Negl Trop Dis. 2013,7(12):e2050.
15. Ministério da Saúde. Dengue: diagnóstico e manejo clínico: adulto e criança. 5.ed. Brasília: Ministério da Saúde; 2016.
16. Organização Pan-Americana da Saúde. Dengue. Disponível em https://www.paho.org/pt/topicos/dengue. Acesso em: 14 jul. 2023.
17. World Health Organization. Dengue and severe dengue. Disponível em https://www.who.int/health-topics/dengue-and-severe-dengue#tab=tab_1. Acesso em: 14 jul. 2023.

18. Martins MM, Medronho RA, Cunha AJLA. Zika virus in Brazil and worldwide: a narrative review. Paediatr Int Child Health. 2021;41(1):28-35.
19. Rasmussen SA, Jamieson DJ, Honein MA, Petersen LR. Zika virus and birth defects – reviewing the evidence for causality. N Eng J Med. 2016; Special Report.
20. Musso D, Ko AI, Baud D. Zika virus infection – after the pandemic. N Engl J Med. 2019;381(15):1444-57.
21. Ferraris P, et al. Zika virus infection: an update. Microbes Infect. 2019;21(8-9):353-60.
22. Wiltz P. Identifying and managing vector-borne diseases in migrants and recent travelers in the emergency department. Curr Emerg Hosp Med Rep. 2023;11(2):58-65.
23. St Maurice A, Ervin E, Chu A. Ebola, Dengue, Chikungunya, and Zika infections in neonates and infants. Clin Perinatol. 2021;48(2):311-29.
24. Mulkey SB. Importance of neuroimaging in the evaluation of Zika virus-exposed infants. JAMA Netw Open. 2019;2(7):e198137.
25. Protocolo para vigilância e assistência de casos suspeitos ou confirmados de doença aguda pelo vírus Zika e suas complicações: na população geral, em gestantes, puérperas e recém-nascidos. Prefeitura do Município de São Paulo, Secretaria Municipal da Saúde, Coordenação de Vigilância em Saúde – COVISA. Setembro 2016.
26. Ministério da Saúde. Boletim Epidemiológico Fev/2022. Secretaria de Vigilância em Saúde. v.53. 2002. Disponível em: http://plataforma.saude.gov.br/anomalias-congenitas/boletim-epidemiologico-SVS-06-2022.pdf. Acesso em: 24 fev. 2024.
27. Organização Mundial da Saúde (OMS). Assessment of infants with microcephaly in the context of Zika virus. 2016. Disponível em: https://www.paho.org/en/documents/who-assessment-infants-microcephaly-context-zika-virus. Acesso em: 5 mar. 2024.
28. Ministério da Saúde. Secretaria de Atenção à Saúde. Plano Nacional de enfrentamento à microcefalia. Protocolo de atenção à saúde e resposta à ocorrência de microcefalia relacionada à infecção pelo vírus Zika. Versão I. 2016.

41
Antimicrobianos na emergência pediátrica

Luciana Becker Mau

Objetivo do capítulo

Os antimicrobianos são as drogas mais prescritas na pediatria.[1] Desde sua descoberta, há cerca de 90 anos, são responsáveis por curar diretamente doenças muito comuns na prática diária do pediatra. Seu uso indiscriminado ocasiona eventos adversos diretamente relacionados às drogas, como toxicidades, anafilaxias, citopenias, mas também efeitos ecológicos no hospedeiro e na comunidade, como a seleção de microrganismos resistentes e a infecção por *Clostridioides difficile* (CDI). O grande desafio está na diferenciação entre as patologias virais e bacterianas para evitar o uso indiscriminado de antimicrobianos.[2] O objetivo deste capítulo é dar ferramentas ao médico assistente para identificar o paciente que precisa de terapia antimicrobiana e entender o racional para escolha do antimicrobiano mais adequado para cada situação.

QUANDO É NECESSÁRIO A UTILIZAÇÃO DE ANTIMICROBIANOS?

Antimicrobianos são excelentes drogas no tratamento de doenças bacterianas. Por outro lado, a maioria das infecções na faixa etária pediátrica são infecções virais autolimitadas que irão se resolver sem tratamento específico após 3 a 5 dias.[3] Assim, o primeiro passo para definição do tratamento é saber se aquela patologia diagnosticada tem uma bactéria como agente etiológico e se há necessidade de introdução de terapêutica específica imediata.

Nos pacientes que se apresentam na emergência pediátrica com choque séptico[4] ou meningite bacteriana fica clara a necessidade de início rápido e assertivo de terapêutica específica. Por outro lado, os demais pacientes podem ser avaliados de maneira mais completa em relação a sua história clínica, fatores de risco para diferentes agentes etiológicos, exame físico e, quando pertinente, exames complementares laboratoriais e de imagem para definição terapêutica.

Outros capítulos deste livro tratarão com mais detalhes sobre diagnóstico de meningite bacteriana, pneumonia adquirida na comunidade, sepse, febre sem sinais localizatórios e neutropenia febril. Ainda nesta seção falaremos de otite média aguda, sinusite bacteriana e faringoamigdalite.

CADA SÍNDROME CLÍNICA, UM GRUPO DE AGENTES ETIOLÓGICOS

As vias aéreas das crianças, principalmente as menores de 5 anos de idade, são colonizadas principalmente por *Streptococcus pneumoniae*.[5-8] Por isso, esse é o principal agente bacteriano tanto das infecções de vias aéreas superiores – como otite média aguda e sinusite bacteriana aguda – quanto de via aérea inferior na pneumonia adquirida na comunidade.

A pele é colonizada por *Streptococcus pyogenes* e *Staphylococcus aureus* e são esses os agentes principais das infecções de pele, parte moles e osteoarticulares, como impetigo, celulite, erisipela, pioartrite e osteomielite.[3]

O trato gastrointestinal é colonizado por germes Gram-negativos como *Escherichia coli* e *Klebsiella pneumoniae*, Gram-positivos como *Enterococcus* sp e leveduras como *Candida* sp. Por isso, as infecções graves de foco abdominal, como apendicite supurada, costumam ser polimicrobianas, com Gram-positivos e negativos e eventualmente fungos.[9]

O trato urinário é estéril, porém sua infecção mais comum – a cistite – é causada por infecção de agentes do trato gastrointestinal justaposto, sendo *Escherichia coli* o agente mais comum.[10]

QUAIS SÃO OS DETALHES DA HISTÓRIA CLÍNICA QUE PODEM MODIFICAR A ETIOLOGIA PARA OS AGENTES ETIOLÓGICOS MAIS COMUNS?[4,11,12]

1. Idade: recém-nascidos têm sistema imunológico imaturo e colonização por bactérias do canal de parto; crianças que frequentam creche e escola estão mais sujeitas a infecções virais e por *Streptococcus pyogenes*; adolescentes podem ter vida sexual ativa e infecções sexualmente transmissíveis.
2. Doenças de base: algumas doenças ou tratamentos podem comprometer a capacidade do sistema imunológico de combater infecções. Por exemplo, paciente neutropênico febril secundário a um tratamento quimioterápico tem quebra de barreira mucosa intestinal e alto risco de infecção por *Pseudomonas aeruginosa*, enquanto pacientes com anemia falciforme são mais suscetíveis a infecções por germes encapsulados como *Streptococcus pneumoniae*, *Haemophilus influenzae* tipo B e *Neisseria meningitides*, pois são autoesplenectomizados pela própria doença. Pacientes com fibrose cística

têm alteração no transporte mucociliar com frequente colonização por *Pseudomonas aeruginosa* e *Staphylococcus aureus* e costumam realizar coleta de cultura aeróbia de escarro periódica para guiar antibioticoterapia empírica, caso tenham exacerbação do quadro. Pacientes com bexiga neurogênica com necessidade de sondagem vesical intermitente podem ter infecção urinária de repetição, e a consulta aos antibiogramas das infecções anteriores é útil para guiar a terapêutica empírica.

3. Uso de dispositivos médicos invasivos: usuários de cateteres venosos centrais resultam na quebra da barreira cutânea com aumento da suscetibilidade a agentes Gram-positivos, como *Staphylococcus aureus*.
4. Pacientes que sofreram trauma ou cirurgia recente estão mais suscetíveis a infecção, tanto pela resposta inflamatória relacionada ao trauma quanto pela quebra de barreiras de proteção da pele ou abertura de cavidades contaminadas.

QUANDO É NECESSÁRIO AMPLIAR A COBERTURA PARA AGENTES RESISTENTES?

Alguns fatores aumentam a probabilidade de uma infecção ser causada por agentes resistentes. São elas:

1. Uso prévio e recente de antimicrobiano.[6,7]

A. Uso de amoxicilina até 90 dias antes do diagnóstico de otite média aguda indica a necessidade de cobertura inicial de pneumococo parcialmente sensível à penicilina, com aumento da dose de 50 mg/kg/dia para 80-90 mg/kg/dia.

B. Uso de amoxicilina até 30 dias antes do diagnóstico de otite média aguda indica a necessidade de cobertura inicial também de *Haemophilus influenzae* e *Moraxella catarrhalis*, com associação de inibidor de betalactamase (p. ex., ácido clavulânico) ou uso de cefalosporina de segunda geração (cefuroxima) como terapia inicial.

2. Colonização por bactérias multirresistentes.[12]

Ainda é discutível na literatura como devemos modificar o tratamento empírico de pacientes previamente colonizados por bactérias multirresistentes e quanto tempo depois da cultura positiva devemos manter essa medida. De maneira geral, pacientes com colonização recente (3 a 6 meses) por bactérias produtoras de betalactamase de espectro estendido (ESBL), carbapenemases (KPC, NDM) e *Enterococcus* resistente a vancomicina (VRE) devem ter esses agentes cobertos empiricamente até o resultado de culturas, caso apresentem choque séptico.

O mesmo raciocínio ocorre para pacientes com internação recente. Há muita discussão sobre o tempo decorrido desde a internação e a utilização de dispositivo invasivos como determinantes na obrigatoriedade da cobertura de agentes da flora hospitalar.

3. Altas taxas de bactérias resistentes na comunidade.

Viver em um país com altas taxas de bactérias resistentes para infecções comunitárias obriga a cobertura empírica desses agentes. As situações mais emblemáticas são descritas a seguir:

- *Streptococcus pneumoniae* tem sensibilidade diminuída à penicilina em alguns lugares do mundo, possivelmente por uso abusivo de antimicrobiano, o que deve modificar a terapia empírica de meningite para ceftriaxona e vancomicina e para outras infecções a utilização de doses maiores de amoxicilina (80-100 mg/kg) ou uso de cefalosporina de segunda (cefuroxima) ou terceira (ceftriaxona) geração como primeira escolha.[5,13]
- Há também uma crescente prevalência de *Staphylococcus aureus* resistente à oxacilina adquirido na comunidade (CA-MRSA) como etiologia de doenças superficiais de pele, mas também de infecções invasivas nos Estado Unidos. São fatores de risco para colonização e posterior infecção por CA-MRSA trauma cutâneo, contato pele a pele frequente, compartilhamento de fômites contaminados (equipamentos esportivos), aglomerações, má higiene pessoal e exposição frequente a antimicrobianos. Nessas situações há falha no tratamento com oxacilina e necessidade de utilização de vancomicina ou, para pacientes ambulatoriais, clindamicina ou sulfametoxazol-trimetoprima, conforme resultado de culturas.

PRINCIPAIS MECANISMOS DE RESISTÊNCIA E COMO SUPERÁ-LOS

A resistência à penicilina do *Streptococcus pneumoniae* se dá por alteração da sensibilidade de sua proteína de membrana (*penicillin-binding proteins* – PBP). Os pontos de corte que determinam a sensibilidade à penicilina variam conforme o sítio infeccioso: meningite ou não meningite. Para não meningite, pode ser sensível, intermediário ou resistente. Parcialmente sensíveis são tratados com aumento de dose de penicilina (p. ex., penicilina 200 mg/kg/dia, amoxicilina 80-90 mg/kg/dia) ou troca para cefalosporina de segunda (p. ex., cefuroxima) ou terceira (p. ex., ceftriaxona) geração.[5]

Bactérias Gram-negativas produzem enzimas que degradam betalactâmicos, as betalactamases. Existem várias classes dessas enzimas que são responsáveis pela degradação de diferentes betalactâmicos: as mais comuns são encontradas em *Escherichia coli*, *Haemophilus influenzae* e *Neisseria gonorrhoeae* degradam penicilina, ampicilina, cefalosporina de primeira geração e são inibidas pelo ácido clavulânico; outras podem degradar todas as penicilinas e cefalosporinas, sendo conhecidas como betalactamases de espectro estendido (ESBL), sendo necessário tratamento com carbapenêmicos (meropeném, imipeném e ertapeném). Mais recentemente foram descobertas enzimas capazes de degradar carbapenêmicos: as carbapepases (KPC, MBL, OXA-48), tratadas com associações de antimicrobianos, como meropeném, amicacina, polimixina, tigeciclina e quinolonas, ou mais recentemente betalactâmicos, associados a novos inibidores de betalactamase: ceftazidima-avibactam, meropeném-vaborbactam, imipeném-relabactam.[14]

QUAL É O MELHOR MOMENTO PARA INICIAR A TERAPÊUTICA?

Pacientes com choque séptico devem receber terapia antimicrobiana de largo espectro até 1 hora após início do quadro.[4] Por sua vez, pacientes sem instabilidade hemodinâmica podem ser avaliados com detalhes relativos à história clínica, exame físico e complementar – quando pertinente – para que possa ser feito o diagnóstico mais assertivo possível da doença e de sua etiologia bacteriana. Vale lembrar que esse é um grande desafio, já que não há exame único que possa diferenciar com algum grau de certeza entre doenças virais e bacterianas, principalmente quando falamos de infecções de vias aéreas.

Um bom exemplo ocorre com pacientes maiores de 2 anos de idade com otite média aguda sem sinais de gravidade que podem receber até 72 horas de analgésicos e somente iniciar esquema antimicrobiano se houver persistência dos sintomas ou piora clínica.[6]

QUAIS EXAMES EU DEVO COLETAR ANTES DE INICIAR A TERAPÊUTICA?

Pacientes com indicação de internação hospitalar por infecção devem sempre coletar hemocultura e quando possível complementar com cultura do sítio infeccioso acometido: cultura de urina para infecção urinária, cultura de liquor nas meningites e cultura de líquido pleural na pneumonia complicada com derrame. A sensibilidade da hemocultura está relacionada com o volume de sangue coletado conforme indicação do balão de hemocultura e sua técnica asséptica de coleta.[1]

Pacientes com suspeita de infecção do trato urinário, mesmo que façam tratamento ambulatorial, devem realizar coleta de cultura com técnica asséptica: crianças sem controle esfincteriano devem ter as amostras coletadas por sonda vesical ou punção suprapúbica, sendo a coleta por saco coletor reservada para realização de triagem de exame sumário de urina.[10]

Exames moleculares e de antígeno, embora não estejam amplamente disponíveis nos serviços de saúde, podem complementar a avaliação e auxiliar na diferenciação entre vírus e bactérias. Os testes de antígeno podem ser feitos *point-of-care*, pois costumam ser simples e mais baratos com resultados rápidos em até 15 minutos. São mais disponíveis os testes para SARS-CoV-2, VSR (vírus sincicial respiratório), Influenza em amostras respiratórias, rotavírus e adenovírus nas fezes e *Streptococcus* do grupo A em orofaringe.[15]

Testes moleculares são mais caros, exigem maior estrutura laboratorial e levam mais tempo para obter resultado. Os comuns são para SARS-CoV-2, influenza e os painéis para patógenos do trato respiratório, que contemplam diversos vírus respiratórios e em alguns casos bactérias como *Mycoplasma* e *Chlamydia*, painel para gastroenterites com detecção de vírus e bactérias mais comuns e painel para meningites e encefalites com detecção de vírus, bactérias e fungos.

QUAIS SÃO AS CARACTERÍSTICAS QUE DEVO ATENTAR QUANDO ESCOLHER O ANTIMICROBIANO?

O melhor antimicrobiano será aquele com o menor espectro possível, mas que trate algo como 70-80% dos patógenos mais prováveis nas infecções leves e moderadas, e acima de 90% nas infecções graves. Deve ser de baixo custo, com apresentações para diversas faixas de peso, palatável e com poucos efeitos colaterais. Em geral, a classe que mais se encaixa nessas características nas infecções pediátricas mais comuns são os betalactâmicos, mais especificamente as penicilinas e cefalosporinas.[11]

COMO OTIMIZAR O TRATAMENTO?

O mecanismo de ação dos betalactâmicos se dá pelo tempo que a bactéria é exposta à droga em concentrações acima da concentração inibitória mínima. Assim, a dose, a posologia e o tempo de tratamento devem ser ajustados ao patógeno, ao sítio infeccioso e à evolução clínica do paciente. Pode-se observar esse tipo de ajuste em alguns exemplos na Tabela 1.[3,16]

COMO ADEQUAR A TERAPÊUTICA DEFINITIVA?

Ao discorrer sobre terapêutica, devemos dividir os pacientes em dois grupos: aqueles que seguirão tratamento ambulatorial e os que necessitam de internação.

Para os pacientes sem indicação de internação na avaliação inicial, deve ser prescrito o tratamento completo por via oral com a menor duração possível, considerando a droga escolhida, sítio de infecção, gravidade da doença e idade do paciente. O paciente deverá ser orientado a retornar ao serviço de saúde caso apresente persistência ou piora dos sintomas para que seja reavaliado quanto ao

Tabela 1 Síndromes clínicas mais comuns na emergência pediátricas, seus agentes etiológicos e terapia empírica inicial

Síndrome clínica	Agentes etiológicos	Terapia empírica inicial	Duração tratamento
Otite média aguda	*S. pneumoniae* *H. influenzae* *M. catarrhalis*	Amoxicilina 50 mg/kg/dia a cada 12 h	5-10 dias
Sinusite bacteriana aguda	*S. pneumoniae* *H. influenzae* *M. catarrhalis*	Amoxicilina 50 mg/kg/dia a cada 12 h	5-10 dias
Amigdalite bacteriana	*S. pyogenes*	Amoxicilina 50 mg/kg/dia, 1 x ao dia	10 dias
Pneumonia adquirida na comunidade	*S. pneumoniae*	Amoxicilina 80 mg/kg/dia a cada 12 h	7 dias
Infecção do trato urinário não complicada	*E. coli* *K. pneumoniae*	Amoxicilina + ácido clavulânico 50 mg/kg/dia a cada 12 h	7 dias
Meningite bacteriana	*S. pneumoniae* *H. influenzae* *N. meninigitidis*	Ceftriaxona 100 mg/kg/dia a cada 12 h	7-10 dias, conforme agente etiológico
Celulite	*Streptococcus pyogenes* *Staphylococcus aureus*	Cefalexina 50-100 mg/kg/dia a cada 6 h	5-7 dias

Fonte: American Academy of Pediatrics, 2021.[3]

diagnóstico, sejam investigadas possíveis complicações ou falha terapêutica. Em geral, o paciente deve apresentar melhora do quadro após 48-72 h da instituição da terapêutica adequada.[6,8]

Para os pacientes com indicação de internação, o paciente deve ser reavaliado quanto aos sinais e sintomas infecciosos a fim de confirmar ou descartar a suspeita clínica, sendo revisados resultados de exames moleculares e culturas que podem guiar melhor a antibioticoterapia, seja descalonando ou escalonando a terapia ou corrigindo a dose. Com a melhora clínico-laboratorial do paciente, pode ser programada transição da medicação de intravenosa para via oral e alta para completar tratamento em domicílio. Apenas os tratamentos de endocardite e meningite bacteriana não podem ser alterados para via oral.

Estudos recentes indicam que estratégias de tratamento curto devem ser implementadas sempre que possível. São seguras do ponto de vista de resolução da infecção e evitam efeitos adversos e pressão seletiva sobre bactérias.

COMO AVALIAR UM PACIENTE COM HISTÓRIA DE ALERGIA À PENICILINA?

Cerca de 5 a 10% dos pacientes relatam apresentar alergia à penicilina, sendo uma das principais causas de anafilaxia secundária a droga. Por sua vez, 90% dos pacientes que relatam alergia, ao serem avaliados, não apresentam alergia e podem receber a medicação de maneira segura. Na história clínica é preciso tentar diferenciar alergia de infecções virais (amoxicilina na infecção pelo vírus Epstein-Barr), efeitos adversos comuns da droga (diarreia em uso de ácido clavulânico), má aceitação da droga pela baixa palatabilidade (como no caso do xarope de cefuroxima).[17]

Somente pacientes que apresentam reações IgE mediadas ou tipo 2 sistêmica como Stevens-Johnson, DRESS, doença do soro ou pustulose exantemática aguda generalizada (AGEP) devem evitar o uso de penicilina ou amoxicilina. Pacientes com reações IgE mediada podem utilizar cefalosporinas, uma vez que somente 3% apresentam reação cruzada e usualmente somente a cefalosporina de 1ª geração como cefalexina.[17]

Para pacientes com história recente ou grave de alergia, é recomendada a utilização de macrolídeos ou clindamicina, conforme a patologia em tratamento.

Mais da metade das prescrições inadequadas de antimicrobianos ocorrem para o tratamento de cinco condições: otite média aguda, sinusite bacteriana aguda, faringite, bronquiolite e sintomas inespecíficos de vias aéreas superiores.[3] Como a etiologia mais comum dessas afecções é viral, o uso de antimicrobiano não altera seu curso clínico e leva somente a efeitos indesejados, como reações adversas a drogas e aumento de colonização por agentes resistentes.

OTITE MÉDIA AGUDA

Definição e incidência

A otite média aguda (OMA) é a infecção bacteriana mais comum na infância. Até 1 ano de vida, 23% das crianças apresentam ao menos 1 episódio de OMA, aos 3 anos, 60% apresentaram ao menos 1 episódio e 24% apresentaram dois ou mais. O pico de incidência ocorre entre 6 e 12 meses de idade.[7]

A OMA é definida como um quadro de início agudo com abaulamento moderado ou grave da membrana timpânica, ou otorreia não secundária à otite externa; ou um abaulamento leve da membrana timpânica desde que associado à otalgia ou hiperemia intensa da membrana timpânica.[6]

Etiologia e fisiopatologia

Os agentes etiológicos mais comuns são *Streptococcus pneumoniae* (pneumococo), *Haemophilus influenzae* (Hib) e a *Moraxella catarrhalis* (MOC). Com a vacinação para pneumococo, a importância do Hib tem aumentado em alguns estudos estrangeiros, sendo esse o agente mais comum seguido do pneumococo e por último da MOC. Parte das cepas de pneumococo apresenta sensibilidade intermediária à penicilina, até 50% dos Hib e quase 100% das MOC produzem betalactamase.[6,7] Por outro lado, parte das infecções bacterianas melhoram sem uso de antimicrobiano e muitas pacientes com infecção por HIB e MOC respondem à terapêutica com amoxicilina sem associação com clavulanato.

A fisiopatologia da OMA mais comum é uma infecção viral de vias aéreas superiores causar edema da mucosa da orelha média, ocasionando acúmulo de fluido e muco e consequente obstrução da tuba auditiva. Essa secreção é infectada por bactérias que já colonizam a nasofaringe, ocasionando a infecção. Como as crianças menores têm mais colonização e mais infecções virais, são também mais suscetíveis a infecções bacterianas da orelha média.[6]

Alguns fatores de risco contribuem para recorrência dos episódios de OMA; são eles: sexo masculino, história familiar e frequência à creche; por outro lado, o aleitamento materno é protetor.[7]

Avaliação inicial do paciente

O diagnóstico é clínico e depende apenas da história clínica e exame físico.

História

É comum, como no caso clínico mencionado, o antecedente de infecção viral de vias aéreas superiores, com melhora parcial e súbito aparecimento de sintomas como febre, otalgia (50-60%) e irritabilidade. Vale lembrar que por se tratar usualmente de lactentes a dor pode se manifestar como irritabilidade e manipulação do pavilhão auricular.[6]

Exame físico

Paciente encontra-se usualmente em bom estado geral, eventualmente com irritabilidade ou queda do estado geral durante o aparecimento da febre.

Exame específico do ouvido evidencia: abaulamento, hiperemia e redução da mobilidade da membrana timpânica.[6]

Testes diagnósticos

Não são necessários teste diagnóstico para pacientes sem complicações e indicação de internação.

Tratamento/recomendações

Muitos pacientes, apesar do diagnóstico de otite média aguda, melhoram clinicamente sem recorrência da infecção, sem necessidade de tratamento antimicrobiano. Assim, a terapia antimicrobiana deve ser iniciada imediatamente somente nas seguintes situações:[6]

- Menores de 6 meses de idade.
- Maiores de 6 meses com otorreia aguda ou sinais de gravidade como febre acima de 39ºC, otalgia há mais de 48 horas e otalgia intensa.
- Entre 6 e 23 meses de idade com acometimento bilateral.
- Pacientes que não se enquadram nos critérios acima podem receber tratamento analgésico por 48-72 horas, caso seja possível realizar reavaliação breve e em acordo com a família.[6]

Tratamento farmacológico

Deve ser instituído tratamento analgésico para todos os pacientes, uma vez que nas primeiras 48 horas de tratamento antimicrobiano não há controle de dor.

O tratamento antimicrobiano de escolha nos locais onde a resistência ao pneumococo é menor que 10% é amoxicilina 50 mg/kg/dia, dividido em duas tomadas. Ainda assim, o médico assistente deve se perguntar se o paciente possui algum fator de risco para necessitar de outra terapêutica, conforme a Tabela 2.[6,7,13]

Duração do tratamento

Menores de 24 meses de idade, pacientes com perfuração de membrana timpânica ou com sintomas de gravidade devem ser tratados por 10 dias. Crianças entre 2 e 5 anos de idade podem ser tratadas por 7 dias, enquanto os maiores de 6 anos podem utilizar regime de 5-7 dias.[7]

Falha na resposta clínica

Pacientes devem apresentar resposta clínica em cerca de 48-72 horas após início do tratamento. Caso os sintomas persistam ou ocorra piora clínica, o paciente deve ser reavaliado para confirmar o diagnóstico inicial e avaliar a pre-

Tabela 2 Agentes infecciosos mais comuns nas infecções de vias aérea superiores, seus mecanismos de resistências, fatores de risco e indicação de tratamento

Agente infeccioso	Mecanismo de resistência	Fator de risco para resistência	Conduta para terapia via oral
Streptococcus pneumoniae (Pneumococo)	Alteração da sensibilidade da PBP	Frequência à creche Uso de antimicrobiano nos últimos 3 meses	Aumento de dose de amoxicilina para 80-90 mg/kg ou cefuroxima 30 mg/kg
Haemophilus influenzae (Hib)	Produção de betalactamase	Uso de antimicrobiano nos últimos 30 dias	Amoxicilina + ácido clavulânico ou cefuroxima 30 mg/kg
Moraxella catarrhalis (MOC) * presença de conjuntivite purulenta sugere a etiologia	Produção de betalactamase	Uso de antimicrobiano nos últimos 30 dias	Amoxicilina + ácido clavulânico ou cefuroxima 30 mg/kg

Obs.: pacientes que usaram antimicrobiano nos últimos 30 dias e têm critério para associação de inibidor de betalactamase (p. ex., ácido clavulânico) também têm indicação de aumento de dose de amoxicilina para 80-90 mg/kg. Portanto, a única indicação de amoxicilina + ácido clavulânico com dose de 50 mg/kg é no paciente sem uso prévio de antimicrobiano que apresenta, além da OMA, conjuntivite purulenta.
Fonte: Lieberthal et al., 2013.[6]

sença de complicações. Se o diagnóstico é confirmado e as complicações são descartadas, devem seguir o fluxo a seguir:

- Pacientes que não estavam em uso de antimicrobianos devem iniciar amoxicilina 50 mg/kg/dia (ou demais opções conforme os fatores de risco citados).
- Pacientes que estavam em uso de amoxicilina 50 mg/kg/dia e persistem com febre devem iniciar amoxicilina + ácido clavulânico 80-90 mg mg/kg/dia a cada 12 horas ou cefuroxima 30 mg/kg/dia a cada 12 horas.
- Sempre que possível priorizar apresentações de amoxicilina + ácido clavulânico 14:1 para evitar efeitos adversos. Se paciente com condições financeiras limitadas, aventar possibilidade de utilização de combinação de amoxicilina 250 mg/5 mL, 40-45 mg/kg/dia em associação com amoxicilina + ácido clavulânico 250 mg/5 mL, 40-45 mg/kg/dia, ambas as soluções de baixo custo ou distribuídas na rede municipal de saúde.
- Paciente em uso de amoxicilina + ácido clavulânico 80-90 mg/kg/dia que persistem com febre ou apresentam intolerância ao uso da medicação via oral podem recebem ceftriaxona 50 mg/kg/dia, 1 × ao dia intramuscular ou intravenoso por 1-3 dias.[6]

SINUSITE BACTERIANA AGUDA

Definição e incidência

O diagnóstico de sinusite bacteriana aguda é clínico e não necessita de exames complementares para confirmação, somente para investigação de possíveis complicações, quando pertinente.

A sinusite pode se apresentar das três formas clínicas descritas a seguir:[8]

1. Sintomas persistentes (6-7% de todas as infecções de vias aéreas inferiores): persistência de descarga nasal e tosse por mais de 10 dias.
   - Dificuldade de diferenciar entre sintomas virais prolongados e infecção bacteriana sobreposta.
2. Piora durante a evolução: aparecimento de novos sintomas ou piora dos sintomas anteriores, como tosse, descarga nasal ou febre.
   - Dificuldade de diferenciar em nova infecção viral ou complicação bacteriana.
3. Início grave: febre maior ou igual a 39ºC, descarga nasal purulenta por pelo menos 3 dias consecutivos e aparência de doente.
   - Apresentação mais comum em adultos.

Etiologia e fisiopatologia

A presença de infecção viral de vias aéreas superiores ou rinossinusite alérgica ocasiona edema da mucosa dos seios da face e nasal, dificuldade de drenagem de fluidos e proporciona acúmulo de secreção em seios da face com consequente contaminação pelas bactérias que colonizam a nasofaringe. A infecção ocorre pelos agentes que já colonizam a nasofaringe: pneumococo, HIB e MOC.[8]

Avaliação inicial do paciente

O diagnóstico de sinusite bacteriana aguda deve ser feito com base em história clínica e exame físico, sendo os exames de imagem e laboratoriais reservados para pacientes com suspeitas de complicação.

História

Uma vez que o diagnóstico é clínico, é muito importante que seja feita uma história clínica para tentar classificar o paciente em uma das três apresentações clínicas já descritas e definir o melhor tratamento baseado no diagnóstico encontrado.

Exame físico

O mais comum é que o paciente não apresente nenhuma alteração no exame físico. Em alguns casos é possível observar gotejamento pós-nasal de secreção purulenta, dor à palpação da face ou prostração.[8]

Testes diagnósticos

Os testes diagnósticos não são capazes de diferenciar entre quadros virais e bacterianos e devem ser reservados somente para a investigação de complicações.

Tratamento/recomendações

O tratamento antimicrobiano só é recomendado para pacientes que apresentam piora clínica ou doença de início grave. Para os pacientes com sintomas persistentes, recomenda-se observação por mais 3 dias antes de iniciar antibioticoterapia.

Tratamento farmacológico

O tratamento antimicrobiano de escolha é amoxicilina 50 mg/kg/dia a cada 12 horas, porém deve-se questionar sobre fatores de risco que indicam necessidade de ampliação da terapia inicial, conforme a Tabela 1.[8]

Tratamento não farmacológico

O uso de lavagem nasal com soro fisiológico pode aliviar os sintomas, porém não há evidências de alteração no curso clínico da doença. O uso de corticoide nasal e antialérgico via oral deve ser reservado para pacientes com antecedente de atopia.[8]

FARINGOAMIGDALITE BACTERIANA

Definição e incidência

A faringoamigdalite bacteriana é uma inflamação da amígdala e das regiões anatômicas ao redor. O pico de incidência é no final do inverno e início da primavera.[18]

Etiologia e fisiopatologia

A maioria dos casos de faringoamigdalite é de etiologia viral. Até 30% dos casos que acontecem em crianças de 5 a 15 anos de idade e são causados pelo *Streptococcus pyogenes*, caracterizando-o como o principal agente bacteriano. Pode ocorrer em crianças menores que têm contato próximo com crianças em idade escolar. Vários autores já tentaram estabelecer escore clínico para diferenciação entre quadros virais e bacterianos, mas a acurácia chega somente a 50%, sendo necessário sempre associação da suspeita clínica ao teste laboratorial.

A transmissão do *Streptococcus pyogenes* ocorre por gotículas. A transmissão ocorre até 24 horas do início do tratamento, porém a erradicação da bactéria da orofaringe ocorre apenas após 10 dias de tratamento com penicilina.[18]

Avaliação inicial do paciente

O diagnóstico de faringoamigdalite bacteriana deve ser suspeitado por meio de sintomas e confirmado por exame laboratorial, seja pesquisa rápida de antígeno seja cultura em amostra de orofaringe.

História

São sintomas típicos de infecção bacteriana a febre alta de início súbito, cefaleia, náusea, vômito, dor abdominal e odinofagia. Por sua vez, a presença de rinorreia, tosse, úlcera oral, rouquidão, conjuntivite e coriza é altamente sugestiva de etiologia viral.

Exame físico

Os achados mais comuns no exame físico são eritema amigdaliano, exsudato irregular, petéquias palatinas, adenite cervical anterior e *rash* escarlatiniforme.

Testes diagnósticos

A confirmação do diagnóstico ocorre com o resultado positivo do teste rápido de antígeno para *Streptococcus pyogenes* ou cultura aeróbia, ambas coletadas por meio do *swab* de orofaringe.[18]

Tratamento/recomendações

Tratamento farmacológico

O objetivo do tratamento com antimicrobiano é a prevenção de febre reumática e das complicações supurativas, melhora dos sinais e sintomas clínicos e diminuição da transmissão. Para isso, costuma-se usar a seguinte estratégia:[18]

- Coleta-se teste rápido de antígeno. Se o resultado for positivo, inicia-se imediatamente o tratamento antimicrobiano.
- Se o resultado for negativo, coleta-se a cultura aeróbia de orofaringe, não se inicia o tratamento antimicrobiano. Caso o resultado da cultura venha positivo para *Streptococcus pyogenes*, prescreve-se o tratamento específico.

O tratamento de escolha é a penicilina e pode ser utilizada penicilina benzatina na dose de 600.000 UI IM para pacientes com menos de 27 kg, ou 1.200.000 UI para os pacientes com mais de 27 kg ou amoxicilina 50 mg/kg/dia 1 × ao dia por 10 dias.

Tratamento não farmacológico

Os pacientes podem apresentar dor e devem se medicados com analgésicos. A transmissão do *Streptococcus pyogenes* ocorre até 24 horas após o início do tratamento.

CONCLUSÃO

Os antimicrobianos são drogas responsáveis por salvar milhões de vidas anualmente em todo o mundo. Transformaram doenças fatais em doenças tratáveis. Porém, a velocidade de desenvolvimento de mecanismos de resistência é muito maior que a capacidade de produção de novas drogas. Por isso, deve-se fazer uso racional de antimicrobianos, principalmente nos pronto atendimentos que são responsáveis pelas decisões clínicas mais difíceis: pouco tempo de consulta, falta de conhecimento do paciente e da família, necessidade de tomada de decisão rápida e pressão de prescrição por parte dos familiares. O capítulo descreve como fazer o raciocínio clínico para a prescrição de antimicrobiano e depois exemplifica com três das síndromes clínicas mais frequentes como aplicar a estratégia no dia a dia da emergência pediátrica.

BIBLIOGRAFIA

1. Gerber JS, Jackson MA, Tamma PD, Zaoutis TE. Antibiotic stewardship in pediatrics. Pediatrics. 2021;147(1).
2. Gerber JS, Jackson MA, Tamma PD, Zaoutis TE, Maldonado YA, O'Leary ST, et al. Policy Statement: antibiotic stewardship in pediatrics. J Pediatric Infect Dis Soc. 2021;10(5):641-9.
3. American Academy of Pediatrics. Committee on Infectious Diseases, Kimberlin DW, Barnett ED, Lynfield R, Sawyer MH, STAT!Ref (Online service), et al. Red book: 2021-2024 report of the Committee on Infectious Diseases. American Academy of Pediatrics. 2021.
4. Weiss SL, Peters MJ, Alhazzani W, Agus MSD, Flori HR, Inwald DP, et al. Surviving sepsis campaign international guidelines for the management of septic shock and sepsis-associated organ dysfunction in children. Intensive Care Med. 2020;46:10-67.
5. Ampofo K, Byington CL. 123 – Streptococcus pneumoniae. In: Principles and practice of pediatric infectious diseases. 5.ed. Elsevier; 2018. p. 737-46.
6. Lieberthal AS, Carroll AE, Chonmaitree T, Ganiats TG, Hoberman A, Jackson MA, et al. The diagnosis and management of acute otitis media. Pediatrics. 2013;131(3):e964-99.
7. Kaur R, Morris M, Pichichero ME. Epidemiology of acute otitis media in the postpneumococcal conjugate vaccine era. Pediatrics. 2017;140(3):20170181.
8. Wald ER, Applegate KE, Bordley C, Darrow DH, Glode MP, Marcy SM, et al. Clinical practice guideline for the diagnosis and management of acute bacterial sinusitis in children aged 1 to 18 years. Pediatrics. 2013;132(1):e262-80.
9. di Saverio S, Podda M, de Simone B, Ceresoli M, Augustin G, Gori A, et al. Diagnosis and treatment of acute appendicitis: 2020 update of the WSES Jerusalem guidelines. World J Emerg Surg. 2020;5(1):27.
10. Roberts KB, Downs SM, Finnell SME, Hellerstein S, Shortliffe LD, Wald ER, et al. Urinary tract infection: Clinical practice guideline for the diagnosis and management of the initial UTI in febrile infants and children 2 to 24 months. Pediatrics. 2011(128):595-610.
11. Bradley JS, Long SS. Principles of anti-infective therapy. In: Principles and practice of pediatric infectious diseases. Elsevier; 2018. p.1460-7.e2.
12. Mau LB, Bain V. Antimicrobial therapy in pediatric sepsis: what is the best strategy? Front Pediatr. 2022;(15):10.
13. Secretaria de Estado da Saúde – Coordenadoria de controle de doenças IAL. Informação da vigilância das pneumonias e meningites bacterianas. 2020. Disponível em: http://www.ial.sp.gov.br/resources/insituto-adolfo-lutz/publicacoes/sireva_2020_hi_men_spn_portal_ial_06-06-2021.pdf. Acesso em: 3 nov. 2024.
14. Chiotos K, Hayes M, Gerber JS, Tamma PD. Treatment of carbapenem-resistant enterobacteriaceae infections in children. J Pediatr Infect Dis Soc. 2019(9):56-66.
15. Shulman ST, Bisno AL, Clegg HW, Gerber MA, Kaplan EL, Lee G, et al. Clinical practice guideline for the diagnosis and management of group a streptococcal pharyngitis: 2012 update by the infectious diseases society of America. Clin Infect Dis. 2012;55(10).
16. Sauberan JB, Bradley JS. 292 – Antimicrobial agents. In: Principles and practice of pediatric infectious diseases. 5.ed. Elsevier; 2018. p.1499-531.
17. Wong T, Atkinson A, t'Jong G, Rieder MJ, Chan ES, Abrams EM. Beta-lactam allergy in the paediatric population. Paediatr Child Health. 2020;25(1):62-3.
18. Shulman ST, Bisno AL, Clegg HW, Gerber MA, Kaplan EL, Lee G, et al. Clinical practice guideline for the diagnosis and management of group a streptococcal pharyngitis: 2012 update by the infectious diseases society of America. Clin Infect Dis. 2012;55(10).

42
Influenza

Márcio Caldeira Alves Moreira

Objetivo do capítulo

- Reconhecer o vírus *influenza* como agente de potencial gravidade na faixa etária pediátrica.
- Identificar os pacientes com maior risco de apresentar evolução grave no cenário de infecção por *influenza*.
- Conhecer sua apresentação clínica, transmissão, possibilidades diagnósticas, tratamento e prevenção.
- Ser capaz de orientar adequadamente o paciente com essa suspeita clínica, de acordo com cada situação, com relação a necessidade de diagnóstico etiológico, indicação de tratamento e cuidados relativos a transmissão e prevenção.
- Definir os pacientes que devem receber cuidados hospitalares.

DEFINIÇÃO E INCIDÊNCIA

Influenza é um vírus pertencente à família *Orthomyxoviridae*, com três gêneros diferentes: A, B e C. A infecção por esse vírus leva a quadros respiratórios agudos, que afetam indivíduos de todas as idades, em todo o planeta, anualmente.[1] O vírus possui circulação sazonal, que ocorre principalmente durante o inverno, em climas temperados, apesar de haver variações a depender do país e do ano,[2] com duração aproximada de 8 a 12 semanas.[1] Nos países de clima tropical, como o Brasil, as epidemias sazonais tendem a ter relação com as estações de chuvas, sendo a epidemiologia mais conhecida nas regiões Sul e Sudeste, ocorrendo no outono e no inverno, especialmente de maio a julho.[3] Em geral, as crianças em idade escolar são as primeiras a serem contaminadas, disseminando, em seguida, para familiares e outros adultos.[4] As hospitalizações e complicações ocorrem, com maior frequência, em crianças com idade abaixo de 5 anos,[5] sendo as menores de

2 anos, com comorbidades e as não vacinadas aquelas de maior risco[1,5] (Tabela 1). No entanto, em média, 50% das crianças hospitalizadas não possuem comorbidades prévias. A mortalidade de crianças hospitalizadas é de, aproximadamente, 0,5%.[6] No Brasil, de acordo com o último informe epidemiológico publicado, a mortalidade em crianças abaixo de 5 anos representou 11,7% dos 1.122 óbitos registrados por *influenza* em 2019.[7]

Tabela 1 Grupos de alto risco para complicações por *influenza*

Crianças abaixo de 5 anos, principalmente abaixo de 2 anos
Adultos com 65 anos ou mais
Gestantes ou puérperas até 2 semanas após o parto
Moradores de casas de longa permanência
Pessoas que vivem em condições desfavoráveis
Portadores das seguintes condições: • Asma • Neuropatias em geral • Doenças pulmonares crônicas • Cardiopatias • Doenças hematológicas • Doenças endocrinológicas • Nefropatias • Doenças metabólicas • Imunocomprometidos • Crianças < 19 anos em uso prolongado de ácido acetilsalicílico • Obesidade grau III

Fonte: American Academy of Pediatrics (s/d).[1]

ETIOLOGIA E FISIOPATOLOGIA

Os vírus *influenza*, pertencentes à família *Orthomyxovirus*, gênero *Influenzavirus*,[3] são envelopados, compostos de RNA fita simples (tipos: A, B e C). As epidemias anuais são causadas pelos tipos A ou B; eventualmente podem circular concomitantemente vírus diferentes. O tipo C não está relacionado a epidemias nem possui relevância em termos de saúde pública, mas pode levar a quadros leves em crianças.[1] Uma dupla camada lipídica compõe o envelope dos vírus, com projeções formadas pelas glicoproteínas hemaglutinina (HA), neuraminidase (NA) e proteína M2.[2] Os vírus *influenza* do tipo A são classificados em subtipos de acordo com os antígenos de superfície HA e NA, a exemplo das variantes H1N1 e H3N2.[1,2] A hemaglutinina está associada a infecção das células do trato respiratório, em que o vírus se multiplica, enquanto a neuraminidase está envolvida na liberação das partículas virais da superfície das células infectadas. Os anticorpos neutralizantes se direcionam, em sua maioria, para a hemaglutinina, que é considerada o principal antígeno viral.[1,2]

Variações antigênicas menores, que ocorrem continuamente, com mutações pontuais no segmento genético, são os chamados *drifts* antigênicos, que levam a mudanças nos antígenos HA ou NA dos vírus *influenza* A e B, os quais são responsáveis por novas cepas que resultam em epidemias sazonais[1] e garantem a circulação viral por vários anos. As variações antigênicas maiores, os *shifts* antigênicos, ocorrem somente com o vírus *influenza* A, com aquisição de novos segmentos genéticos, inclusive de outras espécies animais, como aves e suínos,[1] podendo levar a pandemias, pois as populações não possuem anticorpos prévios à exposição.[1,2] Os vírus A estão presentes em várias outras espécies, mas os vírus B e C têm como reservatório exclusivamente os seres humanos.

A *influenza* é um vírus altamente contagioso, transmitido de pessoa a pessoa, através de gotículas (tosse, espirros), que não alcançam longas distâncias,[1] o que requer proximidade entre o transmissor e o indivíduo com potencial de contaminação. É possível também a transmissão por meio das mãos ou objetos (fômites) contaminados recentemente com secreção nasofaríngea,[1,3] de onde podem ser transmitidos por até 24 horas.[1] Outro meio de transmissão são aerossóis nas proximidades de um indivíduo contaminado.[1,8] O período de incubação da doença é de, habitualmente, 1 a 4 dias, sendo que os pacientes já podem ser infectantes 24 horas antes do início dos sintomas, apresentando o pico de disseminação viral até o terceiro dia de doença e cessando em até 7 dias, podendo chegar a até 10 dias em crianças pequenas com primoinfecção e imunocomprometidos.[1,3] Particularmente para o vírus *influenza* A, há provável correlação entre a magnitude da carga viral e a gravidade da doença.[9]

Não há completo conhecimento quanto à patogênese da doença em termos moleculares. Sabe-se que a infecção viral inicial acontece no epitélio colunar das vias aéreas superiores, podendo evoluir para as vias aéreas inferiores. O dano e a morte celular acontecem por meio da inibição da síntese proteica das células hospedeiras e da indução de apoptose em diversos tipos de células.[10]

QUADRO CLÍNICO

A infecção pelo vírus *influenza* pode ter várias apresentações, incluindo os quadros subclínicos até doenças complicadas. A apresentação e a gravidade da doença também podem variar conforme a idade do paciente. De modo geral, o quadro clínico desencadeado pelo vírus *influenza* apresenta-se com febre de início súbito, associada a calafrios, mialgia, cefaleia e mal-estar, além da progressão para sintomas do trato respiratório superior, como tosse seca, dor de garganta e congestão nasal. Pode haver também sintomas gastrointestinais, de maneira menos comum, como vômitos, diarreia e dor abdominal.[1] Em 10 a 50% das crianças menores de 5 anos infectadas, há envolvimento do trato respiratório inferior.[4] Episódios de broncoespasmo podem ser desencadeados pela infecção pelo vírus *influenza*, mesmo em pacientes sem antecedentes de asma.

Em lactentes, as manifestações virais podem levar a episódios de bronquiolite, laringite, otite média aguda e pneumonia; e, quando na presença de sintomas inespecíficos, a infecção pode se assemelhar a um quadro de bacteremia oculta ou sepse bacteriana.[1,2] Crianças menores de 2 anos possuem menor calibre das vias aéreas, sendo esse um provável fator que leva à maior gravidade da doença nessa faixa etária, além da baixa imunidade quando comparadas a pacientes mais velhos.[2]

A duração dos sintomas sistêmicos é, em média, de 4 dias. Já os sintomas de vias aéreas superiores podem durar até 7 dias.[2] Apesar de a maioria dos pacientes apresentar resolução completa dos sintomas em 1 semana, pode haver complicações, inclusive em crianças previamente hígidas,[1,2] sendo a otite média aguda, a sinusite e a pneumonia as complicações bacterianas mais frequentes.

COMPLICAÇÕES

Até 50% das crianças abaixo dos 3 anos evoluem com otite média aguda como uma complicação da infecção pelo vírus *influenza*, o que ocorre entre 3 e 4 dias após o início dos sintomas respiratórios.[2]

A pneumonia acontece, com maior frequência, nos pacientes com maior risco de complicações. Em crianças previamente hígidas, a pneumonia por *influenza* atinge, principalmente, crianças menores de 2 anos. Os casos de pneumonia por *influenza* costumam ser leves e de curta duração, porém, em crianças hospitalizadas, há maior risco de evolução para quadros mais graves, como a síndrome do desconforto respiratório agudo ou uma complicação bacteriana. Além disso, a coinfecção por *Staphylococcus aureus* ou *Streptococcus pneumoniae* pode ser fatal.[11] Deve-se suspeitar de coinfecção bacteriana em crianças com sintomas prolongados e graves da doença, nas que apresentam piora do quadro clínico após melhora inicial, nas que não melhoram após 3 a 5 dias de terapia antiviral e naquelas que voltam a ter febre de maneira abrupta 1 a 2 semanas após a gripe por *influenza*.[12]

Crianças com doenças crônicas podem apresentar descompensação dos quadros de base, como asma, insuficiência cardíaca e diabetes *mellitus*. O vírus *influenza* B tem maior associação com quadros de miosite após o término dos sintomas respiratórios.[2] Complicações neurológicas podem incluir crises convulsivas febris, encefalopatia e até encefalite com status de mal epiléptico, podendo resultar em sequelas neurológicas e até morte.[1] Os casos de síndrome de Reye (encefalopatia e degeneração hepatogordurosa) se reduziram após a descoberta de sua associação com o uso de ácido acetilsalicílico, sendo esse medicamento contraindicado em casos de infecção por *influenza*.[1,2] Há também relatos de mortes por miocardite relacionados a *influenza*.[1]

DIAGNÓSTICO

As infecções por vírus respiratórios, sobretudo em crianças, costumam cursar com sintomas semelhantes. Portanto, há certa dificuldade em diferenciar clinicamente o vírus *influenza* dos demais agentes. Durante os períodos de maior circulação viral, o diagnóstico clínico possui valor preditivo positivo entre 70 e 80%, sendo os principais critérios para o diagnóstico a sazonalidade e a presença de febre alta e abrupta, tosse e rinorreia.[2] Deve-se considerar realizar os testes diagnósticos para *influenza* quando há potencial impacto na conduta médica, a depender do resultado para, por exemplo, iniciar antivirais ou antibioticoterapia.[1] Além disso, para optar pelos testes, é necessário observar a sazonalidade e a incidência local do vírus, a suspeita clínica para *influenza*, além da sensibilidade e da especificidade dos testes disponíveis.[1,2]

Os tipos de testes diagnósticos disponíveis incluem testes rápidos que detectam RNA ou ácidos nucleicos, reação de transcriptase reversa seguida de reação em cadeia de polimerase (RT-PCR), detecção de antígenos virais, testes sorológicos e cultura viral.[1,2] A sensibilidade e a especificidade de qualquer teste dependem do tempo da doença quando no momento da coleta, além da qualidade, do manuseio e do processamento da amostra.[1] Com a progressão da doença, a quantidade de vírus eliminado diminui, o que torna mais fiéis os testes realizados tão logo se iniciem os sintomas.[2]

PREVENÇÃO

A vacinação anual é considerada uma das melhores formas de prevenção contra *influenza*, com foco na redução da morbimortalidade desencadeada pela doença.[13] A única vacina para *influenza* disponível no Brasil é a de fragmento viral, sem a presença de vírus vivo e via de administração intramuscular. Vacinas produzidas com o vírus atenuado e administrada de maneira intranasal[1,2] ainda não se encontram disponíveis no Brasil.

As cepas presentes nas vacinas podem variar anualmente, de acordo com o que se espera de circulação viral para a próxima epidemia sazonal. Há vacinas trivalentes, que são compostas por duas cepas de *influenza* A e uma cepa de *influenza* B e há as quadrivalentes, que possuem uma cepa a mais de *influenza* B.[1,2] A vacinação deve ser feita anualmente e tem a sua campanha, no Brasil, iniciada no outono, estação que antecede o período de maior circulação viral (inverno).

Crianças que possuem entre 6 meses e 8 anos de vida e que serão vacinadas pela primeira vez devem receber duas doses da vacina para *influenza*, com um intervalo mínimo de 4 semanas entre as doses. Tal medida é necessária, pois as crianças primovacinadas possuem resposta imunológica inferior, em comparação com a de outras crianças que já receberam duas doses na mesma temporada, pelo menos uma vez, sendo que a proteção efetiva contra a gripe só acontece em 1 a 2 semanas após a segunda dose.[1]

A vacina pode ser administrada na mesma ocasião de outras vacinas do Calendário Nacional de Vacinação, desde que realizada com seringas e agulhas diferentes, assim como em locais anatômicos distintos.

No Brasil, a vacina é distribuída de maneira gratuita pelo Sistema Único de Saúde (SUS), durante a Campanha Nacional de Vacinação, sendo considerados grupos prioritários[14] para vacinação:

- Crianças entre 6 meses e abaixo de 6 anos de vida.
- Gestantes e puérperas.
- Trabalhadores da área da saúde.
- Pessoas idosas a partir de 60 anos.
- Indígenas.
- Pessoas portadoras de deficiência permanente.
- População privada de liberdade e adolescentes com medidas socioeducativas.
- Funcionários do sistema prisional.
- Forças de Segurança e Salvamento.
- Forças Armadas.
- Professores (ensino básico e superior).
- Caminhoneiros.
- Trabalhadores de transporte coletivo, rodoviário, passageiros urbano e de longo curso.

Além dos grupos com comorbidades, descritos a seguir:[14]

- Doença respiratória crônica.
- Doença cardíaca crônica.
- Doença renal crônica.
- Doença hepática crônica.
- Doença neurológica crônica.
- Diabetes.
- Obesos.
- Imunossuprimidos.

- Transplantados.
- Portadores de trissomias.

Como medidas de controle de infecção, há diferenças no manejo hospitalar e ambulatorial. Crianças sendo tratadas em domicílio devem permanecer afastadas da escola e locais públicos por, pelo menos, 24 horas após a defervescência da febre, sem uso de antipiréticos. Além disso, deve-se promover, nas escolas, educação em higiene de mãos e de superfícies.[15] O uso de máscaras e medidas de higiene já demonstraram diminuir a transmissão em domicílio, caso iniciados em até 36 horas do início dos sintomas do paciente índex. Em casos de hospitalização, além dos cuidados de higiene habituais, os pacientes devem ser mantidos em precaução de gotículas, enquanto durarem os sintomas.[1]

TRATAMENTO

O manejo da infecção por *influenza* deve ser feito com medicações sintomáticas e, conforme necessidade e recomendação médica, pode ser acrescentado de drogas antivirais. Atualmente, no Brasil, há duas classes de drogas aprovadas para serem utilizadas no tratamento clínico da infecção por *influenza*. O oseltamivir, atual droga de escolha no combate à infecção por *influenza* A e B, administrado via oral, pertence à classe dos inibidores da neuraminidase, junto com o zanamivir (inalatório) e o peramivir (intravenoso).[1] A outra classe inclui os inibidores da M2, a rimantadina e a amantadina, ativos apenas contra *influenza* A, pois a proteína M2 não está presente nos vírus *influenza* tipo B.[2]

Nos Estados Unidos, a US Food and Drug Administration (FDA) aprova o uso de oseltamivir em bebês a partir de 2 semanas de vida, em crianças nascidas a termo ou prematuras, uma vez que os benefícios do tratamento são considerados maiores que os possíveis riscos.[1] Os eventos adversos mais comuns relatados pelo uso de oseltamivir foram náuseas e vômitos. O seu uso é recomendado, independentemente do status vacinal, para:

- Qualquer criança hospitalizada com infecção pelo vírus *influenza* ou suspeita.
- Qualquer criança, hospitalizada ou não, com doença grave, complicada ou progressiva atribuível ao vírus *influenza*.
- Crianças infectadas pelo vírus *influenza*, que sejam consideradas de alto risco para complicações (Tabela 1).

Deve ser considerado o tratamento para:

- Indivíduos saudáveis, sintomáticos e não hospitalizados, que não sejam considerados de alto risco para complicações, com um diagnóstico ou suspeita de infecção por *influenza*, baseado em julgamento clínico, desde que iniciado em até 48 horas do início dos sintomas.
- Crianças com suspeita ou confirmação de infecção pelo vírus *influenza* que sejam irmãos ou familiares de crianças menores de 6 meses ou consideradas de alto risco para complicações.

A introdução precoce de inibidores da neuraminidase, em até 48 horas do início dos sintomas, pode diminuir discretamente a duração dos sintomas, inclusive da febre, além do risco de complicações e mortes em pacientes infectados por *influenza*. Porém, ainda podem ser observados benefícios em tratar indivíduos com quadros graves, complicados ou progressivos, mesmo após as primeiras 48 horas de início dos sintomas.[2]

Os antivirais também podem ser utilizados para quimioprofilaxia, nos seguintes casos:

- Profissionais de laboratório, não vacinados, que tenham manipulado amostras clínicas de origem respiratória que contenham o vírus *influenza*, sem o uso adequado de equipamento de proteção individual (EPI).
- Trabalhadores de saúde, não vacinados, que estiveram envolvidos na realização de procedimentos invasivos (geradores de aerossóis) ou na manipulação de secreções de um caso suspeito ou confirmado de infecção por Influenza, sem o uso adequado de EPI.
- Indivíduos com fator de risco para complicações para influenza e não vacinados com exposição a pacientes suspeitos de influenza nas últimas 48 horas.[2]

Tabela 2 Doses de oseltamivir e zanamivir, conforme peso e faixa etária

Droga	Faixa etária/peso		Tratamento (5 dias)	Quimioprofilaxia (7 dias)
Oseltamivir	< 1 ano	< 3 meses	3 mg/kg/dose, a cada 12 h	A critério clínico
		> 3 meses		3 mg/kg/dia
	> 1 ano	≤ 15 kg	30 mg, a cada 12 h	30 mg/dia
		> 15 kg a 23 kg	45 mg, a cada 12 h	45 mg/dia
		> 23 a 40 kg	60 mg, a cada 12 h	60 mg/dia
		> 40 kg ou adultos	75 mg, a cada 12 h	75 mg/dia
Zanamivir	≥ 7 anos ou adultos*		10 mg (2 inalações de 5 mg), a cada 12 h	10 mg (2 inalações de 5 mg)/dia

*Quimioprofilaxia com zanamivir aprovada pela FDA para crianças acima de 5 anos.
Fonte: American Academy of Pediatrics, s/d.[1]

CONCLUSÃO

A infecção pelo vírus Influenza possui grande prevalência na população pediátrica mundial e os impactos causados aos pacientes contaminados se refletem nos sistemas familiares, educacionais e de saúde, como um todo, considerando a potencial morbidade e mortalidade causada pela doença. Portanto, é fundamental promover a educação da população, em geral, de maneira a garantir a prevenção adequada, com medidas de higiene e estímulo à vacinação. As crianças têm papel fundamental na disseminação do vírus *Influenza* em sua casa e entre seus familiares, e podem ter quadros graves, especialmente até os 2 anos de idade; devem ser vacinadas anualmente. As equipes de saúde devem ser treinadas a realizar o diagnóstico de maneira correta, com o auxílio dos testes diagnósticos, quando possível, além de garantir o tratamento correto da doença com sintomáticos e antivirais, se necessário.

BIBLIOGRAFIA

1. American Academy of Pediatrics. Influenza. In: Kimberlin DW, Barnett ED, Lynfield R, Sawyer MH (eds.). Redbook: 2021-2024 Report of the Committee on Infectious Diseases. 32.ed. Itasca, IL.
2. Sociedade Brasileira de Pediatria. Tratado de pediatria. 4.ed. Barueri: Manole; 2017.
3. Review of the 2019 influenza season in the southern hemisphere. Global Influenza Programme WEP. Wkly Epidemiol Rec. 2020;95:1.
4. Clark N, Lynch J. Influenza: epidemiology, clinical features, therapy, and prevention. Semin Respir Crit Care Med. 2011;32(04):373-92.
5. American Academy of Pediatrics (AAP). Recommendations for Prevention and Control of Influenza in Children, 2022-2023. *Pediatrics*. 2022;150 (4):e2022059275.
6. Kamidani S, Garg S, Rolfes MA, Campbell AP, Cummings CN, Haston JC, et al. Epidemiology, Clinical Characteristics, and Outcomes of Influenza-Associated Hospitalizations in US Children Over 9 Seasons Following the 2009 H1N1 Pandemic. Clin Infect Dis. 2022;75(11):1930.
7. Ministério da Saúde (BR). Informe epidemiológico sobre influenza (2019). Disponível em: https://www.gov.br/saude/pt-br/assuntos/saude-de-a-a-z/g/gripe-influenza/situacao-epidemiologica/informe-epidemiologico-sobre-influenza-2019.pdf. Acesso em: 27 fev. 2024.
8. Noti JD, Lindsley WG, Blachere FM, Cao G, Kashon ML, Thewlis RE, et al. Detection of infectious influenza virus in cough aerosols generated in a simulated patient examination room. Clin Infect Dis. 2012;54(11):1569-77.
9. Ip DK, Lau LL, Chan KH, Fang VJ, Leung GM, Peiris MJ, et al. The dynamic relationship between clinical symptomatology and viral shedding in naturally acquired seasonal and pandemic influenza virus infections. Clin Infect Dis. 2016;62(4):431-7.
10. Treanor JJ. Influenza Viruses, including Avian Influenza and Swine Influenza. In: Bennett JE, Dolin R, Blaser MJ (eds). Mandell, Douglas and Bennett's Principles and Practice of Infectious Diseases. 9.ed. Bennett JE, Dolin R, Blaser MJ (eds). Philadelphia: Elsevier; 2020. p. 2143.
11. Dawood FS, Chaves SS, Pérez A, Reingold A, Meek J, Farley MM, et al.; Emerging Infections Program Network. Complications and associated bacterial coinfections among children hospitalized with seasonal or pandemic influenza, United States, 2003-2010. J Infect Dis. 2014;209(5):686.

12. Uyeki TM, Bernstein HH, Bradley JS, Englund JA, File TM, Fry AM, et al. Clinical Practice Guidelines by the Infectious Diseases Society of America: 2018 Update on Diagnosis, Treatment, Chemoprophylaxis, and Institutional Outbreak Management of Seasonal Influenza. Clin Infect Dis. 2019;68(6):e1.
13. Grohskopf LA, Blanton LH, Ferdinands JM, et al. Prevention and Control of Seasonal Influenza writ Vaccines: Recommendations of the Advisory Committee on Immunization Practices – United States, 2022-23 Influenza Season. MMWR Recomm Rep. 2022;71(RR-1):1-28.
14. Centers for Disease Control and Prevention. Guidance for school administrators to help reduce the spread of seasonal influenza in K-12 schools. Disponível em: https://www.cdc.gov/flu/school/guidance.htm. Acesso em: 27 fev. 2024.
15. Cowling BJ, Chan KH, Fang VJ, Cheng CK, Fung RO, Wai W, et al. Facemasks and hand hygiene to prevent influenza transmission in households: a cluster randomized trial. Ann Intern Med. 2009;151(7):437.

43
Meningococemia

Alfredo Elias Gilio

Objetivo do capítulo

- Ao final deste capítulo o leitor deverá compreender os principais sinais e sintomas da apresentação inicial da meningococemia, com o objetivo de realizar uma suspeita diagnóstica precoce e instituir as medidas terapêuticas adequadas em tempo oportuno.
- A compreensão das complicações da meningocemia é fundamental para que se possa ter uma abordagem sistematizada dessas complicações, especialmente da coagulação intravascular disseminada e do choque.

DEFINIÇÃO E INCIDÊNCIA

O termo "doença meningocócica" refere-se às doenças invasivas causadas pela *Neisseria meningitidis* (meningococo), que variam desde bacteremia até uma doença fulminante.

As apresentações mais comuns da doença meningocócica são meningite, meningococemia e meningite com meningococemia. O meningococo pode ser classificado em sorogrupos, de acordo com seu polissacáride capsular. Os principais sorogrupos são A, B, C, W, X e Y. A predominância de determinado sorogrupo varia de local para local e ao longo do tempo.[1]

Os maiores coeficientes de incidência da doença meningocócica ocorrem nas crianças menores de 5 anos de idade. No Brasil, de 2005 a 2018, foram registrados 31.108 casos de doença meningocócica, com 6.496 óbitos, dos quais 35% deles ocorreram em crianças com idade abaixo de 5 anos.[1]

Após a introdução da vacina meningocócica tipo C, no Programa Nacional de Imunizações em 2010, houve uma queda importante nos coeficientes de incidência da doença meningocócica de 1,5/100 mil habitantes/ano de 2005 a 2009 para 0,8/100 mil habitantes/ano nos anos de 2011 a 2018.[1] Essa queda foi mais acentuada nas crianças abaixo de 1 ano de idade, de 13,5 para 6,5 casos/100 mil/ano, e nas crianças de 1 a 4 anos: de 5,7 para 2,3 casos/100 mil/ano, especialmente para os casos do sorogrupo C.[2,3]

Dessa forma, tem havido uma importância crescente dos casos do sorogrupo B, especialmente nas crianças abaixo de 5 anos. Na região Sul do Brasil, o sorogrupo W tem tido importância epidemiológica.[1]

MANIFESTAÇÕES CLÍNICAS

A apresentação mais comum da meningococemia é de início súbito de febre, mal-estar, náuseas, vômitos, cefaleia e mialgia, em um paciente previamente saudável. A mialgia costuma ser bastante acentuada. Uma das características da doença é sua progressão rápida, muitas vezes apenas após algumas horas dos primeiros sintomas. Geralmente surge um *rash* cutâneo, que pode se iniciar de forma inespecífica, com lesões discretas de 1 a 2 mm de diâmetro, geralmente no tronco e nas partes inferiores do corpo. Esse *rash* frequentemente evolui em poucas horas para um *rash* petequial ou hemorrágico.[4] As petéquias se correlacionam com o grau de plaquetopenia e são um indicador clínico do risco de sangramento.

Na apresentação inicial é frequente a presença de choque. A criança ou o adolescente apresenta FC elevada, sinais de vasoconstrição periférica com extremidades cianóticas e má perfusão.

Nos casos que cursam com meningite, podem surgir sinais neurológicos focais, convulsões e sinais de irritação meníngea. A alteração de consciência geralmente é mais tardia.[5]

Como se trata de uma doença sistêmica, vários órgãos e sistemas são afetados, porém as consequências mais dramáticas da meningococemia são o choque e as alterações de coagulação, especialmente a coagulação intravascular disseminada (CIVD). As evidências clínicas da CIVD se tornam aparentes com a extensão das hemorragias subcutâneas, sangramento gástrico ou gengival e sangramentos nos locais de punção.[6]

As alterações cardíacas podem se apresentar como miocardite ou pericardite e geralmente são fenômenos imunomediados. A miocardite, no curso da doença, pode ser responsável por falência cardíaca e edema pulmonar. Esses casos têm prognóstico pior.[7]

A púrpura *fulminans* é uma complicação muito grave da meningococemia. Ocorre em 15 a 25% dos casos e se caracteriza pelo início agudo de hemorragia cutânea e necrose por causa da trombose vascular e da CIVD.[8,9] Inicialmente há dor cutânea seguida de eritema e petéquia. Equimoses se desenvolvem nessas lesões, que podem evoluir para áreas bem demarcadas, endurecidas e com bordas eritematosas. Necrose pode seguir com extensão para tecido subcutâneo e ocasionalmente envolver músculo e osso, necessitando de amputações.[10]

Artrite pode surgir no curso da doença e geralmente afeta várias articulações, sendo um fenômeno imunomediado. A artrite causada pela própria *Neisseria meningitidis* é rara. Muitas vezes ocorre 4 a 10 dias após a fase inicial.[11]

ETIOLOGIA E FISIOPATOLOGIA

A meningococemia é uma sepse causada pelo meningococo. Dessa forma, ocorre uma resposta inflamatória sistêmica que, se não controlada, pode levar ao choque e à falência de órgãos.

As crianças com meningococemia têm cargas bastante elevadas de bactéria no sangue, e há correlação entre as cargas elevadas e o prognóstico.[6]

No quadro da meningococemia, a CIVD tem papel importante. Ocorre ativação excessiva do sistema de coagulação, resultando tanto em hemorragia como em trombose, que pode progredir rapidamente para falência de órgãos. Pela presença dos lipopolissacárides capsulares do meningococo na circulação, ocorre ativação da cascata da coagulação, que promove produção e deposição de fibrina e consumo dos fatores de coagulação. Existe consumo dos fatores de coagulação e das plaquetas; inibição dos anticoagulantes naturais; fibrinólise e depósito de fibrina. Todos esses eventos resultam no quadro clínico da CIVD: sangramento acompanhado de trombose microvascular, que leva à lesão de órgãos-alvo, como rim, fígado, pulmões, extremidades e sistema nervoso central. Pode ocorrer também hemólise, pela destruição mecânica dos glóbulos vermelhos na passagem pelas redes de fibrina intravascular.

Alguns estudos mostram que crianças com CIVD e púrpura *fulminans* têm níveis mais baixos de proteína C.[12,13] Essa proteína desempenha papel na anticoagulação e também modula o processo inflamatório.[12]

DIAGNÓSTICO

O médico que trabalha na emergência sempre deve manter alto grau de suspeita da possibilidade de meningococemia, para que possa fazer um diagnóstico precoce e instituir precocemente as medidas terapêuticas adequadas.

O padrão-ouro para o diagnóstico da doença meningocócica é o isolamento da *Neisseria meningitidis* de um líquido normalmente estéril, como sangue, liquor, líquido sinovial, líquido pleural ou líquido pericárdico.

Na suspeita de meningococemia, a coleta de hemocultura é fundamental. Quando houver suspeita de meningite associada, o liquor deve ser coletado. Nos casos de meningite associada à meningococemia, a positividade da hemocultura é de 50 a 60% e da cultura do liquor é de 80 a 90%.[14,15]

A bacterioscopia do liquor pode ser positiva mesmo nos pacientes que já receberam antimicrobianos.[16] No exame quimiocitológico do liquor geralmente se encontra celularidade aumentada, à custa de polimorfonucleares, proteína elevada (> 500 mg/dL) e glicorraquia baixa (< 45 mg/dL ou < 0,4 da glicemia).

Os testes para detecção de antígeno podem ser realizados no sangue, no liquor ou na urina. Os testes de aglutinação com látex podem detectar antígenos capsulares de cinco sorogrupos do meningococo: A, B, C, Y e W.[17,18] Outros testes rápidos, que utilizam imunocromatografia, também podem ser úteis.[19,20] Os testes moleculares – reação em cadeia de polimerase (PCR) – detectam pequenas quantidades do DNA bacteriano e podem ser muito úteis. Suas principais vantagens são a rapidez e o fato de não serem afetados pelo uso prévio de antibióticos. Além disso, apresentam alta sensibilidade e especificidade.[21] Por outro lado, não servem para determinar a sensibilidade antimicrobiana da bactéria.

Nos casos com lesões cutâneas, a biópsia dessas lesões para bacterioscopia e cultura pode auxiliar na identificação do meningococo.[22]

Para avalição da CIVD, os exames laboratoriais essenciais são: hemograma completo, esfregaço de sangue periférico, tempo de protrombina, tempo de tromboplastina parcial ativada, D-dímero e fibrinogênio.

Importante lembrar que nem sempre todos os exames de coagulação estarão alterados. O diagnóstico de CIVD deve ser uma composição do quadro clínico com os exames laboratoriais.

Queda nas contagens de plaquetas abaixo de 100 mil/mm^3 geralmente está presente. Aumento do tempo de protrombina e aumento do tempo de tromboplastina parcial ativada ocorrem em 50 a 75% dos casos.[23]

O teste mais sensível para CIVD é o D-dímero, que é produzido quando a fibrina é degrada pela plasmina. Está elevado em 90% dos pacientes com CIVD.[23]

O nível de fibrinogênio nem sempre está diminuído. Pode estar normal porque também é um marcador inflamatório. Dessa forma, na CIVD da meningococemia podem estar ocorrendo dois movimentos contraditórios: queda pela CIVD e aumento pela atividade inflamatória.

TRATAMENTO

Diante de uma suspeita de meningococemia, todo o esforço deve ser feito para iniciar a antibioticoterapia o mais rápido possível, de preferência na primeira hora do atendimento.[24] A hemocultura deve ser colhida antes da antibioticoterapia, e, caso haja qualquer demora para a coleta do liquor, a introdução do antibiótico não deve aguardar essa coleta. A administração precoce do antibiótico melhora o prognóstico das infecções meningocócicas invasivas.[25,26]

O antibiótico de escolha é o ceftriaxona a 50 mg/kg/dose (máximo de 2 g/dose) por via endovenosa (EV) a cada 12 horas. Caso o meningococo seja sensível à penicilina (concentração inibitória mínima < 0,1 mcg/mL), pode-se utilizar a penicilina, na dose de 300mil U/kg/dia por via endovenosa a cada 6 horas (dose máxima diária de 12 milhões de unidades). Entretanto, a preferência tem sido pelo ceftriaxona pelo esquema de administração mais conveniente. Tanto o ceftriaxona quanto a penicilina são bactericidas para o meningococo e atingem bons níveis no liquor.[27,28] No Brasil, em 2019, não foram encontradas cepas de meningococo plenamente resistentes à penicilina. Entretanto, a taxa de resistência intermediária à penicilina foi de 65%.[29]

A resistência do meningococo para ceftriaxona tem sido descrita, mas é considerada rara. Para os raros casos de meningococo resistente à penicilina e ao ceftriaxona, a indicação é o cloranfenicol, se estiver disponível.[30,31] Resistência à ciprofloxacina também tem sido descrita.

Para os pacientes com história anterior de alergia à penicilina, desde que não haja história de reação IgE mediada como anafilaxia, pode-se utilizar o ceftriaxona. Para os pacientes com história de anafilaxia ao ceftriaxona pode-se utilizar o meropeném. Nesses casos, o risco de reação cruzada é menor que 1%. A dose do meropeném é de 40 mg/kg/dose (máximo de 2 g/dose) por EV a cada 8 horas.

O tempo total da antibioticoterapia pode ser de 5 a 7 dias.[32] Nossa preferência é por uma duração do tratamento de 7 dias.

O tratamento do choque também é fundamental. Reposição volêmica e introdução de drogas vasoativas são necessárias na maioria dos casos. Foge ao objetivo deste capítulo a descrição do tratamento do choque (*vide* capítulo sobre choque). Além disso, o tratamento de todas as disfunções orgânicas é fundamental:

- Equilíbrio hidreletrolítico.
- Tratamento da insuficiência respiratória com oferta precoce e adequada de oxigênio.
- Tratamento da insuficiência cardíaca e da insuficiência renal, quando presentes.

Nos casos com meningite associada, o tratamento da hipertensão intracraniana e das convulsões é essencial (*vide* capítulo sobre meningites).

Para o tratamento da CIVD é fundamental a reversão do choque, a antibioticoterapia precoce e a reversão das disfunções orgânicas. Além dessas medidas, muitas vezes é necessária a reposição das plaquetas e dos fatores de coagulação. A terapia de reposição deve ser indicada quando há sangramento importante ou risco de sangramento por procedimento invasivo. O objetivo não é normalizar os testes laboratoriais, e, sim, interromper o sangramento. Geralmente procura-se manter as plaquetas acima de 50 mil/mm^3 e o fibrinogênio acima de 100 mg/dL.[33]

Plasma fresco congelado repõe proteínas procoagulantes e anticoagulantes e deve ser administrado na dose de 10 a 15 mL/kg a cada 12 horas. Crioprecipitado tem concentrações elevadas de fator VIII e fibrinogênio e pode ser utilizado para corrigir hipofibrinogenemia. É administrado na dose de 10 mL/kg cada 6 horas, de acordo com a necessidade. Como na meningococcemia a ativação da proteína C está prejudicada, recomenda-se sua utilização na dose de 100 unidades/kg, EV, seguida de 60 unidades/kg a cada 6 horas por mais 3 doses.[13,34] De maneira geral, nas crianças não utilizamos heparina no tratamento da CIVD.

PROGNÓSTICO

A doença meningocócica tem uma taxa de letalidade, referida na literatura médica, de 10 a 15%. Os principais fatores de risco são alterações da coagulação e sinais neurológicos focais.[26] No Estado de São Paulo, nos últimos anos, a letalidade tem se mantido acima desses valores e ao redor de 20%.[35]

PREVENÇÃO

A principal forma de prevenção da doença meningocócica é pela vacinação.

No calendário de rotina do Programa Nacional de Imunizações estão incluídas as vacinas meningocócicas tipo C com dose aos 3 meses, 5 meses e 12 meses e a vacina meningocócica ACWY com dose entre 11 e 12 anos.[36]

Nas clínicas privadas também é disponível a vacina antimeningocócica B, que está indicada aos 3 meses, 5 meses e 12 meses.[37] É importante lembrar que atualmente, na maioria dos estados do Brasil, o meningococo do sorogrupo B é o mais frequente nas crianças abaixo de 5 anos de idade.[1]

Outra forma de prevenção é a quimioprofilaxia para os contactantes de pacientes com doenças meningocócicas, porque a taxa de ataque dos contatos próximos de pacientes com doença meningocócica é cerca de 500 vezes maior do que a da população geral.[38] A profilaxia está indicada para os contatos íntimos do paciente e deve ser instituída o mais precocemente possível. Consideram-se contato íntimo as pessoas que estiveram em contato próximo por mais de 8 horas ou foram expostas às secreções orais durante os últimos 7 dias antes do início dos sintomas do caso índice.[39] São considerados contactantes íntimos:

- Familiares, uso de dormitório comum.
- Crianças de creche, militares.

- Assentos próximos em voos prolongados.
- Profissionais de saúde que foram expostos às secreções respiratórias durante procedimento sem utilização dos equipamentos de proteção individual.[38]

De preferência a quimioprofilaxia deve ser instituída nas primeiras 24 horas após a identificação do caso índice. Após 14 dias do contato não tem mais indicação.[38]

As drogas recomendadas são rifampicina, ceftriaxona ou ciprofloxacino (Tabela 1). A droga de escolha é a rifampicina.[32]

Tabela 1 Drogas recomendadas para o tratamento de meningococemia

Droga	Idade	Dose	Intervalo	Duração
Rifampicina	< 1 mês	5 mg/kg VO	A cada 12 h	2 dias
	≥ 1 mês	10 mg/kg VO[a]	A cada 12 h	2 dias
	Adultos	600 mg VO	A cada 12 h	2 dias
Cefriaxona	< 15 anos	125 mg IM	Dose única	
	≥ 15 anos	250 mg IM	Dose única	
Ciprofloxacino[b]	> 18 anos	500 mg VO	Dose única	

[a] Dose máxima de 600 mg.
[b] Não recomendada para gestantes e nas regiões em que há resistência do meningococo ao ciprofloxacino.
Fonte: elaborada pelo autor.

CONCLUSÃO

A meningococemia é uma das emergências clínicas mais preocupantes que um pediatra pode encontrar nos serviços de urgência. Atualmente tem havido grande queda em sua incidência. Dessa forma, não é um evento comum, e por essa razão o pediatra deverá sempre ter um alto grau de suspeita para poder identificar os casos, que podem se apresentar de forma inespecífica, mas que frequentemente evoluem em poucas horas para quadros muito graves, que podem pôr a vida da criança ou do adolescente em risco.

Além de identificar esses casos, é fundamental que haja uma abordagem sistematizada para que se obtenham os melhores resultados.

BIBLIOGRAFIA

1. Nunes AA, De Abreu AJ, Cintra O, Cintra MACT, Coelho EB, Barros ENC. Meningococcal disease epidemiology in Brazil (2005-2018) and impact of MenC vaccination. Vaccine 2021;39:605-16.
2. Andrade AL, Minamisava R, Tomich LM, Lemos AP, Gorla MC, Brandileone MCC, et al. Impact of meningococcal C conjugate vaccination four years after introduction of routine childhood immunization in Brazil. Vaccine. 2017;35:2025-33.

3. Moraes C, Moraes JC, Silva GD, Duarte EC. Evaluation of the impact of serogroup C meningococcal disease vaccination program in Brazil and its regions: a population-based study, 2001-2013. Mem Inst Oswaldo Cruz. 2017;112:237- 46.
4. Wolf RE, Birbara CA. Meningococcal infections at an army training center. Am J Med. 1968;44:243.
5. Thompson MJ, Ninis N, Perera R, Mayon-White R, Phillips C, Bailey L, et al. Clinical recognition of meningoccal disease in children and adolescents. Lancet. 2006;367:397.
6. Nieuwland R, Berckmans RJ, McGregor S, Boing AN, Romijn FP, Westendorp RG, et al. Cellular origin and procoagulant properties of microparticules in meningococcal sepsis. Blood. 2000;95:930
7. Boucek MM, Boerth RC, Artman M, Graham Jr TP, Boucek Jr RJ. Myocardial dysfunction in children with acute meningococcemia. J Pediatr. 1984;105:538.
8. Wong VK, Hitchcok W, Mason WH. Meningococcal infections in children: a review of 100 cases. Pediatr Infect Dis J. 1989;8:224.
9. Algren JT, Lal S, Cutliff SA, Richman BJ. Predictors of outcome in acute meningococcal infection in children. Crit Care Med. 1993;21:447.
10. Darmstadt GL. Acute infections purpura fulminans: pathogenesis and medical management. Pediatr Dermatol. 1998;15:169.
11. Goedvolk CA, von Rosenstiel IA, Bos AP. Immune complex associated complications in the subacute phase of meningococcal disease: incidence and literature review. Arch Dis Child. 2003;88:927.
12. Alberio L, Lammle B, Esmon CT. Protein C replacement in severe meningococcemia: rationale and clinical experience. Clin Infect Dis. 2001;32:1338.
13. White B, Livingstone W, Murphy C, Hodgson A, Rafferty M, Smith OP. An open-label study of the role of adjuvant hemostatic support with protein C replacement therapy in purpura fulminans-associated meningococcemia. Blood. 2000;96:3719.
14. McCracken GH Jr. Rapid identification of specific etiology in meningitis. J Pediatr. 1976;88:706.
15. Durand ML, Calderwood SB, Weber DJ, Miller SI, Southwick FS, Caviness VS, et al. Acute bacterial meningitis in adults: a review of 493 episodes. N Eng J Med. 1993;328:21.
16. Finlay FO, Witherow H, Rudd PT. Latex agglutination testing in bacterial meningitis. Arch Dis Child. 1995;73:160.
17. Muller PD, Donald PR, Burger PJ, et al. Detection of bacterial antigens in cerebrospinal fluid by a latex agglutination test in septic unknown meningitis and serogroup B meningococcal meningitis. S Afr Med J. 1989;76:214.
18. Borel T, Rose AM, Guillerm M, Sidikou F, Gerstl S, Djibo A, et al. High sensitivity and specificity of the Pastorex latex agglutination test for Neisseria meningitidis serogroup: a during clinical trial in Niger. Trans R Soc Trop Med Hyg. 2006;100:964.
19. Van de Beek D, Brouwer MC, Koedel U, Wall EC. Community-acquired bacterial meningitis. Lancet. 2021;398:1171.
20. Haddar CH, Terrade Aç, Verhoeven P, Njanpop-Lafourcade B-M, Dosso M, Sidikou F, et al. Validation of a new rapid detection test for detection of Neisseria menigitidis A/C/W.X/Y antigens in cerebrospinal fluid. J Clin Microbiol. 2020;58.
21. Bryant PA, Li HY, Zaia A, Griffith J, Hogg G, Curtis N, et al. Prospective study of a real-time PCR that is highly sensitive, specific, and clinically useful for diagnosis of meningococcal disease in children. J Clin Microbiol. 2004;42:2919.
22. Arend SM, Lavrisjen AP, Kuijken I, van der Plas RN, Kujiper EJ. Prospective controle study of the diagnostic value of skin biopsy in patients with presumed meningococcal disease. Eur J Clin Microbiol Infect Dis. 2006;25:643.
23. Bick RL. Disseminated intravascular coagulation current concepts of etiology, pathophysiology, diagnosis, and treatment. Hematol Oncol Clin North Am. 2003;17:149.

24. Chaudhuri A, Martinez-Martin P, Kennedy PG, Seaton RA, Portegies P, Bojar M, et al. EFNS guideline on the management of community-acquired bacterial meningitis: report of na EFNS Task Force on acute bacterial meningitis in older children and adults. Eu J Neurol. 2008;15:649.
25. Strang JR, Pugh EJ. Meningococcal infections: reducing the case fatality rate by giving penicillin before admission to hospital. BMJ. 1992;305:141.
26. Barquet N, Domingo P, Caylà JÁ, González J, Rodrigo C, Fernández-Viladrich P, Moraga-Llop FA, et al. Prognostic factors in meningococcal disease: development of a bedside predictive model and scoring system. Barcelona Meningococcal Disease Surveillance Group. JAMA. 1997;278:491.
27. Nau R, Prange HW, Muth P, Mahr G, Menck S, Kolenda H, et al. Passage of cefotaxime and ceftriaxone into cerebrospinal fluid of patients with uninflamed meninges. Antimicrob Agents Chemother. 1993;37:1518.
28. Barson WJ, Miller MA, Brady MT, Powell DA. Prospective comparative trial of ceftriaxone vs. conventional therapy for treatment of bacterial meningitis in children. Pediatr Infect Dis. 1985;4:362.
29. São Paulo. Secretaria do Estado da Saúde. Coordenadoria de Controle de Doenças. Instituto Adolfo Lutz. Informação da Vigilância das Pneumonias e Meningites. 2019. p.14-9.
30. Deghmane AE, Hong E, Taha MK. Emergence of meningococci with reduced susceptibility to third-generation cephalosporins. J Antimicrob Chemother. 2017;72:95.
31. Sprott MS, Kearns AM, Field JM. Penicillin-insensitive Neisseria meningitidis. Lancet. 1988;1:1167.
32. American Academy of Pediatrics (AAP). Meningococcal infections. In: Red Book: 2018 Report of the Committee on Infectious Diseases, 31st ed. Kimberlin DW, Brady MT, Jackson MA, Long SS (eds.). Ithaca: AAP; 2018. p.550.
33. Franchini M, Manzato F. Update on the treatment of disseminated intravascular coagulation. Hematology. 2004;9:81.
34. De Kleijn ED, de Groot R, Hack CE, Mulder PGH, Engl W, Moritz B, et al. Activation of protein C following infusion of protein C concentrate in children with severe menincococcal sepsis and purpura fulminans: a randomized, double-blinded-placebo-controlled, dose-finding study. Crit Care Med. 2003;31:1839.
35. Cidade de São Paulo. Meningites. 11 jul. 2024. Disponível em: https://capital.sp.gov.br/web/saude/w/vigilancia_em_saude/doencas_e_agravos/meningite/6275. Acesso em: 21 ago. 2024.
36. São Paulo. Calendário de vacinação para crianças menores de 7 anos de idade – Estado de São Paulo – 2021. Disponível em: https://www.saude.sp.gov.br/resources/cve-centro-de-vigilancia-epidemiologica/areas-de-vigilancia/imunizacao/2021/calendario_vacinacao_2021.pdf. Acesso em: 5 mar. 2024.
37. Documento científico. Departamento de Imunizações e Departamento de Infectologia 2019-2021. Sociedade Brasileira de Pediatria. Calendário de Vacinação da SBP. 2021
38. Cohn AC, MacNeil JR, Clark TA, Ortega-Sanchez IR, Briere EZ, Meissner HC, et al. Prevention and control of meningococcal disease: recommendation of the Advisory Committee on Immunization Practices (ACIP). MMWR Recomm Rep. 2013;62:1.
39. Gardner P. Clinical practice: prevention of meningococcal disease. N Engl J Med. 2006;355:1466.

44

Infecções cutâneas e de partes moles

Antonio Alexandre Sales Neto
Rayra Maia Alvarez
Márcio Caldeira Alves Moreira

Objetivo do capítulo

- Identificar os quadros de infecções de pele e partes moles mais comuns na infância e na adolescência.
- Selecionar a conduta terapêutica mais adequada para cada apresentação clínica, de acordo com a fisiopatologia, o agente etiológico, a gravidade do quadro e as particularidades do paciente.
- Reconhecer as principais complicações de quadros não tratados ou tratados de maneira inadequada.
- Identificar os quadros que exigem investigações com exames laboratoriais, microbiológicos e/ou de imagem.
- Orientar sobre formas de prevenção e cuidados gerais de higiene.

DEFINIÇÕES

As infecções cutâneas são primárias quando acometem a pele previamente hígida e secundárias quando ocorrem em uma lesão existente desencadeada por outra doença ou mesmo pelo trauma.[1]

Impetigo é uma infecção cutânea superficial, caracterizada por bolhas e crostas com secreções melicéricas (que têm a coloração e a aparência do mel).[2] Celulite é uma infecção bacteriana do tecido subcutâneo e da derme profunda que geralmente ocorre quando patógenos atingem a derme através de lesões na pele. Já abscesso é o termo atribuído a uma coleção de pus nesses espaços.[3]

INCIDÊNCIA

As infecções cutâneas secundárias ocorrem com frequência muito maior na faixa etária pediátrica, já que as crianças naturalmente sofrem mais traumas superficiais por quedas e escoriações.[1] São consideradas doenças comuns na pediatria, com impetigo ou impetiginização chegando a até 10% das consultas dermatológicas e 3% de incidência no caso da celulite.[2]

ETIOLOGIA E FISIOPATOLOGIA

Tabela 1 Etiologia e fisiopatologia das doenças cutâneas

Impetigo crostoso (não bolhoso) Pode ser causado por *Staphylococcus aureus* (70% dos casos) e/ou *Streptococcus* do grupo A **Impetigo bolhoso** *Staphylococcus aureus* produtor de toxina epidermolítica é o agente associado
Celulite Pode ser causada por diferentes agentes, a depender do sítio da infecção A real incidência dos patógenos causadores de celulite é difícil de ser avaliada porque os resultados de cultura geralmente são negativos Quando identificados, os agentes mais associados são: *Streptococcus* beta-hemolítico (grupos A, B, C, G e F) e *Staphylococcus aureus* **Celulite de face** *Streptococcus pneumoniae*; *Haemophilus influenzae*
Abscesso cutâneo *Staphylococcus aureus* é o agente mais comumente associado aos quadros de abscessos (40-87%). Em seguida, *Streptococcus* e *Staphylococcus* coagulase- negativos Gram- negativos e organismos anaeróbicos são encontrados em menos de 10% dos casos

Geralmente, os quadros têm início com a inoculação de bactérias através de áreas de pele lesionadas, ou seja, quando há ruptura da integridade da barreira cutânea, como em pequenos traumas, picadas de insetos e arranhaduras de animais.
Observação: o impetigo bolhoso é uma exceção, pois geralmente tem início em pele intacta.
Fonte: Kane et al., 2018[2] e Galli et al., 2019.[4]

AVALIAÇÃO INICIAL E HISTÓRIA NATURAL

Tabela 2 Avaliação inicial das infecções cutâneas

Impetigo crostoso (não bolhoso) Tem início com pápulas, pústulas ou vesículas sobre uma base eritematosa Com a evolução, as pústulas se rompem e originam uma crosta aderente e de coloração amarelada, chamada de crosta melicérica Geralmente, as lesões ocorrem em áreas expostas, como a face (ao redor do nariz e da boca) Pode ocorrer disseminação por autoinoculação A ocorrência de sinais e sintomas sistêmicos indica complicação do quadro

(continua)

Tabela 2 Avaliação inicial das infecções cutâneas *(continuação)*

Impetigo bolhoso Apresenta-se inicialmente com vesículas, que evoluem para bolhas de paredes finas. Após a ruptura da bolha, surge uma erosão rasa. Pode acometer qualquer região do corpo – mais comum em axilas, pescoço e área de fralda
Celulite Inicialmente, apresenta-se como uma placa eritematosa, dolorosa e quente à palpação, com contornos mal definidos – é difícil distinguir a região de pele acometida da não acometida apenas pelo edema Muitas vezes, é possível observar a lesão que serve como porta de entrada para as bactérias A celulite pode se manifestar com bolhas, púrpuras ou equimoses Febre e linfadenopatia são comuns Avaliar associação com abscesso cutâneo
Abscesso cutâneo Tem início como uma lesão visivelmente eritematosa, dolorosa e endurada ao toque, com ou sem pústula na parte superior Nessa fase, a região edemaciada é fixa e bem delimitada Com a evolução, a pele fica mais fina e a coleção de pus é palpada através de pontos de flutuação (edema mais amolecido e sem limites precisos) Alguns abscessos se apresentam com celulite ao redor e podem estar associados com sintomas sistêmicos, como febre e mialgia, além de alterações de exames laboratoriais

Fonte: Kane et al., 2018[2] e Galli et al., 2019.[4]

Importante ressaltar que, na maioria das situações, o exame físico acaba sendo priorizado diante da história clínica. Outro aspecto relevante é que a demora do diagnóstico ou a terapêutica inadequada podem favorecer a evolução do impetigo para uma celulite, da mesma forma que uma celulite pode evoluir para a formação de um abscesso.

COMPLICAÇÕES

Impetigo

- Disseminação local ou sistêmica da infecção: celulite, osteomielite, artrite séptica, pneumonia e sepse.[4]
- Não infecciosas: escarlatina, psoríase gutata, glomerulonefrite pós- estreptocócica (5% dos pacientes com impetigo não bolhoso).[4]

Celulite

- Não infecciosa: glomerulonefrite pós-estreptocócica.[2]
- Infecciosa: linfadenite; endocardite.[2]

- Localizada na face: abscesso subperiosteal, trombose do seio cavernoso, abscesso intracraniano e subsequente perda da visão e/ou óbito.[5]

Abscesso cutâneo

- Infecciosas: bacteremia, disseminação hematogênica para válvulas cardíacas, articulações, coluna vertebral, ossos longos, entre outros.[2]

EXAMES LABORATORIAIS

Apesar de o diagnóstico ser essencialmente clínico, em alguns casos é adequada a utilização de investigação complementar.

Impetigo: podem ser realizadas culturas para encontrar o agente etiológico em casos de surtos ou suspeita de *Staphylococcus aureus* resistente à meticilina (MRSA).[6]

Celulite: leucocitose, aumento de provas inflamatórias como velocidade de hemossedimentação (VHS) e proteína C-reativa (PCR) são observados em 34-50%, 59-91% e 77-97% dos pacientes, respectivamente, mas não são específicos para celulite. A identificação de um organismo causador por meio de métodos tradicionais de cultura é incomum e não é recomendada. No entanto, em pacientes com maior risco de complicação, como imunossuprimidos, hepatopatas, renais crônicos, lesão subaquática ou lesão por mordeduras, pode haver indicação de cultura via aspiração por agulha ou biópsia por punção. A possibilidade de isolamento do agente pela cultura aumenta muito quando realizada em material purulento, como em drenagem de abscessos, tendo indicação formal nesses casos.[3] Hemoculturas podem ser úteis em casos de bacteremia, sepse ou celulite secundária ao linfedema.[6]

EXAMES DE IMAGEM

Radiografias simples têm papel restrito na avaliação de celulite e abscessos. Embora possam identificar anormalidades ósseas no caso de osteomielite ou ar na fasciíte necrosante, elas não são sensíveis nem específicas, devendo, portanto, ser consideradas modalidades diagnósticas como t omografia c omputadorizada ou r essonância m agnética quando houver tais suspeitas.[7]

A ultrassonografia *point-of-care* (POCUS, em inglês) é um recurso valioso para diferenciar celulite e abscesso, particularmente em casos mais duvidosos. Também pode ser útil para identificar o local ideal para incisão e drenagem, bem como evitar a incisão de pseudoaneurismas.[7]

INDICAÇÕES DE HOSPITALIZAÇÃO

Pacientes com doença grave, com doença de base ou que não evoluíram bem com terapia antibiótica oral devem ser hospitalizados e tratados com antibióticos intravenosos, bem como aqueles com sepse e que preencham 2 ou mais critérios para a síndrome da resposta inflamatória sistêmica (SIRS, em inglês).[3,6,7]

Um escore que tenta predizer a necessidade de antibioticoterapia endovenosa foi validado em 2019, usando os critérios indicados na Tabela 3.

Tabela 3 Escore de Melbourne

Achado	Escala	Pontuação máxima
Área acometida (superfície corporal*)	0 = < 1%	1
	1 = 1% ou mais	
Sintomas sistêmicos	0 = ausentes	1
	1 = presentes	
Edema	0 = ausente	2
	1 = leve	
	2 = moderado a importante	
Acometimento ocular	0 = não	1
	1 = sim	
Dor à palpação	0 = ausente	2
	1 = leve	
	2 = moderada a importante	
Total		**7**

*Sugere-se considerar a palma da mão da criança como 1% da superfície corporal.
Fonte: Ibrahim et al., 2019.[11]

O uso de um ponto de corte de 4 (aqueles com ≥ 4 pontos recebem antibióticos por via endovenosa e aqueles com < 4 recebem antibióticos orais) consegue 80% de acurácia ao diferenciar entre a necessidade de terapia oral ou endovenosa.[11] Como a sensibilidade para necessidade de antibioticoterapia endovenosa foi de apenas 60%, recomenda-se analisar caso a caso aqueles que atingirem 3 pontos.

MEDIDAS NÃO FARMACOLÓGICAS

Cuidados de higiene: a falta de higiene configura fator de risco para infecções de pele, como o impetigo.[4]

Nos quadros agudos, é importante:

- Limpar a lesão com água e sabão para remoção das crostas.
- Lavar as mãos com frequência, principalmente após tocar as lesões.
- Manter as unhas limpas e curtas.
- Evitar o compartilhamento de itens pessoais, como toalhas, lençóis e outros objetos que tenham tocado a pele com lesões.
- Limpeza de superfícies que entrem em contato com a pele desnuda (banheiras, maçanetas, assentos sanitários).[4]

DRENAGEM DE ABSCESSO

Abscessos pequenos podem apresentar drenagem espontânea.[4]

Atualmente, duas técnicas de drenagem de abscesso são utilizadas com maior frequência: [8-10]

1. Incisão aberta e drenagem padrão: técnica mais tradicional.[4]
2. Incisão minimamente invasiva e drenagem em alça (*loop technique*): são realizadas duas pequenas incisões (4-5 mm cada) na região do abscesso. O abscesso é irrigado, e, após a lavagem local, um dreno é passado pela primeira incisão. A ponta do dreno é então retirada pela outra incisão e amarrada com um nó, fazendo uma alça na lesão entre as bordas. O dreno é retirado após 7 a 10 dias, a depender da evolução. Essa técnica tem se demonstrado segura e eficaz em pacientes pediátricos, reduzindo a necessidade de atendimentos em serviços de saúde e o custo com materiais para curativos. Alguns estudos mostram taxas de falha menores em comparação com a técnica tradicional e cicatrização com melhor aparência estética.[8-10]

TRATAMENTO FARMACOLÓGICO

Para o impetigo localizado, a mupirocina tópica é a mais recomendada na literatura, disponível no Brasil como pomada a 2%, 3 vezes ao dia, por 7 a 10 dias. Opções igualmente eficazes são o ácido fusídico creme a 2%, 2 a 3 vezes ao dia, por 7 a 10 dias; e a retapamulina pomada a 1%, 2 vezes ao dia, por 5 dias.[6,12]

Impetigo extenso ou celulite atribuíveis a *Staphylococcus aureus* suscetível à meticilina (MSSA) são tratados idealmente com betalactâmicos resistentes às penicilinases, como cefalosporinas de primeira ou segunda geração. Para o paciente alérgico à penicilina e nos casos em que MRSA, é considerado sulfametoxazol-trimetoprima; macrolídeos ou clindamicina podem ser usados se o isolado for suscetível. Oxacilina é a melhor escolha para aqueles com necessidade de internação.[12]

É importante apontar que, em lesões por mordedura, a escolha de antibiótico passa a focar em bactérias da flora oral, sendo ideal aqui a amoxicilina-clavulanato (ou ampicilina-sulbactam, caso haja necessidade de droga intravenosa e na indisponibilidade da primeira). No caso de alergia a betalactâmicos, as melhores opções são a associação de clindamicina com cefalosporina de espectro estendido (cefuroxima, por exemplo) ou com sulfametoxazol-trimetoprima, ou ainda o uso de carbapenêmicos.[13]

O tratamento sistêmico para as infecções de pele e partes moles deve durar entre 5 e 7 dias conforme a evolução da lesão; nos pacientes com fatores de risco para agravamento, deve ser mantido por 10 dias.[1]

DESCOLONIZAÇÃO

Pacientes com infecções recorrentes de pele e partes moles causadas por *Staphylococcus aureus* são frequentemente reinfectados com a mesma cepa da bactéria. Assim, a descolonização tem sido utilizada como estratégia para interromper o ciclo de infecção de repetição.[14] No entanto, atualmente não há evidências claras para apoiar essa conduta, pois a médio e longo prazo (alguns estudos mostram recorrência a partir de 4 a 6 meses), as taxas de infecções por *Staphylococcus aureus* permanecem altas.[14-16] Em contrapartida, em um ensaio clínico randomizado com 183 pacientes pediátricos, a descolonização de todos os membros da família foi mais eficaz na prevenção de infecções recorrentes em comparação com a descolonização apenas do paciente índice, com efeito durando até 1 ano, tornando-se opção para o manejo dos quadros de repetição.[14] Embora a literatura seja controversa, a descolonização deve ser sempre considerada, levando em conta a carga de doença e o risco de recorrência do indivíduo (ou da família).[14] As estratégias para a descolonização do *Staphylococcus aureus* incluem agentes tópicos nasais (por exemplo, mupirocina) e lavagens corporais antissépticas (por exemplo, gluconato de clorexidina).[14-16]

Importante

A terapia antimicrobiana oral é recomendada apenas para o tratamento ativo da infecção e é contraindicada rotineiramente para a descolonização.[4,14]

Indicações da descolonização

- Paciente com quadros recorrentes de infecções de pele, apesar de manter cuidados de higiene adequados. [14-16]
- Quando houver transmissão contínua entre os coabitantes ou outros contactantes próximos, apesar da otimização com os cuidados de higiene.[14-16]

Medidas para descolonização

A prevenção de novos quadros tem início com uma rotina de cuidados de higiene pessoal e familiar:

- Lavar as mãos com frequência.
- Manter as unhas limpas e curtas.
- Evitar o compartilhamento de itens pessoais, como toalhas, lençóis e outros objetos.[4]

Descolonização nasal: utilizando mupirocina tópica ao redor do nariz, três vezes ao dia por 5 dias.[4]

\+

Medidas de higiene: uso de sabonete líquido clorexidina 4% uma vez ao dia por 5 dias e xampu de clorexidina 4% nos dias 1, 3 e 5 do tratamento.[4]

CONCLUSÃO

As infecções cutâneas são extremamente comuns na faixa etária pediátrica, entretanto, inspiram muito menos preocupação do que deveriam. Lesões cutâneas aparentemente inocentes podem ensejar a invasão de agentes infecciosos potencialmente graves. Os quadros mais superficiais, chamados de impetigo, podem ser tratados apenas localmente, em particular quando a indicação do tratamento é precoce. Nos quadros mais profundos (celulites ou abscessos) é sempre necessário o tratamento sistêmico, que pode ser por via oral ou endovenosa, dependendo da extensão, da localização e do risco daquele paciente específico.

Em todos os cenários, deve-se estar sempre atento a alterações de imunidade que possam aumentar o risco de complicações, as quais podem ocorrer mesmo na inexistência de fatores de risco.

BIBLIOGRAFIA

1. Simoni AGP, Schiavon GB, Markus JR. Piodermites. Tratado de pediatria SBP. v.1. 5.ed. Barueri: Manole; 2021.
2. Kane KS, Nambudiri VE, Stratigos AJ. Atlas colorido e texto de dermatologia pediátrica. 3.ed. Rio de Janeiro: Thieme Revinter; 2018.
3. Raff AB, Kroshinsky D. Cellulitis: a review. JAMA. 2016;316(3):325-37.
4. Galli L, Venturini E, Bassi A, Gattinara GC, Chiappini E, Defilippi C, et al.; Italian Pediatric Infectious Diseases Society; Italian Pediatric Dermatology Society. Common community-acqui-

red bacterial skin and soft-tissue infections in children: an intersociety consensus on impetigo, abscess, and cellulitis yreatment. Clin Ther. 2019;41(3):532-51.e17.
5. Kim HJ, Kersten R. Celulite orbitária e periorbitária. BMJ Best Practice; 2020. Disponível em: https://bestpractice.bmj.com/topics/pt-br/734. Acesso em: 8 fev. 2023.
6. Departamento Científico de Dermatologia; Sociedade Brasileira de Pediatria. Infecções bacterianas superficiais cutâneas; 2022. Disponível em: https://www.sbp.com.br/fileadmin/user_upload/23597c-DC_Infeccoes_Bacterianas_Superficiais_Cutaneas.pdf. Acesso em: 09 de fevereiro de 2023.
7. Long B, Gottlieb M. Diagnosis and management of cellulitis and abscess in the emergency department setting: an evidence-based review. J Emerg Med. 2022;62(1):16-27.
8. McNamara WF, Hartin CW Jr, Escobar MA, Yamout SZ, Lau ST, Lee YH. An alternative to open incision and drainage for community-acquired soft tissue abscesses in children. J Pediatr Surg. 2011;46(3):502-6.
9. Tsoraides SS, Pearl RH, Stanfill AB, Wallace LJ, Vegunta RK. Incision and loop drainage: a minimally invasive technique for subcutaneous abscess management in children. J Pediatr Surg. 2010;45(3):606-9.
10. Ladde JG, Baker S, Rodgers CN, Papa L. The LOOP technique: a novel incision and drainage technique in the treatment of skin abscesses in a pediatric ED. Am J Emerg Med. 2015;33(2):271-6.
11. Ibrahim LF, Hopper SM, Donath S, Salvin B, Babl FE, Bryant PA. Development and validation of a cellulitis risk score: the Melbourne ASSET Score. Pediatrics. 2019;143(2):e20181420.
12. American Academy of Pediatrics. Staphylococcus aureus. In: Kimberlin DW, Barnett ED, Lynfield R, Sawyer MH (ed.). Red Book: 2021 Report of the Committee on Infectious Diseases. Itasca, IL: American Academy of Pediatrics; 2021.
13. Sharara SL, Maragakis LL, Cosgrove SE. Decolonization of Staphylococcus aureus. Infect Dis Clin North Am. 2021;35(1):107-33.
14. Fritz S, Camins B, Eisenstein K, Fritz J, Epplin E, Burnham C, Storch G. Effectiveness of measures to eradicate Staphylococcus aureus carriage in patients with community-associated skin and soft-tissue infections: a randomized trial. Infect Control Hosp Epidemiol. 2011;32(9):872-80.
15. Fritz SA, Hogan PG, Hayek G, Eisenstein GA, Rodrigues M, et al. Household versus individual approaches to eradication of community-associated Staphylococcus aureus in children: a randomized trial. Clin Infect Dis. 2012;54(6):743-51.
16. Liu C, Bayer A, Cosgrove SE, Daum RS, Fridkin SK, Gorwitz RJ, et al.; Infectious Diseases Society of America. Clinical practice guidelines by the Infectious Diseases Society of America for the treatment of methicillin-resistant Staphylococcus aureus infections in adults and children. Clin Infect Dis. 2011;52(3):e18-55.

45
Coqueluche

Rayra Maia Alvarez
Márcio Caldeira Alves Moreira

Objetivo do capítulo

- Identificar as formas clínicas clássicas da doença e reconhecer a ocorrência de apresentações atípicas.
- Conhecer os critérios diagnósticos da coqueluche.
- Considerar coqueluche como um diagnóstico entre as doenças respiratórias que cursam com tosse prolongada, independentemente da idade.
- Elaborar diagnósticos diferenciais para quadros que se apresentam com tosse coqueluchoide.
- Conhecer e indicar os exames complementares para o diagnóstico e a condução do caso.
- Prescrever o tratamento medicamentoso adequado para coqueluche.
- Prescrever a profilaxia dos contactantes de um caso de coqueluche.
- Identificar e conduzir as complicações relacionadas à doença.
- Reconhecer os pacientes que apresentam critérios de internação hospitalar e identificar os critérios de gravidade para internação em unidade de terapia intensiva.

DEFINIÇÃO E INCIDÊNCIA

A coqueluche é uma infecção do trato respiratório pela bactéria *Bordetella pertussis*. Trata-se de uma doença infecciosa aguda, altamente transmissível, sendo importante causa de morbidade e mortalidade infantil, especialmente nos primeiros meses de vida, ao redor do mundo.[1]

Em 2018, a Organização Mundial de Saúde (OMS) notificou 151.074 casos de coqueluche globalmente, com 89 mil mortes estimadas.[2] No entanto, estudos com modelos para mensurar a carga global da doença no mundo projetam a ocorrência de 24 milhões de casos por ano, com cerca de 160 mil mortes em crianças menores de 5 anos.[3] As estimativas se tornam menos sensíveis em razão da subnotificação dos casos, principalmente nos países em desenvolvimento, que são os mais acometidos pela doença. A coqueluche ocorre de maneira endêmica nos países mais pobres com picos epidêmicos cíclicos a cada 3 a 5 anos, mesmo em áreas com boa cobertura vacinal.[2,3]

No Brasil, após um pico em 2014, com incidência de 4,2 casos/100 mil habitantes e um total de 8.614 registros, houve uma queda de 83% no número de casos. Desde 2015, considera-se que a doença é endêmica no país, com o número de casos dentro do esperado (1 caso/100 mil habitantes).[1]

ETIOLOGIA E FISIOPATOLOGIA

A bactéria *Bordetella pertussis* é um bacilo Gram-negativo, aeróbio e encapsulado, com tropismo pelo epitélio ciliado do trato respiratório. É capaz de produzir substâncias biologicamente ativas e fatores de virulência, como a toxina pertussis, a hemaglutinina filamentosa e a citotoxina traqueal. Tendo em vista que esses produtos são os grandes responsáveis pelo quadro clínico e evolução da doença, a coqueluche é considerada uma doença mediada por toxinas.[4]

Após a aderência das bactérias às células do epitélio respiratório, ocorre a liberação das toxinas que causam a paralisação e a destruição dos cílios e desencadeiam uma resposta inflamatória local. Em conjunto, essas ações prejudicam a limpeza natural das secreções pulmonares, levando ao quadro clínico característico da doença.[5]

A fisiopatologia encontra-se resumida na Figura 1.

Dentre os fatores de virulência citados acima, a toxina pertussis é a grande responsável pela gravidade e pela letalidade da doença. A linfocitose causada por essa toxina é um marcador importante de óbitos associados à coqueluche.[5]

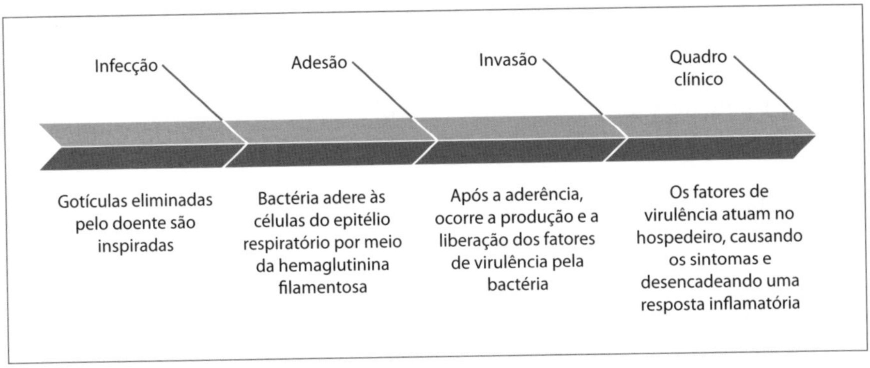

Figura 1 Fisiopatologia da coqueluche.

Fonte: adaptada de Centers for Disease Control and Prevention, 2021.[3]

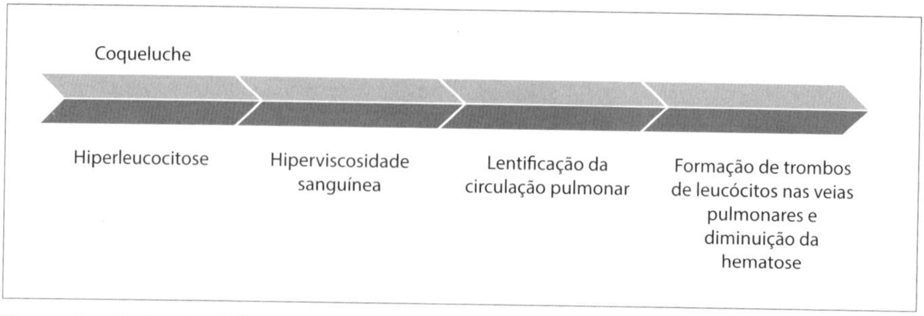

Figura 2 Evolução da hiperleucocitose no quadro de coqueluche.
Fonte: Pimentel et al., 2022.[4]

ABORDAGEM INICIAL DO PACIENTE

Avaliar a estabilidade clínica é mandatório em qualquer paciente pediátrico com quadro respiratório agudo.

Alterações no nível de consciência, no padrão respiratório (aumento da frequência respiratória associado ou não a sinais de desconforto respiratório), assim como a presença de cianose, demandam abordagem imediata com monitorização dos sinais vitais, suplementação de oxigênio, garantia de acesso venoso periférico, controle de temperatura e glicemia, entre outras medidas para estabilização do paciente.

HISTÓRIA E EXAME FÍSICO

A apresentação clínica da coqueluche é muito variável, a depender da idade do paciente, tempo de evolução da doença, presença de comorbidades, exposição prévia à vacina ou à doença, entre outros fatores do hospedeiro e do patógeno.[6] Popularmente conhecida por "tosse comprida", caracteriza-se por um quadro muito arrastado de tosse, prevalente em todas as faixas etárias.

Classicamente, a coqueluche evolui em três fases sucessivas, após um período de incubação de 7 a 10 dias (intervalo de 4 a 21 dias):

- **Fase catarral**: caracterizada por sintomas respiratórios leves, semelhantes aos do resfriado comum, como tosse seca e coriza, além de sintomas sistêmicos inespecíficos, como febre e mal-estar geral. Tem duração variável de uma a duas semanas. Nessa fase, o diagnóstico dificilmente é considerado.[3,6]
- **Fase paroxística**: a manifestação típica são os paroxismos de tosse seca, descritos como uma crise súbita, incontrolável, rápida e curta, com cerca de cinco a dez tossidas em uma única expiração. O espessamento do muco e a paralisação dos cílios do epitélio respiratório explicam essa apresentação

característica, que ocorre cerca de 7 a 10 dias após o início dos sintomas. Durante o episódio, o paciente é incapaz de inspirar, sendo possível observar congestão facial e, eventualmente, cianose e vômitos. Então, de maneira compensatória, ocorre uma inspiração profunda, que através da glote estreitada pode originar um som característico, chamado de "guincho".[3,6] A depender da idade do paciente, os acessos de tosse podem levar a apneia, pois durante a inspiração profunda pode ocorrer o colapso da via aérea, que é muito delicada nos lactentes jovens.[6] Os episódios de tosse são mais frequentes e intensos nas duas primeiras semanas dessa fase, que pode durar até cerca de 6 semanas. No período entre as crises, o paciente não aparenta estar doente.[6]

- **Fase de convalescença**: os paroxismos de tosse se reduzem gradualmente e o paciente volta a apresentar tosse comum, que desaparece em um prazo de 2 a 6 semanas. É importante ressaltar que infecções respiratórias subsequentes podem se apresentar com paroxismos, mesmo várias semanas após o quadro agudo da coqueluche (Tabela 1).[5,6]

Tabela 1 Complicações da coqueluche

Casos graves e óbitos	Complicações
90% dos óbitos ocorrem em menores de 6 meses, principalmente em menores de 2 meses Taxas de mortalidade variam de 5,5 a 14% em menores de 3 meses Hipoxemia refratária Choque cardiogênico Hiperleucocitose	Respiratórias: Broncopneumonia: pode ser causada pela própria *B. pertussis* ou *H. influenzae*, *Streptococcus pneumoniae*, *Staphylococcus*. Atelectasias Pneumotórax e enfisema (raros)
	Neurológicas: Convulsão (mais frequente) Hemorragias intracranianas Cegueira Surdez Atraso no desenvolvimento
	Metabólicas: Hipoglicemia Distúrbios hidreletrolíticos
	Outros (causados pelo aumento da pressão torácica e intra-abdominal durante os episódios paroxísticos): Epistaxe Hemorragia subconjuntival Petéquias Hérnias

Fonte: Pimentel et al., 2022;[4] Berger, 2018.[5]

Observação

Pacientes parcialmente vacinados ou que receberam a última dose da vacina contra coqueluche há mais de 5 anos, com frequência, não apresentam a evolução clássica da doença, tornando o diagnóstico mais desafiador. Nesses casos, os paroxismos de tosse, evoluindo com guincho, podem estar ausentes.[5]

Importante

Os lactentes jovens (especialmente os menores de 6 meses) constituem população de risco para formas graves da doença. Episódios de apneia, parada respiratória, convulsões e desidratação decorrentes de vômitos repetidos são relatados com maior frequência nessa faixa etária.[5]

DIAGNÓSTICO

Define-se como caso suspeito de coqueluche (situações endêmicas e casos isolados) (Tabela 2).

Tabela 2 Situações endêmicas e casos isolados suspeitos de coqueluche

Menores de 6 meses de idade	Maiores ou igual a 6 meses de idade	Contato próximo
Tosse de qualquer tipo há 10 dias ou mais, associada a um ou mais dos seguintes sinais e sintomas: tosse paroxística, guincho inspiratório, vômito pós-tosse, cianose, apneia, engasgo Independentemente do estado vacinal	Tosse de qualquer tipo há 14 dias ou mais, associada a um ou mais dos seguintes sinais e sintomas: tosse paroxística, guincho inspiratório, vômito pós-tosse, cianose, apneia, engasgo Independentemente do estado vacinal	Indivíduo com tosse por qualquer período, com história de contato próximo (exposição face a face a cerca de 1 metro ou menos de distância), com um caso confirmado pelo critério laboratorial

Fonte: Pimentel et al., 2022;[4] Ministério da Saúde, 2019.[6]

Importante

Os casos suspeitos devem ser notificados ao Sistema de Informação de Agravos de Notificação (Sinan) – a coqueluche é uma doença de notificação compulsória em todo o território nacional.[6]

A confirmação diagnóstica do caso suspeito pode ser feita a partir de critérios clínicos, laboratoriais e/ou epidemiológicos, descritos na Tabela 3.

Tabela 3 Critérios clínicos, laboratoriais e epidemiológicos para confirmação diagnóstica de coqueluche

<table>
<tr><th>Critérios clínicos</th><th>Critério laboratorial</th><th>Critérios epidemiológicos</th></tr>
<tr><td>Menores de 6 meses: todo indivíduo, independentemente do estado vacinal, com tosse de qualquer tipo há 10 dias ou mais, associada a dois ou mais dos seguintes sintomas:
▪ Tosse paroxística
▪ Guincho inspiratório
▪ Vômitos pós-tosse
▪ Cianose
▪ Apneia
▪ Engasgo</td><td rowspan="2">Todo caso que atenda à definição de caso suspeito de coqueluche e que tenha:
▪ Isolamento por cultura
OU
▪ Identificação por PCR da Bordetella pertussis</td><td rowspan="2">Todo caso que atenda à definição de caso suspeito e que teve contato com caso confirmado de coqueluche pelo critério laboratorial, entre o início do período catarral até 3 semanas após o início do período paroxístico da doença</td></tr>
<tr><td>A partir de 6 meses:
todo indivíduo, independentemente do estado vacinal, com tosse de qualquer tipo há 14 dias ou mais, associada a dois ou mais dos seguintes sintomas:
▪ Tosse paroxística
▪ Guincho inspiratório
▪ Vômitos pós-tosse</td></tr>
</table>

Fonte: Ministério da Saúde, 2019.[6]

Vale ressaltar

O diagnóstico laboratorial de coqueluche é extremamente incomum: além de se tratar de um agente de difícil cultivo, exige capacitação para coleta e manuseio da amostra e rapidez no encaminhamento ao laboratório, que deve ser muito capacitado. A identificação por PCR, apesar de rápida e muito sensível, ainda tem custo muito elevado, mas vem sendo utilizada com maior frequência, o que tende a diminuir o seu custo, em médio e longo prazo (Tabela 4).

Importante

Para confirmar ou descartar o caso de coqueluche pelo critério clínico, recomenda-se a análise criteriosa da sintomatologia, idade do paciente, situação vacinal, epidemiologia, período de tosse associado ao de transmissibilidade (21 dias) e resultado de exames complementares.

Fonte: Ministério da Saúde, 2019.[6]

Tabela 4 Diagnóstico laboratorial da coqueluche

Teste diagnóstico	Sensibilidade/ especificidade	Considerações
Cultura de secreção nasofaríngea	Sensibilidade: 12-60% Especificidade: 100%	Método padrão-ouro A sensibilidade depende da duração dos sintomas: o material deve ser coletado antes do início da antibioticoterapia ou, no máximo, até 3 dias após o seu início Idealmente, deve ser coletado no início do quadro (fase catarral) – a sensibilidade diminui após duas semanas de doença Resultado disponível entre 3 e 7 dias
Técnica de reação em cadeia da polimerase (PCR) de secreção nasofaríngea	Sensibilidade: 61-94% Especificidade: 88-98%	Resultado rapidamente disponível Mais sensível do que a cultura (sensibilidade diminui após três semanas de doença) A positividade pode indicar apenas um estado de portador transitório. Para confirmação do diagnóstico por esse método, é necessário que o paciente preencha os critérios de caso suspeito de coqueluche
Sorologia	Sensibilidade: 60-95% Especificidade: não disponível	Método não utilizado de rotina devido à falta de padronização

Fonte: Pimentel et al., 2022;[4] Centers for Disease Control and Prevention, 2023.[1]

EXAMES COMPLEMENTARES

Podem ser solicitados para auxiliar na avaliação de casos suspeitos:

- Hemograma: costuma apresentar leucocitose, com linfocitose; a linfocitose absoluta acima de 10 mil linfócitos/mm³ tem sido associada à cultura positiva para *B. pertussis* (Tabela 5).[3]

Tabela 5 Análise do hemograma para avaliar casos suspeitos de coqueluche

Fase catarral	Fase paroxística
Leucócitos totais podem atingir um valor superior a 20 mil leucócitos/mm³ Linfocitose relativa ou absoluta, geralmente acima de 10 mil linfócitos/mm³	Leucócitos totais podem atingir valores acima de 30 a 40 mil/mm³, associado a uma linfocitose de 60-80%

Fonte: Ministério da Saúde, 2019.[6]

- Radiografia de tórax: exame recomendado para auxiliar no diagnóstico diferencial e/ou na presença de complicações.[1] A imagem típica da coqueluche é um espessamento das paredes brônquicas na região peri-hilar, descrita como "coração felpudo".

DIAGNÓSTICOS DIFERENCIAIS

Alguns patógenos respiratórios podem ter uma apresentação clínica que se assemelha à coqueluche, com um quadro de tosse muito intenso, descrito como "tosse coqueluchoide".[5] Entre eles, destacam-se:

- *Mycoplasma pneumoniae.*
- *Chlamydia trachomatis.*
- *Chlamydophila pneumoniae.*
- Adenovírus.
- Vírus sincicial respiratório.

TRATAMENTO E RECOMENDAÇÕES

Tabela 6 Abordagem não medicamentosa da coqueluche

Tratamento ambulatorial	Tratamento hospitalar
Crianças sem sinais de complicações: ▪ Incentivar ingesta hídrica: ofertar quantidades menores, com maior frequência, ao longo do dia ▪ Avaliar diurese ▪ Orientar sobre sinais de alarme: cianose, apneia, sinais de desconforto para respirar, desidratação, queda do estado geral, vômitos que impedem a hidratação e/ou alimentação.	Objetivo: reduzir o risco de aspiração e dos episódios de apneia Redução do risco de aspiração durante episódio paroxístico: posicionar o lactente/criança de bruços, com a cabeça mais baixa do que o corpo Outras recomendações: ▪ Considerar via parenteral para manter equilíbrio nutricional hidreletrolítico ▪ Em casos que se manifestam com cianose/apneia, os pacientes devem ser mantidos monitorizados ▪ Considerar alta hospitalar quando o paciente não precisar de intervenções durante os episódios de paroxismo por pelo menos 48 horas. Considerar a segurança dos pais com a alta

Fonte: adaptada de Pimentel et al., 2022.[4]

Tabela 7 Critérios de gravidade para a coqueluche (recomendada internação em unidade de terapia intensiva)

Critérios
Frequência respiratória acima de 60 incursões respiratórias por minuto
Bradicardia (frequência cardíaca abaixo de 60 batimentos por minuto) durante episódio de paroxismo
Contagem de leucócitos acima de 48.000 células/mm^3
Quedas de saturação durante os episódios de paroxismo, sem melhora espontânea ou hipóxia persistente
Alteração do nível de consciência

Fonte: adaptada de Pimentel et al., 2022.[4]

Importante

Recomendações para o manejo de casos graves de coqueluche:

- Seguimento em conjunto com infectologista.
- Exames complementares para avaliar pneumonia e hipertensão pulmonar – radiografia de tórax, ecocardiograma.
- Intubação orotraqueal se episódios graves e frequentes de apneia.
- Início precoce de drogas vasoativas/inotrópicas se sinais de choque cardiogênico.
- Não utilizar corticosteroides.
- Considerar exsanguineotransfusão na presença de hiperleucocitose (acima de 48 mil células/mm^3 ou aumento acima de 50% do número de leucócitos em 24 horas).
- Início precoce do tratamento com azitromicina (medida indicada em todos os casos de coqueluche).

Fonte: adaptado de Pimentel et al. (2022).[4]

Tabela 8 Tratamento antibiótico de coqueluche

Medicamento	Posologia	Observações
Azitromicina	Entre 1 e 6 meses: 10 mg/kg, 1 vez ao dia, por 5 dias A partir de 6 meses: 10 mg/kg (máximo de 500 mg) em uma dose no 1 dia 5 mg/kg (máximo de 250 mg) em uma dose ao dia do 2º ao 5º dia Adultos: 500 mg em uma dose no 1 dia e 250 mg em uma dose do 2º ao 5º dia	Considerado pelo Ministério da Saúde como primeira escolha Menores de 1 mês que fizerem uso de azitromicina devem ser acompanhados para estenose hipertrófica do piloro Pode causar alterações no ritmo cardíaco: ponderar o uso em pacientes com arritmias cardíacas ou usuários de medicamentos que prolonguem o intervalo QT (nesses casos, está indicada a claritromicina)

(continua)

Tabela 8 Tratamento antibiótico de coqueluche (*continuação*)

Medicamento	Posologia	Observações
Claritromicina	Abaixo de 1 mês: não é recomendado* Entre 1 e 24 meses: ≤ 8 kg: 7,5 mg/kg a cada 12 h, por 7 dias > 8 kg: 62,5 mg a cada 12 h, por 7 dias	Apresentação de 125 mg/5 mL * Em menores de 1 mês, o uso da claritromicina está associado com síndrome hipertrófica pilórica
	A partir dos 3 anos: 7,5 mg/kg a cada 12 h, por 7 dias	
	A partir dos 10 anos: 250 mg a cada 12 h, por 7 dias	
	Adultos: 500 mg a cada 12 h, por 7 dias	
Eritromicina Considerar o uso apenas na indisponibilidade dos medicamentos anteriores (azitromicina e claritromicina)	Abaixo de 1 mês: não recomendado*	* Em menores de um mês, o uso de eritromicina está associado com síndrome hipertrófica pilórica Dificuldade de aderência ao tratamento pelo intervalo de administração (a cada 6 h) e pelo tempo de tratamento (7-14 dias) Maior chance de efeitos colaterais, como sintomas gastrointestinais
	1 a 24 meses: 125 mg a cada 6 h, por 7 a 14 dias	
	2 a 8 anos: 250 mg a cada 6 h, por 7 a 14 dias	
	> 8 anos: 250-500 mg a cada 6 h, por 7 a 14 dias	
	Adultos: 500 mg a cada 6 h, por 7 a 14 dias	
Sulfametoxazol- -trimetoprima (SMZ-TMP)	Abaixo de 6 semanas: contraindicado	Indicado nos casos de intolerância ou contraindicação aos macrolídeos
	Entre 6 semanas e 5 meses: SMZ 100 mg + TMP 20 mg a cada 12 h, por 7 dias	
	Entre 6 meses e 5 anos: SMZ 200 mg + TMP 40 mg a cada 12 h, por 7 dias	
	Entre 6 e 12 anos: SMZ 400 mg + TMP 80 mg a cada 12 h, por 7 dias	
	A partir de 13 anos: SMZ 800 mg + TMP 160 mg a cada 12 h, por 7 dias	

Fonte: adaptada de Ministério da Saúde, 2019.[6]

QUIMIOPROFILAXIA

Está indicada para os comunicantes (qualquer pessoa exposta ao contato próximo e prolongado no período de 21 dias antes do início dos sintomas da coqueluche e até 3 semanas após o início da fase paroxística) nas seguintes condições:

- Menores de 1 ano, independentemente do estado vacinal (todos os recém-nascidos devem ser avaliados antes do início da medicação).
- Idade entre 1 e 7 anos, não vacinados, esquema vacinal incompleto para idade ou desconhecido.
- Maiores de 7 anos que tiveram contato íntimo e prolongado com um caso suspeito de coqueluche, se tiverem contato com um comunicante vulnerável no mesmo domicílio.

Comunicantes vulneráveis:

- Recém-nascidos que tenham contato com sintomáticos respiratórios.
- Crianças menores de 1 ano de idade, com menos de 3 doses da vacina pentavalente ou tetravalente ou DTP.
- Crianças menores de 10 anos de idade, não imunizadas ou com esquema vacinal incompleto.
- Mulheres no último trimestre da gestação.
- Imunocomprometidos.
- Pessoas com doença crônica grave.

Fonte: Ministério da Saúde, 2019.[6]

VACINAÇÃO

O esquema vacinal do PNI (Programa Nacional de Imunizações) prevê 5 doses de vacina contra a coqueluche na infância: aos 2, 4 e 6 meses (na apresentação combinada com difteria, tétano, hepatite B e meningite por *Haemophilus influenza* b), primeiro reforço aos 15 meses, também na apresentação combinada, e segundo reforço entre os 4 e os 6 anos (na apresentação com difteria, tétano – tríplice bacteriana). Apesar de não conferir imunidade duradoura, não há previsão de novos reforços nas outras faixas etárias. Entretanto, caso seja utilizada a vacina tríplice bacteriana (difteria, tétano e coqueluche) para o reforço do tétano, que deve ser feito a cada 10 anos ao longo de toda a vida, acaba sendo feito também, por consequência, um reforço oportuno contra a coqueluche.

Existe também a recomendação oficial do Ministério da Saúde, desde 2014, para que toda gestante receba um reforço de vacina contra a coqueluche, com a vacina tríplice bacteriana, na segunda metade da gestação, para tentar aumentar a proteção dos bebês, enquanto não têm idade para receber a primeira dose da vacina. A partir da 34ª semana gestacional se intensifica de maneira notável a passagem ativa de anticorpos da mãe para o feto, através da placenta.

CONCLUSÃO

A coqueluche continua a ser uma doença de grande relevância na faixa etária pediátrica, sendo causa importante de complicações e mesmo mortes entre os lactentes jovens. Sua prevalência está diretamente associada ao baixo índice de suspeição em quadros mais arrastados de tosse, permitindo a manutenção da circulação da *Bordetella pertussis* em ambientes domiciliares. A suspeita clínica deve sugerir rápida intervenção terapêutica, iniciando a prescrição de macrolídeos (preferencialmente a azitromicina), posto que a confirmação diagnóstica não é comum. A cobertura vacinal acima de 90% da população alvo deve ser continuamente buscada, sobretudo em tempos de muito questionamento sobre vacinação.

BIBLIOGRAFIA

1. Centers for Disease Control and Prevention. Pertussis (whooping cough). Overview. Disponível em: http://www.cdc.gov/pertussis/clinical/diagnostic-testing/diagnosis-confirmation.html. Acesso em: 26 jun. 2023.
2. Yeung KHT, Duclos P, Nelson EAS, Hutubessy RCW. An update of the global burden of pertussis in children younger than 5 years: a modelling study. Lancet Infect Dis. 2017;17(9):974-80.
3. Hall E, Wodi AP, Hamborsky J, et al. (eds.). Centers for Disease Control and Prevention. Epidemiology and Prevention of Vaccine-Preventable Diseases. 14.ed. Washington, D.C.: Public Health Foundation; 2021.
4. Pimentel AM, Baptista PN. Coqueluche. In: Sociedade Brasileira de Pediatria (org.). Tratado de pediatria. 5.ed. Santana de Parnaíba: Manole; 2022. p.4275-86.
5. Berger JT, Villalobos ME, Clark AE, Holubkov R, Pollack MM, Berg RA, et al.; Eunice Kennedy Shriver National Institute of Child Health and Human Development Collaborative Pediatric Critical Care Research Network. Cognitive Development One Year After Infantile Critical Pertussis. Pediatr Crit Care Med. 2018;19(2):89-97.
6. Ministério da Saúde, Secretaria de Vigilância em Saúde, Departamento de Vigilância Epidemiológica. Coqueluche. Guia de Vigilância em Saúde. Brasília: Ministério da Saúde; 2019. p.70-82.
7. Centers for Disease Control and Prevention. Best practices for health care professionals on the use of polymerase chain reaction (PCR) for diagnosing pertussis. Disponível em: http://www.cdc.gov/pertussis/clinical/diagnostic-testing/diagnosis-pcr-bestpractices.html. Acesso em: 26 jun. 2023.

Seção XII

Emergências neurológicas

46
Traumatismo cranioencefálico

Milena De Paulis

Objetivo do capítulo

- Definir o traumatismo cranioencefálico (TCE) e suas causas.
- Identificar os principais sinais e sintomas e classificar o TCE.
- Descrever a abordagem inicial, o manejo e o tratamento do TCE na criança.

INTRODUÇÃO

O traumatismo cranioencefálico (TCE) é a principal causa de atendimento por trauma pediátrico no serviço de emergência, sendo responsável por grande morbidade e mortalidade na população infantil.

Nos EUA, estima-se que, anualmente, ocorram cerca de 600 mil atendimentos de urgência decorrentes de TCE, na faixa etária entre 0 e 18 anos de idade, 60 mil internações e 7.500 óbitos. No Brasil, faltam dados estatísticos, mas registros do Sistema de Informações Hospitalares (SIH-SUS) de 1998 revelaram que 21% do total dos TCE internados em rede pública hospitalar compreendiam crianças menores de 10 anos, e 57% dessas internações ocorreram nas crianças entre 0 e 4 anos. A mortalidade observada foi de 2%.

As quedas são responsáveis por mais de 80% dos traumatismos cranioencefálicos na faixa etária pediátrica, seguidas pelos acidentes automobilísticos, que representam maior risco para lesão intracraniana. Na criança abaixo dos 2 anos, os maus-tratos constituem importante causa de TCE e geralmente apresentam lesões intracranianas graves em até 20% dos casos.

O principal objetivo no atendimento da criança vítima de TCE, principalmente no leve, é avaliar se há ou não lesão intracraniana. As crianças menores de 2 anos, em particular, devem ser avaliadas com atenção especial, pois a dificuldade de comunicação em relação aos sintomas apresentados e as características anatômicas peculiares dessa faixa etária (tamanho do crânio, plasticidade maior da calota craniana, presença de fontanela e suturas abertas) podem dificultar a suspeição dessa lesão.

FISIOPATOLOGIA DO TRAUMATISMO CRANIOENCEFÁLICO

Do ponto de vista fisiopatológico, existem dois tipos de lesão: primária e secundária.

Lesão primária

A lesão primária decorre do impacto e da inércia aplicadas sobre o crânio no momento do trauma. O impacto está relacionado à quantidade de energia recebida diretamente pelo crânio e pode resultar em uma variedade de lesões, desde simples escoriações do couro cabeludo até fraturas complexas com perda de substância cerebral. A inércia corresponde à resistência que a caixa craniana e o encéfalo oferecem ao repouso ou ao movimento. Assim, dependendo da energia cinética, teremos as forças de aceleração e desaceleração atuando sobre o cérebro e causando lesões, sem necessariamente ter ocorrido o impacto do crânio contra estruturas externas, conforme ilustrado na Figura 1. Dessa forma,

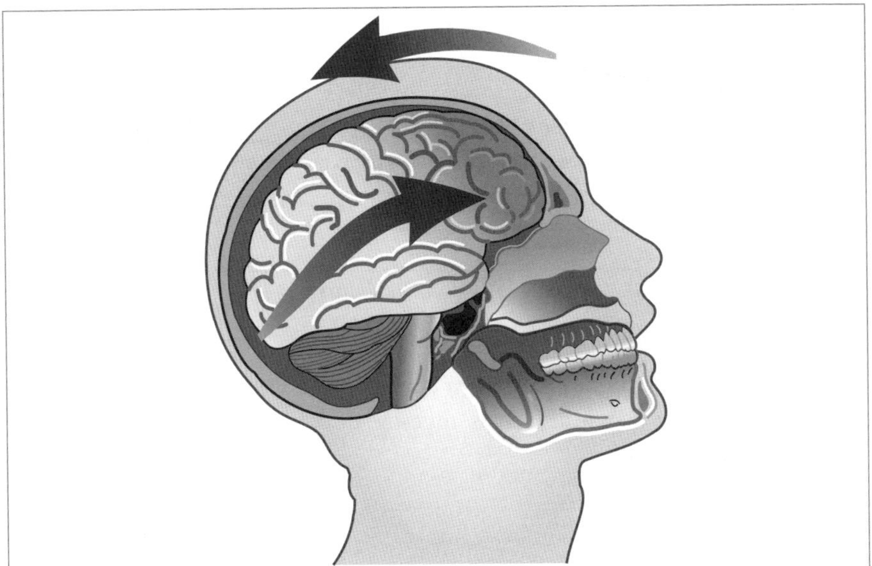

Figura 1 Forças de aceleração e desaceleração sobre o crânio durante o mecanismo de lesão primária do traumatismo cranioencefálico.

pode ocorrer o rompimento das veias ou laceração do parênquima cerebral e o estiramento de axônios, levando a sua ruptura ou disfunção temporária.

Lesão secundária

A lesão secundária ocorre nos traumatismos moderados e graves devido, principalmente, à hipóxia e à hipovolemia que se instalam no momento do trauma. Outros fatores que contribuem para a evolução da lesão e culminam com a morte neuronal, endotelial e glial são a ruptura da barreira hematoencefálica, alterações do equilíbrio hidreletrolítico celular e os distúrbios da glicose. A apoptose e a necrose levam à falência energética e à incapacidade para manter a homeostase celular, culminando com a morte neuronal.

CLASSIFICAÇÃO DO TRAUMATISMO CRANIOENCEFÁLICO

A classificação do TCE leva em consideração a pontuação na Escala de Coma de Glasgow (ECG), que avalia, clinicamente, a extensão da lesão cerebral e estima o prognóstico (Tabela 1). Sua pontuação pode variar de 3 a 15 e leva em consideração a resposta verbal, a resposta motora e a abertura ocular.

Tabela 1 Escala de Coma de Glasgow

Escore	Motor	Verbal	Abertura ocular
6	Cumpre ordens	–	–
5	Localiza a dor	Orientado	–
4	Movimento de retirada à dor	Confuso	Espontâneo
3	Flexão dos membros (decorticação)	Palavras inteligíveis	Ordem verbal
2	Extensão dos membros (descerebração)	Gemidos	Estímulo doloroso
1	Nenhuma	Nenhuma	Nenhuma

Fonte: adaptada de Glasgow Coma Scale.

A aplicação da ECG deve levar em consideração fatores que podem alterar sua avaliação, como uso de sedativos, ingestão de álcool e drogas e instabilidade hemodinâmica.

O TCE é classificado em:

- Leve: ECG entre 13 e 15.
- Moderado: ECG entre 9 e 12.
- Grave: ECG $\leq$ 8.

Na criança abaixo dos 2 anos a resposta verbal está prejudicada, e, nesse caso, pode-se utilizar a ECG modificada para essa resposta, conforme mostra a Tabela 2.

Tabela 2 Escala de Coma de Glasgow modificada para crianças menores de 2 anos

Escore	Motor	Verbal	Abertura ocular
6	Espontâneo	–	–
5	Localiza a dor	Orientada/sorriso social	–
4	Retirada à dor	Choro consolável	Espontâneo
3	Flexão anormal dos membros	Choro persistente/irritado	Estímulo verbal
2	Extensão anormal dos membros	Inquieto/agitado	Estímulo doloroso
1	Ausente	Ausente	Ausente

Fonte: elaborada pelos autores.

Estudos recentes demonstraram que a associação da ECG com a reação pupilar à fotoestimulação aumenta a acurácia do prognóstico neurológico e permite estimar a mortalidade, que pode chegar a 59% quando não há reação pupilar bilateral, 38% na ausência de reação pupilar unilateral e 16% quando ambas as pupilas são fotorreagentes.

O Escore de Reação Pupilar (ERP) avalia a ausência de reação pupilar à fotoestimulação, como mostra a Tabela 3.

Tabela 3 Escore de reação pupilar de acordo com a ausência de reação pupilar à fotoestimulação

Escore	Reação pupilar
2	Ambas as pupilas não fotorreagentes
1	Somente uma pupila não fotorreagente
0	Ambas as pupilas fotorreagentes

Fonte: Brennan et al., 2018.

O escore ECG/ERP é obtido por meio da subtração do Glasgow com a reação pupilar (ECG – ERP). Dessa forma, enquanto o Glasgow, isoladamente, varia de 3 a 15, sua associação com o ERP pode variar de 1 a 15.

Quanto menor a ECG, maior será o ERP, uma vez que a presença de pupilas não fotorreagentes está relacionada, na grande maioria das vezes, aos traumatismos graves.

A classificação do TCE utilizando a relação ECG/ERP permanece a mesma, modificando-se somente os valores:

- TCE leve: entre 15 e 13.
- TCE moderado: entre 9 e 12.
- TCE grave: entre 1 e 8.

Dependendo da classificação do TCE, particularidades de história e exame físico são observadas em cada grupo, como será discutido a seguir.

TRAUMATISMO CRANIOENCEFÁLICO LEVE

O TCE leve corresponde ao trauma mais comum no atendimento da emergência pediátrica, e sua abordagem tem por objetivo correlacionar dados de história e exame físico com a possibilidade de lesão intracraniana.

Vários estudos multicêntricos foram realizados em crianças vítimas de TCE leve atendidas na emergência para definir critérios que, isolados ou em associação, pudessem identificar a presença de lesão intracraniana e definir regras para a realização de tomografia de crânio. Os três estudos de maior impacto são o *Pediatric Emergency Care Applied Research Network* (*Pecarn*, USA), o *Canadian assessment of tomography for childhood head injury* (*Catch*) e o *Prediction of important clinical events* (*Chalice*, UK). As variáveis consideradas em cada estudo estão representadas na Tabela 4.

Tabela 4 Diferenças entre os protocolos Pecarn, Chalice e Catch para traumatismo cranioencefálico leve baseado na idade, na história clínica e no mecanismo de trauma

	Pecarn	**Chalice**	**Catch**
Idade	**< 18 anos**	**< 16 anos**	**< 16 anos**
História	≤ 2 anos: ▪ Perda de consciência ≥ 5 s > 2 anos: ▪ Perda de consciência ▪ Vômitos ▪ Cefaleia intensa	▪ Perda de consciência > 5 minutos ▪ Amnésia > 5 minutos ▪ Vômitos > 3 episódios ▪ Suspeita de TCE intencional ▪ Convulsão	▪ Cefaleia intensa

(continua)

Tabela 4 Diferenças entre os protocolos Pecarn, Chalice e Catch para traumatismo cranioencefálico leve baseado na idade, na história clínica e no mecanismo de trauma (*continuação*)

	Pecarn	**Chalice**	**Catch**
Idade	**< 18 anos**	**< 16 anos**	**< 16 anos**
Exame físico	≤ 2 anos: ▪ Glasgow < 15 ▪ Outros sinais de alteração do nível de consciência ▪ Fratura de crânio palpável ou suspeita ▪ Hematoma subgaleal (occipital, parietal ou temporal) ▪ Comportamento não habitual com os pais > 2 anos: ▪ Glasgow < 15 ▪ Outros sinais de alteração do nível de consciência ▪ Fratura de base de crânio	▪ Glasgow < 14 ou < 15 se criança < 1 ano ▪ Suspeita de fratura de afundamento ou fontanela tensa ▪ Sinais de fratura de base de crânio ▪ Sinal neurológico focal ▪ Presença de contusão, edema ou laceração > 5 cm em < 1 ano	Alto risco: ▪ Glasgow < 15 após 2 horas do trauma ▪ Fratura aberta ou de afundamento do crânio ▪ Irritabilidade Médio risco: ▪ Sinais de fratura de base de crânio ▪ Hematoma subgaleal volumoso ▪ Mecanismo grave de trauma
Mecanismo grave de trauma	≤ 2 anos: ▪ Acidente automobilístico com ejeção do passageiro, morte de outro ocupante, rolamento ▪ Acidente automóvel/ pedestre/ciclista sem capacete ▪ Queda > 1 m ▪ Cabeça atingida por objeto de alto impacto > 2 anos: ▪ Acidente automobilístico com ejeção do passageiro, morte de outro ocupante, rolamento ▪ Acidente automóvel/ pedestre/ciclista sem capacete ▪ Queda > 1,5 metro. ▪ Cabeça atingida por objeto de alto impacto	▪ Acidente de trânsito de alta velocidade (> 64 km/h) como pedestre, ciclista ou ocupante ▪ Queda > 3 m ▪ Lesão de alta velocidade por projétil ou objeto	▪ Acidente automobilístico ▪ Queda > 91 cm ou rolamento de > 5 degraus da escada ▪ Queda da bicicleta sem capacete

Fonte: Babl et al., 2017.

Em razão das diferenças nos critérios avaliados na história clínica, exame físico e mecanismo de trauma, não é possível realizar uma comparação direta entre eles. Todos apresentam alta sensibilidade quando avaliados isoladamente, no entanto o *Pecarn* é mais utilizado por sua maior casuística com cerca de 43 mil crianças e maior sensibilidade e especificidade. O *Pecarn* avalia variáveis que podem estar relacionadas à presença de lesão intracraniana de forma distinta nas crianças menores e maiores de 2 anos. Nas crianças menores de 2 anos, a avaliação clínica é mais difícil, principalmente pela comunicação deficiente e pela maior flexibilidade dos ossos cranianos, que são capazes de absorver grandes impactos sem apresentar lesões externas, porém podem cursar com lesões intracranianas.

De acordo com o *Pecarn*, são variáveis importantes a serem consideradas na história e no exame físico para as crianças menores de 2 anos:

- ECG modificada menor do que 15.
- Presença de fratura craniana palpável: suspeita quando houver assimetria ou edema na inspeção do couro cabeludo ou crepitação e dor à palpação da calota craniana.
- Presença de hematoma subgaleal occipital ou parietal ou temporal, excetuando o frontal.
- Perda de consciência maior ou igual a 5 segundos.
- Mecanismo grave de trauma:
  - Acidente automobilístico com ejeção do paciente ou morte de outro ocupante.
  - Atropelamento, por veículo motorizado, de pedestre ou ciclista sem capacete.
  - Queda de mais de 1 metro de altura.
  - Colisão da cabeça contra objeto de alto impacto.
- Comportamento não habitual com os pais.

Para as crianças maiores de 2 anos, as variáveis importantes a serem avaliadas na história e no exame físico são:

- ECG igual a 14 ou outros sinais de alteração do nível de consciência (irritabilidade a sonolência).
- Sinais de fratura de base de crânio: equimose periorbitária (olhos de guaxinim), equimose de mastoide (sinal de Battle), hemotímpano, otorragia, otorreia liquórica, epistaxe, rinorreia liquórica.
- História de perda da consciência.
- História de vômitos: mais do que 3 episódios em 2 horas.
- Mecanismo grave de trauma:
  - Acidente automobilístico com ejeção do paciente ou morte de outro ocupante.
  - Atropelamento, por veículo motorizado, de pedestre ou ciclista sem capacete.

- Queda de mais de 1 metro e meio de altura.
- Colisão da cabeça contra objeto de alto impacto.
- Cefaleia intensa (dor incapacitante que interrompe as atividades normais).

EXAMES DE IMAGEM NO TRAUMATISMO CRANIOENCEFÁLICO

Tomografia de crânio

Nos últimos 10 anos, o aumento na indicação de tomografia computadorizada (TC) de crânio em crianças com TCE leve trouxe preocupações entre os especialistas, principalmente devido à exposição precoce a altas doses de radiação necessárias para obter imagens de melhor qualidade. Estudos indicam que a exposição cumulativa a essa radiação pode triplicar o risco de desenvolvimento de tumores cerebrais e leucemias a longo prazo. Atualmente, como medida para diminuir esse risco, tem-se ajustado a dose de radiação do tomógrafo para o nível mais baixo possível, seguindo o princípio Alara ("*As Low As Reasonably Achievable*").

De acordo com as variáveis analisadas pelo *Pecarn*, no TCE leve a indicação de TC de crânio varia de acordo com a idade, conforme mostra a Figura 3.

Indicação de TC de crânio para crianças menores de 2 anos:

- Se ECG ≤ 14 ou alteração do nível de consciência e/ou sinais de fratura de crânio palpável a TC de crânio está indicada, pois o risco de lesão intracraniana pode chegar a 4,4%.
- Na ausência desses sintomas, o risco de lesão intracraniana é menor do que 1%, quando consideradas as demais variáveis para a idade, podendo-se seguir com a observação clínica. Na presença de deterioração neurológica (sonolência, sinais localizatórios) a TC de crânio deverá ser indicada.

Indicação de TC de crânio para as crianças maiores de 2 anos:

- Se ECG ≤ 14 ou alteração do nível de consciência e/ou sinais de fratura de base de crânio, o risco de lesão intracraniana chega a 4,3%, e, nessas condições, a TC de crânio está indicada.
- Na ausência desses sintomas, o risco de lesão intracraniana é menor do que 1% quando consideradas as demais variáveis para a idade e, portanto, pode-se seguir com a observação clínica. Se houver deterioração neurológica (sonolência, sinais localizatórios) a TC de crânio deverá ser realizada.

A Figura 2 mostra as indicações de TC de crânio para as crianças vítimas de TCE de acordo com a idade (maior ou menor de 2 anos) segundo os critérios do *Pecarn*.

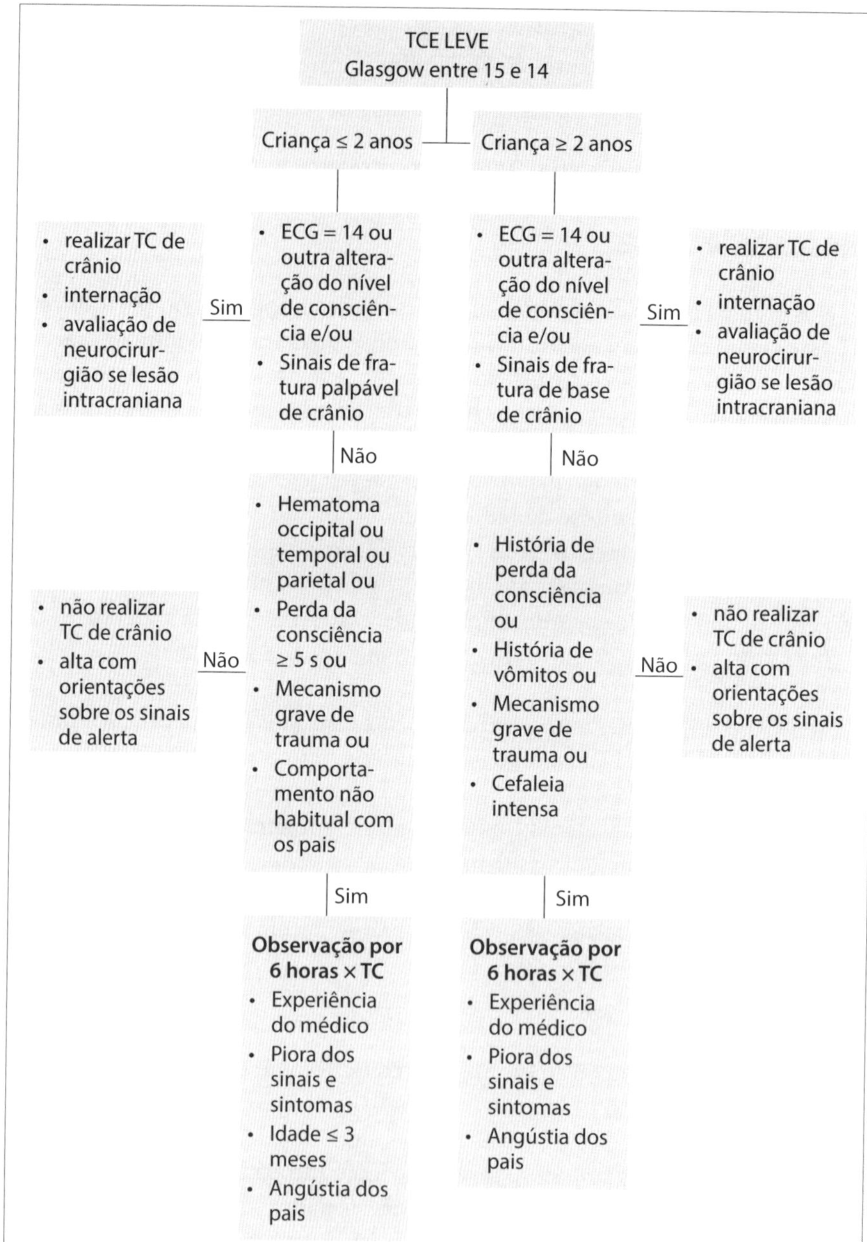

Figura 2 Indicação de tomografia de crânio nas crianças com TCE leve segundo as variáveis do Pecarn.

ECG: Escala de Coma de Glasgow; *Pecarn: Pediatric Emergency Care Applied Research Network*; TC: tomografia computadorizada; TCE: traumatismo cranioencefálico.

Fonte: adaptada de Kupperman et al., 2009.

Radiografia de crânio

A radiografia de crânio não apresenta vantagens em sua realização por não identificar lesão intracraniana. Sua interpretação é passível de erros; as suturas abertas e os sulcos vasculares podem ser confundidos com fraturas e vice-versa. Metade das lesões intracranianas não apresenta fratura na radiografia de crânio. Dessa forma, sua realização rotineira deve ser evitada.

Nos serviços médicos onde não há recursos, a radiografia de crânio pode ser considerado uma triagem para avaliar a presença de fraturas, principalmente nas crianças com hematomas subgaleais. No entanto, sua ausência não exclui lesão intracraniana.

Ultrassonografia de crânio

A ultrassonografia de crânio é um método diagnóstico com sensibilidade de 90% e especificidade de até 97% para avaliar fratura de crânio, principalmente quando realizado por operador experiente. É de fácil execução, baixo custo e não emite radiação ionizante. Para as lesões parenquimatosas, apresenta menor sensibilidade e especificidade quando comparado à TC.

Ressonância magnética da cabeça

A RM não tem indicação de rotina como exame inicial para avaliar o TCE.

Apesar da vantagem de não utilizar radiação ionizante e permitir melhor avaliação das lesões cerebrais (hematomas subdural e epidural, contusão cerebral, lesão axonal difusa), apresenta alto custo, necessita de sedação e dispende muito tempo para sua realização. Está indicada para o acompanhamento dos pacientes com TC normal mas com alterações neurológicas persistentes.

INDICAÇÕES DE INTERNAÇÃO

Na grande maioria das vezes, não há necessidade de internação para o TCE leve. Quando a criança apresentar variáveis que indicam observação clínica, sem necessidade de exames de imagem, esta poderá ser feita por 6 horas. Após esse período, pode-se orientar alta com orientações para os pais.

As crianças sintomáticas com vômitos, sonolência, que realizaram TC de crânio sem lesões intracranianas, devem permanecer em observação até a melhora dos sintomas.

Para as crianças que realizaram TC de crânio, estão assintomáticas e ativas, pode-se prescrever alta com orientações para os pais, sem necessidade de observação intra-hospitalar.

Para as crianças que realizaram TC de crânio, também estão assintomáticas e ativas, mas com evidência de fratura de crânio, porém sem lesão intracraniana, pode-se considerar alta em até 24 horas, com seguimento ambulatorial com neurocirurgia.

Para as crianças que apresentam lesão intracraniana na TC de crânio, a avaliação neurocirúrgica está indicada.

ORIENTAÇÕES DE ALTA PARA OS PAIS

Na alta da criança com TCE leve, os pais devem ser orientados a observar sinais de deterioração neurológica nas próximas 72 horas da decorrência do trauma e retornar para o serviço de emergência caso apareçam os seguintes sintomas: sonolência excessiva, cefaleia intensa e progressiva que limita a criança em suas atividades habituais e refratária ao uso de analgésicos; vômitos persistentes (mais de 2 episódios); alteração da fala; formigamento nos membros; convulsões, entre outros.

Não há necessidade de limitar o sono da criança, mas é recomendável verificar a cada 4 horas se ela está bem.

Para as crianças maiores, deve-se orientar o afastamento das atividades esportivas por pelo menos 48 horas até uma nova reavaliação médica.

PREVENÇÃO

O TCE é um evento de alta morbidade e mortalidade na população pediátrica, e as circunstâncias que envolvem seu acontecimento são, na grande maioria das vezes, preveníveis. Assim, a supervisão constante de um adulto é fundamental para evitar que a criança se exponha a situações de risco. Programas educacionais e de informação são essenciais para a conscientização tanto dos pais quanto das crianças. Incentivar o uso de cadeiras e cintos especiais para as crianças nos automóveis, equipar a casa com itens de segurança (portões no topo e na base da escada, protetores de canto de mesa, protetores de janelas, entre outros), abolir o uso do andador, alertar sobre equipamentos de proteção para a prática de esportes (capacete, cotoveleira e joelheira), bem como brinquedos seguros certificados pelo Inmetro, são algumas das orientações que podem minimizar a ocorrência do TCE e seus eventos secundários.

BIBLIOGRAFIA

1. Andrade AF, Paiva WS, Amorim RLO, Figueiredo EG, Rusafa Neto E, Teixeira MJ. Mecanismos de lesão cerebral no traumatismo cranioencefálico. Rev Assoc Med Bras. 2009;55(1):75-82

2. Babl FB, Borland ML, Phillips N, Kochar A, Dalton S, McCaskill M, et al., for the Paediatric Research in Emergency Departments International Collaborative (Predict). Accuracy of Pecarn, Catch, and Chalice head injury decision rules in children: a prospective cohort study. Lancet. 2017;389:2393-402.
3. Brennan PM, Murray GD, Teasdale GM. Simplifying the use of prognostic information in traumatic brain injury. Part 1: The GCS-Pupils score: an extended index of clinical severity. J Neurosurg. 2018;128:1612-20.
4. Colli BC, Sato T., Oliveira RS, Sassoli VP, Filho JSC, Manco ARX, Junior CGC. Características dos pacientes com traumatismo cranioencefálico atendidos no Hospital das Clínicas da Faculdade de Medicina de Ribeirão Preto. Arq Neuropsiquiatr.1997;55(1):91-100.
5. Dias MS. Traumatic brain and spinal cord injury. Pediatr Clin N Am. 2004;51:271-303.
6. Dunning J, Batchelor J, Stratford-Smith P, Teece S, Browne J, Sharpin C, Mackway-Jones K.A meta-analysis of variables that predict significant intracranial injury in minor head trauma. Arch Dis Child. 2004;89(7):653-9.
7. Dunning J, Daly JP, Lomas JP, Lecky F, Batchelor J, Mackway-Jones K, Children's head injury algorithm for the prediction of important clinical events study group. Derivation of the children's head injury algorithm for the prediction of important clinical events decision rule for head injury in children. Arch Dis Child. 2006;91(11):885-91.
8. Dunning J, Daly JP, Malhotra R, Stratford-Smith P, Lomas JP, Lecky F, et al. The implications of Nice guidelines on the management of children presenting with head injury. Children's Head injury Algorithm for the Identification of significant Clinical Events Study (Chalice study). Arch Dis Child. 2004;89(8):763-7.
9. Guerra SD. Traumatismo cranioencefálico. In: Júnior DC, Burns DAR (eds.). Tratado de pediatria. – Sociedade Brasileira de Pediatria. Barueri: Manole; 2014. p.2859-78.
10. Kochanek PM, Carney N, Adelson PD, Ashwal S, Bell MJ, Bratton S, et al. Guidelines for the acute medical management of severe traumatic brain injury in infants, children, and adolescents – second edition. Pediatr Crit Care Med. 2012;13(suppl.1).
11. Koizumi MS, Jorge MHPM, Nóbrega LRB, Waters C. Crianças internadas por traumatismo cranioencefálico, no Brasil, 1998: causas e prevenção. Informe Epidemiológico do SUS. 2001;10(2):93-101.
12. Kuppermann N, Holmes JF, Dayan PS, Hoyle JD Jr, Atabaki SM, Holubkov R, et al. Identification of children at very low risk of clinically-important brain injuries after head trauma: a prospective cohort study. Lancet. 2009;374(9696):1160-70.
13. Palchak MJ, Holmes JF, Vance CW, Gelber RE, Schauer BA, Harrison MJ, et al. A decision rule for identifying children at low risk for brain injuries after blunt head trauma. Ann Emerg Med. 2003;42(4):492-506.
14. Palchak MJ, Holmes JF, Vance CW, Gelber RE, Schauer BA, Harrison MJ, et al. Imaging of accidental paediatric head trauma. Pediatr Radiol. 2009;39(5):438-46.
15. Pearce MS, Salotti JA, Little MP, McHugh K, Lee C, Kim KP, et al. Radiation exposure from CT scans in childhood and subsequent risk of leukaemia and brain tumors: a retrospective cohort study. Lancet. 2012;380(9840):499-505.
16. Rodrigues TP, Dias MA, Hohl A, Mazzuco TL. Bases fisiopatológicas do traumatismo cranioencefálico e insuficiência hipofisária pós-traumática. Biosaúde [Londrina]. 2008;10(2):129-46.
17. Ropper AH, Gorson KC. Concussion. N Engl J Med. 2007;356(2):166-72.
18. Schutzman SA, Barnes P, Duhaime AC, Greenes D, Homer C, Jaffe D, et al. Evaluation and management of children younger than two years old with apparently minor head trauma: proposed guidelines. Pediatrics. 2001;107(5):983-93.
19. Thiessen ML, Woolridge DP. Pediatric minor closed head injury. Pediatr Clin N Am. 2006;53:1-26.

47
Estado de mal epiléptico

Clarice Semião Coimbra

Objetivo do capítulo

Definir estado de mal epilético na criança, destacando sua gravidade e sua urgência. Abordaremos suas causas mais comuns, sinais e sintomas clínicos e a abordagem terapêutica.

DEFINIÇÕES

A crise epiléptica pode ser definida como um conjunto de sinais e sintomas relacionados a uma convulsão transitória, provenientes de atividades neuronais anormais excessivas ou síncronas. Essas atividades podem estar relacionadas a uma falência tanto de mecanismos responsáveis pelo fim de convulsões, quanto pelo início delas. As crises podem ser do tipo focais, generalizadas ou desconhecidas, a depender de sua origem, como mostra a Figura 1.

O estado de mal epilético (EME), por sua vez, seguindo a definição da International League Against Epilepsy (ILAE), é uma condição resultante de falha dos mecanismos responsáveis pelo controle que levam a convulsões anormalmente prolongadas e que pode ter consequências de longo prazo, incluindo morte neuronal, lesão neuronal e alteração de redes neuronais, dependendo do tipo e da duração das crises.

A incidência anual estimada do EME é de aproximadamente 18 a 28 casos por 100 mil por ano, mas pode chegar a 61 por 100 mil por ano, dependendo da população estudada. Mais alta em idosos e neonatos. O EME é mais prevalente em pacientes com lesão estrutural. Em pacientes com epilepsia, pode ser precipitado por abstinência de drogas, doenças intercorrentes ou distúrbio metabó-

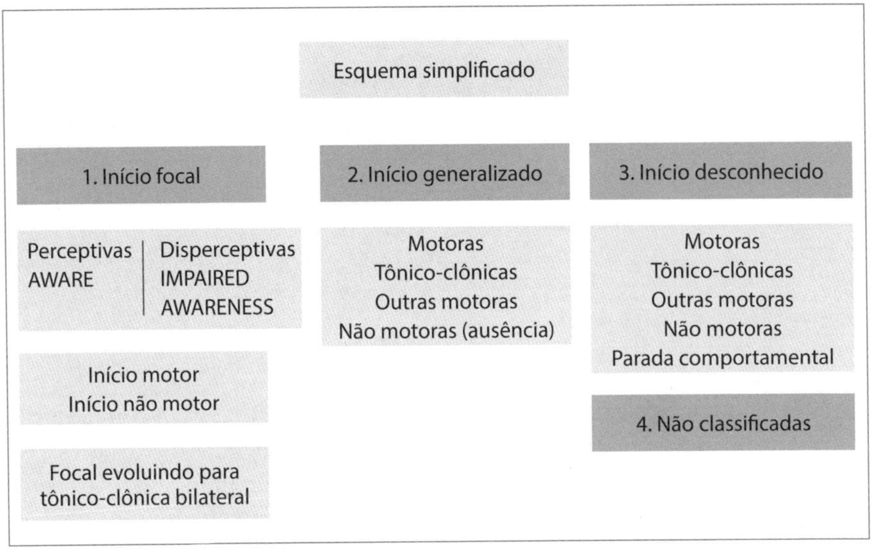
Esquema simplificado
1. Início focal
2. Início generalizado
3. Início desconhecido
Perceptivas
AWARE
Disperceptivas
IMPAIRED
AWARENESS
Motoras
Tônico-clônicas
Outras motoras
Não motoras (ausência)
Motoras
Tônico-clônicas
Outras motoras
Não motoras
Parada comportamental
Início motor
Início não motor
4. Não classificadas
Focal evoluindo para
tônico-clônica bilateral

Figura 1 Classificação básica da ILAE 2017 para os tipos de crises epilépticas.
Fonte: adaptada de Fisher et al., 2017.[1]

lico. Além disso, cerca de um terço das epilepsias se inicia com um *status*, e os pacientes têm maior risco nos primeiros dois anos da doença.

Antes, em muitos serviços, o *status* era definido como crises epilépticas que se prolongavam ou reentravam, sem recuperação da consciência, por 30 minutos ou mais. Entretanto, considerando que "tempo é cérebro" e que essa definição atrasava o início do tratamento, houve importante mudança do paradigma de tempo relacionado ao *status*, definindo tempo 1 (T1) e tempo 2 (T2), após uma força tarefa da ILAE, com resultados publicados por Eugen Trinka et al., em 2015 (Tabela 1).[2] Considera-se o T1 como o ponto a partir do qual os mecanismos de autorregulação cerebral já falharam em cessar as crises espontaneamente – que na crise tônico-clônica generalizada ou bilateral seria de 5 minutos e para crise focal disperceptiva de 10 minutos. Assim, T1 é o momento de indicação de início do tratamento do EME. E T2 como o tempo a partir do qual há consequências a longo prazo – que na crise tônico-clônica generalizada ou bilateral seria de 30 minutos e para crise focal disperceptiva de 60 minutos.

O estado de mal epiléptico (EME) é a forma mais grave e extrema de crise epiléptica, podendo ser:

- EME convulsivo (ou tônico-clônico): atividade convulsiva contínua ou crises convulsivas repetidas, sem recuperar a consciência entre as crises por mais de que 5 minutos.

Tabela 1 Dimensão operacional do tempo no estado de mal epiléptico (EME)

Tipo de *status* epiléptico (SE)	T1 – tempo que a crise provavelmente não cessará mais espontânea e tornando-se prolongada	T 2 – tempo que a convulsão pode gerar consequências a longo prazo (sequelas)
SE tônico-clônico	5 minutos	30 minutos
SE focal com perda de consciência	10 minutos	> 60 minutos
SE de ausência	10-15 minutos	Desconhecido

Fonte: adaptada de Trinka et al., 2015.[2]

- EME não convulsivo (NCSE): condição epiléptica duradoura com redução ou alteração consciência, anormalidades comportamentais e vegetativas, ou sintomas meramente subjetivos como auras, mas sem grandes movimentos convulsivos por mais de 30 minutos. O *status* não convulsivo sempre deve ser lembrado como diagnóstico diferencial em crianças com rebaixamento agudo do nível de consciência.

Há ainda subtipos do EME relacionados à resposta do paciente em relação ao manejo de fármacos anticonvulsivos. O refratário corresponde à continuidade da crise mesmo após a administração de antiepilépticos de primeira (que são os benzodiazepínicos de resgate) e segunda linha (que são os ataques endovenosos de fármacos anticrise). Enquanto o super-refratário persiste mesmo após os de terceira linha, ou classicamente, seria um *status* que continua por 24 horas ou mais após a administração de sedativos endovenosos.

Estágios para crises tônico-clônica generalizadas:

1. *Status* iminente ou inicial: acima de 5 minutos.
2. *Status* estabelecido: de 10 a 30 minutos (após a falha no tratamento com benzodiazepínicos de resgate).
3. *Status* avançado ou refratário: de 30 a 60 minutos (se mantém após a administração de fármacos anticrise endovenosos).
4. *Status* super-refratário: convulsões continuam apesar do tratamento com anestésicos intravenosos (IV) por mais de 24 horas em UTI.

Para o pediatra no pronto atendimento, ao se deparar com uma crise epiléptica no pronto-socorro, além do reconhecimento do EME e da sua ágil condição, são recomendados alguns questionamentos importantes para a exclusão de crises provocadas ou sintomáticas agudas e de diagnósticos diferenciais. Entre eles:

1. É um evento de natureza epiléptica? Deve-se atentar a possíveis diagnósticos diferenciais, como síncope e arritmias, crise não epiléptica psicogênica (CNEP), migrânea e vertigem, transtornos do sono e psiquiátricos, dispneia e distúrbios do movimento (distonia, coreia, balismo e tremores).
2. É uma crise provocada ou sintomática aguda? São crises que ocorrem por agravos metabólicos/sistêmicos como febre, hipoglicemia, distúrbios hidreletrolíticos, uremia, abstinência ou intoxicação exógena; e agravos agudos ao sistema nervoso central (em até 7 dias do insulto) como traumatismo craniano, infecção do sistema nervoso central (SNC), hemorragia cerebral ou acidente vascular encefálico. Nesse contexto, vale enfatizar a investigação direcionada na emergência com aferição da temperatura, glicemia capilar com correção rápida se hipoglicemia, dosagem de sódio e metabólicos, coleta de líquor – se suspeita de infecção do SNC, e tomografia computadorizada de crânio.
3. É um estado de mal epiléptico? Considerar a definição e suas dimensões de tempo (T1 e T2), aplicando conduta direcionada (tratamento detalhado a seguir).
4. Qual o risco de recorrência da crise epiléptica? De modo geral, esta pergunta já se relaciona à própria definição de epilepsia, configurando uma doença do cérebro definida por qualquer uma das seguintes condições: (1) pelo menos 2 crises não provocadas (ou reflexas) em um intervalo maior que 24 horas; (2) uma crise não provocada (ou reflexa) com risco de recorrência estimado maior que 60% em 10 anos, por conter crise em sono, EEG com atividade epileptiforme ou evidência clínica ou por neuroimagem de lesão cerebral; ou (3) pelo diagnóstico de uma síndrome epiléptica.

TRATAMENTO DO ESTADO DE MAL EPILÉPTICO

O tratamento do EME é uma urgência médica porque a resposta aos tratamentos e o prognóstico diminuem com o passar do tempo. Portanto, uma abordagem de tratamento em estágios tem sido defendida, com diferentes medicamentos usados no EME inicial (estágio I), estabelecido (estágio II), refratário (estágio III) e super-refratário (estágio IV).

Estágio I (inicial) (T1)

Este estágio tem duração a partir de 5 minutos se crise tônico-clônica generalizada ou 10 minutos se crise focal disperceptiva. Os benzodiazepínicos (BZP), em doses em *bolus*, como resgate, são as drogas de primeira linha para estado de mal epiléptico inicial, independentemente da causa ou da idade do paciente. Essas drogas se ligam aos receptores GABA-A, aumentando a frequência de abertura no receptor, levando à neurotransmissão inibitória e à ação antiepiléptica.

Em protocolos internacionais, o lorazepam (endovenoso e intranasal) é geralmente preferido para tratamento do EME inicial, porque é menos solúvel em lipídeos e consequentemente não sofre a rápida redistribuição em tecidos periféricos observados com o diazepam. Entretando, no Brasil apenas o diazepam (DZP) (endovenoso ou retal) e o midazolam (endovenoso e intramuscular) estão disponíveis, ambos com efetividade equivalente. O DZP é um BZP altamente lipofílico, que atravessa rapidamente a barreira hematoencefálica, porém é também rapidamente redistribuído em tecidos periféricos. Essa propriedade farmacocinética é responsável por sua rápida ação anticonvulsivante, apesar de sua meia-vida de eliminação mais longa. A literatura endossa, ainda, que é preferível o midazolam como primeira linha, com administração intramuscular, sempre que o paciente não tiver acesso endovenoso ou este estiver difícil de obter.

Um estudo de Brian Alldredge et al., publicado no *New England Journal of Medicine*,[3] comparou o uso do lorazepam e do diazepam com placebo na abordagem inicial do status pré-hospitalar. O grupo placebo teve mais insuficiência respiratória e necessidade de intubação orotraqueal que os pacientes que receberam o resgate com benzodiazepínicos, reforçando que as crises epilépticas prolongadas levaram a maior impacto hemodinâmico e respiratório que o uso de medicações para cessá-las. Desde então, muitos outros estudos reforçam a importância do resgate precoce com BZD, com possibilidade de controle de até 70% dos EME.

Estágio II (estabelecido)

Este estágio dura entre 10 e 30 minutos para crises generalizadas. O paciente já terá falhado a uma ou mais doses do BZP de resgate, e o objetivo de tratamento se centra no controle rápido das convulsões para evitar lesão neuronal. Após a falha de 1 ou 2 doses de BZD para interromper o EME, as diretrizes recomendam o tratamento com segunda linha: fenitoína/fosfenitoína (PHT), fenobarbital (PB), valproato de sódio (VPA), levetiracetam (LEV) ou lacosamida (LAC). Infelizmente no Brasil, não há disponíveis fosfofenitoína, valproato, levetiracetam ou lacosamida endovenosos, logo, os protocolos se limitam a ataques de fenitoína e/ou fenobarbital. A fenitoína tem sido um tratamento-padrão para EME desde a década de 1940, sendo relatado como fármaco não-BZD mais usado para EME em pesquisas de prática clínica. Além disso, aparece como fármaco não BZD inicial preferido em muitos protocolos hospitalares, entretanto tem efeitos adversos que devem ser considerados e eficácia próxima de 50% em muitos estudos. A fenitoína tem como evento adverso hepatotoxicidade, pancitopenia, síndrome de Stevens-Johnson, lesões graves se extravasamento, hipotensão e arritmias cardíacas durante a infusão, por isso o paciente deve ser monitorizado. Pela falta de ensaios de classe I, a decisão sobre o tratamento de segunda linha se baseia na disponibilidade local, no custo e nas características próprias do paciente.

Em uma metanálise de estudos de EME resistente a benzodiazepínicos, a cessação de crises com valproato (75,7%) e fenobarbital (73,6%) foi maior que com levetiracetam (68,5%) ou fenitoína (50,2%). Em outra metanálise do *Neurology* de 2019,[4] foram incluídos 24 estudos com 1.185 episódios de EME. O fármaco não BZD mais eficaz foi o fenobarbital (PB) com uma probabilidade de cessar convulsões de 0,8; seguido por valproato (VPA) 0,71; lacosamida 0,66; levetiracetam 0,62; e fenitoína/fosfenitoína (PHT) 0,53.

O ESETT (*Established Status Epilepticus Treatment Trial*)[5] é um estudo de eficácia comparativa multicêntrico, randomizado e cego, que avaliou o uso de fosfenitoína, ácido valpróico e levetiracetam para pacientes com EME refratário a benzodiazepínicos (adultos e crianças). No estudo não acharam diferença significativa na cessação das crises no uso dos três farmácos, o EME parou em aproximadamente 50% dos pacientes de cada grupo.

O ConSEPT (*Lancet* 2019)[6] foi um estudo controlado randomizado, multicêntrico e aberto conduzido em 13 departamentos de emergência na Austrália e na Nova Zelândia, no qual estudaram crianças em EME que não responderam a BZD de primeira linha. Os pesquisadores estudaram a resposta à fenitoína e ao levetiracetam dos pacientes que receberam 20 mg/kg de fenitoína (infusão intravenosa ou intraóssea durante 20 minutos) ou 40 mg/kg de levetiracetam (infusão intravenosa ou intraóssea durante 5 minutos). A cessação clínica da atividade convulsiva 5 minutos após a conclusão da infusão do medicamento em estudo ocorreu em 68 (60%) pacientes no grupo fenitoína e 60 (50%) pacientes no grupo levetiracetam. Definiram que levetiracetam não é superior à fenitoína no tratamento de segunda linha do EME convulsivo pediátrico. O tratamento com uma droga seguida da outra reduziu a taxa de falha em mais de 50%, acrescentando apenas 10 minutos adicionais ao tempo de tratamento (em comparação com a administração isolada de fenitoína). Com base nos resultados deste estudo e de estudos anteriores, os médicos devem considerar o uso sequencial de fenitoína e levetiracetam, ou levetiracetam e fenitoína, para tratamento de segunda linha do EME convulsivo pediátrico antes de passar para o próximo estágio.

Estágio III (refratário ou avançado) – T2

Neste estágio, o paciente não saiu do EME mesmo após o uso de BZD de resgate e de ataque com fármaco(s) endovenoso(s), como fenitoína e/ou fenobarbital. Se não houver resposta após o uso de fármacos de primeira e segunda linha, deve ser iniciado um sedativo contínuo, tentando controle das crises, tratamento da etiologia das crises e manejo e prevenção de complicações. Nesse momento é importante, ainda, certificar-se de que o paciente tenha suporte ventilatório avançado.

Os agentes anestésicos contínuos são normalmente usados para tratar o EME refratário. O EEG contínuo é recomendado enquanto esses medicamentos estiverem sendo usados. Embora não se saiba por quanto tempo o tratamento anestésico deve ser administrado para controlar as convulsões, uma infusão contínua é normalmente mantida por 24 a 48 horas antes de ser desmamada. Antes da retirada desses fármacos, os medicamentos anticonvulsivantes enterais devem ser introduzidos e otimizados. Os quatro principais anestésicos usados para o EME refratário são midazolam, propofol, pentobarbital (tiopental é frequentemente usado no Brasil) e cetamina. Midazolam, propofol e barbitúricos são agonistas do GABA, e o propofol também pode atuar como um antagonista do NMDA; cetamina é um antagonista NMDA. Todas as quatro drogas são metabolizadas principalmente no fígado. Seguem na Tabela 2 as doses sugeridas e os efeitos adversos mais comuns.

Tabela 2 Sedativos endovenosos no estado de mal epiléptico (EME)

Medicação	Dose inicial	Dose de manutenção	Efeitos adversos
Midazolam	0,2 mg/kg	0,05-2 mg/kg/h	Depressão respiratória, hipotensão
Tiopental	2 mg/kg	0,5-5 mg/kg/h	Depressão respiratória e cardíaca, hipotensão
Cetamina	0,5-4,5 mg/kg	Até 5 mg/kg/h	Hipertensão, arritmias, anafilaxia, edema pulmonar
Propofol	1-2 mg/kg	30-200 mcg/kg/min	Depressão respiratória, hipotensão, síndrome da infusão continua

Fonte: adaptada de Nelson et al., 2018.[7]

No avançar dos estágios do EME, as evidências se tornam mais escassas, principalmente na população pediátrica. De modo geral, os protocolos continuam recomendando o midazolam contínuo como sedativo inicial no estágio III, pela meia-vida mais curta e maior costumo de uso pelos pediatras, objetivando a suspensão mais precoce e o manejo do paciente grave. Recomenda-se dose de ataque de 0,2 mg/kg, seguido de infusão inicial de 0,05 mg/kg/h, com aumentos de 0,05 a cada 5-10 minutos até cessar clínico/eletrográfica ou surto supressão, com dose máxima de 2 mg/kg/h.

Se o midazolam não for suficiente para retirar o paciente do *status*, um segundo sedativo deve ser acrescentado. Os barbitúricos têm efeito neuroprotetor e talvez uma eficácia anticonvulsivante adicional pelo fato de reduzir a temperatura corporal central, porém há evento adverso como supressão cardiorrespiratória mais potente, imunossupressão, vida média mais longa com armazenamento no compartimento de lipídeos, o que leva a uma recuperação mais lenta, com internação mais prolongada.

A cetamina surgiu recentemente como alternativa ao anestésico IV tradicional, pela manutenção da hemodinâmica favorável e um mecanismo de ação diferente dos anestésicos convencionais, pela sua endocitose do receptor GABA e o antagonismo do receptor de glutamato NMDA, no entanto, o conhecimento sobre a cetamina e sua potencial utilidade é limitado, uma vez que é frequentemente associada a outras infusões contínuas. Uma metanálise de 110 pacientes adultos revelou que a cetamina pode ter ajudado a controlar o EME refratário em cerca de 57% dos pacientes. Uma revisão de 95 pacientes tratados com cetamina para EME refratário ou EME super-refratário mostrou que as convulsões foram resolvidas em 68%, mas os resultados foram variáveis: bons resultados foram observados em 19 pacientes (incluindo alta para casa ou reabilitação), morte em 30 e outros déficits/desconhecidos nos demais pacientes. Embora os efeitos colaterais da cetamina não estejam bem delineados, as preocupações incluem sintomas psiquiátricos (alucinações, delírios, sonhos) em pacientes acordados, aumento da pressão intracraniana, aumento da pressão intraocular, aumento da secreção de saliva, arritmias, depressão respiratória e neurotoxicidade.

Além dos anestésicos gerais, a lacosamida (200 a 400 mg) também foi testada em EME refratário (esse medicamento não foi incluído na metanálise mencionada) em uma revisão de 136 pacientes, esse esquema levou ao controle das convulsões em 56% dos casos. Os eventos adversos ocorreram em 25% dos casos; a sedação foi a mais comum, seguida de hipotensão e reação alérgica na pele; menos comum, angioedema, prurido e bloqueio atrioventricular de terceiro grau e assistolia paroxística.

Em casos particularmente mais difíceis, pode-se tolerar um coma farmacológico mais prolongado (5-7 dias), agregar fármacos adicionais preferentemente de diferentes mecanismos de ação, meia-vida curta e baixa incidência de interações farmacológicas, para facilitar a supressão das convulsões e a retirada gradual das infusões.

Estágio IV (super-refratário)

O *status* epiléptico refratário pode evoluir para *status* super-refratário aproximadamente em 15 a 35% das vezes, definido como EME com duração maior que 24 horas em uso de anestésicos.

Agentes imunomoduladores, imunoglobulina endovenosa, metilprednisolona endovenosa e plasmaférese devem ser considerados em casos de EME super-refratários de etiologia suspeita para encefalite autoimune, FIRES (*Syndrome of febrile infection-related epilepsy syndrome*) e NORSE (*Status* epiléptico refratário de início abrupto em criança não epiléptica), após a exclusão de infecção e análise do líquor.

A dieta cetogênica também deve ser lembrada no EME refrátário e super-refratário, mostrando-se promissora. Em um estudo prospectivo multicêntrico fase 1/2 de 2017 de pacientes adultos com EME super-refratário tratados com dieta cetogênica, todos os 15 pacientes incluídos no estudo atingiram a cetose após uma média de 2 dias de dieta e em 78,6% dos pacientes houve resolução do EME super-refratário em uma média de 5 dias. Um estudo com 14 crianças mostrou resolução eletrográfica e uma supressão em mais 50% em 10 pacientes, dentro dos 7 primeiros dias após o início da dieta.

A hipotermia terapêutica também foi postulada como possível tratamento para o EME refratário e super-refratário. Um estudo de 2016 designou aleatoriamente 270 pacientes na UTI que estavam em ventilação mecânica e em EME convulsivo para tratamento-padrão sozinho ou tratamento-padrão mais hipotermia (32 a 34ºC por 24 horas). O estudo não mostrou melhores resultados nos pacientes tratados com hipotermia (o resultado primário foi definido como uma escala de resultados de Glasgow de 5 em 90 dias).

Várias complicações podem ocorrer no EME, exigindo atenção e manejo adicionais, incluindo a possível necessidade de ventilação mecânica, uso de drogas vasoativas, manejo de arritmias, distúrbios ácido-base, insuficiência renal, trombocitopenia, sepse, erupção cutânea, rabdomiólise e neuropatia de doença crítica ou miopatia. Os fatores de risco para essas complicações incluem não apenas a imobilidade do próprio EME e potencialmente de agentes anestésicos causando coma, mas também quaisquer efeitos adversos ou imunossupressão resultantes dos medicamentos usados para tratar o EME.

BIBLIOGRAFIA

1. Fisher RS, Cross JH, D'Souza C, French JA, Haut SR, Higurashi N, et al. Instruction manual for the ILAE 2017 operational classification of seizure types. Epilepsia. 2017. Disponível em: https://www.ilae.org/files/ilaeGuideline/OperationalClassification-Fisher2017-Brazil.pdf. Acesso em: 30 out. 2024.

Linha do tempo	Intervenções no setor de emergência ou durante o atendimento de paramédicos treinados
0 a 5 minutos – Fase de estabilização	1. Estabilizar paciente (vias aéreas, respiração, circulação, incapacidade – exame neurológico) 2. Estabelecer tempo de crise, monitorar sinais vitais 3. Avaliar a oxigenação, fornecer oxigênio por máscara ou cateter nasal, considerar intubação, se houver indicação 4. Iniciar monitoramento cardíaco por ECG 5. Coletar glicemia capilar (ou glicemia de punção digital). Se a glicemia < 60 mg/dL: • Adultos: 100 mg de tiamina IV e então 50 mL de dextrose 50% IV • Criança ≥ 2 anos: 2 mL/kg de dextrose 25% IV • Criança < 2 anos: 4 mL/kg de dextrose 12,5% IV 6. Acesso venoso e coletar íons, hemograma, quadro toxicológico, nível sérico de drogas anticonvulsivantes (se apropriado)

Crise convulsiva persiste? Sim → fase inicial da terapia; Não → Se o paciente estiver estável na avaliação inicial, então cuidados médicos sintomáticos

Linha do tempo	Intervenções	
5 a 20 minutos – Fase inicial da terapia	A benzodiazepina é a terapia inicial de escolha (nível A) Escolher **uma** entre as 3 drogas de primeira linha com dose e frequência: • Midazolam intramuscular (10 mg para > 40 kg, 5 mg para 13 a 40 kg, dose única, nível A) ou • Lorazepam intravenoso (0,1 mg/kg/dose, máx: 4 mg/dose, pode repetir a dose uma vez, nível A) ou • Diazepam intravenoso (0,15 a 0,2 mg/kg/dose, máx: 10 mg/dose, pode repetir a dose uma vez, nível A) Se nenhuma das opções anteriores estiver disponível, escolher uma: • Fenobarbital intravenoso (15 mg/kg/dose, dose única, nível A) ou • Diazepam retal (0,2 a 0,5 mg/kg, máx: 20 mg/dose, dose única, nível B) ou • Midazolam intranasal (nível B) ou midazolam oral (nível B)	Se o paciente estiver estável na avaliação inicial, então cuidados médicos sintomáticos

Crise convulsiva persiste? Sim → Fase 2; Não → Se o paciente estiver estável na avaliação inicial, então cuidados médicos sintomáticos

Linha do tempo	Intervenções	
20 a 40 minutos – Fase 2	Não há uma segunda opção de terapia preferencial baseada em evidências (nível U) Escolher **uma** entre as drogas de segunda linha: • Fosfenitoína intravenosa (20 mg/kg, máx: 1.500 mg, dose única, nível U) ou • Ácido valproico intravenoso (40 mg/kg/dose, máx: 3.000 mg/dose, dose única, nível B) ou • Levetiracetam venoso (60 mg/kg/dose, máx: 4.500 mg/dose, dose única, nível U) Se nenhuma das opções anteriores estiver disponível, escolher uma das seguintes (se não foram administradas ainda): • Fenobarbital intravenoso (15 mg/kg/dose, dose máxima, nível B)	Se o paciente estiver estável na avaliação inicial, então cuidados médicos sintomáticos

Crise convulsiva persiste? Sim → Fase 3; Não → Se o paciente estiver estável na avaliação inicial, então cuidados médicos sintomáticos

Linha do tempo	Intervenções
40 a 60 minutos – Fase 3	Não há evidências claras para guiar a terapia nesta fase (nível U) Escolhas incluem: repetir terapia de segunda fase ou indução anestésica com tiopental, midazolam, pentobarbital ou propofol (todos com monitorização contínua com EEG)

Figura 2 Fluxograma do estado de mal epiléptico (EME).

Fonte: adaptada de Glauser et al., 2016.[8]

2. Trinka E, Cock H, Hesdorffer D, Rossetti AO, Scheffer IE, Shinnar S, et al. A definition and classification of status epilepticus – report of the ILAE Task Force on Classification of Status Epilepticus. Epilepsia. 2015;56(10):1515-23.
3. Alldredge B, Gelb AM, Isaacs SM, Corry MD, Allen F, Ulrich SK, et al. N Engl J Med. 2001;345:631-7.
4. Fernandez IS, Gaınza-Lein M, et al. Meta-analysis and cost-effectiveness of second-line antiepileptic drugs for status epilepticus. Neurology.2019;92:e2339-48.
5. Chamberlain JM, et al. Neurological emergencies treatment trials; pediatric emergency care applied research network investigators. Efficacy of levetiracetam, fosphenytoin, and valproate for established status epilepticus by age group (ESETT): a double-blind, responsive-adaptive, randomised controlled trial. Lancet. 2020;395(10231):1217-24.
6. Dalziel SR, Borland ML, et al. PREDICT research network. Levetiracetam versus phenytoin for second-line treatment of convulsive status epilepticus in children (ConSEPT): an open-label, multicentre, randomised controlled trial. Lancet. 2019;393(10186):2135-45.
7. Nelson SE, Varelas PN. Status epilepticus, refractory status epilepticus, and super-refractory status epilepticus. Continuum (Minneap Minn). 2018;24(6): 1683-707.
8. Glauser T, et al. Evidence-based guideline: treatment of convulsive status epilepticus in children and adults: report of the guideline committee of the American Epilepsy Society. Epilepsy Curr. 2016;16(1):48-61.

48
Convulsão febril

Carlos Augusto Takeuchi

Objetivo do capítulo

A convulsão febril é uma condição bastante comum na prática pediátrica, afetando crianças jovens, e por conta disso é motivo de procura pelos serviços de pronto atendimento por parte das famílias e dos cuidadores. A proposta do capítulo é orientar pais, cuidadores e profissionais de saúde sobre o manejo da primeira crise febril, especialmente no serviço de urgência. No final, serão feitas algumas considerações a respeito de pacientes com múltiplas crises que são acompanhados em regime ambulatorial em longo prazo.

DEFINIÇÃO E EPIDEMIOLOGIA

Apesar de comum na faixa etária pediátrica, podendo acometer de 2 a 5% das crianças, pode chegar a incidências de 9,3% em alguns trabalhos do Japão, 10% na Índia ou até mesmo 14% em Guam.[1-4]

De acordo com a Academia Americana de Pediatria (AAP), a crise convulsiva febril ocorre na vigência de febre em crianças de 6 a 60 meses, sem infecção de sistema nervoso central (SNC), sem distúrbios metabólicos, sem história prévia de crise afebril e sem insulto neurológico prévio.[1]

Já a Liga Internacional contra a Epilepsia (Ilae) admite que as crises febris podem ocorrer em crianças com idade a partir de 1 mês, na vigência de uma doença febril e não causada por infecção de SNC, sem história prévia de crise neonatal ou crise não provocada prévia e ainda que não preencha critério para outra crise sintomática aguda.[4,5]

As duas definições são parecidas, mas não idênticas, visto que a AAP exclui explicitamente crianças com condições que podem predispor a crises, por exemplo, a paralisia cerebral; no entanto, na Ilae, a inclusão de crianças com desordens neurológicas prévias pode levar a dificuldade para interpretar estudos evolutivos desses pacientes. Da mesma forma, nenhuma das duas definições exclui explicitamente desordens do desenvolvimento como transtorno do espectro autista, que podem manifestar-se mais tardiamente.[4]

Apesar de todas as dificuldades para definir o problema, a classificação parece ser menos problemática, e os autores a classificam em simples ou complicada.[1-6]

A crise febril simples é aquela crise generalizada, com duração menor que 15 minutos e que não recorre em 24 horas, enquanto a crise complicada é aquela com sinais focais e/ou duração maior que 15 minutos e/ou recorre em 24 horas e/ou se associa a déficit neurológico pós-ictal como uma paralisia de Todd.[1-7]

Existem vários trabalhos que colocam o estado de mal febril como uma entidade que é responsável por cerca de 5% dos casos de convulsão febril. Nos trabalhos mais antigos, era definido como crise que durava mais de 30 minutos, ou crises mais curtas e seriadas sem recuperação da consciência entre elas. Essa definição era baseada apenas na duração do tempo e não levava em consideração o início, focal ou generalizado. Como houve a mudança da definição do estado de mal epilético em 2015, com a colocação de tempos para intervenção medicamentosa, os pacientes com estado de mal febril também deverão ser tratados à luz da nova definição.[4,6,8]

AVALIAÇÃO CLÍNICA NO PRONTO ATENDIMENTO

A avaliação clínica inicial precisa ser focada na identificação do motivo da febre, *status* vacinal do paciente e história de uso recente de antimicrobianos. Do ponto de vista neurológico, deve-se tentar caracterizar o tipo de crise, a duração da crise, manifestação e tempo de duração do pós-ictal e história familiar de crise febril ou epilepsia.

O exame físico imediato pode evidenciar uma paralisia de Todd ou a presença de sinais meníngeos. A recuperação completa do nível de consciência deve ser observada até o retorno a seu padrão habitual.[6]

AVALIAÇÃO COMPLEMENTAR DA CRISE FEBRIL SIMPLES

O principal *guideline* da AAP, de 2011, aborda de forma crítica a realização de liquor, eletroencefalograma, dosagem de eletrólitos e exames de imagem na avaliação inicial do paciente com a primeira crise febril simples.[1]

Punção lombar

Há forte recomendação de punção lombar quando o paciente apresenta uma crise febril e ao exame físico é observada rigidez de nuca, sinais de Kernig ou

Brudzinski ou nas situações em que haja história e exame físico que sugiram meningite ou outra infecção intracraniana.[1]

Nos pacientes com idade entre 6 e 12 meses, a punção lombar deve ser considerada quando a imunização para *Haemophilus influenzae tipo B* ou *Streptococcus pneumoniae* está incompleta.[1]

Em pacientes com crise febril que fizeram uso prévio de antibióticos, esse tratamento pode ter mascarado sinais e sintomas de meningite. Na época da publicação não havia dados suficientes e conclusivos, e a decisão ficava a cargo do médico, devendo-se levar em consideração o tipo e a duração do uso de antibióticos prévios ao episódio de convulsão febril.[1,7]

Em 2013 foi publicado um trabalho retrospectivo que avaliou os achados da punção lombar em crianças com menos de 18 meses. Os pacientes foram avaliados em 2009 e 2010, antes portanto da recomendação da AAP. Foram avaliados 157 pacientes, e desses 63 (40%) foram submetidos à punção lombar e dois pacientes apresentavam meningite por *Streptococcus pneumoniae.* Três tinham meningite viral e outros dois tinham encefalite viral não herpética. A incidência total de meningite foi de 1,9%, e todos esses pacientes tinham tido uma crise febril complicada e quadro clínico sugestivo de infecção de SNC.[9]

Em 2018, trabalho populacional com pacientes arrolados entre 2007 e 2014, multicêntrico, mostrou que a punção lombar foi realizada em 25,8% dos pacientes que se apresentavam com crise febril, e a incidência de meningite foi de 0,3%. Os autores concluíram que a punção poderia ser evitada em muitos pacientes.[10] Já em 2020, Eldardear publicou outro trabalho, com pacientes arrolados entre 2015 e 2019. O número total de pacientes avaliados foi 1.375; desses, 108 (7,67%) foram submetidos ao exame do líquido cefalorraquidiano (LCR) e apenas 8 pacientes apresentavam meningite, o que corresponde a 8,3% dos pacientes que foram puncionados.[11]

Dosagem de eletrólitos

A dosagem de eletrólitos, cálcio, fosforo, magnésio, glicose ou mesmo o hemograma com o intuito de elucidar a causa da crise febril não deve ser realizada. A realização do hemograma pode ajudar a estratificar o risco de bacteremia em crianças jovens, mas a incidência de bacteremia é a mesma em crianças sem e com crise febril.[1,7]

Em 2015 foi publicado um estudo com 549 crianças que foram submetidas às múltiplas dosagens de eletrólitos, hemograma e punção lombar. A taxa de normalidade das múltiplas análises foi acima de 96,9% em todos os exames.[12]

Neuroimagem

Estudos de neuroimagem, seja por tomografia, seja por ressonância magnética (RM), não devem ser feitos em crianças com convulsão febril simples. Apesar de os pais desejarem realizar um estudo de imagem que justifique a crise, o benefício não se justifica. A realização da tomografia implica exposição a radiação e consequente maior risco de desenvolver neoplasia, enquanto a RM requer sedação e tem custo mais elevado.[1,7]

Alguns trabalhos mostram que a obtenção da imagem nesses pacientes pode encontrar alterações de intensidade focais em regiões subcorticais, alteração de sinal na substância branca ou até mesmo displasia cortical focal. Em pacientes com estado de mal febril pode haver insulto hipocampal, que pode evoluir para esclerose mesial temporal. Não há nenhum *guideline* que indique a realização de imagem, mesmo nas crises complicadas.[6]

Eletroencefalograma

De acordo com o *guideline* de 2011, o eletroencefalograma (EEG) não deve ser realizado em pacientes com crise febril simples, tem valor pouco prognóstico, além de ser um exame de custo elevado e que eleva a ansiedade familiar. Não permite prever o risco de recorrência das crises, nem o risco de desenvolver epilepsia.[1,7]

Apesar de alguns pacientes apresentarem alterações ao EEG, não se sabe ao certo seu significado clínico para predizer o risco de recorrência ou de desenvolvimento de epilepsia. Intuitivamente, a presença de anormalidades epileptiformes no EEG faz pensar que o risco de recorrência seja maior por conta de diminuição do limiar de crises, no entanto a real frequência de descargas em pacientes com crise febril é desconhecida.[6]

Recente revisão sistemática não encontrou nenhum trabalho metodologicamente adequado que suportasse a indicação de realizar EEG na crise febril complicada.[13]

AVALIAÇÃO COMPLEMENTAR DA CRISE FEBRIL COMPLICADA

Investigação da etiologia da febre, recomendação de realização de estudo de imagem no intuito de diferenciação com quadros geneticamente determinados; realização de EEG por conta de seu papel diagnóstico em algumas meningoencefalites, assim como a realização de exames de imagem.[7]

RISCO DE RECORRÊNCIA

Cerca de um terço das crianças com uma crise febril terão a segunda crise e cerca de 10% delas terão três ou mais crises febris.[6]

São considerados fatores de risco para recorrência de crises a presença de história familiar de crise febril, primeira crise antes dos 18 meses, ocorrência de crise em temperatura não muito elevada e pouco tempo de latência entre o início da febre e a ocorrência da crise.[6]

No estudo *FEBSTAT*, o principal fator de risco foi a presença de estado de mal febril quando comparado aos pacientes com crises febris simples. Outro fator de risco encontrado foi a presença de anormalidades na RM. Alterações de RM eram 4,3 vezes mais comuns em pacientes com estado de mal febril ou crise febril complicada quando comparada aos pacientes com crises febris simples. Nesse mesmo estudo, a presença de anormalidades ao EEG, especialmente lentificação ou atenuação temporal, estava associada à alteração de sinal no hipocampo, no entanto não houve aumento do risco de recorrência da crise febril.[14]

A metanálise de Hashimoto em 2020 avaliou se antitérmicos poderiam ter efeito protetor na recorrência de crises febris, tanto no mesmo episódio febril como em episódios remotos. Foram encontrados pouco trabalhos, e não se encontrou evidência de efeito protetor do uso de antitérmicos na prevenção de crises febris.[15]

Na casuística de Kubota, o principal fator de risco para recorrência da crise febril no mesmo episódio febril foi a temperatura acima de 39,8°C; nessa casuística, a recorrência de crise febril foi de 11,2%, mas o próprio autor informa que esse valor não pode ser extrapolado para outras populações, visto que essa casuística contemplou apenas asiáticos.[16]

TRATAMENTO DE CRISES FEBRIS

Na crise, a abordagem terapêutica é a mesma de qualquer crise convulsiva, com manutenção da via aérea, punção de acesso venoso, monitorização de sinais vitais, manter saturação de oxigênio acima de 90% e administração de benzodiazepínico ou outras medicações até cessar a crise.[7]

Desde 1999, a AAP não recomenda o tratamento ambulatorial medicamentoso da crise febril, seja com o uso de medicações contínuas como o fenobarbital e o ácido valproico, a despeito de ambos reduzirem o risco de recorrência de crises, mas seus efeitos adversos são mais importantes que o efeito benéfico. Da mesma forma, o uso de benzodiazepínicos não é recomendado por conta do aumento da ansiedade familiar e dos efeitos colaterais provocados pela medicação, como ataxia, alteração de nível de consciência e sedação, que podem mascarar um quadro de infecção de SNC.[17]

Importante mencionar que o *guideline* japonês de 2015 recomenda o uso de diazepam retal profilático em algumas situações, a saber: crianças com estado de mal febril com duração de mais de 15 minutos ou crianças com crises febris recorrentes e pelo menos dois dos fatores de risco:

- Crises focais ou recorrentes em menos de 24 horas.
- Presença de anormalidade neurológica ou atraso no DNPM.
- História familiar de crise febril ou epilepsia.
- Idade menor que 1 ano.
- Ocorrência de crise em temperatura menor que 38ºC.
- Crise que ocorreu com menos de 1 hora do início da febre.[18]

NECESSIDADE DE INTERNAÇÃO HOSPITALAR

Na primeira crise febril simples, em idades acima de 18 meses, com paciente estável e sem sinais ou sintomas que sugiram necessidade de investigação complementar, não há necessidade de internação. Abaixo de 18 meses pode haver a internação por conta da necessidade de realização de liquor.

Pacientes que já tiveram crise febril no passado não precisam ser internados, no entanto se deve lembrar que esse antecedente não exclui o risco de infecção do SNC no evento febril atual.

Crises febris complicadas devem ser internadas para observação, especialmente se houve necessidade de medicação para interromper a crise.[7]

CRISES FEBRIS SÃO REALMENTE BENIGNAS?

Apesar de este capítulo ser destinado à abordagem das crises febris no pronto atendimento, a benignidade dessa entidade deve ser questionada.

As crises febris são aflitivas para os familiares, podendo provocar neles alterações de comportamento e psicológicas.[4]

Existem trabalhos que avaliam o desempenho cognitivo comportamental dos pacientes que apresentaram convulsões febris e outros pacientes que evoluem com epilepsia cuja primeira manifestação foi a crise febril.

Pavlidou mostrou que os principais riscos para o desenvolvimento subsequente de crises febris foram: múltiplos episódios de crises febris, história familiar positiva para epilepsia, crises febris complicadas e idade tardia para o início das crises febris (maior que 3 anos).[19]

Em 2019, o risco de epilepsia na população da Coreia do Sul era de 8,1% nos pacientes que tinham tido crise febril contra 1,28% na população que não havia apresentado convulsão febril. Múltiplas crises febris também foram um fator de risco para o desenvolvimento de epilepsia.[2]

Outros trabalhos mostram ainda que pode haver o aparecimento de esclerose mesial temporal em RM feitas após 1 ano de evolução, mesmo quando a ressonância da fase aguda foi normal.[4]

Existem ainda encefalopatias epiléticas, como SCN1A e PCDH19, com a primeira crise na vigência de febre como manifestação inicial. Clinicamente, as crises na vigência de febre começam na idade-limite inferior para a definição de convulsão febril e são recorrentes.[20]

Nilsson, em 2019, publicou um estudo com crianças suecas no qual 73 pacientes foram avaliados aos 4 e 5 anos sob aspectos de neurodesenvolvimento, cognitivos e questionários aplicados aos pais. Um terço dos pacientes tinha alterações do neurodesenvolvimento, sendo o transtorno do déficit de atenção com hiperatividade (TDAH) o mais comum. Quatro crianças tinham alterações motoras e 11% tinham atraso de linguagem. A crise febril não foi atribuída como causa dos problemas de desenvolvimento nesse trabalho, mas precisa ser vista como algo que pode impactar no desenvolvimento.[21]

CONCLUSÃO

Apesar de todas as informações que assumem um caráter controverso, o conhecimento está em evolução à luz da descoberta de novos genes que causam convulsão na vigência de febre.

A primeira crise simples deve ter seu atendimento seguido conforme o *guideline* da AAP, e deve-se orientar sobre seu caráter benigno. Na crise complicada, a família deve receber a mesma orientação, mas talvez a abordagem inicial necessite de algum exame complementar.

Finalmente, nas crises recorrentes, especialmente nas complicadas, deve-se estar preparado para uma evolução que pode eventualmente não ser favorável.

BIBLIOGRAFIA

1. Subcommittee on Febrile Seizures; American Academy of Pediatrics. Neurodiagnostic evaluation of the child with a simple febrile seizure. Pediatrics. 2011;127:389-94.
2. Choi YJ, Jung JY, Kim JH, Kwon H, Park JW, Kwak YH, et al. Febrile seizures: are they truly benign? Longitudinal analysis of risk factors and future risk of afebrile epileptic seizure based on the national sample cohort in South Korea, 2002-2013. Seizure. 2019;64:77-83.
3. Aslan M. Evaluation of patients presenting with first febrile seizure. Cureus. 2021;13(7):e16151.
4. Mewasingh LD, Chin RFM, Scott RC. Current understanding of febrile seizures and their long-term outcomes. Dev Med Child Neurol. 2020;62(11):1245-49.
5. Febrile seizures: clinical practice guideline for the long-term management of the child with simple febrile seizures. Pediatrics. 2008;121:1281-6.

6. Kimia AA, Bachur RG, Torres A, Harper MB. Febrile seizures: emergency medicine perspective. Curr Opin Pediatr. 2015;27(3):292-7.
7. Capovilla G, Mastrangelo M, Romeo A, Vigevano F. Recommendations for the management of "febrile seizures": Ad Hoc Task Force of Lice Guidelines Commission. Epilepsia. 2009;50(Suppl 1):2-6.
8. Trinka E, Cock H, Hesdorffer D, Rossetti AO, Scheffer IE, Shinnar S, et al. A definition and classification of status epilepticus: report of the Ilae Task Force on Classification of Status Epilepticus. Epilepsia. 2015;56:1515-23.
9. Casasoprana A, Hachon Le Camus C, Claudet I, Grouteau E, Chaix Y, Cances C, et al. Utilité de la ponction lombaire lors de la première convulsion fébrile chez l'enfant de moins de 18 mois: étude rétrospective de 157 cas [Value of lumbar puncture after a first febrile seizure in children aged less than 18 months: a retrospective study of 157 cases]. Arch Pediatr. 2013;20(6):594-600.
10. Lee J, DeLaroche AM, Janke AT, Kannikeswaran N, Levy PD. Complex febrile seizures, lumbar puncture, and central nervous system infections: a national perspective. Acad Emerg Med. 2018;25(11):1242-50.
11. Eldardear A, Alhejaili FAD, Alharbi AMD, Alrehaili FSS, Mohammed KTA, Binladin AKA, et al. Incidence of meningitis in patients presenting with febrile seizures. Cureus. 2020;12(12):e11941.
12. Yousefichaijan P, Dorreh F, Abbasian L, Pakniyat AG. Assessing the prevalence distribution of abnormal laboratory tests in patients with simple febrile seizure. J Pediatr Neurosci. 2015;10(2):93-7.
13. Shah PB, James S, Elayaraja S. EEG for children with complex febrile seizures. Cochrane Database Syst Rev. 2020;4(4):CD009196.
14. Hesdorffer DC, Shinnar S, Lax DN, Pellock JM, Nordli DR Jr, Seinfeld S, et al. FEBSTAT study team. Risk factors for subsequent febrile seizures in the FEBSTAT study. Epilepsia. 2016;57(7):1042-7.
15. Hashimoto R, Suto M, Tsuji M, Sasaki H, Takehara K, Ishiguro A, et al. Use of antipyretics for preventing febrile seizure recurrence in children: a systematic review and meta-analysis. Eur J Pediatr. 2021;180(4):987-97.
16. Kubota J, Higurashi N, Hirano D, Okabe S, Yamauchi K, Kimura R, et al. Body temperature predicts recurrent febrile seizures in the same febrile illness. Brain Dev. 2021;43(7):768-74.
17. Practice parameter: long-term treatment of the child with simple febrile seizures. American Academy of Pediatrics. Committee on Quality Improvement, Subcommittee on Febrile Seizures. Pediatrics. 1999;103(6 Pt 1):1307-9.
18. Natsume J, Hamano SI, Iyoda K, Kanemura H, Kubota M, Mimaki M, et al. New guidelines for management of febrile seizures in Japan. Brain Dev. 2017;39(1):2-9.
19. Pavlidou E, Panteliadis C. Prognostic factors for subsequent epilepsy in children with febrile seizures. Epilepsia. 2013;54(12):2101-7.
20. Rampazzo ACM, Dos Santos RRP, Maluf FA, Simm RF, Marson FAL, Ortega MM, et al. Dravet syndrome and Dravet syndrome-like phenotype: a systematic review of the SCN1A and PCDH19 variants. Neurogenetics. 2021;22(2):105-15.
21. Nilsson G, Westerlund J, Fernell E, Billstedt E, Miniscalco C, Arvidsson T, et al. Neurodevelopmental problems should be considered in children with febrile seizures. Acta Paediatr. 2019;108(8):1507-14.

49
Meningites e encefalites

Clarice Semião Coimbra
Alyne Korukian Freiberg

Objetivo do capítulo

- Fornecer uma visão abrangente sobre as meningites e encefalites, destacando suas causas, sintomas e classificações. O capítulo se concentra em explicar a diferença entre meningite e meningoencefalite, além de abordar os principais agentes etiológicos responsáveis, como bactérias, vírus e fungos.
- Descrever as abordagens de diagnóstico e tratamento, incluindo os exames complementares e critérios para identificar essas doenças. O capítulo detalha o uso de exames laboratoriais, além de apresentar opções terapêuticas, como antibióticos e antivirais, de acordo com a faixa etária e o agente infeccioso.
- Destacar a importância da prevenção e manejo de complicações, com ênfase nas vacinas e quimioprofilaxias como medidas preventivas contra agentes bacterianos e no reconhecimento de complicações associadas, como hipertensão intracraniana, hidrocefalia e crises convulsivas, essenciais para o prognóstico e tratamento adequado das meningites e encefalites.

A meningite é uma síndrome que inclui febre, dor de cabeça e meningismo, com inflamação no espaço subaracnóideo, que é evidenciado pela pleocitose no liquor. Quando há envolvimento para além das meninges com sinais e sintomas do comprometimento do córtex cerebral, substância branca ou cinzenta profundas, tronco encefálico e/ou cerebelo e vias, teremos a meningoencefalite. Dessa forma, a encefalite será um distúrbio inflamatório encefálico que resultará em alteração do nível de consciência, crises epilépticas ou déficit neurológico focal.

As meningites e as encefalites são na maioria das vezes infecciosas, tendo como principais agentes os vírus e as bactérias (Tabela 1). Em menor incidência ainda poderão ter etiologia fúngica, parasitária, neoplásica e autoimune. As meningites são classificadas, ainda, em relação ao tempo de sintomas, em agudas ou crônicas, se acima de quatro semanas de sintomas.

Tabela 1 Patógenos da meningite e encefalites

Bactérias	▪ *Neisseria meningitidis* (meningococo) ▪ *Streptococcus pneumoniae* (pneumococo) ▪ *Haemophilus influenzae* (principalmente tipo B) ▪ *Mycobacterium tuberculosis* ▪ *Streptococcus* sp., especialmente os do grupo B ▪ *Listeria monocytogenes* ▪ *Escherichia coli* ▪ *Treponema pallidum* ▪ Entre outras
Vírus	▪ Enterovírus não pólio (tais como o vírus coxsackie e ecovírus) ▪ Herpes simplex ▪ Varicela-zóster ▪ Epstein-Barr ▪ Citomegalovírus ▪ Arbovírus (dengue, Zika, Chikungunya, febre amarela, febre do Nilo Ocidental) ▪ Sarampo ▪ Caxumba ▪ Rubéola ▪ Adenovírus ▪ Entre outros
Fungos	▪ *Cryptococcus neoformans* ▪ *Cryptococcus gatti* ▪ *Candida albicans* ▪ *Candida tropicalis* ▪ *Histoplasma capsulatum* ▪ *Paracoccidioides brasiliensis* ▪ *Aspergillus fumigatus*
Protozoários	▪ *Toxoplasma gondii* ▪ *Plasmodium* sp. ▪ *Trypanosoma cruzi*
Helmintos	▪ Infecção larvária de *Taenia solium* ▪ *Cysticercus cellulosae* (cisticercose) ▪ *Angyostrongylus cantonesis*

Fonte: elaborado pelas autoras.

Os vírus são os responsáveis pela maioria dos casos infecciosos, porém as bactérias merecem destaque pela morbimortalidade dos casos. No Brasil, os agentes mais frequentes na meningite bacteriana pediátrica são *Streptococcus pneumoniae*, *Neisseria meningitidis* e *Haemophilus influenzae*.

A meningite bacteriana resulta, mais frequentemente, da disseminação hematogênica de microrganismos de um local distante de infecção. Com menor frequência, a meningite pode ocorrer após invasão bacteriana de um processo infeccioso adjacente às meninges, como as sinusites, otites médias agudas, mastoidites, celulites orbitárias e osteomielites craniana ou vertebral. Pode ainda ocorrer invasão direta do sistema nervoso central (SNC) pela bactéria, por exemplo, após traumas cranioencefálicos com fraturas ósseas da calota e da base do crânio, estabelecendo uma comunicação entre a pele ou as mucosas e o líquido cefalorraquidiano (LCR), ou após traumas cranianos penetrantes por objetos contusos. A bactéria pode também atingir diretamente o SNC, através da pele, em crianças portadoras de malformações congênitas, como meningomieloceles ou fístulas neuroectodérmicas.

NÚMEROS RELACIONADOS A MENINGITES NO BRASIL

No Brasil, entre os anos de 2007 e 2020, foram notificados 393.941 casos suspeitos de meningite entre todas as faixas etárias. Destes, foram confirmados 265.644 casos (67%) de várias etiologias, sendo a meningite viral mais frequente (121.955 casos confirmados = 45,9%), seguida pela etiologia bacteriana (87.993 casos confirmados = 33,1%). Entre as causas bacterianas, as mais frequentes foram: meningites por outras bactérias (40.801 casos = 46,3%); doença meningocócica (26.436 casos = 30%); meningite pneumocócica (14.132 casos = 16%); meningite tuberculosa (4.916 casos = 5,5%) e meningite por *H. influenzae* (1.708 casos = 1,9%). Além disso, observaram-se também 43.061 (16,2%) casos de meningite não especificada, 10.464 casos (3,9%) de meningite por outras etiologias e 2.171 (0,8%) com etiologia ignorada/em branco.

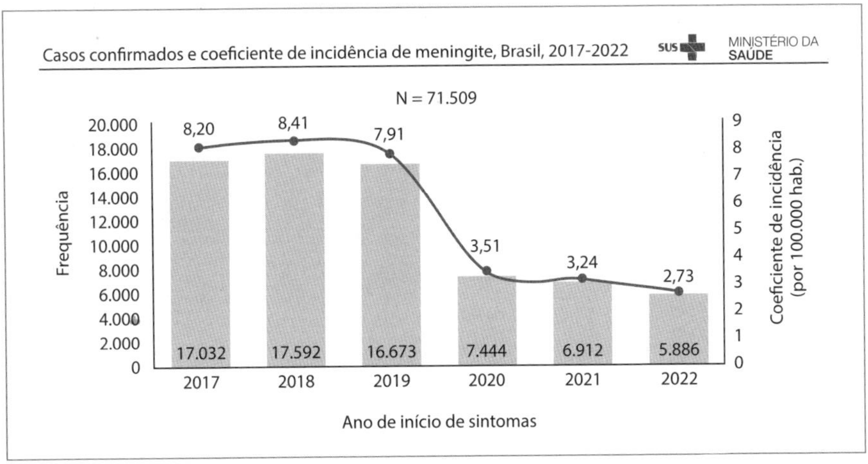

Figura 1 Incidência da meningite no Brasil, Ministério da Saúde.

Tabela 2 Casos confirmados de meningite bacteriana no Brasil, 2022

Etiologia	Casos	%
Streptococcus pneumoniae	601	27,7
Neisseria meningitidis	272	12,5
Mycobacterium tuberculosis	179	8,2
Haemophilus influenzae	88	4,1
Outras bactérias	552	25,4
Não especificadas	480	22,1
Total	2.172	100

Fonte: Ministério da Saúde, 2022.

VACINAÇÃO E QUIMIOPROFILAXIA

Para alguns dos agentes existem medidas de prevenção primária, tais como vacinas e quimioprofilaxia. A vacinação é o método mais eficaz para reduzir a incidência e o impacto da doença, enquanto a quimioprofilaxia é utilizada para casos e agentes específicos. Os principais agentes bacterianos causadores de meningites têm diversos sorotipos, e as vacinas desenvolvidas conferem proteção para os principais deles. Outra medida de impacto em redução de incidência é a triagem e profilaxia intraparto contra *Streptococcus* do grupo B, agente relevante na meningite neonatal.

A vacinação rotineira contra o Hib em nosso país, a partir de 1999, mudou drasticamente a morbimortalidade relacionada a meningite por *Haemophilus* tipo B, com redução de 95% da incidência. Em relação à doença meningocócica no Brasil, no período de 2007 a 2020, os sorogrupos mais frequentes foram o C (8.811 casos); B (2.662), W (815 casos) e Y (215 casos). Dessa forma, a introdução da vacina meningocócica C (conjugada) no PNI, em 2007, já reduziu o coeficiente de incidência de 1,5 caso, no período anterior à vacinação, para 0,4 caso/100 mil habitantes após a introdução. No que se refere à meningite pneumocócica (MP), no período anterior à introdução da vacina pneumocócica 10-valente, 2007-2009, 34% do total de casos de MP ocorreram em menores de 5 anos de idade. No período posterior (2011-2020), o percentual de casos nesse mesmo grupo etário foi de 17%.

A quimioprofilaxia é utilizada para contactantes próximos de casos de doença meningocócica ou de doença por *Haemophilus* tipo B:

- Meningococo: indicada para todos os contatos íntimos de pessoas com doença meningocócica invasiva durante os 7 dias que antecederam o início da doença no caso índice, independentemente do estado vacinal. Deve ser feita com rifampicina 10 mg/kg (máximo 600 mg), a cada 12 horas, por 2 dias; como alternativa, pode ser feito ceftriaxona 125 mg (se menor de 15 anos) ou 250 mg (se 15 anos ou mais), IM, dose única.

- *H. influenzae* tipo B: feita para todos os contatos domiciliares íntimos, de qualquer idade, que coabitem ou convivam intimamente com o doente, e que tenham pelo menos um contato menor que 4 anos não vacinado ou parcialmente vacinado. Nas creches e escolas maternais, a profilaxia pode ser empregada quando dois ou mais casos de doença invasiva ocorreram em um intervalo de até 60 dias. Deve ser feita com rifampicina 20 mg/kg (máximo 600 mg), 1 vez ao dia, por 4 dias.

PARTICULARIDADES DOS AGENTES MAIS COMUNS

As meningites acometem todas as faixas etárias; no entanto, são mais frequentes em menores de 5 anos, sobretudo nos lactentes de 3 a 12 meses de idade. É fundamental conhecer os agentes bacterianos mais prevalentes em cada faixa etária para administrar a terapêutica empírica mais adequada no primeiro atendimento dos casos (Tabela 3).

Tabela 3 Agentes bacterianos mais prevalentes por faixa etária

Faixa etária	Principais agentes bacterianos
< 1 mês	Patógenos neonatais do canal de parto: *Streptoccus agalactiae* (SGB); *Listeria monocytogenes*; *E. coli* e outras enterobactérias
1 a 3 meses	Patógenos neonatais; *Streptococcus pneumoniae*; *Neisseria meningitidis*; *Haemophilus influenzae* tipo B
3 meses a 5 anos	*Streptococcus pneumoniae*; *Neisseria meningitidis*; *Haemophilus influenzae* tipo B
> 5 anos	*Streptococcus pneumoniae*; *Neisseria meningitidis*

Fonte: elaborada pelas autoras.

Em relação às meningoencefalites virais, os dois grupos de maior relevância epidemiológica são enterovírus e herpes-vírus. No grupo dos enterovírus, há mais de sessenta tipos, com destaque para coxsackie A e B, enterovírus 68 e 71, ecovírus e poliovírus. A prevalência é maior em menores de 5 anos e com frequência há apresentação de quadros bifásicos, com sintomas sistêmicos como gastroenterite, síndrome mão-pé-boca, herpangina e miocardite e, depois, início do quadro neurológico. Nas infecções de SNC por enterovírus há sintomas meníngeos em 90% dos casos e também um tropismo pelo romboencéfalo (formado pelo cerebelo e tronco encefálico), levando a sintomas como ataxia e alteração de motricidade ocular extrínseca pelo comprometimento de pares cranianos.

Em relação ao herpes-vírus (tipos 1 e 2) são responsáveis por 20% das encefalites infecciosas, sendo uma infecção cosmopolita, que afeta todas as idades (incluindo quadros muito graves em recém-nascidos), e rapidamente progressiva. Na clínica, inicia-se com mal-estar, sintomas *flue-like* (gerais), seguido de perda de memória recente, encefalopatia, meningismos, crises e déficits focais, evoluindo em horas para afasia, mutismo e coma. Por isso, em quadros encefalopáticos e em qualquer suspeita de encefalite, é relevante instituir a terapêutica com aciclovir endovenoso precoce, cobrindo a etiologia herpética. Na encefalite herpética, o liquor pode ser normal (em até 15% dos casos), mas na maioria das vezes terá linfocitose, hemácias (em mais de 80% dos casos), hiperproteinorraquia e hipoglicorraquia. Atualmente, o PCR viral para herpes 1 e 2 é muito relevante na condução desses casos. Podem auxiliar, ainda, o eletroencefalograma com anormalidades, como as descargas epilépticas periódicas lateralizadas; e a ressonância de encéfalo típica com necrose e hemorragia em lobo temporal.

CLÍNICA E SINAIS MENÍNGEOS

As manifestações clínicas de meningite são variáveis, sendo mais comum a presença de: febre alta; prostração; irritabilidade e sonolência, podendo também levar a alteração do nível de consciência; vômitos; cefaleia; dor em nuca e fotofobia. Podem ocorrer, ainda, crises convulsivas sintomáticas agudas, paralisia dos nervos cranianos, perda de campo visual periférico, papiledema e até a tríade de Cushing, em contexto de hipertensão intracraniana. Na doença meningogócica, pode estar presente exantema macular e petequial. No exame físico, podem estar presentes os sinais meníngeos como rigidez de nuca, Kernig e Brudzinski; estes dois últimos com sensibilidade variável, porém com alta especificidade. Entretanto, em lactentes o quadro é mais inespecífico e a presença de sinais meníngeos na admissão é infrequente. Na criança menor de 1 ano, poderá haver instabilidade térmica, toxemia, irritabilidade seguida de letargia, má perfusão periférica, fontanela tensa ou abaulada.

EXAMES COMPLEMENTARES E DIAGNÓSTICO

Para que o diagnóstico de meningite seja estabelecido, é necessária a presença de pleocitose no liquor (LCR). Porém, na condução de casos suspeitos de meningites e encefalites, a coleta e avaliação do liquor não devem atrasar o suporte clínico e o início da terapia antibiótica empírica contra agentes bacterianos e do aciclovir em quadros compatíveis com meningoencefalite herpética. O uso do antibiótico pré-punção lombar não alterará de maneira significativa a celularidade, perfil quimiocitológico ou sensibilidade do Gram, reduzindo apenas a sensibilidade das culturas. A pleocitose do LCR permite o diagnóstico sindrômico da inflamação meníngea, e suas particularidades poderão auxiliar na diferenciação de agentes etiológicos. De modo clássico, conforme demonstrado na Tabela 4, há valores de referência para cada idade e um perfil mais relacionado a quadros virais ou bacterianos. Entretanto, com o aumento dos testes moleculares para vírus, têm-se visto muitas meningites por enterovírus com celularidade acima de 1.000 e até 2.000 células.

Os achados característicos do LCR para meningite bacteriana consistem em pleocitose polimorfonuclear (leucócitos > 1.000 células/µL, 80-90% de células polimorfonucleares), hipoglicorraquia (glicose no LCR < 40 mg/dL e uma proporção de LCR para glicose sérica de < 0,4 em crianças) e níveis elevados de proteína no LCR (> 150 mg/dL). A coloração pelo Gram e a cultura continuam sendo as ferramentas mais importantes para confirmação do diagnóstico. A sensibilidade da coloração de Gram varia de acordo com o patógeno, atingindo: 90% na meningite por *S. pneumoniae*, 80% na *N. meningitides*, 50% nas meningites por bacilos Gram-negativos e 30% na *L. monocytogenes*.

Exames e escores para auxiliar na diferenciação entre as meningites virais e as bacterianas são uma constante busca entre pesquisadores. Um modelo validado em crianças é o *Bacterial Meningitidis Score* (Nigrovic et al.), um escore de risco para identificar pacientes com baixo risco (BMS = 0) ou alto risco (BMS ≥ 2) de ter meningite bacteriana, dependendo dos seguintes preditores: coloração no Gram-positiva no LCR, proteína no LCR ≥ 80 mg/dL, neutrófilos no hemograma ≥ 10.000 células/mm^3, contagem absoluta de neutrófilos no LCR ≥ 1.000 células/mm^3 e crise convulsiva antes ou no momento da admissão; atribuindo dois pontos para coloração do Gram-positiva e um ponto para cada uma das outras variáveis. Uma metanálise realizada para avaliar o desempenho do *Bacterial Meningitis Score* em crianças com pleocitose liquórica mostrou sensibilidade combinada de 99,3%, especificidade de 62,1% e valor preditivo negativo (VPN) de 99,7%.

Outros exames que podem auxiliar na identificação de pacientes com meningite bacteriana são a proteína C-reativa (PCR) superior a 80 mg/dL; procalcitonina elevada; e o lactato elevado no LCR.

Nos próximos anos espera-se também maior contribuição e uso das técnicas de biologia molecular, como a reação em cadeia da polimerase (PCR), que amplifica regiões específicas de DNA, e a metagenômica, para maior identificação etiológica das meningoencefalites. Um painel autorizado pela FDA em 2015 e já disponível em alguns hospitais no Brasil é o Film Array (BioFire Diagnostics, Salt Lake City, UT), que utiliza uma amostra de 200 microL de líquido cefalorraquidiano (LCR) para identificar a presença de 14 patógenos (*Escherichia coli, Haemophilus influenzae, Listeria monocytogenes, Neisseria meningitidis, Strep-*

tococcus agalactiae, *S. pneumoniae*, citomegalovírus, enterovírus, herpes-vírus simples 1, herpes-vírus simples 2, humano herpes-vírus 6, parecovírus humano, varicela-zóster, *Cryptococcus neoformans*/*C. gattii*). Estudos de correlação diagnóstica com bancos de amostras de LCR positivos para patógenos identificados pelo teste apresentam concordância superior a 90%. Em pacientes com suspeita de meningite fúngica, principalmente em imunossuprimidos, também deve ser realizada pesquisa de antígeno criptocócico no LCR. Na suspeita de meningite tuberculosa, pode-se dosar no liquor a adenosina deaminase (ADA) e realizar a PCR para *Mycobacterium tuberculosis*.

Tabela 4 Quimiocitológico no líquido cefalorraquidiano (LCR)

	Celularidade LCR (leucócitos/mm^3)	% Neutrófilos	Glicorraquia	Proteína
RN saudável	< 20	–	2/3 da glicemia	< 150 mg/dL
Criança saudável	< 5	–	2/3 da glicemia	< 40 mg/dL
Meningite viral	Até 500	20-50%	> 1/2 sérica	De 40-100 mg/dL
Meningite bacteriana (típica)	> 1.000	> 85% (predomínio)	< 1/2 sérica	De 100-150 mg/dL
Meningite fúngica	< 500	< 10-20%	> 1/2 sérica	> 100-200 mg/dL
Meningo TB	< 300	< 10-20%	< 1/2 sérica	> 100-300 mg/dL

LCR: líquido cefalorraquidiano.
Fonte: adaptada de Swanson et al., 2015.

A neuroimagem não é essencial para o diagnóstico ou tratamento na maioria dos pacientes com meningite aguda. As diretrizes da Infectious Diseases Society of America (IDSA) recomendam que bebês e crianças com os seguintes sintomas sejam submetidos a uma tomografia computadorizada (TC) do crânio: antecedente de doença do sistema nervoso central, imunocomprometidos, papiledema ou déficits neurológicos focais. Diversos autores ainda consideram relevante a TC de crânio se alteração do nível de consciência. Ainda contraindicariam a punção lombar à presença de coagulopatia e instabilidade hemodinâmica.

Em neonatos e lactentes (desde que a fontanela anterior esteja aberta), a ultrassonografia craniana pode ser útil, com anormalidades observadas em aproximadamente 65% dos pacientes com meningite bacteriana não complicada e em até 100% dos pacientes com sintomas neurológicos graves.

Além das situações acima citadas, a neuroimagem (tomografia e, em alguns casos, a ressonância de encéfalo) pode ser útil para demonstrar o realce meníngeo e complicações agudas. O envolvimento meníngeo nas imagens, quando identificado, pode ter padrões de realce paquimeníngeo difuso, leptomeníngeo localizado ou difuso, cortical giriforme ou ependimário.

MANEJO E TRATAMENTO

Os pacientes com meningoencefalites devem ser conduzidos inicialmente com base no A-B-C-D-E do PALS (Suporte Avançado de vida em Pediatria), garantindo suporte respiratório e hemodinâmico, seguido de monitorização vigorosa dos parâmetros vitais. Na admissão, recomenda-se coleta de hemograma, gasometria, eletrólitos, função renal e duas amostras de hemocultura. A antibioticoterapia empírica precoce nos casos de meningite aguda e o aciclovir precoce na suspeita da encefalite herpética são fundamentais, sendo a antibioticoterapia precoce nesses casos a medida mais importante na redução da mortalidade e de complicações das meningites bacterianas.

Em relação ao uso dos glicocorticoides nas meningites bacterianas, apesar da variabilidade nos dados publicados, a American Academy of Pediatrics (AAP) e a IDSA recomendam o uso da dexametasona 0,15 mg/kg/dose, EV, a cada 6 horas, por dois dias para pacientes com meningite por *H. influenzae*, e indica que o uso empírico pode ser considerado para suspeita de meningite por *S. pneumoniae* em pacientes, a partir de 6 semanas de vida. A eficácia dos esteroides adjuvantes em crianças com meningite bacteriana varia de acordo com o patógeno: no *H. influenzae*, a dexametasona causa redução na perda auditiva grave e reduz os marcadores inflamatórios no LCR; no *S. pneumoniae*, não há efeito da dexametasona na mortalidade, mas algum efeito sobre a perda auditiva grave se administrado precocemente e em *N. meningitidis*; apesar de mais controverso, pode diminuir a mortalidade, mas não há efeito sobre a audição ou outras sequelas neurológicas.

Também deve ser instituído o tratamento precoce de crises epilépticas com benzodiazepínicos de resgate e fluxograma de *status* epiléptico se necessário. Veja o fluxograma de manejo inicial e sugestão de antibioticoterapia empírica, para cada faixa etária, na Figura 2.

Em relação à duração da antibioticoterapia, em neonatos, 14 dias de antibióticos são suficientes na meningite não complicada causada por GBS, *L. monocytogenes* ou *S. pneumoniae*; enquanto 21 dias é o tempo mínimo recomendado para meningite por bacilos Gram-negativos. Em crianças, para a meningite não complicada causada por *N. meningitidis*, recomenda-se de 5 a 7 dias de tratamento, para *H. influenzae* de 7 a 10 dias, para *S. pneumoniae* de 10 a 14 dias,

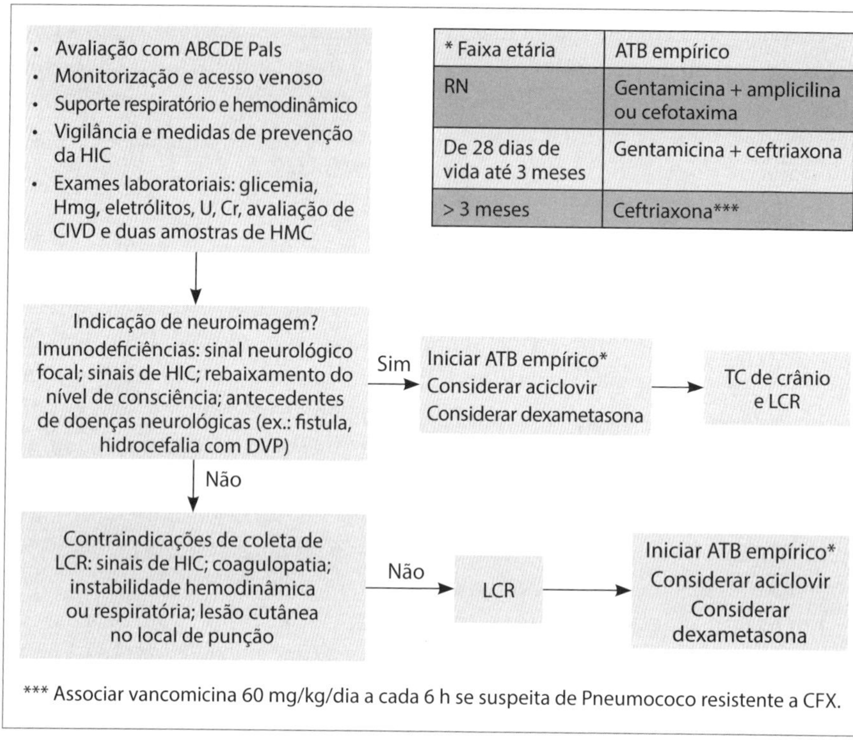

Figura 2 Fluxograma de meningoencefalites.

ATB: antibioticoterapia; CFX: ceftriaxona; CIVD: coagulação intravascular disseminada; Cr: creatinina; DVP: derivação ventriculoperitoneal; HIC: hipertensão intracraniana; HMC: hemoglobina corpuscular média; Hmg: hemograma completo; LCR: liquido cefalorraquidiano; RN: recém-nascido; TC: tomografia computadorizada; U: ureia.

para *L. monocytogenes* de 14 a 21 dias e mínimo também de 21 dias para bacilos Gram-negativos. Ciclos mais longos de tratamento antimicrobiano são necessários para meningites complicadas, com empiema subdural, ventriculite, abscesso cerebral e trombose supurativa de seios venosos.

COMPLICAÇÕES DAS MENINGOENCEFALITES

As meningoencefalites podem cursar com complicações agudas, cujo reconhecimento rápido e adequada condução impactarão no prognóstico, como: crises e *status* epilépticos; hipertensão intracraniana (HIC) e risco de herniação cerebral; hidrocefalia que poderá necessitar de derivação ventricular externa e, posteriormente, derivação ventriculoperitoneal; acidente vascular encefálico isquêmico arterial ou venoso, por trombose venosa cerebral; formação de coleções subdurais, que ocorrem em até 30% dos casos de meningites bacterianas na infância; cerebrite e até abscessos, que são coleções organizadas, necessitando de ampliação da cobertura antibiótica e drenagem. As coleções subdurais são em sua maioria assintomáticas e de resolução espontânea. A intervenção cirúrgica deve ser considerada se evolução como empiema, sinais e sintomas neurológicos focais, aumento da pressão intracraniana ou se não houver melhora com antibióticos.

Aproximadamente um terço das crianças com meningite bacteriana terão redução acentuada do fluxo sanguíneo cerebral, principalmente devido ao edema cerebral e ao aumento da pressão intracraniana. Sempre devem ser implementadas medidas de prevenção e manejo da HIC, como decúbito com cabeceira elevada a 30ºC e cabeça em posição neutra, controle térmico, euvolemia e controle rigoroso de pressão arterial evitando hipoperfusão cerebral. Em alguns casos, serão necessárias terapias mais agressivas, como salina hipertônica, derivação ventricular externa e até coma barbitúrico.

O paciente pode também apresentar complicações hemodinâmicas, e quando o choque não for tratado adequadamente poderá ter evolução fulminante. Na doença meningocócica, infelizmente são frequentes complicações da coagulação intravascular disseminada e até gangrena de extremidades.

Como complicações tardias e sequelas em longo prazo, as meningoencefalites poderão levar a atrasos do neurodesenvolvimento, hidrocefalia, epilepsia, déficit de aprendizado, déficit auditivo, sequelas motoras e paralisia cerebral. Nesse contexto, é de fundamental importância que o pediatra faça a vigilância do neurodesenvolvimento e encaminhe para reabilitação precoce as crianças com antecedente de meningoencefalites. Recomenda-se, ainda, avaliação com audiometria, principalmente após meningites bacterianas (destaque para a meningite pneumocócica como importante causa de surdez na infância).

ENCEFALITES AUTOIMUNES (EA) E ENCEFALOMIELITE AGUDA DISSEMINADA (ADEM)

Um grupo de reconhecimento crescente entre as doenças inflamatórias cerebrais é constituído pelas encefalites autoimunes, cujo quadro clínico é caracterizado por crianças previamente hígidas que apresentam sintomas neuropsiquiátricos de início em até três meses, decorrentes de uma resposta imune anormal ao sistema nervoso central (SNC). Essa resposta se relaciona à produção de anticorpos contra antígenos extracelulares, como receptores sinápticos e canais iônicos que são de extrema importância para o funcionamento adequado do SNC, destacando-se como alvo os receptores glutamatérgicos tipo N-metil-D-aspartato (NMDAR), os receptores do ácido gama-aminobutírico-A (GABAAR), a glicoproteína da mielina de oligodendrócitos (MOG) e a descarboxilase do ácido glutâmico 65 (GAD65); porém, nem todas as crianças com quadro de EA têm autoanticorpo identificado.

As manifestações neurológicas na encefalite autoimune (EA) incluem alteração do nível de consciência, confusão mental, distúrbios do sono, crises epilépticas e distúrbios de movimento (como distonia, ataxia, coreia, mioclonia e tremor). Alterações cognitivas, comportamentais, regressão do desenvolvimento e sintomas psiquiátricos – como alterações de humor, de personalidade e até psicose – podem ocorrer em mais de 50% pacientes diagnosticados com EA.

O diagnóstico da EA é desafiador devido à sobreposição do quadro clínico da EA com outras doenças (infecções, *status* epilépticos, doenças metabólicas e distúrbios psiquiátricos) e com alterações comportamentais normais do desenvolvimento infantil. Para auxiliar no diagnóstico, os critérios para EA no adulto foram modificados e adaptados à realidade pediátrica por Cellucci et al. A classificação divide a doença em EA pediátrica possível, EA pediátrica provável e EA pediátrica definitiva positiva para anticorpos. De acordo com os critérios elaborados, o diagnóstico de EA pediátrica deve ser considerado em crianças saudáveis que apresentem sintomas neurológicos e/ou psiquiátricos agudos ou subagudos (de menos de 3 meses). Esses sintomas incluem déficits neurológicos focais, disfunções cognitivas, regressão do desenvolvimento, sintomas psiquiátricos, convulsões, distúrbios do movimento e alterações de estado metal ou nível de consciência. Alterações no eletroencefalograma, como lentificação e atividade epileptiforme (focal ou generalizada), também são consideradas equivalentes dos sintomas neurológicos. Crianças com quadro clínico sugestivo de EA devem realizar dosagem de autoanticorpos associados a EA séricos e liquóricos, além de exames paraclínicos (como quimiocitológico do liquor, pesquisa de bandas oligoclonais e ressonância de encéfalo). Em crianças com quadro clínico sugestivo é possível que a EA tenha como causa um anticorpo que ainda não foi descrito; nesses casos deve-se suspeitar de EA pediátrica provável com anticorpo negativo. Esses pacientes devem apresentar como critério diagnóstico um ou mais testes paraclínicos positivos para neuroinflamação.

Mesmo nos serviços de referência em neuropediatria no Brasil, em que os painéis de autoanticorpos no liquor e séricos estão disponíveis, o início do tratamento não deve ser retardado até o resultado desses painéis, uma vez afastadas infecções e preenchidos critérios para encefalite provável. A base da terapia será imunossupressora, com recomendação de tratamento de primeira linha com uso concomitante e precoce de corticosteroides intravenosos (pulsoterapia intravenosa com metilprednisolona 30 mg/kg/dia, por 3 a 5 dias) associado a imunoglobulina humana endovenosa (IVIG). A plasmaférese também é uma opção de primeira linha de tratamento, para casos graves como os com envolvimento do tronco encefálico, tálamo e gânglios da base. A segunda linha do tratamento consiste no rituximabe (375 mg/m^2 por semana ou 4 doses) e/ou ciclofosfamida (750 mg/m^2).

A encefalomielite disseminada aguda (ADEM) é outro quadro imunomediado do SNC que cursará com encefalopatia (irritabilidade ou rebaixamento do nível de consciência) e sintomas neurológicos polifocais, podendo ser um diagnóstico diferencial importante das meningoencefalites infecciosas. A ADEM pediátrica é uma síndrome desmielinizante adquirida, que afeta crianças menores, com mediana de apresentação entre 5 e 8 anos e incidência de 0,07 a 0,9 a cada 100 mil crianças. A maioria dos casos de ADEM é precedida por quadro infeccioso prévio, principalmente viral. Sinais e sintomas neurológicos polifocais que podem estar presentes incluem ataxia, hemiparesia aguda, convulsões, distúrbios da fala, alterações piramidais e de tronco cerebral, neurite óptica e mielite. Cerca de 15 a 25% das crianças que apresentam ADEM necessitam de internação em UTI.

O International Pediatric Multiple Sclerosis Study Group (IPMSSG) elaborou um consenso para definir os critérios diagnósticos clínicos e radiológicos associados à ADEM. De acordo com o consenso são obrigatórios para o diagnóstico de ADEM: presença de encefalopatia associada a déficits neurológicos polifocais e achados típicos na ressonância magnética; com lesões de características desmielinizantes, grandes, bordas mal definidas, envolvendo mais a substância branca, ausência de lesões hipointensas em T1 e podendo ainda estar presentes lesões em substância cinzenta profunda e medula.

O tratamento agudo preconizado para a ADEM consiste em corticosteroides intravenosos precoces em altas doses como terapia de primeira linha, além de imunoglobulina e plasmaférese como segunda linha de tratamento. É estimado que ocorra recuperação completa em cerca de 50 a 80% dos pacientes. Cerca de metade dos pacientes mantém alterações cognitivas, enquanto déficits motores, visuais e convulsões são raros. Alguns casos descritos como ADEM recorrente e com piores desfechos foram identificados como doença associada ao anticorpo anti-MOG e necessitarão de tratamento imunomodulador prolongado.

BIBLIOGRAFIA

1. Ministério da Saúde (BR). Meningite. Disponível em: https://www.gov.br/saude/pt-br/assuntos/saude-de-a-a-z/m/meningite. Acesso em: 27 fev. 2024.
2. Ministério da Saúde (BR). Situação epidemiológica das meningites no Brasil. 2022. Disponível em: https://www.gov.br/saude/pt-br/assuntos/saude-de-a-a-z/m/meningite/publicacoes/situacao-epidemiologica-das-meningites-no-brasil-2022.pdf. Acesso em: 27 fev. 2024.
3. World Health Organization (WHO). Meningitis. 2023. Disponível em: https://www.who.int/news-room/fact-sheets/detail/meningitis. Acesso em: 27 fev. 2024.

4. American Academy of Pediatrics (AAP). Red Book: 2018-2021. Report on the Committee on Infectious Diseases. 31. ed. Elk Grove Village, IL: American Academy of Pediatrics; Pneumococcal infections. 2018. Disponível em: https://www.who.int/news-room/fact-sheets/detail/meningitis. Acesso em: 27 fev. 2024.
5. Swanson D. Meningitidis. Pediatr Rev. 2015;(36)12:514-56.
6. Tyler KL. Acute viral encephalitis. N Engl J Med. 2018;379(6):557-66.
7. Bartt R. Acute bacterial and viral meningitis. Continuum (Minneap Minn). 2012;18(6 Infectious Disease):1255-70.
8. Alamarat Z, Hasbun R. Management of acute bacterial meningitis in children. Infect Drug Resist. 2020;13:4077-89.
9. Tunkel AR, Hartman BJ, Kaplan SL, Kaufman BA, Roos KL, Scheld WM, et al. Practice guidelines for the management of bacterial meningitis. Clin Infect Dis. 2004;39(9):1267-84.
10. Nigrovic LEMR, Malley R, Kuppermann N. Meta-analysis of bacterial meningitis score validation studies. Arch Dis Child. 2012;97(9):799-805.
11. Pohl D, Alper G, Haren KV, Kornberg AJ, Lucchinetti CF, Tenembaum S, et al. Acute disseminated encephalomyelitis. Updates on an inflammatory CNS syndrome. Neurology. 2016;87(Suppl. 2):S38-S45.
12. Paolilo RB, et al. Acute disseminated encephalomyelitis: current perspectives. Children 2020;7(11):210.
13. Baumann M, Hennes E, Schanda K, Karenfort M, Kornek B, Seidl R, et al. Children with multiphasic disseminated encephalomyelitis and antibodies to the myelin oligodendrocyte glycoprotein (MOG): extending the spectrum of MOG antibody positive diseases. Mult Scler. 2016;22:1821-9.
14. Dalmau J, Graus F. Antibody-mediated encephalitis. N Engl J Med. 2018;378:840-51.
15. Lim M, Hacohen Y, Vincent A. Autoimmune encephalopathies. Pediatr Clin North Am. 2015;62(3):667-85.
16. Cellucci T, et al. Clinical approach to the diagnosis of autoimmune encephalitis in the pediatric patient. Neurol Neuroimmunol Neuroinflamm. 2020;7(2):e662.

Seção XIII

Emergências nas especialidades não pediátricas

50A
Faringotonsilites

Élcio Roldan Hirai
Gabriela Carolina Nazareth Pinto La Banca
Luci Black Tabacow Hidal

Objetivo do capítulo

Este capítulo tem como finalidade revisar a abordagem nas faringotonsilites, tendo em vista a elevada prevalência na infância. O melhor conhecimento acerca da etiologia do caso nos faz optar por tratamentos adequados e racionais, evitando assim complicações e aumento da resistência bacteriana.

DEFINIÇÃO E INCIDÊNCIA

Faringotonsilite consiste em um processo inflamatório da mucosa faríngea e do anel linfático de Waldayer. É uma das afecções mais comuns na infância, representando 6 a 8%[1] das visitas ao pediatra. Por esse motivo, também constitui um considerável impacto socioeconômico – devido aos custos com tratamento e dias perdidos em escola, além da diminuição de qualidade de vida para a criança.[2]

ETIOLOGIA E FISIOPATOLOGIA

O anel de Waldeyer é constituído pelas tonsilas palatinas, faringes, tubárias e línguas, além dos tecidos linfoides espalhados pela mucosa faríngea. Está situado ao mesmo tempo na entrada do sistema respiratório e digestório, e por esse motivo constitui frequentemente o primeiro contato do tecido linfoide com diversos antígenos. As criptas e os sulcos desse tecido linfoide são responsáveis pelo contato do antígeno com o parênquima, desencadeando uma resposta imune tanto humoral como celular. Devido a suas características, função e localização, os processos inflamatórios acontecem com frequência nesses tecidos, gerando as faringotonsilites.

As faringotonsilites são majoritariamente de causa viral – mais de 75% dos casos, em crianças menores que 2 anos.[2] O principal vírus é o adenovírus, cerca de 20% dos casos,[2] porém outros vírus respiratórios, como *influenza, rhinovirus, parainfluenzavirus*, coronavírus e vírus sincicial respiratório, são grandes responsáveis pelas faringites agudas, principalmente nos meses de inverno.[3]

Nesses quadros virais, a criança pode apresentar: odinofagia branda, tosse, febre baixa ou ausência de febre, rinorreia, rouquidão, lesões ulceradas ou vesiculares na mucosa oral, conjuntivite, diarreia.[4,5] O quadro costuma ser insidioso, autolimitado e com boa resposta a medicações sintomáticas.

Os quadros bacterianos representam menor porcentagem em todas as faixas etárias, cerca de 30%. Dentre as etiologias bacterianas, a que mais se destaca é o *Streptococcus* beta-hemolítico do grupo A de Lancefield (GAS), devido a sua grande prevalência – 15 a 30% dos quadros bacterianos[6] – e pelo risco de complicações. Essa bactéria é um coco Gram-positivo, facilmente transmitida em escolas e creches por meio de secreções do trato respiratório (a taxa de transmissão para contatos próximos é de 35%).[6]

A infecção por GAS pode levar a complicações supurativas (p. ex., abscesso periamigdaliano, abscesso retrofaríngeo) e não supurativas (p. ex., febre reumática aguda e glomerulonefrite). Por esse motivo, sua correta identificação e adequado tratamento são importantes, para diminuir a probabilidade de complicações e a transmissibilidade.

Tabela 1 Etiologia das faringotonsilites

Agente etiológico	Achados clínicos associados
Bactérias	
Streptococcus do grupo A	Escarlatina
Streptococcus dos grupos C e G	
Anaeróbios mistos	Angina Plaut-Vincent
Neisseria gonorrhoeae	
Corynebacterium diphtheriae	Difteria
Arcanobacterium haemolyticum	*Rash* escarlatiforme
Yersinia enterocolitica	Enterocolite
Fusobacterium necrophorum	Síndrome de Lemierre
Vírus	
Rhinovirus	Resfriado
Coronavírus	Resfriado
Adenovírus	Febre faringoconjuntival

(continua)

Tabela 1 Etiologia das faringotonsilites (*continuação*)

Agente etiológico	Achados clínicos associados
Herpes-simples vírus tipos 1 e 2	Gengivite e estomatite
Parainfluenza	Crupe
Coxsackievirus A	Herpangina; síndrome mão-pé-boca
Epstein-Barr vírus	Mononucleose
Cytomegalovirus	Síndrome *monolike*
Vírus sincicial respiratório	Bronquiolite
Influenza A e B	Influenza

Fonte: Shulman et al., 2012.[8]

AVALIAÇÃO INICIAL

História e exame físico

Para uma identificação correta da etiologia da faringotonsilite, dependem-se de alguns fatores, como exame físico e testes diagnósticos.

Como citado anteriormente, sintomas como tosse, febre baixa ou ausência de febre, rinorreia, rouquidão, lesões ulceradas ou vesiculares na mucosa oral, conjuntivite e diarreia sugerem etiologias virais.

Já um quadro de dor de garganta de início súbito, em uma criança entre 5 e 15 anos, acompanhada de náusea, vômitos, dor abdominal, adenopatia cervical anterior, apresentando ao exame físico *rash* escarlatiforme, petéquias em palato ou exsudato palatofaríngeo, leva à suspeita de uma infecção por GAS (estreptococos do grupo A). Porém, nenhum desses parâmetros é específico da infecção por GAS.

Visando auxiliar o diagnóstico etiológico, em 1981 foi sugerido um *screening* diagnóstico por meio de critérios clínicos, para crianças de até 15 anos, chamado Escore de Centor.[7] Essa ferramenta foi criada para estimar a probabilidade de um quadro de tonsilite ser de origem bacteriana e assim orientar seu manejo.

Segundo o Escore de Centor (Tabela 2), um teste diagnóstico (teste rápido ou cultura) deve ser apenas considerado em pacientes com pontuação de 3 ou mais. Vale ressaltar, porém, que a sensibilidade e a especificidade desses escores clínicos são baixas, e por isso não devem ser utilizados como método de diagnóstico definitivo e, sim, como avaliação para ajudar a selecionar pacientes que merecem ser submetidos a um teste microbiológico.

Tabela 2 Escore de Centor

Sintoma	Pontuação
Temperatura corporal (na história) > 38°C	1
Ausência de tosse	1
Linfonomegalia cervical	1
Edema ou exsudato das tonsilas	1
Escore total	**Probabilidade de *swab* positivo para GAS**
0	2,5
1	6-7
2	15
3	30-35
4	50-60

GAS: *Streptococcus* beta-hemolítico do grupo A de Lancefield.
Fonte: Windfuhr et al., 2016.[7]

TESTES DIAGNÓSTICOS

Cultura de orofaringe

É o exame padrão-ouro. Tem sensibilidade de mais de 90% e detecta outras bactérias.[5-8] Porém sua acurácia depende de alguns fatores, como a técnica de coleta e a velocidade de transporte ao laboratório. Para a coleta adequada, deve-se abaixar a língua e passar o *swab* na superfície tonsilar e na parede posterior da faringe.[8] Deve-se evitar contato com outras áreas da mucosa oral e boca.

A grande desvantagem da cultura é o tempo até o resultado, que dificulta uma tomada de decisão rápida. Nos casos de alta probabilidade de infecção por GAS em que a cultura deve demorar mais de 48 horas para sair, sugere-se o teste rápido.

Teste rápido

Os testes rápidos de detecção de antígeno utilizam o sistema de imunoensaio, Elisa ou aglutinação e visam identificar de forma rápida e simples o antígeno do GAS.

São facilmente aplicáveis no consultório, com custo relativamente baixo, e possuem alta especificidade (95 a 99%) e sensibilidade (em torno de 70 a 96%).[5]

A grande desvantagem de ambos os testes – rápido e cultura de orofaringe – é que ambos não distinguem infecção aguda de um portador crônico de GAS (que não é incomum na idade escolar).

Testes sorológicos

Testes sorológicos como antiestreptolisina O (Aslo) e anti-DNAse B não são indicados para diagnóstico na fase aguda, pois seus títulos aparecem cerca de 2 a 3 semanas após o início da infecção.[5]

TRATAMENTO

Assim que identificada a GAS, o tratamento adequado com antibiótico deve ser iniciado visando prevenir complicações supurativas e não supurativas, reduzir o período de sintomas e diminuir a contaminação (principalmente em comunidades fechadas como escolas e creches). Para tanto, o uso de antibióticos deve ocorrer na dose adequada e por um período de 10 dias em geral, visando erradicar a bactéria. Com 48 horas de tratamento, uma resposta clínica já deve ocorrer e as culturas costumam negativar, o que demonstra ser um importante fator para reduzir a transmissibilidade.

Levando em consideração a cobertura, os efeitos colaterais e o custo, a droga de escolha para pacientes não alérgicos é a penicilina ou amoxicilina.

Já para pacientes alérgicos, pode-se optar por cefalosporina de primeira geração (para aqueles sem história de reação anafilática) por 10 dias ou clindamicina ou claritromicina por 10 dias ou azitromicina por 5 dias.[8]

Tabela 3 Antibioticoterapia indicada para faringotonsilite por *Streptococcus* beta-hemolítico do grupo A de Lancefield (GAS)

Droga	Dose	Duração
Para indivíduos sem alergia à penicilina		
Penicilina benzatina	< 27 kg: 600.000 UI, IM, dose única > 27 kg: 1.200.000 UI, IM, dose única	Dose única
Fenoximetilpenicilina (penicilina V)	< 12 anos: 90.000 UI/kg peso/dia, VO, a cada 8 h > 12 anos: 200.000-500.000 UI, VO, a cada 8 h	10 dias
Amoxicilina	≤ 30 kg: 50 mg/kg peso/dia, VO, a cada 8 h > 30 kg: 500 mg, VO, a cada 8 h ou 875 mg, VO, a cada 12 h	10 dias
Para indivíduos com alergia à penicilina		
Cefalexina	Crianças: 25-50 mg/kg peso/dia (até 500 mg/dose), VO, a cada 6 h Adultos: 500 mg, VO, a cada 6 h	10 dias
Cefadroxila	Crianças: 25-50 mg/kg peso/dia, VO, a cada 12 h Adultos: 500 mg, VO, a cada 12 h	10 dias

(*continua*)

Tabela 3 Antibioticoterapia indicada para faringotonsilite por *Streptococcus* beta-hemolítico do grupo A de Lancefield (GAS) (*continuação*)

Droga	Dose	Duração
Claritromicina	Crianças: 15 mg/kg peso/dia (máximo 250 mg/dose), VO, a cada 12 h Adultos: 250 mg, VO, a cada 12 h ou 500 mg (liberação prolongada), VO, 1 vez/dia	10 dias
Azitromicina	12 mg/kg uma vez ao dia (até 500 mg)	5 dias
Clindamicina	Crianças: 20-40 mg/kg peso/dia, VO, a cada 8 h, até 300 mg/dose Adultos: 300-600 mg, VO, a cada 8 h	10 dias

IM: intramuscular; VO: via oral.
Fonte: Piltcher et al., 2018;[4] Shulman et al., 2012.[8]

Em alguns casos haverá falha de tratamento com a penicilina decorrente de diversos motivos como: presença de bactérias produtoras de betalactase (que protegem a GAS da penicilina), resistência ou tolerância ao antibiótico usado, dose ou duração inapropriada do antibiótico, recidiva, entre outros.[9] Nesses casos, é necessário usar antibióticos com maior cobertura, como amoxicilina com clavulanato ou clindamicina (Tabela 4).

Portadores crônicos de GAS geralmente não têm indicação de antibioticoterapia. Em algumas situações, porém, sua erradicação está indicada, como: surto de febre reumática ou glomerulonefrite aguda pós-estreptocócica, surto de GAS em comunidade fechada ou se história pessoal ou familiar de febre reumática.[9] Nesse caso, o antibiótico de escolha é a clindamicina.

Tabela 4 Antibioticoterapia indicada para casos de tonsilite recorrente ou crônica

Droga	Dose	Duração
Amoxicilina com clavulanato	≤ 30 kg: 50 mg/kg peso/dia (dose equivalente de amoxicilina), VO ou EV, a cada 8 h > 30 kg: 500/125 mg, VO, a cada 8 h; 875/125 mg, VO, a cada 12 h; 500/100 a 1.000/200 mg, EV, a cada 8 h	10 dias
Clindamicina	Crianças: 20-40 mg/kg peso/dia, VO, a cada 8 h, até 300 mg/dose Adultos: 300-600 mg, VO, a cada 8 h	10 dias

EV: endovenoso; VO: via oral.
Fonte: Piltcher et al., 2018;[4] Shulman et al., 2012.[8]

ABSCESSO PERITONSILAR

Definição

Trata-se de uma complicação supurativa da tonsilite, decorrente da expansão do processo infeccioso para o espaço peritonsilar (entre a cápsula tonsilar e o músculo constritor superior da faringe).

Etiologia e fisiopatologia

É mais frequente no polo superior da amígdala, devido ao maior número de criptas nessa região e a uma menor aderência tonsilar. As criptas tornam-se fibrosas por causa das infecções de repetição, propiciando a retenção de exsudato, proliferação bacteriana e, por consequência, formação de abscesso nessa região. São mais frequentes em adultos jovens e adolescentes e podem recorrer em 10 a 15% dos casos.[2] Sua etiologia é polimicrobiana, envolvendo microrganismos anaeróbicos e aeróbios. O mais comum dos anaeróbios é a *Fusobacterium* e dos aeróbios a GAS.[10]

Diagnóstico

Com base na história e no exame físico é possível dignosticar o abscesso periamigdaliano. O paciente apresenta-se com dor intensa, geralmente unilateral, acompanhado de sialorreia, dificuldade para deglutir, febre, voz abafada e mal-estar.

Ao exame físico, pode-se encontrar abaulamento do palato mole unilateral, deslocamento de úvula, trismo e exsudato em tonsilas.

O exame de imagem pode ajudar nos diagnósticos diferenciais e avalia a dimensão e o comprometimento de outros espaços cervicais profundos.

Devido a sua localização anatômica, o abscesso periamigdaliano pode levar a complicações graves, como mediastinite, extensão da infecção para planos profundos do pescoço, obstrução de via aérea, entre outros. Por esse motivo, assim que identificada, deve ser adequadamente tratada.

Tratamento

O tratamento consiste em drenar o abscesso e instituir antibioticoterapia endovenosa apropriada (Tabela 5).

A drenagem pode ser feita por meio de punção com agulha, incisão e drenagem ou mesmo tonsilectomia.[2,10]

Como antibioticoterapia, sugere-se amoxicilina com clavulanato, clindamicina associada ou não a ceftriaxona.[2,4] Deve-se manter o antibiótico endovenoso até o paciente se apresentar afebril e completar 14 dias de tratamento.

Tabela 5 Antibioticoterapia para complicações supurativas

Droga	Dose
Amoxicilina com clavulanato	≤ 30 kg: 50 mg/kg peso/dia (dose equivalente de amoxicilina), VO ou EV, a cada 8 h > 30 kg: 500/125 mg, VO, a cada 8 h; 875/125 mg, VO, a cada 12 h; 500/100 a 1.000/200 mg, EV, a cada 8 h
Clindamicina	Crianças: 20-40 mg/kg peso/dia, VO ou EV, a cada 8 h Adultos: 300-600 mg/dose, VO ou EV, a cada 8 h
Clindamicina com ceftriaxona	Clindamicina, EV ou VO, a cada 8 h Crianças: 20-40 mg/kg peso/dia ou Adultos: 300-600 mg/dose + Ceftriaxona, EV ou IM, 1 vez/dia Crianças: 50-80 mg/kg peso/dia ou Adultos 1-2 g/dia

EV: endovenoso; IM: intramuscular; VO: via oral.
Fonte: elaborada pelos autores.

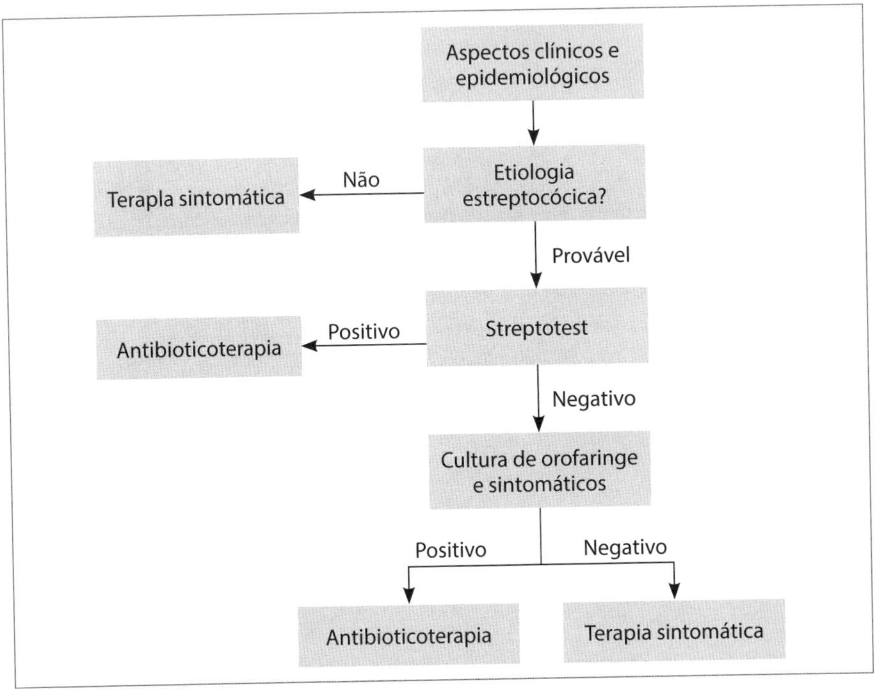

Figura 1 Algoritmo das faringotonsilites.

CONCLUSÃO

O tratamento adequado para as faringotonsilites dependerá de sua etiologia. Aqui são revisados todos os passos para auxiliar o médico em sua tomada de decisão.

O uso indiscriminado de antibióticos, por um lado, leva a consequências importantes para o paciente, o sistema de saúde e a população de forma geral, por causa do aumento da resistência bacteriana. Por outro, a não prescrição de antibióticos em quadros bacterianos pode levar a complicações severas e que poderiam ser evitadas com o tratamento adequado.

São necessárias cautela e atenção sempre para a melhor decisão terapêutica.

BIBLIOGRAFIA

1. Shaikh N, Swaminathan N, Hooper EG. Accuracy and precision of the signs and symptoms of streptococcal pharyngitis in children: a systematic review. J Pediatr. 2012;160(3):487-93.e3.
2. Pignatari SSN, Anselmo-Lima WT (org.). Tratado de otorrinolaringologia. 3.ed. Rio de Janeiro: Elsevier; 2018.
3. Gerber MA. Diagnosis and treatment of pharyngitis in children. Pediatr Clin North Am. 2005;52(3):729-47.
4. Piltcher OB, Kosugi EM, Sakano E, Mion O, Testa JRG, Romano FR, et al. How to avoid the inappropriate use of antibiotics in upper respiratory tract infections? A position statement from an expert panel. Br J Otorhinolaryngol. 2018;84(3):265-79.
5. Van Brusselen D, Vlieghe E, Schelstraete P, De Meulder F, Vandeputte C, Garmyn K, et al. Streptococcal pharyngitis in children: to treat or not to treat? Eur J Pediatrics. 2014;173(10):1275-83.
6. Langlois DM, Andreae M. Group A streptococcal infections. Pediatrics in Review. 2011;32(10):423-9.
7. Windfuhr JP, Toepfner N, Steffen G, Waldfahrer F, Berner R. Clinical practice guideline: tonsillitis I. Diagnostics and nonsurgical management. Eur Arch Otorhinolaryngol. 2016;273(4):973-87.
8. Shulman ST, Bisno AL, Clegg HW, Gerber MA, Kaplan EL, Lee G, et al. Clinical practice guideline for the diagnosis and management of Group A Streptococcal pharyngitis: 2012 Update by the Infectious Diseases Society of America. Clin Infect Dis. 2012;55:e861.
9. Brook I. Treatment challenges of group a beta-hemolytic streptococcal Pharyngo-Tonsillitis. Int Arch Otorhinolaryngol. 2017;21(3):286-96.
10. Galioto NJ. Peritonsillar abscess. Am Fam Physician. 2017;95(8):501-6.

50B
Otite média

Rodrigo de Mendonça Vaz
Élcio Roldan Hirai
Luci Black Tabacow Hidal

Objetivo do capítulo

O objetivo deste capítulo é discutir otite média, incluindo otite média aguda e otite média secretora, essas entidades distintas, que são relacionadas e estão entre as condições mais frequentemente enfrentadas por profissionais que atendem crianças. A diferenciação das duas e o estabelecimento de critérios de gravidade ajudam no manejo adequado e no uso racional de recursos, evitando a prescrição indiscriminada de antibióticos.

A fisiopatologia e o exame clínico de cada uma dessas condições serão explicados, bem como o tratamento e a prevenção.

DEFINIÇÃO E INCIDÊNCIA

Otite média aguda (OMA) é um processo inflamatório agudo caracterizado pela presença de fluido na orelha média associado aos sintomas de dor local, irritabilidade ou febre. Comumente é secundária a disfunção da tuba auditiva em decorrência de uma infecção viral que acomete as vias aéreas superiores. A otite média secretora (OMS) está relacionada a otite média aguda, frequentemente sucedendo-a ou acometendo a orelha média concomitante a um quadro de infecção das vias aéreas superiores.

A otite média secretora se caracteriza pela presença de secreção na orelha média sem indícios de processo inflamatório agudo. A otite média secretora é causa de perda auditiva reversível, e sua identificação, diferenciando-a da otite média aguda, evita o uso desnecessário de antibióticos.[1] Até 80% das crianças apresentarão pelo menos um episódio de otite média aguda, e até 90% das crianças terão pelo menos um episódio de otite média secretora antes da idade escolar.[2] Essas entidades representam umas das razões mais comuns que motivam a procura de atendimento médico, o uso de antibióticos e a necessidade de cirurgias. Além disso, suas complicações e suas sequelas são causas importantes de perda auditiva, passíveis de prevenção com o diagnóstico precoce e o tratamento adequado.

ETIOLOGIA E FISIOPATOLOGIA

Os principais fatores de riscos relacionados à otite média aguda são idade – crianças mais jovens são mais suscetíveis –, exposição passiva a tabaco ou outros irritantes, convívio em creche, alergias, anormalidades craniofaciais, história familiar de otite média aguda de repetição, uso de chupeta, imunodeficiências e aleitamento materno por menos de 3 meses.

Os agentes etiológicos mais comumente isolados em otite média aguda bacteriana são: *Streptococcus pneumoniae, Haemophilus influenzae* e *Moraxella catarrhalis.* Segundo publicações recentes, em decorrência do avanço da vacina conjugada antipneumocócica, o agente etiológico mais prevalente tem mudado de *S. pneumoniae* para *H. influenzae.*

AVALIAÇÃO INICIAL DO PACIENTE

História

O diagnóstico da otite média aguda é clínico, e a identificação dos sintomas mais comuns e achados específicos na otoscopia é fundamental. Enquanto as crianças mais velhas costumam relatar dor na orelha como sintoma principal, as crianças mais novas podem apresentar apenas irritabilidade, choro, febre e diminuição do apetite. A manipulação recorrente da orelha externa também pode ser um indicativo da presença de otite, e o médico deve estar atento a esse sinal.

Exame físico

Em relação à otoscopia, o diagnóstico pode ser confirmado nas seguintes situações:

- Abaulamento intenso da membrana do tímpano ou otorreia recente não relacionada a uma otite externa.
- Abaulamento moderado da membrana do tímpano ou eritema intenso associado aos sintomas com início em menos de 48 horas.

O diagnóstico de otite média aguda não deve ser confirmado se não houver no exame otoscópico indícios da presença de líquido na orelha média.[3] A otoscopia pode ser de difícil execução sobretudo em crianças pequenas, e a presença de cerume pode representar um desafio a mais para a adequada visualização da membrana do tímpano.

A remoção do cerume pode ser realizada com a ajuda de uma cureta otológica, com aspiração delicada ou com lavagem da orelha externa com água morna. O uso de um fotóforo de cabeça para iluminação da orelha que deixa as duas mãos do examinador livres pode auxiliar a realização da limpeza, e o domínio dessas técnicas de remoção de cerume deve ser ensinado e estimulado aos médicos para melhorar a qualidade do diagnóstico das otites.[1]

Além da limpeza do conduto auditivo externo, o uso de um otoscópio com uma boa luz e de espéculos de tamanho adequados ao conduto auditivo externo do paciente é fundamental. O uso do pneumotoscópio pode ainda aumentar a sensibilidade do exame, pois permite avaliar todas as características da membrana timpânica, que são o contorno (normal, abaulado e retraído), a coloração (cinza, amarela, rosada, âmbar, branca, avermelhada e azulada), a transluscência (translúcida, semiopaca e opaca) e ainda sua mobilidade (mobilidade normal, aumentada e retraída).

A diferenciação entre otite média aguda e otite média secretora no exame é fundamental para o manejo adequado de cada situação e para evitar o uso inadequado de antibióticos. Enquanto na otite média aguda se observa mais frequentemente abaulamento, vermelhidão e redução da mobilidade da membrana timpânica (Figura 1), na otite média secretora observam-se retração, perda do brilho e da mobilidade, além de coloração amarelada/âmbar como caraterísticas principais (Figura 2). Além disso, na otite média secretora frequentemente se observa a presença de bolhas de ar retrotimpânicas (Figura 3).

TESTES DIAGNÓSTICOS

Exames complementares para o diagnóstico de otite média devem ser reservados à suspeita de complicações como mastoidite, em que a tomografia computadorizada dos ossos temporais deve ser solicitada, meningite, situação em que a punção liquórica está indicada, trombose do seio sigmoide ou abscesso intracraniano. Tomografia ou ressonância magnética de crânio são os exames mais frequentemente solicitados.

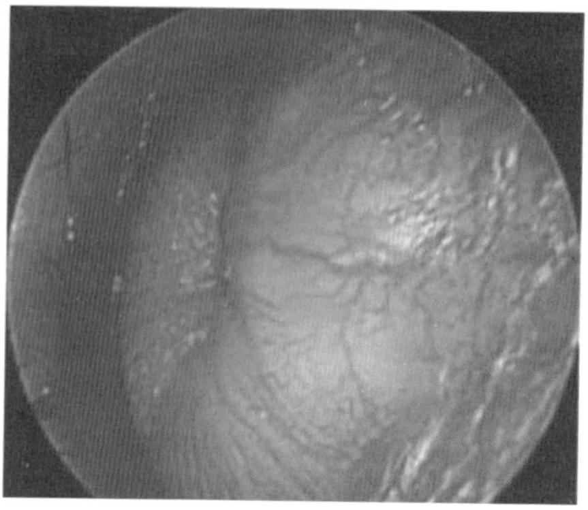

Figura 1 Otite média aguda. (Ver o Encarte de imagens no final do livro.)
Fonte: acervo dos autores.

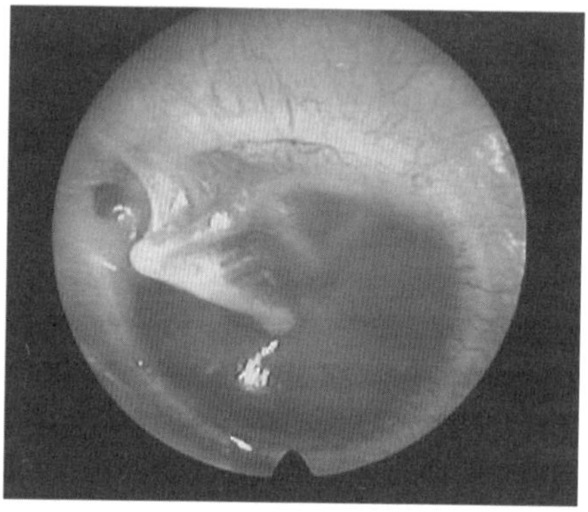

Figura 2 Otite média secretora. (Ver o Encarte de imagens no final do livro.)
Fonte: acervo dos autores.

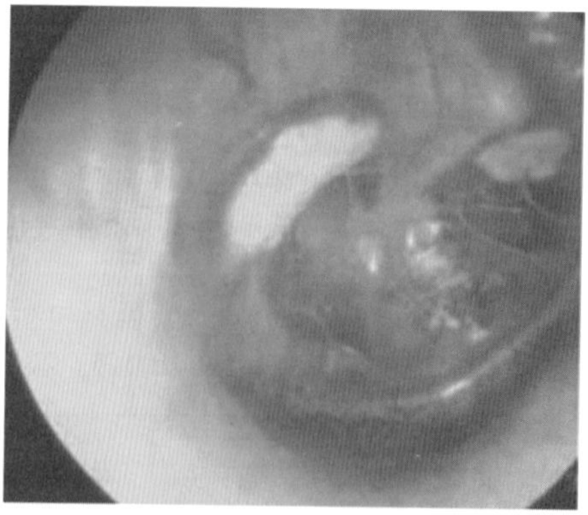

Figura 3 Otite média secretora com a presença de bolhas de ar retrotimpânicas. (Ver o Encarte de imagens no final do livro.)
Fonte: acervo dos autores.

TRATAMENTO/RECOMENDAÇÕES

O tratamento inicial da otite média aguda inclui sempre analgesia para alívio dos sintomas de dor, irritabilidade e febre. Ainda que alguns estudos sugiram algum alívio da dor local com o uso de analgésicos tópicos e calor local, recomenda-se analgesia via oral com novalgina, paracetamol ou ibuprofeno na maioria dos casos.

A associação de dois analgésicos em horários intercalados também parece ser uma estratégia adequada. Atenção à analgesia antes do horário do sono também pode ser útil para evitar a interrupção do sono por dor, que aumenta a irritabilidade e o desconforto gerado pela otite média aguda. Os corticosteroides sistêmicos não trazem benefícios comprovados em casos de otite média aguda, portanto não são atualmente recomendados.

O uso de antibióticos para o tratamento de otite média aguda está bem indicado independentemente da gravidade dos sintomas em pacientes com menos de 6 meses de idade, em geral prescritos pelo período de 10 dias. Em pacientes entre 6 meses e 2 anos de idade recomenda-se antibioticoterapia na presença de otite média aguda bilateral e/ou na presença de sintomas de alerta, que são dor por mais de 48 horas, intensidade moderada/severa ou temperatura igual ou superior a 39ºC. Pacientes com mais de 2 anos devem ser tratados com antibioticoterapia na presença de sinais de alerta.

Em pacientes entre 6 meses e 2 anos com otite média aguda unilateral sem sinais de alerta ou em pacientes com mais de 2 anos com otite uni ou bilateral sem sinais de alerta, recomenda-se considerar com consentimento parental a estratégia de não usar antibiótico e programar nova avaliação em 48 horas. Estudos prospectivos demonstram que 2 entre 3 crianças que adotaram essa estratégia de tratamento respeitando essas condições tiveram recuperação completa do quadro sem a necessidade de antibioticoterapia.[3]

A escolha do antibiótico a ser usado varia um pouco de acordo com a suscetibilidade dos agentes etiológicos em diferentes partes do mundo, mas em nosso meio uma das estratégias mais recomendadas é amoxicilina 50 a 90 mg/kg/dia por 10 dias como primeira opção e amoxicilina + clavulanato 50 mg/kg/dia por 10 dias como segunda opção. Nos casos em que houve exposição recente a antibiótico (menos de 3 meses), crianças em creche e de acordo com o perfil de resistência do pneumococo da comunidade, deve-se usar amoxicilina 90 mg/kg/dia por 10 dias como primeira escolha e nos casos de uso de betalactâmico nos últimos 30 dias, associação com conjuntivite purulenta e otite média aguda recorrente sem resposta com amoxicilina deve-se usar amoxicilina + clavulanato 50 mg/kg/dia por 10 dias como primeira escolha.

Nos pacientes com história de alergia à penicilina com anafilaxia, urticária, angioedema, IgE mediada, recomenda-se azitromicina 10 mg/kg/dia no primeiro dia e 5 mg/kg/dia nos próximos 4 dias ou claritromicina 15 mg/kg/dia por 10 dias. Em caso de pacientes com alergia à penicilina não anafilática, não IgE mediada, pode-se usar cefuroxima 30 mg/kg/dia por 10 dias.

Pacientes com ausência de melhora ou piora dos sintomas em 48 a 72 horas recomenda-se ceftriaxona 50 mg/kg endovenoso (EV) ou intramuscular (IM) por 2 ou 3 dias. Nos casos de intolerância ou vômitos com medicação oral também se pode usar como primeira escolha ceftriaxona 50 mg/kg/dia EV ou IM por 1 dia.

No manejo da otite média secretora atualmente não está recomendado o uso rotineiro de antibióticos e corticosteroides. Não se trata de uma doença infecciosa e estudos mais recentes descartaram a melhora da condição com essas medicações. Na otite média secretora, é muito importante a orientação dos pais sobre a perda auditiva provocada pela condição, o risco de déficit de aprendizado e a necessidade de reavaliação da criança em um período médio de 3 meses.

A internação hospitalar para investigação e tratamento de otites médias fica reservada aos casos de suspeita de complicações como mastoidite, meningite e abscesso cerebral.

O uso de tubos de ventilação está indicado em crianças com otite média secretora bilateral por mais de 3 meses ou crianças com otite média de repetição com evidência da presença de secreção retrotimpânica.

PREVENÇÃO

As medidas de prevenção da otite média aguda incluem desde vacinação para *Pneumococo* e *Influenza*, medidas comportamentais como estímulo ao aleitamento materno, evitar tabagismo passivo, evitar o uso de mamadeiras na posição supina e chupeta; até o uso de regular de gomas de mascar de xilitol 3 a 5 vezes por dia durante os meses de maior incidência de infecções de vias aéreas superiores se mostrou efetiva na prevenção de otites médias agudas.[4] A redução do número de infecções de vias aéreas superiores pela diminuição ao atendimento a creches também pode ser efetiva na prevenção de otites médias.

CONCLUSÃO

O correto diagnóstico das otites, além de evitar a prescrição algumas vezes desnecessária de antibióticos e assim evitar o avanço da resistência bacteriana, também diminuiu a chance de complicações.

O entendimento de que muitas vezes quadros de otite média secretora se instalam após quadros agudos e eventualmente não se resolvem em até 3 meses leva à apuração desses diagnósticos e à possibilidade de tratamento cirúrgico precoce, prevenindo danos relacionados à perda auditiva nas crianças.

BIBLIOGRAFIA

1. The American Academy of Pediatrics. The diagnosis and management of acute otitis media. Clinical Practice Guideline. Pediatrics. 2013;13(3) 964-99.
2. Tos M. Epidemiology and natural history of secretory otitis. Am J Otol. 1984;5(6):459-62.
3. Karma PH, Penttile MA, Sipila MM, Kataja MJ. Otoscopic diagnosis of the middle ear effusion in acuteand non acute otitismedia, I. The value of different otoscopic findings. Int J Otorhino-laryngol. 1989:17(1):37-49.
4. Azarpazhooh A, Limeback H, Lawrence HP, Shah PS. Xylitol for preventing acute otitis media in children up to 12 years of age. Cochrane Database Syst Rev. 2011;(11):CD007095.
5. Marchetti F, Ronfani L, Nibali SC, Tamburlini G; Italian Study Group on Acute Otitis Media. Delayed prescription may reduce the use of antibiptics for acute otitis media: a prospective observational study in primary care. Arch Pediatr Adolesc Med. 2005;159(7):679-84.

50C
Rinossinusites

Élcio Roldan Hirai
José Ronaldo Souza Filho
Luci Black Tabacow Hidal

Objetivo do capítulo

As rinossinusites agudas (RSA) são muito frequentes na população pediátrica, e seu correto diagnóstico e tratamento evitam prescrições inadequadas de antibióticos,[1] aliviam e aceleram a melhora, diminuem a taxa de absenteísmo e as chances de complicações relacionadas à infecção, as quais podem ter taxas de morbidade e mortalidade significativas quando presentes. Este capítulo tem o objetivo de auxiliar na correta abordagem desses pacientes.

DEFINIÇÃO E INCIDÊNCIA

A RSA na população pediátrica é definida por uma inflamação do nariz e dos seios paranasais, de início súbito, caracterizada por dois ou mais sintomas, um dos quais deve ser obstrução/congestão nasal ou secreção nasal (rinorreia anterior/posterior). Os outros sintomas que podem estar presentes são a tosse e a dor facial. A duração dos sintomas não deve ultrapassar 12 semanas.[2]

Na prática clínica, há uma subdivisão das RSA que nos auxilia na decisão terapêutica. Pode-se estar diante de uma RSA viral (resfriado comum), em que os sintomas duram menos de 10 dias, de uma RSA pós-viral, em que os sintomas pioram no quinto dia ou duram mais de 10 dias e menos de 12 semanas, e por fim da rinossinusite bacteriana, definida pela presença de pelo menos 3 dos seguintes sinais e sintomas:

- Secreção mucopurulenta.
- Dor facial intensa.
- Febre maior que 38ºC.

- Aumento de PCR/VHS.
- "Dupla" piora.[3]

Acredita-se que a prevalência de rinossinusite na população geral pode chegar a 18%. Crianças em idade escolar podem apresentar de 7 a 10 episódios de resfriado comum em 1 ano, mas apenas cerca de 0,5 a 2% evoluem para RSA bacteriana. É importante ressaltar a característica sazonal das rinossinusites, sendo mais prevalentes nas épocas de outono e inverno.

As complicações são ainda menos frequentes. Alguns estudos apontam incidência de complicações em crianças por RSA de 0,605 caso/milhão de pessoas ao ano. Entre as complicações, há maior prevalência das complicações orbitárias (60 a 80%), seguidas pelas complicações intracranianas (15 a 20%) e as ósseas (5%).[4]

ETIOLOGIA E FISIOPATOLOGIA

As rinossinusites virais são as mais comuns na população, podendo ser causadas por uma variedade grande de vírus na população pediátrica. O rinovírus é o mais comum, mas podem ser encontrados agentes como vírus sincicial respiratório, *parainfluenza*, coronavírus, adenovírus, *influenza*, entre outros. Das rinossinusites bacterianas, o *Streptococcus pneumoniae* é o principal agente etiológico, seguido do *Haemophilus influenzae* e da *Moraxella catarrhalis*. Com a introdução das vacinações conjugadas para pneumococo, existe uma tendência de queda a longo prazo na prevalência da etiologia pelo do *S. pneumoniae*.[3]

Nas RSA bacterianas complicadas, o cenário é um pouco diferente quando se analisa o perfil etiológico dos pacientes. Nessa situação ainda se encontra o *Streptococcus* ssp. como principal agente, mas percebe-se uma ascensão do subgrupo *Streptococcus anginosus*, do *Staphylococcus aureus*, das bactérias anaeróbias (*Fusobacterium* e bacterioides) e das infecções polimicrobianas, que correspondem a um terço dos casos.[3]

A fisiopatogênese da RSA ainda é indeterminada, mas acredita-se que o vírus, quando em contato com o epitélio pseudoestratificado cilíndrico ciliado, leva a um aumento da produção de mediadores inflamatórios, consequentemente aumentando o edema e a produção de muco, levando a mais destruição tecidual, que chega a seu ápice 1 semana após a infecção. Dessa maneira, há redução importante do *clearance* mucociliar e possíveis obstruções mecânicas das vias de drenagem nasossinusal pelo edema local, levando a uma estase de secreção, mais edema e aumento do processo inflamatório.

Eventualmente, em uma mucosa já danificada pela infecção viral, se esse processo se estende por muitos dias, há maior probabilidade de superinfecção bacteriana dependendo de fatores do hospedeiro, como deficiências imunológicas, infecções ou imunizações prévias (Figura 1). Na prática clínica, o que se encontra com certa frequência é uma sobreposição do quadro clínico e da patogênese dos quadros virais e bacterianos.[5]

Além do conhecimento da fisiopatogênese das RSA, é necessário conhecer alguns fatores associados que podem contribuir para aumentar as chances de desenvolvimento dessa inflamação aguda nasossinusal. O tabagismo, tanto ativo quanto passivo, é considerado fator predisponente para RSA, por prejudicar o *clearance* mucociliar de toda a via respiratória alta e alterar a flora bacteriana nasal, favorecendo a colonização por patógenos potenciais.

A alergia ainda tem papel desconhecido no desenvolvimento das rinossinusites. O que se sabe é que em crianças atópicas a intensidade dos sintomas é comparativamente maior que em crianças não atópicas. Assim como a alergia, a doença do refluxo gastroesofágico parece não ser fator predisponente. Se a presença de variações anatômicas não demonstra ter correlação direta com o desenvolvimento da RSA, aumenta a probabilidade de quadros recorrentes.[5]

Nas complicações das RSA bacterianas, a fisiopatologia pode ser dividida em dois principais mecanismos de disseminação infecciosa, por extensão direta ou por disseminação hematogênica.

Neste momento é importante fazer certas considerações anatômicas a respeito da região nasal e dos seios da face, principalmente quando se está lidando

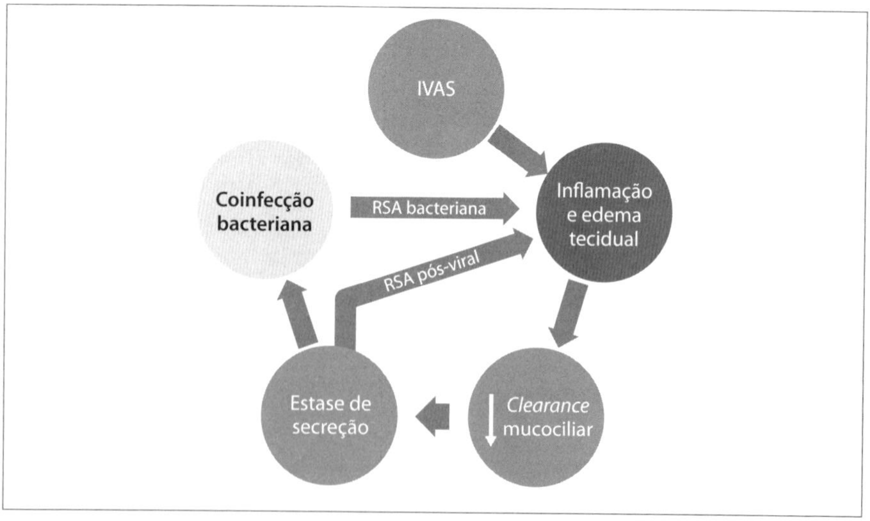

Figura 1 Ciclo de desenvolvimento e agravamento da rinossinusite aguda (RSA).
IVAS: infecção de vias aéreas superiores; RSA: rinossinusite aguda.
Fonte: elaborada pelos autores.

com a população pediátrica. Como é sabido, existem 4 diferentes seios paranasais – maxilares, etmoidais, frontais e esfenoidais –, e suas respectivas pneumatizações são distintas. Ao nascimento, estão presentes apenas os seios etmoidais e maxilares, que continuam seu desenvolvimento até os 15 anos, quando aparentemente chegam a sua pneumatização máxima. Já os seios esfenoidais e frontais iniciam seu desenvolvimento em torno dos 5 e 6 anos, respectivamente. O seio frontal pode estar ausente em 1 a 4% dos adultos e tem alto grau de variabilidade anatômica.

Entre as complicações orbitárias, a infecção dos seios etmoidal, maxilar, frontal e raramente esfenoidal pode se estender para a órbita através da lâmina papirácea fina ou deiscente, ou por retorno venoso das veias oftálmicas. Complicações intracranianas são mais frequentes secundárias às sinusites frontoetmoidais e esfenoidais, que acometem a parte intracraniana por trombos sépticos das veias diploicas ou por contiguidade (deiscências ósseas e forames). Já as complicações ósseas são mais frequentes em processos infecciosos do seio frontal, podendo levar à osteíte e à osteomielite, não sendo incomum, diante da proximidade, a concomitância de complicações intracranianas.[6]

AVALIAÇÃO INICIAL DO PACIENTE COM RINOSSINUSITE AGUDA

História

Considerando que o diagnóstico das RSA é predominantemente clínico, uma boa anamnese é indispensável para adequada assistência ao doente. É importante caracterizar de forma precisa os sintomas do paciente, avaliar se a congestão nasal é unilateral ou bilateral, avaliar as características da secreção nasal, se hialina ou mucopurulenta, com ou sem odor fétido. Em crianças, a tosse é um sintoma prevalente, diurna e principalmente noturna, presente em 50 a 80% dos pacientes, podendo se estender até 15 dias após o início do quadro.

A febre pode ser precoce e durar apenas os primeiros 2 dias do quadro quando se está diante de quadros virais, ou pode ser persistente e com temperaturas mais altas (> 38°C) em quadros bacterianos.

A dor facial é outro sintoma que pode estar presente e deve ser bem caracterizada. Dores sinusais são classicamente caracterizadas como "em peso", localizadas em região frontal, retro-orbital, malar ou em arcada dentária superior, mais intensas à noite e ao acordar, sem fotofobia ou fonofobia. Quando de forte intensidade, podem sugerir maior probabilidade de infecção bacteriana. Respiração oral, roncos noturnos e halitose são outros sintomas que podem ocorrer.

Tão importante quanto caracterizar os sintomas é definir a relação temporal do início deles, assim como se houve piora após o quinto dia ou até mesmo se houve piora após alguma melhora inicial. Com essas informações fica mais fácil encaixar os pacientes entre os grupos acometidos com RSA virais, pós-virais e bacterianas.

Entre os antecedentes pessoais, é importante questionar sobre história de atopia/alergia (asma, rinite alérgica e dermatite atópica), sobre a presença de doenças de base, como imunodeficiências primárias ou secundárias, discinesias ciliares, diabetes tipo 1, neoplasias e doenças cardiovasculares, condições que conferem risco maior de desenvolvimento de RSA.[7]

Exame físico

Um bom exame físico é capaz de trazer informações importantes para o manejo desses pacientes. Começando com uma boa inspeção estática da face do paciente, pode-se identificar possíveis achados sugestivos de complicações de RSA, pela presença de proptose, pelo deslocamento lateroinferior da órbita, pelo edema periorbitário e pelos abaulamentos em região frontal.

Uma boa oroscopia pode identificar a presença de rinorreia posterior mucopurulenta, hiperemia de orofaringe e hipertrofia de folículos linfoides.

Já na rinoscopia anterior, que pode ser realizada com espéculos nasais infantis ou até mesmo com as próprias mãos, elevando a ponta nasal, é possível identificar edema e hiperemia da mucosa nasal (cornetos inferiores e médios) e presença de secreção hialina ou mucopurulenta

Diante de alguma suspeita de complicação orbitária das RSA, a avaliação da motricidade ocular e da acuidade visual deve ser feita, preferencialmente por especialistas, mas, na impossibilidade da presença de um deles, pelo próprio médico assistente. Sinais meníngeos, déficits motores e alterações em nível de consciência também devem ser identificados quando há suspeita de complicações endocranianas.[5]

Exames complementares

A endoscopia nasal, tanto a flexível quanto a rígida, quando disponível, é uma ferramenta de grande valia no diagnóstico das rinossinusites. Nesse exame é possível avaliar com maior precisão a cavidade nasal, analisando as principais vias de drenagem dos seios paranasais (meatos médios e superiores; recessos esfenoetmoidais), identificando diferentes graus de edema dessas regiões e a presença de secreção espessa, corroborando o diagnóstico.

Os exames laboratoriais, mais acessíveis, podem ajudar principalmente na diferenciação de quadros de etiologia bacteriana ou quadros de maior gravidade. A proteína C-reativa (PCR) baixa ou normal indica menor probabilidade de infecção bacteriana, evitando a prescrição desnecessária de antibióticos, assim como a velocidade de hemossedimentação (VHS).

A cultura coletada através de *swab* de meatos médios com auxílio da endoscopia nasal não costuma ser realizada de rotina em crianças porque os meatos são colonizados por bactérias não responsáveis pela doença e muitas vezes em pacientes assintomáticos. Em casos com necessidade de identificação do patógeno (sinais de complicações, pacientes imunocomprometidos, RSA recorrente ou resistente ao tratamento), o procedimento de escolha é, habitualmente, a aspiração por meio de punção em seio maxilar.[8]

A radiografia da face é um exame de fácil acesso em prontos atendimentos, no entanto é um exame limitado para auxílio diagnóstico nas RSA, sendo contraindicado nesses casos. Há prejuízo na avaliação de seios pouco pneumatizados ou até mesmo com agenesia, na diferenciação de espessamentos sinusais por rinite alérgica, assim como a adequada avaliação das células etmoidais e do complexo osteomeatal.

As tomografias computadorizadas de crânio e face são os exames de escolha quando há indicação de algum exame de imagem. São necessárias em casos de suspeita de complicação com vantagem na avaliação das estruturas ósseas e seu acometimento, devendo ser feitas com aplicação de contraste para avaliar a presença de possíveis coleções orbitárias ou intracranianas. É importante reservar esses exames para situações específicas, principalmente na população pediátrica, por causa do alto grau de radiação deles.

A ressonância magnética é um exame melhor para avaliar complicações das rinossinusites, com melhor visibilização do conteúdo orbitário e intracraniano e adicionalmente auxiliando na diferenciação de processos inflamatórios teciduais de secreções retidas. Já a angiorressonância é um melhor exame quando se está diante de quadro sugestivo de trombose de seio cavernoso, outra possível complicação nesses casos.[8]

Em casos de suspeita de complicações ósseas, como a osteomielite do seio frontal, a cintilografia com tecnécio 99 é o exame de escolha para diagnóstico da osteomielite, pois capta o aumento de remodelação óssea na área suspeita, indicando processo inflamatório precoce. Após o diagnóstico, o acompanhamento de casos de osteomielite pode ser feito com cintilografias com gálio, mais acuradas na avaliação da melhora do processo infeccioso.

Tabela 1

Complicação	Achados clínicos	Avaliação radiológica
Celulite pré-septal	Dor ocular, edema e eritema palpebral	Diagnóstico clínico
Abcesso/celulite orbitária	Dor à movimentação ocular, quemose, proptose, alteração da motricidade ocular/ oftalmoplegia e alteração de acuidade	Tomografia computadorizada com contraste ou ressonância magnética
Abcesso subperiosteal	Proptose, quemose, alteração de motricidade ocular, com ou sem alteração de acuidade visual e deslocamento orbitário	Tomografia computadorizada com contraste ou ressonância magnética
Abcesso intracraniano	Cefaleia com ou sem alteração do nível de consciência, náuseas ou vômitos e febre	Tomografia computadorizada com contraste ou ressonância magnética
Meningite	Febre, sinais de meningismo, convulsões, com ou sem alteração do nível de consciência	Tomografia computadorizada com contraste ou ressonância magnética
Trombose de seio cavernoso	Acometimento de III, IV, V e VI pares cranianos, febre e cefaleia	Tomografia computadorizada com contraste ou angiorressonância
Osteomielite frontal / tumor de Pott	Febre, cefaleia, edema periorbitário e frontal	Cintilografia Tc 99 e tomografia computadorizada com contaste

Fonte: elaborada pelos autores.

TRATAMENTO

As RSA são doenças autolimitadas na maioria das crianças, e seu tratamento é importante para reduzir e aliviar sintomas. O tratamento pode iniciar de maneira preventiva, para evitar a instalação do quadro, ou de maneira terapêutica, quando o quadro já está instalado.

Preventivo

Medidas como higiene pessoal, boa alimentação e hidratação, distanciamento social e uso de barreiras físicas como as máscaras cirúrgicas em pacientes com sintomas de resfriado comum podem reduzir a contaminação por vírus respiratórios, diminuindo a incidência das rinossinusites virais e por consequência das rinossinusites pós-virais e bacterianas. A prática de atividade física moderada também parece reduzir as chances de desenvolvimento do resfriado comum.

Embora o desenvolvimento de vacinas contra o resfriado comum seja tecnicamente difícil, pela variabilidade antigênica viral, e apesar de as campanhas vacinais contra *influenza* terem obtido sucesso nos últimos anos, não há na literatura estudos que suportem uma recomendação de vacinação contra o resfriado comum para pessoas saudáveis.

Os probióticos são utilizados em larga escala por muitos médicos, à base de *Lactobacillus* ou *Bifidobacterium*, e trouxeram benefício em reduzir o número de episódios de infecção de vias aéreas superiores (IVAS), reduzir o tempo de sintomas de um episódio, reduzir o uso de antibióticos e a taxa de absenteísmo escolar, quando comparado ao placebo (Tabela 2).[6]

Tabela 2 Nível de evidência científica de condutas para as rinossinusites

	Nível de evidência
Probióticos	Ia
Exercício físico	Ia
Vacinação	Ib(−)

Fonte: EPOS 2020.

RINOSSINUSITE AGUDA VIRAL

Solução salina

As irrigações nasais com soluções fisiológicas ou hipertônicas realizam limpeza mecânica e auxiliam na melhora do *clearance* mucociliar. Seu uso reduziu o escore de secreção e obstrução nasal, reduzindo dessa forma a necessidade do uso de descongestionantes.[9]

Corticosteroide tópico/oral

Apesar do efeito anti-inflamatório conhecido, seu uso de maneira tópica não evidenciou diferença significativa entre grupo controle e estudo, em relação à severidade de sintomas e à duração de sintomas em uma revisão da Cochrane 2013, que incluiu três estudos com 353 pacientes.

Já sua versão oral chegou a reduzir o escore de sintomas nos primeiros dias, mas seu uso pode desacelerar a depuração viral.[10]

Anti-histamínicos

Há benefício limitado a curto prazo (1 a 2 dias) para diminuir a severidade dos sintomas como rinorreia hialina e espirros em adultos. Em crianças os resultados são conflitantes. A longo prazo, houve aumento de efeitos adversos indesejados.[11]

Descongestionantes

Melhoram medidas subjetivas de obstrução nasal (medido 3 horas após a última dose), sendo que múltiplas doses não parecem ser mais efetivas. Lembrar que os descongestionantes tópicos são permitidos a partir dos 10 anos e os orais a partir dos 12 anos.[11]

Paracetamol

Apesar de seu efeito analgésico principal, ajudou a aliviar queixas de congestão e rinorreia. Não parece ter interferência em queixas de tosse, espirros, mal-estar e dor de garganta.

Combinações de anti-histamínicos ou analgésicos com descongestionantes

Mostrou certo benefício no alívio dos sintomas em crianças maiores. É importante sempre pesar o risco de efeitos adversos em sua prescrição.[11]

Brometo de ipatrópio

Eficaz em reduzir a rinorreia principalmente, sem aparentes efeitos nos demais sintomas e com alguns efeitos adversos, que na maioria das vezes são bem tolerados.[12]

Vitamina C

Alguns estudos que avaliaram a suplementação regular mostraram redução de duração e severidade do resfriado, no entanto poucos estudos disponíveis avaliaram seu uso terapêutico. Eles não foram capazes de mostrar o mesmo benefício em episódios agudos. Diante do baixo custo e da baixa taxa de efeitos adversos, pode ser considerada uma opção. O uso regular em crianças é feito com 1 a 2 g/dia.[13]

Zinco

O suposto efeito inibidor de replicação viral chamou a atenção para seu uso nos resfriados comuns. Quando foi administrado até 24 horas do início dos sintomas, mostrou reduzir a duração deles. Em crianças deve-se pesar muito seu uso, diante da grande heterogeneidade dos estudos e da taxa de efeitos adversos relativamente alta (náusea e gosto ruim). Na maioria dos estudos, usado na dose de 30 a 50 mg/dia por 7 a 10 dias. Importante manipular na forma de xarope ou comprimidos solúveis.[8]

Fitoterápicos

Em geral é muito baixo o nível de qualidade dos estudos, mas são estes promissores em reduzir o escore de sintomas se iniciados nas primeiras 24 horas do quadro, apresentando poucos efeitos adversos.[8]

Rinossinusite aguda pós-viral

Apesar da escassez de estudos que avaliem as irrigações salinas nesse contexto específico, seu uso ainda é recomendado pelos efeitos benéficos já explicitados. Os corticosteroides, tanto tópicos quanto orais, não são recomendados na população pediátrica pelos consensos internacionais, assim como os anti-histamínicos e os descongestionantes nasais, pois, apesar de terem mostrado um aumento do *clearance* mucociliar na fase aguda nos estudos, nenhum deles analisou o desfecho da doença, impossibilitando sua recomendação.

Lisado bacteriano

Há um estudo com o uso do OM-85-BV por 10 dias, que demonstrou redução do tempo de sintomas da rinossinusite pós-viral em crianças de 1 ano e meio a 9 anos.

Antibióticos

Não recomendados em crianças pelo caráter autolimitado da RSA pós-viral.[8]

Rinossinusite aguda bacteriana

Quando falamos do uso de antibióticos na população pediátrica, deparamos com um cenário com poucos estudos de qualidade, estudos estes que não mostraram melhora de sintomas ou encurtamento de cura com o uso de antibióticos.

Seu uso é reservado para casos persistentes, com sinais de gravidade e/ou complicação.

Podem ser usados como primeira opção: amoxicilina (45 a 90 mg/kg/dia) ou amoxicilina + clavulanato (45 a 90 mg/kg/dia). Alérgicos à penicilina: claritromicina, SMZ/TMP, azitromicina.

As cefalosporinas de segunda geração (cefuroxima, 30 mg/kg/dia) e as cefalosporinas de terceira geração (ceftriaxona, 50 mg/kg/dia) são opções em casos refratários.[14]

TRATAMENTO CIRÚRGICO

A abordagem cirúrgica em geral é desnecessária e reservada para alguns casos de complicações orbitárias, intracranianas e ósseas, com o intuito de remover foco infeccioso sinusal, desbridamento de tecidos acometidos e drenagem de coleções formadas.

Nas complicações orbitárias, a cirurgia é reservada para casos de presença de abcessos periorbitários, subperiosteais e orbitários, em casos de acometimento de acuidade visual ou de piora após 48 horas de antibioticoterapia adequada. Existem critérios para tratamento conservador, principalmente em crianças entre 2 e 4 anos, como a presença de pressão ocular menor que 20 mmHg, largura do abcesso menor que 4 mm em corte axial, ausência de alterações oftalmológicas e proptose menor que 5 mm.[8,15]

Tabela 3

Intervenção		Nível de evidência	
	RSA viral	RSA pós-viral	RSA bacteriana
Antibióticos	Ia (–)	Ia (–)	Ia (–)
Corticoide tópico	Ia (–)	Ia	Ia
Anti-histamínico	–	Ib (–)	–
Descongestionantes (oral ou nasal)	Ia	–	–
Paracetamol	Ia	–	–
Combinações anti-histamínicos/ analgésicos e descongestionantes	Ia	–	–
Brometo de ipatrópio	Ia	–	–
Lavagem nasal com solução salina	Ib	–	–
Zinco	Ia	–	–
Fitoterápicos	Ib	–	–
Lisados bacterianos	–	Ib	–

RSA: rinossinusite aguda.
Fonte: EPOS 2020.

CONCLUSÃO

O correto diagnóstico das rinossinusites, além de evitar a prescrição indiscriminada e inadequada de antibióticos, contribuindo para o avanço da resistência bacteriana, também pode diminuir as chances de morbimortalidade associada a casos com complicações.

É importante identificar sinais e sintomas que sugiram maior probabilidade da presença de alguma complicação e realizar o encaminhamento precoce para o especialista para abordagem completa.

A Figura 2 apresenta um fluxograma do atendimento desses pacientes.

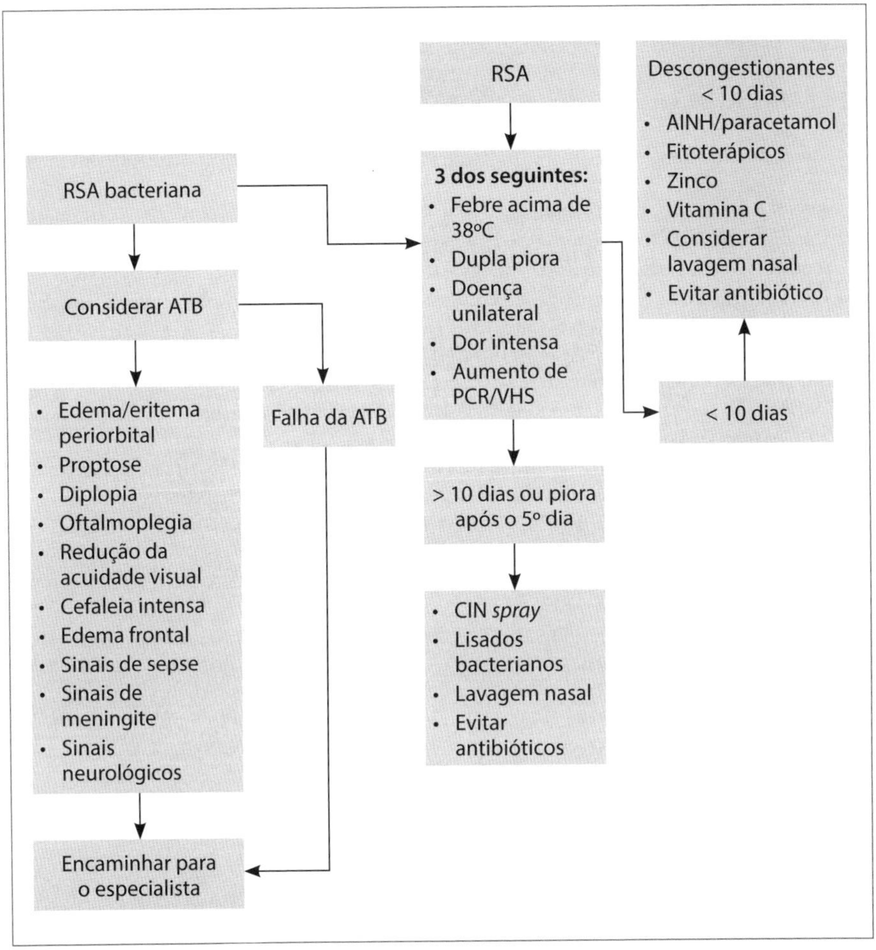

Figura 2 Fluxograma do atendimento de pacientes com rinossinusite aguda.

AINH: anti-inflamatórios não hormonais; ATB: antibioticoterapia; CIN: corticosteroide infranasal; PCR: proteína C-reativa; RSA: rinossinusite aguda; VHS: velocidade de hemossedimentação.

BIBLIOGRAFIA

1. Pouwels KB, Dolk FCK, Smith DRM, Robotham JV, Smieszek T. Actual versus "ideal" antibiotic prescribing for common conditions in English primary care. J Antimicrob Chemother. 2018;73:19-26.
2. Revai K, Dobbs LA, Nair S, Patel JA, Grady JJ, Chonmaitree T. Incidence of acute otitis media and sinusitis complicating upper respiratory tract infection: the effect of age. Pediatrics. 2007;119:e1408-12.
3. Smith SS, Ference EH, Evans CT, Tan BK, Kern RC, Chandra RK. The prevalence of bacterial infection in acute rhinosinusitis: a systematic review and meta-analysis. Laryngoscope. 2015;125:57-69.

4. Hansen FS, Hoffmans R, Georgalas C, Fokkens WJ. Complications of acute rhinosinusitis in The Netherlands. Fam Pract. 2011;29:147-53.
5. Fokkens WJ, Lund VJ, Mullol J, Bachert C, Alobid I, Baroody F, et al. European Position Paper on Rhinosinusitis and Nasal Polyps 2012. Rhinol Suppl. 2012;23:3 preceding table of contents, 1-298.
6. Quick M. Cochrane commentary: probiotics for prevention of acute upper respiratory infection. Explore (NY). 2015;11:418-20.
7. Eloy P, Poirrier AL, De Dorlodot C, Van Zele T, Watelet JB, Bertrand B. Actual concepts in rhinosinusitis: a review of clinical presentations, inflammatory pathways, cytokine profiles, remodeling, and management. Curr Allergy Asthma Rep. 2011;11:146-62.
8. Fokkens WJ, Lund VJ, Hopkins C, European Position Paper on Rhinosinusitis and Nasal Polyps 2020. Rhinology. 2020;58(Suppl S29):1-464.
9. King D, Mitchell B, Williams CP, Spurling GK. Saline nasal irrigation for acute upper respiratory tract infections. Cochrane Database Syst Rev. 2015:CD006821.
10. Hayward G, Thompson MJ, Perera R, Del Mar CB, Glasziou PP, Heneghan CJ. Corticosteroids for the common cold. Cochrane Database Syst Rev. 2015;2016.
11. De Sutter AI, van Driel ML, Kumar AA, Lesslar O, Skrt A. Oral antihistamine-decongestant--analgesic combinations for the common cold. Cochrane Database Syst Rev. 2012:CD004976.
12. AlBalawi ZH, Othman SS, Alfaleh K. Intranasal ipratropium bromide for the common cold. Cochrane Database Syst Rev. 2013;6:CD008231.
13. Hemila H, Chalker E. Vitamin C for pre-venting and treating the common cold. Cochrane Database Syst Rev. 2013:CD000980.
14. Garbutt JM, Goldstein M, Gellman E, Shannon W, Littenberg B. A randomized, placebo-controlled trial of antimicrobial treatment for children with clinically diagnosed acute sinusitis. Pediatrics. 2001;107:619-25.
15. Mekhitarian Neto L, Pignatari S, Mitsuda S, Fava AS, Stamm A. Acute sinusitis in children: a retrospective study of orbital complications. Braz J Otorhinolaryngol. 2007;73:75-9.

51A
Ortopedia – supracondiliana

Susana dos Reis Braga
Francesco Camara Blumetti
Amâncio Ramalho Junior

Objetivo do capítulo

Apresentar aspectos importantes, para o pediatra que atua na emergência, sobre a principal fratura de cotovelo em crianças.

DEFINIÇÃO E INCIDÊNCIA

As fraturas supracondilianas do úmero ocorrem na parte mais delgada do úmero distal no plano anteroposterior, onde há um estreitamento natural na região da fossa do olecrano e do coronoide (Figura 1). São as fraturas mais comuns do cotovelo em crianças, e, portanto, consideradas as que mais frequentemente têm indicação de tratamento cirúrgico na faixa etária pediátrica.[1] Sua incidência nos EUA é estimada em cerca de 170/100 mil, e ocorre mais frequentemente entre 5 e 8 anos de idade.[2]

ETIOLOGIA E FISIOPATOLOGIA

A maior parte das fraturas supracondilianas ocorre com desvio em extensão e tem como mecanismo de trauma a queda sobre o membro, com apoio sobre a mão enquanto o cotovelo realiza um movimento de hiperextensão.[1] Dessa forma, a fratura se inicia na cortical anterior do úmero distal e progride para a parte posterior, onde parte da cortical ou o periósteo podem se manter intactos e conferir algum grau de estabilidade para a fratura.

De acordo com a direção do desvio, o fragmento proximal pode colocar em risco estruturas neurovasculares da região. O desvio posteromedial do fragmento distal faz com que o nervo radial fique em risco, enquanto o desvio posterolateral

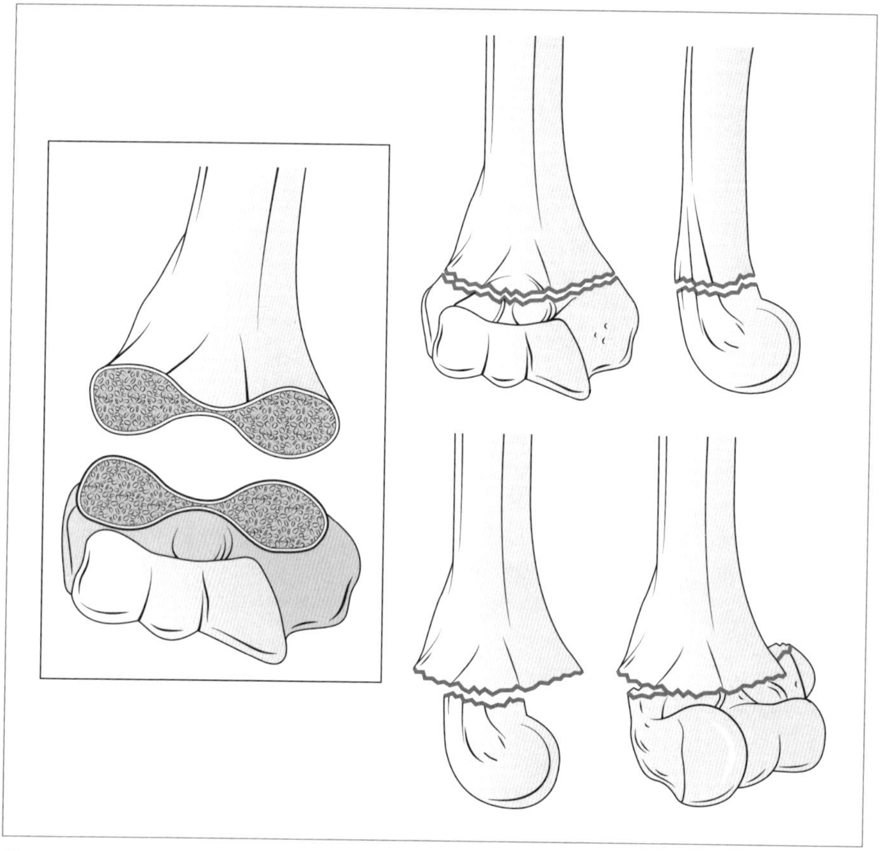

Figura 1 Fraturas supracondilianas.

faz com que a artéria braquial e o nervo mediano (particularmente o seu ramo interósseo anterior) sejam as estruturas com maior risco de lesão.[1] Nas fraturas com maior desvio, também pode ocorrer um edema significativo do cotovelo e do antebraço, que podem levar a uma síndrome compartimental.

AVALIAÇÃO INICIAL

A criança geralmente se apresenta com dor e impotência funcional do cotovelo acometido. Nas fraturas sem desvio, ou com mínimo desvio, pode não haver dor ao repouso, e o edema pode ser mínimo ou ausente. Em fraturas com maiores desvios, a deformidade e o edema são clinicamente evidentes, e a dor é mais intensa. Crianças menores tendem a apresentar desvios menores, pelas características do osso imaturo e pelo periósteo mais espesso. Por esse motivo, nessa faixa etária muitas vezes o quadro clínico é mais leve, e a criança refere dor apenas na tentativa de mobilizar o cotovelo, o que torna o diagnóstico mais difícil. Geralmente há dor para o movimento de flexoextensão, mas não para a pronossupinação.

É fundamental o exame neurológico da extremidade afetada, bem como a avaliação dos pulsos e da perfusão, particularmente nas fraturas com grandes desvios. A avaliação motora e sensitiva pode ser particularmente difícil em crianças pequenas, em um momento que estão com dor e com medo. Muitas vezes é mais fácil realizar esses testes após uma imobilização provisória e analgesia, com a criança mais confortável. O nervo ulnar pode ser testado com o movimento de abduzir os dedos; o nervo radial, com a extensão do polegar; e o nervo interósseo anterior, com a flexão da falange distal do polegar e do indicador (Figura 2).

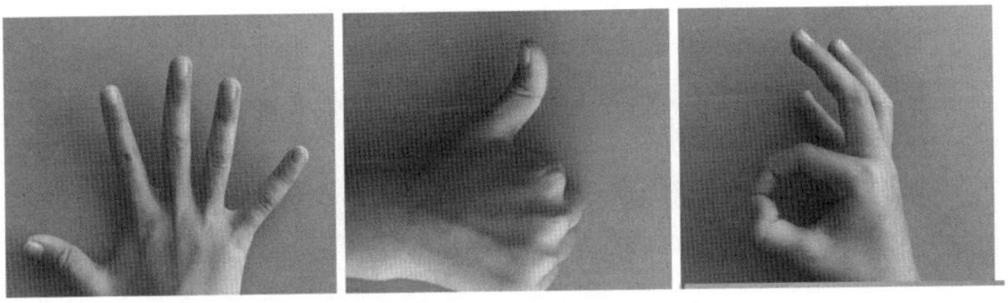

Figura 2 A: Teste do nervo ulnar. B: Teste do nervo radial. C: Teste do nervo interósseo anterior. (Ver o Encarte de imagens no final do livro.)
Fonte: acervo dos autores.

TESTES DIAGNÓSTICOS

Na avaliação radiográfica do cotovelo pediátrico, é fundamental conhecer a ordem de aparecimento dos núcleos de ossificação secundários do úmero distal (Figura 3).[3] Em caso de dúvida, pode-se obter uma radiografia contralateral para efeito comparativo. Na incidência em perfil, deve-se observar a posição do núcleo de ossificação do capítulo com relação à linha umeral anterior (Figura 4). Além disso, o sinal do coxim gorduroso anterior e posterior pode estar presente e denota um derrame articular, no caso causado pelo sangramento da fratura. Na incidência em AP, pode-se observar o desvio no plano coronal, sendo o ângulo de Baumann uma medida frequentemente utilizada para avaliar esse parâmetro.

Exames adicionais, como a tomografia computadorizada ou a ressonância magnética, são geralmente desnecessários. É comum em crianças menores que não exista um traço de fratura visível, e muitas vezes pode ser observado apenas o sinal do coxim gorduroso, ou pode até mesmo não haver nenhuma alteração

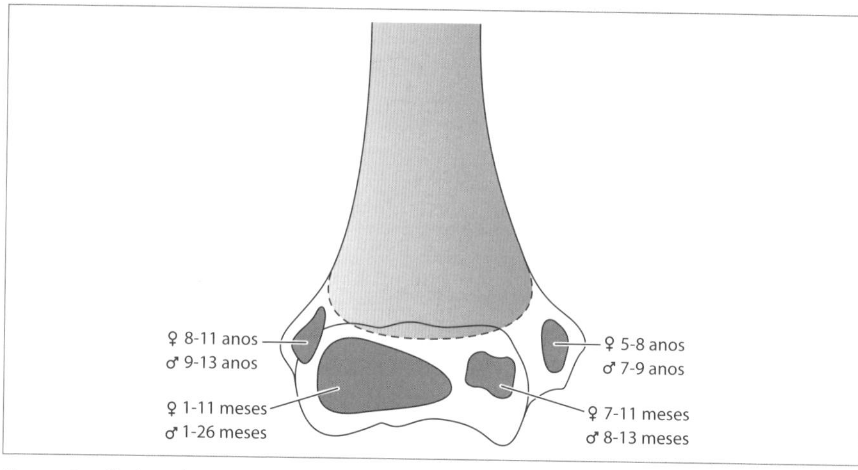

Figura 3 Ordem de aparecimento dos núcleos de ossificação secundários do úmero distal.

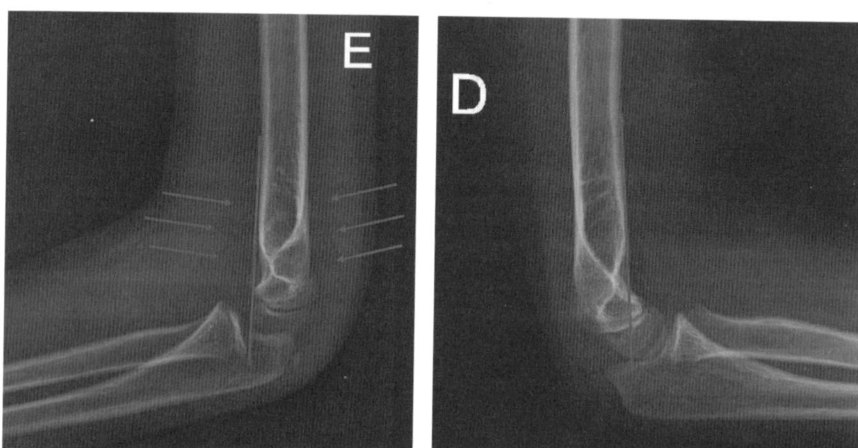

Figura 4 Incidência em perfil: posição do núcleo de ossificação do capítulo com relação à linha umeral anterior. (Ver o Encarte de imagens no final do livro.)
Fonte: acervo dos autores.

significativa na radiografia. Nesses casos, na presença de dor e impotência funcional com história de trauma, é comum que se opte por imobilizar o membro para uma reavaliação em 7 dias. Após esse período, um traço de fratura pode ficar mais evidente, ou em cerca de 10-14 dias a formação de calo ósseo pode se tornar radiograficamente visível, confirmando o diagnóstico. A ultrassonografia também pode ser utilizada nesses casos de dúvida, ajudando a detectar um levantamento periostal, o sinal do coxim gorduroso e uma lesão cortical.[4]

OUTROS DIAGNÓSTICOS DIFERENCIAIS

Os principais diagnósticos diferenciais, no caso de um mecanismo de trauma bem definido, são as outras fraturas comuns do cotovelo, a fratura do côndilo lateral e a fratura do epicôndilo medial.[5] As radiografias, e eventualmente a ultrassonografia, geralmente são suficientes para fechar o diagnóstico. Essas fraturas apresentam um fluxograma de tratamento diferente das fraturas supracondilianas, e o diagnóstico correto é fundamental.

No caso de um mecanismo de trauma por tração, a pronação dolorosa seria a principal hipótese. Nessa afecção, ocorre uma subluxação da cabeça do rádio com interposição do ligamento anular na articulação. É uma das lesões mais comuns na infância, e ocorre geralmente em crianças de 1 a 4 anos. A criança se apresenta com o membro junto ao corpo, com o antebraço pronado, e se recusa a mover o cotovelo. Na presença de um mecanismo de trauma típico, pode-se tentar a manobra de redução sem necessariamente realizar uma radiografia prévia. A manobra de redução consiste em uma hiperpronação ou em uma manobra de flexão/supinação. A redução habitualmente é sentida como um clique palpável, a dor geralmente se resolve em poucos momentos e a criança passa a mover o membro normalmente.[6]

TRATAMENTO

As fraturas supracondilianas do úmero sem desvio podem ser tratadas de modo conservador, por imobilização axilopalmar durante 3 a 4 semanas. Atualmente existe um consenso na literatura de que as fraturas com desvio que precisem de redução são mais bem tratadas cirurgicamente.[1] Isso porque a posição de imobilização para manter a estabilidade pós-redução é geralmente com flexão excessiva do cotovelo, o que aumenta o risco de síndrome compartimental. O tratamento cirúrgico envolve redução, que normalmente é feita de forma fechada, sob controle de radioscopia, e fixação com fios de aço introduzidos de forma percutânea. O tempo de permanência da fixação e de imobilização é semelhante ao das fraturas sem desvio, entre 3 e 4 semanas. Após esse período, os fios podem ser removidos ambulatorialmente ou com sedação, e a criança é liberada para mover o cotovelo. Habitualmente não é indicada fisioterapia, e a amplitude de movimento retorna naturalmente em algumas semanas.

BIBLIOGRAFIA

1. Skaggs DL, Flynn JM. Supracondylar fractures of the distal humerus. In: Flynn JM, Skaggs DL, Waters PM. Rockwood and Wilkins' fractures in children. 8.ed. Philadelphia: Wolters Kluwer Health. 2014. p.581-627.

2. Mulpuri K, Hosalkar H, Howard A. AAOS clinical practice guideline: the treatment of pediatric supracondylar humerus fractures. J Am Acad Orthop Surg. 2012;20(5):328-30.
3. Beaty JH, Kasser JR. Evaluation of pediatric distal humeral fractures. In: Flynn JM, Skaggs DL, Waters PM. Rockwood and Wilkins' fractures in children. 8.ed. Philadelphia: Wolters Kluwer Health. 2014. p.565-79.
4. Eckert K, Janssen N, Ackermann O, Schweiger B, Radeloff E, Liedgens P. Ultrasound diagnosis of supracondylar fractures in children. Eur J Trauma Emerg Surg. 2014;40(2):159-68.
5. Sawyer JR, Beaty JH. Lateral condylar and capitellar fractures of the distal humerus. In: Flynn JM, Skaggs DL, Waters PM. Rockwood and Wilkins' fractures in children. 8.ed. Philadelphia: Wolters Kluwer Health. 2014. p.565-79.
6. Nardi NM, Schaefer TJ. Nursemaid elbow. Treasure Island: StatPearls; 2022.

51B
Artrite séptica

Susana dos Reis Braga
Francesco Camara Blumetti
Amâncio Ramalho Junior

Objetivo do capítulo

- Definir artrite séptica, sua incidência, sua etiologia, sua fisiopatologia e sua importância clínica na emergência pediátrica.
- Discorrer sobre a apresentação clínica na criança, os métodos diagnósticos e o tratamento.

DEFINIÇÃO E INCIDÊNCIA

A artrite séptica é a infecção que acomete uma articulação, sendo considerada uma das mais graves urgências ortopédicas devido ao risco de destruição da cartilagem e deformidades sequelares.

Acomete a criança principalmente em seus primeiros anos de vida e usualmente envolve articulações maiores, como quadril e joelho.[1]

ETIOLOGIA E FISIOPATOLOGIA

Ocorre com maior frequência por via hematogênica, secundária a uma bacteremia transitória. Também pode ser devida à inoculação direta por punções ou ferimentos ou, ainda, decorrente de osteomielites em que aconteça a ruptura da metáfise óssea em articulações nas quais esta é intra-articular, como no úmero proximal, no cotovelo, no quadril e no tornozelo. É importante salientar que as metáfises do fêmur distal e da tíbia proximal são extra-articulares.[2]

A bactéria mais frequentemente isolada é o *Staphylococcus aureus*. Em neonatos é importante considerar os *Streptococcus* do grupo B, e em crianças entre 6 meses e 3 anos a *Kingella kingae* ganha importância.

Diversos patógenos podem estar envolvidos em diferentes grupos de risco. A *Pseudomonas aeruginosa* está associada a ferimentos perfurantes no pé, a *Pasteurella canis* a mordida de animais, a *Salmonella typhi* em crianças portadoras de anemia falciforme e a *Neisseria gonorrhoeae* em adolescentes sexualmente ativos.[1]

AVALIAÇÃO INICIAL

História de dor com limitação de movimentos, febre e queda do estado geral são os fatores que corroboram o diagnóstico de artrite séptica. No exame físico observa-se dor à mobilização articular, limitação de movimento, chegando até mesmo ao total bloqueio da mobilização, com pseudoparalisia do membro afetado. Nos casos de osteomielite isolada, usualmente o movimento articular suave não piora os sintomas. Nas articulações mais superficiais é possível encontrar sinais flogísticos associados, edema e derrame articular.

No quadril, classicamente a criança assume uma posição antálgica em flexão, abdução e rotação lateral (Figura 1). A incapacidade para andar é um fator im-

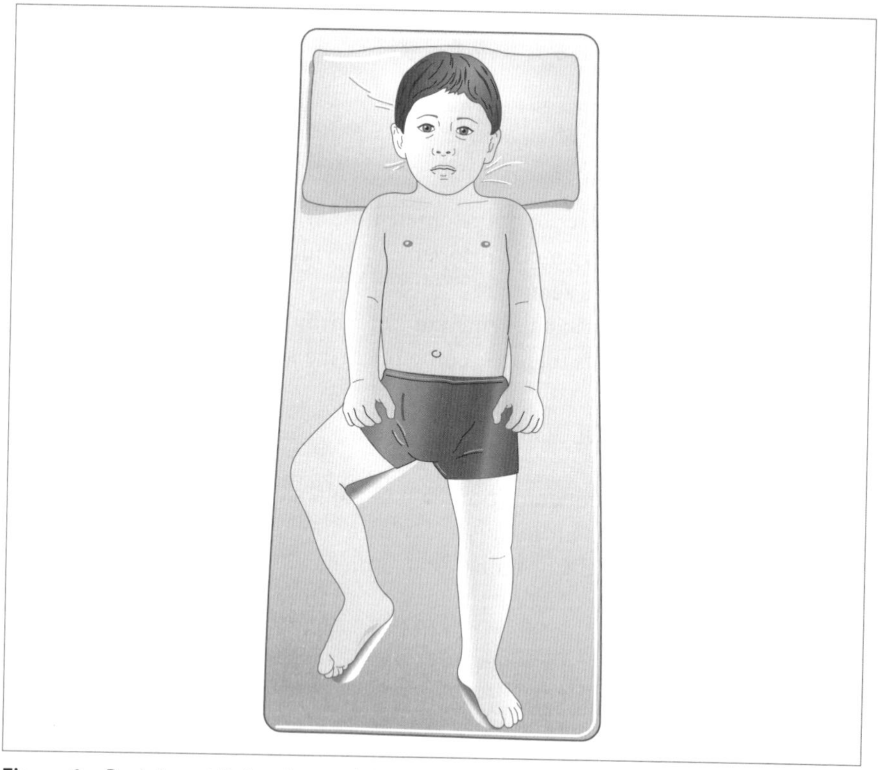

Figura 1 Posição antálgica do quadril em flexão, abdução e rotação lateral.

portante do diagnóstico diferencial, assim como a necessidade de retornar para uma segunda avaliação médica por piora do quadro.[3]

TESTES DIAGNÓSTICOS

Os exames a serem solicitados para o diagnóstico diferencial são o hemograma, a proteína C-reativa, a velocidade de hemossedimentação e a hemocultura. No quadril, são critérios sugestivos de artrite séptica quando a proteína C-reativa é maior que 20 mg/L, a velocidade de hemossedimentação maior que 40 mm/h e os leucócitos maiores que 12.000 cél./mL[4,5] (Tabela 1).

Tabela 1 Fatores sugestivos no diagnóstico de artrite séptica do quadril*

Não apoiar o membro inferior afetado
Segunda visita ao médico
Febre > 38,5°C
Leucócitos > 12 mil cél./mL
PCR > 20 mg/L
VHS > 40 mm/h

* O número de fatores e a combinação necessária para o diagnóstico têm variação na literatura.
Fonte: elaborada pelos autores.

A leitura manual do hemograma é importante no diferencial das leucoses, que podem ter queixas ortopédicas como início do quadro. Em neonatos pode existir leucopenia.

O primeiro e mais simples exame de imagem é a radiografia, que é realizada em duas incidências ortogonais. No caso do quadril, a comparação com o lado contralateral é imprescindível, sendo solicitadas radiografias da bacia nas incidências anteroposterior e Lauenstein (rã). As imagens ajudam no diagnóstico diferencial e podem também evidenciar acometimento ósseo em alguns casos.

A ultrassonografia é capaz de evidenciar o derrame articular, mas suas características não devem ser utilizadas como parâmetro na diferenciação do tipo de líquido. Uma ultrassonografia sem a presença de derrame torna improvável o diagnóstico de artrite séptica.

A ressonância magnética, essencial no diagnóstico das osteomielites, tem seu papel mais limitado na artrite séptica, sendo indicada para a pesquisa de acometimento ósseo ou muscular adjacente que necessite de drenagem direcionada ou ainda em diagnósticos diferenciais. A ponderação é importante porque o exame não deve atrasar o tratamento, que é uma urgência. Rosenfeld et al.[6] consideram que, em casos de artrite séptica do quadril, seriam indicadores de infecção adjacente: idade acima de 4 anos; proteína C-reativa maior que 13,8 mg/L; duração dos sintomas superior a 3 dias; plaquetas em número superior a 314.000 cél/uL; e número de neutrófilos em dosagem maior que 8.600 cél/uL. A presença de mais de três dessas variáveis indicaria a solicitação do exame.

A confirmação do diagnóstico é realizada por meio de análise e culturas do líquido sinovial, que, na pioartrite, apresenta-se turvo, acinzentado, com perda de viscosidade, aumento de leucócitos com mais de 90% de polimorfonucleares, queda dos níveis de glicose e aumento de proteína.[2] Além das culturas, atualmente, quando disponíveis, é possível lançar mão dos exames de PCR para a identificação mais rápida das bactérias envolvidas.[7]

Outros diagnósticos diferenciais

O principal diagnóstico diferencial é a sinovite transitória do quadril, que acomete crianças entre 3 e 8 anos e é uma condição benigna, autolimitada e sem sintomas sistêmicos associados. Sua etiologia permanece desconhecida, estando relacionada a quadros virais recentes ou alérgicos. Ao exame físico observa-se a claudicação, e o principal movimento limitado é a rotação medial do quadril. As provas inflamatórias podem estar levemente elevadas. O tratamento é feito com repouso e medicação anti-inflamatória, e o uso do ibuprofeno está associado à redução do tempo de sintomas.[8] Espera-se a resolução total em até 2 semanas do início do quadro; sintomas que persistem por mais de 4 semanas devem ser submetidos a uma investigação adicional.

É importante considerar outras doenças infecciosas, como o abscesso no músculo psoas (psoíte), que é caracterizado por febre, posição antálgica do quadril em flexão e dor à palpação abdominal. Em até 15% das pessoas existe comunicação entre a bainha do músculo psoas e a cápsula articular, o que favorece a possibilidade de uma artrite séptica associada. A apendicite é uma preocupação, assim como crises falcêmicas e osteomielites pélvicas.

A doença de Legg-Perthes, que acomete crianças entre 5 e 9 anos, cursa com quadro mais arrastado, com dor após atividade física, sem sintomas associados, e usualmente já tem sinais radiográficos sugestivos na primeira avaliação. Nos quadros de epifisiólise, que acomete adolescentes, a dor pode acontecer de forma crônica, irradiada para o joelho, ou aguda, de grande intensidade, secundária a um pequeno trauma, sem associação com sintomas sistêmicos (Tabela 2).

Tabela 2 Principais diagnósticos diferenciais da artrite séptica do quadril

Sinovite transitória
Artrites inflamatórias
Doença de Lyme
Osteomielites pélvicas
Quadros abdominais
Abscessos intramusculares
Tumores ósseos
Leucoses
Crises falcêmicas
Doença de Legg-Calvé-Perthes
Epifisiólise

Fonte: elaborada pelos autores.

TRATAMENTO

O tratamento da artrite séptica é realizado com a limpeza da articulação por via aberta ou artroscópica em caráter de urgência, uma vez que a presença de enzimas proteolíticas na secreção purulenta é danosa para a cartilagem articular. Quando acomete a articulação coxofemoral, o prognóstico está diretamente relacionado ao tempo decorrido até o diagnóstico e a instituição do tratamento.

A colocação de dreno aspirativo depende dos achados intraoperatórios. Em lactentes pode ser necessária a utilização de órteses tipo Pavlik ou similares, como analgesia e para evitar a subluxação do quadril.

A antibioticoterapia é endovenosa até alcançar melhora clínica satisfatória, queda das provas inflamatórias e a certeza de que é possível a administração por via oral (aceitação). O tempo total de antibiótico varia usualmente entre 3 e 4 semanas (Figura 2).[9]

BIBLIOGRAFIA

1. Brown DW, Sheffer BW. Pediatric septic arthritis: an update. Orthop Clin North Am. 2019;50(4):461-70.
2. Herring JA. Tachdjian's pediatric orthopaedics. 5.ed. Philadelphia: Elsevier Saunders; 2014.
3. Luhmann SJ, Jones A, Schootman M, Gordon JE, Schoenecker PL, Luhmann JD. Differentiation between septic arthritis and transient synovitis of the hip in children with clinical prediction algorithms. J Bone Joint Surg Am. 2004;86(5):956-62.
4. Kocher MS, Zurakowski D, Kasser JR. Differentiating between septic arthritis and transient synovitis of the hip in children: an evidence-based clinical prediction algorithm. J Bone Joint Surg Am. 1999;81(12):1662-70.

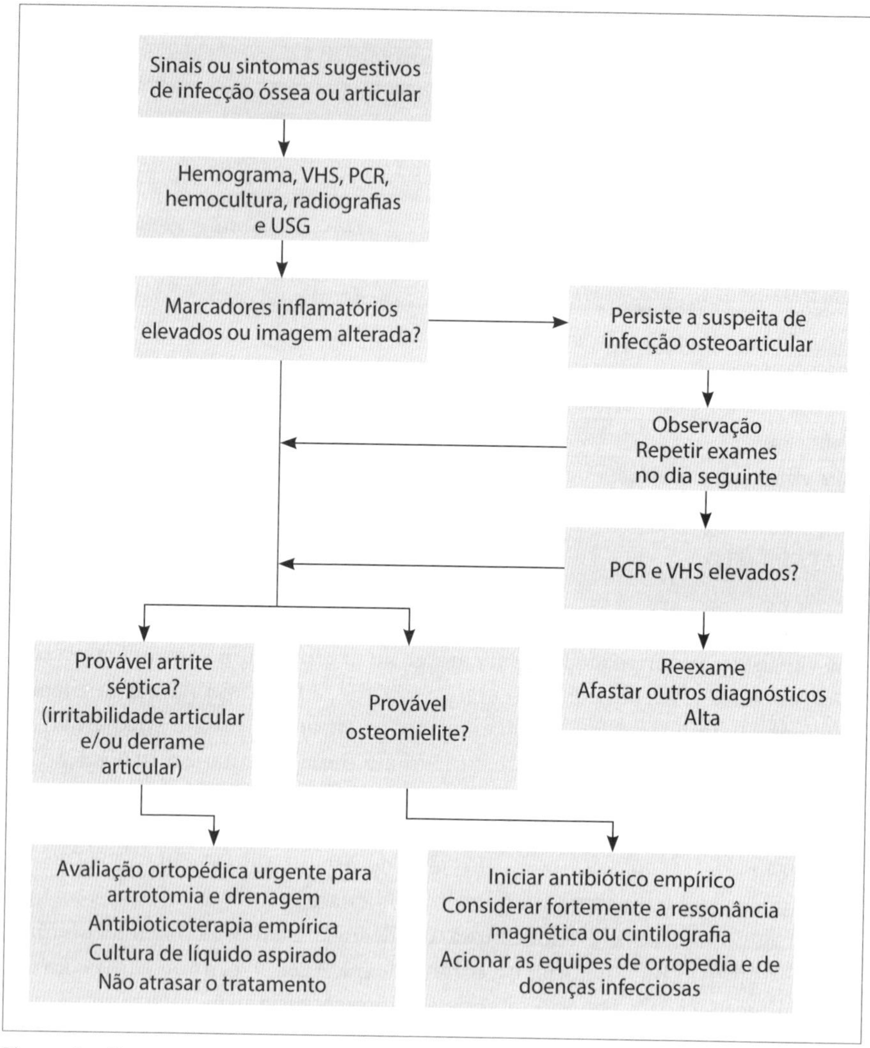

Figura 2 Fluxograma para atendimento na suspeita de infecções ósseas e articulares.

PCR: proteína C-reativa; USG: ultrassonografia; VHS: velocidade de hemossedimentação.

Fonte: adaptada de The Royal Children's Hospital Melbourne, 2021.[10]

5. Singhal R, Perry DC, Khan FN, et al. The use of CRP within a clinical prediction algorithm for the differentiation of septic arthritis and transient synovitis in children. J Bone Joint Surg Br. 2011;93(11):1556-61.
6. Rosenfeld S, Bernstein DT, Daram S, Dawson J, Zhang W. Predicting the presence of adjacent infections in septic arthritis in children. J Pediatr Orthop. 2016;36(1):70-4.
7. Moore-Lotridge SN, Gibson BH, Duvernay MT, Martus JE, Thomsen IP, Schoenecker JG. Pediatric musculoskeletal infection: an update through the four pillars of clinical care and immunothrombotic similarities with Covid-19. JPOSNA. 2020;2(2).
8. Kermond S, Fink M, Graham K, Carlin JB, Barnett P. A randomized clinical trial: should the child with transient synovitis of the hip be treated with nonsteroidal anti-inflammatory drugs? Ann Emerg Med. 2002;40(3):294-9.
9. The Royal Children's Hospital Melbourne. Bone and joint infection. Clinical Practice Guideline.
10. The Royal Children's Hospital Melbourne. Bone and joint infection. 2021. Disponível em: https://www.rch.org.au/clinicalguide/guideline_index/Osteomyelitis_Septic_Arthritis/. Acesso em: 19 out. 2024.

52 Oftalmologia

Fernando Malerbi

Objetivo do capítulo

Descrever as principais situações em que o pediatra se deparará com acometimento do olho e de anexos em pronto-socorro, estabelecer hierarquia de gravidade e orientar a conduta inicial. Propor semiologia oftalmológica a ser realizada pelo pediatra em pronto-socorro.

INTRODUÇÃO

A adequada identificação do problema ocular, assim como a primeira conduta, podem ser fundamentais para preservar a visão da criança; o pediatra deve ser capaz de reconhecer situações que necessitam de encaminhamento ao oftalmologista e seu grau de prioridade. Este capítulo tem como objetivo apresentar os principais itens da avaliação da criança com afecções do olho e anexos no pronto-socorro.

O exame oftalmológico realizado pelo pediatra pode ser especialmente desafiador e deve ser adequado à idade do paciente, à fase do desenvolvimento visual e ao quadro clínico. Devem ser pesquisadas queixas relacionadas a dor ocular, secreção palpebral ou conjuntival, alterações na acuidade visual, sintomas não oculares associados, antecedentes patológicos e caracterização de trauma ocular, quando for o caso. Etapas fundamentais do exame físico são: a inspeção e o exame externo, para avaliar o aspecto da conjuntiva, presença de secreção e lacrimejamento; e a avaliação da acuidade visual. Em determinadas situações, deve ser avaliada a motilidade ocular extrínseca, os reflexos pupilares e a fundoscopia.

DIAGNÓSTICO DIFERENCIAL DE OLHO VERMELHO

A criança com olho vermelho corresponde à principal causa de consulta oftalmológica pediátrica em pronto-socorro. Dentre as causas, há desde condições com bom prognóstico e autolimitadas até doenças com potencial de perda irreversível da visão; há doenças para as quais devem ser feitas recomendações de prevenção de contágio e outras que não envolvem transmissão; há condições exclusivamente oculares, bem como doenças sistêmicas que podem se manifestar com sinais e sintomas oftalmológicos.

Assim, o pediatra deve saber diferenciar as principais causas de olho vermelho para determinar a hierarquia de importância do quadro clínico e a necessidade de avaliação por especialista, assim como a urgência dessa avaliação; além disso, o pediatra poderá fornecer orientações relacionadas ao potencial de transmissão e contágio. Por fim, deverá julgar em quais situações a propedêutica sistêmica ou complementar deve ser realizada. Neste capítulo, serão abordadas com maior profundidade as principais causas de olho vermelho na população pediátrica, ou seja, as conjuntivites. Posteriormente, serão abordadas outras condições que fazem parte do diagnóstico diferencial de olho vermelho: blefarite, corpo estranho na superfície ocular, erosão corneana, ceratites, esclerites, episclerites, uveítes e fechamento angular agudo.

CONJUNTIVITES

Uma conjuntivite – inflamação da conjuntiva, uma fina membrana que recobre parte da superfície ocular e a parte interna das pálpebras – pode ter natureza infectocontagiosa, causada principalmente por vírus ou bactérias; há também conjuntivites não transmissíveis (p. ex., conjuntivite alérgica ou irritativa). O pediatra deve saber identificar os principais tipos de conjuntivites e propor a primeira conduta. Será dada ênfase às conjuntivites em crianças sem antecedentes sistêmicos, deficiências nutricionais ou imunológicas, doenças autoimunes ou síndromes metabólicas congênitas, já que nestas últimas situações, a avaliação pelo especialista é mandatória.

Para estabelecer o potencial de contágio de uma conjuntivite, assim como a gravidade, o tratamento e o prognóstico, devem ser questionados início e duração dos sintomas, lateralidade, comprometimento da acuidade visual, presença de prurido ou dor ocular, história de uso de lentes de contato, situação dos contactuantes, vigência de infecção de vias aéreas superiores, antecedente de alergia ou atopia, presença de febre e história de exposição a agentes químicos.

Devem ser encaminhadas para avaliação oftalmológica completa crianças com queixa de dor ocular importante ou atitude antálgica (criança que não abre o olho espontaneamente), baixa acuidade visual, presença de secreção purulenta abundante, suspeita de acometimento corneano ou de cicatrização conjuntival, casos de conjuntivites refratárias (sintomas persistentes por mais de 7 dias) ou recorrentes, ou crianças com antecedente de doença ocular herpética.[1]

Em algumas dessas situações, assim como em casos de conjuntivite neonatal, crianças imunocomprometidas ou suspeita de infecção por clamídia ou gonococo, está indicada adicionalmente a avaliação laboratorial para determinação do agente etiológico.[2]

A identificação do agente etiológico é desafiadora, sobretudo na população pediátrica. Classicamente, a avaliação do padrão de secreção conjuntival e da reação inflamatória conjuntival, e a presença de linfonodos palpáveis e aumentados na regão pré-auricular e submandibular são considerados sinais que permitem diferenciar entre as etiologias virais e bacterianas.

Assim, um quadro de conjuntivite papilar com produção abundante de secreção e pálpebras "grudadas" é tradicionalmente considerado de etiologia bacteriana; por outro lado, a presença de linfonodos palpáveis e a reação conjuntival folicular são classicamente associadas à etiologia viral. No entanto, faltam evidências que comprovem essas associações.

Essa identificação etiológica, na maioria das vezes, não é clinicamente relevante, já que em geral os quadros são autolimitados e de bom prognóstico. Mesmo casos de etiologia comprovadamente bacteriana sem tratamento específico muito raramente evoluem com complicações graves. Essas considerações não se aplicam em casos de maior risco, como crianças com doenças de base ou comorbidades locais (p. ex., paralisia facial com risco de exposição corneana).[2-4]

O adenovírus é considerado o agente etiológico em cerca de 90% dos casos de conjuntivites infecciosas e apresenta períodos de incubação e de transmissão de 5 a 12 dias e 10 a 14 dias, respectivamente; pode haver faringite concomitante nas crianças. A conjuntivite adenoviral é altamente contagiosa e de transmissão direta, havendo também relatos de transmissão em piscinas.[1,2]

Certos sorotipos de adenovírus podem levar a complicações, como infitrados linfocíticos subepiteliais, que podem aparecer após 7 a 10 dias do início do quadro e ocasionam baixa da acuidade visual. Outra possível complicação é a formação de membranas ou pseudomembranas, exsudatos de fibrina que precisam ser removidos mecanicamente e que podem levar a cicatrização conjuntival e formação de simbléfaro. Casos que apresentem essas complicações devem ser conduzidos pelo oftalmologista.[2,5]

Não há tratamento conhecido que melhore o quadro ou encurte a evolução da conjuntivite viral; o objetivo é aliviar os sintomas, por meio do uso de lágrimas artificiais e compressas frias; colírios anti-histamínicos podem ser usados se houver quadro alérgico associado. Colírios antibióticos não estão indicados em conjuntivites presumidamente virais, podendo até mesmo piorá-las em função de toxicidade na superfície ocular; além disso, seu uso inadvertido pode induzir à resistência microbiana.

Corticoides tópicos devem ser prescritos pelo oftalmologista e estão indicados apenas em quadros mais graves, com quemose ou edema palpebral importantes, ou uveíte associada, e na presença de membrana ou pseudomembrana; os corticoides podem levar à elevação da pressão ocular – picos pressóricos foram relatados em crianças após apenas 8 dias de uso de dexametasona – e catarata, potencialmente aumentam a replicação viral, ocasionando disseminação viral prolongada, assim como podem levar a exacerbação de potencial infecção por herpes-vírus não diagnosticada. O uso de corticoide tópico é contraindicado em quadros com desepitelização corneana.[1,6-9]

Outros vírus responsáveis por conjuntivites são: o herpes simples vírus e o herpes-zóster, casos que devem ser acompanhados pelo oftalmologista e tratados com agentes específicos. As alterações na pele e na pálpebra podem ou não estar presentes. Há relatos de conjuntivites causadas pelo SARS-CoV-2.[10]

A etiologia bacteriana das conjuntivites em crianças é controversa: há estudos que apontam que as bactérias são responsáveis pela maior parte dos casos de conjuntivite aguda em crianças pequenas; por outro lado, foram encontrados adenovírus na maioria das crianças com conjuntivite aguda.[2]

Foi aventada a possibilidade de o contágio viral reduzir a resistência da mucosa conjuntival às bactérias da flora, ocorrendo superinfecção bacteriana secundária. Assim, a proliferação da flora local seria a principal origem do contágio bacteriano. De fato, os agentes etiológicos das conjuntivites bacterianas coincidem em grande parte com a flora bacteriana conjuntival normal. O contágio por contato direto com indivíduos infectados também é considerado uma fonte de transmissão, mas as evidências de transmissão comunitária são frágeis. De qualquer forma, recomenda-se o afastamento da criança de suas atividades até ela estar assintomática.

Agentes patogênicos são bactérias Gram-positivas, o *Haemophilus influenzae*, especialmente em casos associados a otite média e faringite; a *Moraxella* sp e enterococos, Gram-negativos.

Considera-se que os períodos de incubação e transmissão da conjuntivite bacteriana sejam de 1 a 7 dias e 2 a 7 dias, respectivamente; em geral ocorre a resolução espontânea em até 3 semanas.

A lógica do tratamento com antibióticos tópicos seria reduzir o tempo de evolução em alguns dias, permitindo teoricamente o retorno à escola mais precocemente, e reduzir a possibilidade de contágio. No entanto, o tratamento com antibióticos tópicos não mostrou diferenças significativas em relação ao placebo em metanálises.[2] Além disso, os estudos não mostraram diferenças entre regimes distintos de aplicação de antibiótico quando se compararam diferentes durações (2 a 5 dias *versus* 6 a 10 dias) ou posologias (4 a 6 vezes por dia *versus* 5 a 7 vezes por dia); não foram relatadas complicações visuais graves nos grupos placebo.

Dessa forma, dada a dificuldade em diferenciar a etiologia viral da bacteriana, sugere-se uma conduta inicialmente expectante, com prescrição de antibióticos apenas nos casos em que não estejam apresentando boa evolução; recomenda-se que as decisões sejam individualizadas, tomadas caso a caso.

Quando a antibioticoterapia é instituída, recomenda-se o uso empírico de agentes de amplo espectro, sendo a escolha baseada no custo e na conveniência, já que nenhum agente apresentou superioridade evidente.

Os principais colírios antibióticos disponíveis no mercado brasileiro são: tobramicina, ciprofloxacino, cloranfenicol e ofloxacino, e a maioria deles apresentou boa atividade *in vitro* e *in vivo* contra as bactérias comumente encontradas. Em geral, colírios com corticoide não estão indicados, havendo a possibilidade de seu emprego prolongar o curso da doença.[1-3,12]

Em casos específicos, como os causados por *Neisseria gonorrhoeae* e *Chlamydia trachomatis* (conjuntivite folicular ou de inclusão), a antibioticoterapia sistêmica está indicada, já que a infecção geralmente acomete também outros sítios, como nasofaringe, trato genital e pulmões. Dependendo do contexto e da idade do paciente, deve ser considerada a possibilidade de abuso sexual nesses casos. Finalmente, devem ser lembradas etiologias diferentes em casos de adolescentes usuários de lentes de contato (ver o tópico Ceratites infecciosas a seguir).

O tracoma é uma ceratoconjuntivite crônica recidivante causada pela *Chlamydia trachomatis*; reinfecções sucessivas podem levar a cicatrizes conjuntivais, entrópio, triquíase e lesões corneanas, que podem resultar em baixa da acuidade visual e cegueira. Ele ainda persiste de maneira endêmica em algumas regiões do Brasil, e sua principal forma de transmissão é a direta, podendo ocorrer também a transmissão por meio de objetos contaminados e por vetores como insetos (p. ex., mosca doméstica). O tratamento consiste em dose oral única de azitromicina (20 mg/kg), a partir dos 6 meses de idade; o tratamento tópico com colírios ou pomadas de antibiótico ou o tratamento oral com eritromicina ou doxiciclina são alternativas.[13]

A oftalmia neonatal corresponde à conjuntivite que ocorre no primeiro mês de vida e geralmente consiste em processos infecciosos transmitidos no canal de parto, havendo também quadros estéreis, como a conjuntivite química, secundária à irritação causada pelo nitrato de prata a 1%, usado na prevenção da conjuntivite gonocócica (método de Credé); a conjuntivite química se apresenta nos dois primeiros dias, com secreção aquosa.

As conjuntivites infecciosas geralmente se apresentam após o 2º dia de vida, sendo a gonocócica mais comum entre o 2º e o 5º dias de vida, a causada por clamídia entre o 5º e o 14º dias de vida, e a causada por herpes entre o 5º e o 7º dias de vida. A conjuntivite neonatal também pode ser causada por bactérias Gram-positivas.

Exceto pela conjuntivite química, para as demais situações estão indicados a internação do recém-nascido e o tratamento endovenoso com antibióticos de amplo espectro ou antivirais; o diagnóstico é eminentemente laboratorial, já que as manifestações clínicas são inespecíficas.

Essas infecções, se não adequadamente diagnosticadas e tratadas, possuem prognóstico ruim, podendo causar dano visual permanente e acometimento de outros sistemas com otite, meningite, pneumonite e até mesmo sepse.[14]

A conjuntivite alérgica tem como principal sintoma o prurido; muitas vezes a criança apresenta quemose desproporcional à hiperemia. Há vários subtipos de conjuntivite alérgica, mas em geral todas têm em comum mecanismo mediado por IgE, com ativação de mastócitos; comumente, há associação com atopia. Os sinais oftalmológicos podem variar de acordo com o subtipo, como a conjuntivite vernal (primaveril), que cursa com papilas gigantes na conjuntiva tarsal superior (Figura 1).

Algumas crianças com história de atopia podem ainda apresentar reação alérgica conjuntival aguda do tipo angioedema, caracterizado por intensa quemose, geralmente logo após a exposição ao alérgeno, mas que se resolve em até 30 minutos com a administração oral de anti-histamínico.

Casos de conjuntivite sem secreção purulenta em crianças com história de atopia podem ser manejados inicialmente com compressas frias e lágrimas artificiais, para conforto e diluição dos alérgenos e mediadores inflamatórios no filme lacrimal; além disso, podem ser prescritos colírios anti-histamínicos e/ou estabilizadores de mastócitos.

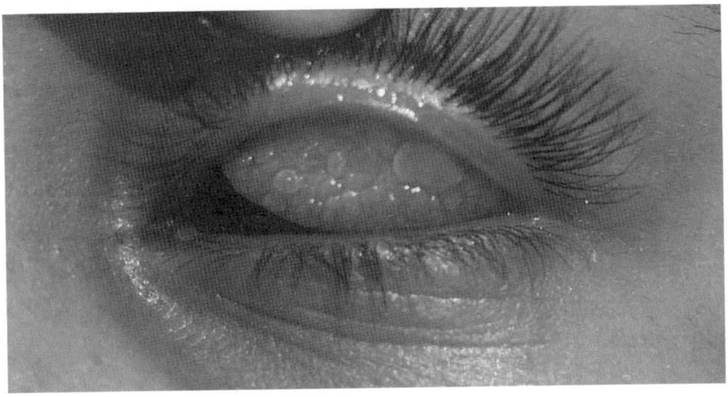

Figura 1 Papilas na conjuntiva tarsal superior na conjuntivite vernal. (Ver o Encarte de imagens no final do livro.)

Fonte: Ejzenbaum et al., 2020.[16]

A criança e os cuidadores devem ser orientados no sentido de evitar coçar os olhos, já que a fricção pode possibilitar infecção secundária, e o trauma mecânico pode trazer danos estruturais ao olho em curto e em longo prazo, como o desenvolvimento de ceratocone. Além das medidas iniciais, a criança deve tratar a alergia de base.

Casos resistentes devem ser acompanhados também pelo oftalmologista, que poderá prescrever colírios com esteroides e imunossupressores tópicos, como ciclosporina e tacrolimo. Por fim, adolescentes que sejam usuários de lentes de contato devem ser orientados a suspender seu uso na vigência de conjuntivite alérgica.[2,15]

CERATITES INFECCIOSAS

As ceratites infecciosas podem estar associadas a trauma ocular ou uso inadequado de lentes de contato. Elas sempre representam situações de potencial gravidade, já que a cicatrização corneana pode ocorrer com opacificação tecidual, comprometendo de maneira irreversível a visão, dependendo da profundidade da lesão e da área corneana acometida. Por esse motivo, recomenda-se que todas as crianças com suspeita de ceratite sejam avaliadas pelo oftalmologista. Em crianças com doença ocular ou sistêmica prévia predisponente, as ceratites podem se apresentar de maneira distinta.

As ceratites infecciosas podem ser causadas por bactérias, fungos ou vírus. Na população pediátrica, excetuando-se casos secundários ao trauma ou ao uso inadequado de lentes de contato, uma importante causa de ceratite é a infecção pelo vírus herpes simples (Figura 2), que pode ser acompanhada de conjuntivite e/ou uveíte. O antecedente de doença ocular herpética sempre deve ser questionado em crianças que se apresentam com olho vermelho no pronto-socorro.

Quando a identificação laboratorial não for possível, o tratamento deve ser empírico, com colírios fortificados de antibióticos ou antifúngicos, ou agentes antivirais sistêmicos.

O pediatra também deve questionar o uso de lentes de contato, já que seu uso inadequado pode levar a complicações potencialmente graves, tanto não infecciosas, principalmente relacionadas à hipóxia corneana, como infecciosas, das quais a mais temida é a infecção por *Acanthamoeba* sp, um protozoário amplamente disperso na natureza (solo, ar, água doce e do mar, poeira, orofaringe de seres humanos saudáveis, entre outros ambientes). A infecção tem manejo muito difícil e potencial de causar cegueira; por esses motivos, é fundamental que o usuário de lentes de contato seja adequadamente acompanhado e orientado quanto ao seu uso correto.[17]

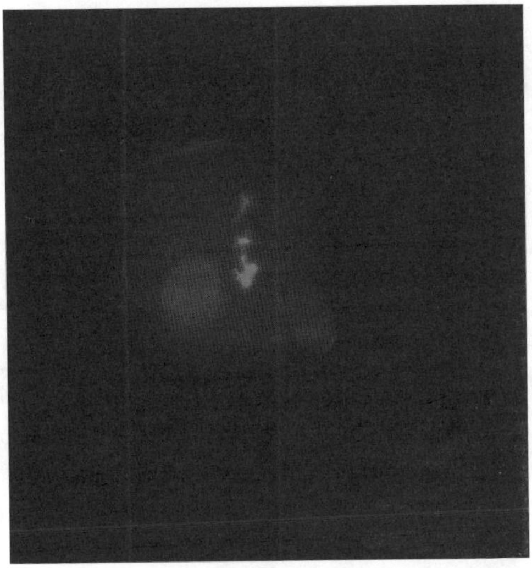

Figura 2 Ceratite herpes simples. (Ver o Encarte de imagens no final do livro.)
Fonte: imagem gentilmente cedida por Lucas Zago Ribeiro.

OUTRAS CAUSAS DE OLHO VERMELHO

Quadros de olho seco, por produção reduzida de lágrimas, aumento da evaporação ou desequilíbrio na composição do filme lacrimal, podem causar hiperemia ocular, prurido, sensação de queimação e de corpo estranho. Deve-se indagar sobre doenças sistêmicas que cursam com olho seco e sobre uso de medicações que induzam esse quadro (p. ex., isotretinoína).

A disfunção das glândulas de Meibomius é uma situação relativamente comum, na qual sua secreção é produzida em excesso, com aumento da proporção lipídica na composição do filme lacrimal; o espectro dessa disfunção inclui a blefarite infecciosa, com proliferação bacteriana nas margens palpebrais (Figura 3).

Em geral, o tratamento envolve medidas de higiene das pálpebras e uso de lágrimas artificiais; pode-se associar o uso de pomada e/ou colírio com antibióticos, muitas vezes em combinação com corticoide. Em alguns casos, é necessária antibioticoterapia oral.

O hordéolo ("terçol") é um processo obstrutivo agudo associado a infecção bacteriana, localizado em glândulas de Meibomius (hordéolo interno) ou Zeiss (hordéolo externo).

O edema palpebral pode ser localizado, com ou sem ponto de flutuação, ou difuso, e pode ter regressão espontânea ou com a aplicação de compressas mornas. Às vezes, podem ser necessários antibióticos tópicos ou sistêmicos (Figura 4).

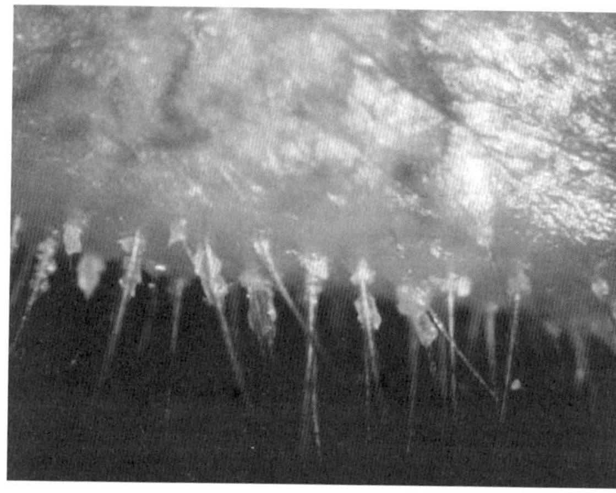

Figura 3 Blefarite estafilocócica. (Ver o Encarte de imagens no final do livro.)
Fonte: Ejzenbaum et al., 2020.[16]

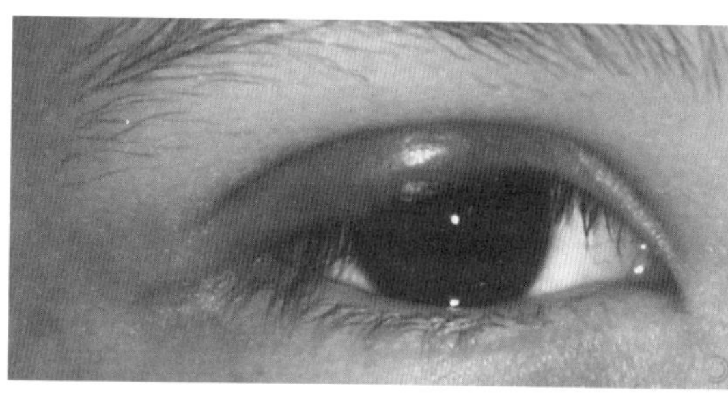

Figura 4 Hordéolo. (Ver o Encarte de imagens no final do livro.)
Fonte: Hirayama, 2022.[18]

Quando a resolução é incompleta, pode haver evolução para calázio, uma tumoração palpebral indolor, resultante da inflamação crônica granulomatosa da glândula de Meibomius, secundária à oclusão de seu ducto. Casos de calázio com sinais flogísticos devem ser tratados de maneira semelhante ao hordéolo. Em algumas situações, há indicação de exérese cirúrgica. Muito raramente, um hordéolo pode evoluir para celulite pré-septal (ver a seguir).

Ainda no diagnóstico diferencial de olho vermelho, devem ser mencionadas as esclerites e as episclerites, que são raras em crianças, ocorrendo principalmente em associação com vasculites autoimunes; e as uveítes, inflamações que acometem a íris (uveíte anterior), o corpo ciliar e a *pars* plana (uveíte intermediária) ou a coroide (uveíte posterior), e que podem ser causadas por agentes infecciosos ou por autoimunidade.

Na população pediátrica, a principal causa de uveíte anterior é a artrite reumatoide juvenil, de apresentação bilateral e não granulomatosa; e a principal causa de uveíte posterior é a coriorretinite por toxoplasmose (Figura 5). Um paciente com uveíte anterior geralmente apresenta hiperemia conjuntival pericerática (Figura 6) e fotofobia. Ao exame na lâmpada de fenda, é possível observar reação de câmara anterior.

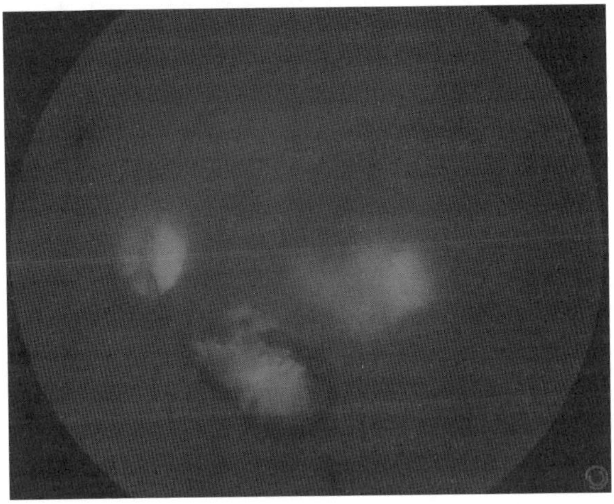

Figura 5 Coriorretinite por toxoplasmose. (Ver o Encarte de imagens no final do livro.)

Fonte: Ejzenbaum et al., 2020.[16]

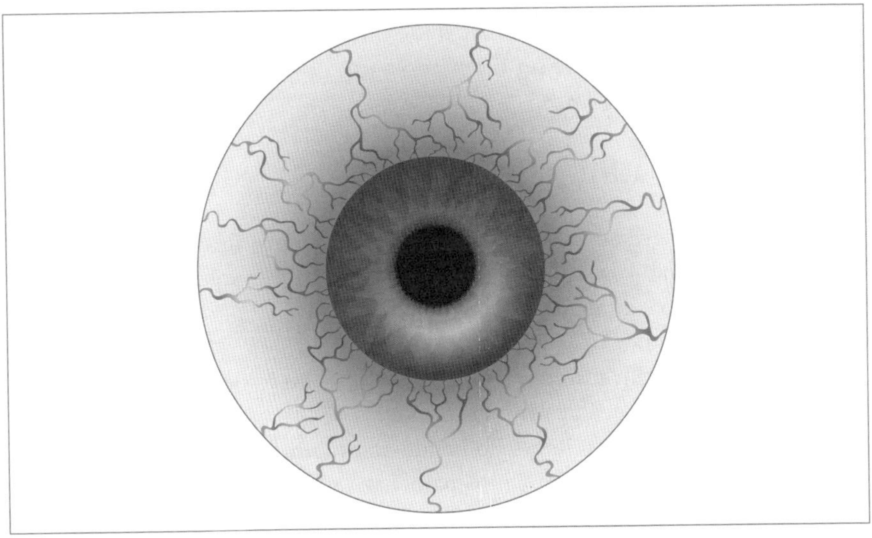

Figura 6 Hiperemia pericerática.

Por fim, faz parte do diagnóstico diferencial de olho vermelho o quadro de fechamento angular agudo, tradicionalmente conhecido como crise de glaucoma agudo, um evento muito raro na infância, ocorrendo basicamente em pacientes que já apresentem alterações oculares estruturais prévias ou algum dos tipos de glaucoma infantil. A crise de fechamento ocular se caracteriza por hiperemia e dor ocular, baixa acuidade visual, edema corneano, cefaleia, náuseas, vômitos e aumento importante e súbito da pressão ocular.

TRAUMA OCULAR

A avaliação inicial da criança vítima de trauma é de suma importância para evitar possíveis sequelas e agravamento, sendo desafiadora pela dificuldade de realização do exame e pela possibilidade de se tratar de abuso infantil. É fundamental a coleta e o registro de informações para a documentação médico-legal, incluindo a medida da acuidade visual.

O trauma ocular é a maior causa de cegueira monocular na infância, ocorrendo em até 80% das vezes em ambiente doméstico;[19] crianças de até 5 anos estão sob maior risco.[20]

Devem ser feitas orientações em relação a cuidados com quinas de mesa, maçanetas, objetos pontiagudos (facas, tesouras, brinquedos, plantas), animais domésticos, utensílios de cozinha, especialmente no fogão, armazenamento adequado de produtos de limpeza, medicamentos e produtos tóxicos.

O trauma ocular pediátrico também pode ocorrer em brincadeiras ou esportes, com risco aumentado associado a bolas em alta velocidade, tacos, raquetes ou contato corporal, devendo ser orientado o uso de equipamentos de proteção adequados. Finalmente, deve ser orientado o uso de cinto de segurança e assentos específicos em automóveis.

PRIMEIRO ATENDIMENTO

Inicialmente, deve-se seguir o protocolo de suporte de vida avançado do trauma. Após a estabilização, deve-se buscar informações sobre o ambiente e as circunstâncias do trauma, assim como objetos envolvidos para estimar se houve eventual dano ocular.

A queixa ou a verificação de baixa acentuada de visão deve ser valorizada. À inspeção, a desorganização estrutural do globo ocular ou a presença de corectopia são sinais de alerta; a impossibilidade de examinar o globo externamente, assim como a presença de ferimentos palpebrais e periorbitários graves, devem trazer a suspeita de eventual trauma ocular aberto. Nesse caso, deve-se aguardar a avaliação com o oftalmologista antes de realizar a sutura.

Lacerações que acometem a borda palpebral podem envolver o sistema canalicular e devem ser reparadas por cirurgiões especializados em vias lacrimais. Na possibilidade de trauma ocular aberto, deve-se principalmente evitar seu agravamento, evitando qualquer tipo de manipulação ou pressão direta sobre o olho. Assim, recomenda-se um curativo oclusivo não compressivo e avaliação pelo oftalmologista assim que possível; muitas vezes será necessária a exploração do ferimento em centro cirúrgico sob anestesia geral.

Medidas como analgesia, antieméticos, decúbito elevado e jejum para cirurgia podem ser avaliadas. Havendo sinal de corpo estranho ocular, não deve ser manipulado pelo não especialista, já que a eventual herniação de tecido intraocular pode ser confundida com um corpo estranho na superfície do globo.

O trauma ocular fechado contuso pode cursar principalmente com hifema e alterações retinianas; o hifema (Figura 7) se caracteriza pela presença de sangue na câmara anterior e pode estar associado a traumas durante a prática de esportes, *air-bags*, *paintball* e armas de brinquedo; o tratamento pode ser cirúrgico.

O hifema deve ser diferenciado do hiposfagma ou hemorragia subconjuntival, geralmente quadros sem gravidade, de resolução espontânea, muitas vezes associados a manobra de Valsalva (esforço físico, vômito), trauma de parto e trauma direto.

A comoção retiniana corresponde a lesões esbranquiçadas na retina, secundárias ao dano pela energia mecânica; em geral, o prognóstico é bom, mas pode haver dano permanente aos fotorreceptores.

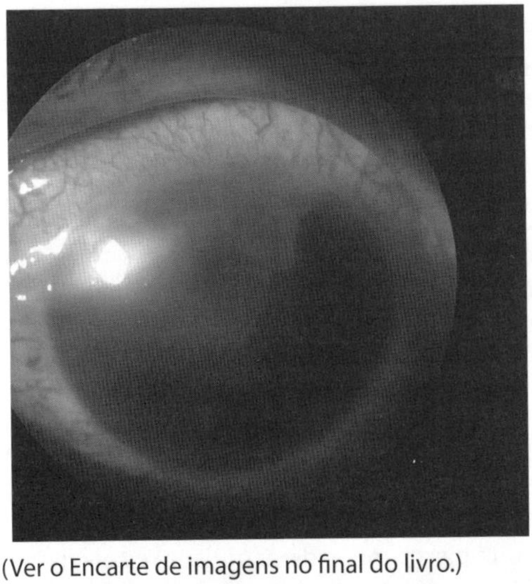

Figura 7 Hifema. (Ver o Encarte de imagens no final do livro.)

Fonte: imagem gentilmente cedida por Lucas Zago Ribeiro.

O buraco macular secundário ao trauma ocular contuso pode ocasionar distorção visual ou redução da acuidade visual e pode ter resolução espontânea; em casos persistentes, o tratamento é cirúrgico.

Já a síndrome *shaken baby* ocorre quando crianças pequenas são submetidas a agressões que envolvem forças de aceleração e desaceleração; elas tipicamente apresentam bilateralmente hemorragias vítreas, intrarretinianas e sub-retinianas, além de hemorragia subdural e encefalopatia.[14]

Hemorragias retinianas também podem ocorrer bilateralmente como consequência do trauma de parto, sendo reportadas em até um quarto dos partos vaginais, principalmente após o uso de fórcipe ou hipóxia neonatal; elas geralmente apresentam resolução espontânea em até 6 semanas.[21]

Por fim, o uso inadvertido de apontadores a *laser* por crianças pode gerar lesões retinianas permanentes; a incidência dessas lesões vem aumentando pelo uso disseminado dos apontadores.

LESÕES DA SUPERFÍCIE OCULAR

A queimadura química é uma urgência oftalmológica cujo tratamento deve preceder a anamnese; sua gravidade está associada ao tempo de exposição. O tratamento inicial consiste na irrigação ocular copiosa com soro fisiológico 0,9% ou solução de Ringer lactato, 8 a 10 L, com o cuidado de evitar "jatos" para não agravar a lesão.

Com a criança em posição supina, peça para movimentar o olho em várias posições para retirar completamente qualquer resíduo químico; medidas adicionais, se disponíveis, são a instilação de colírio anestésico, uso de blefarostato e controle do pH da superfície ocular.

Pode-se proceder à limpeza dos fundos de saco conjuntivais com cotonete embebido em colírio anestésico; a eversão da pálpebra superior auxilia na limpeza da conjuntiva tarsal superior.

As queimaduras por álcalis (p. ex., amônia, massa corrida, soda cáustica) geralmente têm maior gravidade por lesar camadas corneanas mais profundas, já que os ácidos coagulam as proteínas teciduais, impedindo sua penetração nas camadas profundas (p. ex., ácido clorídrico, ácido nítrico, ácido sulfúrico presente no líquido de bateria). Quanto maior a área acometida, maior a gravidade e pior o prognóstico, principalmente se houver acometimento do limbo corneano. Possíveis complicações são a opacificação corneana e a formação de simbléfaro.

Outros agentes descritos como causa de acidentes oculares são: detergentes domésticos, desengraxantes, álcool 70%, cloreto de etila, cola, creme hidratante, tinta para cabelo, tinta para parede, demaquilante e cola de cianoacrilato – nesse caso, não costuma haver dano permanente, e a adesão das pálpebras geralmente tem resolução espontânea em até 3 dias. Após o primeiro atendimento, a criança deve ser avaliada pelo oftalmologista para a continuidade do tratamento.[22]

O quadro clínico da abrasão corneana inclui dor ocular, lacrimejamento e sensibilidade à luz, podendo haver redução na acuidade visual, dependendo da área acometida. Abrasões corneanas podem estar relacionadas à presença de corpo estranho conjuntival, sendo importante inspecionar a conjuntiva tarsal superior após a eversão da pálpebra superior, bem como os fundos de saco conjuntivais (Figura 8). O colírio de fluoresceína pode auxiliar na detecção da lesão, corando a área da abrasão; esse teste é mais bem realizado sob luz azul-cobalto.

O tratamento inicial consiste em curativo oclusivo com pomada de antibiótico. Pacientes com um corpo estranho corneano (Figura 9) devem ser indagados quanto à natureza e/ou ao material do corpo estranho; sua remoção deve ser feita pelo oftalmologista, idealmente na lâmpada de fenda.

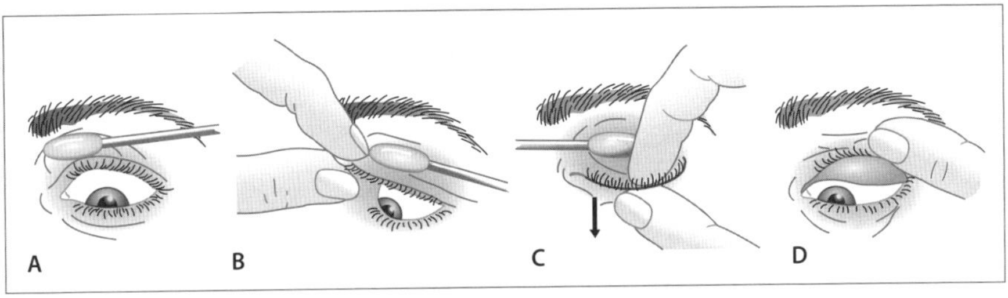

Figura 8 Eversão da pálpebra superior.

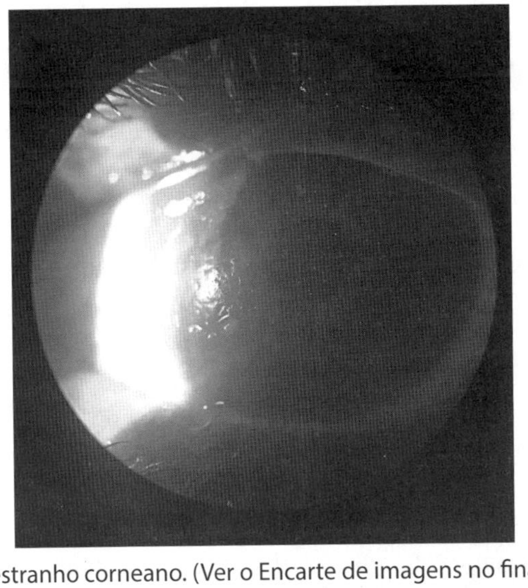

Figura 9 Corpo estranho corneano. (Ver o Encarte de imagens no final do livro.)

Fonte: imagem gentilmente cedida por Lucas Zago Ribeiro.

TRAUMA ORBITÁRIO

As fraturas da órbita correspondem a 45% das fraturas faciais em crianças, e às vezes necessitam de reparo cirúrgico, sobretudo nos casos de acometimento de assoalho de órbita (*blow-out*); elas podem também ocasionar hemorragias orbitárias e síndrome compartimental, com potencial comprometimento da visão, necessitando de descompressão de urgência.

A avaliação oftalmológica completa é mandatória, e o dano ao globo ocular deve sempre ser descartado. Sinais e sintomas de fraturas orbitárias incluem parestesia ou anestesia infraorbitária, limitação da motilidade ocular extrínseca, enoftalmo e enfisema subcutâneo, afundamento da eminência malar, diplopia e trismo. Os sinais de gravidade incluem proptose, hemorragia subconjuntival, equimose periorbitária, aumento da pressão intraocular, defeito pupilar aferente e redução da acuidade visual.

A tomografia computadorizada é o exame de imagem de escolha nesses casos; ela pode ainda identificar ou descartar um corpo estranho orbitário, dependendo das circunstâncias do trauma.[14]

CELULITE ORBITÁRIA

Trata-se de condição com potencial gravidade que deve ser prontamente reconhecida pelo pediatra e que geralmente se inicia com aparecimento agudo de edema palpebral unilateral, eritema, dor e calor locais (Figura 10). A origem da infecção em geral ocorre por contiguidade – casos de sinusopatias, em especial, do seio etmoidal; pode também haver porta de entrada em casos de trauma ou infecção cutânea.

A origem também pode ser odontogênica ou por disseminação hematogênica; os agentes geralmente são bactérias Gram-positivas e o *Haemophilus influenzae.*

Na celulite pré-septal, há acometimento dos tecidos orbitários anteriores ao septo; preconiza-se antibioticoterapia empírica por via oral, com cefalosporina de 3ª geração, amoxicilina com clavulanato de sódio, oxacilina ou clindamicina.

A família deve ser orientada em relação a sinais ou sintomas de agravamento, como proptose, oftalmoplegia, dor à movimentação ocular, diplopia, quemose, redução da acuidade visual e queda do estado geral ou do nível de consciência, que podem indicar evolução com acometimento de tecidos orbitários posteriores ao septo.

A celulite pós-septal ou orbitária possui maior gravidade, podendo acometer estruturas nobres como o nervo óptico, com defeito pupilar aferente relativo. A criança tipicamente apresenta febre e leucocitose, toxemia e queda do estado

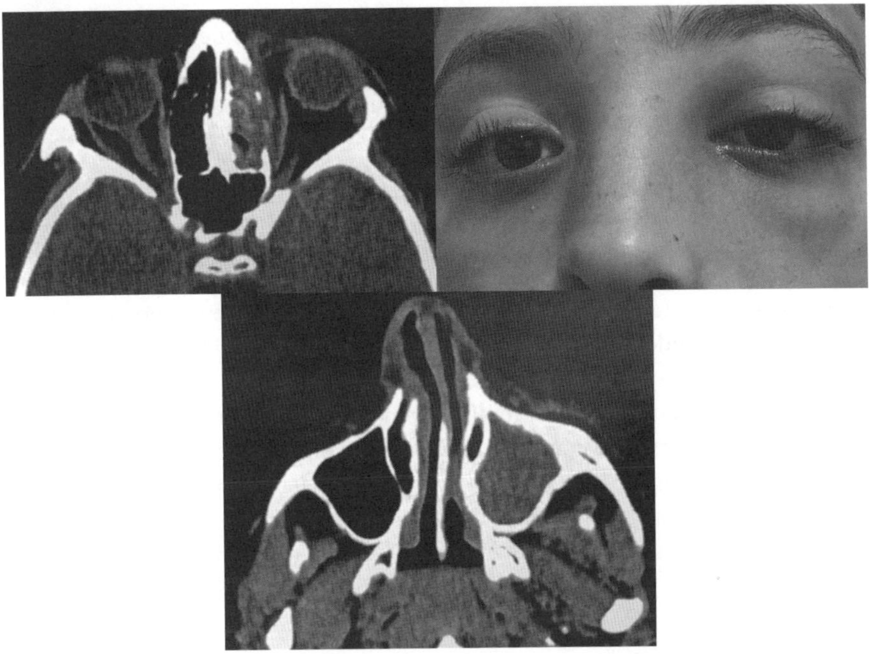

Figura 10 Celulite pré-septal. (Ver o Encarte de imagens no final do livro.)
Fonte: Ejzenbaum et al., 2020.[16]

geral, devendo ser internada para antibioticoterapia endovenosa e acompanhamento cuidadoso.

As complicações potencialmente fatais incluem acometimento do sistema nervoso central, na forma de abscessos (sendo o subperiostal o mais comum) ou meningite; a trombose do seio cavernoso também é uma complicação grave e temida, que se apresenta com piora da proptose, dor, oftalmoplegia, redução da acuidade visual e hipoestesia na distribuição dos ramos V1 e V2 do trigêmeo. Crianças com comorbidades como antecedentes de neoplasias, cirurgias orbitárias, imunossupressão e diabetes podem apresentar maior risco de quadros graves e/ou causados por patógenos atípicos.

O exame de imagem de escolha é a tomografia computadorizada ou a ressonância magnética de crânio, órbitas e seios da face; ele está indicado em pacientes que apresentem sintomas neurológicos, proptose evidente, oftalmoplegia, piora da acuidade visual, falha terapêutica e/ou febre recorrente na vigência de tratamento; e ainda para identificar e localizar abscessos ou avaliar o acometimento de seios paranasais, permitindo a drenagem pelo otorrinolaringologista, quando indicada. A antibioticoterapia pode ser empírica, com agentes de amplo espectro ou guiada pelo laboratório; em casos de estafilococos resistentes, pode ser empregada a vancomicina; crianças com antecedentes de sinusopatias crônicas devem ter o espectro ampliado (p. ex., associando-se metronidazol).[23] Em alguns casos de intensa inflamação e dor, recomenda-se associar corticoide.

OBSTRUÇÃO DA VIA LACRIMAL

O lacrimejamento no primeiro ano de vida é comumente causado pela obstrução congênita do ducto nasolacrimal, pela válvula distal de Hasner imperfurada, e apresenta resolução espontânea ao longo do primeiro ano de vida em 90% dos casos. Pode haver associação com infecção local, com presença de secreção periocular, hiperemia conjuntival e edema palpebral, em geral unilateral. Raramente, o quadro pode se complicar com uma celulite pré-septal.

O tratamento inicial é conservador e consiste em massagear o saco lacrimal pela técnica de Crigler, com leve pressão no saco lacrimal no sentido inferior, iniciando no tendão cantal medial (Figura 11). É importante instruir o cuidador em relação à técnica adequada da massagem. Casos refratários de obstrução de ducto nasolacrimal são tratados com sondagem.[14]

PERDA SÚBITA DE VISÃO

A criança com alteração súbita na acuidade visual deve ser submetida a avaliação clínica e oftalmológica completa e às vezes avaliação neurológica com

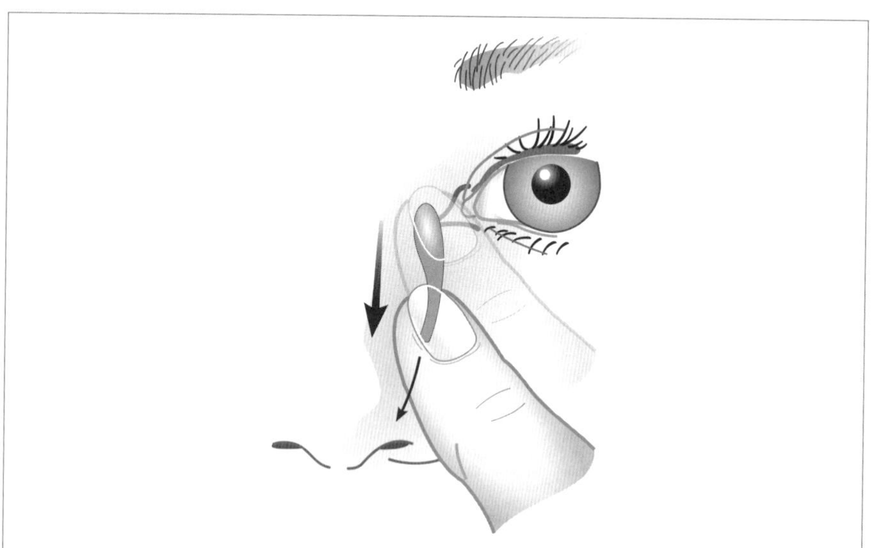

Figura 11 Massagem saco lacrimal.

teste das pupilas e dos demais pares cranianos. As causas podem estar associadas a alterações na transparência dos meios oculares, doenças da retina e do nervo óptico ou doenças sistêmicas ou neurológicas. No contexto de trauma, a integridade do globo ocular pode estar comprometida (ver anteriormente no tópico Trauma orbitário). A transparência dos meios ópticos pode ser pesquisada por meio do teste do reflexo vermelho.

Algumas doenças crônicas que afetam a visão podem ser diagnosticas por esse teste, como é o exemplo do retinoblastoma, um tumor maligno das células da retina que acomete crianças de até 3 anos de idade. Sua manifestação clínica em 90% dos casos é a leucocoria, mas ele também pode levar a estrabismo, proptose ou fechamento angular agudo, com dor ocular e redução na acuidade visual.

A fundoscopia pode trazer informações importantes sobre o aspecto do nervo óptico – hiperemia e limites borrados podem representar doenças inflamatórias ou compressivas, por exemplo – e da retina. O acometimento retiniano, com exceção de situações de trauma, em geral está associado a doenças sistêmicas, como hiperviscosidade sanguínea, diabetes, anemia falciforme e infecções coriorretinianas, entre as quais se destacam a toxoplasmose (Figura 6), e as demais sob o acrônimo TORCH. Em nosso meio, também é importante pesquisar toxocaríase, infecção por nematódeos (neurorretinite unilateral subaguda difusa), por *Bartonella* (doença da arranhadura do gato) e sífilis de transmissão vertical.

BIBLIOGRAFIA

1. Varu DM, Rhee MK, Akpek EK, Amescua G, Farid M, Garcia-Ferrer FJ, et al. American Academy of Ophthalmology Preferred Practice Pattern Cornea and External Disease Panel. Conjunctivitis Preferred Practice Pattern®. Ophthalmology. 2019;126(1):94-169.
2. Azari AA, Arabi A. Conjunctivitis: a systematic review. Ophthalmic Vis Res. 2020;15(3):372-95.
3. Hovding G. Acute bacterial conjunctivitis. Acta Ophthalmol. 2008;86(1):5-17.
4. Rietveld RP, van Weert HC, ter Riet G, Bindels PJ. Diagnostic impact of signs and symptoms in acute infectious conjuctivitis: systematic literature search. BMJ. 2003;327:789.
5. Meyer-Rüsenberg B, Loderstädt U, Richard G, Kaulfers PM, Gesser C. Epidemic keratoconjunctivitis: the current situation and recommendations for prevention and treatment. Dtsch Arztebl Int. 2011;108(27):475-80.
6. Biedner BZ, David R, Grudsky A, Sachs U. Intraocular pressure response to corticosteroids in children. Br J Ophthalmol. 1980;64:430-1.
7. Ohji M, Kinoshita S, Ohmi E, Kuwayama Y. Marked intraocular pressure response to instillation of corticosteroids in children. Am J Ophthalmol. 1991;112:450-4.
8. Kwok AK, Lam DS, Ng JS, Fan DS, Chew SJ, Tso MO. Ocular-hypertensive response to topical steroids in children. Ophthalmology. 1997;104:2112-6.
9. Holland EJ, Fingeret MO, Mah FS. Use of topical steroids in conjunctivitis: a review of the evidence. Cornea. 2019;38 (8):1062-7.

10. Ozturker Z. Conjunctivitis as sole symptom of covid-19: a case report and review of literature. Eur J Ophthalmol. 2020:1120672120946287.
11. Alves MR, Santo RM, Crestana FP, Blasblag FT. In: Graziano RM, Polati M, Crestana ABSU (eds.). Pediatria. Instituto da Criança. Hospital das Clínicas. Barueri: Manole; 2013. Cap.14.
12. Ohnsman C. Exclusion of students with conjunctivitis from school: policies of state departments of health. J Pediatr Ophthalmol Strabismus. 2007;44(2):101-5
13. Ministério da Saúde. Manual de vigilância do tracoma e sua eliminação como causa de cegueira. 2.ed. Brasília: Ministério da Saúde; 2014. Disponível em: https://bvsms.saude.gov.br/bvs/publicacoes/manual_vigilancia_tracoma_eliminacao_cegueira.pdf. Acesso em: 27 fev. 2024.
14. Shinder R. Pediatric ophthalmology in the emergency room. Switzerland: Springer Nature; 2021. Chapters 4, 6, 9, 11.
15. Bielory L, Delgado L, Katelaris CH, Leonardi A, Rosario N, Vichyanoud P. ICON: Diagnosis and management of allergic conjunctivitis. Ann Allergy Asthma Immunol. 2020;124(2):118-34.
16. Ejzenbaum F, Chong Neto HJ, Nakanami C, Vasconcelos GC, Rossetto JD, Hopker LM, et al. Diagnóstico diferencial do olho vermelho. In: Ejzenbaum F, Solé D, Silva LR, Hopker LM (eds.). Oftalmologia clínica para o pediatra. Barueri: Manole; 2020. Cap.9.
17. Carvalho FR, Foronda AS, Mannis MJ, Höfling-Lima AL, Belfort R Jr, de Freitas D. Twenty years of acanthamoeba keratitis. Cornea. 2009;28(5):516-9.
18. Hirayama ALS. Infecções bacterianas. In: Carneiro-Sampaio M, Gomes FMS, Machado MCMR (eds.). Dermatologia pediátrica. 3.ed. Santana de Parnaíba: Manole; 2022. (Coleção Pediatria do Instituto da Criança e do Adolescente do HCFMUSP.)
19. AlMahmoud T, Elhanan M, Alshamsi HN, Al Hadhrami SM, Almahmoud R, Abu-Zidan FM. Surgical management of pediatric eye injuries. Oman J Ophthalmol. 2020;13(2):84-8.
20. Moreira CA, Debert-Ribeiro M, Belfort R. Epidemiological study of eye injuries in Brazilian Children. Arch Ophthalmol. 1988;106(6):781-4.
21. Watts P, Maguire S, Kwok T, Talabani B, Mann M, Wiener J, et al. Newborn retinal hemorrhages: a systematic review. J AAPOS. 2013;17(1):70-8.
22. Noia LC, Araújo AHG, Moraes NSB. Chemical burns of the eye: epidemiology and treatment. Arq Bras Oftalmol. 2000;63(5):369-73.
23. Ejzenbaum F, Chong Neto HJ, Nakanami C, Vasconcelos CG, Rossetto JD, Hopker LM, et al. Diagnóstico diferencial do olho vermelho. In: Ejzenbaum F, Solé D, Silva LR, Hopker LM (eds.). Oftalmologia clínica para o pediatra. Barueri: Manole; 2020.

Seção XIV

Situações especiais

53
Parada cardiorrespiratória

Renata Martins R. Gaiarim

Objetivo do capítulo

Este capítulo discute como identificar e intervir em emergências potencialmente fatais e paradas cardiorrespiratórias (PCR) em bebês e crianças.

Ao final deste capítulo você estará apto a:

1. Identificar uma situação potencialmente fatal e PCR.
2. Iniciar o suporte básico e avançado de vida na PCR.
3. Identificar e tratar os ritmos chocáveis e não chocáveis.

DEFINIÇÃO E INCIDÊNCIA

Parada cardiorrespiratória (PCR) é a cessação da circulação sanguínea em consequência da ausência ou ineficácia da atividade cardíaca. Clinicamente a criança não responde e não respira ou apresenta somente *gasping*. Não há pulso detectável.

Quando a circulação para, a isquemia de órgãos e tecidos resultante pode causar a morte de células, órgãos ou do paciente, se não revertida rapidamente.

A ressuscitação cardiopulmonar (RCP) envolve um conjunto de medidas que visam reverter uma PCR por meio de suporte ventilatório e circulatório.

Ao contrário dos adultos, a PCR em bebês e crianças não decorre, normalmente, de uma causa cardíaca primária (PCR súbita). Esse costuma ser o resultado da insuficiência respiratória progressiva ou choque, que geralmente podem ser revertidos quando identificados e tratados cedo. Os ritmos cardíacos em pediatria mais frequentes que indicam RCP são bradicardia, assistolia e atividade elétrica sem pulso (AESP).[2] A incidência de PCR decorrentes de FV (fibrilação ventricular)/TVSP (taquicardia supraventricular sem pulso) aumenta com a idade e deve constituir suspeita em qualquer paciente com colapso súbito.[1]

Apesar dos avanços em suporte básico e suporte avançado de vida, o prognóstico da PCR pediátrica permanece reservado.

INTERVENÇÃO RÁPIDA PARA PREVENIR UMA PARADA CARDIORRESPIRATÓRIA

Em ambiente extra-hospitalar, apenas cerca de 8% das crianças que sofrem uma PCR sobrevivem à alta hospitalar. O resultado é melhor com crianças que sofrem a PCR no hospital, mesmo que somente 43% delas sobrevivam à alta hospitalar. Por essa razão é fundamental aprender os conceitos apresentados para poder identificar os sinais de insuficiência respiratória e choque e intervir rapidamente para impedir a progressão para uma PCR (Tabela 1).

Tabela 1 Sinais de uma situação potencialmente fatal

A – Vias aéreas	Obstrução total ou intensa da via aérea
B – Respiração	Apneia, bradipneia, aumento do esforço respiratório
C – Circulação	Pulsos fracos ou ausentes, perfusão lentificada, hipotensão, bradicardia
D – Disfunção	Incapacidade de resposta, alteração do nível de consciência
E – Exposição	Hipotermia, hemorragia, petéquias ou púrpuras, alteração de coagulação

Fonte: elaborada pela autora.

SUPORTE BÁSICO DE VIDA

O Suporte Básico de Vida (SBV) inclui avaliações sequenciais e habilidades motoras que terão como objetivo prover adequadas circulação e ventilação na criança em PCR.

A sequência de atendimento recomendada pelas diretrizes de RCP da AHA inclui a palavra mnemônica CAB, que significa (C) compressão torácica, (A) abertura de via aérea e (B) boa respiração.

- Conceito fundamental: crianças normalmente sofrem uma PCR em decorrência da progressão da insuficiência respiratória. Em consequência disso, a quantidade de oxigênio arterial da criança e o aporte de oxigênio dos tecidos são geralmente baixos no momento da PCR. Embora a sequência C-A-B aplicada a uma PCR seja usada nos adultos e crianças, o estabelecimento de uma via aérea, oxigenação e ventilação adequadas deve ser prioridade alta em crianças durante a RCP.[3]
- Definição de faixa etária:

- Lactentes: menores de 1 ano de idade (excluir recém-nascidos).
- Crianças: mais de 1 ano até a puberdade (incluem pelos no peito ou nas axilas, nos meninos, e broto mamário nas meninas).

A sequência de atendimento da PCR pediátrica inclui:

1. Garantir a segurança do socorrista e da vítima.
2. Verificar se a vítima responde. Tocar no ombro da criança ou no calcanhar do bebê.
3. Verificar a respiração e a presença de pulso.

Se a criança não estiver respondendo nem respirando, tente palpar um pulso central, braquial em bebês; carotídeo ou femoral em crianças (Figura 1). A avaliação da respiração e a verificação de pulso devem ser realizadas no mesmo instante, o que não deve levar mais do que 10 segundos.

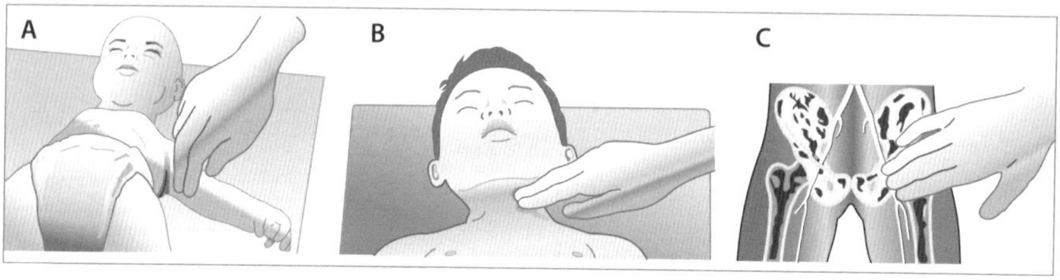

Figura 1 Verificação de pulso. Para verificar o pulso em um bebê, palpe o pulso braquial (A). Para verificar o pulso em uma criança, palpe o pulso carotídeo (B) ou femoral (C).

Se não houver pulso ou em caso de dúvida sobre a presença de pulso, inicie imediatamente a RCP de alta qualidade, começando com compressões torácicas.

Caso o paciente não responda, deve-se chamar por ajuda e acionar a equipe de emergências no hospital; se em ambiente extra-hospitalar, a ativação pode ser feita via telefone e solicita-se que seja trazido o desfibrilador automático externo (DEA), se disponível.

4. Iniciar RCP observando a sequência C-A-B:
   Compressões – Abertura de via aérea – Boa ventilação

A frequência de compressão universal em todas as vítimas de PCR é de 100 a 120/min. Profundidade: um terço do diâmetro anteroposterior do tórax, permitindo o retorno total do tórax, pois nesse período ocorre o retorno venoso e a perfusão coronariana.[4]

Em bebês a compressão torácica é realizada com dois dedos abaixo da linha intermamilar, evitando o apêndice xifoide (Figura 2).

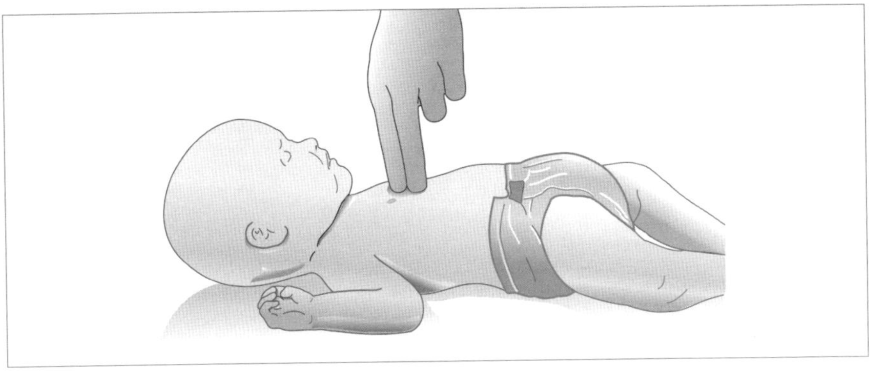

Figura 2 Técnica de compressão do tórax com dois dedos em um bebê.

Se vários socorristas estiverem presentes, a técnica dos dois polegares deve ser preferida, pois melhora o aporte sanguíneo para miocárdio, além de gerar pressões arteriais mais altas (Figura 3).

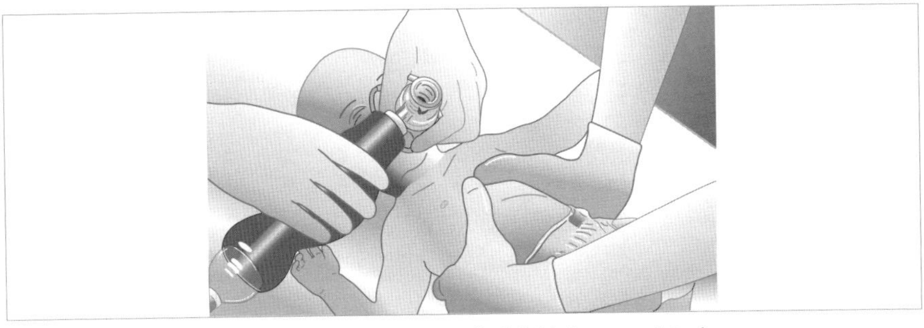

Figura 3 Técnica dos dois polegares em um bebê (dois socorristas).

Em crianças, a compressão é realizada no terço inferior do tórax, com uma ou duas mãos, o que for necessário para administrar compressões com a profundidade de um terço do diâmetro anteroposterior do tórax, aproximadamente 5 cm, evitando comprimir o apêndice xifoide ou as costelas (Figura 4).

5. Abertura da via aérea e ventilação

Abra a via aérea para tornar as ventilações mais eficazes. Pode ser obtida a partir da inclinação da cabeça e elevação do queixo e anteriorização da man-

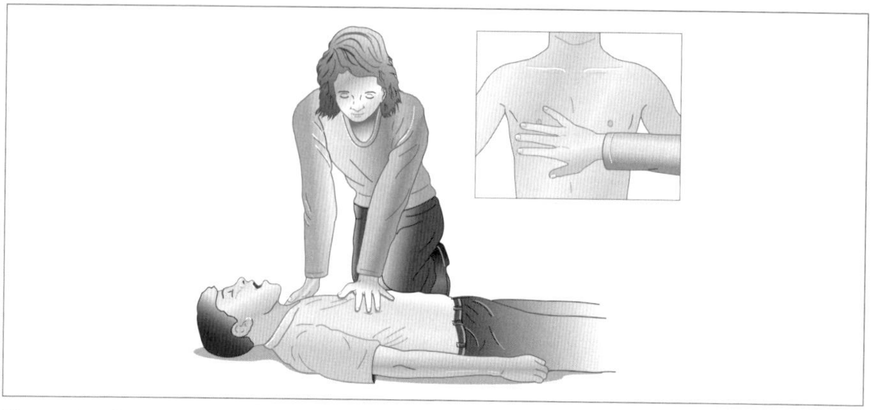

Figura 4 Compressão torácica em crianças.

díbula em pacientes sem histórico de trauma. Use um dispositivo como bolsa-válvula-máscara (BVM) para administrar duas ventilações (Figura 5). Escolha uma BVM de tamanho apropriado. A máscara deve cobrir completamente a boca e o nariz da vítima, sem cobrir os olhos nem sobrepor o queixo.

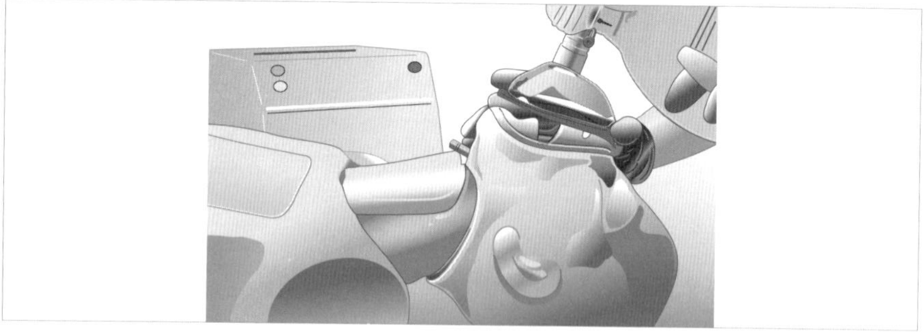

Figura 5 Ventilação com bolsa-válvula-máscara.

6. Coordenar compressões torácicas com ventilações

A relação compressão-ventilação para um único socorrista deve ser 30:2, independentemente da faixa etária. Ou seja, após 30 compressões torácicas, deve-se realizar abertura da via aérea e fornecer duas ventilações. Se houver dois socorristas, usa-se a relação compressão-ventilação de 15:2. Deve ser observada uma leve expansão torácica.

Para que as compressões continuem eficazes, o socorrista que realiza as compressões deverá trocar com outro profissional pelo menos a cada 5 ciclos ou a cada 2 minutos para evitar a fadiga, minimizando as interrupções nas compressões a menos de 10 segundos, que podem diminuir a efetividade da RCP.

Durante a RCP deve-se considerar a causa da PCR no momento da ressuscitação. Assim, em casos de colapso súbito (atletas, crianças com cardiopatias) a possibilidade de ritmos chocáveis é maior. Dessa forma, nessa situação peculiar estará indicado o uso de desfibrilação precoce.

7. Bradicardia com sinais de hipoperfusão

Em situações com frequência cardíaca menor que 60 batimentos e sinais de hipoperfusão (cianose, palidez, tempo de enchimento capilar aumentado), apesar de oxigenação e ventilação adequadas, deve-se iniciar RCP.

8. Desfibrilação

Em casos de colapso súbito, a FV ou TV sem pulso são mais frequentes; assim, é fundamental a RCP imediata e o choque precoce.

Os DEA são seguros e permitem a identificação de ritmos chocáveis. O posicionamento convencional das pás é anterolateral, ou seja, infraclavicular direita e inframamilar esquerda (Figura 6). Caso as pás se toquem ou sejam grandes para o paciente, o posicionamento anteroposterior é o recomendado.

Os DEA fornecem desfibrilação com carga fixa de aproximadamente 250 J. As pás pediátricas com atenuadores de carga são recomendadas para crianças menores de 8 anos, quando disponíveis. Na indisponibilidade de pás pediátricas, o DEA com pá de adulto pode ser utilizado, exceto no período neonatal. Após o choque, reinicia-se imediatamente as RCP com as compressões torácicas. A cada 2 minutos o DEA reavalia o ritmo cardíaco para certificar se há necessidade do choque (Figura 7).

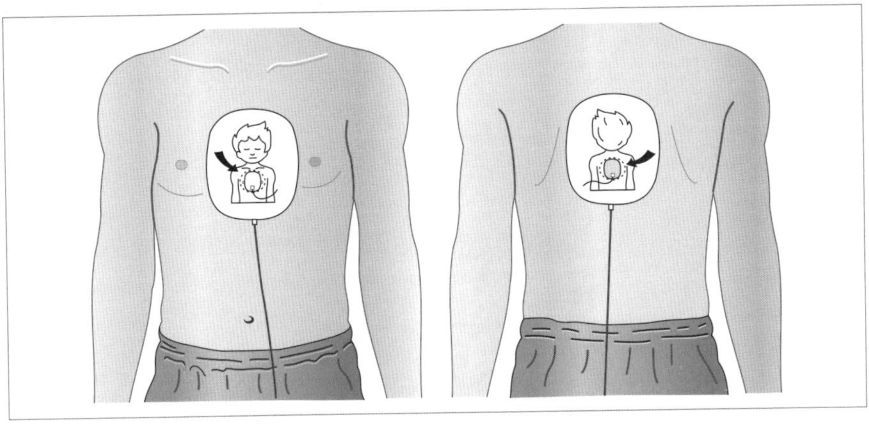

Figura 6 Aplicação anteroposterior de pás do DEA em criança.

DEA: desfibrilador automático externo.

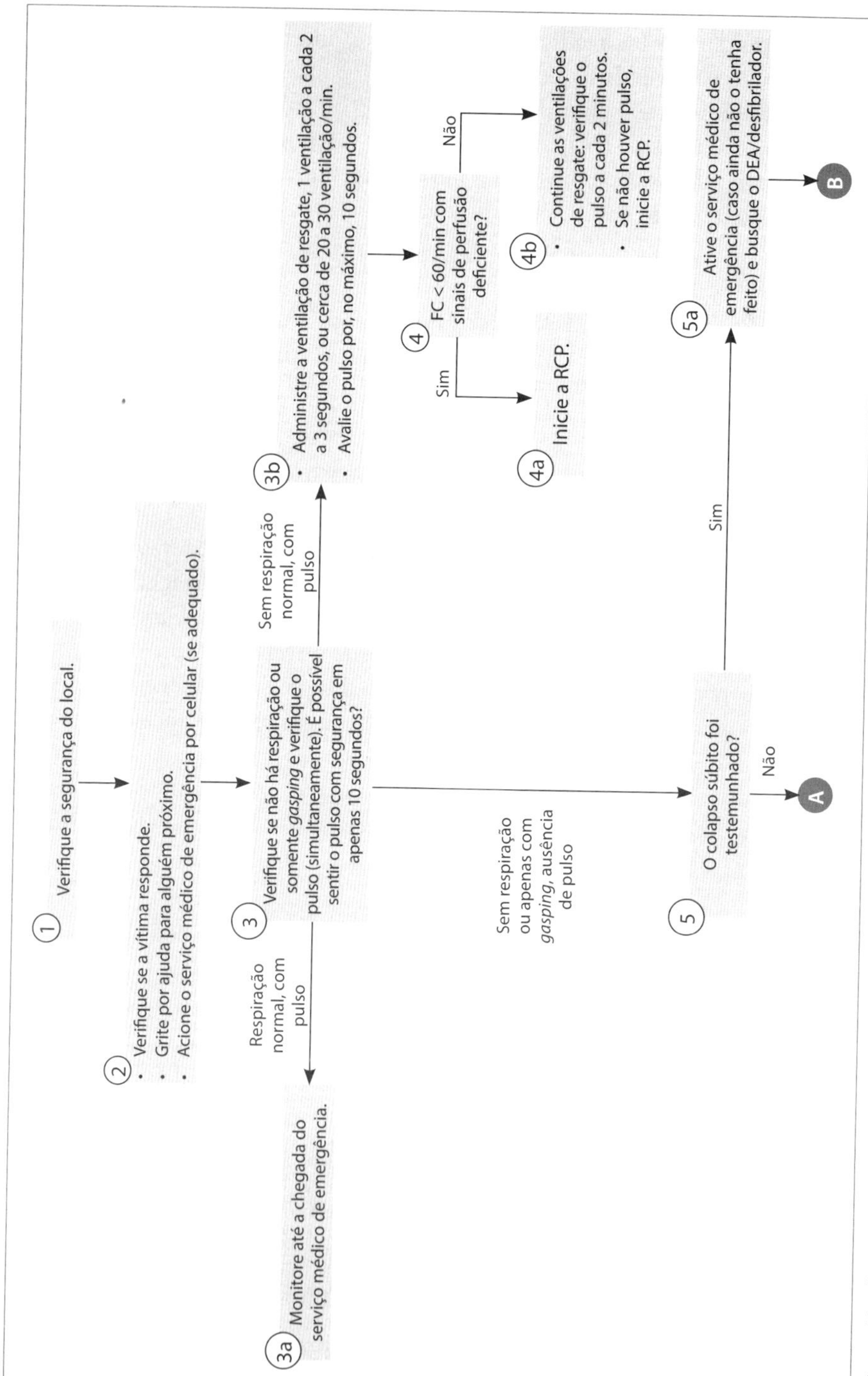

Figura 7 *(continua)*

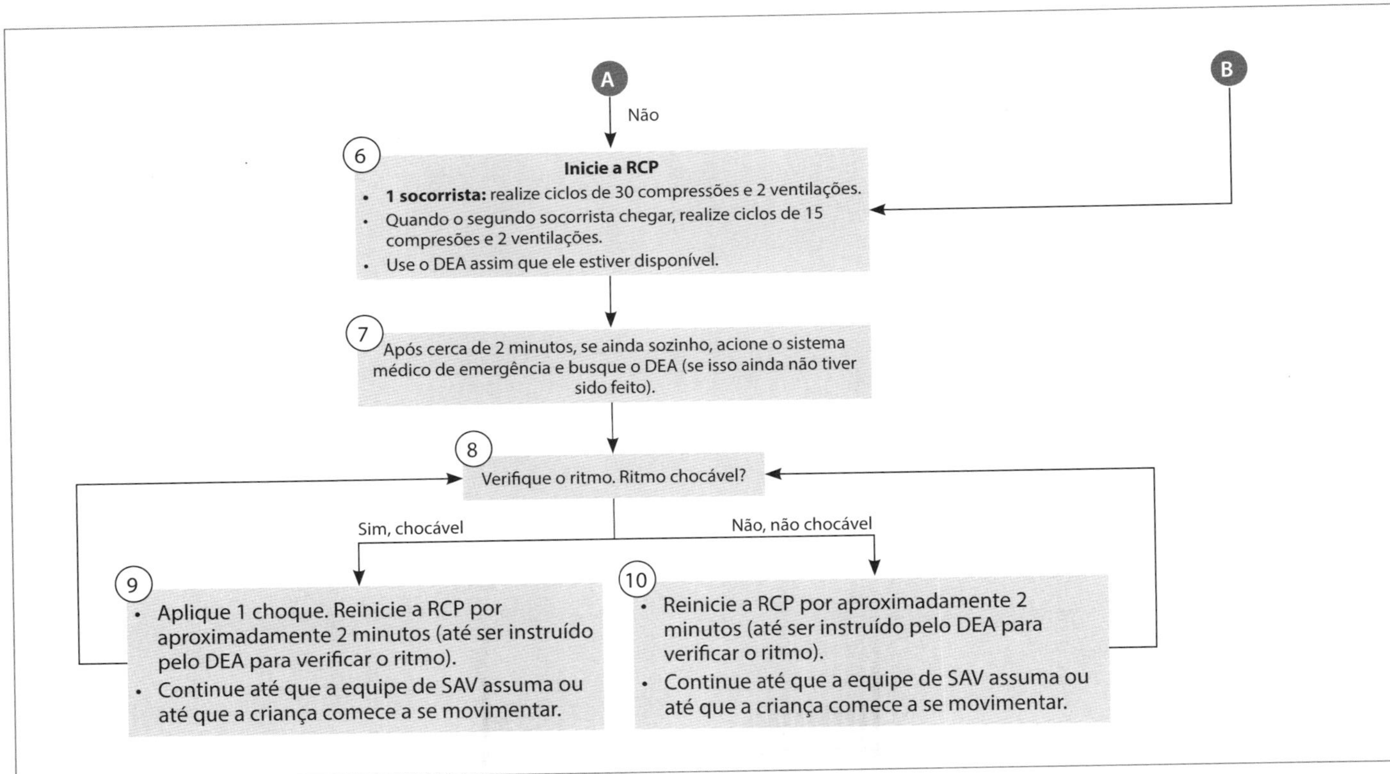

Figura 7 (*continuação*) Algoritmo de PCR em pediatria para profissionais da saúde com dois ou mais socorristas.

DEA: desfibrilador automático externo; RCP: ressuscitação cardiopulmonar; SAV: suporte avançado de vida.

Fonte: adaptada de Maconochie et al., 2020.[3]

RITMOS DE PARADA

A PCR está associada a um dos seguintes ritmos:

- Assistolia.
- AESP.
- FV.
- TVSP, inclusive *torsades de pointes.*

A assistolia e a AESP são os ritmos mais comuns vistos em uma PCR pediátrica.

Assistolia

É uma parada cardíaca sem atividade elétrica discernível. Ela é representada por uma linha reta (plana) no eletrocardiograma (ECG) (Figura 8).

Atividade elétrica sem pulso

A AESP não é um ritmo específico. É um termo que descreve qualquer atividade elétrica organizada em um ECG ou monitor cardíaco associado à ausência de pulsos palpáveis.

Na AESP, o ECG pode exibir complexos QRS normais ou largos (Figura 9).

Fibrilação ventricular (FV)

Na FV o coração não tem ritmo organizado nem contrações coordenadas (Figura 10). A atividade elétrica é caótica. O coração tremula e não bombeia sangue. Logo, os pulsos não são palpáveis.

A FV primária é incomum em crianças.[5] A FV sem uma causa prévia pode ocorrer, ocasionalmente, em adolescentes que, do contrário, parecem saudáveis durante atividades esportivas. A causa da FV pode ser uma anormalidade cardíaca ou canulopatia, como a síndrome do QT longo, não diagnosticada.

Taquicardia ventricular sem pulso

A taquicardia ventricular pode produzir pulsos ou ser uma forma de parada sem pulso de origem ventricular.

Como o tratamento da TV sem pulso é diferente da TV com pulso, a avaliação do pulso é necessária para determinar o tratamento apropriado.

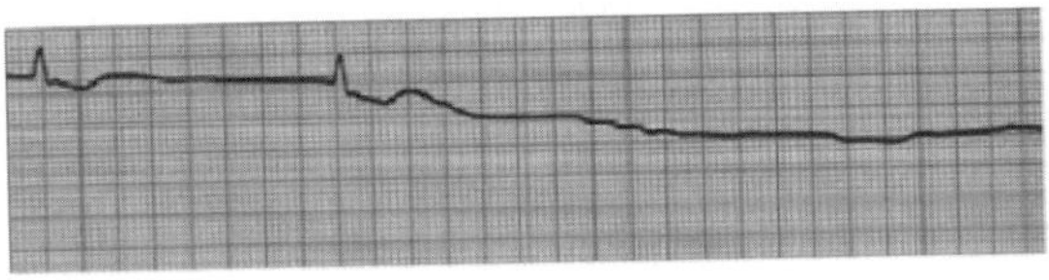

Figura 8 Ritmo agônico: ritmo ventricular lento progredindo para assistolia.

Fonte: acervo da autora.

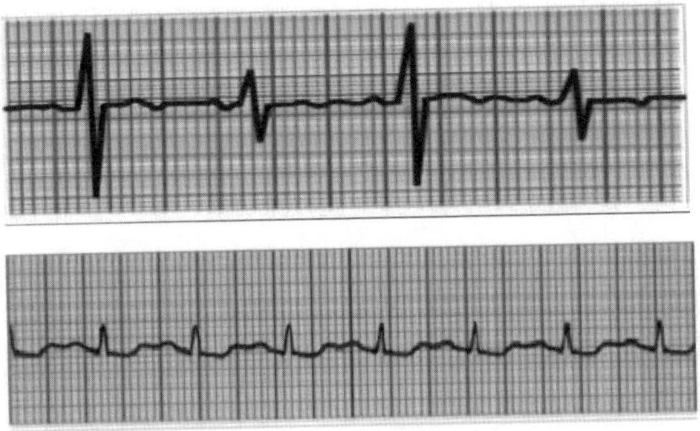

Figura 9 Atividade elétrica sem pulso.

Fonte: acervo da autora.

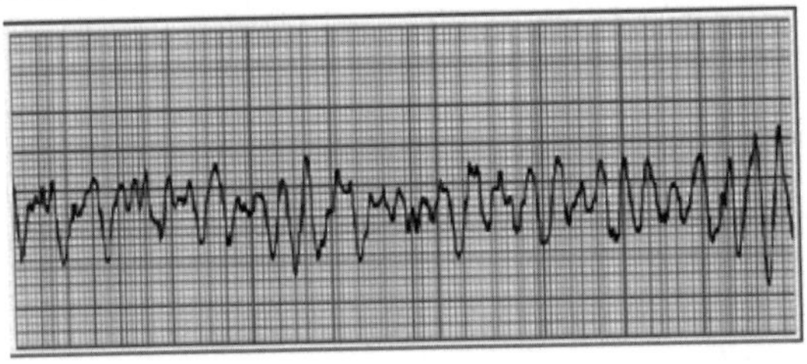

Figura 10 Fibrilação ventricular – atividade elétrica de alta amplitude, varia em forma e tamanho. Não apresenta onda P, QRS ou T identificáveis.

Fonte: acervo da autora.

Ao contrário da FV, a TVSP se caracteriza com complexos QRS largos e organizados (Figura 11A).

Torsades de pointes

A TVSP pode ser monomórfica (complexos ventriculares parecem uniformes) ou polimórfica (complexos ventriculares não se assemelham). *Torsades de pointes* é uma forma distintiva da TV polimórfica (Figura 11B). Essa arritmia é vista em condições que se distinguem por um intervalo QT prolongado, inclusive a síndrome do QT longo congênito, toxicidade farmacológica e anormalidades eletrolíticas (hipomagnesemia).

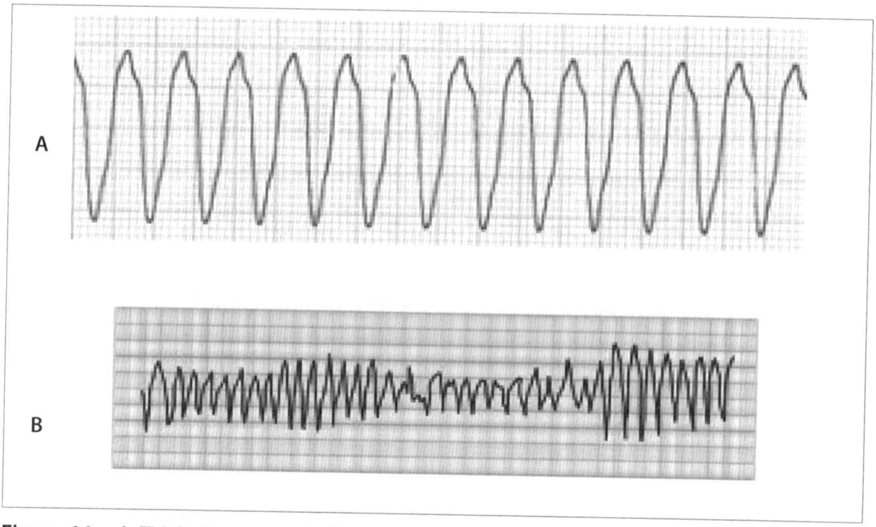

Figura 11 A: TV. O ritmo ventricular é rápido e regular. O QRS é largo e não há evidências de despolarização atrial. B: *Torsades de Pointes* – TV polimórfica, a aparência dos complexos é diferente.

TV: taquicardia ventricular.

Fonte: acervo da autora.

IDENTIFICAÇÃO E TRATAMENTO DE CAUSAS

A PCR em crianças pode estar associada a uma condição reversível. A revisão dos Hs e Ts (Tabela 2) ajudará a identificar causas reversíveis.

Tabela 2 Possíveis causas de parada cardiorrespiratória (PCR)

Hs	Ts
Hipovolemia	Tensão do tórax (pneumotórax)
Hipóxia	Tamponamento (cardíaco)
Hipoglicemia	Toxinas
Hipo/hipercalemia	Trombose pulmonar (TEP)
Hidrogênio (academia)	Trombose, coronária
Hipotermia	

Fonte: elaborada pela autora

Ritmos não chocáveis: assistolia e AESP

Deve-se iniciar RCP de alta qualidade e providenciar acesso vascular para administração de epinefrina (1:10.000), que pode ser repetida a cada 3 a 5 minutos (Figura 12).

Ritmos chocáveis: fibrilação ventricular e taquicardia ventricular sem pulso

A desfibrilação precoce é o tratamento definitivo para FV ou TV. Os dispositivos de desfibrilação em crianças são:

- DEA/DAE (capaz de distinguir ritmos pediátricos chocáveis e não chocáveis e, preferencialmente, equipado com atenuador de carga pediátrico).
- Cardioversor/desfibrilador manual (com capacidade para cargas de choque variáveis).

Desfibrilador manual

Para desfibrilação manual, uma dose inicial de 2 J/kg. Se refratário, está indicada a dose de 4 J/kg e as doses subsequentes de 4 a 9 J/kg, sem exceder 10 J/kg. Após o primeiro choque reiniciar imediatamente as compressões torácicas. A administração da epinefrina 1:10 mil pode ser indicada durante as compressões, podendo ser repetida a cada 3 a 5 minutos.

Checar o ritmo após 2 minutos do segundo choque (4 J/kg). Caso o ritmo seja chocável, selecionar a carga de 4 a 10 J/kg ou dose máxima indicada para adultos (120-200 J no desfibrilador bifásico e 360 J para o monofásico) (Figura 12).

Durante a RCP, deve-se avaliar o uso de antiarrítmicos como amiodarona ou lidocaína em FV ou TVSP refratárias ao choque (Figura 13).

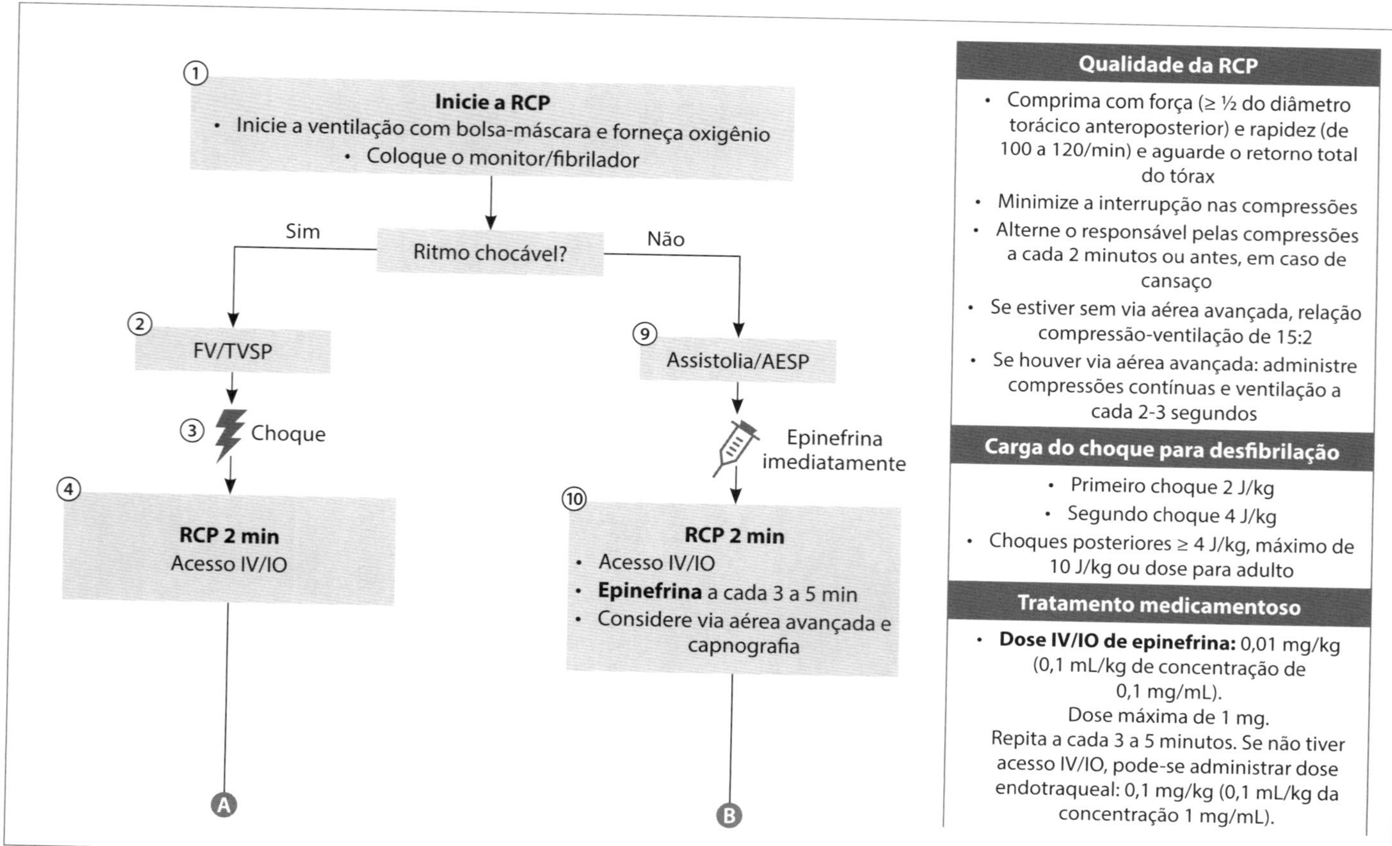

Figura 12 *(continua)*

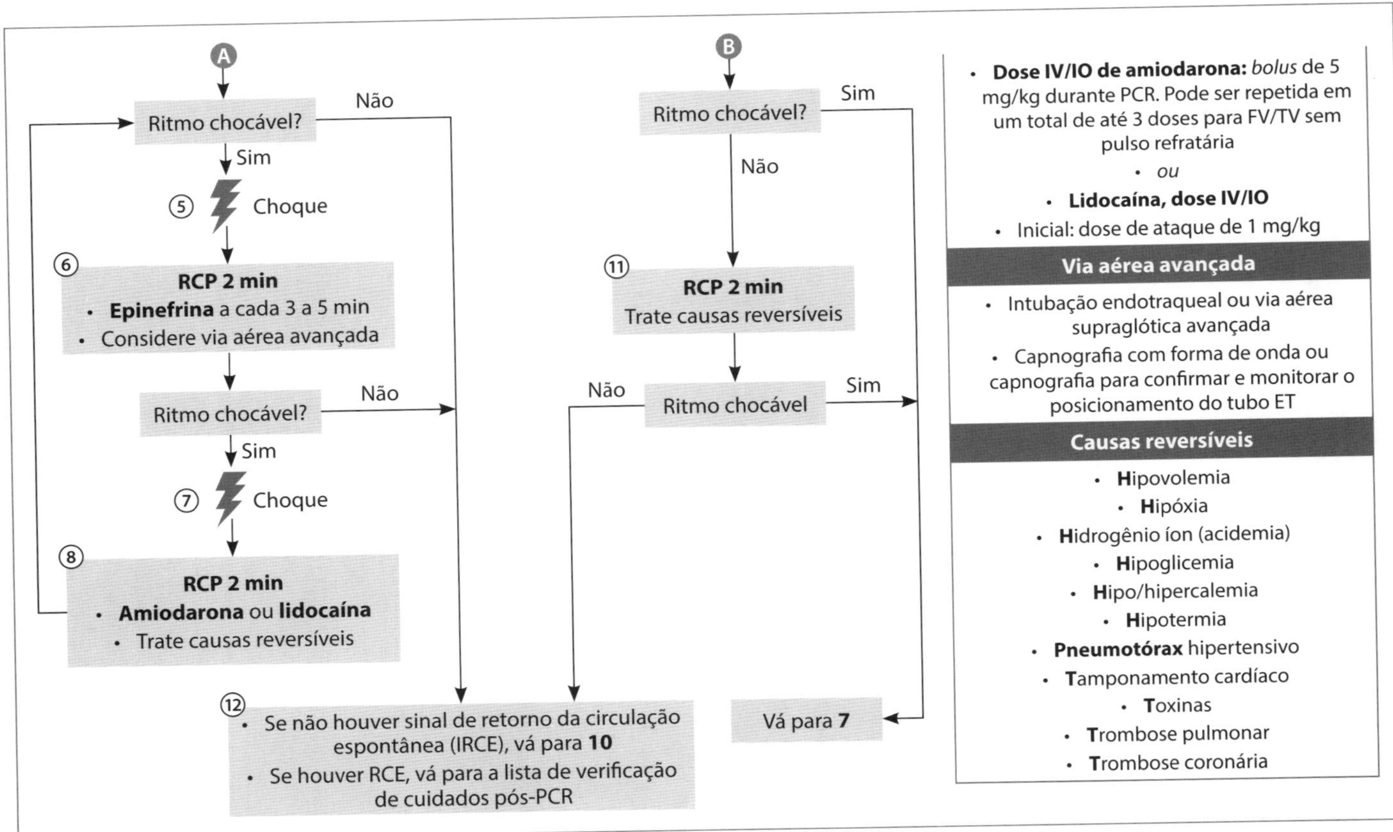

Figura 12 (*continuação*) Algoritmo de parada cardiorrespiratória em pediatria.

AESP: atividade elétrica sem pulso; ET: endotraqueal; FV: fibrilação ventricular; IO: punção intraóssea; IV: intravenoso; RCE: retorno da circulação espontânea; RCP: ressuscitação cardiopulmonar; TVSP: taquicardia ventricular sem pulso.

Fonte: adaptada de Maconochie et al., 2020.[3]

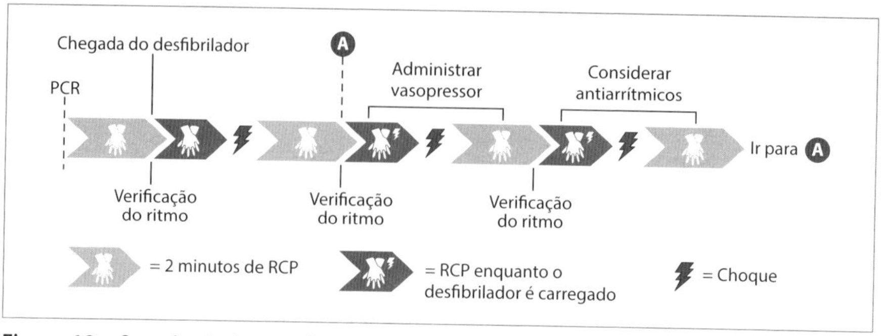

Figura 13 Sequência de parada cardiorrespiratória com FV/TVSP.

FV: fibrilação ventricular; RCP: ressuscitação cardiopulmonar; TVSP: taquicardia ventricular sem pulso.
Fonte: adaptada de Maconochie et al., 2020.[3]

Suporte ventilatório

O suporte ventilatório deve incluir permeabilização da via aérea, oferta de oxigênio e ventilação adequada. A via aérea avançada pela intubação orotraqueal deve ser obtida levando em consideração a atenção para minimizar interrupções das compressões.

Com a via aérea avançada instalada, a monitorização contínua do CO_2, ao final da expiração ($EtCO_2$), é fortemente recomendada, pois pode fornecer evidências indiretas da qualidade das compressões torácicas e reconhece o retorno da circulação espontânea (RCE). Deve-se tentar verificar se as compressões cardíacas são eficazes, tendo como meta o $EtCO_2$ maior que 10 mmHg (Figura 14).

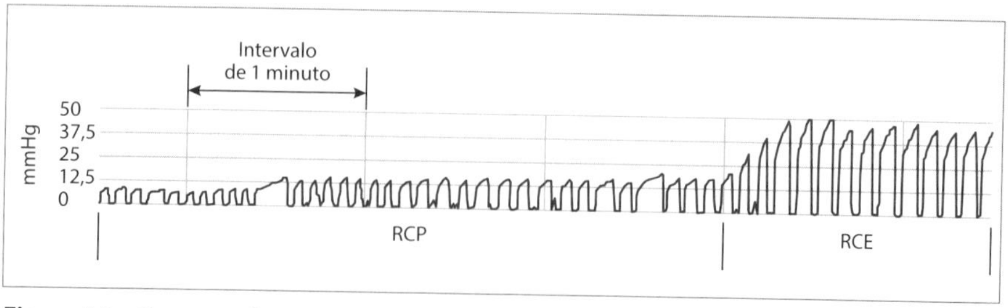

Figura 14 Capnografia para mostrar a eficácia da RCP.

RCE: retorno da circulação espontânea; RCP: ressuscitação cardiopulmonar.
Fonte: adaptada de Maconochie et al., 2020.[3]

PRINCIPAIS DROGAS USADAS NA RESSUSCITAÇÃO CARDIOPULMONAR

Epinefrina

Em todos os ritmos da PCR a epinefrina pode ser indicada. Seu efeito alfa-adrenérgico causa vasoconstrição, aumentando a pressão diastólica da aorta e permitindo melhora da perfusão coronariana. Quando associada às compressões torácicas, aumenta a oferta de oxigênio, promovendo melhora da contratilidade miocárdica.

Novas diretrizes informam que, quanto mais cedo a epinefrina for administrada depois do início da RCP, maior será a probabilidade de sobrevivência do paciente.[6]

A dose recomendada é 0,01 mg/kg (0,1 mL/kg da solução 1:10 mil), via endovenosa ou intraóssea. Pode-se realizar as doses subsequentes a cada 3 a 5 minutos.

Amiodarona

Pode ser usada para FV refratária ao choque ou TVSP. Tem atividade de bloqueio alfa e beta-adrenérgico e age nos canais de sódio, potássio e cálcio, desacelerando a condução atrioventricular, além de desacelerar a condução ventricular (ampliar o QRS).

A dose recomendada é de 5 mg/kg durante a PCR. Pode ser repetida até 2 vezes.

Lidocaína

Pode ser usada para o tratamento da FV refratária ao choque ou da TVSP, em crianças. Age diminuindo a automaticidade e suprime as arritmias ventriculares.

Dose de ataque: 1 mg/kg.

Sulfato de magnésio

Usado no tratamento de *torsades de pointes* e de hipomagnesemia documentada.

Dose recomendada: 25 a 50 mg/kg (até 2 g) endovenoso.

Atropina

Recomendada para o tratamento de bradicardia sintomática causada por bloqueio atrioventricular ou aumento da atividade vagal.

A dose recomendada é de 0,02 mg/kg, com dose máxima de 0,5 mg para crianças e 1 mg para adolescentes.

Cálcio

O uso de rotina em PCR não é recomendado. Está indicado no tratamento da hipocalcemia documentada, hipercalemia, hipermagnesemia e intoxicação por bloqueadores dos canais de cálcio.

A dose recomendada é de 5 a 7 mg/kg de cálcio elementar.

Bicarbonato de sódio

A administração de rotina em PCR não é indicada, podendo ser considerada na PCR prolongada e no choque associado à acidose metabólica grave documentada.

A dose inicial é de 1 mEq/kg (1 mL/kg da solução 8,4%) por via intravenosa ou intraóssea. Na PCR, a mesma dose pode ser repetida a cada 10 minutos.

CUIDADOS PÓS-RESSUSCITAÇÃO

Os objetivos nessa fase são a manutenção da perfusão dos órgãos vitais e a prevenção de lesões secundárias durante o transporte para a unidade de cuidados terciários.

A terapêutica deve incluir oxigenação adequada (saturação de 94 a 99%), evitando hipoxemia, minimizar extremos de $PaCO_2$, administrar fluidos e vasopressores/inotrópicos para manter a pressão sistólica acima do percentil 5 para a idade, manter normoglicemia e instituir medidas que melhorem a sobrevivência neurológica de longo prazo.

CONCLUSÃO

A PCR pediátrica ocorre, na maioria das vezes, como evolução de casos graves de insuficiência respiratória e choque. Ações preventivas no ambiente extra-hospitalar e hospitalar, além de intervenções para rápido reconhecimento da PCR, permitem iniciar RCP precocemente. Conhecer as estratégias do suporte avançado de vida pode ampliar as possibilidades de um desfecho favorável após a PCR.

O suporte básico de qualidade representa o pilar do SAV e está fortemente associado ao bom prognóstico neurológico dos pacientes.

O socorrista deve estar ciente de que a RCP precoce e de qualidade é um meio que permite manter a perfusão e a viabilidade tecidual até identificação e controle da causa desencadeante, permitindo amplificar as possibilidades de um prognóstico neurológico favorável.

BIBLIOGRAFIA

1. Nadkarni VM, Larkin GL, Peberdy MA, Carey SM, Kaye W, Mancini ME, et al.; National Registry of Cardiopulmonary Resuscitation Investigators. First documented rhythm and clinical outcome from in-hospital cardiac arrest among children and adults. JAMA. 2006;295:50-7.
2. Girota S, Spertus J, Li Y, Berg RA, Nadkarni VM, Chan PS; American Heart Association Get with the Guidelines - Resuscitation Investigators. American Heart Association Get with the Guidelines - Resuscitation Investigators 1. Survival Trends in Pediatric In-Hospital Cardiac Arrests: An Analysis from Get with the Guidelines, Resusc Circ Cardiovasc Qual Outcomes. 2013;6(1):42-9.
3. Maconochie IK, Aickin R, Hazinski MF, Atkins DL, Bingham R, Couto TB, et al.; on behalf of Pediatric Life Support Collaborators. Pediatric life support: 2020 International Consensus on Cardiopulmonary Resuscitation with Treatment Recommendations. Circulation. 2020;142 (suppl 1).
4. Audfderheide TP, Pirrallo RG, Yannopoulos D, Klein JP, von Briesen C, Sparks CW, et al. Incomplete chest wall decompression: a clinical evaluation of CPR performance by EMS personnel and assessment of alternative manual chest compression-decompression techiques. Resuscitation. 2005;64:353-62
5. Meaney PA, Nardkarni VM, Cook EF, Testa M, Helfaer M, Kaye W, et al. American Heart Association National Registry of Cardiopulmonary Resuscitation Investigators. Higher survival rates among younger patients after pediatric intensive care unit cardiac arrests. Pediatrics. 2006;118:2422-33
6. Manual 2020 de Atendimento Cardiovascular de Emergências para Profissionais de Saúde da American Heart Association.

54
Insuficiência respiratória aguda (IRA) e oxigenoterapia

Mário Ferreira Carpi
Joelma Gonçalves Martin

Objetivo do capítulo

Este capítulo tem como objetivos definir e classificar a insuficiência respiratória aguda (IRA) em pediatria e apresentar a oxigenoterapia, destacando sua importância no manejo das condições respiratórias da infância. Serão apresentadas as diferentes modalidades de oferta de oxigênio, suas indicações e suas contraindicações.

INTRODUÇÃO E DEFINIÇÃO

A insuficiência respiratória agura (IRA) é uma emergência bastante frequente em pediatria, particularmente em lactentes, tem múltiplas causas e representa o principal motivo de internação em UTI Pediátrica geral. Corresponde à incapacidade do sistema respiratório em atender as demandas metabólicas do organismo quanto à captação de oxigênio (O_2), causando hipoxemia, podendo esta ser acompanhada ou não de retenção de dióxido de carbono (CO_2).[1] Clinicamente, a IRA caracteriza-se por aumento do trabalho respiratório e da frequência respiratória, mas pode ocorrer sem sinais de desconforto respiratório (esforço inadequado – apneia ou hipoventilação).

ETIOLOGIA E FISIOPATOLOGIA

A IRA pode ser causada pelo acometimento de qualquer parte do sistema respiratório, desde o centro respiratório no sistema nervoso central (traumas, intoxicações), vias aéreas extrapleurais (laringite, epiglotite) e intrapleurais (asma, bronquiolite e pneumonias) até a caixa torácica (musculatura intercostal, diafragma e costelas).

Os lactentes (< 12 meses) têm maior risco de desenvolver IRA em função de uma série de características anatômicas e fisiológicas, tais como o menor calibre das vias aéreas e maior resistência ao fluxo aéreo, maior suscetibilidade à fadiga por características intrínsecas da musculatura respiratória, menor número e menor tamanho dos alvéolos (o que aumenta a tensão superficial e favorece a ocorrência de atelectasias), menos vias de ventilação colateral (canais interalveolares e canais bronquíolo-alveolares) pela imaturidade fisiológica e menor eficiência da caixa torácica, pois as costelas são cartilaginosas e retificadas.

As causas mais comuns de IRA em Pediatria são pneumonia, asma e bronquiolite. Dessa forma, dentre os mecanismos fisiopatológicos da IRA, destacam-se os distúrbios da relação ventilação/perfusão (relação V/Q): *shunt* intrapulmonar e aumento do espaço morto, além dos distúrbios difusionais (comprometimento intersticial).[1]

Tabela 1 Causas comuns de insuficiência respiratória aguda (IRA) na criança segundo o local de acometimento

Topografia do acometimento	Etiologia
Sistema nervoso central	Intoxicações exógenas Neoplasias Traumatismo cranioencefálico
Via aérea extrapleural	Epiglotite Laringite Abscesso retrofaríngeo Aspiração de corpo estranho
Via aérea intrapleural	Pneumonia Bronquiolite Asma Aspiração Contusão pulmonar
Caixa torácica	Doenças neuromusculares Desnutrição grave Múltiplas fraturas de costelas

Fonte: elaborada pelos autores.

O *shunt* intrapulmonar corresponde a áreas pulmonares mal ventiladas (efeito *shunt*) ou não ventiladas (*shunt* verdadeiro), porém perfundidas. Pode ser classificado em leve (*shunt* de 5 a 15%), moderado (*shunt* de 15 a 25%) ou grave (*shunt* > 25%). Causa hipoxemia mesmo quando for leve, mas só leva à hipercapnia quando for grave. É o mecanismo predominante em casos de doenças restritivas, como a pneumonia, a síndrome do desconforto respiratório agudo (SDRA) e a doença de membranas hialinas do recém-nascido prematuro.

O espaço morto representa áreas de alvéolos ventilados, porém não perfundidos. O exemplo clássico é o tromboembolismo pulmonar, mas esta é uma condição pouco frequente em Pediatria. Por outro lado, as doenças obstrutivas das vias aéreas intrapleurais, como a asma e a bronquiolite, muito comuns em Pediatria, cursam com hiperinsuflação pulmonar, comprimindo os pequenos capilares e levando ao aumento do espaço morto. O aumento do espaço morto causa hipoxemia, em geral menos intensa que o *shunt* intrapulmonar, mas pode causar hipercapnia precocemente.

CLASSIFICAÇÃO FISIOPATOLÓGICA

A IRA pode ser classificada em:

- Falência respiratória hipoxêmica aguda: predomina o *shunt* intrapulmonar e os distúrbios difusionais.
- Falência respiratória hipercapneica aguda: ocorre em situações de aumento do espaço morto, como nas doenças obstrutivas (asma grave, bronquiolite aguda), nos casos de hipoventilação central, doenças neuromusculares e obstrução de vias respiratórias superiores.

FASES EVOLUTIVAS DA INSUFICIÊNCIA RESPIRATÓRIA AGUDA

- Fase I: hipoxemia leve com normocapnia.
- Fase II: hipoxemia leve com hiperventilação (hipocapnia).
- Fase III: agravamento da hipoxemia e elevação progressiva da pressão arterial de CO_2 ($PaCO_2$).
- Fase IV: hipoxemia grave com hipercapnia e acidose mista.

O tratamento iniciado precocemente (fase II) pode evitar a evolução da IRA. Pacientes em IRA hipoxêmica fases III ou IV, em geral, necessitam de intubação endotraqueal e ventilação mecânica invasiva (VMI).

QUADRO CLÍNICO

A história clínica é importante para se definir a etiologia. A maioria dos casos de IRA em Pediatria ocorre em lactentes com infecção de vias aéreas. Assim, uma história de alguns dias de febre, tosse e que evolui com dificuldade respiratória deve chamar a atenção para a possibilidade de IRA.

Os sinais clínicos mais comuns são a taquipneia e a tiragem subcostal e/ou de fúrcula. Embora característicos de crianças com IRA, esses sinais não são específicos e a avaliação inicial dos pacientes com suspeita de IRA deve ser dinâmica e simultânea às medidas de intervenção terapêutica e diagnóstica.[2]

A seguir encontram-se listados os sinais frequentemente observados em crianças com IRA:[1]

- Taquipneia – mecanismo compensatório para manutenção do volume minuto, uma vez que o volume corrente esteja prejudicado.
- Bradipneia e hipoventilação – é um sinal tardio, em geral ocorre quando já há fadiga da musculatura respiratória ou em casos de intoxicação exógena e depressão do SNC.
- Batimentos de asas nasais – mecanismo compensatório para diminuição da resistência em vias aéreas superiores.
- Tiragem subcostal – representação clínica da diminuição da complacência pulmonar. Resulta da contração vigorosa do diafragma a fim de gerar pressão pleural negativa suficiente para entrada de ar nos pulmões.
- Gemência – fechamento prematuro da glote durante a expiração para melhorar a capacidade residual funcional. É um mecanismo compensatório visto em lactentes pequenos com doença restritiva grave (pneumonia extensa, SDRA, recém-nascido com doença de membrana hialina).
- Cianose – sinal tardio de IRA que indica necessidade de intervenção imediata.
- Estridor – ruído caracteristicamente inspiratório que representa obstrução periglótica, encontrado em laringite, epiglotite, aspiração de corpo estranho, entre outras. Quando presente também na expiração, indica maior gravidade da obstrução.
- Ausculta pulmonar com sibilos difusos e tempo expiratório prolongado em doenças obstrutivas; crepitações e aumento de broncofonia em doenças restritivas; murmúrio vesicular pode estar diminuído e/ou assimétrico.

A IRA instalada pode levar também a manifestações cardiovasculares. A mais comum é a taquicardia. A hipoxemia grave causa vasoconstrição e aumento da pressão na artéria pulmonar, aumentando o trabalho do ventrículo direito, podendo resultar em *cor pulmonale* aguda.[2] Além disso, sinais neurológicos, como agitação motora ou sonolência, podem estar presentes.

AVALIAÇÃO LABORATORIAL

A gasometria arterial é utilizada para avaliar a adequação das trocas gasosas. Além da análise do pH e do valor da $PaCO_2$, é importante avaliar a intensidade da hipoxemia em relação à FiO_2 ofertada.[1,3] Para tanto, pode-se usar a relação PaO_2/FiO_2.

- Relação PaO_2/FiO_2 entre 200 e 300 – hipoxemia leve.
- Relação PaO_2/FiO_2 entre 100 e 200 – hipoxemia moderada.
- Relação $PaO_2/FiO_2 < 100$ – hipoxemia grave.

Pode-se avaliar também a intensidade da hipoxemia por meio da relação SaO_2/FiO_2, sem necessidade de coleta de gasometria arterial:[3]

- SaO_2/FiO_2: normal > 250.
- SaO_2/FiO_2: hipoxemia leve/moderada: entre 150 e 250.
- SaO_2/FiO_2: hipoxemia grave < 150.

TRATAMENTO

As medidas terapêuticas imediatas têm por objetivo restaurar a oxigenação e a ventilação. Oxigênio suplementar deve ser ofertado prontamente e na maior concentração possível até monitoração e estabilização do paciente. A oxigenoterapia visa manter PaO_2 acima de 60 mmHg e SaO_2 acima de 90% (idealmente acima de 95%).[1] Em situações específicas (pneumopatia crônica, cardiopatia congênita cianogênica) pode-se tolerar níveis mais baixos de oxigenação arterial. A identificação e o tratamento específico da causa básica são fundamentais.

Medidas gerais

Havendo desconforto respiratório significativo e/ou taquipneia importante, o paciente deve ser mantido em jejum até estabilização. Passagem de sonda nasogástrica aberta costuma ser bem tolerada por lactentes e ajuda a descompressão gástrica. O estômago cheio de ar pode limitar a expansão pulmonar e agravar o quadro. Hidratação parenteral deve ser providenciada nesse caso. Após estabilização do paciente, alimentação enteral por sonda pode ser instituída a fim de minimizar o estresse metabólico e manter o trofismo da mucosa intestinal.

É importante avaliar adequadamente o estado de hidratação e corrigir hipovolemia – se houver –; porém, a administração excessiva de volume agrava a IRA. Assim, expansão volêmica deve ser feita de maneira criteriosa e com cautela.

O posicionamento da cabeça, particularmente em lactentes, é importante para manter a via aérea pérvia. Um pequeno coxim pode ser colocado sob os ombros para manter a cabeça em ligeira extensão. Deve-se tomar cuidado para não estender demais o pescoço de lactentes, pois, assim como a flexão, a hiperextensão pode obstruir a laringe cartilaginosa de crianças pequenas.

Fisioterapia respiratória pode ser útil, principalmente em crianças com atelectasias e excesso de produção de secreções respiratórias. No entanto, sua utilização deve ser cautelosa em crianças com hiperinsuflação pulmonar.[1]

Oxigenoterapia

Oxigênio suplementar pode ser ofertado inicialmente por meio de cateter nasal ou máscaras faciais.[1] Os dispositivos de liberação de O_2 podem ser classificados, quanto ao fluxo liberado, como:

- Baixo fluxo: até 5 L/min; pode ser insuficiente para atender ao volume corrente do paciente; há mistura com ar ambiente. Exemplo: cateter nasal de O_2.
- Alto fluxo: fluxo atende a toda a necessidade inspiratória do paciente; fornece FiO_2 mais elevada. Exemplo: máscara não reinalante com reservatório, máscara de Venturi.

Os dispositivos mais utilizados para oxigenoterapia em Pediatria são:[1]

- Máscara não reinalante com reservatório de O_2: modo mais adequado de iniciar oxigenoterapia na emergência. Fornece FiO_2 de 90% a 100%, com fluxo de 10 a 15 L/min (o suficiente para manter o reservatório de O_2 sempre repleto). Possui válvulas exalatórias que permitem a saída do gás na expiração, mas impedem a entrada de ar ambiente na inspiração.
- Máscara de Venturi: dispositivo de alto fluxo e FiO_2 controlada, variando de 24% a 50% dependendo da velocidade do jato e da válvula de entrada de O_2 (cada intermediário corresponde a um fluxo e FiO_2 determinados). Útil para pacientes mais estáveis que necessitam de FiO_2 mais baixa.
- Halo fechado de O_2: dispositivo de alto fluxo (10 a 15 L/min) e FiO_2 controlada. Pode ser útil para uso em recém-nascidos ou em lactentes pequenos, mas não é bem tolerado por crianças maiores. A FiO_2 do halo pode ser calculada pela seguinte fórmula: FiO_2 = litros ar × 21 + litros O_2 × 100 / total litros.
- Cateter nasal simples de O_2: dispositivo de baixo fluxo e baixa FiO_2 (30% a 40%). Como há mistura não controlada com ar ambiente, a FiO_2 é variável e imprecisa. Crianças toleram no máximo 3 L/min. Fluxos maiores de O_2 no cateter nasal simples causam ressecamento da mucosa e agitação do paciente, pois não há umidificação adequada e o fluxo é de ar frio.

É importante destacar que a oxigenoterapia pode melhorar a SaO_2 do paciente e atingir o nível alvo de 92 a 97%. Porém, se o paciente mantiver desconforto significativo, será necessário escalonar o suporte respiratório.

Suporte ventilatório

A avaliação criteriosa da evolução clínica do paciente e da resposta ao tratamento inicial, associada a alteração gasométrica significativa, pode indicar a necessidade de suporte ventilatório invasivo ou não invasivo.

Cateter nasal de alto fluxo (CNAF)

Modalidade de suporte respiratório não invasiva que fornece misturas de gases aquecidos e umidificados por meio de uma cânula nasal. Os sistemas de CNAF têm sido amplamente usados para auxiliar pacientes com desconforto respiratório em todas as faixas etárias, desde neonatos prematuros a adultos, seja nas unidades de terapia intensiva ou na unidade de emergência. Fornece alto fluxo de O_2 aquecido e umidificado ao longo de toda a tubulação e via aérea do paciente. Exige base de aquecimento e umidificação, tubulação e cânulas nasais específicas.[5] A CNAF tem tamanho e fluxo variado de acordo com a faixa etária: recém-nascidos (até 8 L/min), lactentes (até 20 L/min), pré-escolares e escolares (até 25 L/min) e adolescentes e adultos (até 60 L/min). É bastante utilizada em bronquiolite viral aguda, embora possa ser usada em outras causas de IRA.[6]

O mecanismo de ação do CNAF é fundamentado em quatro características importantes:[5,6]

1. Lavagem do espaço morto da nasofaringe: o fluxo de gás deve ser levado por uma cânula que não obstrua as narinas. Essa é uma distinção fundamental em comparação com modos de ventilação nasal pressurizados, como CPAP e BiPAP. Deve haver espaço suficiente para que o gás vaze ao redor da cânula. O padrão é que a cânula ocupe no máximo 50% da área transversal de cada narina.
2. Gás condicionado: as misturas de gases levadas pelo CNAF devem ser adequadamente aquecidas e umidificadas para evitar o ressecamento da mucosa respiratória e preservar a funcionalidade do epitélio mucociliar.
3. Alto fluxo: o CNAF deve levar fluxos de misturas de gases maiores do que o pico de fluxo inspiratório do paciente para prevenir a entrada de ar ambiente durante a inspiração e prover todo o volume minuto necessário.
4. Alta velocidade: o gás levado em alta velocidade penetra profundamente as vias áreas, leva a fonte de gás fresco para mais perto da carina e fornece certo nível de apoio respiratório, podendo gerar pressão positiva expiratória.

Dessa forma, os efeitos benéficos do CNAF são:

- Redução da resistência inspiratória, ajudando a vencer a resistência das narinas e diminuindo o trabalho respiratório.
- Eliminação do espaço morto anatômico nasofaríngeo, criando um reservatório de gás fresco na nasofaringe e diminuindo a reinalação de CO_2, particularmente importante em lactentes pequenos.
- Redução do gasto metabólico relacionado ao condicionamento de gás, e diminuição das perdas insensíveis de água.
- Melhoria da condutância das vias aéreas e transporte mucociliar, prevenindo o ressecamento das secreções respiratórias e ajudando a manter a integridade funcional do epitélio.
- Possibilidade de fornecer baixos níveis de pressão positiva nas vias aéreas.

A escolha da taxa de fluxo de gás é baseada no tamanho do paciente e na magnitude percebida com relação ao apoio respiratório necessário. Não há consenso com relação aos fluxos ideais do CNAF. Habitualmente dosagens com base no peso, como 1 L/kg/min ou 2 L/kg/min, são utilizadas.[6] Pode-se iniciar com 0,5-1,0 L/kg/min e aumentar o fluxo até 2,0 L/kg/min, conforme a resposta do paciente. A frequência cardíaca (FC), frequência respiratória (FR), SaO_2 e escores de desconforto respiratório podem ser utilizados como parâmetros objetivos da resposta ao CNAF. Como regra geral, em 15 a 20 minutos deve haver melhora desses parâmetros. A ausência de resposta indica a necessidade de aumentar o fluxo de gás, de modo que em cerca de 1 hora obtém-se a triagem do menor fluxo, que se correlaciona com melhora objetiva do padrão respiratório do paciente. Outra abordagem é iniciar logo com o fluxo máximo para o paciente (2 L/kg/min) e rapidamente reduzir a FiO_2 para o valor mínimo necessário a fim de se obter saturação arterial de oxigênio entre 92 e 97%.

Ventilação não invasiva (VNI)

modalidade de suporte ventilatório realizada sem intermediação de próteses traqueais.[7] A conexão com o aparelho de ventilação mecânica é feita por meio de uma interface, que pode ser uma pronga nasal (usado em lactentes) ou máscaras nasais ou oronasais. A escolha da interface deve levar em conta o mínimo vazamento possível associado ao maior conforto possível ao paciente. Não se deve usar pressão excessiva de fixação da interface no rosto do paciente, pois não aumenta a pressão na via aérea inferior e pode causar dor, agitação e lesão de pele.

Os modos ventilatórios convencionais aplicados na ventilação mecânica invasiva podem ser utilizados para a VNI. Por meio da aplicação de pressão positiva inspiratória (IPAP) e expiratória (EPAP), a VNI melhora a capacidade residual funcional, reduz o trabalho respiratório, melhora a oxigenação e o volume minuto. Pode-se iniciar com IPAP de 6 a 8 cmH_2O e EPAP de 4 a 6 cmH_2O. A

VNI não deve ser usada para aplicação de altas pressões na via aérea, portanto seu uso deve ser precoce nas fases iniciais da IRA em pacientes com desconforto significativo. O uso tardio, quando o paciente já se encontra em exaustão, não surtirá bons resultados, podendo apenas atrasar uma necessária intubação endotraqueal.

Durante a VNI o paciente pode precisar de doses baixas de sedativo/analgésico.

Em geral é aplicada a pacientes com IRA hipoxêmica fase II, em doenças obstrutivas como a asma e a bronquiolite viral aguda, pacientes oncológicos e portadores de doença neuromuscular. É contraindicada em pacientes que não apresentam *drive* respiratório adequado, portadores de trauma ou queimadura facial, pacientes submetidos recentemente a cirurgia facial, gástrica ou esofágica e pacientes que não toleram a VNI (não cooperativos).

Ventilação mecânica invasiva (VMI)

Apesar da existência de critérios gasométricos absolutos para instituição de VMI em IRA, na maior parte dos casos a indicação de intubar o paciente e instituir a VMI é baseada em critérios clínicos.[8] A gasometria arterial deverá ser utilizada para o ajuste da VMI.

Indicações absolutas:

- Apneia recidivante.
- Parada cardiorrespiratória.
- Hipercapnia aguda acompanhada de acidemia significativa ($pH < 7{,}15$).
- Cianose em $FiO_2 \geq 0{,}6$ ou $PaO_2 < 60$ mmHg em $FiO_2 \geq 0{,}6$.

Deve-se escolher a variável de controle (pressão ou volume) e o modo ventilatório com os quais se está mais familiarizado.[8]

Regras para ajustes iniciais do aparelho de ventilação mecânica na emergência:

- Pressão inspiratória de pico (Pip) ≤ 35 cmH_2O com pressão de platô (Ppl) $\leq$ 30 cmH_2O.
- Volume corrente (VC) = 6-8 mL/kg; 8-10 mL/kg quando não há SDRA.
- Pressão expiratória final positiva (PEEP) = 4-6 cmH_2O.
- FiO_2 = inicialmente 100% → objetivo < 0,6 nas primeiras 24 horas de VMI, pois FiO_2 elevada por tempo prolongado está associada a lesão pulmonar induzida pela VMI e pode favorecer a formação de atelectasias pelo mecanismo de lavagem de nitrogênio.
- Frequência respiratória (FR) = 2/3 da basal.

- Sensibilidade: 0,5-2,0 (cmH_2O ou L/min) para maior interação, sem autociclagem do aparelho.
- Ti = adequar pela constante de tempo (considerar idade do paciente: 0,4 s para RN; 0,6 s para lactentes; 0,8 s para pré-escolares; 1,0 s para escolares; 1,2 s para adolescentes).
- Relação inspiração: expiração (relação I:E) = 1:2.
- Fluxo = 3 a 4 × VC × FR total (3 a 4 × volume minuto).
- Preferir modos ventilatórios que permitam interação paciente/ventilador.
- Atentar para auto-PEEP, particularmente nas doenças obstrutivas, observando monitoração da mecânica ventilatória e/ou curva fluxo × tempo.
- Em doenças restritivas: manter a pressão de distensão (Ppl – PEEP) ≤ 15 cmH_2O.

Para a manutenção do paciente em VMI será necessária sedação/analgesia contínua.

BIBLIOGRAFIA

1. Fioretto JR. Insuficiência respiratória aguda. In: Fioretto JR, Bonatto RC, Carpi MF, Ricchetti SMQ, Moraes MA (eds.). UTI pediátrica. Rio de Janeiro: Guanabara Koogan; 2013. Capítulo 24. p.231-4.
2. Lago PM, Garcia PCR, Piva JP. Conduta na criança com falência respiratória. In: Carvalho WB, Proença Filho JO (eds.). Emergências em pediatria e neonatologia. São Paulo: Atheneu; 2006. Capítulo 14. p.299-321.
3. Executive Summary of the Second International Guidelines for the Diagnosis and Management of Pediatric Acute Respiratory Distress Syndrome (PALICC-2). Pediatr Crit Care Med. 2023;24(2):143-68.
4. Viegas CAA. Gasometria arterial. J Pneumol. 2002;28(Supl 3):S233-8.
5. Slain KN, Shein SL, Rotta AT. The use of high-flow nasal cannula in the pediatric emergency department. J Pediatr (Rio J). 2017;93:36-45.
6. Huang JX, Colwell B, Vadlaputi P, Sauers-Ford H, Smith BJ, McKnight H, et al. Protocol-Driven Initiation and Weaning of High-Flow Nasal Cannula for Patients with Bronchiolitis: a quality improvement initiative. Pediat Crit Care Med. 2023;24:112-22.
7. Fioretto JR. Ventilação mecânica não invasiva com pressão positiva. In: Fioretto JR, Bonatto RC, Carpi MF, Ribeiro CF (eds.). UTI pediátrica. 2.ed. Rio de Janeiro: Guanabara Koogan; 2019. Capítulo 12. p.126-32.
8. Fioretto JR, Pires RB. Ventilação mecânica convencional. In: Fioretto JR, Bonatto RC, Carpi MF, Ribeiro CF (eds.). UTI pediátrica. 2.ed. Rio de Janeiro: Guanabara Koogan; 2019. Capítulo 10. p.97-122.

55 Choque séptico

Cristiane Freitas Pizarro
Daniela Nasu Monteiro Medeiros
Antonio Alexandre Sales Neto

Objetivo do capítulo

Este capítulo tem como objetivo definir a sepse em pediatria, identificar e explorar os pontos principais, desde o dignóstico precoce ao manejo clínico na emergência e na unidade de terapia intensiva.

REVISÃO SOBRE O TEMA

Sepse é uma resposta inflamatória sistêmica a uma agressão infecciosa que ocorre de maneira desorganizada, gerando lesão de órgãos e tecidos.[1]

É uma das principais causas de óbito em crianças, muitas vezes como consequência de pneumonia, diarreia e malária.[2,3]

Em revisão sistemática conduzida por Fleischmann-Struzek et al., em 2018, a incidência de sepse em crianças foi de 48 casos/100 mil pessoas-ano e de 22 casos de sepse grave/100 mil pessoas-ano. Os autores concluíram 1,2 milhão de casos de sepse ao ano. A mortalidade encontrada foi de 1 a 5% nos casos de sepse e de 9 a 20% nos casos de sepse grave.[4]

Em 2020, de Souza et al. realizaram estudo em UTI-P brasileiras. A prevalência de sepse foi de 25% e a mortalidade de 19,8%. O risco de óbito estava aumentado em pacientes com escore pedSOFA (*Pediatric Sequential Organ Failure Assessment Score*), estado vacinal desconhecido ou incompleto, presença de infecção relacionada à saúde. A estimativa de sepse foi de 74,6 por 100 mil crianças, o que corresponderia a 42.374 casos por ano e 8.305 óbitos.[5]

FISIOPATOLOGIA

A fisiopatologia da sepse é complexa e ainda há muito o que ser aprendido.

Didaticamente, é possível dividir a fisiopatologia da sepse como associação de disfunção endotelial, imunológica e do sistema de coagulação. Somado a isso, é possível ter predisposição genética e características do agente infeccioso que gerou a resposta do organismo.

Disfunção imunológica e de coagulação

O sistema imune inato é composto principalmente de macrófagos, monócitos, granulócitos, células *natural killer* (NK) e células dendríticas. Esse sistema atua por meio do reconhecimento de padrões moleculares associados a patógenos (PAMP) e dano associado a padrões moleculares (DAMP). Exemplos de PAMP são: componentes de bactérias, vírus, fungos, endotoxinas. Exemplos de DAMP são moléculas liberadas de células danificadas do hospedeiro como ATP, DNA mitocondrial e grupo de caixa 1 de alta mobilidade (*high mobility group box 1*: HMGB1). PAMP e DAMP ativam o sistema inato por meio dos receptores de membrana de padrões moleculares na superfície (receptor *toll-like* e de lecitina tipo C) e do citosol (receptor NOD-like e RIG-1-*like*), iniciando a transcrição de interferons tipo 1 e citocinas pró-inflamatórias como TNF-alfa, interleucina (IL)-1 e IL-6. As citocinas pró-inflamatórias levam a:

- Aumento do número e ativação de células do sistema imune inato.
- Aumento das moléculas de adesão de células endoteliais.
- Indução das proteínas de fase aguda.
- Ativação plaquetária, ativação do FT e fator de Von Willebrand.

Devido à interação entre o sistema imune e o de coagulação, atualmente o fenômeno é chamado de "imunotrombose".

Também são observadas: diminuição da expressão do HLA-2, diminuição da capacidade de proliferação e funcional dos linfócitos e apoptose de linfócitos com redução dos linfócitos CD4 e CD8.[6,7]

Disfunção endotelial

As principais funções do endotélio alteradas na sepse são: vasorregulação, função de barreira, inflamação e hemostasia. A lesão endotelial ocorre pela degradação do glicocálice, alteração da liberação de óxido nítrico, regulação inadequada das espécies reativas de oxigênio e ativação de moléculas de adesão.[8]

Predisposição genética

Wong et al. identificaram biomarcadores relacionados à expressão de 100 genes associados à mortalidade no choque séptico. A combinação dele foi chamada de PERSEVERE, e foi possível a elaboração de árvore de classificação de risco para óbito.[9]

Características do agente infeccioso

Há agentes com algumas características em sua estrutura que agem como "superantígenos" e são capazes de estimular o sistema imune com grande intensidade.

DEFINIÇÕES

Em janeiro de 2024 foi publicado o novo Consenso Internacional com critérios para definição de sepse e choque séptico em pediatria – Critérios de Sepse de Phoenix, que introduziu um novo conceito de sepse para a população pediátrica: disfunção orgânica potencialmente fatal no contexto de uma infecção suspeita ou confirmada. Os novos critérios foram desenvolvidos e validados com base em dados de registros eletrônicos de saúde de 10 centros, envolvendo mais de 3 milhões de atendimentos hospitalares a pacientes < 18 anos que tinham como objetivo identificar crianças e adolescentes com infecção e risco de vida relacionada à disfunção orgânica.[10]

Com os novos critérios, o termo sepse grave foi abandonado, uma vez que a sepse passou a ser associada a disfunção orgânica potencialmente grave.[10]

Contudo, os critérios de sepse de Phoenix não se destinam à triagem precoce ou ao reconhecimento de possível sepse. O reconhecimento precoce e preciso da sepse requer o desenvolvimento de ferramentas de triagem capazes de identificar com precisão razoável e alta sensibilidade pacientes de risco. Nesse contexto, os critérios de síndrome da resposta inflamatória sistêmica (SIRS) continuam tendo valor na prática clínica para avaliar a presença de infecção. Salienta-se também que o tratamento da criança com sepse deve ser iniciado de forma precoce, após suspeita clínica e de acordo com um protocolo institucional gerenciado, antes da confirmação do diagnóstico de sepse por meio do Escore de Sepse de Phoenix.[10]

Tabela 1 Critérios do Consenso Internacional para Sepse Pediátrica e Choque Séptico – Escore de Sepse de Phoenix

Sepse	**Infecção suspeita ou confirmada e ≥ 2 pontos no Escore de Sepse de Phoenix (≥ 2 pontos)**			
Choque séptico	**Sepse com ≥ 1 ponto – disfunção cardiovascular**			
Variáveis	**0 ponto**	**1 ponto**	**2 pontos**	**3 pontos**
Respiratório (0 a 3 pontos)	PaO_2:FiO_2 ≥ 400 **OU** $SatO_2$:FiO_2 ≥ 292[b]	PaO_2:FiO_2 < 400 com qualquer suporte respiratório **OU** $SatO_2$:FiO_2 < 292 com qualquer suporte respiratório[b,c]	PaO_2:FiO_2 100-200 e VMI **OU** $SatO_2$:FiO_2 148-220 e VMI[b]	PaO_2:FiO_2 < 100 e VMI **OU** $SatO_2$:FiO_2 < 148 e VMI[b]
Cardiovascular (0 a 6 pontos) **Baseado na idade**[f] < 1 mês 1 a 11 meses 1 a < 2 anos 2 a < 5 anos 5 a < 12 anos 12 a < 17 anos	Sem DVA[d] Lactato < 5 mmol/L (< 45 mg/dL)[e] PAM, mmHg[g] > 30 > 38 > 43 > 44 > 48 > 51	1 ponto para cada (até 3) 1 DVA[d] Lactato 5-10,9 mmol/L (45 a 98 mg/dL)[e] 17-30 25-38 31-43 32-44 36-48 38-51	2 pontos para cada (até 6) ≥ 2 DVA[d] Lactato ≥ 11 mmol/L (≥ 99 mg/dL)[e] < 17 < 25 < 31 < 32 < 36 < 38	
Coagulação[h] (0 a 2 pontos)	Plaquetas ≥ 100x10³ INR ≤ 1,3 D-dímero ≤ 2 mg/L Fibrinogênio ≥ 100 mg/dL	1 ponto para cada (máximo 2 pontos) Plaquetas ≤ 100x10³ INR > 1,3 D-dímero > 2 mg/L Fibrinogênio < 100 mg/dL		
Neurológico[i] (0 a 2 pontos)	Glasgow > 10 Pupilas reativas	Glasgow ≤ 10[j]	Pupilas fixas bilateral	

DVA: deficiência de vitamina A; FEU: unidades equivalentes de fibrinogênio; INR: razão normalizada internacional do tempo de protrombina; PAM: pressão arterial média; PaO_2:FiO_2: pressão arterial parcial de oxigênio em fração de proporção de oxigênio inspirado; SpO_2: saturação de oxigênio medida por oximetria de pulso (apenas SpO_2 de 97%); VMI: ventilação mecânica invasiva.
* Os critérios de sepse de Phoenix **NÃO** se destinam à triagem precoce ou ao reconhecimento de possível sepse.

(continua)

Tabela 1 Critérios do Consenso Internacional para Sepse Pediátrica e Choque Séptico – Escore de Sepse de Phoenix (*continuação*)

[a] A pontuação pode ser calculada na ausência de algumas variáveis (p. ex., mesmo que o nível de lactato não seja medido e medicamentos vasoativos não sejam usados, uma pontuação cardiovascular ainda pode ser determinada usando a pressão arterial). A realização de testes laboratoriais e outras medições devem ser obtidas a critério da equipe médica com base no julgamento clínico. Variáveis não medidas não contribuem com pontos. As idades não são ajustadas para prematuridade, e os critérios não se aplicam a internações após o nascimento, neonatos cuja idade pós-concepcional seja inferior a 37 semanas, ou aqueles com 18 anos ou mais.
[b] A relação SpO_2:FiO_2 só é calculada se a SpO_2 for 97% ou menos.
[c] A disfunção respiratória de 1 ponto pode ser avaliada em qualquer paciente que receba oxigênio, cânula nasal de alto fluxo, pressão positiva não invasiva ou suporte respiratório de VMI, e inclui uma relação PaO_2:FiO_2 inferior a 200 e uma relação SpO_2:FiO_2 inferior a 220 em crianças que não estão recebendo VMI. Para crianças que recebem VMI com PaO_2:FiO_2 menor que 200 e SpO_2:FiO_2 menor que 220, veja critério para 2 e 3 pontos.
[d] Os medicamentos vasoativos incluem qualquer dose de epinefrina, norepinefrina, dopamina, dobutamina, milrinona e/ou vasopressina (para choque).
[e] O intervalo de referência de lactato é de 4,5 a 18 mg/dL. O lactato pode ser arterial ou venoso.
[f] A idade não é ajustada para prematuridade, e os critérios não se aplicam a hospitalizações ao nascimento, crianças cuja idade pós-concepcional é inferior a 37 semanas, ou aqueles com 18 anos ou mais.
[g] Use preferencialmente a PAM medida (arterial invasiva, se disponível, ou não invasiva oscilométrico); se a PAM medida não estiver disponível, uma PAM calculada (1/3 × sistólica + 2/3 × diastólica) pode ser usada como alternativa.
[h] Faixas de referência variáveis de coagulação: plaquetas, 150 a 450 × 103/mcL; D-dímero, < 0,5 mg/L; FEU; fibrinogênio, 180 a 410 mg/dL. A referência INR é o intervalo baseado no tempo de protrombina de referência local.
[i] O subescore de disfunção neurológica foi validado pragmaticamente em pacientes sedados e não sedados, e aqueles que recebem ou não VMI.
[j] A pontuação da Escala de Coma de Glasgow mede o nível de consciência com base em resposta verbal, ocular e motora (variação de 3 a 15, com uma pontuação mais alta indicando melhor função neurológica).
Fonte: Schlapbach et al., 2024.[10]

Tabela 2 Definição de síndrome da resposta inflamatória sistêmica (SIRS)

A presença de pelo menos 2 dos 4 critérios a seguir, sendo ao menos um deles anormalidade de temperatura ou contagem de leucócitos:

1. Temperatura > 38,5°C e < 36°C
2. Taquicardia definida como média acima de 2 SD para a idade na ausência de estímulos externos, drogas crônicas ou estímulo doloroso. Bradicardia, válida para crianças menores de 1 ano, definida como FR média menor que o percentil 10 para a idade na ausência de estímulo vagal, drogas betabloqueadoras ou cardiopatia congênita
3. FR média > 2 SD acima do normal para a idade ou VM em processo agudo não relacionado com doença neuromuscular ou anestesia geral
4. Contagem de leucócitos ↑ ou ↓ para a idade (não secundária à quimioterapia) ou > 10% neutrófilos imaturos

FR: frequência respiratória; SD: desvio padrão; VM: ventilação mecânica.
Fonte: Goldstein et al., 2005.[11]

Avaliação inicial do paciente, história e exame físico

É importante uma anamnese cuidadosa com a família para avaliar história de febre ou hipotermia, além de sinais de foco infeccioso, como sintomas respiratórios, alterações urinárias e intestinais, alteração de nível de consciência (irritabilidade ou sonolência excessivas não habituais do paciente) e lesões de pele.

Também é importante atentar aos sinais vitais: frequência cardíaca, frequência respiratória (Tabela 3).

No exame físico, é importante avaliar tempo de enchimento capilar, pulsos centrais e periféricos, temperatura de mãos e pés. Além disso, não deixar de avaliar ausculta cardíaca, respiratória, tamanho do fígado e pesquisar sinais meníngeos. Não deixar de realizar otoscopia e oroscopia.

Tabela 3 Sinais vitais na faixa etária pediátrica – Critical Care Medicine, 2017

Idade	FC (bpm)	FR (mov/min)	PA sistólica (mmHg)	Temperatura (°C)
0-1 mês	> 205	> 60	< 60	< 36 ou > 38
≥ 1 mês-3 meses	> 205	> 60	< 70	< 36 ou > 38
≥ 3 meses-1 ano	> 190	> 60	< 70	< 36 ou > 38,5
≥ 1 ano-2 anos	> 190	> 40	< 70 + (idade em anos x 2)	< 36 ou > 38,5
≥ 2 anos-4 anos	> 140	> 40	< 70 + (idade em anos x 2)	< 36 ou > 38,5
≥ 4 anos-6 anos	> 140	> 34	< 70 + (idade em anos x 2)	< 36 ou > 38,5
≥ 6 anos-10 anos	> 140	> 30	< 70 + (idade em anos x 2)	< 36 ou > 38,5
≥ 10 anos-13 anos	> 100	> 30	< 90	< 36 ou > 38,5
> 13 anos	> 100	> 16	< 90	< 36 ou > 38,5

FC: frequência cardíaca; FR: frequência respiratória; PA: pressão arterial.
Fonte: adaptada de Angus et al., 2013.[12]

MONITORIZAÇÃO

Monitorização clínica

É primordial o reconhecimento precoce do estado de choque para melhora da sobrevida. O choque deve ser reconhecido antes de ocorrer hipotensão (choque hipotensivo) por meio de critérios clínicos e a reavaliação clínica frequente, que nos permite determinar o estado hemodinâmico do paciente e a necessidade ou não de alterar a conduta.[13]

A monitorização clínica envolve a avaliação dos seguintes aspectos:[13]

- Ausculta e frequência cardíaca.
- Frequência respiratória e ausculta pulmonar.
- Pulsos centrais e periféricos.
- Perfusão da pele.
- Estado mental (nível de consciência, irritabilidade, sonolência).
- Débito urinário.
- Pressão arterial.
- Palpação hepática para avaliar sinais de congestão.

Monitorização laboratorial

Na suspeita de sepse, deve-se iniciar o protocolo institucional de sepse. Em nosso hospital coletamos: gasometria arterial ou venosa, dosagem de lactato arterial ou venoso, hemograma completo com plaquetas, provas de atividade inflamatória (proteína C-reativa), além de exames bioquímicos, principalmente a dosagem sérica de cálcio e glicose na primeira hora. Após a primeira hora de atendimento da sepse grave/do choque séptico, recomenda-se coletar exames para avaliar a perfusão tecidual e a presença de disfunções orgânicas: função renal, função hepática com coagulograma, BNP e troponina.

Exames para investigação do foco infeccioso: culturas direcionadas ao sítio suspeito e hemoculturas pareadas devem ser coletadas antes de iniciar o antibiótico. Outros testes diagnósticos específicos, conforme a suspeita clínica, também devem ser coletados, como teste rápido de influenza, SARS-CoV-2 e painel de meningoencefalites.

A procalcitonina tornou-se um biomarcador bastante utilizado na sepse devido à sua especificidade para infecções bacterianas em comparação com outros biomarcadores disponíveis. Apesar disso, seu nível não é suficientemente sensível ou específico para servir como um teste isolado para o diagnóstico de sepse, devendo ter seu resultado avaliado conforme o contexto clínico. As medidas seriadas costumam ter mais valor clínico do que mensurações pontuais.[14]

Monitorização hemodinâmica

Tabela 4 Monitorização hemodinâmica básica na primeira hora do choque

▪ Oximetria de pulso
▪ Monitorização cardíaca: ECG contínuo
▪ Controle da pressão arterial a cada 10 minutos

(continua)

Tabela 4 Monitorização hemodinâmica básica na primeira hora do choque (*continuação*)

▪ Monitorização da temperatura
▪ Monitorização do débito urinário
▪ Monitorização do nível de consciência
▪ Ecocardiograma funcional à beira do leito e ultrassonografia
▪ Dosagem seriada de lactato arterial

ECG: eletrocardiograma.
Fonte: elaborada pelos autores.

Tabela 5 Monitorização hemodinâmica após a primeira hora do choque

▪ Monitor multiparamétrico (avaliação do ritmo cardíaco, oximetria de pulso, frequência respiratória, pressão arterial, temperatura)
▪ Monitorização da diurese
▪ Monitorização do nível de consciência
▪ Ecocardiograma funcional e ultrassonografia de tórax à beira do leito
▪ Pressão arterial média invasiva (PAMi) por meio da cateterização arterial
▪ Pressão venosa central (PVC) por meio da cateterização venosa central
▪ Saturação venosa central de oxigênio ($SvcO_2$)
▪ Extração de O_2
▪ Pressão perfusão: PAM – PVC ou PAM – PIA
▪ Dosagem seriada lactato
▪ Medida dinâmica do volume intravascular por meio da variação da pressão de pulso (ΔPP)
▪ Pressão intra-abdominal (PIA)
▪ *"Gap"* de CO_2

* Cateter na artéria pulmonar – por ser mais invasivo, tem sido substituído por métodos menos invasivos.
Fonte: elaborada pelos autores.

- Avaliação clínica e monitorização básica são essenciais.
- Não existe um método "ótimo" de monitorização; o importante é saber como interpretá-los.
- A utilização de monitorização multimodal é a base para o sucesso no tratamento. Dessa forma, em nossa análise, devem-se levar em consideração o exame físico, a avaliação de sinais vitais, a saturação venosa central de oxigênio, a depuração de lactato, o ecocardiograma funcional à beira do leito, entre outros métodos.

TRATAMENTO

A base do tratamento do choque séptico em pediatria está no reconhecimento e no diagnóstico precoce da alteração de perfusão. Assim, uma terapia agressiva e escalonada deve ser instituída o mais rapidamente possível antes de o paciente ser admitido em UTI.[13,15]

Estudos demonstram que a utilização de protocolos para tratamento de sepse, sepse grave e choque séptico tem impacto na redução do tempo de internação hospitalar, redução de disfunção orgânica durante a internação e redução da mortalidade.[13,15]

Condutas iniciais:

- Otimizar a oferta de oxigênio.
- Estabelecer acesso venoso.
- Restabelecer o volume circulante efetivo.
- Corrigir os distúrbios metabólicos e ácido-base associados.
- Iniciar terapia com drogas vasoativas quando indicado.

Oferta de oxigênio

O fornecimento de oxigênio aos tecidos é o objetivo primário do tratamento do choque. O oxigênio deve ser fornecido inicialmente em altas concentrações, próximo a 100%, o que costuma ser realizado por meio de máscara não reinalante ou cateter nasal de alto fluxo (CAF). A ventilação mecânica não invasiva também pode ser utilizada. Já em relação à intubação orotraqueal, quando indicada, deve ser realizada de preferência após a ressuscitação volêmica e o início de drogas vasoativas, uma vez que leva ao aumento da pressão intratorácica e à diminuição do retorno venoso e, como consequência, a instabilidade hemodinâmica no paciente com volemia depletada.[15]

A otimização da oferta de oxigênio e a redução de seu consumo são alcançados por meio de controle térmico, redução do esforço respiratório com a utilização de suporte ventilatório invasivo ou não invasivo e controle da agitação e da dor com a administração de sedativos e analgésicos.

Acesso vascular

A obtenção de acesso venoso deve ser imediata. Nas crianças com choque séptico, hipotensivo, em que não se consegue acesso venoso periférico de maneira rápida e segura, a instalação de acesso intraósseo deve ser providenciada. A via intraóssea pode ser, temporariamente, a principal via para infusão de volume, drogas vasoativas, antibióticos e hemoderivados. A obtenção do acesso venoso central será necessária para a infusão de drogas vasoativas e para monitorização. Contudo, recomendações recentes autorizam a infusão inicial de drogas vasoativas pelo acesso venoso periférico até que seja obtido acesso venoso central.[15]

Vale lembrar que são preconizados, para o tratamento inicial do choque, pelo menos dois acessos venosos, a fim de que seja possível a infusão de volume, antibióticos, drogas vasoativas e demais medicações.[15]

Administração de fluidos

Crianças com choque séptico geralmente apresentam grandes déficits de volume e necessitam de ressuscitação fluídica precoce. Assim, essa ressuscitação volêmica deve ser iniciada com infusões sequenciais de 10-20 mL/kg em *bolus* de solução cristaloide, quando possível balanceada. Infusões adicionais devem ser adaptadas para cada paciente, após reavaliação, reconhecendo que terapias muito agressivas podem ser prejudiciais em situações de recursos limitados. Muitas vezes, um total de 60 mL/kg na primeira hora é necessário. No último *Guideline*, publicado em 2020, membros do Surviving Sepsis Campaign (SSC) sugerem o uso de soluções cristaloides balanceadas para a ressuscitação inicial e não recomendam o uso de amidos nem de gelatinas. Entre as soluções balanceadas sugeridas, podemos destacar o Plasma-Lyte e o Ringer lactato.[14] A utilização de solução coloide, na forma de albumina a 5%, deve ser ponderada aos pacientes hipoalbuminêmicos e para pacientes que não apresentam resposta à ressuscitação fluídica inicial com cristaloide, uma vez que não existem estudos que mostrem a superioridade dos coloides em relação aos cristaloides na ressuscitação fluídica do choque séptico. Vale lembrar ainda que as soluções coloides não estão facilmente disponíveis e são medicações de alto custo.[15]

Os objetivos da ressuscitação fluídica são: restabelecer a volemia, otimizar a pré-carga, manter o débito cardíaco e melhorar parâmetros de perfusão com um mínimo de comprometimento orgânico. Assim, essa ressuscitação volêmica deve ser realizada de maneira rápida até a normalização da perfusão, da pressão sanguínea e $SvcO_2$. Porém, a cada *bolus* o paciente deve ser reavaliado e o médico deve estar atento aos sinais de descompensação cardíaca (estertores, ritmo de galope, hepatomegalia e aumento de esforço respiratório). Em algumas situações, como cardiopatia congênita, suspeita de disfunção cardíaca ou recém-nascidos, podem ser utilizadas alíquotas de 10 mL/kg (Tabela 6).[15]

Membros do SSC não sugerem a transfusão de hemácias se hemoglobina sérica ≥ 7 g/dL em crianças estáveis hemodinamicamente com choque séptico ou outra disfunção orgânica associada à sepse. Já para os pacientes instáveis e com

$SvcO_2 < 70\%$, acredita-se que o nível de hemoglobina deva ser mantido acima de 10 g/dL, já que o transporte de oxigênio depende de sua concentração. Crianças com anemia hemolítica grave (p. ex., malária ou crise de falcização, não acompanhada de hipotensão) devem receber primeiro o concentrado de hemácias.[15]

A transfusão de plasma e plaquetas não deve ser realizada de maneira profilática com base apenas em níveis de fatores de coagulação e plaquetas, se não houver sinais de sangramento.[15]

Tabela 6 Alíquotas de cristaloides na ressuscitação volêmica do choque, segundo o protocolo do Hospital Israelita Albert Einstein

Recém-nascidos e cardiopatas	Lactentes e crianças	Adolescentes e adultos
Alíquotas 10 mL/kg	Alíquotas 20 mL/kg	Alíquotas de 500 mL para adolescentes e adultos (peso ≥ 50 kg)
Atentar para sinais de sobrecarga volêmica (crepitações pulmonares, hepatomegalia e ritmo de galope)		
Após cada alíquota, reavaliar a resposta clínica e os dados de monitorização hemodinâmica		

Fonte: elaborada pelos autores.

Drogas vasoativas: inotrópicos e vasopressores, vasodilatadores

São indicadas quando não há resposta adequada à reposição volêmica (com 40-60 mL/kg de volume ou antes se sinais de congestão) e idealmente após a caracterização hemodinâmica do choque. Adrenalina ou noradrenalina podem ser administradas por meio de uma veia periférica (ou intraóssea, se houver), de maneira provisória, até que o acesso venoso central seja obtido.[15]

Atualmente, estudos sugerem a adrenalina como droga de primeira escolha na presença de choque frio (predomínio de disfunção miocárdica) e a noradrenalina na presença de choque quente (predomínio de alteração de resistência vascular com vasoplegia), a fim de normalizar a perfusão e a pressão sanguínea. O uso da dopamina vem sendo desestimulado devido aos seus efeitos deletérios: a) diminuição da liberação da prolactina, favorecendo a apoptose de linfócitos, com imunossupressão e hipotireoidismo; b) maior suscetibilidade a taquicardia e taquiarritmias; c) elevação da pressão capilar pulmonar e agravo de hipertensão pulmonar.[15]

A adrenalina em doses baixas (< 0,3 mcg/kg/min) estimula os receptores beta-1 cardíacos e beta-2 vasculares, ou seja, predomina ação inotrópica. Em doses mais elevadas (> 0,3 mcg/kg/min), apresenta ação alfa-adrenérgica com elevação da pressão arterial.[15]

A noradrenalina tem potente ação alfa-adrenérgica e menor ação em receptores beta-adrenérgicos, o que lhe garante maior ação vasoconstritora. É geralmente utilizada em pacientes com baixa resistência vascular periférica. Em algumas crianças com choque resistente à noradrenalina, a vasopressina pode agir independentemente dos receptores alfa-adrenérgicos, elevando a pressão arterial.[15]

A dobutamina age nos receptores beta da célula miocárdica e na vasculatura sistêmica, funcionando principalmente como suporte inotrópico. A dose de dobutamina varia de 5 a 20 mcg/kg/min (Tabela 7).[15]

A vasopressina em baixas doses pode ter indicação no choque séptico em que predomina a vasodilatação, quando não há resposta adequada ao uso de noradrenalina.[14]

Os inodilatadores (como o milrinona) podem ser utilizados em crianças com evidência de hipoperfusão persistente e disfunção cardíaca, apesar do uso de outros agentes vasoativos, quando a pressão arterial estiver mais bem estabilizada, pois é uma droga que apresenta também efeito vasodilatador.[15]

Tabela 7 Receptores farmacológicos e atuação das catecolaminas

Droga	Dose infundida (mcg/kg/min)	Receptores farmacológicos			
		Alfa	Beta-1	Beta-2	Dopa
Noradrenalina	0,1 a 2	++++	+	+	–
Adrenalina	0,05 a 0,3	++	++++	+++	–
	> 0,3	++++	++	+++	–
Dobutamina	2 a 20	+	++++	+/++	–

Fonte: elaborada pelos autores.

As catecolaminas (dopamina, dobutamina, adrenalina e noradrenalina) e a milrinona podem ser iniciadas por acesso venoso periférico (ou intraósseo, se houver), caso o acesso central não esteja disponível inicialmente.[13] Apesar de preocupação clássica com extravasamento, em um estudo recente, mais de 750 crianças receberam drogas vasoativas para choque, 231 crianças receberam inicialmente em via periférica (93 com choque séptico), havendo extravasamento em apenas 4 pacientes (1,7%, todos em veias da mão), sem complicações em longo prazo; 46% desses pacientes não precisaram de acesso venoso central e tiveram recuperação total.[16]

Antibióticos

A administração precoce (dentro de 1 hora) de agentes antimicrobianos de amplo espectro, após coleta de culturas direcionadas ao foco infeccioso, está associada à redução na mortalidade. A escolha dos agentes antimicrobianos depende dos fatores de risco predisponentes, da situação clínica, da faixa etária e dos padrões de resistência bacteriana na comunidade e/ou hospitalar.[14]

Neonatos devem ser tratados com ampicilina mais cefepima e/ou gentamicina. O aciclovir deve ser adicionado se houver suspeita clínica de vírus do herpes simples. Em lactentes e crianças, as infecções adquiridas na comunidade por *Neisseria meningitidis*, *Haemophilus influenzae* e *Staphylococcus aureus* sensível à meticilina podem ser tratadas adequadamente com ceftriaxona. Se houver suspeita de processo intra-abdominal, a cobertura anaeróbica deve ser incluída com um agente como metronidazol, clindamicina ou piperacilina-tazobactam.[14]

Reposição de glicose e cálcio

Tanto hipoglicemia como hiperglicemia podem levar a piores desfechos em curto prazo em crianças gravemente enfermas. A hipoglicemia precisa ser rapidamente diagnosticada e imediatamente tratada, pois pode causar danos neurológicos quando não identificada (glicose a 25%, 2 a 4 mL/kg em *bolus*). Os níveis séricos de glicose devem ser mantidos abaixo de 180 mg/dL.[13,15]

A hipocalcemia é um fator frequente e reversível que contribui para a disfunção cardíaca. A reposição de cálcio deve ter como principal objetivo normalizar os níveis de cálcio ionizado.[13,15]

Terapia com corticosteroides

O uso de corticosteroides como terapia coadjuvante, nos pacientes com choque séptico, tem sido amplamente discutido nas últimas décadas. Sabe-se que é alta a incidência de insuficiência adrenal absoluta e relativa em pacientes com choque séptico e que ela está diretamente relacionada a diminuição na duração do choque e no tempo de infusão de drogas vasoativas, mas não reduz a mortalidade.[17] Para a faixa etária pediátrica, não existe ainda uma padronização em relação à dose. Atualmente, na maioria dos estudos têm sido proposta uma dose de hidrocortisona 100 mg/m^2/dia a cada 6 horas, no máximo 200 mg/dia, até que sejam suspensas as drogas vasoativas (igual reversão choque). No Einstein, são seguidas as orientações do SSC para indicação de terapia com corticosteroides (Tabela 8). Considera-se choque refratário às drogas vasoativas quando é necessária a utilização de doses crescentes de noradrenalina ou adrenalina. É preconizada também uma dose de ataque de 10 mg/kg (máximo 200 mg/dose), seguida da dose de manutenção já descrita. Em relação ao desmame, sugere-se um desmame gradual, que deve ser iniciado após pelo menos 24 horas da suspensão do vasopressor, em 4 dias, retirando uma dose por dia até a suspensão completa.

Tabela 8 Recomendações do SSC 2020 para utilização de corticosteroides (hidrocortisona) no choque séptico pediátrico

▪ Sugerem **não** utilizar hidrocortisona para tratar crianças com choque séptico se a ressuscitação fluídica adequada e a terapia vasopressora forem capazes de restaurar a estabilidade hemodinâmica. Recomendação fraca, qualidade de evidência baixa
▪ Sugerem que tanto o uso da hidrocortisona quanto a sua não utilização possam ser condutas realizadas quando a ressuscitação fluídica e a terapia vasopressora não forem capazes de restaurar a estabilidade hemodinâmica. Recomendação fraca, qualidade de evidência baixa
▪ Indicação de hidrocortisona no choque séptico, em dose de "estresse":
• Uso agudo ou crônico de corticosteroides
• Desordem no nível do eixo hipotálamo-hipófise-adrenal
• Hiperplasia adrenal congênita ou outras endocrinopatias
• Tratamento recente com etomidato ou cetoconazol
• Nesses casos não há necessidade de avaliação do eixo adrenal

Fonte: adaptada de Turner et al., 2020.[14]

Terapia de substituição renal (TSR)

A sobrecarga de fluidos aumenta a morbidade e a mortalidade em UTI-P, podendo ser manejada inicialmente com restrição de fluidos e terapia diurética. Naqueles que não respondem a tais medidas, a TSR é útil para tratar a sobrecarga hídrica ou mesmo para evitar sua piora, enquanto permite a administração mais liberal de volume para nutrição, medicamentos, sedação e transfusões.[15]

Outras terapias (Tabela 9)

Tabela 9 Outras recomendações do SSC 2020 para tratamento de choque séptico e sepse relacionada a disfunção orgânica

Terapia – imunoglobulina endovenosa	▪ Não sugerem o uso rotineiro da imunoglobulina intravenosa (IVIG), porém pacientes selecionados podem se beneficiar desse tratamento
Profilaxia – úlcera de estresse	▪ Não sugerem o uso rotineiro da profilaxia da úlcera de estresse, exceto para pacientes de alto risco
Profilaxia – trombose venosa profunda (TVP)	▪ Não sugerem profilaxia de TVP (mecânica ou farmacológica) de rotina, mas os benefícios potenciais podem superar os riscos e custos em populações específicas
Suplementação com tiamina, vitamina C, vitamina D, glutamina, selênio e zinco	▪ Não sugerem suplementação, pois mais estudos multicêntricos, randomizados e duplo-cegos são necessários
Nutrição enteral	▪ Sugerem não suspender a alimentação enteral apenas com base na administração de medicamentos vasoativos inotrópicos ▪ A alimentação enteral não é contraindicada em crianças com choque séptico após ressuscitação hemodinâmica adequada e que não precisam de doses crescentes de agentes vasoativos ▪ Sugerem a nutrição enteral como via de escolha; a nutrição parenteral deve ser postergada nos primeiros 7 dias da internação em unidade de terapia intensiva

Fonte: adaptada de Weiss et al., 2020.[15]

A oxigenação de membrana extracorpórea (ECMO) está indicada no choque refratário às catecolaminas que não respondem ao tratamento convencional. A indicação é individualizada, e vários fatores devem ser levados em consideração.

CONCLUSÃO

Apesar dos avanços na terapia intensiva, sepse/choque séptico permanecem importante causa de morbimortalidade. É primordial o reconhecimento precoce da sepse/choque séptico para uma melhora da sobrevida. Vale lembrar que os protocolos são ferramentas de tratamento que não substituem a atitude do médico de estar ao lado do paciente e reavaliar o tratamento aplicado.

Pronto atendimento

0 minuto

Reconhecer alteração do nível de consciência ou da perfusão

5 minutos

Pacote sepse pediátrico de 1ª hora:
Monitorização cardíaca, oximetria de pulso, PA a cada 10 minutos, diurese
Oferecer O_2 em alto fluxo (manter $SatO_2$ 94-97%)
Estabelecer 2 acessos venosos (EV/IO)
Coletar exames

15 minutos

Iniciar, de preferência, *bolus* de solução cristaloide balanceada, 10-20 mL/kg, se ausência de crepitações ou hepatomegalia e reavaliar após cada *bolus*.
Fazer 40-60 mL/kg na 1ª hora, até a melhora da perfusão
RN ou cardiopata alíquotas de 10 mL/kg /adolescentes alíquotas de 500 mL
Interromper se sinais de sobrecarga de volume.
Corrigir hipoglicemia
Iniciar antibióticos

Choque refratário a volume?

Solicitar vaga na UTI-P
Realizar ecocardiograma funcional
Choque hipotensivo – iniciar com adrenalina (0,05 mcg/kg/min) ou noradrenalina 0,1 mcg/kg/min periférico (EV/IO) a depender da característica do choque, e ir titulando
(Se ausência de monitorização mais avançada, iniciar adrenalina 0,05-0,3 mcg/kg/min)

60 minutos

Considerar IOT
Usar preferencialmente cetamina + rocurônio

Figura 1 Fluxograma de tratamento do choque séptico: pronto atendimento.

EV: endovenoso; IO: intraósseo; IOT: intubação orotraqueal; PA: pressão arterial; RN: recém-nascido; $SatO_2$: saturação arterial sistêmica de oxigênio; UTI-P: unidade de terapia intensiva pediátrica.

Fonte: adaptada de Schlapbach et al., 2024;[10] Weiss et al., 2020;[15] Levy et al., 2022.[16]

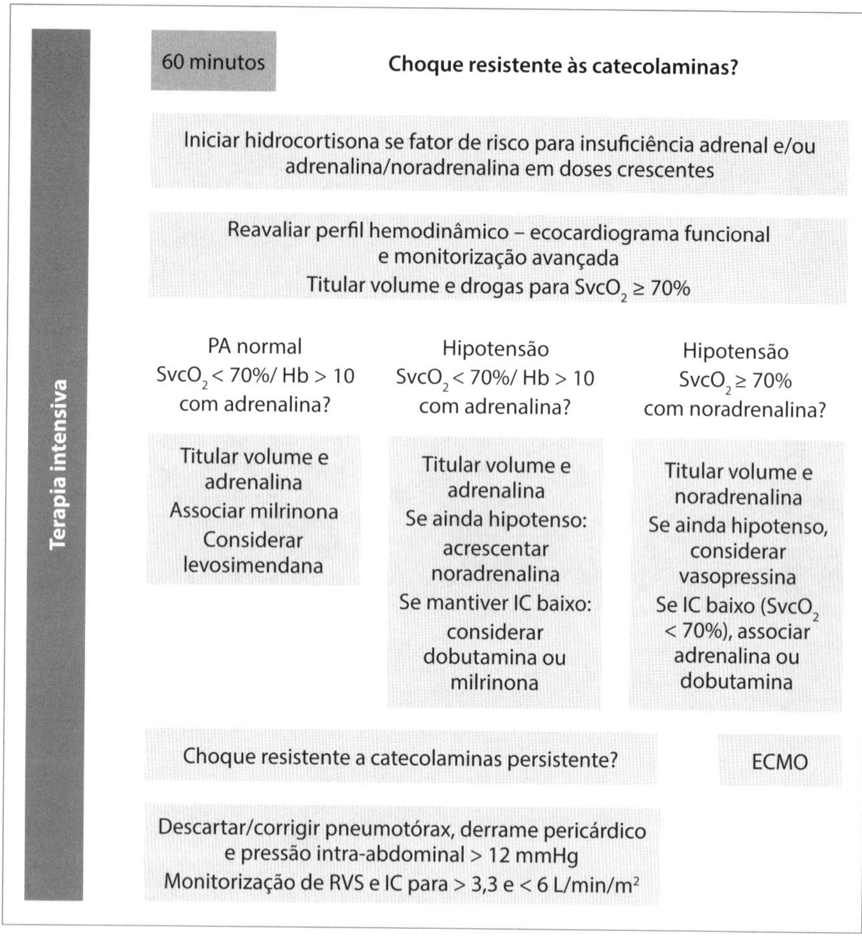

Figura 2 Fluxograma de tratamento do choque séptico: unidade de terapia intensiva pediátrica.

ECMO: oxigenação por membrana extracorpórea; Hb: hemoglobina; IC: índice cardíaco; PA: pressão arterial; RVS: resistência vascular sistêmica; $SvcO_2$: saturação venosa central de oxigênio.

Fonte: adaptada de Schlapbach et al., 2024;[10] Weiss et al., 2020;[15] Levy et al., 2022.[16]

BIBLIOGRAFIA

1. Singer M, Deutschman CS, Seymour CW, Shankar-Hari M, Annane D, Bauer M, et al. The Third International Consensus Definitions for Sepsis and Septic Shock (Sepsis-3). JAMA. 2016;315(8):801-10.
2. Kissoon N, Uyeki TM. Sepsis and the global burden of disease in children. JAMA Pediatr. 2016;170(2):107-8
3. United Nations Inter-agency Group for Child Mortality Estimation. Levels and trends in child mortality: report 2019. New York: United Nations Children's Fund; 2019.
4. Fleischmann-Struzek C, Goldfarb DM, Schlattmann P, Schlapbach LJ, Reinhart K, Kissoon N. The global burden of paediatric and neonatal sepsis: a systematic review. Lancet Respir Med. 2018;6(3):223-30.
5. de Souza DC, Gonçalves Martin J, Soares Lanziotti V, de Oliveira CF, Tonial C, Carvalho WB, et al. The epidemiology of sepsis in paediatric intensive care units in Brazil (the Sepsis PREvalence Assessment Database in Pediatric population, SPREAD PED): an observational study. Lancet Child Adolesc Health. 2021;5(12):873-81.
6. Gotts JE, Matthay MA. Sepsis: pathophysiology and clinical management. BMJ. 2016;353:i1585.
7. Lee WL, Slutsky AS. Sepsis and endothelial permeability. N Engl J Med. 2010;363(7):689-91
8. Fernández-Sarmiento J, Schlapbach LJ, Acevedo L, Santana CR, Acosta Y, Diana A, et al. Endothelial damage in sepsis: the importance of systems biology. Front Pediatr. 2022;10:828968.
9. Wong HR, Cvijanovich NZ, Anas N, Allen GL, Thomas NJ, Bigham MT, et al. Pediatric sepsis biomarker risk model-II: redefining the pediatric sepsis biomarker risk model with septic shock phenotype. Crit Care Med. 2016;44:2010-7.
10. Schlapbach LJ, Watson RS, Sorce LR, Argent AC, Menon K, Hall MW, et al. International Consensus Criteria for Pediatric Sepsis and Septic Shock. JAMA. 2024.
11. Goldstein B, Giroir B, Randolph A. International pediatric sepsis consensus conference: definitions for sepsis and organ dysfunction in pediatrics. Pediatr Crit Care Med. 2005;6(1):2-8.
12. Angus DC, van der Poll T. Severe sepsis and septic shock. N Engl J Med. 2013;369(9):840-51
13. Davis AL, Carcillo JA, Aneja RK, Deymann AJ, Lin JC, Nguyen TC, et al. American College of Critical Care Medicine Clinical Practice Parameters for hemodynamic support of pediatric and neonatal septic shock. Crit Care Med. 2017;45(6):1061-93.
14. Turner DA, Cheifetz IM. Shock. In: Kliegman RM, St Geme JW, Blum NJ, Shah SS, Tasker RC, Wilson KM. Nelson textbook of pediatrics. 21.ed. Philadelphia: Elsevier; 2020.
15. Weiss SL, Peters MJ, Alhazzani W, Agus MSD, Flori HR, Inwald DP, et al. Surviving Sepsis Campaign International Guidelines for the Management of Septic Shock and Sepsis-Associated Organ Dysfunction in Children. Pediatr Crit Care Med. 2020;21(2):e52-e106.
16. Levy RA, Reiter PD, Spear M, Santana A, Silveira L, Cox S, et al. Peripheral vasoactive administration in critically ill children with shock: a single-center retrospective cohort study. Pediatr Crit Care Med. 2022;23(8):618-25.
17. Pizarro CF, Troster EJ, Damiani D, Carcillo JA. Absolute and relative adrenal insufficiency in children with septic shock. Crit Care Med. 2005;33(4):855-9.

56
Uso da ultrassonografia *point-of-care* na emergência

Milena De Paulis

Objetivo do capítulo

- Demonstrar a importância da ultrassonografia *point-of-care* (POCUS) no contexto da medicina de emergência.
- Explicar a execução e os princípios básicos da POCUS, discutindo também a interpretação de artefatos e os desafios que podem surgir durante o exame.
- Explorar as aplicações clínicas da POCUS em casos de insuficiência respiratória e choque. O capítulo apresenta protocolos, como o BLUE para a insuficiência respiratória e o RUSH para o choque, e explica como a POCUS pode ser aplicada para a identificação de diferentes condições.

INTRODUÇÃO

A ultrassonografia *point-of-care* (POCUS – *point-of-care ultrasound*) é uma prática diagnóstica fundamental, especialmente na medicina de emergência, que integra a insonação ao exame físico, junto com a inspeção, a palpação, a percussão e a ausculta. Por meio do uso de aparelhos portáteis que não emitem radiação ionizante, a realização da ultrassonografia à beira do leito possibilita a análise da imagem em tempo real. Isso contribui para o diagnóstico preciso, a tomada de decisões e a implementação da terapêutica mais adequada em uma variedade de situações clínicas e cirúrgicas, incluindo ressuscitação, orientação de procedimentos e monitoramento do tratamento. O que diferencia a POCUS do exame de ultrassonografia convencional é o seu direcionamento para responder a perguntas simples, geralmente binárias (sim ou não), de condições que necessitem diagnóstico e intervenção imediata.

Nos últimos 40 anos, o emprego da POCUS ganhou importância e reconhecimento no mundo todo e o seu ensino foi incorporado aos currículos de graduação, residência e pós-graduação nos grandes centros médicos e universitários. Com uma curva de aprendizagem rápida, o seu ensino pode ser dividido em duas etapas:

- Pré-clínica: permite a melhor compreensão da anatomia, da fisiologia e da patologia.
- Clínica: enfatiza a utilização da imagem em tempo real, direcionada para responder a perguntas específicas se há ou não determinada condição clínica ou cirúrgica que necessita de intervenção imediata, além da conscientização quanto às limitações do exame (pacientes obesos, interferência do gás na formação da imagem) e à dependência da acurácia com o operador.

Atualmente, a POCUS vem sendo utilizada não somente nas unidades hospitalares, mas também na atenção primária, no atendimento pré-hospitalar e em medicina de áreas remotas. Na emergência, o atendimento de pacientes com insuficiência respiratória e choque indiferenciado apresenta protocolos bem consolidados para o diagnóstico e o tratamento.

COMO EXECUTAR A POCUS

Alguns conceitos destacam-se para a execução da POCUS:

Tipos de transdutores

O transdutor é um dispositivo composto por cristais piezoelétricos que convertem energia elétrica em energia mecânica, representada por ondas sonoras que percorrem os tecidos e retornam na forma de ecos para o transdutor, o que permite o processamento da imagem na tela do aparelho. De acordo com a frequência de liberação dessas ondas, elas podem ser de alta ou baixa frequência. Os transdutores de alta frequência emitem e recebem ondas com frequências mais elevadas, cujo comprimento de onda é menor, atingindo pouca profundidade, o que confere uma melhor resolução da imagem, ao passo que os transdutores curvilíneos têm um comprimento de onda maior, maior penetração nos tecidos, mas com uma resolução menor. Os transdutores de alta frequência caracterizam-se por serem lineares (Figura 1) e os de baixa frequência podem ser curvilíneos ou setoriais (Figuras 2 e 3).

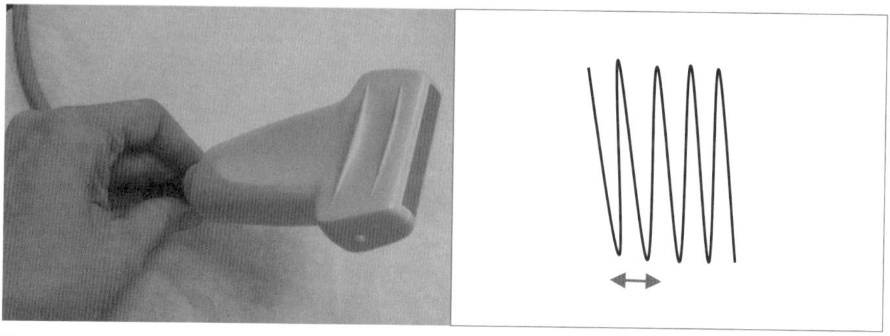

Figura 1 Transdutor linear e a representação gráfica de ondas de alta frequência com menor comprimento de onda. (Ver o Encarte de imagens no final do livro.)

Fonte: acervo da autora.

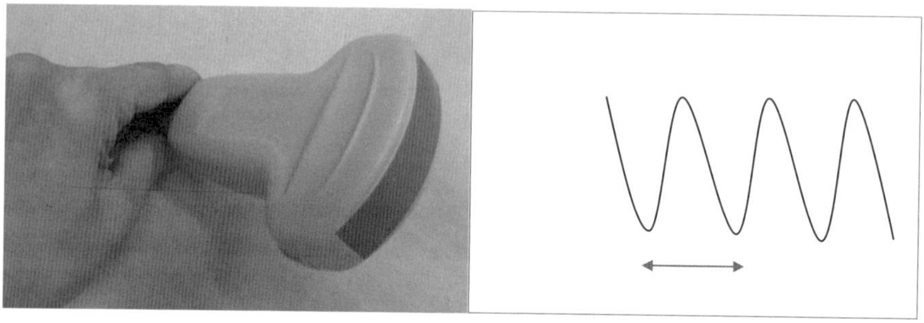

Figura 2 Transdutor curvilíneo e a representação gráfica de ondas de baixa frequência com maior comprimento de onda. (Ver o Encarte de imagens no final do livro.)

Fonte: acervo da autora.

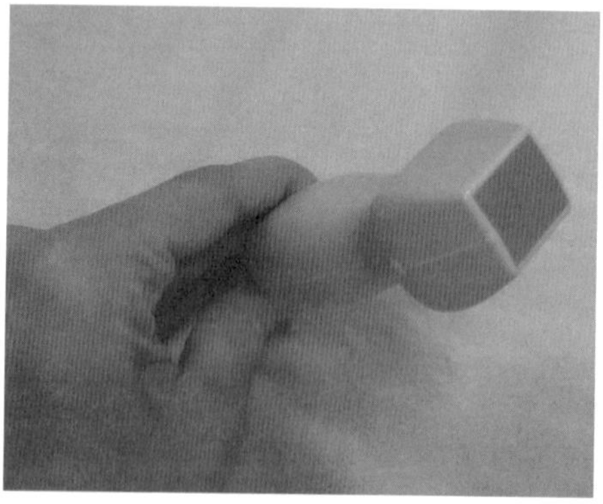

Figura 3 Transdutor setorial de baixa frequência. (Ver o Encarte de imagens no final do livro.)

Fonte: acervo da autora.

Posicionamento dos transdutores

Para o posicionamento dos transdutores, convencionalmente, na posição longitudinal, o marcador do transdutor é direcionado para a posição cefálica e, na posição transversal, o marcador é direcionado para o lado direito do paciente (Figura 4).

- Gel: cria uma interface que elimina o efeito de dispersão do som pelo ar que ser forma entre a pele e o transdutor.
- Ajuste da imagem:
  - Ganho: quando o eco retorna para o transdutor, ele o faz em determinada amplitude, que se traduz, na tela, com um brilho dentro de uma escala de cinza. Quanto maior a amplitude, mais hiperecogênica (branca) é a estrutura; quanto menor a amplitude, mais hipoecogênica (cinza) é a estrutura – e quando o eco não retorna para o transdutor tem-se a estrutura anecoica (preta). Ajustar o ganho corresponde ao ajuste do brilho do retorno do eco, não deixando a imagem das estruturas na tela muito hipo ou hiperecogênica.
  - Profundidade: essa função é ajustada no aparelho de acordo com a necessidade de análise das estruturas. Pode-se ajustar para uma profundidade menor, que analisa as estruturas mais superficiais, ou para uma profundidade maior, que analisa as estruturas mais profundas.
  - Foco: o seu ajuste permite analisar as estruturas de interesse com uma melhor resolução.

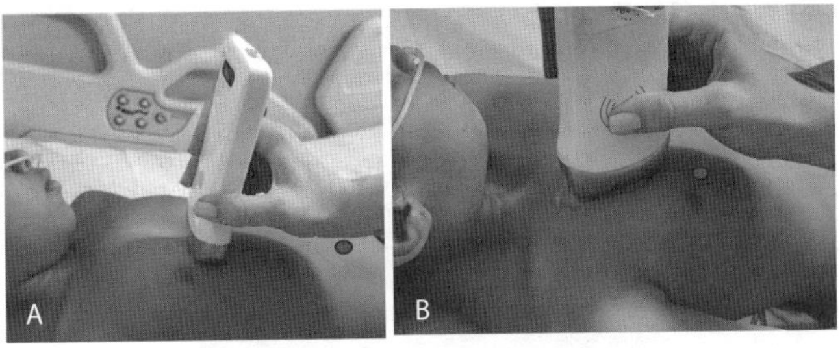

Figura 4 (A) Posição transversal com o indicador do transdutor direcionado para o lado direito do paciente (ponto azul). (B) Posição longitudinal com o indicador do transdutor direcionado para a posição cefálica do paciente (ponto azul). (Ver o Encarte de imagens no final do livro.)

Fonte: acervo da autora.

Dependendo do aparelho utilizado, a localização dos ajustes pode variar. A Figura 5 mostra os ajustes para ganho em dois aparelhos distintos e o ajuste de profundidade; e a Figura 6, o ajuste do foco.

- Interpretação de artefatos: os artefatos correspondem a informações que não refletem a verdadeira imagem analisada e podem levar a erros de interpretação. Os mais comuns são:
  - Sombra acústica: é o mais comum e ocorre quando o som encontra uma estrutura altamente refletiva – como o osso – e estruturas calcificadas, as quais impedem a penetração da onda acústica nos tecidos e a formação

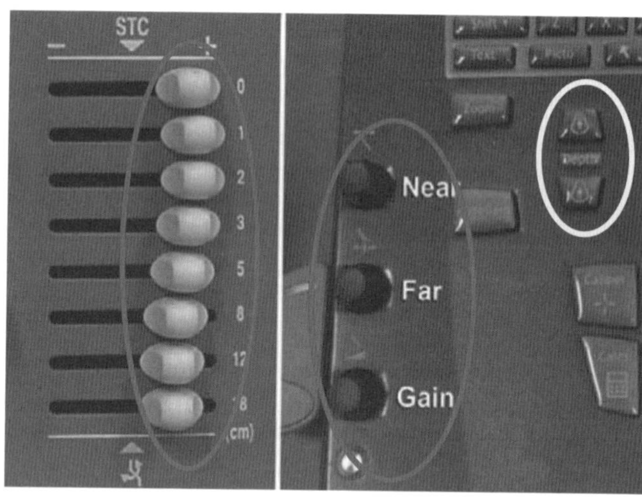

Figura 5 Representação da localização dos botões para ajuste de ganho (círculo vermelho) e de profundidade (círculo amarelo), de acordo com o aparelho. (Ver o Encarte de imagens no final do livro.)

Fonte: acervo da autora.

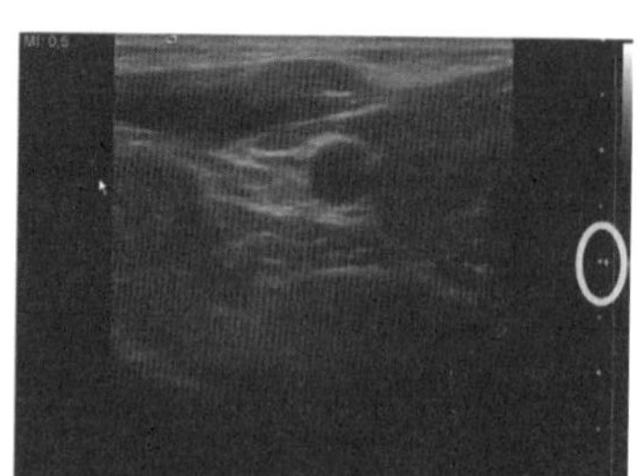

Figura 6 Localização na tela da indicação do foco ajustado para determinada estrutura durante a realização da POCUS. (Ver o Encarte de imagens no final do livro.)

Fonte: acervo da autora.

da imagem subjacente. Muitas vezes, o mau posicionamento do transdutor pode mudar a direção da onda sonora e também causar uma sombra (Figura 7).

- Reforço acústico: representa um aumento da amplitude do eco em áreas de baixa atenuação, como é o caso de líquidos como bile, sangue, urina e alguns tecidos moles. Forma-se um reforço hiperecogênico imediatamente posterior à área de baixa atenuação (Figura 8).

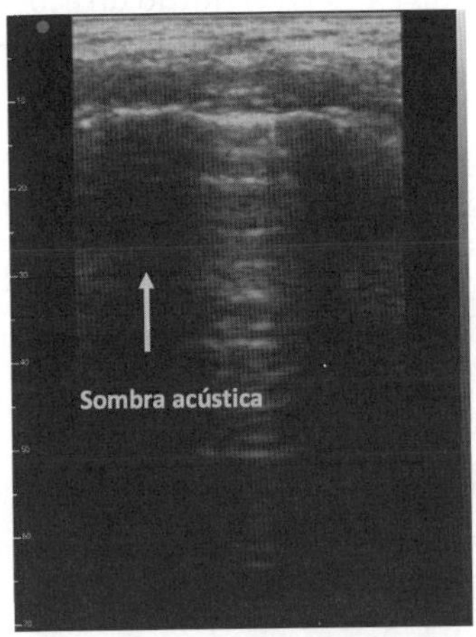

Figura 7 Representação da sombra acústica formada pela alta reflexão do som pela costela na realização da POCUS pulmonar (seta). (Ver o Encarte de imagens no final do livro.)

Fonte: acervo da autora.

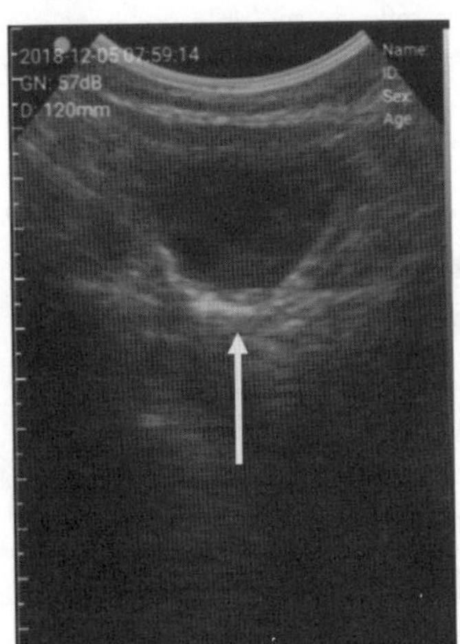

Figura 8 Reforço hiperecogênico posterior à parede da bexiga, correspondendo ao artefato de reforço acústico (seta). (Ver o Encarte de imagens no final do livro.)

Fonte: acervo da autora.

- Reverberação: quando o som reverbera entre dois objetos altamente refletivos. O artefato de reverberação aparece como linhas horizontais hiperecoicas recorrentes em intervalos equidistantes do transdutor (Figura 9).
- Imagem em espelho: é quando um órgão aparece em ambos os lados de uma superfície refletora forte e de formato arredondado (p. ex., diafragma). A ultrassonografia assume que o som caminha em linha reta e que o tempo do seu retorno é proporcional à distância do órgão refletor. Quando o feixe de som sofre múltiplas reflexões para o seu retorno, tem-se uma falsa interpretação do tempo de retorno do eco. O eco que leva mais tempo para retornar é o "eco falso", que leva à interpretação errônea de maior profundidade, resultando em imagem duplicada da estrutura (Figura 10).

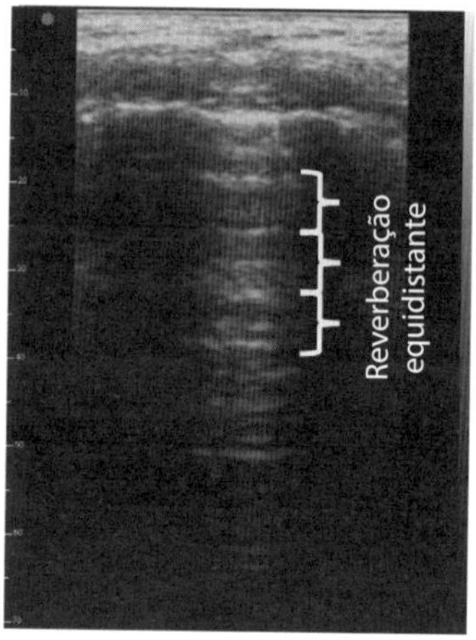

Figura 9 Reverberação por reflexão múltipla dos ecos quando encontram interface com ar, gerando linhas horizontais equidistantes. (Ver o Encarte de imagens no final do livro.)

Fonte: acervo da autora.

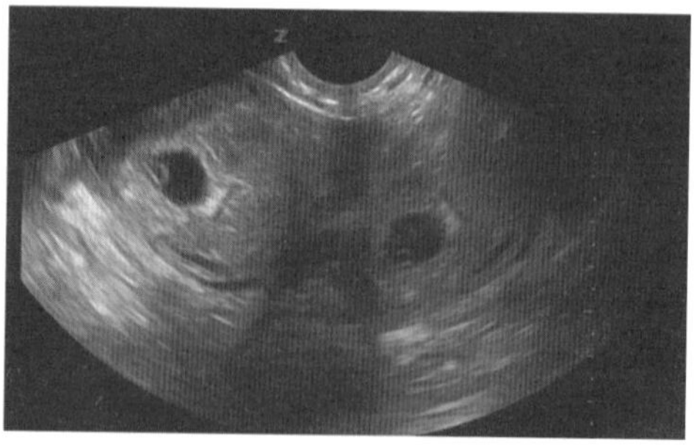

Figura 10 Imagem demonstrando saco gestacional à esquerda e imagem em espelho à direita. (Ver o Encarte de imagens no final do livro.)

Fonte: West J Emerg Med. 2014 Sep;15(6):712-4.

APLICABILIDADE CLÍNICA

A POCUS pode ser aplicada para a análise de diversas condições clínicas e para a realização de procedimentos na emergência, como acesso vascular, punção torácica, punção pericárdica, entre outros. Neste capítulo vamos explorar sua aplicação no contexto da insuficiência respiratória e do choque indiferenciado, situações frequentes na emergência pediátrica.

POCUS NA INSUFICIÊNCIA RESPIRATÓRIA INDIFERENCIADA

No pulmão normal, o ar apresenta baixa impedância acústica, o que resulta em dispersão da onda sonora e dificuldade na formação da imagem. Por isso, a ultrassonografia pulmonar baseia-se na interpretação dos artefatos resultantes dessa dispersão. Com o processo inflamatório e infeccioso pulmonar, os septos interalveolares edemaciam e os alvéolos podem estar preenchidos por líquido ou pus. Essa condição cria uma interface entre o parênquima pulmonar e o ar, resultando na reflexão da onda sonora e na formação de artefatos característicos, denominados de linhas B. Esses artefatos sonoros auxiliam na distinção de diversas condições patológicas, como pneumonia, síndromes intersticiais, edema, atelectasia, contusão pulmonar, hemotórax e pneumotórax.

O protocolo amplamente empregado na avaliação da insuficiência respiratória em adultos é conhecido como *BLUE* (*Bedside Lung Ultrasound in Emergency*) *protocol*, descrito em 2008 por Lichtenstein, um renomado médico intensivista francês considerado pioneiro na ultrassonografia pulmonar. Esse protocolo é executado por meio da interpretação do deslizamento pleural e dos artefatos identificados.

Técnica para realizar USG pulmonar

Escolha de transdutores

Tanto os transdutores lineares como os curvilíneos podem ser utilizados para o exame pulmonar. Em crianças, devido à menor profundidade do tórax, é preferível utilizar o transdutor linear.

Como realizar o USG pulmonar

Com a criança deitada, avaliam-se as quatro zonas torácicas de cada hemitórax anterior, que compreendem a zona anterior superior, a zona anterior inferior, a zona lateral superior e a zona lateral inferior. Essas zonas estão delimitadas pela linha paraesternal, linha axilar anterior e linha axilar posterior (Figura 11).

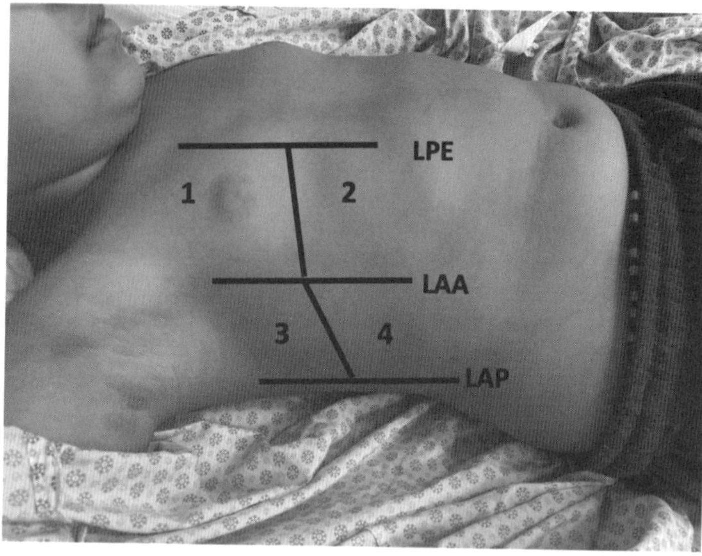

Figura 11 Zonas pulmonares na região anterior do tórax para realização de POCUS pulmonar, demonstrando a linha paraesternal (LPE), a linha axilar anterior (LAA), a linha axilar posterior (LAP) e os quatro quadrantes no hemitórax: anterior superior (1), anterior inferior (2), lateral superior (3) e lateral inferior (4). (Ver o Encarte de imagens no final do livro.)
Fonte: acervo da autora.

Na criança sentada é possível avaliar, também, a porção torácica posterior, que é delimitada pelas linhas paravertebral e pela linha axilar posterior (Figura 12).

Com o transdutor na posição longitudinal e o marcador direcionado para a posição cefálica, realiza-se a varredura do parênquima pulmonar até localizar o diafragma, identificado como duas linhas hiperecoicas (Figura 13).

Pleura

A pleura constitui uma linha hiperecoica localizada abaixo das costelas (Figura 14). A análise do deslizamento pleural é importante para avaliar o movimento da pleura visceral contra a pleura parietal durante a respiração. A sua ausência pode significar um descolamento da pleura parietal em relação à visceral pela presença de ar, como ocorre no pneumotórax, mas pode refletir, também, um processo inflamatório intenso com aderência entre as pleuras, apneia ou intubação seletiva.

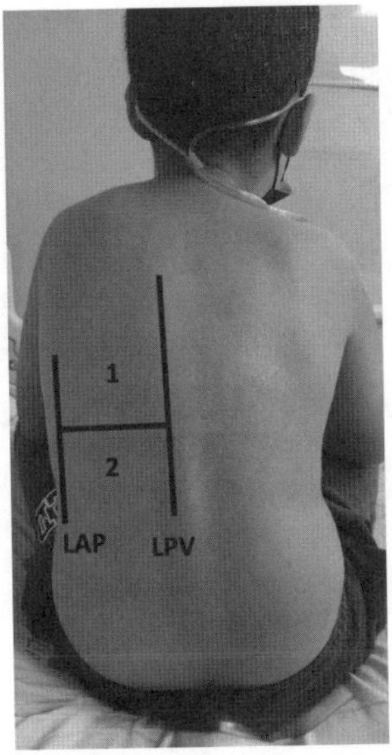

Figura 12 Zonas pulmonares na região posterior do tórax para realização da POCUS pulmonar, demonstrando a linha paravertebral e a linha axilar posterior, bem como os dois quadrantes superior (1) e inferior (2). (Ver o Encarte de imagens no final do livro.)

Fonte: acervo da autora.

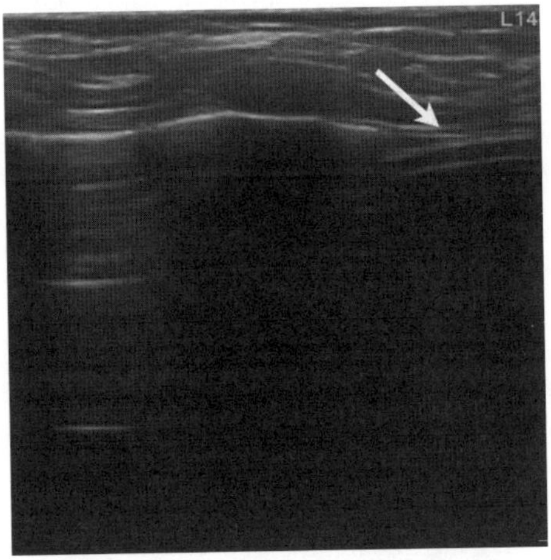

Figura 13 Identificação do diafragma como duas linhas hiperecogênicas ao utlrassom pulmonar. (Ver o Encarte de imagens no final do livro.)

Fonte: foto cedida pela Dra. Marcela Preto – SickKids.

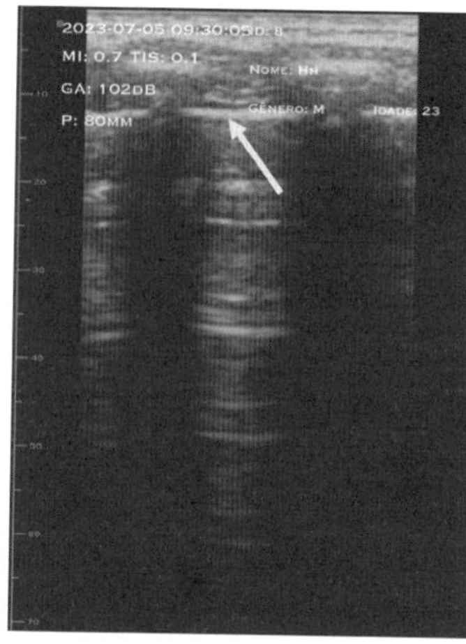

Figura 14 Linha de pleura representada como imagem hiperecogênica na imagem da ultrassonografia (seta). (Ver o Encarte de imagens no final do livro.)

Fonte: acervo da autora.

O movimento da pleura em tempo real também pode ser avaliado por meio do modo M, uma modalidade na ultrassonografia que permite a representação gráfica da amplitude do eco ao longo do tempo. Em situação em que há deslizamento pleural preservado, vê-se a representação de uma imagem semelhante a "praia, oceano e céu" ou *sky, ocean, beach* (Figura 15) Quando não há desliza-

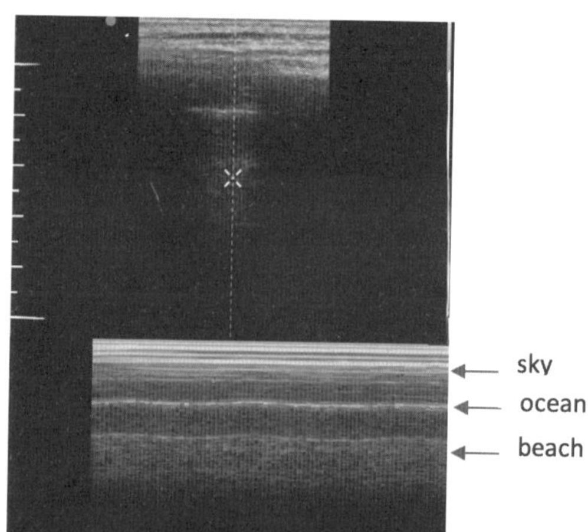

Figura 15 Modo M representando presença de deslizamento pleural por meio da imagem *sky* (representação músculo), *ocean* (linha de pleura mais hiperecoica) e *beach* (ar do pulmão). (Ver o Encarte de imagens no final do livro.)

Fonte: acervo da autora.

mento pleural, como o que ocorre no pneumotórax, vê-se um traçado horizontal sem variação caracterizando o sinal do código de barras (Figura 16). Para o diagnóstico de pneumotórax é necessário observar o ponto exato da transição entre o deslizamento pleural e a sua ausência, denominado *lung point*, considerado sinal patognomônico dessa condição, mas nem sempre fácil de ser identificado.

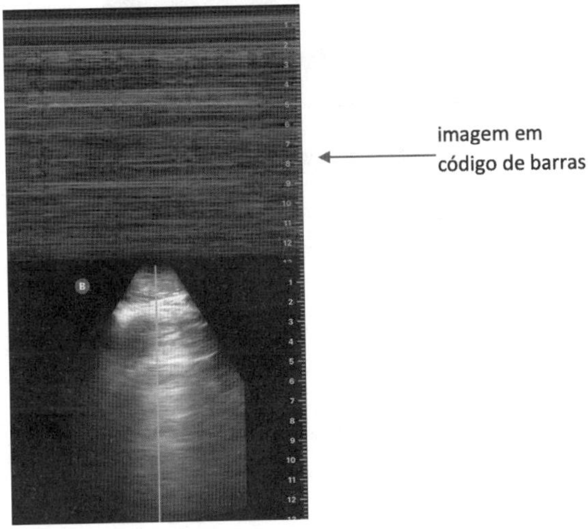

Figura 16 Modo M representando ausência de deslizamento pleural por meio da imagem em código de barras. (Ver o Encarte de imagens no final do livro.)

Fonte: acervo da autora.

Linhas A

Correspondem à reverberação do feixe do som dentro da espessura da parede torácica quando este ultrapassa a linha da pleura e atinge o ar dentro do pulmão. Formam-se linhas hiperecoicas horizontais separadas por uma distância equivalente à espessura da parede torácica. É um artefato que é identificado sempre que o parênquima estiver aerado, tanto no pulmão normal quanto em situações patológicas em que há o represamento do ar como asma e doença pulmonar obstrutiva crônica ou no pneumotórax e no tromboembolismo pulmonar (Figura 17).

Linhas B

As linhas B na ultrassonografia correspondem à reverberação do som em meio líquido, que pode estar presente no edema dos septos interalveolares e

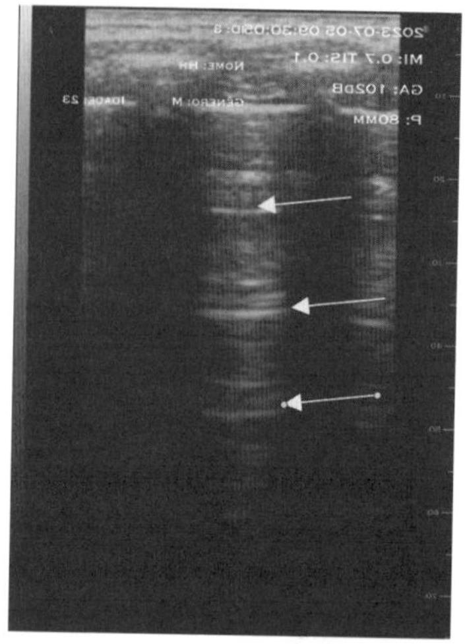

Figura 17 Linhas A mostrando a reverberação do som quando atinge o ar do pulmão, representadas como linhas horizontais equidistantes da pleura. (Ver o Encarte de imagens no final do livro.)

Fonte: acervo da autora.

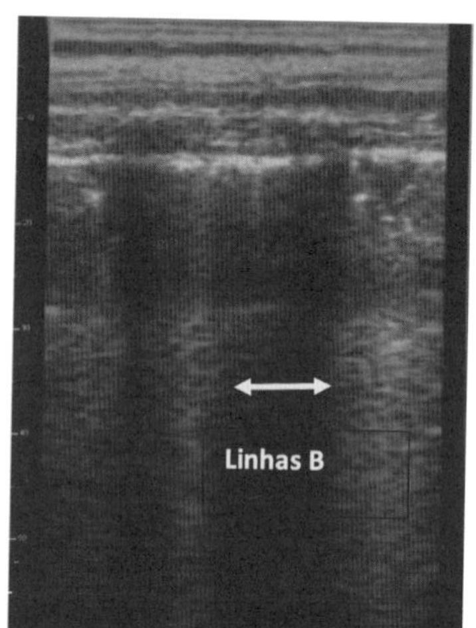

Figura 18 Imagem de linhas B que se estendem de maneira perpendicular desde a pleura até a margem inferior da tela, com apagamento das linhas A. (Ver o Encarte de imagens no final do livro.)

Fonte: acervo da autora.

interlobulares, bem como nos alvéolos preenchidos por líquido ou pus. Essas linhas se manifestam como múltiplas linhas verticais empilhadas que se movem junto com a pleura, resultando no apagamento das linhas A. Elas se estendem até a base da tela do aparelho de ultrassonografia.

A interpretação das linhas B depende do contexto clínico do paciente. Quando estão disseminadas em todos os quadrantes pulmonares, podem indicar edema pulmonar causado por congestão cardíaca (a cada 3 mm) ou síndrome intersticial (a cada 7 mm). Por outro lado, quando estão localizadas, podem sugerir pneumonia ou contusão pulmonar.

Linhas C

As linhas C correspondem a imagens focais subpleurais hipoecoicas geradas por tecido pulmonar condensado, em que há uma descontinuidade da linha pleural (Figura 19). Pode-se ter brônquios maiores vistos como ramificações de distribuição normal dentro da consolidação. O fluido misturado com o ar se move com a inspiração, formando os broncogramas aéreos dinâmicos, 100% específicos de pneumonia. Na pneumonia, além do processo inflamatório, o líquido gradualmente ocupa o espaço do ar, o que causa irregularidade dos limites da consolidação e linhas B ao redor.

Derrame pleural

Avaliado principalmente na linha axilar posterior, quando o paciente estiver deitado, uma vez que a visualização de líquido é dependente da gravidade.

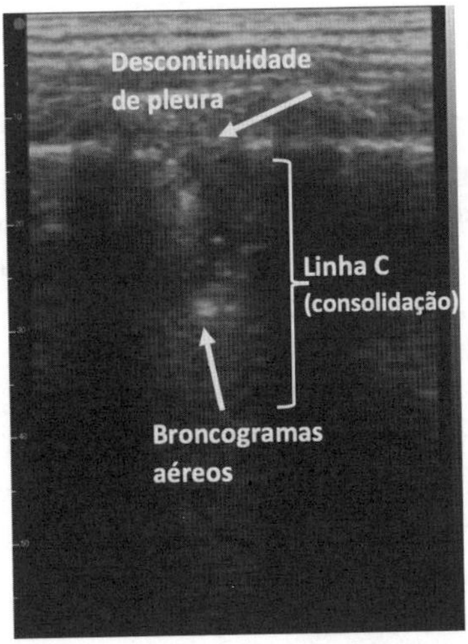

Figura 19 Presença de linhas C (consolidação) demonstradas por descontinuidade da pleura e presença de broncogramas aéreos, representados como pontos esbranquiçados dentro da consolidação. (Ver o Encarte de imagens no final do livro.)

Fonte: acervo da autora.

Apresenta-se como imagem anecoica (preta) entre o pulmão e o diafragma ou entre as pleuras (Figura 20).

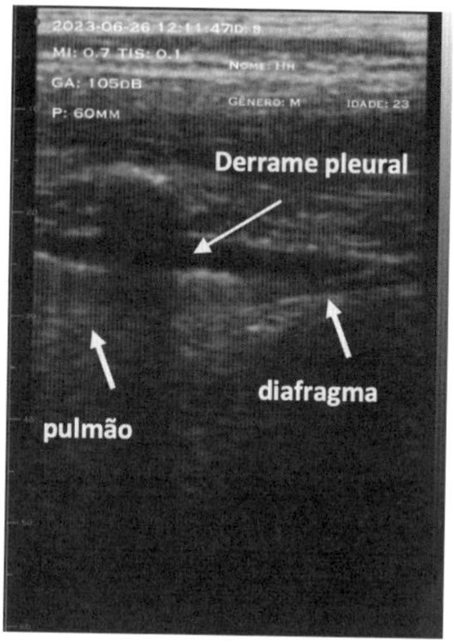

Figura 20 Derrame pleural representado como imagem anecoica entre as pleuras parietal e visceral. (Ver o Encarte de imagens no final do livro.)

Fonte: acervo da autora.

POCUS NO CHOQUE INDIFERENCIADO

É fundamental reconhecer tanto as perdas volêmicas verdadeiras, sejam elas decorrentes de causas gastrointestinais ou traumáticas, quanto as perdas volêmicas relativas, como as observadas em choque séptico, anafilaxia ou choque neurogênico. Além disso, é igualmente importante reconhecer a presença de falência na função cardíaca, seja por choque cardiogênico ou obstrutivo. Ao identificar precocemente e tratar essas condições, podemos otimizar o estado hemodinâmico da criança, assegurando uma perfusão adequada dos órgãos vitais e, assim, melhorando o prognóstico. Nesse contexto, a POCUS auxilia no diagnóstico e na tomada de decisão, direcionando a reposição volêmica e a introdução de drogas vasoativas, bem como a realização de procedimentos como a punção do saco pericárdico em caso de tamponamento cardíaco. Essas intervenções têm impacto positivo no desfecho clínico do paciente.

O protocolo RUSH (*Rapid Ultrasound in Shock*) é amplamente empregado em adultos para identificar os diferentes tipos de choque, com o objetivo de avaliar a função cardíaca, a veia cava inferior, o espaço hepatorrenal, a artéria aorta, bem como os vasos femorais e poplíteos. Essa abordagem visa identificar possíveis causas do choque indeterminado, fornecendo uma avaliação abrangente dos sistemas envolvidos.

Ecocardiograma funcional

Para a realização do ecocardiograma funcional utiliza-se, preferencialmente, o transdutor setorial, de baixa frequência, que permite que o feixe de som atravesse as costelas, eliminando a sombra acústica que pode interferir na análise da janela cardíaca. No entanto, o transdutor curvilíneo também pode ser utilizado. O objetivo é avaliar a função da bomba cardíaca pela análise visual da contratilidade dos ventrículos e do tamanho das câmaras cardíacas, bem como avaliar a presença de derrame pericárdico.

Várias são as janelas ecocardiográficas, mas as mais utilizadas na emergência são a janela subxifoide, a paraesternal eixo longo e a apical 4 câmaras (Figura 21).

Na janela subxifoide é possível avaliar a presença de derrame pericárdico (imagem anecoica entre o pericárdio e o miocárdio) e sinais de tamponamento cardíaco com o achatamento do ventrículo direito e o sinal do *dancing heart* (o coração dança dentro do saco pericárdico). O transdutor é colocado na posição longitudinal abaixo do apêndice xifoide (Figura 22). Nessa janela, também é possível analisar a volemia por meio da colapsabilidade da veia cava inferior (VCI) durante a respiração, colocando-se o transdutor na posição longitudinal e direcionado para a região cefálica (Figura 23). Em condições de normovolemia, a colapsabilidade da VCI é maior do que 50%. Na hipovolemia, a VCI se mostra colapsada, enquanto uma colapsabilidade menor que 50% indica aumento da

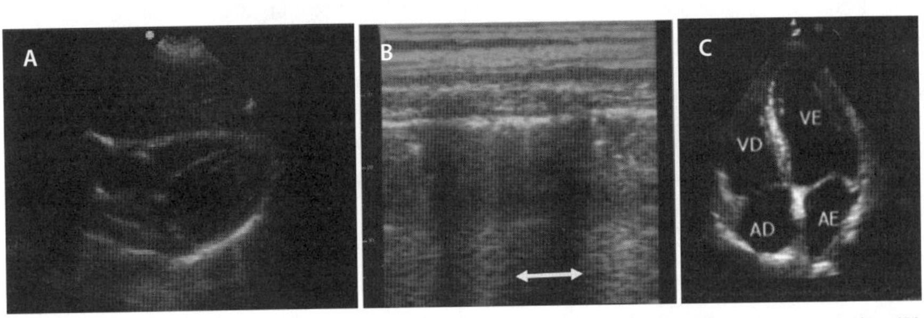

Figura 21 (A) Imagem cardíaca da janela subxifoide com identificação do pericárdio. (B) Janela paraesternal eixo longo com identificação das câmaras ventriculares, valva mitral e aórtica. (C) Janela apical 4 câmaras com identificação dos átrios e ventrículos. (Ver o Encarte de imagens no final do livro.)

Fonte: Arq Bras Cardiol. 2004;82(Suppl II).

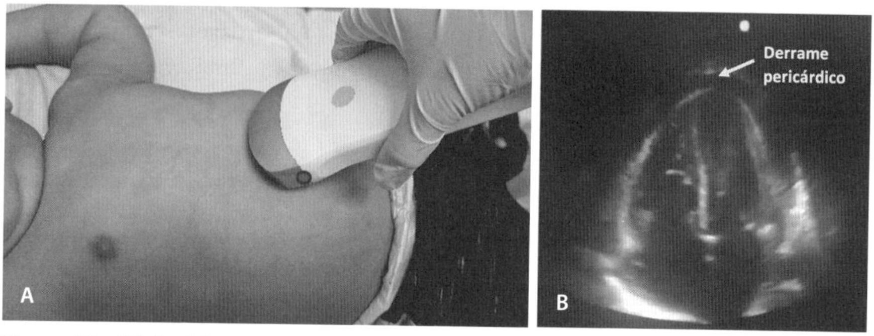

Figura 22 (A) Posicionamento do transdutor na região subxifoide eixo transversal com o marcador do transdutor voltado para a direita do paciente. (B) Presença de derrame pericárdico representado pela imagem anecoica na janela apical 4 câmaras. (Ver o Encarte de imagens no final do livro.)

Fonte: (A) Acervo da autora. (B) Foto cedida pelo Dr. Thiago Ximenes Ferraz.

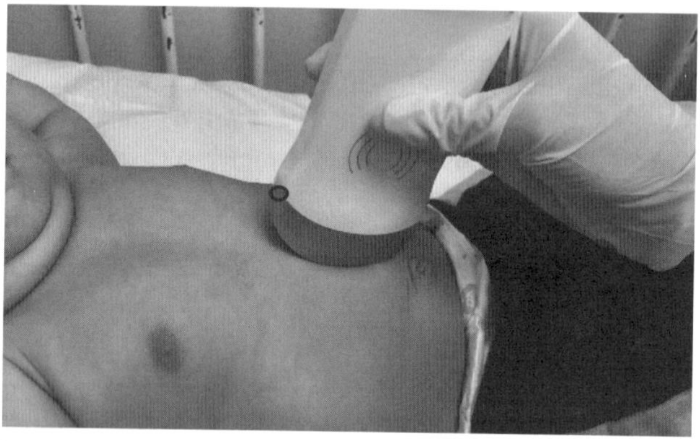

Figura 23 Posicionamento do transdutor em posição longitudinal com o marcador voltado para a posição cefálica a fim de avaliar a veia cava. (Ver o Encarte de imagens no final do livro.)

Fonte: acervo da autora.

pressão do átrio direito acima de 10 mmHg. No entanto, o índice de colapsabilidade da VCI não deve ser utilizado para crianças em ventilação mecânica e, também, para avaliação da resposta volêmica; para isso, utiliza-se a variação de integral velocidade-tempo (VTI), que mede a saída de fluxo do ventrículo esquerdo na janela apical 5 câmeras (que não será abordada neste capítulo).

Na janela paraesternal longa o transdutor é colocado entre o 4º e o 5º espaço intercostal paraesternal, direcionado para o ombro direito (Figura 24). Nessa janela é possível avaliar a função cardíaca por meio da observação da contratilidade ventricular. A função do ventrículo esquerdo pode ser feita de maneira visual, observando se há uma boa contratilidade do septo interventricular e

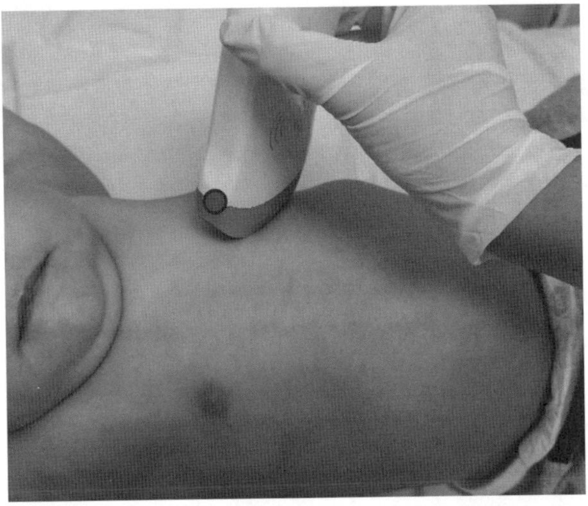

Figura 24 Posicionamento do transdutor entre o 4º e 5º espaço intercostal paraesternal e o marcador voltado para o ombro direito, a fim de avaliar a janela paraesternal longa. (Ver o Encarte de imagens no final do livro.)

Fonte: acervo da autora.

abertura completa da válvula mitral com seus folhetos, atingindo o septo interventricular. No choque hipovolêmico, distributivo e obstrutivo pode-se ter uma hipercontratilidade com alteração do tamanho da câmara ventricular, enquanto, no choque cardiogênico, há uma hipocontratilidade com aumento da câmara ventricular.

Na janela apical 4 câmaras o transdutor é colocado no ápice do coração e direcionado para a axila esquerda (Figura 25). Muitas vezes há necessidade de solicitar ao paciente que se deite em decúbito lateral para o coração encostar na parede torácica e visualizar melhor a imagem cardíaca. Nessa janela podemos ver com maior clareza a contratilidade cardíaca, o tamanho das câmaras ventriculares, as válvulas atrioventriculares e a presença de derrame pericárdico. Um aumento da cavidade do ventrículo direito pode ser um sinal indireto de tromboembolismo pulmonar.

Aorta, vasos femorais e poplíteos

Em crianças, a avaliação dos vasos sanguíneos não é rotineiramente realizada devido à extrema raridade de casos de trombose venosa profunda e afecções da aorta abdominal. No entanto, em adultos, a avaliação da aorta é de suma importância para diagnosticar aneurismas e dissecções como possíveis causas

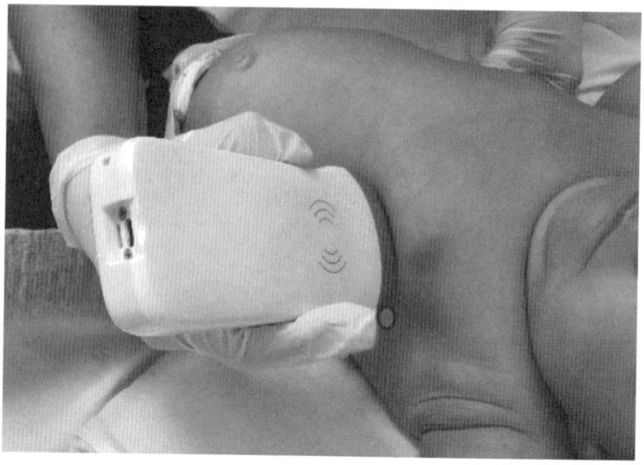

Figura 25 Posicionamento do transdutor para a janela apical 4 câmaras com o marcador do transdutor direcionado para a axila esquerda. (Ver o Encarte de imagens no final do livro.)

Fonte: acervo da autora.

de choque hipovolêmico. Além disso, a avaliação da veia poplítea é relevante na suspeita de tromboembolismo pulmonar, uma vez que cerca de 80% dos trombos têm origem nessa localização.

Pulmão

A ultrassonografia pulmonar, no contexto do choque cardiogênico, é útil para a avaliação de congestão pulmonar e, no choque séptico, para a avaliação de pneumonia e derrame pleural.

POCUS NO TRAUMA

Nos adultos vítimas de politrauma, a realização do FAST (*focused assessment sonography in trauma*) é bem estabelecida para avaliar a presença de líquido livre na cavidade intraperitoneal, pericárdica e intrapleural, bem como a realização do e-FAST (*extendend focused assessment sonography in trauma*), que acrescenta a avaliação de pneumotórax. Com uma sensibilidade entre 70 e 90% e especificidade de 95 a 100%, detecta a partir de 50 mL de líquido, o que auxilia na tomada de decisão para a abordagem cirúrgica e na diminuição das complicações. É importante salientar que o FAST não avalia lesão de órgãos sólidos, sendo a tomografia de abdome indicada para essa condição.

Na criança, a lesão de órgãos abdominais após trauma abdominal fechado é uma das principais causas preveníveis de morte. Até pouco tempo, a realização do FAST e do e-FAST não apresentava a mesma confiabilidade quando comparado à tomografia de abdome. Entretanto, em 2021, houve um consenso com *experts* em FAST pediátrico, na Califórnia, para avaliar quais janelas forneceriam informações para maior acurácia do exame e as características técnicas para execução e interpretação dos achados. Poucas particularidades diferiram do exame realizado em adultos (Figura 26).

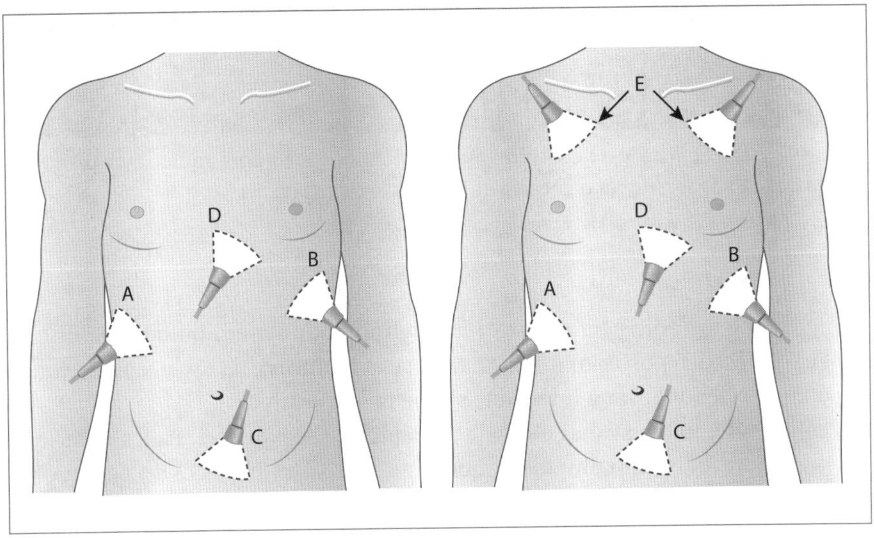

Figura 26 FAST adulto x FAST pediátrico (A: janela hepatorrenal, B: espaço esplenorrenal, C: anela suprapúbica, D: janela subxifoide, E: pulmão).

Fonte: adaptada de JAMA Network Open. 2022;5(3):e222922.

As janelas consideradas importantes para indicar teste positivo ou negativo foram:

- O espaço de Morisson (janela hepatorrenal), no quadrante superior direito, com a análise da interface fígado e rim, toda a extensão renal (polo superior e inferior), além de espaços supra e subdiafragmáticos (Figura 27). Esse quadrante é importante para a análise de líquido livre, especialmente no adolescente.
- Espaço esplenorrenal, no quadrante superior esquerdo, com a análise de toda a loja esplênica, polo superior e inferior renal, recesso esplênico, espaços supra e subdiafragmáticos.
- Janela suprapúbica, eixo longitudinal e transversal, com a análise da parede anterior e posterior da bexiga e do espaço de Douglas. Essa janela tem maior sensibilidade, na criança, para a análise de líquido livre na cavidade intrape-

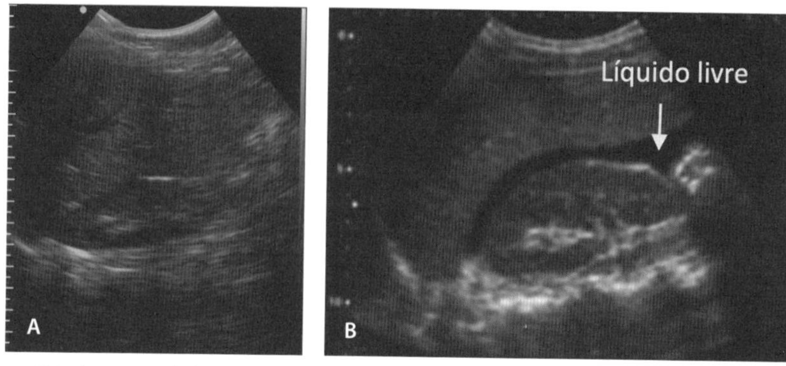

Figura 27 Imagem da loja hepatorrenal normal (A) e positiva para líquido livre (B) durante a realização do FAST. (Ver o Encarte de imagens no final do livro.)

Fonte: (A) Acervo da autora. (B) Rev Bras Ter Intensiva. 2010;22(3).

ritoneal. No adolescente do sexo masculino pode-se ter líquido livre fisiológico no espaço posterior à bexiga e, no sexo feminino, no espaço posterior ao útero, podendo levar à interpretação de falso-positivo.

- Janela subxifoide: avaliar a região periapical, a região pericárdica anterior e posterior, ventrículo direito e esquerdo e a interface hepática do pericárdio.
- Pulmão: analisar deslizamento pleural e a linha pleural à procura de pneumotórax.

O transdutor utilizado deve ser de baixa frequência, podendo ser tanto o curvilíneo quanto o setorial. O ajuste do aparelho é importante para garantir a qualidade da imagem e minimizar erros na sua interpretação. O FAST é considerado positivo quando em pelo menos uma janela se encontra a presença de líquido livre, representado por uma área anecoica (preta). É considerado negativo quando não for visualizado líquido livre em um exame realizado de maneira adequada e imagem com qualidade.

CONCLUSÃO

Uma equipe especializada em POCUS oferece um atendimento de alta qualidade ao paciente, mesmo antes de recorrer a recursos avançados que podem não estar prontamente disponíveis. Isso resulta em diagnósticos precoces, tratamentos mais rápidos, redução de custos e maior satisfação por parte do paciente em relação à qualidade do atendimento recebido.

BIBLIOGRAFIA

1. Kornblith AE, Addo N, Plasencia M, Shaahinfar A, Lin-Martore M, Sabbineni N, et al. Development of a Consensus-Based Definition of Focused Assessment with Sonography for Trauma in Children. JAMA Netw Open. 2022;5(3):1-15.
2. Olgers TJ, Azizi N, Blans MJ, Bosch FH, Gans ROB, Ter Maaten JC. Point-of-care ultrasound (PoCUS) for the internist in acute medicine: a uniform curriculum. Neth J Med. 2019;77(5):168-76.
3. Singh Y, Tissot C, Fraga MV, Yousef N, Cortes RG, Lopez J, et al. International evidence-based guidelines on Point of Care Ultrasound (POCUS) for critically ill neonates and children issued by the POCUS Working Group of the European Society of Paediatric and Neonatal Intensive Care (ESPNIC). Crit Care. 2020;24(1):1-16.
4. Hardwick JA, Griksaitis MJ. Fifteen-minute consultation: point of care ultrasound in the management of paediatric shock. Arch Dis Child Educ Pract Ed. 2021;106(3):136-41.
5. Qaseem A, Etxeandia-Ikobaltzeta I, Mustafa RA, Kansagara D, Fitterman N, Wilt TJ. Appropriate use of point-of-care ultrasonography in patients with acute dyspnea in emergency department or inpatient settings: a clinical guideline from the American College of Physicians. Ann Intern Med. 2021;174(7):985-93.
6. Andersen CA, Holden S, Vela J, Rathleff MS, Jensen MB. Point-of-care ultrasound in general practice: a systematic review. Ann Fam Med. 2019;17(1):61-9.
7. Perera P, Mailhot T, Riley D, Mandavia D. The RUSH Exam: Rapid Ultrasound in SHock in the Evaluation of the Critically lll. Emerg Med Clin North Am. 2010;28(1):29-56.
8. Lichtenstein DA, Mezière GA. Relevance of lung ultrasound in the diagnosis of acute respiratory failure the BLUE protocol. Chest. 2008;134(1):117-25.

Índice remissivo

E

F

I

L

M

Encarte de imagens

CAPÍTULO 7: DOR TORÁCICA

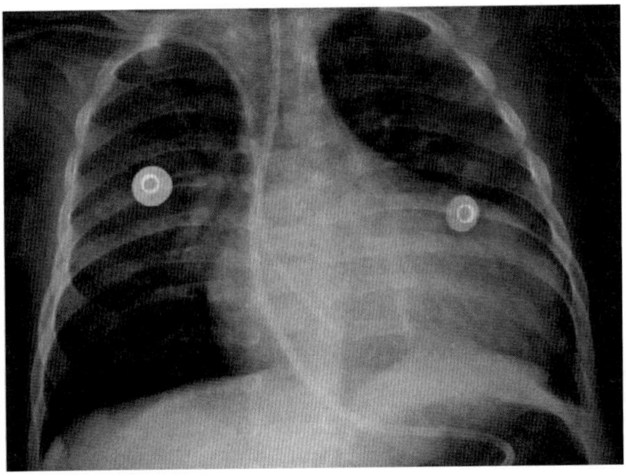

Figura 3 Radiografia de tórax em posição anteroposterior evidenciando cardiomegalia significativa. Nota-se também a presença de sonda gástrica e cateter venoso central.

Fonte: acervo das autoras.

CAPÍTULO 20: BRONQUIOLITE VIRAL AGUDA

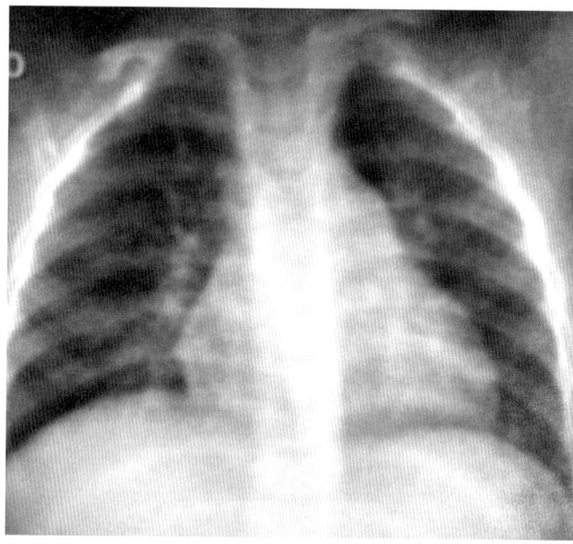

Figura 3 Radiografia de tórax simples. Imagem apresenta espessamento peribroncovascular decorrente do processo inflamatório (turgidez dos vasos) e hipersecreção presente na via aérea

Fonte: acervo dos autores.

CAPÍTULO 23: PNEUMONIA ADQUIRIDA NA COMUNIDADE

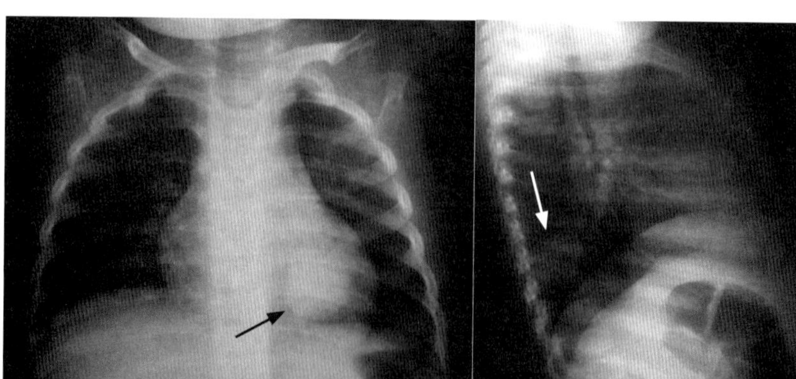

Figura 1 Condensação alveolar ("pneumonia redonda" – ponta da seta) em lobo inferior esquerdo em criança de 2 anos. (Ver o Encarte de imagens no final do livro.)

Fonte: acervo dos autores.

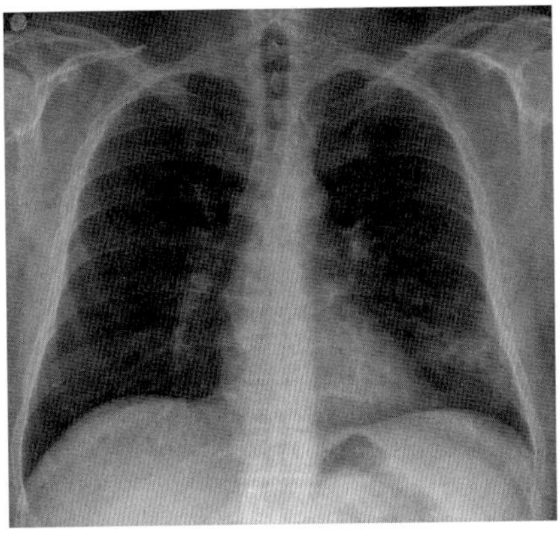

Figura 2 Broncopneumonia – condensação alveolar que não se restringe aos limites de um lobo ou segmento pulmonar.

Fonte: Cerri et al., 2017.[6]

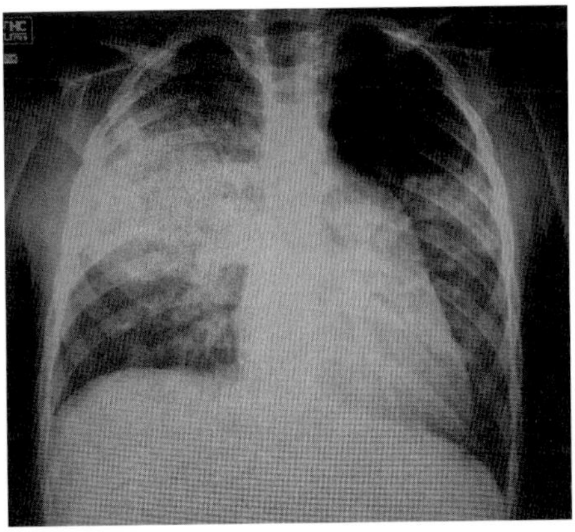

Figura 3 Pneumonia lobar (LSD) com discreta linha de derrame pleural à direita. Notam-se broncogramas aéreos e abaulamento do tronco da artéria pulmonar.

Fonte: acervo dos autores.

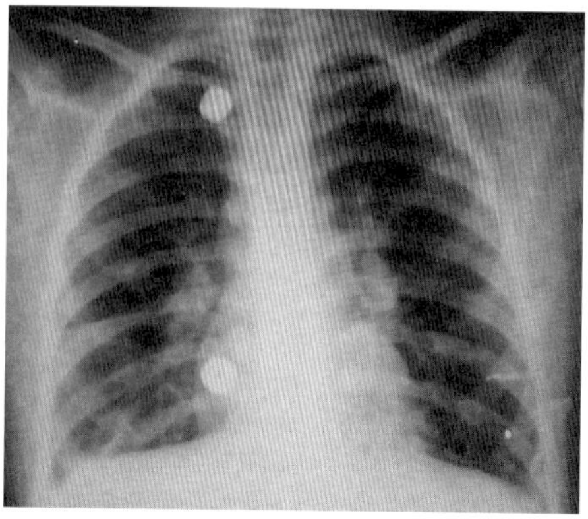

Figura 4 Pneumonia com padrão intersticial em adolescente. Nota-se hiperinsuflação pulmonar.

Fonte: acervo dos autores.

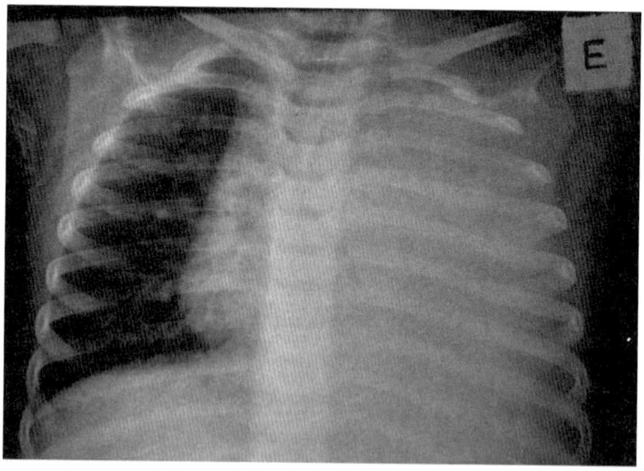

Figura 5 Pneumonia com extenso derrame pleural em hemitórax esquerdo. Nota-se desvio contralateral da traqueia.

Fonte: acervo dos autores.

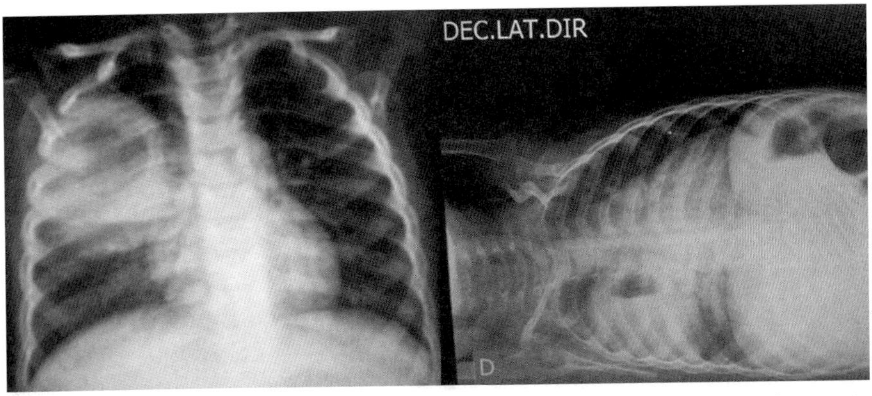

Figura 6 Abscesso pulmonar primário em LSD de lactente de 11 meses com hipotonia muscular generalizada secundária a doença metabólica. Notam-se cavidade de parede espessa e nível hidroaéreo no decúbito lateral direito.

Fonte: acervo dos autores.

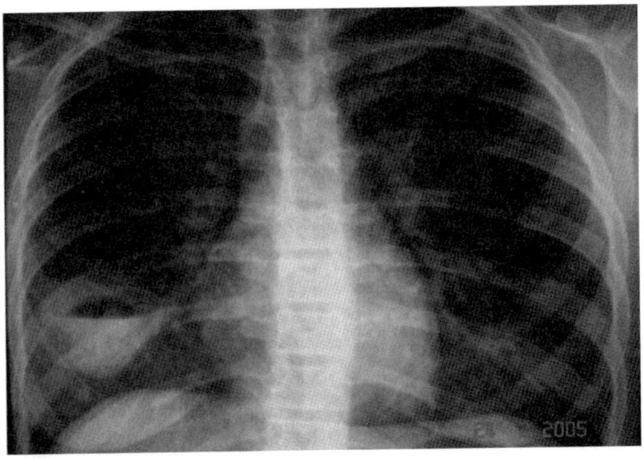

Figura 7 Radiografia de tórax mostrando abscesso em LID secundário a pneumonia. Notam-se cavitação de parede espessa e nível hidroaéreo.

Fonte: acervo dos autores.

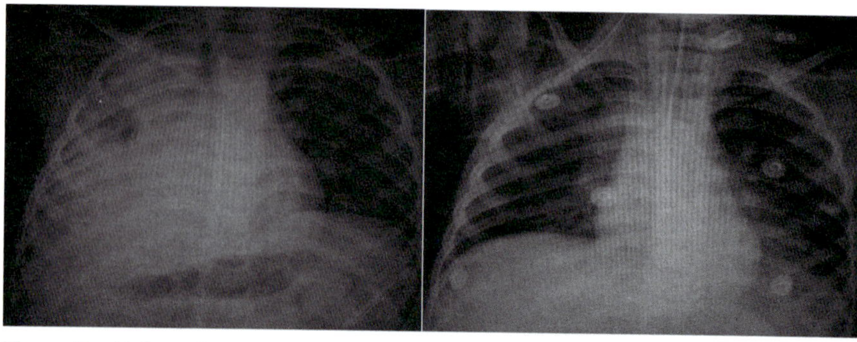

Figura 8 Atelectasia em paciente com encefalopatia crônica e pneumonia. Nota-se o desvio ipsilateral da traqueia. Na sequência, observam-se abertura da atelectasia após intubação traqueal e aplicação de pressão positiva.

Fonte: acervo dos autores.

CAPÍTULO 24: ASPIRAÇÃO DE CORPO ESTRANHO

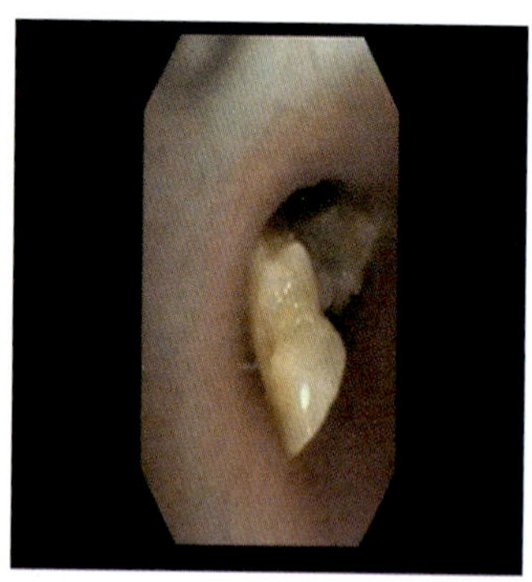

Figura 1 Corpo estranho orgânico em brônquio principal direito (BPD).

Fonte: acervo dos autores.

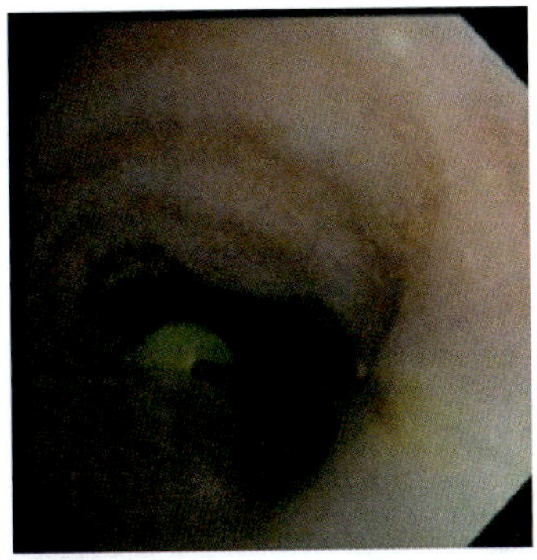

Figura 2 Corpo estranho inorgânico em traqueia.
Fonte: acervo dos autores.

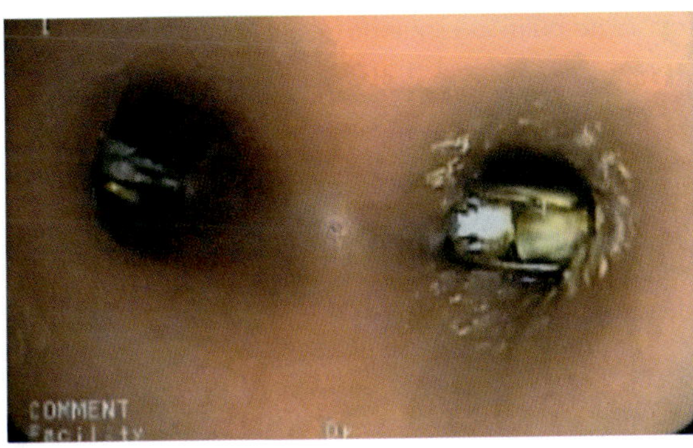

Figura 3 Corpo estranho inorgânico bilateral.
Fonte: acervo dos autores.

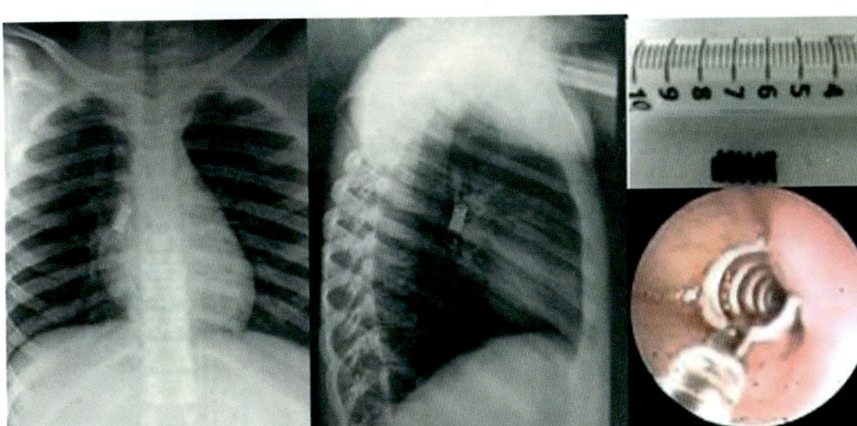

Figura 4 Corpo estranho inorgânico em brônquio principal direito.
Fonte: acervo dos autores.

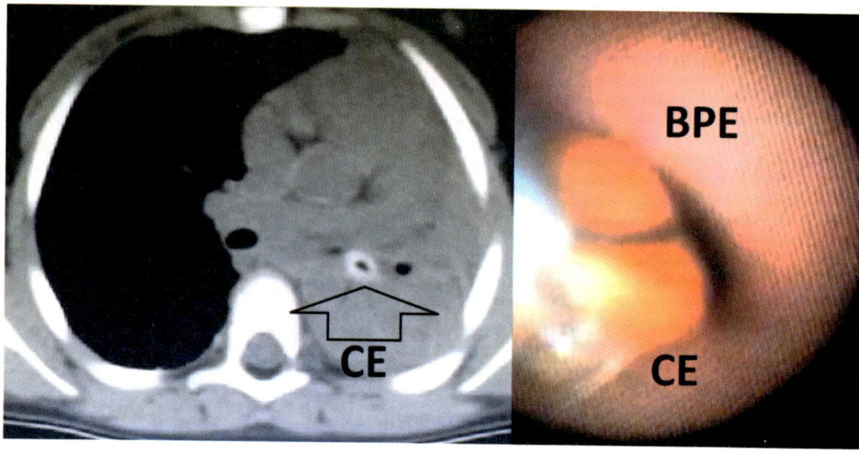

Figura 5 Atelectasia de pulmão esquerdo secundária à aspiração de corpo estranho (ACE) orgânico no brônquio principal esquerdo (BPE).

Fonte: acervo dos autores.

CAPÍTULO 27: EMERGÊNCIAS ONCOLÓGICAS

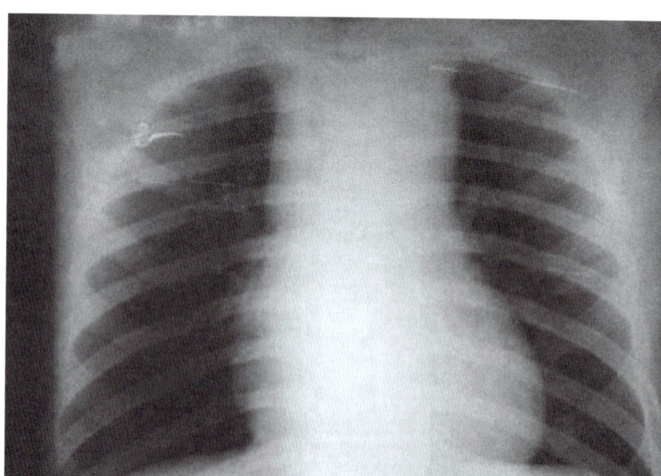

Figura 2 Radiografia de tórax com massa mediastinal – síndrome de veia cava superior.

Fonte: acervo da autora.

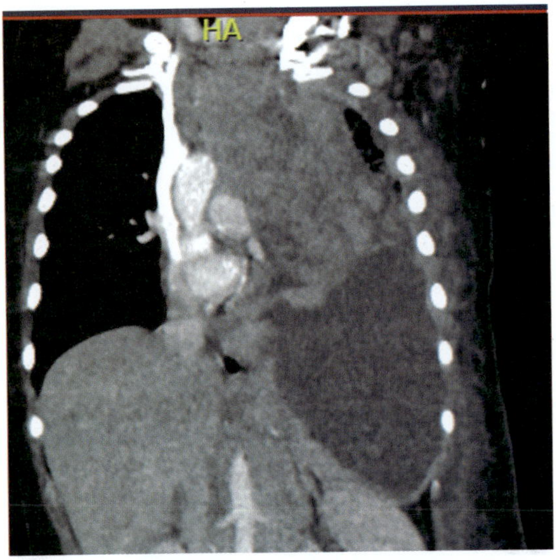

Figura 3 Tomografia de tórax com massa mediastinal – síndrome de veia cava superior.

Fonte: acervo da autora.

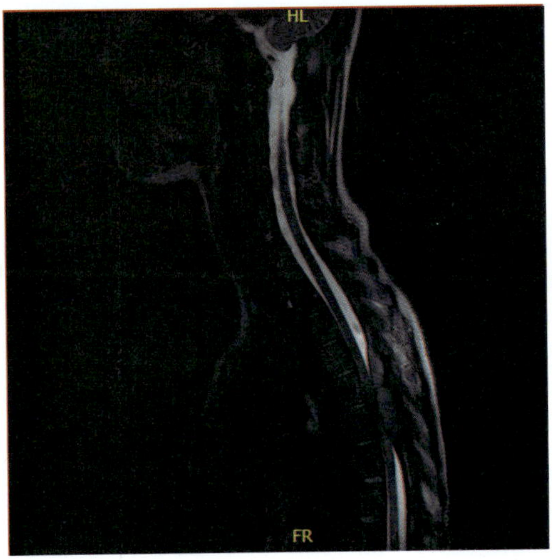

Figura 4 Ressonância magnética da coluna com compressão medular.

Fonte: acervo da autora.

CAPÍTULO 31: URTICÁRIA

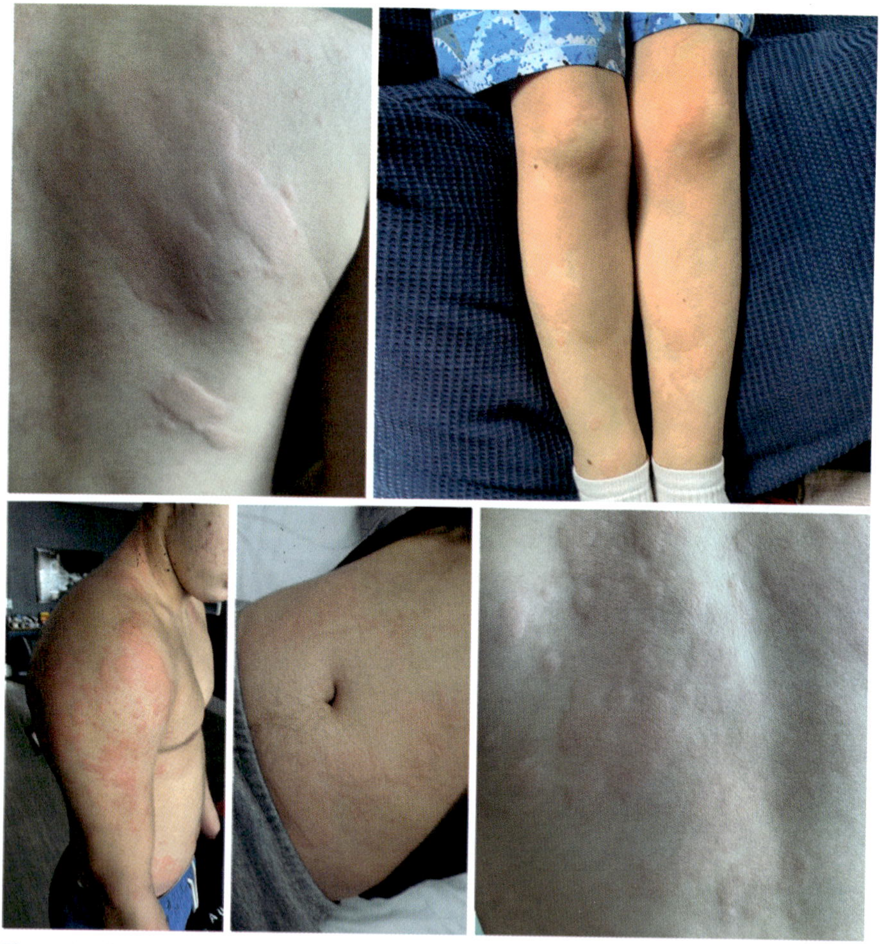

Figura 1 Urticária.

Fonte: acervo do autor.

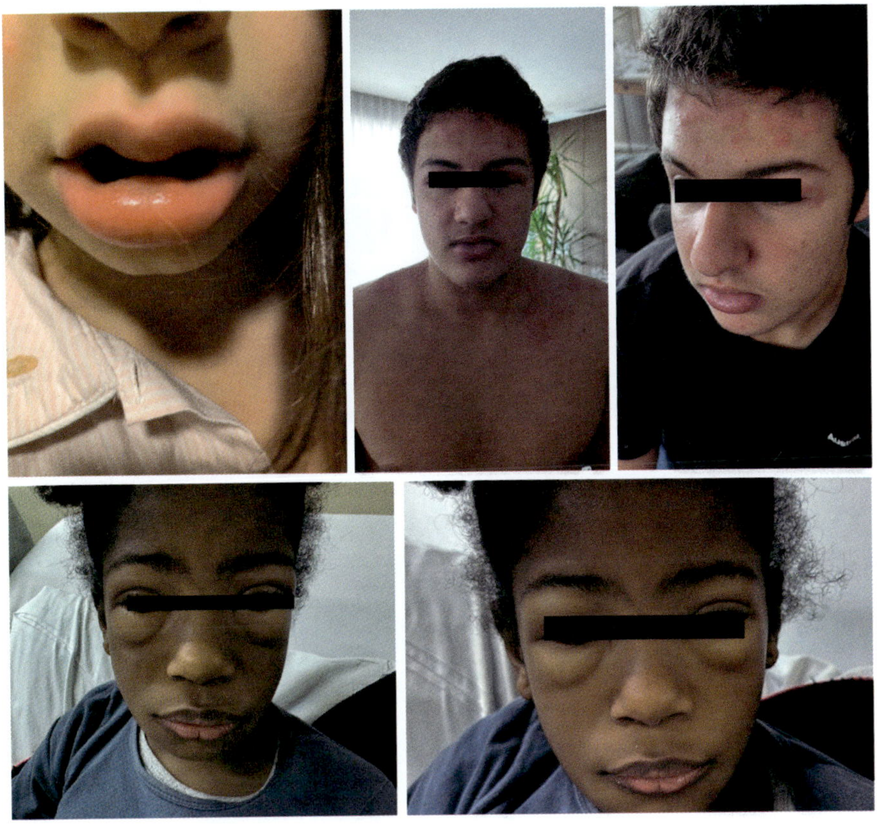

Figura 2 Angioedema.
Fonte: acervo do autor.

CAPÍTULO 50B – OTITE MÉDIA

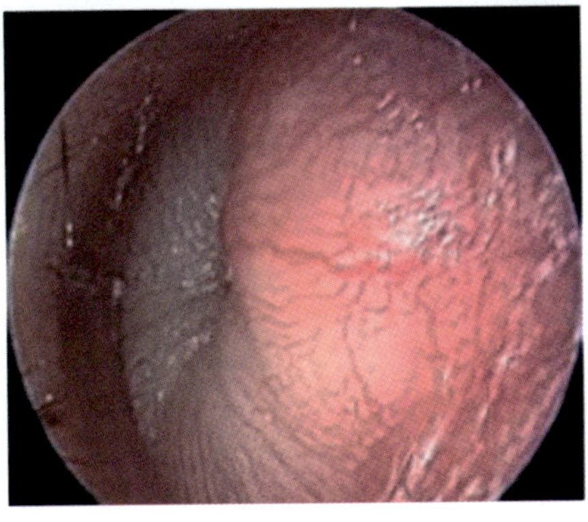

Figura 1 Otite média aguda.
Fonte: acervo dos autores.

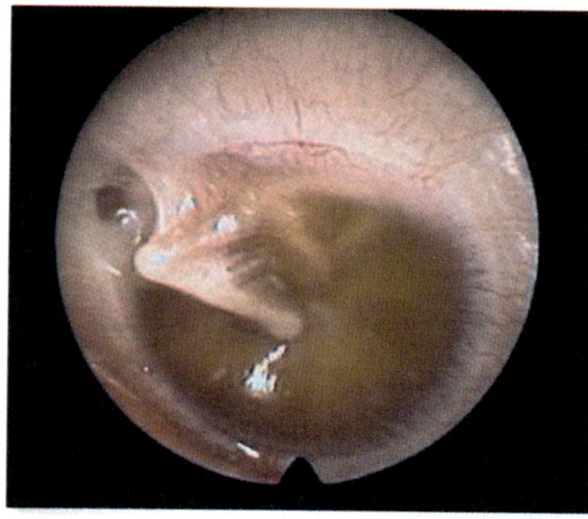

Figura 2 Otite média secretora.

Fonte: acervo dos autores.

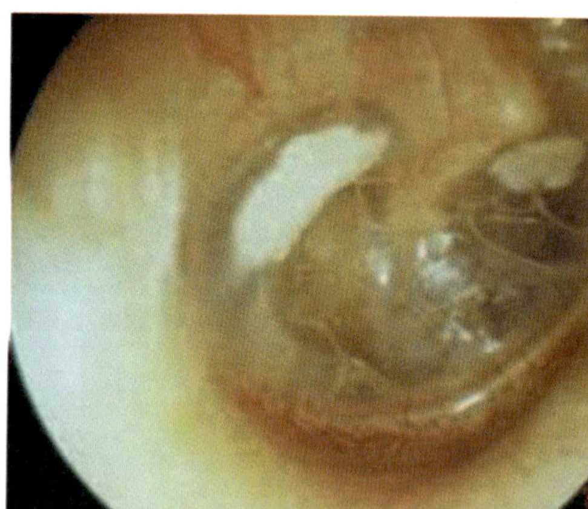

Figura 3 Otite média secretora com a presença de bolhas de ar retrotimpânicas.

Fonte: acervo dos autores.

CAPÍTULO 51A: ORTOPEDIA – SUPRACONDILIANA

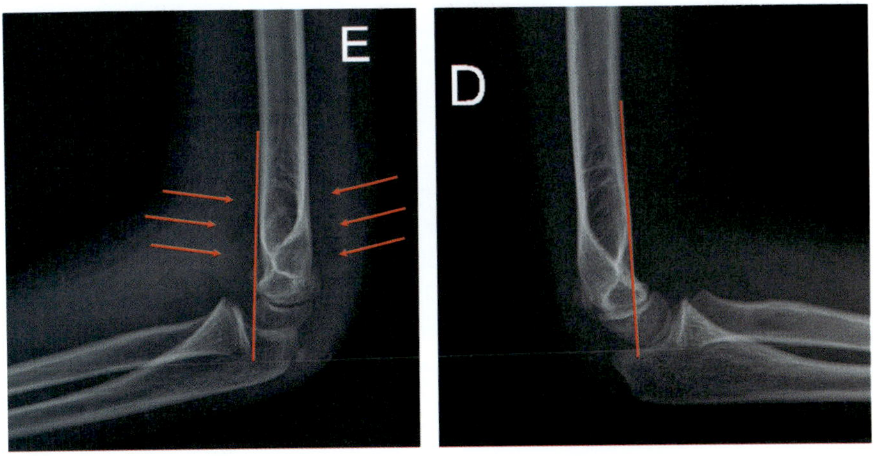

Figura 4 Incidência em perfil: posição do núcleo de ossificação do capítulo com relação à linha umeral anterior.

Fonte: acervo dos autores.

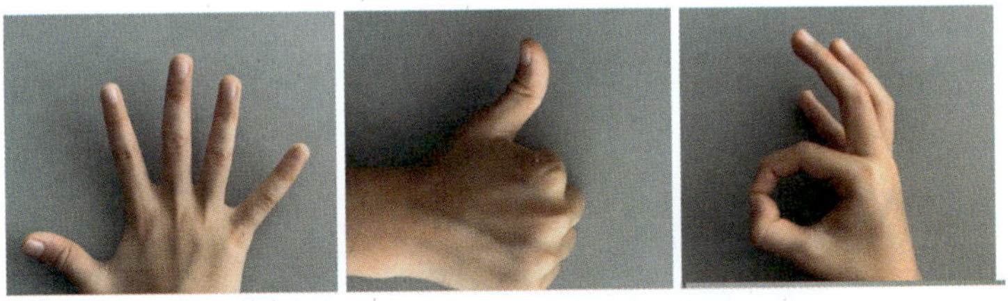

Figura 2 A: Teste do nervo ulnar. B: Teste do nervo radial. C: Teste do nervo interósseo anterior.

Fonte: acervo dos autores.

CAPÍTULO 52: OFTALMOLOGIA

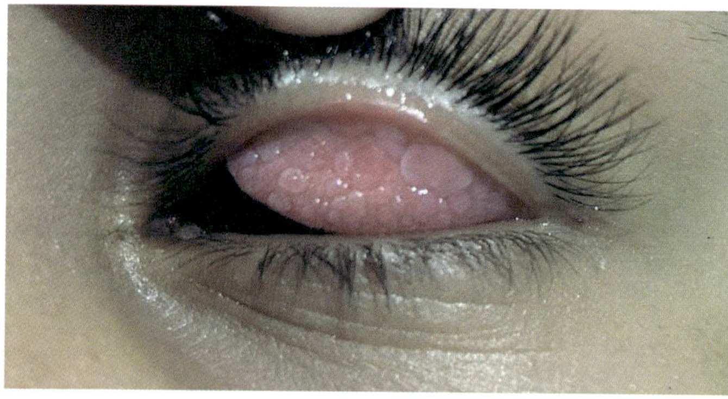

Figura 1 Papilas na conjuntiva tarsal superior na conjuntivite vernal.
Fonte: Ejzenbaum et al., 2020.[16]

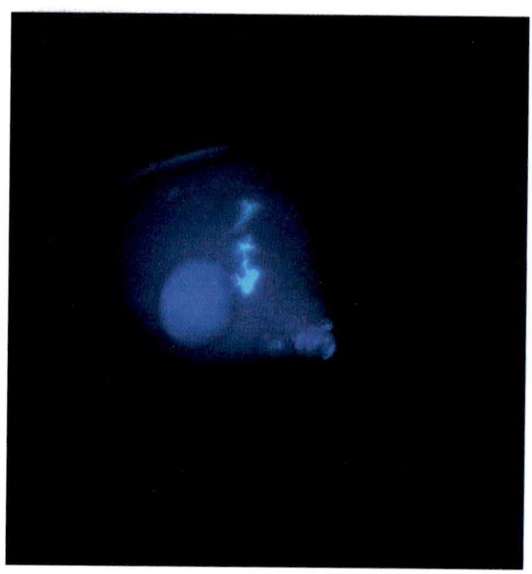

Figura 2 Ceratite herpes simples.
Fonte: imagem gentilmente cedida por Lucas Zago Ribeiro.

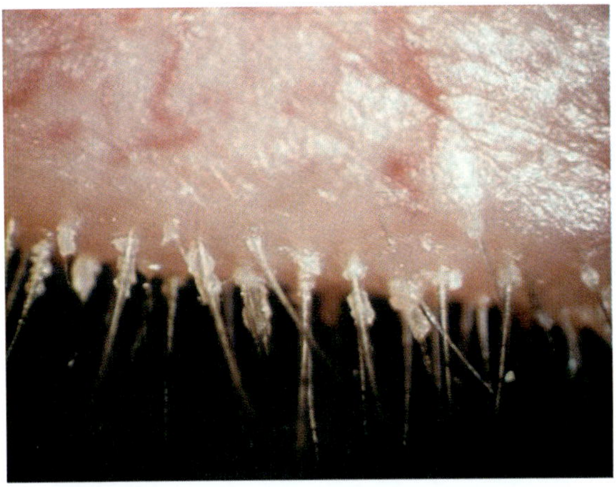

Figura 3 Blefarite estafilocócica.
Fonte: Ejzenbaum et al., 2020.[16]

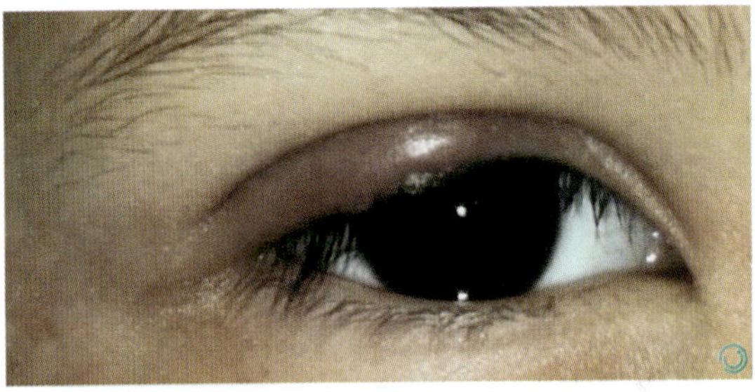

Figura 4 Hordéolo.
Fonte: Hirayama, 2022.[18]

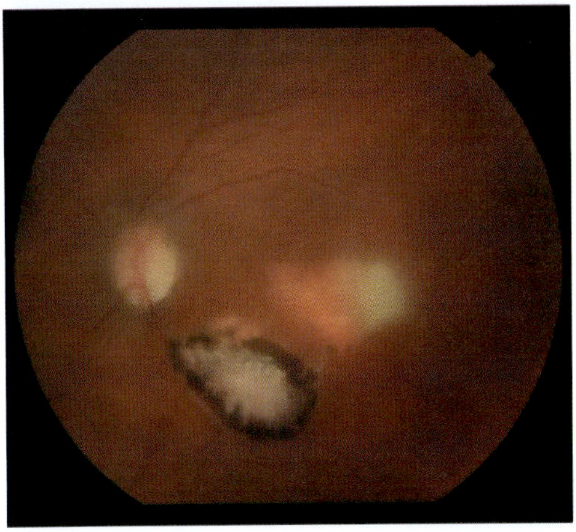

Figura 5 Coriorretinite por toxoplasmose. (Ver o Encarte de imagens no final do livro.)
Fonte: Ejzenbaum et al., 2020.[16]

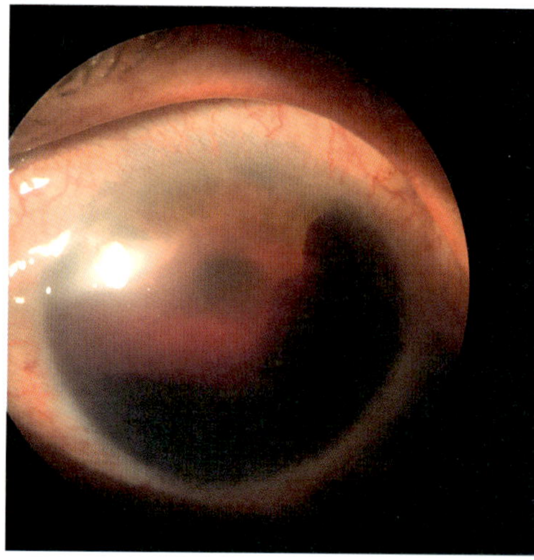

Figura 7 Hifema. (Ver o Encarte de imagens no final do livro.)
Fonte: imagem gentilmente cedida por Lucas Zago Ribeiro.

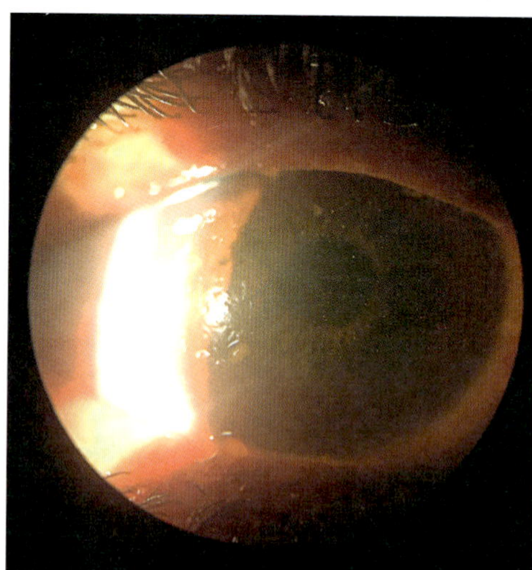

Figura 9 Corpo estranho corneano. (Ver o Encarte de imagens no final do livro.)
Fonte: imagem gentilmente cedida por Lucas Zago Ribeiro.

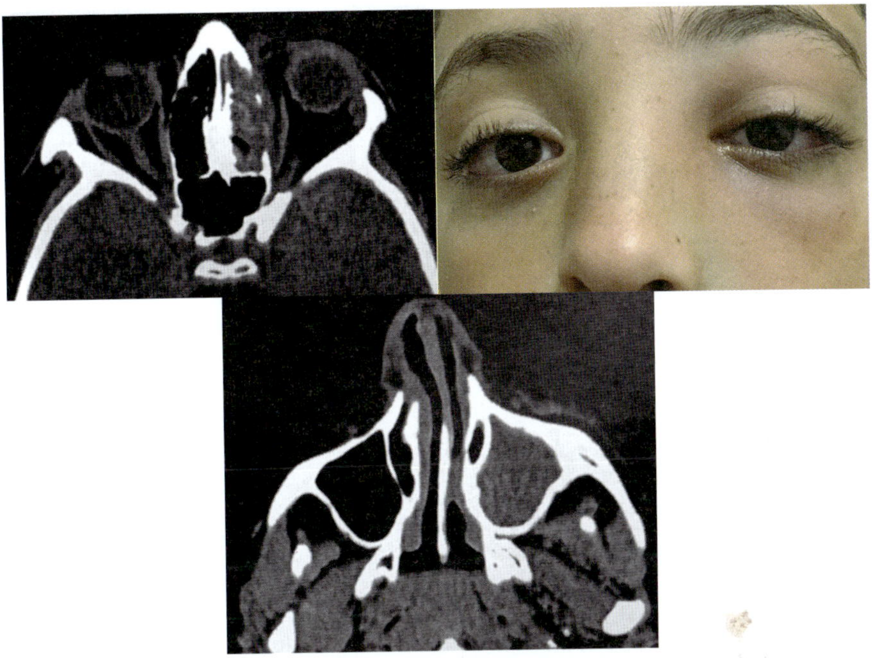

Figura 10 Celulite pré-septal. (Ver o Encarte de imagens no final do livro.)

Fonte: Ejzenbaum et al., 2020.[16]

CAPÍTULO 56: USO DA ULTRASSONOGRAFIA *POINT-OF-CARE* NA EMERGÊNCIA

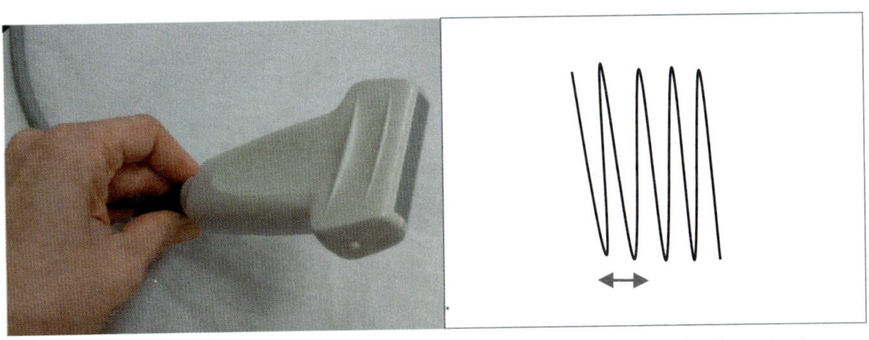

Figura 1 Transdutor linear e a representação gráfica de ondas de alta frequência com menor comprimento de onda.

Fonte: acervo da autora.

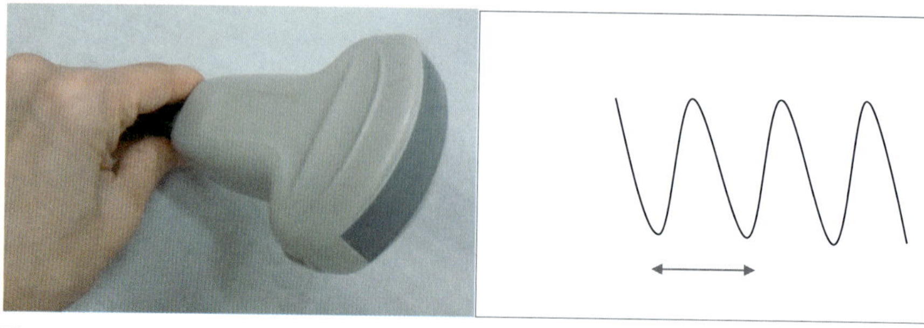

Figura 2 Transdutor curvilíneo e a representação gráfica de ondas de baixa frequência com maior comprimento de onda.

Fonte: acervo da autora.

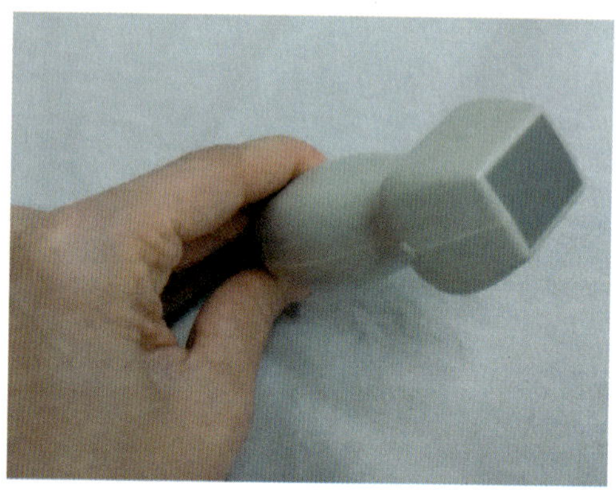

Figura 3 Transdutor setorial de baixa frequência.

Fonte: acervo da autora.

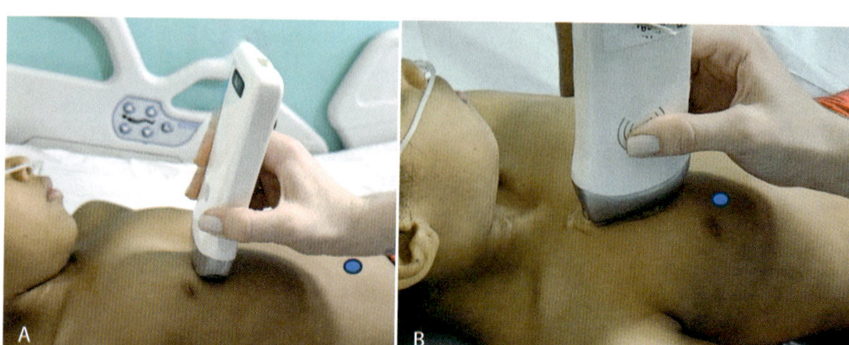

Figura 4 (A) Posição transversal com o indicador do transdutor direcionado para o lado direito do paciente (ponto azul). (B) Posição longitudinal com o indicador do transdutor direcionado para a posição cefálica do paciente (ponto azul).

Fonte: acervo da autora.

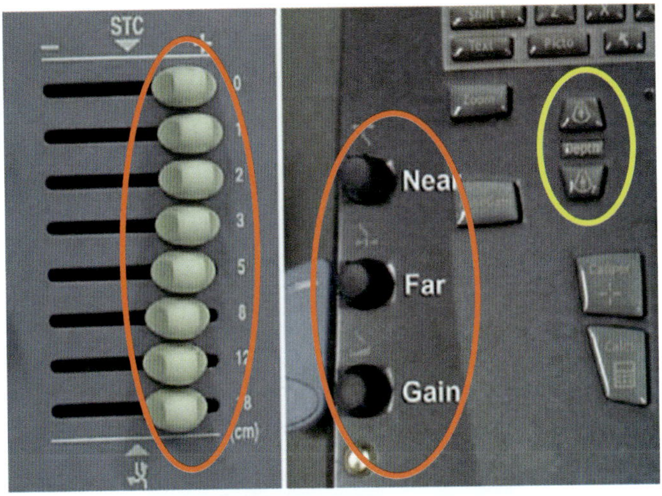

Figura 5 Representação da localização dos botões para ajuste de ganho (círculo vermelho) e de profundidade (círculo amarelo), de acordo com o aparelho.

Fonte: acervo da autora.

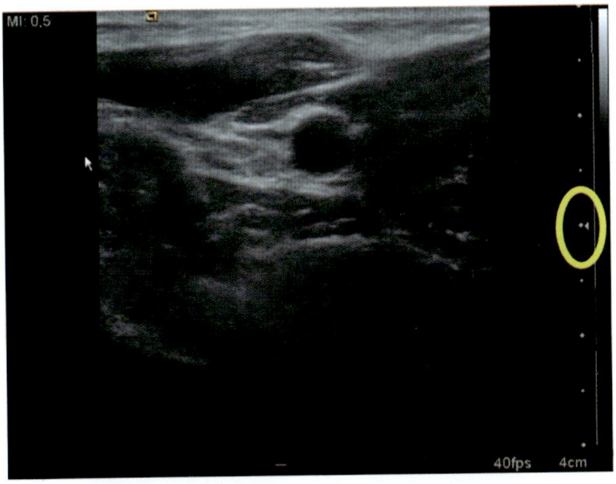

Figura 6 Localização na tela da indicação do foco ajustado para determinada estrutura durante a realização da POCUS.

Fonte: acervo da autora.

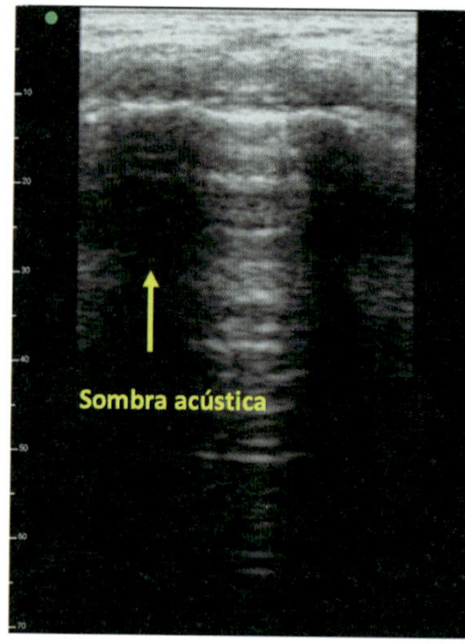

Figura 7 Representação da sombra acústica formada pela alta reflexão do som pela costela na realização da POCUS pulmonar (seta).

Fonte: acervo da autora

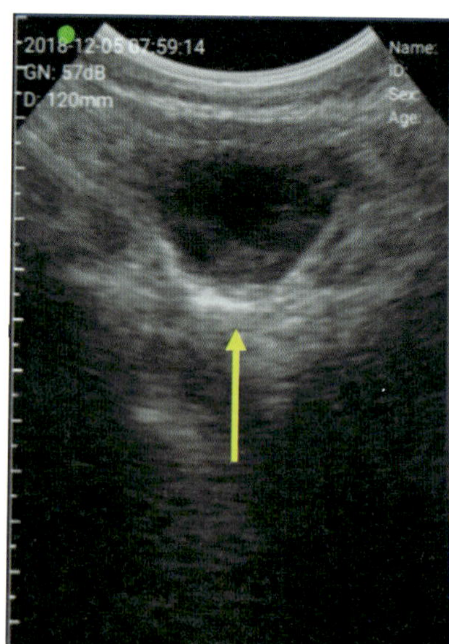

Figura 8 Reforço hiperecogênico posterior à parede da bexiga, correspondendo ao artefato de reforço acústico (seta).

Fonte: acervo da autora.

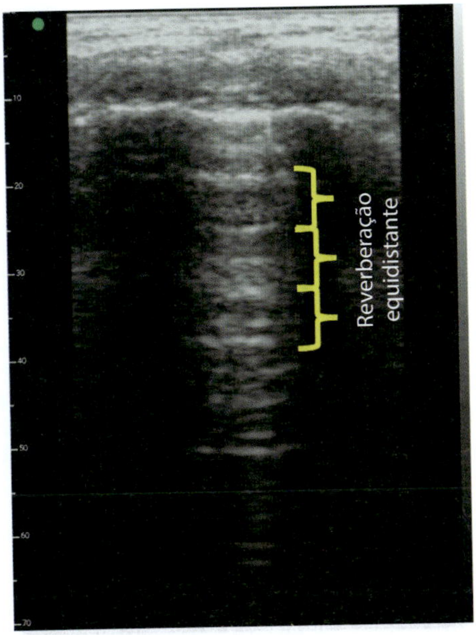

Figura 9 Reverberação por reflexão múltipla dos ecos quando encontram interface com ar, gerando linhas horizontais equidistantes.

Fonte: acervo da autora.

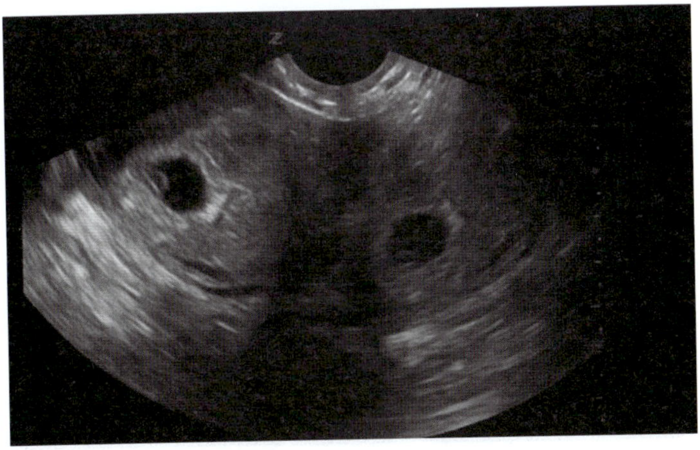

Figura 10 Imagem demonstrando saco gestacional à esquerda e imagem em espelho à direita.

Fonte: West J Emerg Med. 2014 Sep;15(6):712-4.

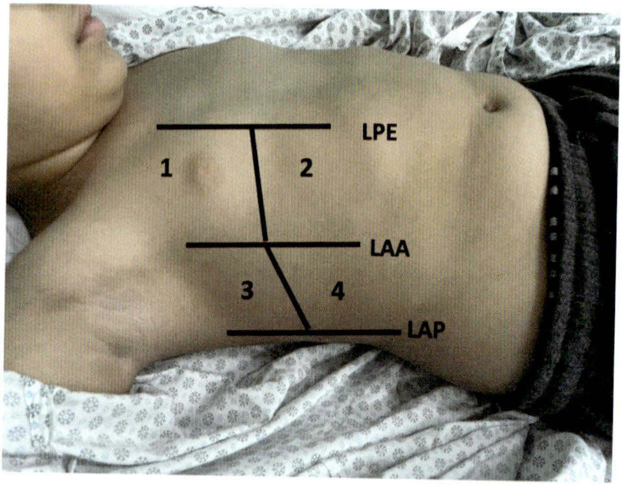

Figura 11 Zonas pulmonares na região anterior do tórax para realização de POCUS pulmonar, demonstrando a linha paraesternal (LPE), a linha axilar anterior (LAA), a linha axilar posterior (LAP) e os quatro quadrantes no hemitórax: anterior superior (1), anterior inferior (2), lateral superior (3) e lateral inferior (4).

Fonte: acervo da autora.

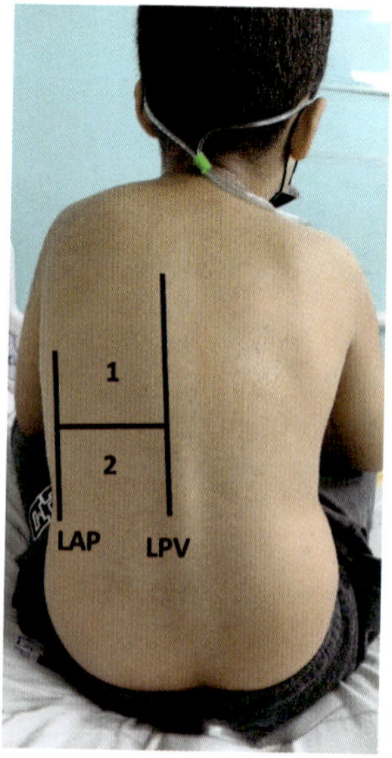

Figura 12 Zonas pulmonares na região posterior do tórax para realização da POCUS pulmonar, demonstrando a linha paravertebral e a linha axilar posterior, bem como os dois quadrantes superior (1) e inferior (2).

Fonte: acervo da autora.

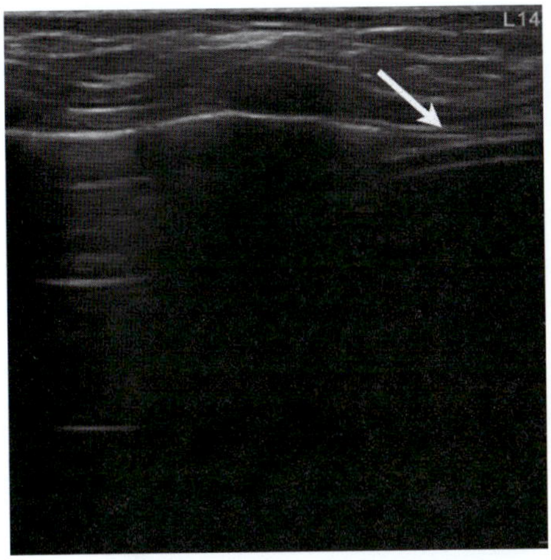

Figura 13 Identificação do diafragma como duas linhas hiperecogênicas ao utlrassom pulmonar.

Fonte: foto cedida pela Dra. Marcela Preto – SickKids.

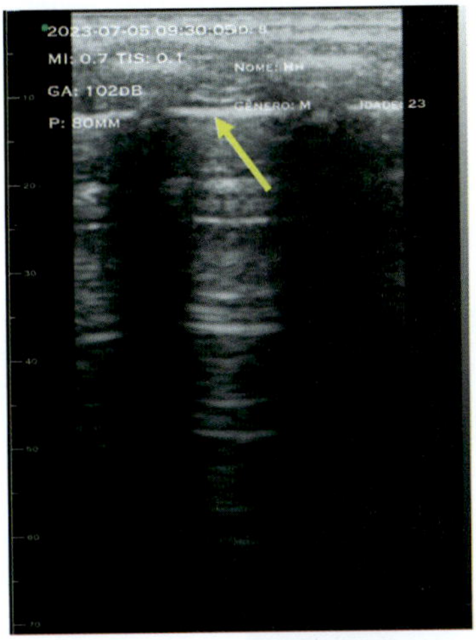

Figura 14 Linha de pleura representada como imagem hiperecogênica na imagem da ultrassonografia (seta).

Fonte: acervo da autora.

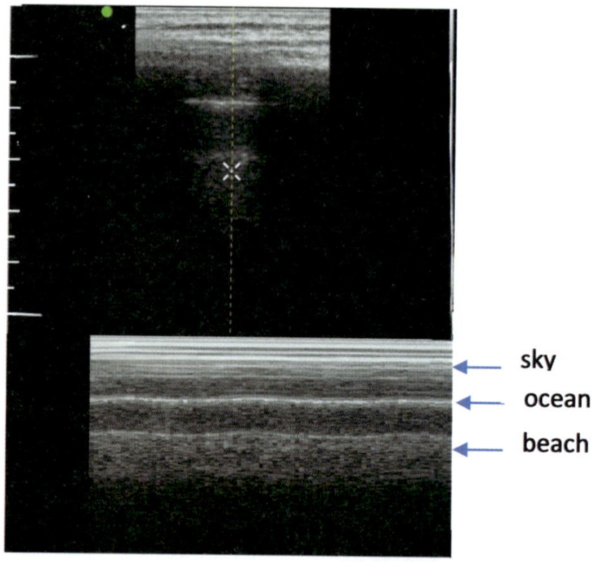

Figura 15 Modo M representando presença de deslizamento pleural por meio da imagem *sky* (representação músculo), *ocean* (linha de pleura mais hiperecoica) e *beach* (ar do pulmão).

Fonte: acervo da autora.

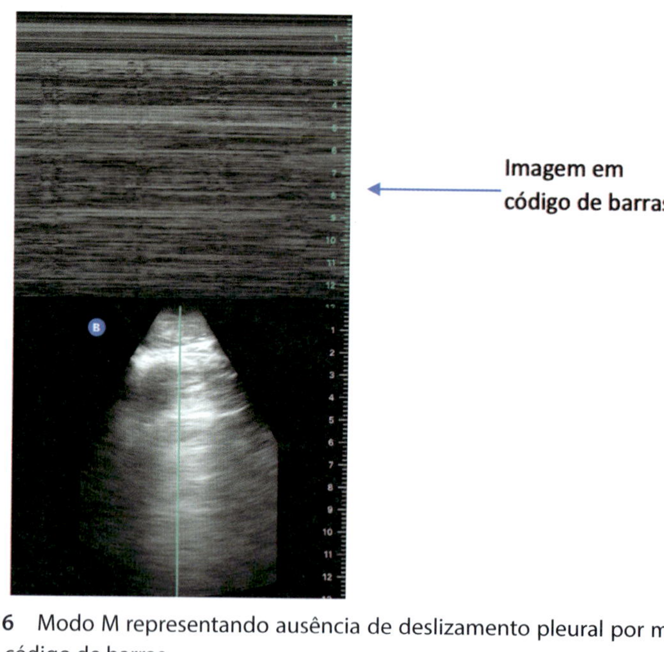

Figura 16 Modo M representando ausência de deslizamento pleural por meio da imagem em código de barras.

Fonte: acervo da autora.

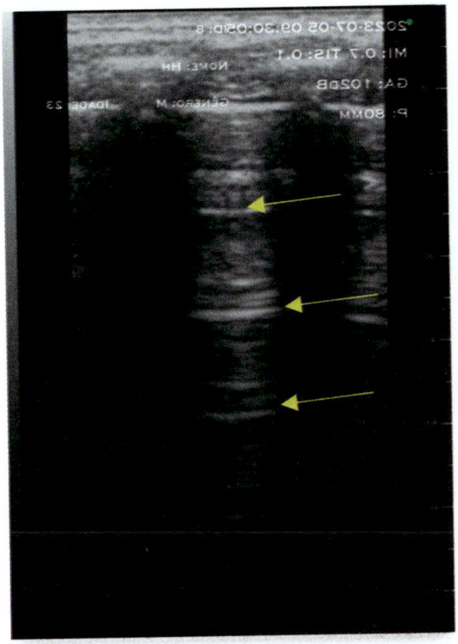

Figura 17 Linhas A mostrando a reverberação do som quando atinge o ar do pulmão, representadas como linhas horizontais equidistantes da pleura.

Fonte: acervo da autora.

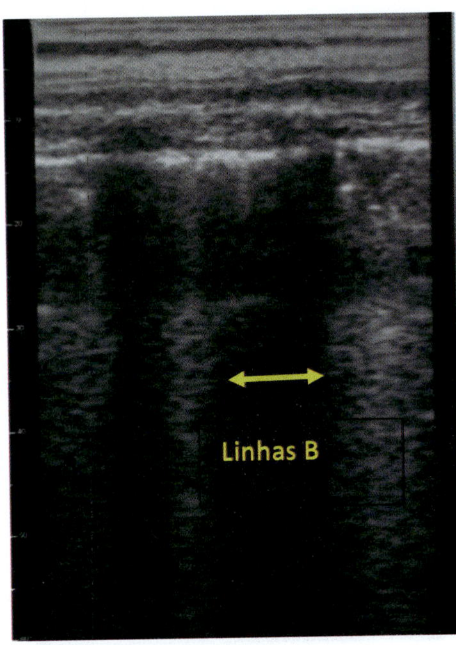

Figura 18 Imagem de linhas B que se estendem de maneira perpendicular desde a pleura até a margem inferior da tela, com apagamento das linhas A.

Fonte: acervo da autora.

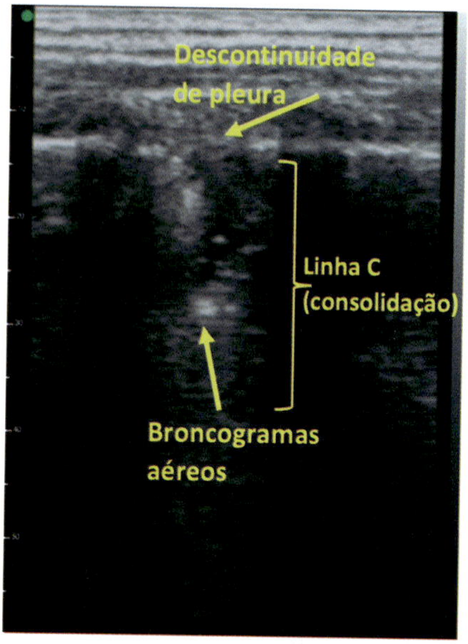

Figura 19 Presença de linhas C (consolidação) demonstradas por descontinuidade da pleura e presença de broncogramas aéreos, representados como pontos esbranquiçados dentro da consolidação.

Fonte: acervo da autora.

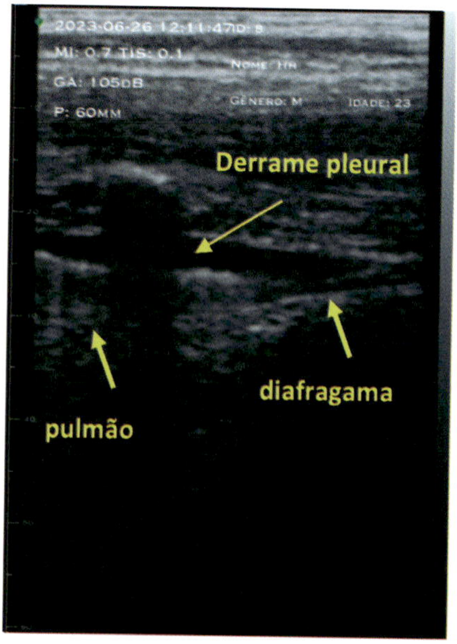

Figura 20 Derrame pleural representado como imagem anecoica entre as pleuras parietal e visceral.

Fonte: acervo da autora.

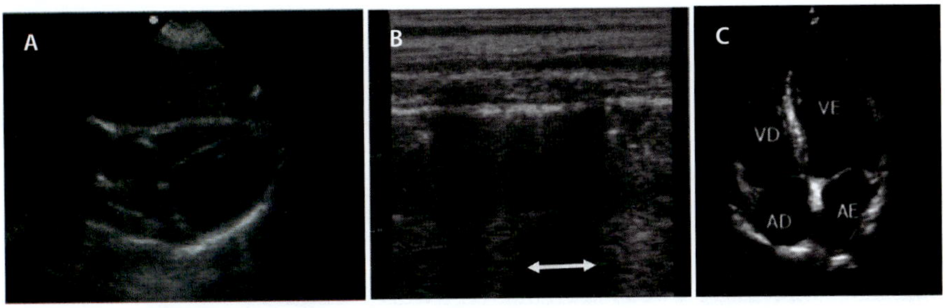

Figura 21 (A) Imagem cardíaca da janela subxifoide com identificação do pericárdio. (B) Janela paraesternal eixo longo com identificação das câmaras ventriculares, valva mitral e aórtica. (C) Janela apical 4 câmaras com identificação dos átrios e ventrículos.

Fonte: Arq Bras Cardiol. 2004;82(Suppl II).

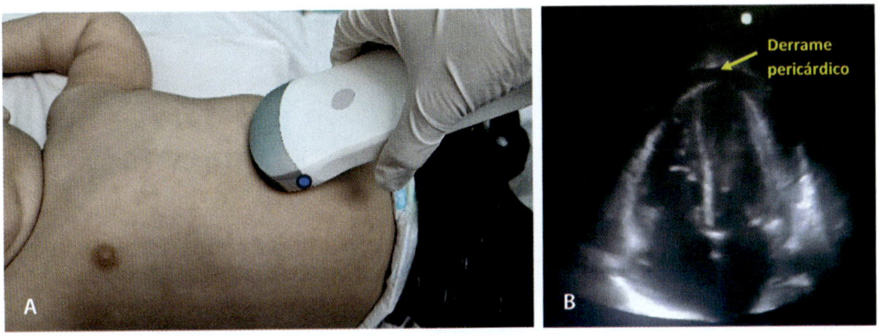

Figura 22 (A) Posicionamento do transdutor na região subxifoide eixo transversal com o marcador do transdutor voltado para a direita do paciente. (B) Presença de derrame pericárdico representado pela imagem anecoica na janela apical 4 câmaras.

Fonte: (A) Acervo da autora. (B) Foto cedida pelo Dr. Thiago Ximenes Ferraz.

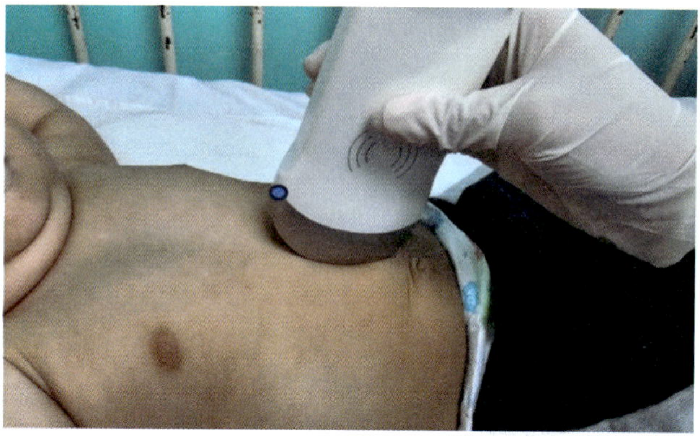

Figura 23 Posicionamento do transdutor em posição longitudinal com o marcador voltado para a posição cefálica a fim de avaliar a veia cava.

Fonte: acervo da autora.

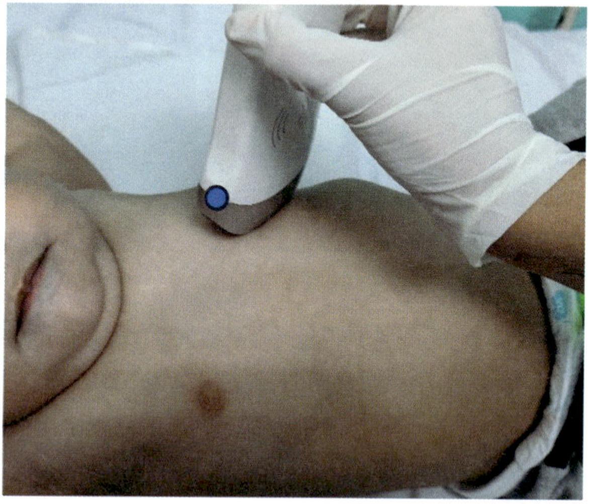

Figura 24 Posicionamento do transdutor entre o 4º e 5º espaço intercostal paraesternal e o marcador voltado para o ombro direito, a fim de avaliar a janela paraesternal longa.

Fonte: acervo da autora.

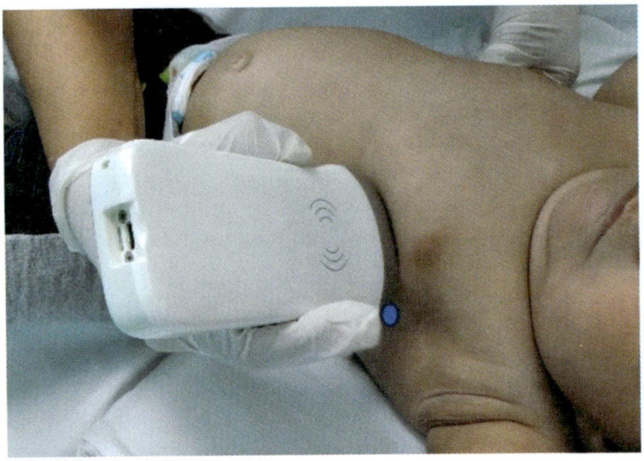

Figura 25 Posicionamento do transdutor para a janela apical 4 câmaras com o marcador do transdutor direcionado para a axila esquerda.

Fonte: acervo da autora.

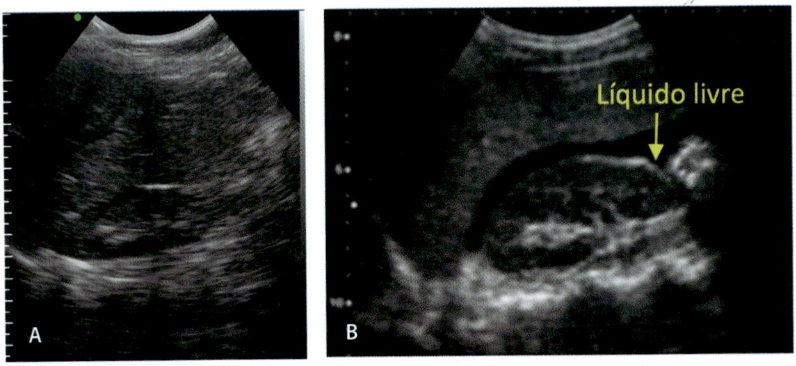

Figura 27 Imagem da loja hepatorrenal normal (A) e positiva para líquido livre (B) durante a realização do FAST.

Fonte: (A) Acervo da autora. (B) Rev Bras Ter Intensiva. 2010 Sep;22(3).